ICD-10-GM

Version 2019

SYSTEMATISCHES VERZEICHNIS

INTERNATIONALE STATISTISCHE KLASSIFIKATION DER KRANKHEITEN UND VERWANDTER GESUNDHEITSPROBLEME, 10. REVISION

– GERMAN MODIFICATION –

Herausgegeben vom
Deutschen Institut für Medizinische Dokumentation und Information (DIMDI),
Köln,
im Auftrag des
Bundesministeriums für Gesundheit (BMG)
unter Beteiligung der Arbeitsgruppe ICD des
Kuratoriums für Fragen der Klassifikation im Gesundheitswesen (KKG)

Stand: 21. September 2018

Alphabetisches Register unter funktionell-anatomischen
Gesichtspunkten im Anhang

D1672197

ICD-10-GM
Systematisches Verzeichnis
Version 2019

Internationale statistische Klassifikation der Krankheiten und
verwandter Gesundheitsprobleme, 10. Revision
- German Modification -

Stand: 21. September 2018

ISBN: 978-3-942595-63-6

Die vorliegende Ausgabe beruht (1) auf der vollständigen amtlichen Fassung der Internationalen statistischen Klassifikation der Krankheiten und verwandter Gesundheitsprobleme, 10. Revision, und (2) auf der australischen ICD-10-AM, First Edition.

Die englischsprachige Originalausgabe zu (1) wurde 1992 von der Weltgesundheitsorganisation veröffentlicht als *International Statistical Classification of Diseases and Related Health Problems, Tenth Revision, Geneva, WHO, Vol. 1, 1992*; die englischsprachige Originalausgabe zu (2) wurde 1998 vom australischen National Centre for Classification in Health veröffentlicht als *Volume 1 of The International Statistical Classification of Diseases and Related Health Problems, 10th Revision, Australian Modification (ICD-10-AM), First Edition.*

Der Generaldirektor der Weltgesundheitsorganisation hat die Übersetzungsrechte für eine deutschsprachige Ausgabe an das Deutsche Institut für Medizinische Dokumentation und Information (DIMDI) vergeben, das für die Übersetzung allein verantwortlich ist.

Das Commonwealth of Australia hat die Übersetzungsrechte für eine deutschsprachige Ausgabe an das Deutsche Institut für Medizinische Dokumentation und Information vergeben, das für die Übersetzung allein verantwortlich ist.

-Druckjahr 2018-

Der Druck erfolgt unter Verwendung der maschinenlesbaren Fassung des Deutschen Instituts für Medizinische Dokumentation und Information (DIMDI).

Herausgegeben vom Deutschen Institut für Medizinische Dokumentation und Information (DIMDI) im Auftrag des Bundesministeriums für Gesundheit (BMG).

Bibliografische Informationen der Deutschen Nationalbibliothek
Die Deutsche Nationalbibliothek verzeichnet diese Publikation in der Deutschen Nationalbibliografie; detaillierte bibliografische Daten sind im Internet unter http://dnb.d-nb.de abrufbar.

Verlag und Vertrieb:
pictura Werbung GmbH
Schlossgasse 6d, D-35423 Lich
Tel. 0 64 04/66 87 20
Fax 0 64 04/66 87 21
info@pictura-gmbh.de
www.pictura-gmbh.de

Inhaltsverzeichnis

Vorwort zu dieser Sonderauflage

Basis für die vorliegende Druckausgabe des Systematischen Verzeichnisses der ICD-10-GM Version 2019 sind die vom Deutschen Institut für Medizinische Dokumentation und Information (DIMDI) veröffentlichten Datenbestände in der Version vom 21. September 2018.

Bei der Erstellung dieser Druckversion wurde größtmögliche Sorgfalt aufgewendet, um für den Anwender die Benutzerfreundlichkeit bestmöglich zu gestalten. Für Schäden, die durch Fehler bei der Erstellung entstanden sind, wird jegliche Haftung ausgeschlossen.

Alphabetisches Verzeichnis unter anatomisch-funktionellen Gesichtspunkten
Zur Verbesserung der Benutzerfreundlichkeit des systematischen Verzeichnisses wurde dieser Sonderauflage ein eigens erstelltes alphabetisches Register unter anatomisch-funktionellen Gesichtspunkten für das vereinfachte Auffinden von Kodes aus dem systematischen Verzeichnis des ICD-10-GM Version 2019 angehängt.

Bei Querverweisen auf das Alphabetische Verzeichnis, die in Hinweisen zu einzelnen Kodes enthalten sind, handelt es sich nicht um oben genanntes Verzeichnis, sondern um das Alphabetische Verzeichnis (Diagnosenthesaurus), das vom DIMDI erstellt worden ist und ebenso als Sonderauflage erworben werden kann.

Markierung von Neuerungen und wesentlichen Änderungen zur bisherigen ICD-Version 2018
Im Vergleich zur Version 2018 eingeführte Neuerungen sind ebenso unterstrichen kenntlich gemacht wie wesentliche textliche und inhaltliche Änderungen. Entfallende Kodes sind nicht gesondert kenntlich gemacht.

Kommentar zur ICD-10-GM Version 2019

Vorbemerkungen und Danksagungen

Die vorliegende Version der Systematik der ICD-10-GM 2019 erscheint zusammen mit einem Alphabetischen Verzeichnis. Wie immer wurde das Alphabetische Verzeichnis an die neue Version der ICD-10-GM angepasst.

Wie in den Vorjahren wurden auch in diesem Jahr zahlreiche Vorschläge der Anwender zur Weiterentwicklung der Klassifikation berücksichtigt und integriert.

Das DIMDI wurde bei der Erarbeitung dieser Version beratend unterstützt durch die Arbeitsgruppe ICD des Kuratoriums für Fragen der Klassifikation im Gesundheitswesen (KKG) beim Bundesministerium für Gesundheit. Allen Mitgliedern dieser Arbeitsgruppe sei für ihren Einsatz herzlich gedankt. Zahlreiche Vorschläge für diese neue Version kommen von den Mitgliedsgesellschaften der Arbeitsgemeinschaft der Wissenschaftlichen Medizinischen Fachgesellschaften (AWMF). Den Fachberatern dieser Gesellschaften gilt ebenfalls unser Dank für ihre Zuarbeit.

Grundsätzliches

Zusatzkennzeichen

Die Regelung der Zusatzkennzeichen stellt sich, analog der Vorversion, wie folgt dar:

V Verdachtsdiagnose bzw. auszuschließende Diagnose

Z (symptomloser) Zustand nach der betreffenden Diagnose

A ausgeschlossene Diagnose

G gesicherte Diagnose (auch anzugeben, wenn A, V oder Z nicht zutreffen)

Im stationären Bereich bleiben diese Zusatzkennzeichen weiterhin außer Kraft. Die Zusatzkennzeichen für die Seitenlokalisation R (rechts), L (links) und B (beidseitig) können nach wie vor in der ambulanten und in der stationären Versorgung verwendet werden.

Aktualisierungen durch die Weltgesundheitsorganisation

Die ICD-10-GM 2019 berücksichtigt Änderungen der Weltgesundheitsorganisation, die zur Implementation im Jahr 2019 vorgesehen sind, soweit dies im Kontext der 'German Modification' hinsichtlich Sprachgebrauch und Einsatz innerhalb der Entgeltsysteme sinnvoll und möglich ist. Die WHO hat angekündigt, nach 2019 keine regelmäßigen Aktualisierungen mehr für die ICD-10 herauszugeben. Bei dringendem Änderungsbedarf wird die WHO ggf. einzelne Anpassungen bekanntgeben, die dann ggf. in die ICD-10-GM übernommen werden.

Einzelne wichtige Änderungen

Kap. I

Zika-Viruskrankheit

Von der WHO wurde für die *Zika-Viruskrankheit* ein eigener 4-Steller (A92.5) eingeführt. Die vorläufige Zuordnung zur nicht belegten Schlüsselnummer U06.- im Kapitel XXII wurde gestrichen.

Chronische Virushepatitis

Im Rahmen einer für Belange der ICD-10-GM modifiziert umgesetzten WHO-Anpassung wurden nach Beratungen mit Experten aus Fachgesellschaften und Organisationen der Selbstverwaltung bei *B18.1 Chronische Virushepatitis B ohne Delta-Virus* 5-Steller zur spezifischen Kodierung der Phase der Infektionskrankheit eingeführt.

Pneumozystose

Bedingt durch die Einführung eines neuen 4-Stellers (B48.5†) für die Pneumozystose im Bereich Mykosen (B35-B49) durch die WHO wurde B59† im Bereich Protozoenkrankheiten (B50-B64) gestrichen und der Inhalt in den neuen Kode verlagert, um der heutigen wissenschaftlichen Einordnung der Infektionskrankheit Rechnung zu tragen.

Kap. V

Aufmerksamkeitsstörung

Nach Beratungen mit Experten aus Fachgesellschaften und Organisationen der Selbstverwaltung wurden bei *F98.8 Sonstige näher bezeichnete Verhaltens- und emotionale Störungen mit Beginn in der Kindheit und Jugend* 5-Steller eingeführt, um die Aufmerksamkeitsstörung ohne Hyperaktivität mit Beginn in der Kindheit und Jugend spezifisch abbilden zu können. Zur Abgrenzung gegenüber dem Aufmerksamkeitsdefizit bei hyperaktivem Syndrom wurde bei F90.0 ein entsprechendes Exklusivum eingeführt. Diese Änderung erfolgte in Anlehnung an die Internationale Klassifikation psychischer Störungen ICD-10 Kapitel V (F) Klinisch-diagnostische Leitlinien.

Kap. VI

Zentrale faziale Parese

Von der WHO wurde eine neue 4-stellige Kategorie eingeführt (G83.6), um eine zentrale faziale Parese durch Läsion des oberen Motoneurons spezifisch kodieren zu können. Zur Abgrenzung von der Fazialisparese durch Läsion des unteren Motoneurons wurden sowohl bei dem neu aufgenommenen Kode als auch bei *G51.0 Fazialisparese* entsprechende Exklusiva aufgenommen.

Komplexes regionales Schmerzsyndrom

Zur Anpassung der Klassifikation an den aktuellen medizinischen Wissensstand wurden von der WHO mit Unterstützung des Fachbereichs drei neue 4-stellige Kategorien (G90.5-G90.7) eingeführt, um das komplexe regionale Schmerzsyndrom nach Typen differenziert abbilden zu können. Um die erforderliche Differenzierung der Inhalte nach Lokalisation zu erreichen, wurden in der ICD-10-GM bei allen 4-stelligen Kategorien neue 5-Steller eingeführt. Durch diese Anpassung ändert sich auch die Zuordnung der Sudeck-Knochenatrophie, die bisher mit M89.0- kodiert wurde und jetzt *G90.5- Komplexes regionales Schmerzsyndrom, Typ I* zugeordnet ist. Der Kode *G56.4 Kausalgie* wurde gestrichen und die Kausalgie bei *G90.6- Komplexes regionales Schmerzsyndrom, Typ II* verortet.

Enzephalopathie bei sonstigen anderenorts klassifizierten Krankheiten

Von der WHO wurde eine neue 4-stellige Sternschlüsselnummer eingeführt (G94.3*), um eine Enzephalopathie bei sonstigen anderenorts klassifizierten Krankheiten spezifisch kodieren zu können.

Kap. IX

Jugularvenenthrombose

Bei der Schlüsselnummer I82.8- Embolie und Thrombose sonstiger näher bezeichneter Venen wurde ein neuer 5-Steller eingeführt, um Embolien und Thrombosen der V. jugularis spezifisch kodieren zu können.

Kap. XI

Ösophagusblutung

Auf Antrag des Fachbereichs wurde unter der Kategorie *K22.8- Sonstige näher bezeichnete Krankheiten des Ösophagus* ein neuer 5-Steller eingeführt, um eine Ösophagusblutung spezifisch kodieren zu können.

Femoralhernien

Analog zu dem Kode *K40.- Hernia inguinalis* wurden auf Antrag des Fachbereichs bei K41.- *Hernia femoralis* neue 5-Steller eingeführt, um Rezidivhernien spezifisch abbilden zu können.

Angiodysplasien des Dünndarmes

Bedingt durch die Einführung einer neuen Schlüsselnummer für die Angiodysplasie des Dünndarmes (K55.3) durch die WHO wurden die 5-Steller K55.81 und K55.82 gestrichen und die Inhalte in den auf 5. Stelle ausdifferenzierten neuen Kode verlagert. Die Resteklasse K55.88 wurde durch diese Änderung obsolet.

Reizdarmsyndrom

Von der WHO wurden neue 4-stellige Kategorien unter K58.- eingeführt, um das Reizdarmsyndrom differenzierter als bisher kodieren zu können. Die bisher verwendeten Schlüsselnummern (K58.0 und K58.9) wurden gestrichen.

Obstipation

Auf Antrag des Fachbereichs wurden unter der Kategorie *K59.0 Obstipation* neue 5-Steller eingeführt, um eine Obstipation entsprechend ihrer Ätiologie spezifisch kodieren zu können.

Retroperitonealfibrose

Von der WHO wurde eine neue 4-stellige Kategorie eingeführt (K66.2), um die Retroperitonealfibrose (Morbus Ormond) spezifisch kodieren zu können.

Leberzirrhose

Auf Antrag des Fachbereichs wurde unter der Kategorie *K74.- Fibrose und Zirrhose der Leber* eine neue 4-stellige sekundäre Schlüsselnummer (K74.7-!) eingeführt und auf 5. Stelle weiter ausdifferenziert, um die klinischen Stadien der Leberzirrhose spezifisch kodieren zu können.

Kap. XII

Psoriasis

Mit Unterstützung von Experten aus den Fachgesellschaften und Organisationen der Selbstverwaltung wurde bei *L40.- Psoriasis* eine neue 4-stellige sekundäre Schlüsselnummer (L40.7-!) eingeführt und auf 5. Stelle weiter ausdifferenziert, um eine mittelschwere bis schwere Psoriasis erfassen zu können.

Kap. XIII

Schulterläsionen

Von der WHO wurde eine neue 4-stellige Kategorie eingeführt (M75.6), um eine Läsion des Labrums bei degenerativer Veränderung des Schultergelenkes spezifisch kodieren zu können.

Kap. XIV

Fornixruptur

Auf Antrag des Fachbereichs wurden bei *N28.8 Sonstige näher bezeichnete Krankheiten der Niere und des Ureters* neue 5-stellige Schlüsselnummern eingeführt, um die nichttraumatische Ruptur eines Nierenkelches spezifisch kodieren zu können.

Kap. XVI

Angeborene Zika-Viruskrankheit

Von der WHO wurde für die angeborene Zika-Viruskrankheit ein eigener 4-Steller (P35.4) eingeführt. Die vorläufig vergebene Schlüsselnummer im Kapitel XXII (U06.-) wurde gestrichen (s.a. oben).

Kap. XIX

Komplikationen durch interne Prothesen, Implantate oder Transplantate

Auf Antrag des Fachbereichs wurden bei *T85.5 Mechanische Komplikation durch gastrointestinale Prothesen, Implantate oder Transplantate* und *T85.7- Infektion und entzündliche Reaktion durch sonstige interne Prothesen, Implantate oder Transplantate* neue 5-stellige Schlüsselnummern eingeführt, um die jeweiligen Zustände nach ihrer Lokalisation (Verdauungstrakt, hepatobiliäres System, Pankreas) spezifisch kodieren zu können.

Anleitung zur Verschlüsselung

In dieser Anleitung werden kurz die Besonderheiten der vorliegenden Version der ICD-10-GM erläutert. Weiter finden Sie Hinweise zur Verschlüsselung mit der ICD-10-GM.

Typographische Konventionen im vorliegenden Druck der ICD-10-GM: Schlüsselnummern, die nur zusätzlich zu anderen, nicht optionalen Schlüsselnummern angegeben werden dürfen, sind durch ein angehängtes Ausrufezeichen gekennzeichnet. Diese Konventionen können in anderen Druckwerken und in maschinenlesbaren Fassungen abweichen. Die Kennzeichnung von Schlüsselnummern durch Kreuz und Stern ist aus der WHO-Ausgabe der ICD-10 übernommen worden.

Was ist zu verschlüsseln?

Das Gesetz verlangt die **Verschlüsselung von Diagnosen** auf *Abrechnungsunterlagen* und *Arbeitsunfähigkeitsbescheinigungen* (Paragraph 295 SGB V) sowie bei der **Krankenhausbehandlung** (Paragraph 301 SGB V), keinesfalls jedoch die Verschlüsselung auf Überweisungen, Krankenhauseinweisungen, Arztbriefen oder gar in der eigenen Patienten-dokumentation. Da bei der Verschlüsselung immer Informationen verdichtet werden und Einzelheiten verloren gehen, muss bei solchen Unterlagen stets der Klartext verwendet werden; aus Kollegialität kann natürlich zusätzlich zur Klartextangabe die ICD-Schlüsselnummer angegeben werden.

Auf den Abrechnungsunterlagen nach § 295 SGB V müssen Sie sich auf die Diagnosen beschränken, derentwegen der Patient im entsprechenden Quartal behandelt wurde und für die Sie Leistungen abrechnen. Dauerdiagnosen und chronische Zustände, die keine Leistungen nach sich gezogen haben, dürfen Sie aus Gründen des Datenschutzes nicht übermitteln: bei einem Patienten mit grippalem Infekt, der vor 10 Jahren auch einen Myokardinfarkt erlitten hatte, dürfen Sie z.B. nicht zusätzlich "Zustand nach Myokardinfarkt" kodieren, wenn Sie nur Leistungen für den grippalen Infekt abrechnen.

Ärzte und Dokumentare in Krankenhäusern sind verpflichtet, bei der Kodierung die Deutschen Kodierrichtlinien (DKR) in der jeweils gültigen Fassung zu berücksichtigen; in psychiatrischen und psychosomatischen Einrichtungen sind die Deutschen Kodierrichtlinien für die Psychiatrie/ Psychosomatik (DKR-Psych) heranzuziehen.

Wie wird verschlüsselt?

Es ist so spezifisch wie möglich zu verschlüsseln, also derjenige Kode zu wählen, der für die dokumentierte Diagnose als der spezifischste Kode angesehen wird. Die Resteklassen „Sonstige …" oder „Sonstige näher bezeichnete …" sollen nur dann verwendet werden, wenn eine spezifische Diagnose dokumentiert ist, aber keiner der spezifischen Kodes der übergeordneten Kategorie passt. Die Resteklasse „ …, nicht näher bezeichnet" soll nur dann verwendet werden, wenn die dokumentierte Diagnose keine hinreichende Spezifität für eine Zuordnung zu einer der spezifischeren Schlüsselnummern der übergeordneten Kategorie aufweist.

Grundsätzlich gilt: Zur Verschlüsselung sind die **endständigen (terminalen) Schlüsselnummern** der ICD-10-GM zu verwenden, also Kodes, die keine Subkodes mehr enthalten. Von dieser Grundregel der endständigen Verschlüsselung gibt es die folgenden **Ausnahmen**:

- In der ambulanten Versorgung (§ 295 SGB V) kann auf die fünfstellige Verschlüsselung verzichtet werden

  − in der hausärztlichen Versorgung,

  − im organisierten Notfalldienst und

  − in der fachärztlichen Versorgung für Diagnosen außerhalb des Fachgebietes.

- Für bestimmte Berufsgruppen kann eine Befreiung von der Verschlüsselungspflicht vereinbart werden, z.B. für Laborärzte, Pathologen, Zytologen und Radiologen.

Natürlich steht es allen Vertragsärzten frei, spezifischer zu verschlüsseln und auch die fünfstelligen Schlüsselnummern zu verwenden. Sicherlich werden dies viele Ärzte tun, sei es, um ihre Leistung so gut wie möglich zu dokumentieren, um Praxisbesonderheiten darzustellen oder um intern die Vorteile einer guten Dokumentation zu nutzen. Außerdem kann eine fünfstellige Dokumentation zweckmäßig sein, wenn der Patient etwa die differenzierte Diagnose eines konsultierten Facharztes oder aus einer stationären Behandlung mitbringt.

Am einfachsten ist die Verschlüsselung mit dem Alphabetischen Verzeichnis zur ICD-10-GM (Diagnosenthesaurus). Es enthält mehr als 79.000 verschlüsselte Diagnosen und bietet damit einen guten Einstieg in die Verschlüsselung. Schlagen Sie z.B. die Koronararteriensklerose nach unter "Koronararterie, Sklerose". Sie finden die Schlüsselnummer I25.19. Wenn Sie unter dieser Schlüsselnummer in der Systematik nachschlagen, sehen Sie, dass I25.19 die Resteklasse „Nicht näher bezeichnet" ist. Sie finden unter I25.1- auf fünfter Stelle aber eine Differenzierung nach Ein-, Zwei- oder Drei-Gefäß-Erkrankung etc. und dort möglicherweise einen Kode, der für Ihre dokumentierte Diagnose spezifischer ist. In der **ambulanten hausärztlichen Versorgung** ist die Angabe von I25.1 ausreichend, Angaben wie I25.13 (Drei-Gefäß-Erkrankung) sind jedoch erlaubt. Die alleinige Angabe von I25 (d.h. nur des dreistelligen Kodes) ist hier nicht zulässig. In der **stationären Versorgung** ist grundsätzlich die endständige Schlüsselnummer anzugeben, hier also z.B. I25.13.

Wie werden die Zusatzkennzeichen verwendet?

Die Zuarbeit der ärztlichen Berufsverbände und der Spitzenverbände der Gesetzlichen Krankenversicherung (GKV) sowie die Erfahrungen aus der Pilotphase mit der ICD-10-SGB-V zeigen, dass Zusatzangaben zur Aussagefähigkeit einer Diagnose für die Zwecke des Fünften Buches Sozialgesetzbuch (SGB V) vor allem dann erforderlich sind, wenn die Diagnosenangabe nicht eine erfolgte oder geplante Behandlung begründen soll, sondern Leistungen vor Stellung einer gesicherten Diagnose, zum Ausschluss einer Erkrankung oder zur Verhütung eines Rezidivs. Zur Qualifizierung einer Diagnose im beschriebenen Sinne dient jeweils eines der folgenden **Zusatzkennzeichen für die Diagnosensicherheit**:

V   Verdachtsdiagnose bzw. auszuschließende Diagnose

Z   (symptomloser) Zustand nach der betreffenden Diagnose

A   ausgeschlossene Diagnose

G   gesicherte Diagnose (auch anzugeben, wenn A, V oder Z nicht zutreffen)

In der **ambulanten Versorgung** (§ 295 SGB V) sind die Zusatzkennzeichen für die Diagnosensicherheit **obligatorisch**. In der **stationären Versorgung** (§ 301 SGB V) sind die Zusatzkennzeichen für die Diagnosensicherheit **verboten**, d.h., sie dürfen nicht verwendet werden. In der stationären Versorgung sind stattdessen die hierfür vorgesehenen Schlüsselnummern im Kap. XXI zu verwenden. Außerdem sei auf die Kodierrichtlinien DKR und DKR-Psych verwiesen.

Zur Feststellung der Leistungspflicht benötigen die Krankenkassen die Qualifizierung einer Diagnose hinsichtlich der Seitenlokalisation, um z.B. zu prüfen, ob eine erneute Arbeitsunfähigkeit, die mit der gleichen, für paarige Organe (z.B. Augen) vorgesehenen ICD-10-GM-Schlüsselnummer begründet ist, auf einer bereits bestehenden Erkrankung oder auf einer neuen, davon unabhängigen Erkrankung beruht. Dafür gibt es die folgenden **Zusatzkennzeichen für die Seitenlokalisation**:

R   rechts

L   links

B   beidseitig

Die Zusatzkennzeichen für die Seitenlokalisation dürfen sowohl in der ambulanten als auch in der stationären Versorgung verwendet werden.

Seitenlokalisation und ggf. Diagnosensicherheit sollen angegeben werden, wenn sie zur Erfüllung des Zweckes der Datenübermittlung erforderlich sind. Sie sind bewusst so gewählt, dass sie sich leicht einprägen.

Im Folgenden finden Sie einige Verschlüsselungsbeispiele:

Diagnose	§ 295 SGB V (ambulante Versorgung)	§ 301 SGB V (stationäre Versorgung)
Schnittwunde am linken Unterarm	**S51.9 GL**	**S51.9 L**
Beidseitige Schrumpfnieren	**N26 GB**	**N26 B**
Zustand nach Apoplex	**I64 Z**	**Z86.7**
Ausgeschlossener Herzinfarkt	**I21.9 A**	**Z03.4**
Verdacht auf Herzinfarkt	**I21.9 V**	**Z03.4**

In der stationären Versorgung sind die Regelungen in den Deutschen Kodierrichtlinien (DKR) für den Umgang mit Verdachtsdiagnosen zu beachten, insbesondere diejenigen für die Kodierung von Symptomen. In psychiatrischen und psychosomatischen Einrichtungen sind entsprechend die DKR-Psych anzuwenden.

Welche Besonderheiten sind bei den Kap. XVIII, XX und XXI zu beachten?

Das **Kapitel XVIII** (Symptome und abnorme klinische und Laborbefunde, die anderenorts nicht klassifiziert sind) enthält Symptome und Befunde. Sie dürfen diese Schlüsselnummern in der Regel nur verwenden, wenn Sie - auch nach entsprechender Diagnostik oder in Verbindung mit einem Zusatzkennzeichen - keine spezifischere Diagnose stellen können; außerdem dürfen Sie diese Schlüsselnummern verwenden, wenn am Quartalsende - z.B. beim Erstkontakt - die Diagnostik noch nicht abgeschlossen ist. In der stationären Versorgung sind hierzu auch die Deutschen Kodierrichtlinien (DKR) zu beachten, in psychiatrischen und psychosomatischen Einrichtungen entsprechend die DKR-Psych.

Das **Kapitel XX** (Äußere Ursachen von Morbidität und Mortalität) enthält die äußeren Ursachen von Verletzungen und Vergiftungen. Diese Angaben sind nur erlaubt als Zusatz zu einer die Art des Zustandes bezeichnenden Schlüsselnummer aus einem anderen Kapitel der Klassifikation. In der ambulanten und stationären Versorgung werden nur wenige Schlüsselnummern dieses Kapitels benötigt, um ursächlich die Leistungspflicht der gesetzlichen Krankenkassen gegen die Leistungspflicht Dritter abzugrenzen.

Das **Kapitel XXI** (Faktoren, die den Gesundheitszustand beeinflussen und zur Inanspruchnahme des Gesundheitswesens führen) darf zur alleinigen Verschlüsselung des Behandlungsanlasses nur verwendet werden, wenn Leistungen abgerechnet werden, die nicht in einer Erkrankung begründet sind. Dies betrifft beispielsweise Leistungen zur Vorsorge (z.B. Impfungen), zur Herstellung der Zeugungs- und Empfängnisfähigkeit, zur Empfängnisverhütung und zu Schwangerschaftsabbruch und Sterilisation. Für die Kodierung im Krankenhaus sei auf die Deutschen Kodierrichtlinien (DKR) verwiesen, für die Kodierung in psychiatrischen und psychosomatischen Einrichtungen gelten entsprechend die DKR-Psych.

Was sind sekundäre („optionale") Schlüsselnummern?

Sekundäre Schlüsselnummern sind Kodes, die nicht allein, sondern nur in Kombination mit einem anderen – primären – Kode benutzt werden können. In der ICD-10-GM gibt es zwei Arten von sekundären Kodes: Ausrufezeichen- und Sternschlüsselnummern.

Ausrufezeichenschlüsselnummern sind mit einem Ausrufezeichen (S41.87!), Sternschlüsselnummern mit einem Stern (H36.0*) gekennzeichnet.

Zur Anwendung sekundärer Schlüsselnummern hier zwei Beispiele; bitte beachten Sie bei der Kodierung im stationären Bereich in jedem Fall auch die Deutschen Kodierrichtlinien (DKR, DKR-Psych):

Die Schlüsselnummer S41.87! "Weichteilschaden I. Grades bei offener Fraktur oder Luxation des Oberarmes" ist mit einem Ausrufezeichen gekennzeichnet. Sie dürfen diese Schlüsselnummer nicht allein benutzen; Sie können sie jedoch zusätzlich zu einem Primärkode (Kode ohne Ausrufezeichen oder Stern) verwenden, um eine Diagnose zu spezifizieren. Sie können z.B. bei "Humerusschaftfraktur" durch die zusätzliche Angabe "Weichteilschaden I. Grades bei offener Fraktur oder Luxation des Oberarmes" die Frakturverletzung näher spezifizieren: S42.3 S41.87!

In diesem Zusammenhang sei auch das **Kreuz-Stern-System der ICD-10** erwähnt. Die ICD-10 klassifiziert Diagnosen primär nach der Ätiologie. Eine Retinopathie bei Typ-1-Diabetes ist primär als Typ-1-Diabetes zu verschlüsseln, also mit E10.30 "Diabetes mellitus, Typ 1, mit Augenkomplikationen, nicht als entgleist bezeichnet". Dabei geht die Manifestation der Krankheit als Retinopathie verloren. Das Kreuz-Stern-System erlaubt es nun, mit einer zweiten zusätzlichen Schlüsselnummer diese Manifestation anzugeben: H36.0* "Diabetische Retinopathie". Diese Schlüsselnummer gibt aber nicht den Diabetes-Typ und die Stoffwechsellage wieder. Nur beide Schlüsselnummern zusammen übermitteln die vollständige Information.

Sternschlüsselnummern dürfen nicht als alleinige Schlüsselnummern verwendet werden, sondern immer nur zusammen mit einer anderen primären Schlüsselnummer; die primäre Schlüsselnummer wird in diesem Fall durch ein angehängtes Kreuz gekennzeichnet. Die diabetische Retinopathie wird nach dem Kreuz-Stern-System mit E10.30† H36.0* verschlüsselt. Die Angabe E10.30 genügt den gesetzlichen Anforderungen, die alleinige Angabe von H36.0 oder auch H36.0* ist unzulässig. Als Kreuzschlüsselnummer kann in der ICD-10 jede primäre Schlüsselnummer verwendet werden, wenn die Kombination medizinisch sinnvoll ist; Sie sind also nicht an die mit einem Kreuz markierten Schlüsselnummern gebunden. Auf den Abrechnungsunterlagen und Arbeitsunfähigkeitsbescheinigungen nach § 295 können Sie außerdem das Kreuz und den Stern weglassen, da diese Eigenschaften für alle Schlüsselnummern eindeutig vorgegeben sind: E10.30 H36.0

Mit der Einführung der neuen Entgeltsysteme im stationären Bereich hat die Kreuz-Stern-Verschlüsselung im Krankenhaus an Bedeutung gewonnen, da ein Behandlungsfall unter Umständen durch die Angabe einer Stern-Schlüsselnummer einer höheren Komplexitätsstufe zugeordnet wird.

Vierstellige ausführliche Systematik

Kapitel I:

Bestimmte infektiöse und parasitäre Krankheiten (A00 - B99)

Inkl.: Krankheiten, die allgemein als ansteckend oder übertragbar anerkannt sind

Exkl.: Keimträger oder -ausscheider, einschließlich Verdachtsfällen (Z22.-)
Bestimmte lokalisierte Infektionen - siehe im entsprechenden Kapitel des jeweiligen Körpersystems
Infektiöse und parasitäre Krankheiten, die Schwangerschaft, Geburt und Wochenbett komplizieren
[ausgenommen Tetanus in diesem Zeitabschnitt] (O98.-)
Infektiöse und parasitäre Krankheiten, die spezifisch für die Perinatalperiode sind [ausgenommen
Tetanus neonatorum, Keuchhusten, Syphilis connata, perinatale Gonokokkeninfektion und perinatale
HIV-Krankheit] (P35-P39)
Grippe und sonstige akute Infektionen der Atemwege (J00-J22)

Dieses Kapitel gliedert sich in folgende Gruppen:

A00-A09	Infektiöse Darmkrankheiten
A15-A19	Tuberkulose
A20-A28	Bestimmte bakterielle Zoonosen
A30-A49	Sonstige bakterielle Krankheiten
A50-A64	Infektionen, die vorwiegend durch Geschlechtsverkehr übertragen werden
A65-A69	Sonstige Spirochätenkrankheiten
A70-A74	Sonstige Krankheiten durch Chlamydien
A75-A79	Rickettsiosen
A80-A89	Virusinfektionen des Zentralnervensystems
A92-A99	Durch Arthropoden übertragene Viruskrankheiten und virale hämorrhagische Fieber
B00-B09	Virusinfektionen, die durch Haut- und Schleimhautläsionen gekennzeichnet sind
B15-B19	Virushepatitis
B20-B24	HIV-Krankheit [Humane Immundefizienz-Viruskrankheit]
B25-B34	Sonstige Viruskrankheiten
B35-B49	Mykosen
B50-B64	Protozoenkrankheiten
B65-B83	Helminthosen
B85-B89	Pedikulose [Läusebefall], Akarinose [Milbenbefall] und sonstiger Parasitenbefall der Haut
B90-B94	Folgezustände von infektiösen und parasitären Krankheiten
B95-B98	Bakterien, Viren und sonstige Infektionserreger als Ursache von Krankheiten, die in anderen Kapiteln klassifiziert sind
B99-B99	Sonstige Infektionskrankheiten

Dieses Kapitel enthält die folgende(n) Ausrufezeichenschlüsselnummer(n)

B95.-!	Streptokokken und Staphylokokken als Ursache von Krankheiten, die in anderen Kapiteln klassifiziert sind
B96.-!	Sonstige näher bezeichnete Bakterien als Ursache von Krankheiten, die in anderen Kapiteln klassifiziert sind
B97.-!	Viren als Ursache von Krankheiten, die in anderen Kapiteln klassifiziert sind
B98.-!	Sonstige näher bezeichnete infektiöse Erreger als Ursache von Krankheiten, die in anderen Kapiteln klassifiziert sind

Infektiöse Darmkrankheiten
(A00-A09)

A00.-   **Cholera**

A00.0   **Cholera durch Vibrio cholerae O:1, Biovar cholerae**
Klassische Cholera

A00.1   **Cholera durch Vibrio cholerae O:1, Biovar eltor**
El-Tor-Cholera

A00.9   **Cholera, nicht näher bezeichnet**

A01.-   **Typhus abdominalis und Paratyphus**

A01.0   **Typhus abdominalis**
Infektion durch Salmonella typhi
Typhoides Fieber

A01.1   **Paratyphus A**

A01.2   **Paratyphus B**

A01.3   **Paratyphus C**

A01.4   **Paratyphus, nicht näher bezeichnet**
Infektion durch Salmonella paratyphi o.n.A.

A02.-   **Sonstige Salmonelleninfektionen**
Inkl.:   Infektion oder Lebensmittelvergiftung durch Salmonellen außer durch Salmonella typhi und
Salmonella paratyphi

A02.0   **Salmonellenenteritis**
Enteritis infectiosa durch Salmonellen

A02.1   **Salmonellensepsis**

A02.2   **Lokalisierte Salmonelleninfektionen**
Arthritis† (M01.3-*)
Meningitis† (G01*)
Osteomyelitis† (M90.2-*)   durch Salmonellen
Pneumonie† (J17.0*)
Tubulointerstitielle Nierenkrankheit† (N16.0*)

A02.8   **Sonstige näher bezeichnete Salmonelleninfektionen**

A02.9   **Salmonelleninfektion, nicht näher bezeichnet**

A03.-   **Shigellose [Bakterielle Ruhr]**

A03.0   **Shigellose durch Shigella dysenteriae**
Shigellose durch Shigellen der Gruppe A [Shiga-Kruse-Ruhr]

A03.1   **Shigellose durch Shigella flexneri**
Shigellose durch Shigellen der Gruppe B

A03.2   **Shigellose durch Shigella boydii**
Shigellose durch Shigellen der Gruppe C

A03.3   **Shigellose durch Shigella sonnei**
Shigellose durch Shigellen der Gruppe D

A03.8   **Sonstige Shigellosen**

A03.9   **Shigellose, nicht näher bezeichnet**
Bakterielle Ruhr [Bakterielle Dysenterie] o.n.A.

A04.-   **Sonstige bakterielle Darminfektionen**
Exkl.:   Lebensmittelvergiftungen, anderenorts klassifiziert
Tuberkulöse Enteritis (A18.3)

A04.0   **Darminfektion durch enteropathogene Escherichia coli**

A04.1	**Darminfektion durch enterotoxinbildende Escherichia coli**
A04.2	**Darminfektion durch enteroinvasive Escherichia coli**
A04.3	**Darminfektion durch enterohämorrhagische Escherichia coli**
A04.4	**Sonstige Darminfektionen durch Escherichia coli** Enteritis durch Escherichia coli o.n.A.
A04.5	**Enteritis durch Campylobacter**
A04.6	**Enteritis durch Yersinia enterocolitica** *Exkl.:* Extraintestinale Yersiniose (A28.2)
A04.7-	**Enterokolitis durch Clostridium difficile** Lebensmittelvergiftung durch Clostridium difficile Pseudomembranöse Kolitis Soll eine rekurrente Infektion mit Clostridium difficile angegeben werden, ist eine zusätzliche Schlüsselnummer (U69.40!) zu benutzen.
A04.70	Enterokolitis durch Clostridium difficile ohne Megakolon, ohne sonstige Organkomplikationen
A04.71	Enterokolitis durch Clostridium difficile ohne Megakolon, mit sonstigen Organkomplikationen Benutze (eine) zusätzliche Schlüsselnummer(n), um (eine) infektionsbedingte Organkomplikation(en) anzugeben.
A04.72	Enterokolitis durch Clostridium difficile mit Megakolon, ohne sonstige Organkomplikationen
A04.73	Enterokolitis durch Clostridium difficile mit Megakolon, mit sonstigen Organkomplikationen Benutze (eine) zusätzliche Schlüsselnummer(n), um (eine) infektionsbedingte Organkomplikation(en) anzugeben.
A04.79	Enterokolitis durch Clostridium difficile, nicht näher bezeichnet
A04.8	**Sonstige näher bezeichnete bakterielle Darminfektionen**
A04.9	**Bakterielle Darminfektion, nicht näher bezeichnet** Bakterielle Enteritis o.n.A.
A05.-	**Sonstige bakteriell bedingte Lebensmittelvergiftungen, anderenorts nicht klassifiziert** *Exkl.:* Infektion durch Escherichia coli (A04.0-A04.4) Infektion oder Lebensmittelvergiftung durch Clostridium difficile (A04.7-) Infektion oder Lebensmittelvergiftung durch Salmonellen (A02.-) Listeriose (A32.-) Toxische Wirkung schädlicher (verdorbener) Lebensmittel (T61-T62)
A05.0	**Lebensmittelvergiftung durch Staphylokokken**
A05.1	**Botulismus** Klassische Lebensmittelvergiftung durch Clostridium botulinum
A05.2	**Lebensmittelvergiftung durch Clostridium perfringens [Clostridium welchii]** Enteritis necroticans
A05.3	**Lebensmittelvergiftung durch Vibrio parahaemolyticus**
A05.4	**Lebensmittelvergiftung durch Bacillus cereus**
A05.8	**Sonstige näher bezeichnete bakteriell bedingte Lebensmittelvergiftungen**
A05.9	**Bakteriell bedingte Lebensmittelvergiftung, nicht näher bezeichnet**
A06.-	**Amöbiasis** *Inkl.:* Infektion durch Entamoeba histolytica *Exkl.:* Sonstige Darmkrankheiten durch Protozoen (A07.-)
A06.0	**Akute Amöbenruhr** Akute Amöbiasis Amöbenkolitis o.n.A.
A06.1	**Chronische intestinale Amöbiasis**
A06.2	**Nichtdysenterische Kolitis durch Amöben**
A06.3	**Amöbom des Darmes** Amöbom o.n.A.

A06.4† **Leberabszess durch Amöben (K77.0*)**
Amöbenhepatitis

A06.5† **Lungenabszess durch Amöben**
Abszess der Lunge (und der Leber) durch Amöben (J99.8*)
Abszess der Lunge (und der Leber) durch Amöben mit Pneumonie (J17.3*)

A06.6† **Hirnabszess durch Amöben (G07*)**
Abszess des Gehirns (und der Leber) (und der Lunge) durch Amöben

A06.7 **Amöbiasis der Haut**

A06.8 **Amöbeninfektion an sonstigen Lokalisationen**
Appendizitis
Balanitis† (N51.2*) | durch Amöben

A06.9 **Amöbiasis, nicht näher bezeichnet**

A07.- **Sonstige Darmkrankheiten durch Protozoen**

A07.0 **Balantidiose**
Balantidienruhr

A07.1 **Giardiasis [Lambliasis]**

A07.2 **Kryptosporidiose**

A07.3 **Isosporose**
Infektion durch Isospora belli und Isospora hominis
Intestinale Kokzidiose
Isosporiasis

A07.8 **Sonstige näher bezeichnete Darmkrankheiten durch Protozoen**
Intestinale Trichomoniasis
Sarkosporidiose
Sarkozystose

A07.9 **Darmkrankheit durch Protozoen, nicht näher bezeichnet**
Diarrhoe
Dysenterie | durch Protozoen
Kolitis
Flagellatendiarrhoe

A08.- **Virusbedingte und sonstige näher bezeichnete Darminfektionen**
Exkl.: Grippe mit Beteiligung des Gastrointestinaltraktes (J09, J10.8, J11.8)

A08.0 **Enteritis durch Rotaviren**

A08.1 **Akute Gastroenteritis durch Norovirus**
Norovirus-Enteritis

A08.2 **Enteritis durch Adenoviren**

A08.3 **Enteritis durch sonstige Viren**

A08.4 **Virusbedingte Darminfektion, nicht näher bezeichnet**
Enteritis o.n.A.
Gastroenteritis o.n.A. | durch Viren

A08.5 **Sonstige näher bezeichnete Darminfektionen**

A09.- **Sonstige und nicht näher bezeichnete Gastroenteritis und Kolitis infektiösen und nicht näher bezeichneten Ursprungs**

Exkl.: Durch Bakterien, Protozoen, Viren und sonstige näher bezeichnete Infektionserreger
(A00-A08)
Nichtinfektiöse Diarrhoe (K52.9)
Nichtinfektiöse Diarrhoe beim Neugeborenen (P78.3)

A09.0 **Sonstige und nicht näher bezeichnete Gastroenteritis und Kolitis infektiösen Ursprungs**

Hinw.: Diese Kategorie ist auch bei sonstiger und nicht näher bezeichneter Gastroenteritis und Kolitis vermutlich infektiösen Ursprungs zu verwenden.

Darmkatarrh
Diarrhoe [Durchfall]:
• akut blutig
• akut hämorrhagisch
• akut wässrig
• dysenterisch
• epidemisch
Infektiös oder septisch:
• Enteritis | hämorrhagisch
• Gastroenteritis | o.n.A.
• Kolitis
Infektiöse (neonatale) Diarrhoe o.n.A.

A09.9 **Sonstige und nicht näher bezeichnete Gastroenteritis und Kolitis nicht näher bezeichneten Ursprungs**

Neonatale Diarrhoe o.n.A.

Exkl.: Colitis indeterminata (K52.3-)

Tuberkulose
(A15-A19)

Inkl.: Infektionen durch Mycobacterium tuberculosis und Mycobacterium bovis

Exkl.: Angeborene Tuberkulose (P37.0)
Folgezustände der Tuberkulose (B90.-)
Pneumokoniose in Verbindung mit Tuberkulose (J65)
Silikotuberkulose (J65)

A15.- **Tuberkulose der Atmungsorgane, bakteriologisch, molekularbiologisch oder histologisch gesichert**

A15.0 **Lungentuberkulose, durch mikroskopische Untersuchung des Sputums gesichert, mit oder ohne Nachweis durch Kultur oder molekularbiologische Verfahren**

Tuberkulös:
• Bronchiektasie
• Fibrose der Lunge   durch mikroskopische Untersuchung des Sputums gesichert, mit oder ohne
• Pneumonie   Nachweis durch Kultur oder molekularbiologische Verfahren
• Pneumothorax

A15.1 **Lungentuberkulose, nur durch Kultur gesichert**
Unter A15.0 aufgeführte Zustände, nur durch Kultur gesichert

A15.2 **Lungentuberkulose, histologisch gesichert**
Unter A15.0 aufgeführte Zustände, histologisch gesichert

A15.3 **Lungentuberkulose, durch sonstige und nicht näher bezeichnete Untersuchungsverfahren gesichert**
Unter A15.0 aufgeführte Zustände, die gesichert sind, bei denen jedoch keine Angabe darüber vorliegt, mit welchem Verfahren sie gesichert wurden
Unter A15.0 aufgeführte Zustände, molekularbiologisch gesichert

A15.4 **Tuberkulose der intrathorakalen Lymphknoten, bakteriologisch, molekularbiologisch oder histologisch gesichert**
Lymphknotentuberkulose:
* hilär
* mediastinal   bakteriologisch, molekularbiologisch oder histologisch gesichert
* tracheobronchial

Exkl.: Als primär bezeichnet (A15.7)

A15.5 **Tuberkulose des Larynx, der Trachea und der Bronchien, bakteriologisch, molekularbiologisch oder histologisch gesichert**
Tuberkulose:
* Bronchien
* Glottis   bakteriologisch, molekularbiologisch oder histologisch gesichert
* Larynx
* Trachea

A15.6 **Tuberkulöse Pleuritis, bakteriologisch, molekularbiologisch oder histologisch gesichert**
Tuberkulöses Empyem
Tuberkulose der Pleura   bakteriologisch, molekularbiologisch oder histologisch gesichert

Exkl.: Bei primärer Tuberkulose der Atmungsorgane, bakteriologisch, molekularbiologisch oder histologisch gesichert (A15.7)

A15.7 **Primäre Tuberkulose der Atmungsorgane, bakteriologisch, molekularbiologisch oder histologisch gesichert**

A15.8 **Sonstige Tuberkulose der Atmungsorgane, bakteriologisch, molekularbiologisch oder histologisch gesichert**
Tuberkulose:
* Mediastinum
* Nase   bakteriologisch, molekularbiologisch oder histologisch gesichert
* Nasennebenhöhle [jede]
* Nasopharynx

A15.9 **Nicht näher bezeichnete Tuberkulose der Atmungsorgane, bakteriologisch, molekularbiologisch oder histologisch gesichert**

A16.- **Tuberkulose der Atmungsorgane, weder bakteriologisch, molekularbiologisch noch histologisch gesichert**

A16.0 **Lungentuberkulose, weder bakteriologisch, molekularbiologisch noch histologisch gesichert**
Tuberkulös:
* Bronchiektasie
* Fibrose der Lunge   weder bakteriologisch, molekularbiologisch noch histologisch gesichert
* Pneumonie
* Pneumothorax

A16.1 **Lungentuberkulose, bakteriologische, molekularbiologische und histologische Untersuchung nicht durchgeführt**
Unter A16.0 aufgeführte Zustände, bakteriologische, molekularbiologische und histologische Untersuchung nicht durchgeführt

A16.2 **Lungentuberkulose ohne Angabe einer bakteriologischen, molekularbiologischen oder histologischen Sicherung**
Lungentuberkulose
Tuberkulös:
* Bronchiektasie
* Fibrose der Lunge   o.n.A. (ohne Angabe einer bakteriologischen, molekularbiologischen oder histologischen Sicherung)
* Pneumonie
* Pneumothorax

A16.3   **Tuberkulose der intrathorakalen Lymphknoten ohne Angabe einer bakteriologischen, molekularbiologischen oder histologischen Sicherung**
Lymphknotentuberkulose:
- hilär
- intrathorakal
- mediastinal
- tracheobronchial

o.n.A. (ohne Angabe einer bakteriologischen, molekularbiologischen oder histologischen Sicherung)

Exkl.:   Als primär bezeichnet (A16.7)

A16.4   **Tuberkulose des Larynx, der Trachea und der Bronchien ohne Angabe einer bakteriologischen, molekularbiologischen oder histologischen Sicherung**
Tuberkulose:
- Bronchien
- Glottis
- Larynx
- Trachea

o.n.A. (ohne Angabe einer bakteriologischen, molekularbiologischen oder histologischen Sicherung)

A16.5   **Tuberkulöse Pleuritis ohne Angabe einer bakteriologischen, molekularbiologischen oder histologischen Sicherung**
Tuberkulös:
- Empyem
- Pleuritis
Tuberkulose der Pleura

o.n.A. (ohne Angabe einer bakteriologischen, molekularbiologischen oder histologischen Sicherung)

Exkl.:   Bei primärer Tuberkulose der Atmungsorgane (A16.7)

A16.7   **Primäre Tuberkulose der Atmungsorgane ohne Angabe einer bakteriologischen, molekularbiologischen oder histologischen Sicherung**
Primäre(r):
- Tuberkulose der Atmungsorgane o.n.A.
- tuberkulöser Komplex

A16.8   **Sonstige Tuberkulose der Atmungsorgane ohne Angabe einer bakteriologischen, molekularbiologischen oder histologischen Sicherung**
Tuberkulose:
- Mediastinum
- Nase
- Nasennebenhöhle [jede]
- Nasopharynx

o.n.A. (ohne Angabe einer bakteriologischen, molekularbiologischen oder histologischen Sicherung)

A16.9   **Nicht näher bezeichnete Tuberkulose der Atmungsorgane ohne Angabe einer bakteriologischen, molekularbiologischen oder histologischen Sicherung**
Tuberkulose o.n.A.
Tuberkulose der Atmungsorgane o.n.A.

A17.-†   **Tuberkulose des Nervensystems**

A17.0†   **Tuberkulöse Meningitis (G01*)**
Tuberkulöse Leptomeningitis
Tuberkulose der Meningen (zerebral) (spinal)

A17.1†   **Meningeales Tuberkulom (G07*)**
Tuberkulom der Meningen

A17.8†   **Sonstige Tuberkulose des Nervensystems**
Tuberkulös:
- Hirnabszess (G07*)
- Meningoenzephalitis (G05.0*)
- Myelitis (G05.0*)
- Polyneuropathie (G63.0*)
Tuberkulom | in | Gehirn (G07*)
Tuberkulose | | Rückenmark (G07*)

A17.9†   **Tuberkulose des Nervensystems, nicht näher bezeichnet (G99.8*)**

A18.- Tuberkulose sonstiger Organe

A18.0† **Tuberkulose der Knochen und Gelenke**
Tuberkulös:
- Arthritis (M01.1-*)
- Knochennekrose (M90.0-*)
- Mastoiditis (H75.0*)
- Osteomyelitis (M90.0-*)
- Ostitis (M90.0-*)
- Synovitis (M68.0-*)
- Tenosynovitis (M68.0-*)
Tuberkulose:
- Hüfte (M01.15*)
- Knie (M01.16*)
- Wirbelsäule (M49.0-*)

A18.1 **Tuberkulose des Urogenitalsystems**
Tuberkulose:
- Cervix uteri† (N74.0*)
- Harnblase† (N33.0*)
- männliche Genitalorgane† (N51.-*)
- Niere† (N29.1*)
- Ureter† (N29.1*)
Tuberkulose im weiblichen Becken† (N74.1*)

A18.2 **Tuberkulose peripherer Lymphknoten**
Tuberkulöse Lymphadenitis

Exkl.: Tuberkulöse tracheobronchiale Adenopathie (A15.4, A16.3)
Tuberkulose der Lymphknoten:
- intrathorakal (A15.4, A16.3)
- mesenterial und retroperitoneal (A18.3)

A18.3 **Tuberkulose des Darmes, des Peritoneums und der Mesenteriallymphknoten**
Tuberkulös:
- Aszites
- Enteritis† (K93.0*)
- Peritonitis† (K67.3*)
Tuberkulose:
- Anus und Rektum† (K93.0*)
- Darm (Dickdarm) (Dünndarm)† (K93.0*)
- retroperitoneal (Lymphknoten)

A18.4 **Tuberkulose der Haut und des Unterhautgewebes**
Lupus:
- exedens
- vulgaris:
  - des Augenlides† (H03.1*)
  - o.n.A.
Skrofuloderm
Tuberculosis cutis indurativa [Erythema induratum, tuberkulös]

Exkl.: Lupus erythematodes (L93.-)
Systemischer Lupus erythematodes (M32.-)

A18.5 **Tuberkulose des Auges**
Tuberkulöse:
- Chorioretinitis† (H32.0*)
- Episkleritis† (H19.0*)
- interstitielle Keratitis† (H19.2*)
- Iridozyklitis† (H22.0*)
- Keratokonjunktivitis (interstitiell) (phlyktänulär)† (H19.2*)

Exkl.: Lupus vulgaris des Augenlides (A18.4)

A18.6 **Tuberkulose des Ohres**
Tuberkulöse Otitis media† (H67.0*)

Exkl.: Tuberkulöse Mastoiditis (A18.0†)

A18.7†   **Tuberkulose der Nebennieren (E35.1*)**
Addison-Krankheit, tuberkulös

A18.8   **Tuberkulose sonstiger näher bezeichneter Organe**
Tuberkulöse zerebrale Arteriitis† (I68.1*)
Tuberkulose:
• Endokard† (I39.8*)
• Myokard† (I41.0*)
• Ösophagus† (K23.0*)
• Perikard† (I32.0*)
• Schilddrüse† (E35.0*)

A19.-   **Miliartuberkulose**
Inkl.: Tuberkulöse Polyserositis
Tuberkulose:
• disseminiert
• generalisiert

A19.0   **Akute Miliartuberkulose einer einzelnen näher bezeichneten Lokalisation**

A19.1   **Akute Miliartuberkulose mehrerer Lokalisationen**

A19.2   **Akute Miliartuberkulose, nicht näher bezeichnet**

A19.8   **Sonstige Miliartuberkulose**

A19.9   **Miliartuberkulose, nicht näher bezeichnet**

Bestimmte bakterielle Zoonosen (A20-A28)

A20.-   **Pest**
Inkl.: Infektion durch Yersinia pestis

A20.0   **Bubonenpest**

A20.1   **Hautpest**

A20.2   **Lungenpest**

A20.3   **Pestmeningitis**

A20.7   **Pestsepsis**

A20.8   **Sonstige Formen der Pest**
Abortive Pest
Asymptomatische Pest
Pestis minor

A20.9   **Pest, nicht näher bezeichnet**

A21.-   **Tularämie**
Inkl.: Hasenpest
Hirschfliegenfieber
Infektion durch Francisella tularensis

A21.0   **Ulzeroglanduläre Tularämie**

A21.1   **Okuloglanduläre Tularämie**

A21.2   **Pulmonale Tularämie**

A21.3   **Gastrointestinale Tularämie**
Abdominale Tularämie

A21.7   **Generalisierte Tularämie**

A21.8   **Sonstige Formen der Tularämie**

A21.9   **Tularämie, nicht näher bezeichnet**

A22.- **Anthrax [Milzbrand]**
Inkl.: Infektion durch Bacillus anthracis

A22.0 **Hautmilzbrand**
Milzbrandkarbunkel
Pustula maligna

A22.1 **Lungenmilzbrand**
Hadernkrankheit
Milzbrand, durch Inhalation erworben

A22.2 **Darmmilzbrand**

A22.7 **Milzbrandsepsis**

A22.8 **Sonstige Formen des Milzbrandes**
Milzbrandmeningitis† (G01*)

A22.9 **Milzbrand, nicht näher bezeichnet**

A23.- **Brucellose**
Inkl.: Maltafieber
Mittelmeerfieber
Undulierendes Fieber

A23.0 **Brucellose durch Brucella melitensis**
Maltafieber

A23.1 **Brucellose durch Brucella abortus**
Bang-Krankheit
Morbus Bang

A23.2 **Brucellose durch Brucella suis**
Schweinebrucellose

A23.3 **Brucellose durch Brucella canis**

A23.8 **Sonstige Brucellose**

A23.9 **Brucellose, nicht näher bezeichnet**

A24.- **Rotz [Malleus] und Melioidose [Pseudorotz]**

A24.0 **Rotz**
Infektion durch Burkholderia mallei
Infektion durch Pseudomonas mallei
Malleus

A24.1 **Akute oder fulminante Melioidose**
Melioidose:
• Pneumonie
• Sepsis

A24.2 **Subakute oder chronische Melioidose**

A24.3 **Sonstige Melioidose**

A24.4 **Melioidose, nicht näher bezeichnet**
Infektion durch Burkholderia pseudomallei o.n.A.
Infektion durch Pseudomonas pseudomallei o.n.A.
Whitmore-Krankheit

A25.- **Rattenbisskrankheiten**

A25.0 **Spirillen-Rattenbisskrankheit**
Sodoku

A25.1 **Streptobazillen-Rattenbisskrankheit**
Erythema arthriticum epidemicum
Haverhill-Fieber
Rattenbissfieber durch Streptobazillen

A25.9 **Rattenbisskrankheit, nicht näher bezeichnet**

A26.- **Erysipeloid**

A26.0 **Haut-Erysipeloid**
Erythema migrans
Schweinerotlauf

A26.7 **Erysipelothrix-Sepsis**

A26.8 **Sonstige Formen des Erysipeloids**

A26.9 **Erysipeloid, nicht näher bezeichnet**

A27.- **Leptospirose**

A27.0 **Leptospirosis icterohaemorrhagica [Weil-Krankheit]**
Leptospirose durch Leptospira interrogans serovar icterohaemorrhagiae

A27.8 **Sonstige Formen der Leptospirose**

A27.9 **Leptospirose, nicht näher bezeichnet**

A28.- **Sonstige bakterielle Zoonosen, anderenorts nicht klassifiziert**

A28.0 **Pasteurellose**

A28.1 **Katzenkratzkrankheit**
Katzenkratzfieber

A28.2 **Extraintestinale Yersiniose**
Exkl.: Enteritis durch Yersinia enterocolitica (A04.6)
Pest (A20.-)

A28.8 **Sonstige näher bezeichnete bakterielle Zoonosen, anderenorts nicht klassifiziert**

A28.9 **Bakterielle Zoonose, nicht näher bezeichnet**

Sonstige bakterielle Krankheiten (A30-A49)

A30.- **Lepra [Aussatz]**
Inkl.: Infektion durch Mycobacterium leprae
Exkl.: Folgezustände der Lepra (B92)

A30.0 **Indeterminierte Lepra**
I-Lepra

A30.1 **Tuberkuloide Lepra**
TT-Lepra

A30.2 **Borderline-tuberkuloide Lepra**
BT-Lepra

A30.3 **Borderline-Lepra**
BB-Lepra

A30.4 **Borderline-lepromatöse Lepra**
BL-Lepra

A30.5 **Lepromatöse Lepra**
LL-Lepra

A30.8 **Sonstige Formen der Lepra**

A30.9 **Lepra, nicht näher bezeichnet**

A31.- **Infektion durch sonstige Mykobakterien**
Exkl.: Lepra (A30.-)
Tuberkulose (A15-A19)

A31.0 **Infektion der Lunge durch sonstige Mykobakterien**
Infektion durch Mycobacterium:
• avium
• intracellulare [Battey]
• kansasii

A31.1 **Infektion der Haut durch sonstige Mykobakterien**
Infektion durch Mycobacterium:
• marinum [Schwimmbadgranulom]
• ulcerans [Buruli-Ulkus]

A31.8- **Sonstige Infektionen durch Mykobakterien**

A31.80 Disseminierte atypische Mykobakteriose
Hinw.: Der Erreger ist in mindestens einem sterilen Kompartiment nachweisbar.

A31.88 Sonstige Infektionen durch Mykobakterien

A31.9 **Infektion durch Mykobakterien, nicht näher bezeichnet**
Atypische mykobakterielle Infektion o.n.A.
Mykobakteriose o.n.A.

A32.- **Listeriose**
Inkl.: Nahrungsmittelbedingte Infektion durch Listerien
Exkl.: Neugeborenenlisteriose (disseminiert) (P37.2)

A32.0 **Kutane Listeriose**

A32.1† **Meningitis und Meningoenzephalitis durch Listerien**
Meningitis (G01*)
Meningoenzephalitis (G05.0*) } durch Listerien

A32.7 **Listeriensepsis**

A32.8 **Sonstige Formen der Listeriose**
Endokarditis durch Listerien† (I39.8*)
Okuloglanduläre Listeriose
Zerebrale Arteriitis durch Listerien† (I68.1*)

A32.9 **Listeriose, nicht näher bezeichnet**

A33 **Tetanus neonatorum**

A34 **Tetanus während der Schwangerschaft, der Geburt und des Wochenbettes**

A35 **Sonstiger Tetanus**
Inkl.: Tetanus o.n.A.
Exkl.: Tetanus:
• neonatorum (A33)
• während der Schwangerschaft, der Geburt und des Wochenbettes (A34)

A36.- **Diphtherie**

A36.0 **Rachendiphtherie**
Angina pseudomembranacea diphtherica
Tonsillendiphtherie

A36.1 **Nasenrachendiphtherie**

A36.2 **Kehlkopfdiphtherie**
Diphtherische Laryngotracheitis

A36.3 **Hautdiphtherie**
Exkl.: Erythrasma (L08.1)

A36.8   **Sonstige Diphtherie**
Diphtherisch:
- Konjunktivitis† (H13.1*)
- Myokarditis† (I41.0*)
- Polyneuritis† (G63.0*)

A36.9   **Diphtherie, nicht näher bezeichnet**

A37.-   **Keuchhusten**

A37.0   **Keuchhusten durch Bordetella pertussis**

A37.1   **Keuchhusten durch Bordetella parapertussis**

A37.8   **Keuchhusten durch sonstige Bordetella-Spezies**

A37.9   **Keuchhusten, nicht näher bezeichnet**

A38   **Scharlach**
Inkl.:   Scarlatina
Exkl.:   Streptokokken-Pharyngitis (J02.0)

A39.-   **Meningokokkeninfektion**

A39.0†   **Meningokokkenmeningitis (G01*)**

A39.1†   **Waterhouse-Friderichsen-Syndrom (E35.1*)**
Hämorrhagische Entzündung der Nebenniere durch Meningokokken
Meningokokkensepsis mit Nebennierenblutung

A39.2   **Akute Meningokokkensepsis**

A39.3   **Chronische Meningokokkensepsis**

A39.4   **Meningokokkensepsis, nicht näher bezeichnet**
Meningokokken-Bakteriämie o.n.A.

A39.5†   **Herzkrankheit durch Meningokokken**
Endokarditis (I39.8*)
Karditis o.n.A. (I52.0*)
Myokarditis (I41.0*)   durch Meningokokken
Perikarditis (I32.0*)

A39.8   **Sonstige Meningokokkeninfektionen**
Arthritis nach Meningokokkeninfektion† (M03.0-*)
Arthritis† (M01.0-*)
Enzephalitis† (G05.0*)
Konjunktivitis† (H13.1*)   durch Meningokokken
Retrobulbäre Neuritis† (H48.1*)

A39.9   **Meningokokkeninfektion, nicht näher bezeichnet**
Krankheit durch Meningokokken o.n.A.

A40.-   **Streptokokkensepsis**
Soll das Vorliegen einer Sepsis als Komplikation nach Infusion, Transfusion, Injektion, Eingriff oder Impfung angegeben werden, sind die Schlüsselnummern T80.2, T81.4 und T88.0 zu beachten.

Soll das Vorliegen eines septischen Schocks angegeben werden, ist eine zusätzliche Schlüsselnummer (R57.2) zu benutzen.

Für den Gebrauch dieser Kategorie in der stationären Versorgung sind die Deutschen Kodierrichtlinien heranzuziehen.

Exkl.:   Beim Neugeborenen (P36.0-P36.1)
Nach Abort, Extrauteringravidität oder Molenschwangerschaft (O03-O07, O08.0)
Puerperal (O85)
Unter der Geburt (O75.3)

A40.0   **Sepsis durch Streptokokken, Gruppe A**

A40.1   **Sepsis durch Streptokokken, Gruppe B**

A40.2   **Sepsis durch Streptokokken, Gruppe D, und Enterokokken**

A40.3   **Sepsis durch Streptococcus pneumoniae**
Sepsis durch Pneumokokken

A40.8   **Sonstige Sepsis durch Streptokokken**

A40.9   **Sepsis durch Streptokokken, nicht näher bezeichnet**

A41.-   **Sonstige Sepsis**

Soll das Vorliegen einer Sepsis als Komplikation nach Infusion, Transfusion, Injektion, Eingriff oder Impfung angegeben werden, sind die Schlüsselnummern T80.2, T81.4 und T88.0 zu beachten.

Soll das Vorliegen eines septischen Schocks angegeben werden, ist eine zusätzliche Schlüsselnummer (R57.2) zu benutzen.

Für den Gebrauch dieser Kategorie in der stationären Versorgung sind die Deutschen Kodierrichtlinien heranzuziehen.

> *Exkl.:* Bakteriämie o.n.A. (A49.9)
> Nach Abort, Extrauteringravidität oder Molenschwangerschaft (O03-O07, O08.0)
> Sepsis (durch) (bei):
> • aktinomykotisch (A42.7)
> • beim Neugeborenen (P36.-)
> • Candida (B37.7)
> • Erysipelothrix (A26.7)
> • extraintestinale Yersiniose (A28.2)
> • Gonokokken (A54.8)
> • Herpesviren (B00.7)
> • Listerien (A32.7)
> • Melioidose (A24.1)
> • Meningokokken (A39.2-A39.4)
> • Milzbrand (A22.7)
> • Pest (A20.7)
> • puerperal (O85)
> • Streptokokken (A40.-)
> • Tularämie (A21.7)
> Syndrom des toxischen Schocks (A48.3)
> Unter der Geburt (O75.3)

A41.0   **Sepsis durch Staphylococcus aureus**

A41.1   **Sepsis durch sonstige näher bezeichnete Staphylokokken**
Sepsis durch koagulasenegative Staphylokokken

A41.2   **Sepsis durch nicht näher bezeichnete Staphylokokken**

A41.3   **Sepsis durch Haemophilus influenzae**

A41.4   **Sepsis durch Anaerobier**
Exkl.: Gasbrand (A48.0)

A41.5-   **Sepsis durch sonstige gramnegative Erreger**
Sepsis durch gramnegative Erreger o.n.A.

A41.51   Escherichia coli [E. coli]

A41.52   Pseudomonas

A41.58   Sonstige gramnegative Erreger

A41.8   **Sonstige näher bezeichnete Sepsis**

A41.9   **Sepsis, nicht näher bezeichnet**

A42.-   **Aktinomykose**
Exkl.: Aktinomyzetom (B47.1)

A42.0   **Aktinomykose der Lunge**

A42.1   **Abdominale Aktinomykose**

A42.2   **Zervikofaziale Aktinomykose**

A42.7   **Aktinomykotische Sepsis**

A42.8   **Sonstige Formen der Aktinomykose**

A42.9   **Aktinomykose, nicht näher bezeichnet**

A43.-   **Nokardiose**

A43.0   **Pulmonale Nokardiose**

A43.1   **Nokardiose der Haut**

A43.8   **Sonstige Formen der Nokardiose**

A43.9   **Nokardiose, nicht näher bezeichnet**

A44.-   **Bartonellose**

A44.0   **Systemische Bartonellose**
Oroya-Fieber

A44.1   **Kutane und mukokutane Bartonellose**
Verruga peruana [Verruga peruviana]

A44.8   **Sonstige Formen der Bartonellose**

A44.9   **Bartonellose, nicht näher bezeichnet**

A46   **Erysipel [Wundrose]**
Exkl.: Postpartales oder puerperales Erysipel (O86.8)

A48.-   **Sonstige bakterielle Krankheiten, anderenorts nicht klassifiziert**
Exkl.: Aktinomyzetom (B47.1)

A48.0   **Gasbrand [Gasödem]**
Muskelnekrose ⎫
Phlegmone   ⎬ durch Clostridien

A48.1   **Legionellose mit Pneumonie**
Legionärskrankheit

Benutze für Zwecke der externen Qualitätssicherung nach § 137 SGB V eine zusätzliche Schlüsselnummer (U69.01!-U69.03!), um das Vorliegen einer im Krankenhaus erworbenen und vollstationär behandelten Pneumonie bei erwachsenen Patienten (18 Jahre und älter) anzugeben.

A48.2   **Legionellose ohne Pneumonie [Pontiac-Fieber]**

A48.3   **Syndrom des toxischen Schocks**
Exkl.: Endotoxinschock o.n.A. (R57.8)
Sepsis o.n.A. (A41.9)

A48.4   **Brazilian purpuric fever**
Systemische Infektion durch Haemophilus aegyptius

A48.8   **Sonstige näher bezeichnete bakterielle Krankheiten**

A49.-   **Bakterielle Infektion nicht näher bezeichneter Lokalisation**
Exkl.: Bakterien als Ursache von Krankheiten, die in anderen Kapiteln aufgeführt sind (B95-B96)
Chlamydieninfektion o.n.A. (A74.9)
Meningokokkeninfektion o.n.A. (A39.9)
Rickettsieninfektion o.n.A. (A79.9)
Spirochäteninfektion o.n.A. (A69.9)

A49.0   **Staphylokokkeninfektion nicht näher bezeichneter Lokalisation**

A49.1   **Streptokokken- und Enterokokkeninfektion nicht näher bezeichneter Lokalisation**

A49.2   **Infektion durch Haemophilus influenzae nicht näher bezeichneter Lokalisation**

A49.3   **Mykoplasmeninfektion nicht näher bezeichneter Lokalisation**

A49.8   **Sonstige bakterielle Infektionen nicht näher bezeichneter Lokalisation**

A49.9   **Bakterielle Infektion, nicht näher bezeichnet**
Bakteriämie o.n.A.

Infektionen, die vorwiegend durch Geschlechtsverkehr übertragen werden (A50-A64)

Exkl.: HIV-Krankheit (B20-B24)
Reiter-Krankheit (M02.3-)
Unspezifische und nicht durch Gonokokken hervorgerufene Urethritis (N34.1)

A50.- **Syphilis connata**

A50.0 **Floride konnatale Frühsyphilis**
Jeder konnatale syphilitische Zustand, als früh oder manifest bezeichnet, bis zu zwei Jahren nach der Geburt.

Konnatale Frühsyphilis:
• kutan
• mukokutan
• viszeral
Konnatale frühsyphilitische:
• Augenbeteiligung
• Laryngitis
• Osteochondropathie
• Pharyngitis
• Pneumonie
• Rhinitis

A50.1 **Latente konnatale Frühsyphilis**
Konnatale Syphilis ohne klinische Manifestationen, mit positiver Serumreaktion und negativem Liquorbefund, bis zu zwei Jahren nach der Geburt.

A50.2 **Konnatale Frühsyphilis, nicht näher bezeichnet**
Konnatale Syphilis o.n.A., bis unter zwei Jahre nach der Geburt.

A50.3 **Konnatale spätsyphilitische Augenkrankheit**
Konnatale spätsyphilitische:
• Augenkrankheit, anderenorts nicht klassifiziert† (H58.8*)
• interstitielle Keratitis† (H19.2*)

Exkl.: Hutchinson-Trias (A50.5)

A50.4 **Konnatale spätauftretende Neurosyphilis [Juvenile Neurosyphilis]**
Dementia paralytica juvenilis
Juvenile:
• progressive Paralyse
• Tabes dorsalis
• taboparalytische Neurosyphilis
Konnatale spätsyphilitische:
• Enzephalitis† (G05.0*)
• Meningitis† (G01*)
• Polyneuropathie† (G63.0*)

Soll eine damit verbundene psychische Krankheit angegeben werden, ist eine zusätzliche Schlüssel-nummer zu benutzen.

Exkl.: Hutchinson-Trias (A50.5)

A50.5 **Sonstige Formen der floriden konnatalen Spätsyphilis**
Jeder konnatale syphilitische Zustand, als spät oder manifest bezeichnet, zwei Jahre oder später nach der Geburt.

Clutton-Hydrarthrose† (M03.1-*)
Hutchinson-:
• Trias
• Zähne
Konnatale kardiovaskuläre Spätsyphilis† (I98.0*)
Konnatale spätsyphilitische:
• Arthropathie† (M03.1-*)
• Osteochondropathie† (M90.2-*)
Syphilitische Sattelnase

A50.6 **Latente konnatale Spätsyphilis**
Konnatale Syphilis ohne klinische Manifestationen, mit positiver Serumreaktion und negativem Liquorbefund, zwei Jahre oder später nach der Geburt.

A50.7 **Konnatale Spätsyphilis, nicht näher bezeichnet**
Konnatale Syphilis o.n.A., zwei Jahre oder später nach der Geburt.

Syphilis connata tarda o.n.A.

A50.9 **Syphilis connata, nicht näher bezeichnet**

A51.- **Frühsyphilis**

A51.0 **Primärer syphilitischer Genitalaffekt**
Syphilitischer Schanker o.n.A.

A51.1 **Analer Primäraffekt bei Syphilis**

A51.2 **Primäraffekt bei Syphilis, sonstige Lokalisationen**

A51.3 **Sekundäre Syphilis der Haut und der Schleimhäute**
Condyloma latum
Syphilitisch:
• Alopezie† (L99.8*)
• Leukoderm† (L99.8*)
• Schleimhautpapeln [Plaques muqueuses]

A51.4 **Sonstige sekundäre Syphilis**
Sekundäre syphilitische:
• Augenkrankheit, anderenorts nicht klassifiziert† (H58.8*)
• Entzündung im weiblichen Becken† (N74.2*)
• Iridozyklitis† (H22.0*)
• Lymphadenopathie
• Meningitis† (G01*)
• Myositis† (M63.0-*)
• Periostitis† (M90.1-*)

A51.5 **Latente Frühsyphilis**
Syphilis (erworben) ohne klinische Manifestationen, mit positiver Serumreaktion und negativem Liquorbefund, bis zu zwei Jahren nach Infektion.

A51.9 **Frühsyphilis, nicht näher bezeichnet**

A52.- **Spätsyphilis**

A52.0† **Kardiovaskuläre Syphilis**
Kardiovaskuläre Syphilis o.n.A. (I98.0*)
Syphilitisch:
• Aortenaneurysma (I79.0*)
• Aorteninsuffizienz (I39.1*)
• Aortitis (I79.1*)
• Endokarditis o.n.A. (I39.8*)
• Myokarditis (I41.0*)
• Perikarditis (I32.0*)
• Pulmonalklappeninsuffizienz (I39.3*)
• Zerebrale Arteriitis (I68.1*)

A52.1 **Floride Neurosyphilis**
Spätsyphilitisch:
• Enzephalitis† (G05.0*)
• Meningitis† (G01*)
• Neuritis des N. vestibulocochlearis† (H94.0*)
• Optikusatrophie† (H48.0*)
• Polyneuropathie† (G63.0*)
• Retrobulbäre Neuritis† (H48.1*)
Syphilitische (tabische) Arthropathie† (M14.6-*)
Syphilitisches Parkinson-Syndrom† (G22*)
Tabes dorsalis

Exkl.: Charcot-Arthropathie (G98† M14.6-*)

A52.2 **Asymptomatische Neurosyphilis**

A52.3 **Neurosyphilis, nicht näher bezeichnet**
Gumma (syphilitisch)
Syphilis (Spät-) | Zentralnervensystem, o.n.A.
Syphilom

A52.7 **Sonstige floride Spätsyphilis**
Glomeruläre Krankheit bei Syphilis† (N08.0*)
Gumma (syphilitisch) | jede Lokalisation, mit Ausnahme der unter A52.0-A52.3
Syphilis, Spät- oder tertiäre | klassifizierten Lokalisationen
Spätsyphilitisch:
• Augenkrankheit, anderenorts nicht klassifiziert† (H58.8*)
• Bursitis† (M73.1-*)
• Chorioretinitis† (H32.0*)
• Entzündung im weiblichen Becken† (N74.2*)
• Episkleritis† (H19.0*)
• Leukoderm† (L99.8*)
• Peritonitis† (K67.2*)
Syphilis [nicht näher bezeichnetes Stadium]:
• Knochen† (M90.2-*)
• Leber† (K77.0*)
• Lunge† (J99.8*)
• Muskel† (M63.0-*)
• Synovialmembran† (M68.0-*)

A52.8 **Latente Spätsyphilis**
Syphilis (erworben) ohne klinische Manifestationen, mit positiver Serumreaktion und negativem Liquorbefund, zwei Jahre oder später nach Infektion.

A52.9 **Spätsyphilis, nicht näher bezeichnet**

A53.- **Sonstige und nicht näher bezeichnete Syphilis**

A53.0 **Latente Syphilis, nicht als früh oder spät bezeichnet**
Latente Syphilis o.n.A.
Positive Serumreaktion auf Syphilis

A53.9 **Syphilis, nicht näher bezeichnet**
Infektion durch Treponema pallidum o.n.A.
Syphilis (erworben) o.n.A.

Exkl.: Syphilis o.n.A. als Todesursache vor Vollendung des zweiten Lebensjahres (A50.2)

A54.- **Gonokokkeninfektion**

A54.0 **Gonokokkeninfektion des unteren Urogenitaltraktes ohne periurethralen Abszess oder Abszess der Glandulae urethrales**
Urethritis
Vulvovaginitis
Zervizitis | o.n.A. | durch Gonokokken
Zystitis

Exkl.: Mit Abszess:
• Glandulae urethrales (A54.1)
• periurethral (A54.1)

A54.1 **Gonokokkeninfektion des unteren Urogenitaltraktes mit periurethralem Abszess oder Abszess der Glandulae urethrales**
Abszess der Bartholin-Drüse durch Gonokokken

A54.2 **Pelviperitonitis durch Gonokokken und Gonokokkeninfektionen sonstiger Urogenitalorgane**
Entzündung im weiblichen Becken† (N74.3*)
Epididymitis† (N51.1*)
Orchitis† (N51.1*) | durch Gonokokken
Prostatitis† (N51.0*)

Exkl.: Gonokokkenperitonitis (A54.8)

A54.3   **Gonokokkeninfektion des Auges**
Iridozyklitis† (H22.0*)
Konjunktivitis† (H13.1*) | durch Gonokokken
Ophthalmia neonatorum

A54.4† **Gonokokkeninfektion des Muskel-Skelett-Systems**
Arthritis (M01.3-*)
Bursitis (M73.0-*)
Osteomyelitis (M90.2-*) | durch Gonokokken
Synovitis (M68.0-*)
Tenosynovitis (M68.0-*)

A54.5   **Gonokokkenpharyngitis**

A54.6   **Gonokokkeninfektion des Anus und des Rektums**

A54.8   **Sonstige Gonokokkeninfektionen**
Endokarditis† (I39.8*)
Hautläsionen
Hirnabszess† (G07*)
Meningitis† (G01*)
Myokarditis† (I41.0*) | durch Gonokokken
Perikarditis† (I32.0*)
Peritonitis† (K67.1*)
Pneumonie† (J17.0*)
Sepsis

Exkl.: Gonokokkenpelviperitonitis (A54.2)

A54.9   **Gonokokkeninfektion, nicht näher bezeichnet**

A55   **Lymphogranuloma inguinale (venereum) durch Chlamydien**
Inkl.: Durand-Nicolas-Favre-Krankheit
Esthiomène
Klimatischer oder tropischer Bubo

A56.-   **Sonstige durch Geschlechtsverkehr übertragene Chlamydienkrankheiten**
Inkl.: Durch Geschlechtsverkehr übertragene Krankheiten durch Chlamydia trachomatis
Exkl.: Konjunktivitis beim Neugeborenen (P39.1)
Lymphogranulom (A55) | durch Chlamydien
Pneumonie beim Neugeborenen (P23.1)
Zustände, die unter A74.- klassifiziert sind

A56.0   **Chlamydieninfektion des unteren Urogenitaltraktes**
Urethritis
Vulvovaginitis
Zervizitis | durch Chlamydien
Zystitis

A56.1   **Chlamydieninfektion des Pelviperitoneums und sonstiger Urogenitalorgane**
Entzündung im weiblichen Becken† (N74.4*)
Epididymitis† (N51.1*) | durch Chlamydien
Orchitis† (N51.1*)

A56.2   **Chlamydieninfektion des Urogenitaltraktes, nicht näher bezeichnet**

A56.3   **Chlamydieninfektion des Anus und des Rektums**

A56.4   **Chlamydieninfektion des Pharynx**

A56.8   **Durch Geschlechtsverkehr übertragene Chlamydieninfektion an sonstigen Lokalisationen**

A57   **Ulcus molle (venereum)**
Inkl.: Weicher Schanker

A58   **Granuloma venereum (inguinale)**
Inkl.: Donovanosis

A59.- **Trichomoniasis**
Exkl.: Intestinale Trichomoniasis (A07.8)

A59.0 **Trichomoniasis urogenitalis**
Leukorrhoe (vaginal)
Prostatitis† (N51.0*) $\left.\right\}$ durch Trichomonas (vaginalis)

A59.8 **Sonstige Lokalisationen der Trichomoniasis**

A59.9 **Trichomoniasis, nicht näher bezeichnet**

A60.- **Infektionen des Anogenitalbereiches durch Herpesviren [Herpes simplex]**

A60.0 **Infektion der Genitalorgane und des Urogenitaltraktes durch Herpesviren**
Infektion des Genitaltraktes:
• männlich† (N51.-*)
• weiblich† (N77.0-N77.1*) $\left.\right\}$ durch Herpesviren

A60.1 **Infektion der Perianalhaut und des Rektums durch Herpesviren**

A60.9 **Infektion des Anogenitalbereiches durch Herpesviren, nicht näher bezeichnet**

A63.- **Sonstige vorwiegend durch Geschlechtsverkehr übertragene Krankheiten, anderenorts nicht klassifiziert**
Exkl.: Molluscum contagiosum (B08.1)
Papillom der Cervix uteri (D26.0)

A63.0 **Anogenitale (venerische) Warzen**

A63.8 **Sonstige näher bezeichnete, vorwiegend durch Geschlechtsverkehr übertragene Krankheiten**

A64 **Durch Geschlechtsverkehr übertragene Krankheiten, nicht näher bezeichnet**
Inkl.: Geschlechtskrankheiten o.n.A.

Sonstige Spirochätenkrankheiten (A65-A69)

Exkl.: Leptospirose (A27.-)
Syphilis (A50-A53)

A65 **Nichtvenerische Syphilis**
Inkl.: Bejel
Endemische Syphilis
Njovera

A66.- **Frambösie**
Inkl.: Framboesia (tropica)
Pian
Yaws

A66.0 **Primärläsion bei Frambösie**
Frambösie:
• initial oder primär
• initiales Ulkus
Frambösieschanker
Muttereffloreszenz

A66.1 **Multiple Papillome und Krabbenframbösie**
Frambösiepapillome der Handfläche oder Fußsohle
Frambösiom
Pianom

A66.2 **Sonstige Hautläsionen im Frühstadium der Frambösie**
Framböside im Frühstadium der Frambösie
Frühe Frambösie (Haut) (makulär) (makulopapulös) (mikropapulös) (papulös)
Hautframbösie, bis zu fünf Jahren nach Infektion

A66.3   **Hyperkeratose bei Frambösie**
Ghoul hand
Hyperkeratose der Handfläche oder Fußsohle (früh) (spät) durch Frambösie
Worm-eaten soles

A66.4   **Gummata und Ulzera bei Frambösie**
Gummöses Frambösid
Noduläre (ulzeröse) Frambösie im Spätstadium

A66.5   **Gangosa**
Rhinopharyngitis mutilans

A66.6   **Knochen- und Gelenkveränderungen bei Frambösie**
Ganglion
Hydrarthrose
Ostitis   bei Frambösie (früh) (spät)
Periostitis (hypertrophisch)
Gumma, Knochen
Gummöse Ostitis oder Periostitis   bei Frambösie (spät)

A66.7   **Sonstige Manifestationen bei Frambösie**
Gelenknahe Frambösieknoten
Schleimhautframbösie

A66.8   **Latente Frambösie**
Frambösie ohne klinische Manifestationen, mit positiver serologischer Reaktion

A66.9   **Frambösie, nicht näher bezeichnet**

A67.-   **Pinta [Carate]**

A67.0   **Primärläsion bei Pinta**
Papel (primär)
Schanker (primär)   Pinta [Carate]

A67.1   **Zwischenstadium der Pinta**
Erythematöse Plaques
Hyperkeratose
Hyperpigmentierte   Pinta [Carate]
   Veränderungen
Pintide

A67.2   **Spätstadium der Pinta**
Hautveränderungen:
• depigmentiert
• narbig
• Pigmentstörung   Pinta [Carate]
Kardiovaskuläre Veränderungen†
   (I98.1*)

A67.3   **Mischformen der Pinta**
Depigmentierte und hyperpigmentierte Hautveränderungen gleichzeitig, bei Pinta [Carate]

A67.9   **Pinta, nicht näher bezeichnet**

A68.-   **Rückfallfieber**
Inkl.:   Rekurrensfieber

Exkl.:   Lyme-Krankheit (A69.2)

A68.0   **Durch Läuse übertragenes Rückfallfieber**
Rückfallfieber durch Borrelia recurrentis

A68.1   **Durch Zecken übertragenes Rückfallfieber**
Rückfallfieber durch jede Borrelienart, ausgenommen durch Borrelia recurrentis

A68.9   **Rückfallfieber, nicht näher bezeichnet**

A69.-   **Sonstige Spirochäteninfektionen**

A69.0   **Nekrotisierend-ulzeröse Stomatitis**
Cancrum oris
Gangrän durch Fusospirochäten
Noma
Stomatitis gangraenosa

A69.1   **Sonstige Fusospirochätosen**
Nekrotisierend-ulzerös (akut):
• Gingivitis
• Gingivostomatitis
Pharyngitis durch Fusospirochäten
Plaut-Vincent-:
• Angina
• Gingivitis
Spirochäten-Stomatitis

A69.2   **Lyme-Krankheit**
Erythema chronicum migrans durch Borrelia burgdorferi

A69.8   **Sonstige näher bezeichnete Spirochäteninfektionen**

A69.9   **Spirochäteninfektion, nicht näher bezeichnet**

Sonstige Krankheiten durch Chlamydien (A70-A74)

A70   **Infektionen durch Chlamydia psittaci**
Inkl.: Ornithose
       Papageienkrankheit
       Psittakose

A71.-   **Trachom**
Exkl.: Folgezustände des Trachoms (B94.0)

A71.0   **Initialstadium des Trachoms**
Trachoma dubium

A71.1   **Aktives Stadium des Trachoms**
Conjunctivitis granulosa (trachomatosa)
Trachomatös:
• follikuläre Konjunktivitis
• Pannus

A71.9   **Trachom, nicht näher bezeichnet**

A74.-   **Sonstige Krankheiten durch Chlamydien**
Exkl.: Durch Geschlechtsverkehr übertragene Chlamydienkrankheiten (A55-A56)
       Konjunktivitis beim Neugeborenen durch Chlamydien (P39.1)
       Pneumonie beim Neugeborenen durch Chlamydien (P23.1)
       Pneumonie durch Chlamydien (J16.0)

A74.0†   **Chlamydienkonjunktivitis (H13.1*)**
Paratrachom

A74.8   **Sonstige Chlamydienkrankheiten**
Chlamydienperitonitis† (K67.0*)

A74.9   **Chlamydieninfektion, nicht näher bezeichnet**
Chlamydiose o.n.A.

Rickettsiosen
(A75-A79)

A75.-   **Fleckfieber**
         Exkl.: Rickettsiose durch Neorickettsia sennetsu [Ehrlichia sennetsu] (A79.8)

A75.0   **Epidemisches Fleckfieber durch Rickettsia prowazeki**
         Epidemisches Läusefleckfieber
         Klassisches Fleckfieber

A75.1   **Fleckfieber-Spätrezidiv [Brill-Krankheit]**
         Brill-Zinsser-Krankheit

A75.2   **Fleckfieber durch Rickettsia typhi [Rickettsia mooseri]**
         Murines Fleckfieber (durch Flöhe übertragen)

A75.3   **Fleckfieber durch Rickettsia tsutsugamushi [Rickettsia orientalis]**
         Milbenfleckfieber
         Tsutsugamushi-Fieber

A75.9   **Fleckfieber, nicht näher bezeichnet**
         Fleckfieber o.n.A.

A77.-   **Zeckenbissfieber [Rickettsiosen, durch Zecken übertragen]**

A77.0   **Zeckenbissfieber durch Rickettsia rickettsii**
         Rocky-Mountain-Fieber
         São-Paulo-Fieber

A77.1   **Zeckenbissfieber durch Rickettsia conori**
         Afrikanisches Zeckenbissfieber
         Boutonneuse-Fieber
         Indisches Zeckenbissfieber
         Kenya-Fieber
         Marseille-Fieber
         Mittelmeer-Zeckenbissfieber

A77.2   **Zeckenbissfieber durch Rickettsia sibirica**
         Nordasiatisches Zeckenbissfieber
         Sibirisches Zeckenbissfieber

A77.3   **Zeckenbissfieber durch Rickettsia australis**
         Queensland-Zeckenbissfieber

A77.8   **Sonstige Zeckenbissfieber**

A77.9   **Zeckenbissfieber, nicht näher bezeichnet**
         Durch Zecken übertragene Rickettsiose o.n.A.

A78   **Q-Fieber**
         Inkl.: Balkangrippe
               Infektion durch Rickettsia burnetii [Coxiella burnetii]
               Query-Fieber

A79.-   **Sonstige Rickettsiosen**

A79.0   **Wolhynisches Fieber**
         Fünftagefieber
         Trench-Fever

A79.1   **Rickettsienpocken durch Rickettsia akari**
         Bläschenrickettsiose

A79.8   **Sonstige näher bezeichnete Rickettsiosen**
         Rickettsiose durch Neorickettsia sennetsu [Ehrlichia sennetsu]

A79.9   **Rickettsiose, nicht näher bezeichnet**
         Rickettsien-Infektion o.n.A.

Virusinfektionen des Zentralnervensystems (A80-A89)

Exkl.: Folgezustände von:
- Poliomyelitis (B91)
- Virusenzephalitis (B94.1)

A80.- **Akute Poliomyelitis [Spinale Kinderlähmung]**

A80.0 **Akute paralytische Poliomyelitis durch Impfvirus**

A80.1 **Akute paralytische Poliomyelitis durch importiertes Wildvirus**

A80.2 **Akute paralytische Poliomyelitis durch einheimisches Wildvirus**

A80.3 **Sonstige und nicht näher bezeichnete akute paralytische Poliomyelitis**

A80.4 **Akute nichtparalytische Poliomyelitis**

A80.9 **Akute Poliomyelitis, nicht näher bezeichnet**

A81.- **Atypische Virusinfektionen des Zentralnervensystems**
Inkl.: Prionen-Krankheiten des Zentralnervensystems

A81.0 **Creutzfeldt-Jakob-Krankheit**
Subakute spongioforme Enzephalopathie

A81.1 **Subakute sklerosierende Panenzephalitis**
Einschlusskörperchenenzephalitis [Dawson]
Sklerosierende Leukenzephalopathie [van Bogaert]

A81.2 **Progressive multifokale Leukenzephalopathie**
Multifokale Leukenzephalopathie o.n.A.

A81.8 **Sonstige atypische Virusinfektionen des Zentralnervensystems**
Kuru

A81.9 **Atypische Virusinfektion des Zentralnervensystems, nicht näher bezeichnet**
Prionen-Krankheit des Zentralnervensystems o.n.A.

A82.- **Tollwut [Rabies]**

A82.0 **Wildtier-Tollwut**

A82.1 **Haustier-Tollwut**

A82.9 **Tollwut, nicht näher bezeichnet**

A83.- **Virusenzephalitis, durch Moskitos [Stechmücken] übertragen**
Inkl.: Virusmeningoenzephalitis, durch Moskitos übertragen

Exkl.: Venezolanische Pferdeenzephalitis (A92.2)

A83.0 **Japanische Enzephalitis**
Japan-B-Enzephalitis

A83.1 **Westliche Pferdeenzephalitis [Western-Equine-Encephalitis]**

A83.2 **Östliche Pferdeenzephalitis [Eastern-Equine-Encephalitis]**

A83.3 **St.-Louis-Enzephalitis**

A83.4 **Australische Enzephalitis**
Kunjin-Krankheit
Murray-Valley-Enzephalitis

A83.5 **Kalifornische Enzephalitis**
Kalifornische Meningoenzephalitis
LaCrosse-Enzephalitis

A83.6 **Rocio-Virusenzephalitis**

A83.8 **Sonstige Virusenzephalitis, durch Moskitos übertragen**

A83.9 **Virusenzephalitis, durch Moskitos übertragen, nicht näher bezeichnet**

A84.- **Virusenzephalitis, durch Zecken übertragen**
Inkl.: Virusmeningoenzephalitis, durch Zecken übertragen

A84.0 **Fernöstliche Enzephalitis, durch Zecken übertragen [Russische Frühsommer-Enzephalitis]**

A84.1 **Mitteleuropäische Enzephalitis, durch Zecken übertragen**
Zentraleuropäische Frühsommer-Meningoenzephalitis [FSME]

A84.8 **Sonstige Virusenzephalitis, durch Zecken übertragen**
Louping-ill-Krankheit [Spring- und Drehkrankheit]
Powassan-Enzephalitis

A84.9 **Virusenzephalitis, durch Zecken übertragen, nicht näher bezeichnet**

A85.- **Sonstige Virusenzephalitis, anderenorts nicht klassifiziert**
Inkl.: Virusenzephalomyelitis durch näher bezeichnete Viren, anderenorts nicht klassifiziert
Virusmeningoenzephalitis durch näher bezeichnete Viren, anderenorts nicht klassifiziert

Exkl.: Enzephalitis durch:
• Herpes-Virus [Herpes simplex] (B00.4)
• Masern-Virus (B05.0)
• Mumps-Virus (B26.2)
• Poliomyelitis-Virus (A80.-)
• Varizella-Zoster-Virus (B02.0)
Lymphozytäre Choriomeningitis (A87.2)
Myalgische Enzephalomyelitis (G93.3)

A85.0† **Enzephalitis durch Enteroviren (G05.1*)**
Enzephalomyelitis durch Enteroviren

A85.1† **Enzephalitis durch Adenoviren (G05.1*)**
Meningoenzephalitis durch Adenoviren

A85.2 **Virusenzephalitis, durch Arthropoden übertragen, nicht näher bezeichnet**

A85.8 **Sonstige näher bezeichnete Virusenzephalitis**
Economo-Enzephalitis
Encephalitis lethargica sive epidemica

A86 **Virusenzephalitis, nicht näher bezeichnet**
Inkl.: Virusenzephalomyelitis o.n.A.
Virusmeningoenzephalitis o.n.A.

A87.- **Virusmeningitis**
Exkl.: Meningitis durch:
• Herpes-Virus [Herpes simplex] (B00.3)
• Masern-Virus (B05.1)
• Mumps-Virus (B26.1)
• Poliomyelitis-Virus (A80.-)
• Varizella-Zoster-Virus (B02.1)

A87.0† **Meningitis durch Enteroviren (G02.0*)**
Meningitis durch Coxsackieviren
Meningitis durch ECHO-Viren

A87.1† **Meningitis durch Adenoviren (G02.0*)**

A87.2 **Lymphozytäre Choriomeningitis**
Lymphozytäre Meningoenzephalitis

A87.8 **Sonstige Virusmeningitis**

A87.9 **Virusmeningitis, nicht näher bezeichnet**

A88.- **Sonstige Virusinfektionen des Zentralnervensystems, anderenorts nicht klassifiziert**
Exkl.: Virusenzephalitis o.n.A. (A86)
Virusmeningitis o.n.A. (A87.9)

A88.0 **Fieber und Exanthem durch Enteroviren [Boston-Exanthem]**

A88.1 **Epidemischer Schwindel**

A88.8 **Sonstige näher bezeichnete Virusinfektionen des Zentralnervensystems**

A89 **Virusinfektion des Zentralnervensystems, nicht näher bezeichnet**

Durch Arthropoden übertragene Viruskrankheiten und virale hämorrhagische Fieber (A92-A99)

A92.- **Sonstige durch Moskitos [Stechmücken] übertragene Viruskrankheiten**
Exkl.: Ross-River-Krankheit (B33.1)

A92.0 **Chikungunya-Viruskrankheit**
(Hämorrhagisches) Chikungunya-Fieber

A92.1 **O'Nyong-nyong-Fieber**

A92.2 **Venezolanisches Pferdefieber**
Venezuela-Pferdeenzephalitis
Venezuela-Pferdeenzephalomyelitis

A92.3 **West-Nil-Virusinfektion**
West-Nil-Fieber

A92.4 **Rifttalfieber**
Rift-Valley-Fieber

A92.5 Zika-Viruskrankheit
Zika o.n.A.
Zika-Virus-:
• Fieber
• Infektion

Exkl.: Angeborene Zika-Viruskrankheit (P35.4)

A92.8 **Sonstige näher bezeichnete, durch Moskitos übertragene Viruskrankheiten**

A92.9 **Durch Moskitos übertragene Viruskrankheit, nicht näher bezeichnet**

A93.- **Sonstige durch Arthropoden übertragene Viruskrankheiten, anderenorts nicht klassifiziert**

A93.0 **Oropouche-Viruskrankheit**
Oropouche-Fieber

A93.1 **Pappataci-Fieber**
Phlebotomus-Fieber
Sandfliegenfieber

A93.2 **Colorado-Zeckenfieber**

A93.8 **Sonstige näher bezeichnete, durch Arthropoden übertragene Viruskrankheiten**
Piry-Fieber
Schweres Fieber mit Thrombozytopeniesyndrom [SFTS]
Stomatitis-vesicularis-Viruskrankheit [Indiana-Fieber]

A94 **Durch Arthropoden übertragene Viruskrankheit, nicht näher bezeichnet**
Inkl.: Arbovirusinfektion o.n.A.
Arboviruskrankheit o.n.A.

A95.- **Gelbfieber**

A95.0 **Buschgelbfieber**
Dschungelgelbfieber
Silvatisches Gelbfieber

A95.1 **Urbanes Gelbfieber**

A95.9 **Gelbfieber, nicht näher bezeichnet**

A96.- **Hämorrhagisches Fieber durch Arenaviren**

A96.0 **Hämorrhagisches Fieber durch Junin-Viren**
Argentinisches hämorrhagisches Fieber

A96.1 **Hämorrhagisches Fieber durch Machupo-Viren**
Bolivianisches hämorrhagisches Fieber

A96.2 **Lassa-Fieber**
Hämorrhagisches Fieber durch Lassa-Viren

A96.8 **Sonstiges hämorrhagisches Fieber durch Arenaviren**

A96.9 **Hämorrhagisches Fieber durch Arenaviren, nicht näher bezeichnet**

A97.- **Dengue**

Dengue ist eine Infektionskrankheit, die von Stechmücken übertragen wird, die mit dem Denguevirus infiziert sind. Es ist eine Krankheitsentität mit unterschiedlichen klinischen Manifestationen und oft nicht vorhersagbarem klinischen Verlauf und Ausgang. Die meisten Patienten genesen nach einem sich selbst limitierenden klinischen Verlauf mit Übelkeit, Erbrechen und Schmerzen. Ein kleiner Anteil entwickelt jedoch eine schwere Erkrankung, überwiegend charakterisiert durch Plasmaverlust mit oder ohne Blutungen, wobei schwere Blutungen oder Organschäden, mit oder ohne Dengue-Schocksyndrom, vorkommen.

A97.0 **Dengue ohne Warnzeichen**
Hämorrhagisches Dengue-Fieber, Grad 1 und Grad 2
Hämorrhagisches Dengue-Fieber ohne Warnzeichen

A97.1 **Dengue mit Warnzeichen**

Klinische Warnzeichen sind: Abdominalschmerz oder abdominaler Druckschmerz, Mukosablutung, Lethargie und/oder Unruhe, schneller Abfall der Thrombozyten, Anstieg des Hämatokrit. Andere Hinweise sind: anhaltendes Erbrechen, sichtbare Flüssigkeitseinlagerung, Lebervergrößerung um mehr als 2 cm.

Hämorrhagisches Dengue-Fieber mit Warnzeichen

A97.2 **Schweres Dengue**

Klinische Zeichen beinhalten: 1. Schwerer Plasmaverlust, der zu Schock (Dengue-Schocksyndrom, DSS) und/oder Flüssigkeitseinlagerung mit respiratorischem Disstress führt. 2. Schwere Blutung, durch Arzt festgestellt. 3. Schwere Organbeteiligung: Leber-AST oder -ALT größer oder gleich 1000 U/l, ZNS: Bewusstseinseinschränkung (Enzephalitis), Beteiligung anderer Organe, z.B. Myokarditis oder Nephritis.

Schweres Dengue-Fieber
Schweres hämorrhagisches Dengue-Fieber

A97.9 **Dengue, nicht näher bezeichnet**
Dengue-Fieber [DF] o.n.A.

A98.- **Sonstige hämorrhagische Viruskrankheiten, anderenorts nicht klassifiziert**
Exkl.: Hämorrhagisches Chikungunya-Fieber (A92.0)
Hämorrhagisches Dengue-Fieber (A97.-)

A98.0 **Hämorrhagisches Krim-Kongo-Fieber**
Zentralasiatisches hämorrhagisches Fieber

A98.1 **Hämorrhagisches Omsk-Fieber**

A98.2 **Kyasanur-Wald-Krankheit**

A98.3 **Marburg-Viruskrankheit**

A98.4 **Ebola-Viruskrankheit**

A98.5 **Hämorrhagisches Fieber mit renalem Syndrom**
Epidemische Nephropathie
Hämorrhagisches Fieber:
• epidemisch
• koreanisch
• russisch
Hantavirus-Krankheit mit renaler Beteiligung
Infektion durch Hantan-Viren

Exkl.: Hantavirus- (Herz-) Lungensyndrom (B33.4† J17.1*)

A98.8 **Sonstige näher bezeichnete hämorrhagische Viruskrankheiten**

A99 **Nicht näher bezeichnete hämorrhagische Viruskrankheit**

Virusinfektionen, die durch Haut- und Schleimhautläsionen gekennzeichnet sind
(B00-B09)

B00.-   **Infektionen durch Herpesviren [Herpes simplex]**
Exkl.:   Angeborene Infektion durch Herpesviren (P35.2)
        Herpangina (B08.5)
        Infektionen des Anogenitalbereiches durch Herpesviren (A60.-)
        Mononukleose durch Gamma-Herpesviren (B27.0)

B00.0   **Ekzema herpeticatum Kaposi**
Varizelliforme Eruption Kaposi

B00.1   **Dermatitis vesicularis durch Herpesviren**
Dermatitis vesicularis:
• Lippe   durch humanes (Alpha-) Herpes-Virus, Typ 2 [HSV-2]
• Ohr
Herpes simplex:
• facialis
• labialis

B00.2   **Gingivostomatitis herpetica und Pharyngotonsillitis herpetica**
Pharyngitis durch Herpesviren

B00.3†   **Meningitis durch Herpesviren (G02.0*)**

B00.4†   **Enzephalitis durch Herpesviren (G05.1*)**
Enzephalitis und Enzephalomyelitis durch Herpes-simiae-Virus
Meningoenzephalitis durch Herpesviren

B00.5   **Augenkrankheit durch Herpesviren**
Dermatitis des Augenlides† (H03.1*)
Iridozyklitis† (H22.0*)
Iritis† (H22.0*)
Keratitis† (H19.1*)   durch Herpesviren
Keratokonjunktivitis† (H19.1*)
Konjunktivitis† (H13.1*)
Uveitis anterior† (H22.0*)

B00.7   **Disseminierte Herpesvirus-Krankheit**
Sepsis durch Herpesviren

B00.8   **Sonstige Infektionsformen durch Herpesviren**
Hepatitis durch Herpesviren† (K77.0*)
Panaritium durch Herpesviren† (L99.8*)

B00.9   **Infektion durch Herpesviren, nicht näher bezeichnet**
Infektion durch Herpes-simplex-Virus o.n.A.

B01.-   **Varizellen [Windpocken]**

B01.0†   **Varizellen-Meningitis (G02.0*)**

B01.1†   **Varizellen-Enzephalitis (G05.1*)**
Enzephalitis nach Varizelleninfektion
Varizellen-Enzephalomyelitis

B01.2†   **Varizellen-Pneumonie (J17.1*)**
Benutze für Zwecke der externen Qualitätssicherung nach § 137 SGB V eine zusätzliche Schlüsselnummer (U69.01!-U69.03!), um das Vorliegen einer im Krankenhaus erworbenen und vollstationär behandelten Pneumonie bei erwachsenen Patienten (18 Jahre und älter) anzugeben.

B01.8   **Varizellen mit sonstigen Komplikationen**

B01.9   **Varizellen ohne Komplikation**
Varizellen o.n.A.

B02.- **Zoster [Herpes zoster]**
Inkl.: Gürtelrose
Herpes zoster

B02.0† **Zoster-Enzephalitis (G05.1*)**
Zoster-Meningoenzephalitis

B02.1† **Zoster-Meningitis (G02.0*)**

B02.2† **Zoster mit Beteiligung anderer Abschnitte des Nervensystems**
Entzündung des Ganglion geniculi (G53.0*)
Polyneuropathie (G63.0*)   nach Zoster
Trigeminusneuralgie (G53.0*)

B02.3 **Zoster ophthalmicus**
Blepharitis† (H03.1*)
Iridozyklitis† (H22.0*)
Iritis† (H22.0*)
Keratitis† (H19.2*)   durch Zoster
Keratokonjunktivitis† (H19.2*)
Konjunktivitis† (H13.1*)
Skleritis† (H19.0*)

B02.7 **Zoster generalisatus**

B02.8 **Zoster mit sonstigen Komplikationen**
Otitis externa bei Zoster† (H62.1*)

B02.9 **Zoster ohne Komplikation**
Zoster o.n.A.

B03 **Pocken**
Hinw.: Die 33. Weltgesundheitsversammlung erklärte im Jahr 1980, dass die Pocken beseitigt wurden. Die Kategorie wird zu Überwachungszwecken beibehalten.

B04 **Affenpocken**

B05.- **Masern**
Inkl.: Morbilli
Exkl.: Subakute sklerosierende Panenzephalitis (A81.1)

B05.0† **Masern, kompliziert durch Enzephalitis (G05.1*)**
Enzephalitis bei Masern

B05.1† **Masern, kompliziert durch Meningitis (G02.0*)**
Meningitis bei Masern

B05.2† **Masern, kompliziert durch Pneumonie (J17.1*)**
Pneumonie bei Masern

B05.3† **Masern, kompliziert durch Otitis media (H67.1*)**
Otitis media bei Masern

B05.4 **Masern mit Darmkomplikationen**

B05.8 **Masern mit sonstigen Komplikationen**
Keratitis und Keratokonjunktivitis bei Masern† (H19.2*)

B05.9 **Masern ohne Komplikation**
Masern o.n.A.

B06.- **Röteln [Rubeola] [Rubella]**
Exkl.: Angeborene Röteln (P35.0)

B06.0† **Röteln mit neurologischen Komplikationen**
Röteln:
• Enzephalitis (G05.1*)
• Meningitis (G02.0*)
• Meningoenzephalitis (G05.1*)

B06.8 **Röteln mit sonstigen Komplikationen**
Röteln:
- Arthritis† (M01.4-*)
- Pneumonie† (J17.1*)

B06.9 **Röteln ohne Komplikation**
Röteln o.n.A.

B07 **Viruswarzen**
Inkl.: Verruca:
- simplex
- vulgaris

Exkl.: Anogenitale (venerische) Warzen (A63.0)
Papillom :
- Cervix uteri (D26.0)
- Harnblase (D41.4)
- Larynx (D14.1)

B08.- **Sonstige Virusinfektionen, die durch Haut- und Schleimhautläsionen gekennzeichnet sind, anderenorts nicht klassifiziert**
Exkl.: Stomatitis-vesicularis-Viruskrankheit (A93.8)

B08.0 **Sonstige Infektionen durch Orthopoxviren**
Infektion durch Vacciniavirus
Kuhpocken
Orfvirus-Krankheit [Schafpocken]
Pseudokuhpocken [Melkerknoten]

Exkl.: Affenpocken (B04)

B08.1 **Molluscum contagiosum**

B08.2 **Exanthema subitum [Sechste Krankheit]**
Dreitagefieber-Exanthem

B08.3 **Erythema infectiosum [Fünfte Krankheit]**
Ringelröteln

B08.4 **Vesikuläre Stomatitis mit Exanthem durch Enteroviren**
Hand-, Fuß- und Mundexanthem

B08.5 **Vesikuläre Pharyngitis durch Enteroviren**
Herpangina

B08.8 **Sonstige näher bezeichnete Virusinfektionen, die durch Haut- und Schleimhautläsionen gekennzeichnet sind**
Lymphonoduläre Pharyngitis durch Enteroviren
Maul- und Klauenseuche
Tanapocken
Yabapocken

B09 **Nicht näher bezeichnete Virusinfektion, die durch Haut- und Schleimhautläsionen gekennzeichnet ist**
Inkl.: Enanthem o.n.A. | durch Viren
Exanthem o.n.A. |

Virushepatitis
(B15-B19)

Soll bei Posttransfusionshepatitis die Substanz angegeben werden, ist eine zusätzliche Schlüsselnummer (Kapitel XX) zu benutzen.

Exkl.: Folgezustände der Virushepatitis (B94.2)
Hepatitis durch Herpesviren [Herpes simplex] (B00.8)
Hepatitis durch Zytomegalieviren (B25.1)

B15.-   **Akute Virushepatitis A**

B15.0   **Virushepatitis A mit Coma hepaticum**

B15.9   **Virushepatitis A ohne Coma hepaticum**
Hepatitis A (akut) (durch Viren) o.n.A.

B16.-   **Akute Virushepatitis B**

B16.0   **Akute Virushepatitis B mit Delta-Virus (Begleitinfektion) und mit Coma hepaticum**

B16.1   **Akute Virushepatitis B mit Delta-Virus (Begleitinfektion) ohne Coma hepaticum**

B16.2   **Akute Virushepatitis B ohne Delta-Virus mit Coma hepaticum**

B16.9   **Akute Virushepatitis B ohne Delta-Virus und ohne Coma hepaticum**
Akute Hepatitis B (viral) o.n.A.

B17.-   **Sonstige akute Virushepatitis**

B17.0   **Akute Delta-Virus- (Super-) Infektion eines Hepatitis-B- (Virus-) Trägers**

B17.1   **Akute Virushepatitis C**

B17.2   **Akute Virushepatitis E**

B17.8   **Sonstige näher bezeichnete akute Virushepatitis**
Hepatitis Non-A, Non-B (akut) (durch Viren), anderenorts nicht klassifiziert

B17.9   **Akute Virushepatitis, nicht näher bezeichnet**
Akute (infektiöse) Hepatitis o.n.A.

B18.-   **Chronische Virushepatitis**

B18.0   **Chronische Virushepatitis B mit Delta-Virus**

B18.1-   **Chronische Virushepatitis B ohne Delta-Virus**

B18.11   Chronische Virushepatitis B ohne Delta-Virus, Phase 1
Chronische Virushepatitis B ohne Delta-Virus:
• HBeAg positiv, ohne Entzündungsaktivität, hochreplikativ
• Immuntolerante Phase

B18.12   Chronische Virushepatitis B ohne Delta-Virus, Phase 2
Aktive chronische Hepatitis B
Chronische Virushepatitis B ohne Delta-Virus, HBeAg positiv, mit Entzündungsaktivität, hochreplikativ

B18.13   Chronische Virushepatitis B ohne Delta-Virus, Phase 3
Chronische Virushepatitis B ohne Delta-Virus, HBeAg negativ, ohne Entzündungsaktivität, niedrigreplikativ
Keimträger von Hepatitis-B-Oberflächen-Antigen [HBsAg]

B18.14   Chronische Virushepatitis B ohne Delta-Virus, Phase 4
Chronische Virushepatitis B ohne Delta-Virus, HBeAg negativ, mit Entzündungsaktivität, hochreplikativ
Reaktivierte Hepatitis B

B18.19   Chronische Virushepatitis B ohne Delta-Virus, Phase nicht näher bezeichnet
Hepatitis B (viral) o.n.A.

B18.2   **Chronische Virushepatitis C**

B18.8   **Sonstige chronische Virushepatitis**

B18.9   **Chronische Virushepatitis, nicht näher bezeichnet**

B19.- **Nicht näher bezeichnete Virushepatitis**

B19.0 **Nicht näher bezeichnete Virushepatitis mit hepatischem Koma**

B19.9 **Nicht näher bezeichnete Virushepatitis ohne hepatisches Koma**
Virushepatitis o.n.A.

HIV-Krankheit [Humane Immundefizienz-Viruskrankheit] (B20-B24)

Hinw.: Bei den Kategorien B20-B24 sind eine oder mehrere zusätzliche Schlüsselnummern zu benutzen, um alle Manifestationen der HIV-Krankheit anzugeben. Bezüglich der Reihenfolge sind in der stationären Versorgung die Deutschen Kodierrichtlinien zu beachten.

Inkl.: AIDS-related complex [ARC]
Erworbenes Immundefektsyndrom [AIDS]
Symptomatische HIV-Infektion

Exkl.: Asymptomatische HIV-Infektion (Z21)
Als Komplikation bei Schwangerschaft, Geburt und Wochenbett (O98.7)
Kontakt mit und Exposition gegenüber HIV (Z20.6)
Laborhinweis auf HIV (R75)

B20 **Infektiöse und parasitäre Krankheiten infolge HIV-Krankheit [Humane Immundefizienz-Viruskrankheit]**
Exkl.: Akutes HIV-Infektionssyndrom (B23.0)

B21 **Bösartige Neubildungen infolge HIV-Krankheit [Humane Immundefizienz-Viruskrankheit]**

B22 **Sonstige näher bezeichnete Krankheiten infolge HIV-Krankheit [Humane Immundefizienz-Viruskrankheit]**
Inkl.: Demenz
Enzephalopathie
Interstitielle lymphoide Pneumonie
Kachexie-Syndrom
Slim disease
Wasting-Syndrom

B23.- **Sonstige Krankheitszustände infolge HIV-Krankheit [Humane Immundefizienz-Viruskrankheit]**

B23.0 **Akutes HIV-Infektionssyndrom**

B23.8 **Sonstige näher bezeichnete Krankheitszustände infolge HIV-Krankheit**
(Persistierende) generalisierte Lymphadenopathie

B24 **Nicht näher bezeichnete HIV-Krankheit [Humane Immundefizienz-Viruskrankheit]**
Inkl.: AIDS-related complex [ARC] o.n.A.
Erworbenes Immundefektsyndrom [AIDS] o.n.A.

Sonstige Viruskrankheiten (B25-B34)

B25.- **Zytomegalie**
Exkl.: Angeborene Zytomegalie (P35.1)
Mononukleose durch Zytomegalieviren (B27.1)

B25.0† **Pneumonie durch Zytomegalieviren (J17.1*)**

B25.1† **Hepatitis durch Zytomegalieviren (K77.0*)**

B25.2† **Pankreatitis durch Zytomegalieviren (K87.1*)**

B25.8- **Sonstige Zytomegalie**

B25.80† Infektion des Verdauungstraktes durch Zytomegalieviren
Duodenitis† (K93.8*)
Gastritis† (K93.8*)
Ileitis† (K93.8*) durch Zytomegalieviren
Kolitis† (K93.8*)
Ösophagitis† (K23.8*)

B25.88 Sonstige Zytomegalie

B25.9 **Zytomegalie, nicht näher bezeichnet**

B26.- **Mumps**
Inkl.: Infektiöse Parotitis
Parotitis epidemica

B26.0† **Mumps-Orchitis (N51.1*)**

B26.1† **Mumps-Meningitis (G02.0*)**

B26.2† **Mumps-Enzephalitis (G05.1*)**

B26.3† **Mumps-Pankreatitis (K87.1*)**

B26.8 **Mumps mit sonstigen Komplikationen**
Mumps:
• Arthritis† (M01.5-*)
• Myokarditis† (I41.1*)
• Nephritis† (N08.0*)
• Polyneuropathie† (G63.0*)

B26.9 **Mumps ohne Komplikation**
Mumps o.n.A.
Mumps-Parotitis o.n.A.

B27.- **Infektiöse Mononukleose**
Inkl.: Mononucleosis infectiosa
Monozytenangina
Pfeiffer-Drüsenfieber

B27.0 **Mononukleose durch Gamma-Herpesviren**
Mononukleose durch Epstein-Barr-Viren

B27.1 **Mononukleose durch Zytomegalieviren**

B27.8 **Sonstige infektiöse Mononukleose**

B27.9 **Infektiöse Mononukleose, nicht näher bezeichnet**

B30.- **Viruskonjunktivitis**
Exkl.: Augenkrankheit (durch) (bei):
• Herpesviren [Herpes simplex] (B00.5)
• Zoster (B02.3)

B30.0† **Keratokonjunktivitis durch Adenoviren (H19.2*)**
Keratoconjunctivitis epidemica

B30.1† **Konjunktivitis durch Adenoviren (H13.1*)**
Akute follikuläre Konjunktivitis durch Adenoviren
Schwimmbadkonjunktivitis

B30.2 **Pharyngokonjunktivalfieber (durch Viren)**

B30.3† **Akute epidemische hämorrhagische Konjunktivitis (durch Enteroviren) (H13.1*)**
Hämorrhagische Konjunktivitis (akut) (epidemisch)
Konjunktivitis durch:
• Coxsackievirus A 24
• Enterovirus 70

B30.8† **Sonstige Konjunktivitis durch Viren (H13.1*)**
Newcastle-Keratokonjunktivitis

B30.9 **Konjunktivitis durch Viren, nicht näher bezeichnet**

B33.- **Sonstige Viruskrankheiten, anderenorts nicht klassifiziert**

B33.0 **Pleurodynia epidemica**
Bornholmer Krankheit
Myalgia epidemica

B33.1 **Ross-River-Krankheit**
Epidemische Polyarthritis und Exanthem
Ross-River-Fieber

B33.2 **Karditis durch Viren**

B33.3 **Infektion durch Retroviren, anderenorts nicht klassifiziert**
Infektion durch Retroviren o.n.A.

B33.4† **Hantavirus- (Herz-) Lungensyndrom (J17.1*)**
Hantavirus (cardio)pulmonary syndrom [HPS] [HCPS]
Hantavirus-Krankheit mit Lungenmanifestation
Sin-nombre-Virus-Krankheit

Soll ein mit dem Hantavirus- (Herz-) Lungensyndrom verbundenes Nierenversagen durch das Andes-, Bayou- und Black-Creek-Canal-Hantavirus angegeben werden, ist eine zusätzliche Schlüsselnummer (N17.9-) zu benutzen.

Exkl.: Hämorrhagisches Fieber mit renaler Beteiligung (A98.5† N08.0*)

B33.8 **Sonstige näher bezeichnete Viruskrankheiten**

B34.- **Viruskrankheit nicht näher bezeichneter Lokalisation**
Exkl.: Infektion durch Herpes-Virus [Herpes simplex] o.n.A. (B00.9)
Infektion durch Retroviren o.n.A. (B33.3)
Viren als Ursache von Krankheiten, die in anderen Kapiteln klassifiziert sind (B97.-!)
Zytomegalie o.n.A. (B25.9)

B34.0 **Infektion durch Adenoviren nicht näher bezeichneter Lokalisation**

B34.1 **Infektion durch Enteroviren nicht näher bezeichneter Lokalisation**
Infektion durch Coxsackieviren o.n.A.
Infektion durch ECHO-Viren o.n.A.

B34.2 **Infektion durch Koronaviren nicht näher bezeichneter Lokalisation**
Exkl.: Schweres akutes respiratorisches Syndrom [SARS] (U04.9)

B34.3 **Infektion durch Parvoviren nicht näher bezeichneter Lokalisation**

B34.4 **Infektion durch Papovaviren nicht näher bezeichneter Lokalisation**

B34.8 **Sonstige Virusinfektionen nicht näher bezeichneter Lokalisation**

B34.9 **Virusinfektion, nicht näher bezeichnet**
Virämie o.n.A.

Mykosen
(B35-B49)

Exkl.: Allergische Alveolitis durch organischen Staub (J67.-)
Mycosis fungoides (C84.0)

B35.- **Dermatophytose [Tinea]**
Inkl.: Favus
Infektionen durch Arten von Epidermophyton, Microsporum und Trichophyton
Tinea jeden Typs, mit Ausnahme der unter B36.- aufgeführten Typen

B35.0 **Tinea barbae und Tinea capitis**
Bartmykose
Kerion
Kopfmykose
Mykotische Sykose

B35.1 **Tinea unguium**
Dermatophytose der Nägel
Mykose der Nägel
Onychia durch Dermatophyten
Onychomykose

B35.2 **Tinea manuum**
Dermatophytose der Hände
Mykose der Hände

B35.3 **Tinea pedis**
Dermatophytose der Füße
Fußpilz
Mykose der Füße

B35.4 **Tinea corporis**
Dermatomykose des Körpers

B35.5 **Tinea imbricata**
Tokelau

B35.6 **Tinea inguinalis [Tinea cruris]**
Dhobie itch
Indische Wäscherflechte
Jock itch
Mykose der Leistenbeuge

B35.8 **Sonstige Dermatophytosen**
Disseminierte Dermatophytose
Granulomatöse Dermatophytose

B35.9 **Dermatophytose, nicht näher bezeichnet**
Tinea o.n.A.

B36.- **Sonstige oberflächliche Mykosen**

B36.0 **Pityriasis versicolor**
Tinea:
• flava
• versicolor

B36.1 **Tinea nigra**
Keratomycosis nigricans palmaris
Microsporosis nigra
Pityriasis nigra

B36.2 **Piedra alba [weiße Piedra]**
Tinea blanca

B36.3 **Piedra nigra [schwarze Piedra]**

B36.8 **Sonstige näher bezeichnete oberflächliche Mykosen**

B36.9 **Oberflächliche Mykose, nicht näher bezeichnet**

B37.- **Kandidose**
Inkl.: Kandidamykose
Moniliasis

Exkl.: Kandidose beim Neugeborenen (P37.5)

B37.0 **Candida-Stomatitis**
Mundsoor

B37.1 **Kandidose der Lunge**

B37.2 **Kandidose der Haut und der Nägel**
Onychomykose
Paronychie ｜ durch Candida

Exkl.: Windeldermatitis (L22)

B37.3†   **Kandidose der Vulva und der Vagina (N77.1*)**
Vaginalsoor
Vulvovaginitis candidomycetica
Vulvovaginitis durch Candida

B37.4   **Kandidose an sonstigen Lokalisationen des Urogenitalsystems**
Balanitis† (N51.2*) ⎤
⎥ durch Candida
Urethritis† (N37.0*) ⎦

B37.5†   **Candida-Meningitis (G02.1*)**

B37.6†   **Candida-Endokarditis (I39.8*)**

B37.7   **Candida-Sepsis**

B37.8-   **Kandidose an sonstigen Lokalisationen**

B37.81   Candida-Ösophagitis

B37.88   Kandidose an sonstigen Lokalisationen
Cheilitis ⎤
⎥ durch Candida
Enteritis ⎦

B37.9   **Kandidose, nicht näher bezeichnet**
Soor o.n.A.

B38.-   **Kokzidioidomykose**

B38.0   **Akute Kokzidioidomykose der Lunge**

B38.1   **Chronische Kokzidioidomykose der Lunge**

B38.2   **Kokzidioidomykose der Lunge, nicht näher bezeichnet**

B38.3   **Kokzidioidomykose der Haut**

B38.4†   **Kokzidioidomykose der Meningen (G02.1*)**

B38.7   **Disseminierte Kokzidioidomykose**
Generalisierte Kokzidioidomykose

B38.8   **Sonstige Formen der Kokzidioidomykose**

B38.9   **Kokzidioidomykose, nicht näher bezeichnet**

B39.-   **Histoplasmose**

B39.0   **Akute Histoplasmose der Lunge durch Histoplasma capsulatum**

B39.1   **Chronische Histoplasmose der Lunge durch Histoplasma capsulatum**

B39.2   **Histoplasmose der Lunge durch Histoplasma capsulatum, nicht näher bezeichnet**

B39.3   **Disseminierte Histoplasmose durch Histoplasma capsulatum**
Generalisierte Histoplasmose durch Histoplasma capsulatum

B39.4   **Histoplasmose durch Histoplasma capsulatum, nicht näher bezeichnet**
Amerikanische Histoplasmose

B39.5   **Histoplasmose durch Histoplasma duboisii**
Afrikanische Histoplasmose

B39.9   **Histoplasmose, nicht näher bezeichnet**

B40.-   **Blastomykose**
Exkl.: Südamerikanische Blastomykose (B41.-)
Keloidblastomykose (B48.0)

B40.0   **Akute Blastomykose der Lunge**

B40.1   **Chronische Blastomykose der Lunge**

B40.2   **Blastomykose der Lunge, nicht näher bezeichnet**

B40.3   **Blastomykose der Haut**

B40.7   **Disseminierte Blastomykose**
Generalisierte Blastomykose

B40.8   **Sonstige Formen der Blastomykose**

B40.9   **Blastomykose, nicht näher bezeichnet**

B41.- **Parakokzidioidomykose**
Inkl.: Lutz-Krankheit
Südamerikanische Blastomykose

B41.0 **Parakokzidioidomykose der Lunge**

B41.7 **Disseminierte Parakokzidioidomykose**
Generalisierte Parakokzidioidomykose

B41.8 **Sonstige Formen der Parakokzidioidomykose**

B41.9 **Parakokzidioidomykose, nicht näher bezeichnet**

B42.- **Sporotrichose**

B42.0† **Sporotrichose der Lunge (J99.8*)**

B42.1 **Lymphokutane Sporotrichose**

B42.7 **Disseminierte Sporotrichose**
Generalisierte Sporotrichose

B42.8 **Sonstige Formen der Sporotrichose**

B42.9 **Sporotrichose, nicht näher bezeichnet**

B43.- **Chromomykose und chromomykotischer Abszess**

B43.0 **Chromomykose der Haut**
Dermatitis verrucosa

B43.1 **Chromomykotischer Abszess des Gehirns**
Chromomykose des Gehirns

B43.2 **Chromomykotische(r) Abszess und Zyste der Unterhaut**

B43.8 **Sonstige Formen der Chromomykose**

B43.9 **Chromomykose, nicht näher bezeichnet**

B44.- **Aspergillose**
Inkl.: Aspergillom

B44.0 **Invasive Aspergillose der Lunge**

B44.1 **Sonstige Aspergillose der Lunge**

B44.2 **Aspergillose der Tonsillen**

B44.7 **Disseminierte Aspergillose**
Generalisierte Aspergillose

B44.8 **Sonstige Formen der Aspergillose**

B44.9 **Aspergillose, nicht näher bezeichnet**

B45.- **Kryptokokkose**

B45.0 **Kryptokokkose der Lunge**

B45.1 **Kryptokokkose des Gehirns**
Kryptokokkose der Hirnhäute und des Gehirns
Meningitis durch Kryptokokkosen† (G02.1*)

B45.2 **Kryptokokkose der Haut**

B45.3 **Kryptokokkose der Knochen**

B45.7 **Disseminierte Kryptokokkose**
Generalisierte Kryptokokkose

B45.8 **Sonstige Formen der Kryptokokkose**

B45.9 **Kryptokokkose, nicht näher bezeichnet**

B46.- **Zygomykose**

B46.0 **Mukormykose der Lunge**

B46.1 **Rhinozerebrale Mukormykose**

B46.2	**Mukormykose des Magen-Darm-Trakts**
B46.3	**Mukormykose der Haut** Mukormykose der Unterhaut
B46.4	**Disseminierte Mukormykose** Generalisierte Mukormykose
B46.5	**Mukormykose, nicht näher bezeichnet**
B46.8	**Sonstige Formen der Zygomykose** Entomophthoramykose
B46.9	**Zygomykose, nicht näher bezeichnet** Phykomykose o.n.A.

B47.-	**Myzetom**
B47.0	**Eumyzetom** Madurafuß, mykotisch Maduramykose
B47.1	**Aktinomyzetom**
B47.9	**Myzetom, nicht näher bezeichnet** Madurafuß o.n.A.

B48.-	**Sonstige Mykosen, anderenorts nicht klassifiziert**
B48.0	**Lobomykose** Keloid-Blastomykose
B48.1	**Rhinosporidiose**
B48.2	**Allescheriose** Infektion durch Pseudallescheria boydii Infektion durch Scedosporium *Exkl.:* Madurafuß (B47.0)
B48.3	**Geotrichose** Stomatitis durch Geotricha
B48.4	**Penizilliose**
B48.5†	**Pneumozystose (J17.2*)** Plasmazelluläre interstitielle Pneumonie Pneumonie durch: • Pneumocystis carinii • Pneumocystis jirovecii
B48.7	**Mykosen durch opportunistisch-pathogene Pilze** Mykosen durch Pilze geringer Virulenz, die eine Infektion nur dann hervorrufen können, wenn bestimmte Voraussetzungen gegeben sind, wie z.B. schwere Krankheiten oder die Anwendung immunsuppressiver und anderer Therapeutika sowie Strahlentherapie. Der größte Teil der verursachenden Pilze lebt normalerweise schmarotzend im Erdboden oder in verfaulenden Pflanzen.
B48.8	**Sonstige näher bezeichnete Mykosen** Adiaspiromykose

B49	**Nicht näher bezeichnete Mykose** *Inkl.:* Fungämie o.n.A.

Protozoenkrankheiten
(B50-B64)

Exkl.: Amöbiasis (A06.-)
Sonstige Darmkrankheiten durch Protozoen (A07.-)

B50.- **Malaria tropica durch Plasmodium falciparum**
Inkl.: Mischinfektionen von Plasmodium falciparum mit anderen Plasmodienarten

B50.0 **Malaria tropica mit zerebralen Komplikationen**
Zerebrale Malaria o.n.A.

B50.8 **Sonstige schwere Formen oder Komplikationen der Malaria tropica**
Schwere Formen oder Komplikationen der Malaria tropica o.n.A.

B50.9 **Malaria tropica, nicht näher bezeichnet**

B51.- **Malaria tertiana durch Plasmodium vivax**
Inkl.: Mischinfektionen von Plasmodium vivax mit anderen Plasmodienarten, ausgenommen Plasmodium falciparum

Exkl.: Als Mischinfektion mit Plasmodium falciparum (B50.-)

B51.0 **Malaria tertiana mit Milzruptur**

B51.8 **Malaria tertiana mit sonstigen Komplikationen**

B51.9 **Malaria tertiana ohne Komplikation**
Malaria tertiana o.n.A.

B52.- **Malaria quartana durch Plasmodium malariae**
Inkl.: Mischinfektionen von Plasmodium malariae mit anderen Plasmodienarten, ausgenommen Plasmodium falciparum und Plasmodium vivax

Exkl.: Als Mischinfektion mit Plasmodium:
- falciparum (B50.-)
- vivax (B51.-)

B52.0 **Malaria quartana mit Nephropathie**

B52.8 **Malaria quartana mit sonstigen Komplikationen**

B52.9 **Malaria quartana ohne Komplikation**
Malaria quartana o.n.A.

B53.- **Sonstige parasitologisch bestätigte Malaria**

B53.0 **Malaria durch Plasmodium ovale**
Exkl.: Als Mischinfektion mit Plasmodium:
- falciparum (B50.-)
- malariae (B52.-)
- vivax (B51.-)

B53.1 **Malaria durch Affen-Plasmodien**
Exkl.: Als Mischinfektion mit Plasmodium:
- falciparum (B50.-)
- malariae (B52.-)
- ovale (B53.0)
- vivax (B51.-)

B53.8 **Sonstige parasitologisch bestätigte Malaria, anderenorts nicht klassifiziert**
Parasitologisch bestätigte Malaria o.n.A.

B54 **Malaria, nicht näher bezeichnet**
Inkl.: Klinisch diagnostizierte Malaria ohne parasitologische Bestätigung

B55.- **Leishmaniose**

B55.0 **Viszerale Leishmaniose**
Hautbefall nach Kala-Azar
Kala-Azar

B55.1 **Kutane Leishmaniose**
Orientbeule

B55.2 **Mukokutane Leishmaniose**
Espundia

B55.9 **Leishmaniose, nicht näher bezeichnet**

B56.- **Afrikanische Trypanosomiasis**
Inkl.: Schlafkrankheit

B56.0 **Trypanosomiasis gambiensis**
Infektion durch Trypanosoma brucei gambiense
Westafrikanische Schlafkrankheit

B56.1 **Trypanosomiasis rhodesiensis**
Infektion durch Trypanosoma brucei rhodesiense
Ostafrikanische Schlafkrankheit

B56.9 **Afrikanische Trypanosomiasis, nicht näher bezeichnet**
Schlafkrankheit o.n.A.
Trypanosomiasis o.n.A., in Orten, in denen afrikanische Trypanosomiasis häufig vorkommt

B57.- **Chagas-Krankheit**
Inkl.: Amerikanische Trypanosomiasis
Infektion durch Trypanosoma cruzi

B57.0† **Akute Chagas-Krankheit mit Herzbeteiligung (I41.2*, I98.1*)**
Akute Chagas-Krankheit mit:
• kardiovaskulärer Beteiligung, anderenorts nicht klassifiziert (I98.1*)
• Myokarditis (I41.2*)

B57.1 **Akute Chagas-Krankheit ohne Herzbeteiligung**
Akute Chagas-Krankheit o.n.A.

B57.2 **Chagas-Krankheit (chronisch) mit Herzbeteiligung**
Amerikanische Trypanosomiasis o.n.A.
Chagas-Krankheit (chronisch) (mit):
• kardiovaskulärer Beteiligung, anderenorts nicht klassifiziert† (I98.1*)
• Myokarditis† (I41.2*)
• o.n.A.
Trypanosomiasis o.n.A., in Gebieten, in denen Chagas-Krankheit häufig vorkommt

B57.3 **Chagas-Krankheit (chronisch) mit Beteiligung des Verdauungssystems**

B57.4 **Chagas-Krankheit (chronisch) mit Beteiligung des Nervensystems**

B57.5 **Chagas-Krankheit (chronisch) mit Beteiligung sonstiger Organe**

B58.- **Toxoplasmose**
Inkl.: Infektion durch Toxoplasma gondii
Exkl.: Angeborene Toxoplasmose (P37.1)

B58.0† **Augenerkrankung durch Toxoplasmen**
Chorioretinitis durch Toxoplasmen (H32.0*)

B58.1† **Hepatitis durch Toxoplasmen (K77.0*)**

B58.2† **Meningoenzephalitis durch Toxoplasmen (G05.2*)**

B58.3† **Toxoplasmose der Lunge (J17.3*)**

B58.8 **Toxoplasmosen mit Beteiligung sonstiger Organe**
Myokarditis durch Toxoplasmen† (I41.2*)
Myositis durch Toxoplasmen† (M63.1-*)

B58.9 **Toxoplasmose, nicht näher bezeichnet**

B60.- **Sonstige Protozoenkrankheiten, anderenorts nicht klassifiziert**
Exkl.: Intestinale Mikrosporidiose (A07.8)
Isosporose (A07.3)
Kryptosporidiose (A07.2)

B60.0 **Babesiose**
Piroplasmose

B60.1 **Akanthamöbiasis**
Keratokonjunktivitis durch Akanthamöben† (H19.2*)
Konjunktivitis durch Akanthamöben† (H13.1*)

B60.2 **Naegleriainfektion**
Primäre Amöben-Meningoenzephalitis† (G05.2*)

B60.8 **Sonstige näher bezeichnete Protozoenkrankheiten**
Mikrosporidiose

B64 **Nicht näher bezeichnete Protozoenkrankheit**

Helminthosen
(B65-B83)

B65.- **Schistosomiasis [Bilharziose]**
Inkl.: Snail fever

B65.0 **Schistosomiasis durch Schistosoma haematobium [Blasenbilharziose]**
Schistosomiasis urogenitalis

B65.1 **Schistosomiasis durch Schistosoma mansoni [Darmbilharziose]**
Schistosomiasis intestinalis

B65.2 **Schistosomiasis durch Schistosoma japonicum**
Asiatische Schistosomiasis

B65.3 **Zerkariendermatitis**
Schistosomendermatitis

B65.8 **Sonstige Formen der Schistosomiasis**
Infektion durch Schistosoma:
• intercalatum
• mattheei
• mekongi

B65.9 **Schistosomiasis, nicht näher bezeichnet**

B66.- **Befall durch sonstige Trematoden [Egel]**

B66.0 **Opisthorchiasis**
Infektion durch:
• Katzenleberegel
• Opisthorchis (felineus) (viverrini)

B66.1 **Clonorchiasis**
Chinesische Leberegel-Krankheit
Infektion durch Clonorchis sinensis
Orientalische Leberegel-Krankheit

B66.2 **Dicrocoeliasis**
Infektion durch Dicrocoelium dendriticum
Lanzettegel-Infektion

B66.3 **Fascioliasis**
Infektion durch Fasciola:
• gigantica
• hepatica
• indica
Leberegel-Krankheit
Schafleberegel-Krankheit

B66.4 **Paragonimiasis**
Infektion durch Paragonimus-Arten
Lungenegel-Krankheit
Pulmonale Distomatose

B66.5 **Fasciolopsiasis**
Darmegel-Krankheit
Infektion durch Fasciolopsis buski
Intestinale Distomatose

B66.8 **Befall durch sonstige näher bezeichnete Trematoden**
Echinostomiasis
Heterophyiasis
Metagonimiasis
Nanophyetiasis
Watsoniasis

B66.9 **Trematodenbefall, nicht näher bezeichnet**

B67.- **Echinokokkose**
Inkl.: Hydatidose

B67.0 **Echinococcus-granulosus-Infektion [zystische Echinokokkose] der Leber**

B67.1 **Echinococcus-granulosus-Infektion [zystische Echinokokkose] der Lunge**

B67.2 **Echinococcus-granulosus-Infektion [zystische Echinokokkose] der Knochen**

B67.3 **Echinococcus-granulosus-Infektion [zystische Echinokokkose] an mehreren und sonstigen Lokalisationen**

B67.4 **Echinococcus-granulosus-Infektion [zystische Echinokokkose], nicht näher bezeichnet**
Hundebandwurm (Infektion)

B67.5 **Echinococcus-multilocularis-Infektion [alveoläre Echinokokkose] der Leber**

B67.6 **Echinococcus-multilocularis-Infektion [alveoläre Echinokokkose] an mehreren und sonstigen Lokalisationen**

B67.7 **Echinococcus-multilocularis-Infektion [alveoläre Echinokokkose], nicht näher bezeichnet**

B67.8 **Nicht näher bezeichnete Echinokokkose der Leber**

B67.9 **Sonstige und nicht näher bezeichnete Echinokokkose**
Echinokokkose o.n.A.

B68.- **Taeniasis**
Exkl.: Zystizerkose (B69.-)

B68.0 **Befall durch Taenia solium**
Schweinebandwurm (Infektion)

B68.1 **Befall durch Taenia saginata**
Infektion durch Bandwurm Taenia saginata (adult)
Rinderbandwurm (Infektion)

B68.9 **Taeniasis, nicht näher bezeichnet**

B69.- **Zystizerkose**
Inkl.: Infektion durch Larven des Schweinebandwurmes

B69.0 **Zystizerkose des Zentralnervensystems**

B69.1 **Zystizerkose der Augen**

B69.8 **Zystizerkose an sonstigen Lokalisationen**

B69.9 **Zystizerkose, nicht näher bezeichnet**

B70.- **Diphyllobothriose und Sparganose**

B70.0 **Diphyllobothriose**
Fischbandwurm (Infektion)
Infektion durch adulte Form von Diphyllobothrium (latum) (pacificum)

Exkl.: Befall durch Larven von Diphyllobothrium (B70.1)

B70.1 Sparganose
Befall durch Diphyllobothrium-Larven
Infektion durch:
• Sparganum (mansoni) (proliferum)
• Spirometra-Larven
Spirometrosis

B71.- Befall durch sonstige Zestoden

B71.0 Hymenolepiasis
Rattenbandwurm (Infektion)
Zwergbandwurm (Infektion)

B71.1 Dipylidiose
Dipylidiasis

B71.8 Sonstige näher bezeichnete Zestodeninfektionen
Coenurosis

B71.9 Zestodeninfektion, nicht näher bezeichnet
Bandwurm (Infektion) o.n.A.

B72 Drakunkulose
Inkl.: Infektion durch Dracunculus medinensis
Medinawurm-Infektion

B73 Onchozerkose
Inkl.: Flussblindheit
Onchocerca-volvulus-Infektion
Onchozerkiasis

B74.- Filariose
Exkl.: Onchozerkose (B73)
Tropische (pulmonale) Eosinophilie o.n.A. (J82)

B74.0 Filariose durch Wuchereria bancrofti
Elephantiasis durch Wuchereria bancrofti
Lymphatische Filariose

B74.1 Filariose durch Brugia malayi

B74.2 Filariose durch Brugia timori

B74.3 Loiasis
Afrikanische Augenwurmkrankheit
Kalabarschwellung
Loa-loa-Filariose

B74.4 Mansonelliasis
Infektion durch Mansonella:
• ozzardi
• perstans [Dipetalonema perstans]
• streptocerca

B74.8 Sonstige Filariose
Dirofilariose

B74.9 Filariose, nicht näher bezeichnet

B75 Trichinellose
Inkl.: Infektion durch Trichinella-Arten
Trichinose

B76.- Hakenwurm-Krankheit
Inkl.: Unzinariasis

B76.0 Ankylostomiasis
Infektion durch Ancylostoma-Arten

B76.1   **Nekatoriasis**
Infektion durch Necator americanus

B76.8   **Sonstige Hakenwurm-Krankheiten**

B76.9   **Hakenwurm-Krankheit, nicht näher bezeichnet**
Larva migrans cutanea o.n.A.

B77.-   **Askaridose**
Inkl.: Askariasis
       Askaridiasis
       Spulwurm-Infektion

B77.0   **Askaridose mit intestinalen Komplikationen**

B77.8   **Askaridose mit sonstigen Komplikationen**

B77.9   **Askaridose, nicht näher bezeichnet**

B78.-   **Strongyloidiasis**
Exkl.: Trichostrongyliasis (B81.2)

B78.0   **Strongyloidiasis des Darmes**

B78.1   **Strongyloidiasis der Haut**

B78.7   **Disseminierte Strongyloidiasis**

B78.9   **Strongyloidiasis, nicht näher bezeichnet**

B79   **Trichuriasis**
Inkl.: Peitschenwurm (Krankheit) (Infektion)
       Trichocephaliasis

B80   **Enterobiasis**
Inkl.: Fadenwurm-Infektion
       Madenwurm-Infektion
       Oxyuriasis

B81.-   **Sonstige intestinale Helminthosen, anderenorts nicht klassifiziert**
Exkl.: Angiostrongyliasis durch:
       • Angiostrongylus cantonensis (B83.2)
       • Parastrongylus cantonensis (B83.2)

B81.0   **Anisakiasis**
Infektion durch Anisakis-Larven

B81.1   **Intestinale Kapillariasis**
Infektion durch Capillaria philippinensis
Kapillariasis o.n.A.
Exkl.: Kapillariasis der Leber (B83.8)

B81.2   **Trichostrongyliasis**

B81.3   **Intestinale Angiostrongyliasis**
Angiostrongyliasis durch:
• Angiostrongylus costaricensis
• Parastrongylus costaricensis

B81.4   **Mischformen intestinaler Helminthosen**
Helminthose-Mischformen o.n.A.
Infektion durch mehr als eine der unter B65.0-B81.3 und B81.8 klassifizierbaren intestinalen
Helminthenarten

B81.8   **Sonstige näher bezeichnete intestinale Helminthosen**
Infektion durch:
• Oesophagostomum-Arten [Oesophagostomiasis]
• Ternidens deminutus [Ternidensiasis]
• Ternidens diminutus [Ternidensiasis]

B82.- **Nicht näher bezeichneter intestinaler Parasitismus**

B82.0 **Intestinale Helminthose, nicht näher bezeichnet**

B82.9 **Intestinaler Parasitismus, nicht näher bezeichnet**

B83.- **Sonstige Helminthosen**
Exkl.: Kapillariasis:
  • intestinal (B81.1)
  • o.n.A. (B81.1)

B83.0 **Larva migrans visceralis**
Toxokariasis

B83.1 **Gnathostomiasis**

B83.2 **Angiostrongyliasis durch Parastrongylus cantonensis**
Angiostrongyliasis durch Angiostrongylus cantonensis
Eosinophile Meningoenzephalitis† (G05.2*)

Exkl.: Intestinale Angiostrongyliasis (B81.3)

B83.3 **Syngamiasis**
Syngamosis

B83.4 **Hirudiniasis interna**
Exkl.: Hirudiniasis externa (B88.3)

B83.8 **Sonstige näher bezeichnete Helminthosen**
Akanthozephaliasis
Gongylonemiasis
Kapillariasis der Leber
Metastrongyliasis
Thelaziasis

B83.9 **Helminthose, nicht näher bezeichnet**
Würmer o.n.A.

Exkl.: Intestinale Helminthose o.n.A. (B82.0)

Pedikulose [Läusebefall], Akarinose [Milbenbefall] und sonstiger Parasitenbefall der Haut (B85-B89)

B85.- **Pedikulose [Läusebefall] und Phthiriasis [Filzläusebefall]**

B85.0 **Pedikulose durch Pediculus humanus capitis**
Kopflausbefall

B85.1 **Pedikulose durch Pediculus humanus corporis**
Kleiderlausbefall

B85.2 **Pedikulose, nicht näher bezeichnet**

B85.3 **Phthiriasis [Filzläusebefall]**
Befall durch:
• Filzläuse
• Phthirus pubis

B85.4 **Mischformen von Pedikulose und Phthiriasis**
Befall durch mehr als eine der unter B85.0-B85.3 klassifizierbaren Arten

B86 **Skabies**
Inkl.: Krätze

B87.- **Myiasis**
Inkl.: Befall durch Fliegenlarven

B87.0 **Dermatomyiasis**
Hautmadenfraß

B87.1 **Wundmyiasis**
Hautmyiasis, traumatisch

B87.2 **Ophthalmomyiasis**

B87.3 **Nasopharyngeale Myiasis**
Laryngeale Myiasis

B87.4 **Otomyiasis**

B87.8 **Myiasis an sonstigen Lokalisationen**
Enteromyiasis
Urogenitalmyiasis

B87.9 **Myiasis, nicht näher bezeichnet**

B88.- **Sonstiger Parasitenbefall der Haut**

B88.0 **Sonstige Akarinose [Milbenbefall]**
Dermatitis durch:
• Demodex-Arten
• Dermanyssus gallinae
• Liponyssoides sanguineus
Milben-Dermatitis
Trombikulose

Exkl.: Skabies (B86)

B88.1 **Tungiasis [Sandflohbefall]**

B88.2 **Sonstiger Befall durch Arthropoden**
Skarabiasis

B88.3 **Hirudiniasis externa**
Blutegelbefall o.n.A.

Exkl.: Hirudiniasis interna (B83.4)

B88.8 **Sonstiger näher bezeichneter Parasitenbefall der Haut**
Fischparasitenbefall durch Vandellia cirrhosa
Linguatulose
Porozephalose

B88.9 **Parasitenbefall der Haut, nicht näher bezeichnet**
Befall o.n.A. durch Milben
Hautparasiten o.n.A.

B89 **Nicht näher bezeichnete parasitäre Krankheit**

Folgezustände von infektiösen und parasitären Krankheiten (B90-B94)

Hinw.: Die Kategorien B90-B94 sind zu benutzen, um bei Krankheitszuständen unter A00-B89 anzuzeigen, dass sie anderenorts klassifizierte Folgezustände verursacht haben. Zu den "Folgen" zählen Krankheitszustände, die als Folgen bezeichnet sind. Weiterhin zählen dazu auch Spätfolgen von Krankheiten, wenn diese in den vorstehenden Kategorien klassifizierbar sind und wenn feststeht, dass diese Krankheit selbst nicht mehr besteht. Für den Gebrauch dieser Kategorien sind in der stationären Versorgung die Deutschen Kodierrichtlinien zu beachten.

B90.- **Folgezustände der Tuberkulose**

B90.0 **Folgezustände einer Tuberkulose des Zentralnervensystems**

B90.1 **Folgezustände einer Tuberkulose des Urogenitalsystems**

B90.2 **Folgezustände einer Tuberkulose der Knochen und der Gelenke**

ICD-10-GM Version 2019

B90.8	**Folgezustände einer Tuberkulose sonstiger Organe**
B90.9	**Folgezustände einer Tuberkulose der Atmungsorgane und einer nicht näher bezeichneten Tuberkulose** Folgezustände einer Tuberkulose o.n.A.
B91	**Folgezustände der Poliomyelitis** *Exkl.:* Postpolio-Syndrom (G14)
B92	**Folgezustände der Lepra**
B94.-	**Folgezustände sonstiger und nicht näher bezeichneter infektiöser und parasitärer Krankheiten**
B94.0	**Folgezustände des Trachoms**
B94.1	**Folgezustände der Virusenzephalitis**
B94.2	**Folgezustände der Virushepatitis**
B94.8	**Folgezustände sonstiger näher bezeichneter infektiöser und parasitärer Krankheiten**
B94.9	**Folgezustände nicht näher bezeichneter infektiöser oder parasitärer Krankheit**

Bakterien, Viren und sonstige Infektionserreger als Ursache von Krankheiten, die in anderen Kapiteln klassifiziert sind (B95-B98)

Hinw.: Diese Kategorien sollten niemals zur primären Verschlüsselung benutzt werden. Sie dienen als ergänzende oder zusätzliche Schlüsselnummern zur Angabe des Infektionserregers bei anderenorts klassifizierten Krankheiten.

B95.-!	**Streptokokken und Staphylokokken als Ursache von Krankheiten, die in anderen Kapiteln klassifiziert sind**
B95.0!	**Streptokokken, Gruppe A, als Ursache von Krankheiten, die in anderen Kapiteln klassifiziert sind**
B95.1!	**Streptokokken, Gruppe B, als Ursache von Krankheiten, die in anderen Kapiteln klassifiziert sind**
B95.2!	**Streptokokken, Gruppe D, und Enterokokken als Ursache von Krankheiten, die in anderen Kapiteln klassifiziert sind**
B95.3!	**Streptococcus pneumoniae als Ursache von Krankheiten, die in anderen Kapiteln klassifiziert sind**
B95.4-!	**Sonstige Streptokokken als Ursache von Krankheiten, die in anderen Kapiteln klassifiziert sind**
B95.41!	Streptokokken, Gruppe C, als Ursache von Krankheiten, die in anderen Kapiteln klassifiziert sind
B95.42!	Streptokokken, Gruppe G, als Ursache von Krankheiten, die in anderen Kapiteln klassifiziert sind
B95.48!	Sonstige näher bezeichnete Streptokokken als Ursache von Krankheiten, die in anderen Kapiteln klassifiziert sind
B95.5!	**Nicht näher bezeichnete Streptokokken als Ursache von Krankheiten, die in anderen Kapiteln klassifiziert sind**
B95.6!	**Staphylococcus aureus als Ursache von Krankheiten, die in anderen Kapiteln klassifiziert sind**
B95.7!	**Sonstige Staphylokokken als Ursache von Krankheiten, die in anderen Kapiteln klassifiziert sind**
B95.8!	**Nicht näher bezeichnete Staphylokokken als Ursache von Krankheiten, die in anderen Kapiteln klassifiziert sind**

B95.9-!   **Sonstige näher bezeichnete grampositive Erreger als Ursache von Krankheiten, die in anderen Kapiteln klassifiziert sind**

B95.90!   Sonstige näher bezeichnete grampositive aerobe Erreger als Ursache von Krankheiten, die in anderen Kapiteln klassifiziert sind
Corynebakterien

B95.91!   Sonstige näher bezeichnete grampositive anaerobe, nicht sporenbildende Erreger als Ursache von Krankheiten, die in anderen Kapiteln klassifiziert sind
Peptostreptokokken
Propionibakterien

`B96.-!`   **Sonstige näher bezeichnete Bakterien als Ursache von Krankheiten, die in anderen Kapiteln klassifiziert sind**

B96.0!   **Mykoplasmen und Ureaplasmen als Ursache von Krankheiten, die in anderen Kapiteln klassifiziert sind**
Mycoplasma pneumoniae [M. pneumoniae]
Pleuropneumonia-like-organism [PPLO]

B96.2!   **Escherichia coli [E. coli] und andere Enterobakteriazeen als Ursache von Krankheiten, die in anderen Kapiteln klassifiziert sind**
Enterobacter
Klebsiella
Morganella
Proteus
Serratia

B96.3!   **Haemophilus und Moraxella als Ursache von Krankheiten, die in anderen Kapiteln klassifiziert sind**
HACEK-Gruppe [Haemophilus, Actinobacillus, Cardiobacterium hominis, Eikenella, Kingella]
Haemophilus influenzae [H. influenzae]

B96.5!   **Pseudomonas und andere Nonfermenter als Ursache von Krankheiten, die in anderen Kapiteln klassifiziert sind**
Acinetobacter
Burkholderia
Pseudomonas aeruginosa
Stenotrophomonas

B96.6!   **Bacteroides fragilis [B. fragilis] und andere gramnegative Anaerobier als Ursache von Krankheiten, die in anderen Kapiteln klassifiziert sind**

B96.7!   **Clostridium perfringens [C. perfringens] und andere grampositive, sporenbildende Anaerobier als Ursache von Krankheiten, die in anderen Kapiteln klassifiziert sind**

B96.8!   **Sonstige näher bezeichnete Bakterien als Ursache von Krankheiten, die in anderen Kapiteln klassifiziert sind**

`B97.-!`   **Viren als Ursache von Krankheiten, die in anderen Kapiteln klassifiziert sind**

B97.0!   **Adenoviren als Ursache von Krankheiten, die in anderen Kapiteln klassifiziert sind**

B97.1!   **Enteroviren als Ursache von Krankheiten, die in anderen Kapiteln klassifiziert sind**
Coxsackieviren
ECHO-Viren

B97.2!   **Koronaviren als Ursache von Krankheiten, die in anderen Kapiteln klassifiziert sind**

B97.3!   **Retroviren als Ursache von Krankheiten, die in anderen Kapiteln klassifiziert sind**
Lentiviren
Onkoviren

B97.4!   **Respiratory-Syncytial-Viren [RS-Viren] als Ursache von Krankheiten, die in anderen Kapiteln klassifiziert sind**

B97.5!   **Reoviren als Ursache von Krankheiten, die in anderen Kapiteln klassifiziert sind**

B97.6!   **Parvoviren als Ursache von Krankheiten, die in anderen Kapiteln klassifiziert sind**

B97.7!   **Papillomaviren als Ursache von Krankheiten, die in anderen Kapiteln klassifiziert sind**

B97.8!   **Sonstige Viren als Ursache von Krankheiten, die in anderen Kapiteln klassifiziert sind**
Humanes Metapneumovirus

B98.-! Sonstige näher bezeichnete infektiöse Erreger als Ursache von Krankheiten, die in anderen Kapiteln klassifiziert sind

B98.0! Helicobacter pylori [H. pylori] als Ursache von Krankheiten, die in anderen Kapiteln klassifiziert sind

B98.1! Vibrio vulnificus als Ursache von Krankheiten, die in anderen Kapiteln klassifiziert sind

Sonstige Infektionskrankheiten
(B99-B99)

B99 Sonstige und nicht näher bezeichnete Infektionskrankheiten

Kapitel II:

Neubildungen (C00 – D48)

Dieses Kapitel gliedert sich in folgende Gruppen:

C00-C97	Bösartige Neubildungen	
	C00-C75	Bösartige Neubildungen an genau bezeichneten Lokalisationen, als primär festgestellt oder vermutet, ausgenommen lymphatisches, blutbildendes und verwandtes Gewebe
	C00-C14	Bösartige Neubildungen der Lippe, der Mundhöhle und des Pharynx
	C15-C26	Bösartige Neubildungen der Verdauungsorgane
	C30-C39	Bösartige Neubildungen der Atmungsorgane und sonstiger intrathorakaler Organe
	C40-C41	Bösartige Neubildungen des Knochens und des Gelenkknorpels
	C43-C44	Melanom und sonstige bösartige Neubildungen der Haut
	C45-C49	Bösartige Neubildungen des mesothelialen Gewebes und des Weichteilgewebes
	C50-C50	Bösartige Neubildungen der Brustdrüse [Mamma]
	C51-C58	Bösartige Neubildungen der weiblichen Genitalorgane
	C60-C63	Bösartige Neubildungen der männlichen Genitalorgane
	C64-C68	Bösartige Neubildungen der Harnorgane
	C69-C72	Bösartige Neubildungen des Auges, des Gehirns und sonstiger Teile des Zentralnervensystems
	C73-C75	Bösartige Neubildungen der Schilddrüse und sonstiger endokriner Drüsen
	C76-C80	Bösartige Neubildungen ungenau bezeichneter, sekundärer und nicht näher bezeichneter Lokalisationen
	C81-C96	Bösartige Neubildungen des lymphatischen, blutbildenden und verwandten Gewebes, als primär festgestellt oder vermutet
	C97-C97	Bösartige Neubildungen als Primärtumoren an mehreren Lokalisationen
D00-D09	In-situ-Neubildungen	
D10-D36	Gutartige Neubildungen	
D37-D48	Neubildungen unsicheren oder unbekannten Verhaltens	

Dieses Kapitel enthält die folgende(n) Ausrufezeichenschlüsselnummer(n)

C94.8!	Blastenkrise bei chronischer myeloischer Leukämie [CML]
C95.8!	Leukämie, refraktär auf Standard-Induktionstherapie
C97!	Bösartige Neubildungen als Primärtumoren an mehreren Lokalisationen

Hinweise:

1. Primäre, ungenau bezeichnete, sekundäre und nicht näher bezeichnete Lokalisationen bösartiger Neubildungen

Die Kategorien C76-C80 umfassen bösartige Neubildungen, bei denen keine eindeutige Angabe über deren Ursprungsort vorliegt, oder Neubildungen ohne Angabe des Ursprungsortes, die als "disseminiert", "ausgebreitet" oder "ausgedehnt" bezeichnet sind. In diesen Fällen wird der Ursprungsort als unbekannt angesehen.

2. Funktionelle Aktivität

In diesem Kapitel sind sämtliche Neubildungen klassifiziert, ungeachtet dessen, ob sie funktionell aktiv sind oder nicht. Mit einer zusätzlichen Schlüsselnummer aus Kapitel IV kann eine mit einer Neubildung zusammenhängende funktionelle Aktivität angegeben werden. So erhält z.B. ein katecholaminbildendes bösartiges Phäochromozytom der Nebenniere die Schlüsselnummer C74 und die zusätzliche Schlüsselnummer E27.5; ein basophiles Adenom der Hypophyse mit Cushing-Syndrom erhält die Schlüsselnummer D35.2 und die zusätzliche Schlüsselnummer E24.0.

3. Morphologie

Die bösartigen Neubildungen lassen sich in mehrere morphologische (histologische) Hauptgruppen unterteilen: Karzinome, einschließlich Plattenepithel- und Adenokarzinomen, Sarkome, andere Weichteiltumoren, einschließlich Mesotheliomen, Lymphome (Hodgkin- und Non-Hodgkin-), Leukämien, sonstige näher bezeichnete und lokalisationsspezifische Arten sowie nicht näher bezeichnete Krebsarten. Krebs ist ein Oberbegriff für alle genannten Gruppen, der allerdings selten für die bösartigen Neubildungen des lymphatischen, blutbildenden und verwandten Gewebes benutzt wird. Die Bezeichnung "Karzinom" wird manchmal unkorrekterweise als Synonym für "Krebs" verwendet.

Im vorliegenden Kapitel II erfolgt die Klassifizierung der Neubildungen innerhalb großer Gruppen nach dem (biologischen bzw. biotischen) Verhalten, innerhalb dieser Gruppen hauptsächlich nach der Lokalisation. In einigen Ausnahmefällen wird die Morphologie in der Kategorien- und Subkategorien-Überschrift angegeben.

Für jene Benutzer, die den histologischen Typ von Neubildungen erfassen wollen, wird auf die aktuelle Morphologie-Klassifikation (ICD-O-3) verwiesen, die zum Download auf den Webseiten des DIMDI zur Verfügung steht. Die bisher in der ICD-10 aufgeführten Morphologieschlüsselnummern, abgeleitet aus der 2. Ausgabe der Internationalen Klassifikation der Krankheiten für die Onkologie (ICD-O), waren nicht mehr aktuell. Die ICD-O ist eine zweiachsige Klassifikation mit je einem eigenständigen Kodiersystem für die Topographie und für die Morphologie. Die Morphologieschlüsselnummern sind sechsstellig, die ersten vier Stellen kennzeichnen den histologischen Typ, die fünfte Stelle gibt das Verhalten (Malignitätsgrad) an (bösartig primär, bösartig sekundär (metastatisch), in situ, gutartig, ungewiss, ob bösartig oder gutartig), und die sechste Stelle ist ein Schlüssel für die Einstufung des Differenzierungsgrades von soliden Tumoren, der auch als spezieller Schlüssel für Lymphome und Leukämien benutzt wird.

4. Verwendung von Subkategorien in Kapitel II

Es soll auf die spezielle Verwendung der Subkategorie .8 in diesem Kapitel hingewiesen werden [siehe Hinweis 5.]. Wo Subkategorien für "sonstige" erforderlich waren, wurden diese generell mit Subkategorie .7 bezeichnet.

5. Bösartige Neubildungen mit Überlappung der Lokalisationsgrenzen und Verwendung der Subkategorie .8 (mehrere Teilbereiche überlappend)

In den Kategorien C00-C75 sind primäre bösartige Neubildungen nach ihrem Ursprungsort klassifiziert. Viele dreistellige Kategorien sind außerdem nach aufgeführten Teilbereichen oder Subkategorien des betreffenden Organs unterteilt. Eine Neubildung, die zwei oder mehr aneinandergrenzende Teilbereiche innerhalb einer dreistelligen Kategorie überlappt und deren Ursprungsort nicht bestimmt werden kann, sollte entsprechend der Subkategorie .8 ("mehrere Teilbereiche überlappend") klassifiziert werden, vorausgesetzt, dass die Kombination nicht speziell an anderer Stelle aufgeführt ist. Karzinom der Speiseröhre und des Magens wird beispielsweise speziell mit C16.0 (Kardia) klassifiziert, während Karzinom der Spitze und der Ventralfläche der Zunge mit C02.8 verschlüsselt werden sollte. Andererseits sollte Karzinom der Zungenspitze mit Ausdehnung auf die Ventralfläche mit C02.1 verschlüsselt werden, da der Ursprungsort, die Zungenspitze, bekannt ist. "Überlappend" bedeutet, dass die beteiligten Teilbereiche aneinandergrenzen. Obwohl numerisch aufeinanderfolgende Subkategorien häufig auch anatomisch aneinandergrenzen, ist dies jedoch nicht immer der Fall (z.B. Harnblase C67.-), so dass der Kodierer bei der Festlegung der topographischen Beziehungen möglicherweise auf anatomische Lehrbücher zurückgreifen muss.

Manchmal liegt eine Überlappung über die Grenzen der dreistelligen Kategorien innerhalb bestimmter Systeme vor; um dem Rechnung zu tragen, sind die folgenden Subkategorien vorgesehen:

C02.8	Zunge, mehrere Teilbereiche überlappend
C08.8	Große Speicheldrüsen, mehrere Teilbereiche überlappend
C14.8	Lippe, Mundhöhle und Pharynx, mehrere Teilbereiche überlappend

C21.8	Rektum, Anus und Canalis analis, mehrere Teilbereiche überlappend
C24.8	Gallenwege, mehrere Teilbereiche überlappend
C26.8	Verdauungssystem, mehrere Teilbereiche überlappend
C39.8	Atmungsorgane und intrathorakale Organe, mehrere Teilbereiche überlappend
C41.8	Knochen und Gelenkknorpel, mehrere Teilbereiche überlappend
C49.8	Bindegewebe und Weichteilgewebe, mehrere Teilbereiche überlappend
C57.8	Weibliche Genitalorgane, mehrere Teilbereiche überlappend
C63.8	Männliche Genitalorgane, mehrere Teilbereiche überlappend
C68.8	Harnorgane, mehrere Teilbereiche überlappend
C72.8	Zentralnervensystem, mehrere Teilbereiche überlappend

Ein entsprechendes Beispiel ist Karzinom des Magens und des Dünndarmes, das die Schlüsselnummer C26.8 (Verdauungssystem, mehrere Teilbereiche überlappend) erhalten sollte.

6. Bösartige Neubildungen ektopen Gewebes

Bösartige Neubildungen ektopen Gewebes sind entsprechend der Lokalisation zu verschlüsseln, an der sie auftreten, z.B. werden bösartige Neubildungen ektopen Pankreasgewebes im Ovar mit der Kategorie C56 (Bösartige Neubildung des Ovars) verschlüsselt.

7. Benutzung des Alphabetischen Verzeichnisses bei der Verschlüsselung von Neubildungen

Zusätzlich zur Lokalisation müssen bei der Verschlüsselung von Neubildungen auch die Morphologie und das Verhalten berücksichtigt werden. Bei der Klassifizierung von Neubildungen muss zunächst immer der Eintrag im Alphabetischen Verzeichnis nachgeschlagen werden, um die morphologische Bezeichnung zu erhalten.

In der Einführung zum Alphabetischen Verzeichnis werden allgemeine Hinweise zum richtigen Gebrauch des Alphabetischen Verzeichnisses gegeben. Die genaueren Anleitungen und Beispiele zu Neubildungen sollten berücksichtigt werden, um die Kategorien und Subkategorien des Kapitels II richtig zu benutzen.

8. Benutzung der Internationalen Klassifikation der Krankheiten für die Onkologie (ICD-O)

Für bestimmte morphologische Typen bietet das Kapitel II eine recht begrenzte oder überhaupt keine topographische Klassifikation. Der Topographie-Schlüssel der ICD-O verwendet für alle Neubildungen im Wesentlichen die gleichen drei- und vierstelligen Kategorien wie das Kapitel II für bösartige Neubildungen (C00-C77, C80); dadurch wird eine genauere Verschlüsselung der Lokalisation anderer Neubildungen (bösartige sekundäre (metastatische), gutartige, in situ und ungewisse oder unbekannte) möglich.

Wer sowohl die Lokalisation als auch die Morphologie von Tumoren angeben will, z.B. Krebsregister, onkologische Krankenhäuser, Pathologie-Abteilungen und andere Einrichtungen, die sich mit Krebs befassen, dem wird daher empfohlen, die ICD-O zu benutzen.

Bösartige Neubildungen
(C00-C97)

Bösartige Neubildungen an genau bezeichneten Lokalisationen, als primär festgestellt oder vermutet, ausgenommen lymphatisches, blutbildendes und verwandtes Gewebe (C00-C75)

Bösartige Neubildungen der Lippe, der Mundhöhle und des Pharynx (C00-C14)

C00.- **Bösartige Neubildung der Lippe**
Exkl.: Lippenhaut (C43.0, C44.0)

C00.0 **Äußere Oberlippe**
Oberlippe:
• Lippenrot
• Lippenrotgrenze
• o.n.A.

C00.1 **Äußere Unterlippe**
Unterlippe:
• Lippenrot
• Lippenrotgrenze
• o.n.A.

C00.2 **Äußere Lippe, nicht näher bezeichnet**
Lippenrotgrenze o.n.A.

C00.3 **Oberlippe, Innenseite**
Oberlippe:
• Frenulum
• Mundhöhlenseite
• Schleimhaut
• Wangenseite

C00.4 **Unterlippe, Innenseite**
Unterlippe:
• Frenulum
• Mundhöhlenseite
• Schleimhaut
• Wangenseite

C00.5 **Lippe, nicht näher bezeichnet, Innenseite**
Lippe, ohne Angabe, ob Oberlippe oder Unterlippe:
• Frenulum
• Mundhöhlenseite
• Schleimhaut
• Wangenseite

C00.6 **Lippenkommissur**
Mundwinkel

C00.8 **Lippe, mehrere Teilbereiche überlappend**
[Siehe Hinweis 5 am Anfang dieses Kapitels]

C00.9 **Lippe, nicht näher bezeichnet**

C01 **Bösartige Neubildung des Zungengrundes**
Inkl.: Dorsalfläche der Zungenbasis
Fixierter Zungenteil o.n.A.
Hinteres Drittel der Zunge

C02.- **Bösartige Neubildung sonstiger und nicht näher bezeichneter Teile der Zunge**

C02.0 **Zungenrücken**
Vordere zwei Drittel der Zunge, Dorsalfläche
Exkl.: Dorsalfläche der Zungenbasis (C01)

C02.1 **Zungenrand**
Zungenspitze

C02.2 **Zungenunterfläche**
Frenulum linguae
Vordere zwei Drittel der Zunge, Ventralfläche

C02.3 **Vordere zwei Drittel der Zunge, Bereich nicht näher bezeichnet**
Beweglicher Zungenteil o.n.A.
Mittleres Drittel der Zunge o.n.A.

C02.4 **Zungentonsille**
Exkl.: Tonsille o.n.A. (C09.9)

C02.8 **Zunge, mehrere Teilbereiche überlappend**
[Siehe Hinweis 5 am Anfang dieses Kapitels]
Bösartige Neubildung der Zunge, deren Ursprungsort nicht unter den Kategorien C01-C02.4 klassifiziert werden kann

C02.9 **Zunge, nicht näher bezeichnet**

C03.- **Bösartige Neubildung des Zahnfleisches**
Inkl.: Alveolar- (Kamm-) Mukosa
Gingiva
Exkl.: Bösartige odontogene Neubildungen (C41.02-C41.1)

C03.0 **Oberkieferzahnfleisch**

C03.1 **Unterkieferzahnfleisch**

C03.9 **Zahnfleisch, nicht näher bezeichnet**

C04.- **Bösartige Neubildung des Mundbodens**

C04.0 **Vorderer Teil des Mundbodens**
Von vorn bis zum Prämolar-Eckzahn-Übergang

C04.1 **Seitlicher Teil des Mundbodens**

C04.8 **Mundboden, mehrere Teilbereiche überlappend**
[Siehe Hinweis 5 am Anfang dieses Kapitels]

C04.9 **Mundboden, nicht näher bezeichnet**

C05.- **Bösartige Neubildung des Gaumens**

C05.0 **Harter Gaumen**

C05.1 **Weicher Gaumen**
Exkl.: Nasopharyngeale Fläche des weichen Gaumens (C11.3)

C05.2 **Uvula**

C05.8 **Gaumen, mehrere Teilbereiche überlappend**
[Siehe Hinweis 5 am Anfang dieses Kapitels]

C05.9 **Gaumen, nicht näher bezeichnet**

C06.- **Bösartige Neubildung sonstiger und nicht näher bezeichneter Teile des Mundes**

C06.0 **Wangenschleimhaut**
Mundschleimhaut o.n.A.
Wange, innere

C06.1 **Vestibulum oris**
Lippenumschlagsfalte (oben) (unten)
Wangenumschlagsfalte (oben) (unten)

C06.2 **Retromolarregion**

C06.8 **Sonstige und nicht näher bezeichnete Teile des Mundes, mehrere Teilbereiche überlappend**
[Siehe Hinweis 5 am Anfang dieses Kapitels]

C06.9 **Mund, nicht näher bezeichnet**
Kleine Speicheldrüse, nicht näher bezeichnete Lokalisation
Mundhöhle o.n.A.

C07 **Bösartige Neubildung der Parotis**

C08.- **Bösartige Neubildung sonstiger und nicht näher bezeichneter großer Speicheldrüsen**
Exkl.: Bösartige Neubildung der kleinen Speicheldrüsen, die entsprechend ihrer anatomischen
Lokalisation klassifiziert werden
Bösartige Neubildung der kleinen Speicheldrüsen o.n.A. (C06.9)
Parotis (C07)

C08.0 **Glandula submandibularis**
Glandula submaxillaris

C08.1 **Glandula sublingualis**

C08.8 **Große Speicheldrüsen, mehrere Teilbereiche überlappend**
[Siehe Hinweis 5 am Anfang dieses Kapitels]

Bösartige Neubildung der großen Speicheldrüsen, deren Ursprungsort nicht unter den Kategorien
C07-C08.1 klassifiziert werden kann

C08.9 **Große Speicheldrüse, nicht näher bezeichnet**
Speicheldrüse (große) o.n.A.

C09.- **Bösartige Neubildung der Tonsille**
Exkl.: Rachentonsille (C11.1)
Zungentonsille (C02.4)

C09.0 **Fossa tonsillaris**

C09.1 **Gaumenbogen (vorderer) (hinterer)**

C09.8 **Tonsille, mehrere Teilbereiche überlappend**
[Siehe Hinweis 5 am Anfang dieses Kapitels]

C09.9 **Tonsille, nicht näher bezeichnet**
Tonsille:
• Gaumen-
• Schlund-
• o.n.A.

C10.- **Bösartige Neubildung des Oropharynx**
Exkl.: Tonsille (C09.-)

C10.0 **Vallecula epiglottica**

C10.1 **Vorderfläche der Epiglottis**
Epiglottis, freier Rand [Margo]
Plica(e) glosso-epiglottica(e)

Exkl.: Epiglottis (suprahyoidaler Anteil) o.n.A. (C32.1)

C10.2 **Seitenwand des Oropharynx**

C10.3 **Hinterwand des Oropharynx**

C10.4 **Kiemengang**
Branchiogene Zyste [Lokalisation der Neubildung]

C10.8 **Oropharynx, mehrere Teilbereiche überlappend**
[Siehe Hinweis 5 am Anfang dieses Kapitels]

Übergangsregion des Oropharynx

C10.9 **Oropharynx, nicht näher bezeichnet**

C11.- **Bösartige Neubildung des Nasopharynx**

C11.0 **Obere Wand des Nasopharynx**
Dach des Nasopharynx

C11.1 **Hinterwand des Nasopharynx**
Adenoide
Rachentonsille

C11.2 **Seitenwand des Nasopharynx**
Pharyngeales Tubenostium
Recessus pharyngeus
Rosenmüller-Grube

C11.3 **Vorderwand des Nasopharynx**
Boden des Nasopharynx
Hinterrand des Nasenseptums und der Choanen
Nasopharyngeale (anteriore) (posteriore) Fläche des weichen Gaumens

C11.8 **Nasopharynx, mehrere Teilbereiche überlappend**
[Siehe Hinweis 5 am Anfang dieses Kapitels]

C11.9 **Nasopharynx, nicht näher bezeichnet**
Wand des Nasopharynx o.n.A.

C12 **Bösartige Neubildung des Recessus piriformis**
Inkl.: Fossa piriformis

C13.- **Bösartige Neubildung des Hypopharynx**
Exkl.: Recessus piriformis (C12)

C13.0 **Regio postcricoidea**

C13.1 **Aryepiglottische Falte, hypopharyngeale Seite**
Aryepiglottische Falte:
• Randzone
• o.n.A.

Exkl.: Aryepiglottische Falte, laryngeale Seite (C32.1)

C13.2 **Hinterwand des Hypopharynx**

C13.8 **Hypopharynx, mehrere Teilbereiche überlappend**
[Siehe Hinweis 5 am Anfang dieses Kapitels]

C13.9 **Hypopharynx, nicht näher bezeichnet**
Wand des Hypopharynx o.n.A.

C14.- **Bösartige Neubildung sonstiger und ungenau bezeichneter Lokalisationen der Lippe, der Mundhöhle und des Pharynx**
Exkl.: Mundhöhle o.n.A. (C06.9)

C14.0 **Pharynx, nicht näher bezeichnet**

C14.2 **Lymphatischer Rachenring [Waldeyer]**

C14.8 **Lippe, Mundhöhle und Pharynx, mehrere Teilbereiche überlappend**
[Siehe Hinweis 5 am Anfang dieses Kapitels]

Bösartige Neubildung der Lippe, der Mundhöhle und des Pharynx, deren Ursprungsort nicht unter den Kategorien C00-C14.2 klassifiziert werden kann

Bösartige Neubildungen der Verdauungsorgane (C15-C26)

C15.-   **Bösartige Neubildung des Ösophagus**
Hinw.: Zwei Subklassifikationen stehen zur Auswahl:

.0-.2 nach der anatomischen Bezeichnung

.3-.5 nach dem Drittel

Es wird absichtlich von dem Grundsatz abgewichen, dass die Kategorien einander ausschließen sollten, da beide Einteilungen verwendet werden, die daraus resultierenden anatomischen Unterteilungen jedoch nicht übereinstimmen.

C15.0   **Zervikaler Ösophagus**

C15.1   **Thorakaler Ösophagus**

C15.2   **Abdominaler Ösophagus**

C15.3   **Ösophagus, oberes Drittel**

C15.4   **Ösophagus, mittleres Drittel**

C15.5   **Ösophagus, unteres Drittel**

C15.8   **Ösophagus, mehrere Teilbereiche überlappend**
[Siehe Hinweis 5 am Anfang dieses Kapitels]

C15.9   **Ösophagus, nicht näher bezeichnet**

C16.-   **Bösartige Neubildung des Magens**

C16.0   **Kardia**
Ösophagogastrischer Übergang
Ösophagus und Magen
Ostium cardiacum
Speiseröhren-Magen-Übergang

C16.1   **Fundus ventriculi**

C16.2   **Corpus ventriculi**

C16.3   **Antrum pyloricum**
Magenvorhof

C16.4   **Pylorus**
Canalis pyloricus
Präpylorus

C16.5   **Kleine Kurvatur des Magens, nicht näher bezeichnet**
Kleine Kurvatur des Magens, nicht unter C16.1-C16.4 klassifizierbar

C16.6   **Große Kurvatur des Magens, nicht näher bezeichnet**
Große Kurvatur des Magens, nicht unter C16.0-C16.4 klassifizierbar

C16.8   **Magen, mehrere Teilbereiche überlappend**
[Siehe Hinweis 5 am Anfang dieses Kapitels]

C16.9   **Magen, nicht näher bezeichnet**
Magenkrebs o.n.A.

C17.-   **Bösartige Neubildung des Dünndarmes**

C17.0   **Duodenum**

C17.1   **Jejunum**

C17.2   **Ileum**
Exkl.: Ileozäkalklappe [Bauhin] (C18.0)

C17.3   **Meckel-Divertikel**

C17.8   **Dünndarm, mehrere Teilbereiche überlappend**
[Siehe Hinweis 5 am Anfang dieses Kapitels]

C17.9   **Dünndarm, nicht näher bezeichnet**

C18.-   **Bösartige Neubildung des Kolons**

C18.0   **Zäkum**
Ileozäkalklappe [Bauhin]

C18.1   **Appendix vermiformis**

C18.2   **Colon ascendens**

C18.3   **Flexura coli dextra [hepatica]**

C18.4   **Colon transversum**

C18.5   **Flexura coli sinistra [lienalis]**

C18.6   **Colon descendens**

C18.7   **Colon sigmoideum**
Sigma (Flexur)

Exkl.: Rektosigmoid, Übergang (C19)

C18.8   **Kolon, mehrere Teilbereiche überlappend**
[Siehe Hinweis 5 am Anfang dieses Kapitels]

C18.9   **Kolon, nicht näher bezeichnet**
Dickdarm o.n.A.

C19   **Bösartige Neubildung am Rektosigmoid, Übergang**
Inkl.: Kolon mit Rektum
Übergang vom Rektum zum Colon sigmoideum

C20   **Bösartige Neubildung des Rektums**
Inkl.: Ampulla recti

C21.-   **Bösartige Neubildung des Anus und des Analkanals**

C21.0   **Anus, nicht näher bezeichnet**
Exkl.: Anus:
• Haut (C43.5, C44.5)
• Rand (-Gebiet) (C43.5, C44.5)
Perianalhaut (C43.5, C44.5)

C21.1   **Analkanal**
Sphincter ani

C21.2   **Kloakenregion**

C21.8   **Rektum, Anus und Analkanal, mehrere Teilbereiche überlappend**
[Siehe Hinweis 5 am Anfang dieses Kapitels]

Anorektaler Übergang
Anorektum
Bösartige Neubildung des Rektums, des Anus und des Analkanals, deren Ursprungsort nicht unter den Kategorien C20-C21.2 klassifiziert werden kann

C22.-   **Bösartige Neubildung der Leber und der intrahepatischen Gallengänge**
Exkl.: Gallenwege o.n.A. (C24.9)
Sekundäre bösartige Neubildung der Leber (C78.7)

C22.0   **Leberzellkarzinom**
Carcinoma hepatocellulare

C22.1   **Intrahepatisches Gallengangskarzinom**
Cholangiokarzinom

C22.2   **Hepatoblastom**

C22.3   **Angiosarkom der Leber**
Kupffer-Zell-Sarkom

C22.4   **Sonstige Sarkome der Leber**

C22.7   **Sonstige näher bezeichnete Karzinome der Leber**

C22.9   **Leber, nicht näher bezeichnet**

C23   **Bösartige Neubildung der Gallenblase**

C24.-   **Bösartige Neubildung sonstiger und nicht näher bezeichneter Teile der Gallenwege**
Exkl.: Intrahepatischer Gallengang (C22.1)

C24.0   **Extrahepatischer Gallengang**
Ductus:
• choledochus
• cysticus
• hepaticus
• hepaticus communis
Gallengang o.n.A.

C24.1   **Ampulla hepatopancreatica [Ampulla Vateri]**

C24.8   **Gallenwege, mehrere Teilbereiche überlappend**
[Siehe Hinweis 5 am Anfang dieses Kapitels]

Bösartige Neubildung der Gallenwege, deren Ursprungsort nicht unter den Kategorien C22.0-C24.1 klassifiziert werden kann
Bösartige Neubildung mit Beteiligung sowohl der intra- als auch der extrahepatischen Gallengänge

C24.9   **Gallenwege, nicht näher bezeichnet**

C25.-   **Bösartige Neubildung des Pankreas**

C25.0   **Pankreaskopf**

C25.1   **Pankreaskörper**

C25.2   **Pankreasschwanz**

C25.3   **Ductus pancreaticus**

C25.4   **Endokriner Drüsenanteil des Pankreas**
Langerhans-Inseln

C25.7   **Sonstige Teile des Pankreas**
Pankreashals

C25.8   **Pankreas, mehrere Teilbereiche überlappend**
[Siehe Hinweis 5 am Anfang dieses Kapitels]

C25.9   **Pankreas, nicht näher bezeichnet**

C26.-   **Bösartige Neubildung sonstiger und ungenau bezeichneter Verdauungsorgane**
Exkl.: Peritoneum und Retroperitoneum (C48.-)

C26.0   **Intestinaltrakt, Teil nicht näher bezeichnet**
Darm o.n.A.

C26.1   **Milz**
Exkl.: Follikuläres Lymphom (C82.-)
       Hodgkin-Lymphom [Lymphogranulomatose] (C81.-)
       Nicht follikuläres Lymphom (C83.-)
       Reifzelliges T/NK-Zell-Lymphom (C84.-)
       Sonstige und nicht näher bezeichnete Typen des Non-Hodgkin-Lymphoms (C85.-)

C26.8   **Verdauungssystem, mehrere Teilbereiche überlappend**
[Siehe Hinweis 5 am Anfang dieses Kapitels]

Bösartige Neubildung der Verdauungsorgane, deren Ursprungsort nicht unter den Kategorien C15-C26.1 klassifiziert werden kann

Exkl.: Speiseröhren-Magen-Übergang (C16.0)

C26.9   **Ungenau bezeichnete Lokalisationen des Verdauungssystems**
Gastrointestinaltrakt o.n.A.
Verdauungskanal oder -trakt o.n.A.

Bösartige Neubildungen der Atmungsorgane und sonstiger intrathorakaler Organe (C30-C39)

Inkl.: Mittelohr

Exkl.: Mesotheliom (C45.-)

C30.- **Bösartige Neubildung der Nasenhöhle und des Mittelohres**

C30.0 **Nasenhöhle**
Conchae nasales
Naseninnenraum
Nasenknorpel
Nasenseptum
Vestibulum nasi

> ***Exkl.:*** Bulbus olfactorius (C72.2)
> Haut der Nase (C43.3, C44.3)
> Hinterrand des Nasenseptums und der Choanen (C11.3)
> Nase o.n.A. (C76.0)
> Nasenbein (C41.02)

C30.1 **Mittelohr**
Cellulae mastoideae
Innenohr
Tuba auditiva [Eustachio]

> ***Exkl.:*** Gehörgang (äußerer) (C43.2, C44.2)
> Haut des (äußeren) Ohres (C43.2, C44.2)
> Knöcherner Gehörgang (Meatus) (C41.01)
> Ohrknorpel (C49.0)

C31.- **Bösartige Neubildung der Nasennebenhöhlen**

C31.0 **Sinus maxillaris [Kieferhöhle]**
Antrum maxillare [Highmore-Höhle]

C31.1 **Sinus ethmoidalis [Siebbeinzellen]**

C31.2 **Sinus frontalis [Stirnhöhle]**

C31.3 **Sinus sphenoidalis [Keilbeinhöhle]**

C31.8 **Nasennebenhöhlen, mehrere Teilbereiche überlappend**
[Siehe Hinweis 5 am Anfang dieses Kapitels]

C31.9 **Nasennebenhöhle, nicht näher bezeichnet**

C32.- **Bösartige Neubildung des Larynx**

C32.0 **Glottis**
Lig. vocale [echtes Stimmband] o.n.A.
Ventriculus laryngis

C32.1 **Supraglottis**
Aryepiglottische Falte, laryngeale Seite
Epiglottis (suprahyoidaler Anteil) o.n.A.
Hintere (laryngeale) Fläche der Epiglottis
Plica vestibularis
Taschenband [falsches Stimmband]
Vestibulum laryngis

> ***Exkl.:*** Aryepiglottische Falte:
> • hypopharyngeale Seite (C13.1)
> • Randzone (C13.1)
> • o.n.A. (C13.1)
> Vorderfläche der Epiglottis (C10.1)

C32.2 **Subglottis**

C32.3 **Larynxknorpel**

C32.8   **Larynx, mehrere Teilbereiche überlappend**
[Siehe Hinweis 5 am Anfang dieses Kapitels]

C32.9   **Larynx, nicht näher bezeichnet**

C33   **Bösartige Neubildung der Trachea**

C34.-   **Bösartige Neubildung der Bronchien und der Lunge**

C34.0   **Hauptbronchus**
Carina tracheae
Hilus (Lunge)

C34.1   **Oberlappen (-Bronchus)**

C34.2   **Mittellappen (-Bronchus)**

C34.3   **Unterlappen (-Bronchus)**

C34.8   **Bronchus und Lunge, mehrere Teilbereiche überlappend**
[Siehe Hinweis 5 am Anfang dieses Kapitels]

C34.9   **Bronchus oder Lunge, nicht näher bezeichnet**

C37   **Bösartige Neubildung des Thymus**

C38.-   **Bösartige Neubildung des Herzens, des Mediastinums und der Pleura**
Exkl.: Mesotheliom (C45.-)

C38.0   **Herz**
Perikard

Exkl.: Große Gefäße (C49.3)

C38.1   **Vorderes Mediastinum**

C38.2   **Hinteres Mediastinum**

C38.3   **Mediastinum, Teil nicht näher bezeichnet**

C38.4   **Pleura**

C38.8   **Herz, Mediastinum und Pleura, mehrere Teilbereiche überlappend**
[Siehe Hinweis 5 am Anfang dieses Kapitels]

C39.-   **Bösartige Neubildung sonstiger und ungenau bezeichneter Lokalisationen des Atmungssystems und sonstiger intrathorakaler Organe**
Exkl.: Intrathorakal o.n.A. (C76.1)
       Thorakal o.n.A. (C76.1)

C39.0   **Obere Atemwege, Teil nicht näher bezeichnet**

C39.8   **Atmungsorgane und sonstige intrathorakale Organe, mehrere Teilbereiche überlappend**
[Siehe Hinweis 5 am Anfang dieses Kapitels]

Bösartige Neubildung der Atmungsorgane und sonstiger intrathorakaler Organe, deren Ursprungsort nicht unter den Kategorien C30-C39.0 klassifiziert werden kann

C39.9   **Ungenau bezeichnete Lokalisationen des Atmungssystems**
Respirationstrakt o.n.A.

Bösartige Neubildungen des Knochens und des Gelenkknorpels (C40-C41)

Exkl.: Knochenmark o.n.A. (C96.7)
Synovialmembran (C49.-)

C40.- **Bösartige Neubildung des Knochens und des Gelenkknorpels der Extremitäten**

C40.0 **Skapula und lange Knochen der oberen Extremität**

C40.1 **Kurze Knochen der oberen Extremität**

C40.2 **Lange Knochen der unteren Extremität**

C40.3 **Kurze Knochen der unteren Extremität**

C40.8 **Knochen und Gelenkknorpel der Extremitäten, mehrere Teilbereiche überlappend**
[Siehe Hinweis 5 am Anfang dieses Kapitels]

C40.9 **Knochen und Gelenkknorpel einer Extremität, nicht näher bezeichnet**

C41.- **Bösartige Neubildung des Knochens und des Gelenkknorpels sonstiger und nicht näher bezeichneter Lokalisationen**
Exkl.: Knochen der Extremitäten (C40.-)
Knorpel:
• Extremitäten (C40.-)
• Larynx (C32.3)
• Nase (C30.0)
• Ohr (C49.0)

C41.0- **Knochen des Hirn- und Gesichtsschädels**
Knochen der Augenhöhle
Oberkiefer

Exkl.: Karzinom jeden Typs, außer intraossären oder odontogenen Ursprungs:
• Oberkieferzahnfleisch (C03.0)
• Sinus maxillaris (C31.0)
Unterkieferknochen (C41.1)

C41.01   Kraniofazial
Knochen der Augenhöhle
Os:
• ethmoidale
• frontale
• occipitale
• parietale
• sphenoidale
• temporale

C41.02   Maxillofazial
Gesichtsknochen o.n.A.
Maxilla
Nasenmuschel
Oberkiefer
Os:
• nasale
• zygomaticum
Vomer

C41.1 **Unterkieferknochen**
Mandibula

Exkl.: Karzinom jeden Typs, außer intraossären oder odontogenen Ursprungs:
• Unterkieferzahnfleisch (C03.1)
• Zahnfleisch o.n.A. (C03.9)
Oberkieferknochen (C41.02)

C41.2 **Wirbelsäule**
Exkl.: Kreuzbein und Steißbein (C41.4)

C41.3-   **Rippen, Sternum und Klavikula**

C41.30   Rippen

C41.31   Sternum

C41.32   Klavikula

C41.4   **Beckenknochen**
Kreuzbein
Steißbein

C41.8   **Knochen und Gelenkknorpel, mehrere Teilbereiche überlappend**
[Siehe Hinweis 5 am Anfang dieses Kapitels]

Bösartige Neubildung des Knochens und des Gelenkknorpels, deren Ursprungsort nicht unter den Kategorien C40-C41.4 klassifiziert werden kann

C41.9   **Knochen und Gelenkknorpel, nicht näher bezeichnet**

Melanom und sonstige bösartige Neubildungen der Haut (C43-C44)

C43.-   **Bösartiges Melanom der Haut**
Exkl.: Bösartiges Melanom der Haut der Genitalorgane (C51-C52, C60.-, C63.-)

C43.0   **Bösartiges Melanom der Lippe**
Exkl.: Lippenrotgrenze (C00.0-C00.2)

C43.1   **Bösartiges Melanom des Augenlides, einschließlich Kanthus**

C43.2   **Bösartiges Melanom des Ohres und des äußeren Gehörganges**

C43.3   **Bösartiges Melanom sonstiger und nicht näher bezeichneter Teile des Gesichtes**

C43.4   **Bösartiges Melanom der behaarten Kopfhaut und des Halses**

C43.5   **Bösartiges Melanom des Rumpfes**
Anus:
• Haut
• Rand (-Gebiet)
Haut der Brustdrüse
Perianalhaut

Exkl.: Anus o.n.A. (C21.0)

C43.6   **Bösartiges Melanom der oberen Extremität, einschließlich Schulter**

C43.7   **Bösartiges Melanom der unteren Extremität, einschließlich Hüfte**

C43.8   **Bösartiges Melanom der Haut, mehrere Teilbereiche überlappend**
[Siehe Hinweis 5 am Anfang dieses Kapitels]

C43.9   **Bösartiges Melanom der Haut, nicht näher bezeichnet**
Melanom (bösartig) o.n.A.

C44.-   **Sonstige bösartige Neubildungen der Haut**
Inkl.: Bösartige Neubildung:
• Schweißdrüsen
• Talgdrüsen

Exkl.: Bösartiges Melanom der Haut (C43.-)
Haut der Genitalorgane (C51-C52, C60.-, C63.-)
Kaposi-Sarkom (C46.-)

C44.0   **Lippenhaut**
Basalzellenkarzinom der Lippe
Behaarte Haut zwischen der oberen Lippenrotgrenze und der Nase
Behaarte Haut zwischen der unteren Lippenrotgrenze und dem Sulcus mentolabialis

Exkl.: Bösartige Neubildung der Lippe und des Lippenrots (C00.-)

C44.1   **Haut des Augenlides, einschließlich Kanthus**
Exkl.: Bindegewebe des Augenlides (C49.0)

C44.2	**Haut des Ohres und des äußeren Gehörganges**
	Exkl.: Bindegewebe des Ohres (C49.0)
C44.3	**Haut sonstiger und nicht näher bezeichneter Teile des Gesichtes**
C44.4	**Behaarte Kopfhaut und Haut des Halses**
C44.5	**Haut des Rumpfes**

Anus:
• Haut
• Rand (-Gebiet)
Haut der Brustdrüse
Perianalhaut

Exkl.: Anus o.n.A. (C21.0)

C44.6	**Haut der oberen Extremität, einschließlich Schulter**
C44.7	**Haut der unteren Extremität, einschließlich Hüfte**
C44.8	**Haut, mehrere Teilbereiche überlappend**
	[Siehe Hinweis 5 am Anfang dieses Kapitels]
C44.9	**Bösartige Neubildung der Haut, nicht näher bezeichnet**

Bösartige Neubildungen des mesothelialen Gewebes und des Weichteilgewebes (C45-C49)

C45.- **Mesotheliom**

C45.0	**Mesotheliom der Pleura**
	Exkl.: Sonstige bösartige Neubildungen der Pleura (C38.4)
C45.1	**Mesotheliom des Peritoneums**

Mesenterium
Mesokolon
Omentum
Peritoneum (parietale) (viscerale)

Exkl.: Sonstige bösartige Neubildungen des Peritoneums (C48.-)

C45.2	**Mesotheliom des Perikards**
	Exkl.: Sonstige bösartige Neubildungen des Perikards (C38.0)
C45.7	**Mesotheliom sonstiger Lokalisationen**
C45.9	**Mesotheliom, nicht näher bezeichnet**

C46.- **Kaposi-Sarkom [Sarcoma idiopathicum multiplex haemorrhagicum]**

C46.0	**Kaposi-Sarkom der Haut**
C46.1	**Kaposi-Sarkom des Weichteilgewebes**
C46.2	**Kaposi-Sarkom des Gaumens**
C46.3	**Kaposi-Sarkom der Lymphknoten**
C46.7	**Kaposi-Sarkom sonstiger Lokalisationen**
C46.8	**Kaposi-Sarkom mehrerer Organe**
C46.9	**Kaposi-Sarkom, nicht näher bezeichnet**

C47.- **Bösartige Neubildung der peripheren Nerven und des autonomen Nervensystems**

Inkl.: Sympathische und parasympathische Nerven und Ganglien

Exkl.: Hirnnerven (C72.2-C72.5)

C47.0	**Periphere Nerven des Kopfes, des Gesichtes und des Halses**
	Exkl.: Periphere Nerven der Orbita (C69.6)
C47.1	**Periphere Nerven der oberen Extremität, einschließlich Schulter**
C47.2	**Periphere Nerven der unteren Extremität, einschließlich Hüfte**
C47.3	**Periphere Nerven des Thorax**

C47.4   **Periphere Nerven des Abdomens**

C47.5   **Periphere Nerven des Beckens**

C47.6   **Periphere Nerven des Rumpfes, nicht näher bezeichnet**

C47.8   **Periphere Nerven und autonomes Nervensystem, mehrere Teilbereiche überlappend**
[Siehe Hinweis 5 am Anfang dieses Kapitels]

C47.9   **Periphere Nerven und autonomes Nervensystem, nicht näher bezeichnet**

C48.-   **Bösartige Neubildung des Retroperitoneums und des Peritoneums**
Exkl.:   Kaposi-Sarkom (C46.1)
        Mesotheliom (C45.-)

C48.0   **Retroperitoneum**

C48.1   **Näher bezeichnete Teile des Peritoneums**
Mesenterium
Mesokolon
Omentum
Peritoneum:
• parietale
• viscerale

C48.2   **Peritoneum, nicht näher bezeichnet**

C48.8   **Retroperitoneum und Peritoneum, mehrere Teilbereiche überlappend**
[Siehe Hinweis 5 am Anfang dieses Kapitels]

C49.-   **Bösartige Neubildung sonstigen Bindegewebes und anderer Weichteilgewebe**
Inkl.:   Blutgefäß
       Bursa
       Faszie
       Fett
       Knorpel
       Ligamentum, ausgenommen Bänder des Uterus
       Lymphgefäß
       Muskel
       Sehnen (-Scheide)
       Synovialmembran

Exkl.:   Bindegewebe der Brustdrüse (C50.-)
       Kaposi-Sarkom (C46.-)
       Knorpel:
       • Gelenk (C40-C41)
       • Larynx (C32.3)
       • Nase (C30.0)
       Mesotheliom (C45.-)
       Periphere Nerven und autonomes Nervensystem (C47.-)
       Peritoneum (C48.-)
       Retroperitoneum (C48.0)

C49.0   **Bindegewebe und andere Weichteilgewebe des Kopfes, des Gesichtes und des Halses**
Bindegewebe:
• Augenlid
• Ohr

Exkl.:   Bindegewebe der Orbita (C69.6)

C49.1   **Bindegewebe und andere Weichteilgewebe der oberen Extremität, einschließlich Schulter**

C49.2   **Bindegewebe und andere Weichteilgewebe der unteren Extremität, einschließlich Hüfte**

C49.3   **Bindegewebe und andere Weichteilgewebe des Thorax**
Axilla
Große Gefäße
Zwerchfell

Exkl.:   Brustdrüse (C50.-)
       Herz (C38.0)
       Mediastinum (C38.1-C38.3)
       Thymus (C37)

C49.4	**Bindegewebe und andere Weichteilgewebe des Abdomens** Bauchwand Hypochondrium
C49.5	**Bindegewebe und andere Weichteilgewebe des Beckens** Damm Gesäß Leistengegend
C49.6	**Bindegewebe und andere Weichteilgewebe des Rumpfes, nicht näher bezeichnet** Rücken o.n.A.
C49.8	**Bindegewebe und andere Weichteilgewebe, mehrere Teilbereiche überlappend** [Siehe Hinweis 5 am Anfang dieses Kapitels] Bösartige Neubildung des Bindegewebes und anderer Weichteilgewebe, deren Ursprungsort nicht unter den Kategorien C47-C49.6 klassifiziert werden kann
C49.9	**Bindegewebe und andere Weichteilgewebe, nicht näher bezeichnet**

Bösartige Neubildungen der Brustdrüse [Mamma] (C50-C50)

C50.-	**Bösartige Neubildung der Brustdrüse [Mamma]** ***Inkl.:*** Bindegewebe der Brustdrüse ***Exkl.:*** Haut der Brustdrüse (C43.5, C44.5)
C50.0	**Brustwarze und Warzenhof**
C50.1	**Zentraler Drüsenkörper der Brustdrüse**
C50.2	**Oberer innerer Quadrant der Brustdrüse**
C50.3	**Unterer innerer Quadrant der Brustdrüse**
C50.4	**Oberer äußerer Quadrant der Brustdrüse**
C50.5	**Unterer äußerer Quadrant der Brustdrüse**
C50.6	**Recessus axillaris der Brustdrüse**
C50.8	**Brustdrüse, mehrere Teilbereiche überlappend** [Siehe Hinweis 5 am Anfang dieses Kapitels]
C50.9	**Brustdrüse, nicht näher bezeichnet**

Bösartige Neubildungen der weiblichen Genitalorgane (C51-C58)

Inkl.: Haut der weiblichen Genitalorgane

C51.-	**Bösartige Neubildung der Vulva**
C51.0	**Labium majus** Bartholin-Drüse [Glandula vestibularis major]
C51.1	**Labium minus**
C51.2	**Klitoris**
C51.8	**Vulva, mehrere Teilbereiche überlappend** [Siehe Hinweis 5 am Anfang dieses Kapitels]
C51.9	**Vulva, nicht näher bezeichnet** Äußere weibliche Genitalorgane o.n.A. Pudendum femininum
C52	**Bösartige Neubildung der Vagina**

C53.-   **Bösartige Neubildung der Cervix uteri**

C53.0   **Endozervix**

C53.1   **Ektozervix**

C53.8   **Cervix uteri, mehrere Teilbereiche überlappend**
[Siehe Hinweis 5 am Anfang dieses Kapitels]

C53.9   **Cervix uteri, nicht näher bezeichnet**

C54.-   **Bösartige Neubildung des Corpus uteri**

C54.0   **Isthmus uteri**
Unteres Uterinsegment

C54.1   **Endometrium**

C54.2   **Myometrium**

C54.3   **Fundus uteri**

C54.8   **Corpus uteri, mehrere Teilbereiche überlappend**
[Siehe Hinweis 5 am Anfang dieses Kapitels]

C54.9   **Corpus uteri, nicht näher bezeichnet**

C55   **Bösartige Neubildung des Uterus, Teil nicht näher bezeichnet**

C56   **Bösartige Neubildung des Ovars**

C57.-   **Bösartige Neubildung sonstiger und nicht näher bezeichneter weiblicher Genitalorgane**

C57.0   **Tuba uterina [Falloppio]**
Eileiter
Ovidukt

C57.1   **Lig. latum uteri**

C57.2   **Lig. teres uteri**
Lig. rotundum

C57.3   **Parametrium**
Uterusband o.n.A.

C57.4   **Uterine Adnexe, nicht näher bezeichnet**

C57.7   **Sonstige näher bezeichnete weibliche Genitalorgane**
Wolff-Körper oder Wolff-Gang

C57.8   **Weibliche Genitalorgane, mehrere Teilbereiche überlappend**
[Siehe Hinweis 5 am Anfang dieses Kapitels]

Bösartige Neubildungen der weiblichen Genitalorgane, deren Ursprungsort nicht unter den Kategorien C51-C57.7, C58 klassifiziert werden kann
Tuboovarial
Uteroovarial

C57.9   **Weibliches Genitalorgan, nicht näher bezeichnet**
Weiblicher Urogenitaltrakt o.n.A.

C58   **Bösartige Neubildung der Plazenta**
Inkl.:   Chorionepitheliom o.n.A.
        Chorionkarzinom o.n.A.

Exkl.:   Blasenmole:
        • bösartig (D39.2)
        • invasiv (D39.2)
        • o.n.A. (O01.9)
        Chorioadenoma (destruens) (D39.2)

Bösartige Neubildungen der männlichen Genitalorgane (C60-C63)

Inkl.: Haut der männlichen Genitalorgane

C60.-   **Bösartige Neubildung des Penis**

C60.0   **Praeputium penis**
Vorhaut

C60.1   **Glans penis**

C60.2   **Penisschaft**
Corpus cavernosum

C60.8   **Penis, mehrere Teilbereiche überlappend**
[Siehe Hinweis 5 am Anfang dieses Kapitels]

C60.9   **Penis, nicht näher bezeichnet**
Penishaut o.n.A.

C61   **Bösartige Neubildung der Prostata**

C62.-   **Bösartige Neubildung des Hodens**

C62.0   **Dystoper Hoden**
Ektopischer Hoden [Lokalisation der Neubildung]
Retinierter Hoden [Lokalisation der Neubildung]

C62.1   **Deszendierter Hoden**
Skrotaler Hoden

C62.9   **Hoden, nicht näher bezeichnet**

C63.-   **Bösartige Neubildung sonstiger und nicht näher bezeichneter männlicher Genitalorgane**

C63.0   **Nebenhoden [Epididymis]**

C63.1   **Samenstrang**

C63.2   **Skrotum**
Skrotalhaut

C63.7   **Sonstige näher bezeichnete männliche Genitalorgane**
Bläschendrüse [Samenbläschen]
Tunica vaginalis testis

C63.8   **Männliche Genitalorgane, mehrere Teilbereiche überlappend**
[Siehe Hinweis 5 am Anfang dieses Kapitels]

Bösartige Neubildungen der männlichen Genitalorgane, deren Ursprungsort nicht unter den Kategorien C60-C63.7 klassifiziert werden kann

C63.9   **Männliches Genitalorgan, nicht näher bezeichnet**
Männlicher Urogenitaltrakt o.n.A.

Bösartige Neubildungen der Harnorgane (C64-C68)

C64 **Bösartige Neubildung der Niere, ausgenommen Nierenbecken**
Exkl.: Nierenbecken (C65)
Nierenbeckenkelche (C65)

C65 **Bösartige Neubildung des Nierenbeckens**
Inkl.: Nierenbeckenkelche
Nierenbecken-Ureter-Übergang

C66 **Bösartige Neubildung des Ureters**
Exkl.: Ostium ureteris (C67.6)

C67.- **Bösartige Neubildung der Harnblase**

C67.0 **Trigonum vesicae**

C67.1 **Apex vesicae**

C67.2 **Laterale Harnblasenwand**

C67.3 **Vordere Harnblasenwand**

C67.4 **Hintere Harnblasenwand**

C67.5 **Harnblasenhals**
Ostium urethrae internum

C67.6 **Ostium ureteris**

C67.7 **Urachus**

C67.8 **Harnblase, mehrere Teilbereiche überlappend**
[Siehe Hinweis 5 am Anfang dieses Kapitels]

C67.9 **Harnblase, nicht näher bezeichnet**

C68.- **Bösartige Neubildung sonstiger und nicht näher bezeichneter Harnorgane**
Exkl.: Urogenitaltrakt o.n.A.:
• männlich (C63.9)
• weiblich (C57.9)

C68.0 **Urethra**
Exkl.: Ostium urethrae internum (C67.5)

C68.1 **Paraurethrale Drüse**

C68.8 **Harnorgane, mehrere Teilbereiche überlappend**
[Siehe Hinweis 5 am Anfang dieses Kapitels]

Bösartige Neubildungen der Harnorgane, deren Ursprungsort nicht unter den Kategorien C64-C68.1 klassifiziert werden kann

C68.9 **Harnorgan, nicht näher bezeichnet**
Harnsystem o.n.A.

Bösartige Neubildungen des Auges, des Gehirns und sonstiger Teile des Zentralnervensystems (C69-C72)

C69.- **Bösartige Neubildung des Auges und der Augenanhangsgebilde**
Exkl.: Augenlid (-Haut) (C43.1, C44.1)
Bindegewebe des Augenlides (C49.0)
N. opticus (C72.3)

C69.0 **Konjunktiva**

C69.1 **Kornea**

C69.2 **Retina**

C69.3 **Chorioidea**

C69.4 **Ziliarkörper**

C69.5 **Tränendrüse und Tränenwege**
Ductus nasolacrimalis
Tränensack

C69.6 **Orbita**
Bindegewebe der Orbita
Extraokulärer Muskel
Periphere Nerven der Orbita
Retrobulbäres Gewebe
Retrookuläres Gewebe

Exkl.: Knochen der Augenhöhle (C41.01)

C69.8 **Auge und Augenanhangsgebilde, mehrere Teilbereiche überlappend**
[Siehe Hinweis 5 am Anfang dieses Kapitels]

C69.9 **Auge, nicht näher bezeichnet**
Augapfel

C70.- **Bösartige Neubildung der Meningen**

C70.0 **Hirnhäute**

C70.1 **Rückenmarkhäute**

C70.9 **Meningen, nicht näher bezeichnet**

C71.- **Bösartige Neubildung des Gehirns**
Exkl.: Hirnnerven (C72.2-C72.5)
Retrobulbäres Gewebe (C69.6)

C71.0 **Zerebrum, ausgenommen Hirnlappen und Ventrikel**
Supratentoriell o.n.A.

C71.1 **Frontallappen**

C71.2 **Temporallappen**

C71.3 **Parietallappen**

C71.4 **Okzipitallappen**

C71.5 **Hirnventrikel**
Exkl.: IV. Ventrikel (C71.7)

C71.6 **Zerebellum**

C71.7 **Hirnstamm**
Infratentoriell o.n.A.
IV. Ventrikel

C71.8 **Gehirn, mehrere Teilbereiche überlappend**
[Siehe Hinweis 5 am Anfang dieses Kapitels]

C71.9 **Gehirn, nicht näher bezeichnet**

C72.- **Bösartige Neubildung des Rückenmarkes, der Hirnnerven und anderer Teile des Zentralnervensystems**
Exkl.: Meningen (C70.-)
Periphere Nerven und autonomes Nervensystem (C47.-)

C72.0 **Rückenmark**

C72.1 **Cauda equina**

C72.2 **Nn. olfactorii [I. Hirnnerv]**
Bulbus olfactorius

C72.3 **N. opticus [II. Hirnnerv]**

C72.4 **N. vestibulocochlearis [VIII. Hirnnerv]**

C72.5 **Sonstige und nicht näher bezeichnete Hirnnerven**
Hirnnerven o.n.A.

C72.8 **Gehirn und andere Teile des Zentralnervensystems, mehrere Teilbereiche überlappend**
[Siehe Hinweis 5 am Anfang dieses Kapitels]

Bösartige Neubildung des Gehirns und anderer Teile des Zentralnervensystems, deren Ursprungsort nicht unter den Kategorien C70-C72.5 klassifiziert werden kann

C72.9 **Zentralnervensystem, nicht näher bezeichnet**
Nervensystem o.n.A.

Bösartige Neubildungen der Schilddrüse und sonstiger endokriner Drüsen (C73-C75)

C73 **Bösartige Neubildung der Schilddrüse**

C74.- **Bösartige Neubildung der Nebenniere**
C74.0 **Nebennierenrinde**

C74.1 **Nebennierenmark**

C74.9 **Nebenniere, nicht näher bezeichnet**

C75.- **Bösartige Neubildung sonstiger endokriner Drüsen und verwandter Strukturen**
Exkl.: Endokriner Drüsenanteil des Pankreas (C25.4)
Hoden (C62.-)
Nebenniere (C74.-)
Ovar (C56)
Schilddrüse (C73)
Thymus (C37)

C75.0 **Nebenschilddrüse**

C75.1 **Hypophyse**

C75.2 **Ductus craniopharyngealis**

C75.3 **Epiphyse [Glandula pinealis] [Zirbeldrüse]**

C75.4 **Glomus caroticum**

C75.5 **Glomus aorticum und sonstige Paraganglien**

C75.8 **Beteiligung mehrerer endokriner Drüsen, nicht näher bezeichnet**
Hinw.: Sind bei Mehrfachbeteiligung die Lokalisationen bekannt, sollten sie einzeln verschlüsselt werden.

C75.9 **Endokrine Drüse, nicht näher bezeichnet**

Bösartige Neubildungen ungenau bezeichneter, sekundärer und nicht näher bezeichneter Lokalisationen (C76-C80)

C76.- **Bösartige Neubildung sonstiger und ungenau bezeichneter Lokalisationen**
Exkl.: Bösartige Neubildung:
- Lokalisation nicht näher bezeichnet (C80.-)
- Lymphatisches, blutbildendes und verwandtes Gewebe (C81-C96)
- Urogenitaltrakt o.n.A.:
  - männlich (C63.9)
  - weiblich (C57.9)

C76.0 **Kopf, Gesicht und Hals**
Nase o.n.A.
Wange o.n.A.

C76.1 **Thorax**
Axilla o.n.A.
Intrathorakal o.n.A.
Thorakal o.n.A.

C76.2 **Abdomen**

C76.3 **Becken**
Leistengegend o.n.A.
Lokalisationen innerhalb des Beckens, mehrere Teilbereiche überlappend, wie z.B.:
- rektovaginal (Septum)
- rektovesikal (Septum)

C76.4 **Obere Extremität**

C76.5 **Untere Extremität**

C76.7 **Sonstige ungenau bezeichnete Lokalisationen**

C76.8 **Sonstige und ungenau bezeichnete Lokalisationen, mehrere Teilbereiche überlappend**
[Siehe Hinweis 5 am Anfang dieses Kapitels]

C77.- **Sekundäre und nicht näher bezeichnete bösartige Neubildung der Lymphknoten**
Exkl.: Bösartige Neubildung der Lymphknoten, als primär bezeichnet (C81-C86, C96.-)

C77.0 **Lymphknoten des Kopfes, des Gesichtes und des Halses**
Supraklavikuläre Lymphknoten

C77.1 **Intrathorakale Lymphknoten**

C77.2 **Intraabdominale Lymphknoten**

C77.3 **Axilläre Lymphknoten und Lymphknoten der oberen Extremität**
Pektorale Lymphknoten

C77.4 **Inguinale Lymphknoten und Lymphknoten der unteren Extremität**

C77.5 **Intrapelvine Lymphknoten**

C77.8 **Lymphknoten mehrerer Regionen**

C77.9 **Lymphknoten, nicht näher bezeichnet**

C78.- **Sekundäre bösartige Neubildung der Atmungs- und Verdauungsorgane**

C78.0 **Sekundäre bösartige Neubildung der Lunge**

C78.1 **Sekundäre bösartige Neubildung des Mediastinums**

C78.2 **Sekundäre bösartige Neubildung der Pleura**

C78.3 **Sekundäre bösartige Neubildung sonstiger und nicht näher bezeichneter Atmungsorgane**

C78.4 **Sekundäre bösartige Neubildung des Dünndarmes**

C78.5 **Sekundäre bösartige Neubildung des Dickdarmes und des Rektums**

C78.6 **Sekundäre bösartige Neubildung des Retroperitoneums und des Peritoneums**

C78.7 **Sekundäre bösartige Neubildung der Leber und der intrahepatischen Gallengänge**

C78.8 **Sekundäre bösartige Neubildung sonstiger und nicht näher bezeichneter Verdauungsorgane**

C79.- **Sekundäre bösartige Neubildung an sonstigen und nicht näher bezeichneten Lokalisationen**

C79.0 **Sekundäre bösartige Neubildung der Niere und des Nierenbeckens**

C79.1 **Sekundäre bösartige Neubildung der Harnblase sowie sonstiger und nicht näher bezeichneter Harnorgane**

C79.2 **Sekundäre bösartige Neubildung der Haut**

C79.3 **Sekundäre bösartige Neubildung des Gehirns und der Hirnhäute**
Meningeosis bei Neoplasien des lymphatischen, blutbildenden und verwandten Gewebes

C79.4 **Sekundäre bösartige Neubildung sonstiger und nicht näher bezeichneter Teile des Nervensystems**

C79.5 **Sekundäre bösartige Neubildung des Knochens und des Knochenmarkes**
Knochen(mark)herde bei malignen Lymphomen (Zustände, klassifizierbar unter C81-C88)

C79.6 **Sekundäre bösartige Neubildung des Ovars**

C79.7 **Sekundäre bösartige Neubildung der Nebenniere**

C79.8- **Sekundäre bösartige Neubildung sonstiger näher bezeichneter Lokalisationen**

C79.81 Sekundäre bösartige Neubildung der Brustdrüse
Exkl.: Haut der Brustdrüse (C79.2)

C79.82 Sekundäre bösartige Neubildung der Genitalorgane
Exkl.: Sekundäre bösartige Neubildung des Ovars (C79.6)

C79.83 Sekundäre bösartige Neubildung des Perikards

C79.84 Sonstige sekundäre bösartige Neubildung des Herzens
Endokard
Myokard

C79.85 Sekundäre bösartige Neubildung des Bindegewebes und anderer Weichteilgewebe des Halses
Exkl.: Sekundäre bösartige Neubildung der Haut des Halses (C79.2)
Sekundäre bösartige Neubildung der Lymphknoten des Halses (C77.0)

C79.86 Sekundäre bösartige Neubildung des Bindegewebes und anderer Weichteilgewebe der Extremitäten
Weichteilgewebe:
• Schulter
• Hüfte

Exkl.: Sekundäre bösartige Neubildung der Haut der Extremitäten (C79.2)
Sekundäre bösartige Neubildung der Knochen der Extremitäten (C79.5)
Sekundäre bösartige Neubildung der Lymphknoten der oberen Extremität (C77.3)
Sekundäre bösartige Neubildung der Lymphknoten der unteren Extremität (C77.4)

C79.88 Sekundäre bösartige Neubildung sonstiger näher bezeichneter Lokalisationen
Sekundäre bösartige Neubildung des Bindegewebes und anderer Weichteilgewebe sonstiger näher bezeichneter Lokalisationen
Weichteilgewebe:
• Augenlid
• Ohr

Exkl.: Sekundäre bösartige Neubildung des Bindegewebes der Orbita (C79.4)

C79.9 **Sekundäre bösartige Neubildung nicht näher bezeichneter Lokalisation**
Generalisiert (sekundär):
• Krebs o.n.A.
• Maligner Tumor o.n.A.
Karzinose (sekundär) o.n.A.
Multipler sekundärer Krebs o.n.A.

C80.- **Bösartige Neubildung ohne Angabe der Lokalisation**

C80.0 **Bösartige Neubildung, primäre Lokalisation unbekannt, so bezeichnet**

C80.9 **Bösartige Neubildung, nicht näher bezeichnet**
Karzinom o.n.A.
Krebs o.n.A.
Maligner Tumor o.n.A.
Multipler Krebs o.n.A.

Exkl.: Multipler sekundärer Krebs o.n.A. (C79.9)
Sekundäre bösartige Neubildung nicht näher bezeichneter Lokalisation (C79.9)

Bösartige Neubildungen des lymphatischen, blutbildenden und verwandten Gewebes, als primär festgestellt oder vermutet (C81-C96)

Soll das Vorliegen eines Befalls der Hirnhäute oder des Gehirns bei Neoplasien des lymphatischen, blutbildenden und verwandten Gewebes angegeben werden, ist eine zusätzliche Schlüsselnummer (C79.3) zu verwenden.

Soll das Vorliegen von Knochen(mark)herden bei malignen Lymphomen (Zustände, klassifizierbar unter C81-C88) angegeben werden, ist eine zusätzliche Schlüsselnummer (C79.5) zu verwenden.

Exkl.: Sekundäre und nicht näher bezeichnete bösartige Neubildung der Lymphknoten (C77.-)

C81.- **Hodgkin-Lymphom [Lymphogranulomatose]**

C81.0 **Noduläres lymphozytenprädominantes Hodgkin-Lymphom**

C81.1 **Nodulär-sklerosierendes (klassisches) Hodgkin-Lymphom**

C81.2 **Gemischtzelliges (klassisches) Hodgkin-Lymphom**

C81.3 **Lymphozytenarmes (klassisches) Hodgkin-Lymphom**

C81.4 **Lymphozytenreiches (klassisches) Hodgkin-Lymphom**
Exkl.: Noduläres lymphozytenprädominantes Hodgkin-Lymphom (C81.0)

C81.7 **Sonstige Typen des (klassischen) Hodgkin-Lymphoms**
Klassisches Hodgkin-Lymphom, nicht typisiert

C81.9 **Hodgkin-Lymphom, nicht näher bezeichnet**

C82.- **Follikuläres Lymphom**
Inkl.: Follikuläres Lymphom mit oder ohne diffuse Bezirke

Exkl.: Reifzellige T/NK-Zell-Lymphome (C84.-)

C82.0 **Follikuläres Lymphom Grad I**

C82.1 **Follikuläres Lymphom Grad II**

C82.2 **Follikuläres Lymphom Grad III, nicht näher bezeichnet**

C82.3 **Follikuläres Lymphom Grad IIIa**

C82.4 **Follikuläres Lymphom Grad IIIb**

C82.5 **Diffuses Follikelzentrumslymphom**

C82.6 **Kutanes Follikelzentrumslymphom**

C82.7 **Sonstige Typen des follikulären Lymphoms**

C82.9 **Follikuläres Lymphom, nicht näher bezeichnet**
Noduläres Lymphom o.n.A.

C83.- **Nicht follikuläres Lymphom**

C83.0 **Kleinzelliges B-Zell-Lymphom**
Lymphoplasmozytisches Lymphom
Nicht leukämische Variante der B-CLL
Nodales Marginalzonenlymphom
Splenisches Marginalzonenlymphom

> *Exkl.:* Chronische lymphatische Leukämie (C91.1-)
> Reifzellige T/NK-Zell-Lymphome (C84.-)
> Makroglobulinämie Waldenström (C88.0-)

C83.1 **Mantelzell-Lymphom**
Maligne lymphomatöse Polyposis
Zentrozytisches Lymphom

C83.3 **Diffuses großzelliges B-Zell-Lymphom**
Anaplastisches
CD30-positives
Immunoblastisches
Plasmablastisches   diffuses großzelliges B-Zell-Lymphom
Subtyp nicht differenziert
T-Zell-reiches
Zentroblastisches

> *Exkl.:* Mediastinales (thymisches) großzelliges B-Zell-Lymphom (C85.2)
> Reifzellige T/NK-Zell-Lymphome (C84.-)

C83.5 **Lymphoblastisches Lymphom**
B-Zell-Vorläufer-Lymphom
Lymphoblastisches B-Zell-Lymphom
Lymphoblastisches Lymphom o.n.A
Lymphoblastisches T-Zell-Lymphom
T-Zell-Vorläufer-Lymphom

C83.7 **Burkitt-Lymphom**
Atypisches Burkitt-Lymphom
"Burkitt-like"-Lymphom

> *Exkl.:* Reifzellige B-ALL vom Burkitt-Typ (C91.8-)

C83.8 **Sonstige nicht follikuläre Lymphome**
B-Zell-Lymphom mit primärem Erguss
Intravaskuläres großzelliges B-Zell-Lymphom
Lymphomatoide Granulomatose

> *Exkl.:* Mediastinales (thymisches) großzelliges B-Zell-Lymphom (C85.2)
> T-Zell-reiches B-Zell-Lymphom (C83.3)

C83.9 **Nicht follikuläres Lymphom, nicht näher bezeichnet**

C84.- **Reifzellige T/NK-Zell-Lymphome**

C84.0 **Mycosis fungoides**

C84.1 **Sézary-Syndrom**

C84.4 **Peripheres T-Zell-Lymphom, nicht spezifiziert**
Lennert-Lymphom
Lymphoepitheloides Lymphom

C84.5 **Sonstige reifzellige T/NK-Zell-Lymphome**
Hinw.: Wenn bei einem näher bezeichneten Lymphom die Abstammung oder die Beteiligung von T-Zellen angegeben ist, ist die genauere Bezeichnung zu verschlüsseln.

> *Exkl.:* Angioimmunoblastisches T-Zell-Lymphom (C86.5)
> Blastisches NK-Zell-Lymphom (C86.4)
> Extranodales NK-Zell-Lymphom, nasaler Typ (C86.0)
> Hepatosplenisches T-Zell-Lymphom (C86.1)
> Primäre kutane CD30-positive T-Zell-Proliferationen (C86.6)
> Subkutanes pannikulitisches T-Zell-Lymphom (C86.3)
> T-Zell-Leukämien (C91.-)
> T-Zell-Lymphom vom Enteropathie-Typ (C86.2)

C84.6 **Anaplastisches großzelliges Lymphom, ALK-positiv**
Anaplastisches großzelliges Lymphom, CD30-positiv

C84.7 **Anaplastisches großzelliges Lymphom, ALK-negativ**
Exkl.: Primäre kutane CD30-positive T-Zell-Proliferationen (C86.6)

C84.8 **Kutanes T-Zell-Lymphom, nicht näher bezeichnet**

C84.9 **Reifzelliges T/NK-Zell-Lymphom, nicht näher bezeichnet**
NK/T-Zell-Lymphom, nicht näher bezeichnet
Exkl.: Nicht spezifiziertes reifzelliges T-Zell-Lymphom (C84.4)

C85.- **Sonstige und nicht näher bezeichnete Typen des Non-Hodgkin-Lymphoms**

C85.1 **B-Zell-Lymphom, nicht näher bezeichnet**
Hinw.: Wenn bei einem näher bezeichneten Lymphom die Abstammung oder die Beteiligung von B-Zellen angegeben ist, ist die genauere Bezeichnung zu verschlüsseln.

C85.2 **Mediastinales (thymisches) großzelliges B-Zell-Lymphom**

C85.7 **Sonstige näher bezeichnete Typen des Non-Hodgkin-Lymphoms**

C85.9 **Non-Hodgkin-Lymphom, nicht näher bezeichnet**
Bösartiges Lymphom o.n.A.
Lymphom o.n.A.
Non-Hodgkin-Lymphom o.n.A.

C86.- **Weitere spezifizierte T/NK-Zell-Lymphome**
Exkl.: Anaplastisches großzelliges Lymphom, ALK-negativ (C84.7)
Anaplastisches großzelliges Lymphom, ALK-positiv (C84.6)

C86.0 **Extranodales NK/T-Zell-Lymphom, nasaler Typ**

C86.1 **Hepatosplenisches T-Zell-Lymphom**
Enthält Alpha/Beta- und Gamma/Delta-Typen

C86.2 **T-Zell-Lymphom vom Enteropathie-Typ**
Enteropathie-assoziiertes T-Zell-Lymphom

C86.3 **Subkutanes pannikulitisches T-Zell-Lymphom**

C86.4 **Blastisches NK-Zell-Lymphom**

C86.5 **Angioimmunoblastisches T-Zell-Lymphom**
Angioimmunoblastische Lymphadenopathie mit Dysproteinämie [AILD]

C86.6 **Primäre kutane CD30-positive T-Zell-Proliferationen**
Lymphomatoide Papulose
Primäres kutanes anaplastisches großzelliges Lymphom
Primäres kutanes CD30-positives großzelliges T-Zell-Lymphom

C88.- **Bösartige immunproliferative Krankheiten**

Die folgenden fünften Stellen sind bei der Kategorie C88 zu benutzen:

0 Ohne Angabe einer kompletten Remission
  Ohne Angabe einer Remission
  In partieller Remission

1 In kompletter Remission

C88.0- **Makroglobulinämie Waldenström**
Lymphoplasmozytisches Lymphom mit IgM-Produktion
Makroglobulinämie (primär) (idiopathisch)
Exkl.: Kleinzelliges B-Zell-Lymphom (C83.0)

C88.2- **Sonstige Schwerkettenkrankheit**
Franklin-Krankheit
Gamma-Schwerkettenkrankheit
My-Schwerkettenkrankheiten

C88.3- **Immunproliferative Dünndarmkrankheit**
Alpha-Schwerkettenkrankheit
Immunproliferative Dünndarmkrankheit vom Mittelmeer-Typ

C88.4- **Extranodales Marginalzonen-B-Zell-Lymphom des Mukosa-assoziierten lymphatischen Gewebes [MALT-Lymphom]**
Hinw.: Soll der Übergang in ein hochmaligne (diffuses großzelliges) Lymphom angegeben werden, so ist eine zusätzliche Schlüsselnummer (C83.3) zu verwenden.

Lymphom des Kutis-assoziierten lymphatischen Gewebes [SALT-Lymphom]
Lymphom des Bronchus-assoziierten lymphatischen Gewebes [BALT-Lymphom]

C88.7- **Sonstige bösartige immunproliferative Krankheiten**

C88.9- **Bösartige immunproliferative Krankheit, nicht näher bezeichnet**
Immunproliferative Krankheit o.n.A.

C90.- **Plasmozytom und bösartige Plasmazellen-Neubildungen**

Die folgenden fünften Stellen sind bei der Kategorie C90 zu benutzen:

0   Ohne Angabe einer kompletten Remission
     Ohne Angabe einer Remission
     In partieller Remission

1   In kompletter Remission

C90.0- **Multiples Myelom**
Kahler-Krankheit
Medulläres Plasmozytom
Myelomatose
Plasmazellmyelom

Exkl.: Solitäres Plasmozytom (C90.3-)

C90.1- **Plasmazellenleukämie**
Plasmazytische Leukämie

C90.2- **Extramedulläres Plasmozytom**

C90.3- **Solitäres Plasmozytom**
Lokalisiert-bösartiger Plasmazellentumor o.n.A.
Plasmozytom o.n.A.
Solitäres Myelom

C91.- **Lymphatische Leukämie**
Benutze eine zusätzliche Schlüsselnummer (C95.8!), um das Vorliegen einer Leukämie anzugeben, die auf Standard-Induktionstherapie refraktär ist.

Die folgenden fünften Stellen sind bei der Kategorie C91 zu benutzen:

0   Ohne Angabe einer kompletten Remission
     Ohne Angabe einer Remission
     In partieller Remission

1   In kompletter Remission

C91.0- **Akute lymphatische Leukämie [ALL]**
Hinw.: Diese Schlüsselnummer ist ausschließlich für T-Zell- oder B-Zell-Vorläufer-Leukämien zu verwenden.

C91.1- **Chronische lymphatische Leukämie vom B-Zell-Typ [CLL]**
Lymphoplasmozytoide Leukämie
Richter-Syndrom

Exkl.: Lymphoplasmozytoides Lymphom (C83.0)

C91.3- **Prolymphozytäre Leukämie vom B-Zell-Typ**

C91.4- **Haarzellenleukämie**
Leukämische Retikuloendotheliose

C91.5- **Adulte(s) T-Zell-Lymphom/Leukämie (HTLV-1-assoziiert)**
Akute
Chronische
Lymphomatöse   Variante
Smouldering

C91.6- **Prolymphozyten-Leukämie vom T-Zell-Typ**

C91.7- **Sonstige lymphatische Leukämie**
Leukämie grob-granulierter Lymphozyten vom T-Zell-Typ (assoziiert mit rheumatoider Arthritis)

C91.8- **Reifzellige B-ALL vom Burkitt-Typ**
Exkl.: Burkitt-Lymphom mit geringer oder ohne Knochenmarkinfiltration (C83.7)

C91.9- **Lymphatische Leukämie, nicht näher bezeichnet**

C92.- **Myeloische Leukämie**
Inkl.: Leukämie:
• granulozytär
• myelogen

Benutze eine zusätzliche Schlüsselnummer (C95.8!), um das Vorliegen einer Leukämie anzugeben, die auf Standard-Induktionstherapie refraktär ist.

Die folgenden fünften Stellen sind bei der Kategorie C92 zu benutzen:

0   Ohne Angabe einer kompletten Remission
    Ohne Angabe einer Remission
    In partieller Remission

1   In kompletter Remission

C92.0- **Akute myeloblastische Leukämie [AML]**
Akute myeloische Leukämie, minimal differenziert
Akute myeloische Leukämie (mit Ausreifung)
AML1/ETO
AML M0
AML M1
AML M2
AML mit t(8;21)
AML (ohne eine FAB-Klassifizierung) o.n.A.
Refraktäre Anämie mit Blastenkrise in Transformation

Exkl.: Akute Exazerbation einer chronischen myeloischen Leukämie (C92.1-)

C92.1- **Chronische myeloische Leukämie [CML], BCR/ABL-positiv**
Chronische myeloische Leukämie, Philadelphia-Chromosom (Ph1) positiv
Chronische myeloische Leukämie, t(9;22) (q34;q11)

Benutze eine zusätzlich Schlüsselnummer (C94.8!), um das Vorliegen einer Blastenkrise anzugeben.

Exkl.: Atypische chronische myeloische Leukämie, BCR/ABL-negativ (C92.2-)
Chronische myelomonozytäre Leukämie (C93.1-)
Unklassifiziertes myeloproliferatives Syndrom (D47.1)

C92.2- **Atypische chronische myeloische Leukämie, BCR/ABL-negativ**

C92.3- **Myelosarkom**
Hinw.: Als Tumor wachsende Variante einer myeloischen Leukämie im Weichteilgewebe

Chlorom
Granulozytäres Sarkom

C92.4- **Akute Promyelozyten-Leukämie [PCL]**
AML M3
AML mit t(15;17) und Varianten

C92.5- **Akute myelomonozytäre Leukämie**
AML M4
AML M4 Eo mit inv(16) oder t(16;16)

C92.6- **Akute myeloische Leukämie mit 11q23-Abnormität**
Akute myeloische Leukämie mit Veränderungen des MLL-Gens

C92.7- **Sonstige myeloische Leukämie**
Exkl.: Chronische Eosinophilen-Leukämie [Hypereosinophiles Syndrom] (D47.5)

C92.8- **Akute myeloische Leukämie mit multilineärer Dysplasie**
Hinw.: Akute myeloische Leukämie mit Dysplasie der Resthämatopoese und/oder mit myelodysplastischem Syndrom in der Vorgeschichte

C92.9- **Myeloische Leukämie, nicht näher bezeichnet**

C93.- **Monozytenleukämie**
Inkl.: Monozytoide Leukämie

Benutze eine zusätzliche Schlüsselnummer (C95.8!), um das Vorliegen einer Leukämie anzugeben, die auf Standard-Induktionstherapie refraktär ist.

Die folgenden fünften Stellen sind bei der Kategorie C93 zu benutzen:

0 Ohne Angabe einer kompletten Remission
Ohne Angabe einer Remission
In partieller Remission

1 In kompletter Remission

C93.0- **Akute Monoblasten-/Monozytenleukämie**
AML M5
AML M5a
AML M5b

C93.1- **Chronische myelomonozytäre Leukämie**
Chronische monozytäre Leukämie
CMML-1
CMML-2
CMML mit Eosinophilie

C93.3- **Juvenile myelomonozytäre Leukämie**

C93.7- **Sonstige Monozytenleukämie**

C93.9- **Monozytenleukämie, nicht näher bezeichnet**

C94.- **Sonstige Leukämien näher bezeichneten Zelltyps**
Benutze eine zusätzliche Schlüsselnummer (C95.8!), um das Vorliegen einer Leukämie anzugeben, die auf Standard-Induktionstherapie refraktär ist.

Exkl.: Leukämische Retikuloendotheliose (C91.4-)
Plasmazellenleukämie (C90.1-)

Die folgenden fünften Stellen sind bei der Kategorie C94 zu benutzen:

0 Ohne Angabe einer kompletten Remission
Ohne Angabe einer Remission
In partieller Remission

1 In kompletter Remission

C94.0- **Akute Erythroleukämie**
Akute myeloische Leukämie, M6 (a) (b)
Erythroleukämie

C94.2- **Akute Megakaryoblastenleukämie**
Akute megakaryozytäre Leukämie
Akute myeloische Leukämie, M7

C94.3- **Mastzellenleukämie**

C94.4- **Akute Panmyelose mit Myelofibrose**
Akute Myelofibrose

C94.6- **Myelodysplastische und myeloproliferative Krankheit, nicht klassifizierbar**

C94.7- **Sonstige näher bezeichnete Leukämien**
Aggressive NK-Zell-Leukämie
Akute Basophilenleukämie

C94.8! **Blastenkrise bei chronischer myeloischer Leukämie [CML]**

C95.- **Leukämie nicht näher bezeichneten Zelltyps**

Hinw.: Die folgenden Schlüsselnummern (C95.0-C95.7- und C95.9-) sind nur zu verwenden, falls eine Linienzuordnung nicht erfolgt oder nicht möglich ist.

Benutze eine zusätzliche Schlüsselnummer (C95.8!), um das Vorliegen einer Leukämie anzugeben, die auf Standard-Induktionstherapie refraktär ist.

Die folgenden fünften Stellen sind bei den Subkategorien C95.0 bis C95.7 und C95.9 zu benutzen:

0   Ohne Angabe einer kompletten Remission
Ohne Angabe einer Remission
In partieller Remission

1   In kompletter Remission

C95.0- **Akute Leukämie nicht näher bezeichneten Zelltyps**
Akute biliniäre Leukämie
Akute gemischt-liniäre Leukämie
Biphänotypische akute Leukämie
Stammzellleukämie mit unklarer Linienzuordnung

Exkl.: Akute Exazerbation einer nicht näher bezeichneten chronischen Leukämie (C95.1-)

C95.1- **Chronische Leukämie nicht näher bezeichneten Zelltyps**

C95.7- **Sonstige Leukämie nicht näher bezeichneten Zelltyps**

C95.8! **Leukämie, refraktär auf Standard-Induktionstherapie**

C95.9- **Leukämie, nicht näher bezeichnet**

C96.- **Sonstige und nicht näher bezeichnete bösartige Neubildungen des lymphatischen, blutbildenden und verwandten Gewebes**

C96.0 **Multifokale und multisystemische (disseminierte) Langerhans-Zell-Histiozytose [Abt-Letterer-Siwe-Krankheit]**
Histiozytose X, multisystemisch

C96.2 **Bösartiger Mastzelltumor**
Aggressive systemische Mastozytose
Mastzellsarkom

Exkl.: Mastozytose (angeboren) (der Haut) (Q82.2)
Indolente systemische Mastozytose (D47.0)
Mastzellenleukämie (C94.3-)

C96.4 **Sarkom der dendritischen Zellen (akzessorische Zellen)**
Langerhans-Zell-Sarkom
Sarkom der follikulären dendritischen Zellen
Sarkom der interdigitierenden dendritischen Zellen

C96.5 **Multifokale und unisystemische Langerhans-Zell-Histiozytose**
Hand-Schüller-Christian-Krankheit
Histiozytose X, multifokal

C96.6 **Unifokale Langerhans-Zell-Histiozytose**
Eosinophiles Granulom
Histiozytose X, unifokal
Histiozytose X o.n.A.
Langerhans-Zell-Histiozytose o.n.A.

C96.7 **Sonstige näher bezeichnete bösartige Neubildungen des lymphatischen, blutbildenden und verwandten Gewebes**

C96.8 **Histiozytisches Sarkom**
Bösartige Histiozytose

C96.9 **Bösartige Neubildung des lymphatischen, blutbildenden und verwandten Gewebes, nicht näher bezeichnet**

Bösartige Neubildungen als Primärtumoren an mehreren Lokalisationen (C97-C97)

C97! **Bösartige Neubildungen als Primärtumoren an mehreren Lokalisationen**
Hinw.: Die einzelnen Tumoren sind separat zu kodieren. Die Schlüsselnummer C97! kann auch dann verwendet werden, wenn die einzelnen Primärtumoren nur durch eine einzige Schlüsselnummer (z.B. C43.5 Bösartiges Melanom des Rumpfes) kodiert werden.

In-situ-Neubildungen (D00-D09)

Hinw.: Von vielen In-situ-Neubildungen wird angenommen, dass sie auf einer kontinuierlichen Skala der morphologischen Veränderung liegen, die von der Dysplasie bis hin zum invasiven Wachstum reicht. So gelten z.B. für zervikale intraepitheliale Neoplasie (CIN) drei Grade, von denen Grad III sowohl die hochgradige Dysplasie als auch das Carcinoma in situ umfasst. Diese Einteilung wird auch für andere Organe verwendet, z.B. für Vulva und Vagina. Dem nachstehenden Abschnitt sind Beschreibungen des Grades III der intraepithelialen Neoplasie mit oder ohne Angabe einer hochgradigen Dysplasie zugeordnet; die Grade I und II sind als Dysplasien des betreffenden Organsystems klassifiziert und sollten mit einer Schlüsselnummer aus dem Kapitel des jeweiligen Körpersystems kodiert werden. Von diesem Prinzip wird lediglich bei der intraepithelialen Neoplasie der Prostata abgewichen: Bei der älteren Einteilung in drei Grade wird nur Grad I als Dysplasie der Prostata klassifiziert, die Grade II und III werden hingegen dem nachstehenden Abschnitt zugeordnet; nach der neueren Einteilung in zwei Grade wird der niedrige Grad als Dysplasie klassifiziert, der hohe Grad hingegen dem nachstehenden Abschnitt zugeordnet.

Inkl.: Bowen-Krankheit
Erythroplasie
Morphologieschlüsselnummern mit Malignitätsgrad /2
Erythroplasie Queyrat

D00.- **Carcinoma in situ der Mundhöhle, des Ösophagus und des Magens**
Exkl.: Melanoma in situ (D03.-)

D00.0 **Lippe, Mundhöhle und Pharynx**
Aryepiglottische Falte:
• hypopharyngeale Seite
• Randzone
• o.n.A.
Lippenrotgrenze

Exkl.: Aryepiglottische Falte, laryngeale Seite (D02.0)
Epiglottis:
• suprahyoidaler Anteil (D02.0)
• o.n.A. (D02.0)
Lippenhaut (D03.0, D04.0)

D00.1 **Ösophagus**

D00.2 **Magen**

D01.- **Carcinoma in situ sonstiger und nicht näher bezeichneter Verdauungsorgane**
Exkl.: Melanoma in situ (D03.-)

D01.0 **Kolon**
Exkl.: Rektosigmoid, Übergang (D01.1)

D01.1 **Rektosigmoid, Übergang**

D01.2 **Rektum**

D01.3 **Analkanal und Anus**
Exkl.: Anus:
• Haut (D03.5, D04.5)
• Rand (-Gebiet) (D03.5, D04.5)
Perianalhaut (D03.5, D04.5)

D01.4   **Sonstige und nicht näher bezeichnete Teile des Darmes**
Exkl.: Ampulla hepatopancreatica [Ampulla Vateri] (D01.5)

D01.5   **Leber, Gallenblase und Gallengänge**
Ampulla hepatopancreatica [Ampulla Vateri]

D01.7   **Sonstige näher bezeichnete Verdauungsorgane**
Pankreas

D01.9   **Verdauungsorgan, nicht näher bezeichnet**

D02.-   **Carcinoma in situ des Mittelohres und des Atmungssystems**
Exkl.: Melanoma in situ (D03.-)

D02.0   **Larynx**
Aryepiglottische Falte, laryngeale Seite
Epiglottis (suprahyoidaler Anteil)

        Exkl.: Aryepiglottische Falte:
           • hypopharyngeale Seite (D00.0)
           • Randzone (D00.0)
           • o.n.A. (D00.0)

D02.1   **Trachea**

D02.2   **Bronchus und Lunge**

D02.3   **Sonstige Teile des Atmungssystems**
Mittelohr
Nasenhöhlen
Nebenhöhlen

        Exkl.: Nase:
           • Haut (D03.3, D04.3)
           • o.n.A. (D09.7)
        Ohr (äußeres) (Haut) (D03.2, D04.2)

D02.4   **Atmungssystem, nicht näher bezeichnet**

D03.-   **Melanoma in situ**

D03.0   **Melanoma in situ der Lippe**

D03.1   **Melanoma in situ des Augenlides, einschließlich Kanthus**

D03.2   **Melanoma in situ des Ohres und des äußeren Gehörganges**

D03.3   **Melanoma in situ sonstiger und nicht näher bezeichneter Teile des Gesichtes**

D03.4   **Melanoma in situ der behaarten Kopfhaut und des Halses**

D03.5   **Melanoma in situ des Rumpfes**
Anus:
• Haut
• Rand (-Gebiet)
Brustdrüse (Haut) (Weichteilgewebe)
Perianalhaut

D03.6   **Melanoma in situ der oberen Extremität, einschließlich Schulter**

D03.7   **Melanoma in situ der unteren Extremität, einschließlich Hüfte**

D03.8   **Melanoma in situ an sonstigen Lokalisationen**

D03.9   **Melanoma in situ, nicht näher bezeichnet**

D04.-   **Carcinoma in situ der Haut**
Exkl.: Melanoma in situ (D03.-)
        Erythroplasie Queyrat (Penis) o.n.A. (D07.4)

D04.0   **Lippenhaut**
Exkl.: Lippenrotgrenze (D00.0)

D04.1   **Haut des Augenlides, einschließlich Kanthus**

D04.2   **Haut des Ohres und des äußeren Gehörganges**

D04.3   **Haut sonstiger und nicht näher bezeichneter Teile des Gesichtes**

D04.4   **Behaarte Kopfhaut und Haut des Halses**

D04.5 **Haut des Rumpfes**
Anus:
• Haut
• Rand (-Gebiet)
Haut der Brustdrüse
Perianalhaut

Exkl.: Anus o.n.A. (D01.3)
Haut der Genitalorgane (D07.-)

D04.6 **Haut der oberen Extremität, einschließlich Schulter**

D04.7 **Haut der unteren Extremität, einschließlich Hüfte**

D04.8 **Haut an sonstigen Lokalisationen**

D04.9 **Haut, nicht näher bezeichnet**

D05.- **Carcinoma in situ der Brustdrüse [Mamma]**
Exkl.: Carcinoma in situ der Brustdrüsenhaut (D04.5)
Melanoma in situ der Brustdrüse (Haut) (D03.5)

D05.0 **Lobuläres Carcinoma in situ der Brustdrüse**

D05.1 **Carcinoma in situ der Milchgänge**

D05.7 **Sonstiges Carcinoma in situ der Brustdrüse**

D05.9 **Carcinoma in situ der Brustdrüse, nicht näher bezeichnet**

D06.- **Carcinoma in situ der Cervix uteri**
Inkl.: Zervikale intraepitheliale Neoplasie [CIN] III. Grades, mit oder ohne Angabe einer hochgradigen Dysplasie

Exkl.: Hochgradige Dysplasie der Cervix uteri o.n.A. (N87.2)
Melanoma in situ der Cervix uteri (D03.8)

D06.0 **Endozervix**

D06.1 **Ektozervix**

D06.7 **Sonstige Teile der Cervix uteri**

D06.9 **Cervix uteri, nicht näher bezeichnet**

D07.- **Carcinoma in situ sonstiger und nicht näher bezeichneter Genitalorgane**
Exkl.: Melanoma in situ (D03.8)

D07.0 **Endometrium**

D07.1 **Vulva**
Intraepitheliale Neoplasie der Vulva [VIN] III. Grades, mit oder ohne Angabe einer hochgradigen Dysplasie

Exkl.: Hochgradige Dysplasie der Vulva o.n.A. (N90.2)

D07.2 **Vagina**
Intraepitheliale Neoplasie der Vagina [VAIN] III. Grades, mit oder ohne Angabe einer hochgradigen Dysplasie

Exkl.: Hochgradige Dysplasie der Vagina o.n.A. (N89.2)

D07.3 **Sonstige und nicht näher bezeichnete weibliche Genitalorgane**

D07.4 **Penis**
Erythroplasie Queyrat o.n.A.

D07.5 **Prostata**
Hochgradige intraepitheliale Neoplasie der Prostata [high-grade PIN]

Exkl.: Niedriggradige Dysplasie der Prostata (N42.3)

D07.6 **Sonstige und nicht näher bezeichnete männliche Genitalorgane**

D09.- **Carcinoma in situ sonstiger und nicht näher bezeichneter Lokalisationen**
Exkl.: Melanoma in situ (D03.-)

D09.0 **Harnblase**

D09.1 **Sonstige und nicht näher bezeichnete Harnorgane**

D09.2	**Auge**
	Exkl.: Augenlidhaut (D04.1)
D09.3	**Schilddrüse und sonstige endokrine Drüsen**
	Exkl.: Endokriner Drüsenanteil des Pankreas (D01.7)
	Hoden (D07.6)
	Ovar (D07.3)
D09.7	**Carcinoma in situ sonstiger näher bezeichneter Lokalisationen**
D09.9	**Carcinoma in situ, nicht näher bezeichnet**

Gutartige Neubildungen (D10-D36)

Inkl.: Morphologieschlüsselnummern mit Malignitätsgrad /0

D10.-   **Gutartige Neubildung des Mundes und des Pharynx**

D10.0   **Lippe**
Lippe (Frenulum labii) (Innenseite) (Schleimhaut) (Lippenrotgrenze)

Exkl.: Lippenhaut (D22.0, D23.0)

D10.1   **Zunge**
Zungentonsille

D10.2   **Mundboden**

D10.3   **Sonstige und nicht näher bezeichnete Teile des Mundes**
Kleine Speicheldrüse o.n.A.

Exkl.: Gutartige odontogene Neubildungen (D16.42-D16.5)
Lippenschleimhaut (D10.0)
Nasopharyngeale Oberfläche des weichen Gaumens (D10.6)

D10.4   **Tonsille**
Tonsille (Schlund-) (Gaumen-)

Exkl.: Fossa tonsillaris (D10.5)
Gaumenbögen (D10.5)
Rachentonsille (D10.6)
Zungentonsille (D10.1)

D10.5   **Sonstige Teile des Oropharynx**
Epiglottis, Vorderfläche
Fossa tonsillaris
Gaumenbögen
Vallecula

Exkl.: Epiglottis:
• suprahyoidaler Anteil (D14.1)
• o.n.A. (D14.1)

D10.6   **Nasopharynx**
Hinterrand des Nasenseptums und der Choanen
Rachentonsille

D10.7   **Hypopharynx**

D10.9   **Pharynx, nicht näher bezeichnet**

D11.-   **Gutartige Neubildung der großen Speicheldrüsen**
Exkl.: Gutartige Neubildungen der kleinen Speicheldrüsen, die entsprechend ihrer anatomischen Lokalisation klassifiziert werden
Gutartige Neubildungen der kleinen Speicheldrüsen o.n.A. (D10.3)

D11.0   **Parotis**

D11.7   **Sonstige große Speicheldrüsen**
Glandula:
• sublingualis
• submandibularis

D11.9   **Große Speicheldrüse, nicht näher bezeichnet**

D12.-   **Gutartige Neubildung des Kolons, des Rektums, des Analkanals und des Anus**

D12.0   **Zäkum**
Ileozäkalklappe [Bauhin]

D12.1   **Appendix vermiformis**

D12.2   **Colon ascendens**

D12.3   **Colon transversum**
Flexura coli dextra [hepatica]
Flexura coli sinistra [lienalis]

D12.4   **Colon descendens**

D12.5   **Colon sigmoideum**

D12.6   **Kolon, nicht näher bezeichnet**
Adenomatose des Kolons
Dickdarm o.n.A.
Polyposis coli (hereditär)

D12.7   **Rektosigmoid, Übergang**

D12.8   **Rektum**

D12.9   **Analkanal und Anus**
Exkl.: Anus:
- Haut (D22.5, D23.5)
- Rand (-Gebiet) (D22.5, D23.5)
Perianalhaut (D22.5, D23.5)

D13.-   **Gutartige Neubildung sonstiger und ungenau bezeichneter Teile des Verdauungssystems**

D13.0   **Ösophagus**

D13.1   **Magen**

D13.2   **Duodenum**

D13.3   **Sonstige und nicht näher bezeichnete Teile des Dünndarmes**

D13.4   **Leber**
Intrahepatische Gallengänge

D13.5   **Extrahepatische Gallengänge und Gallenblase**

D13.6   **Pankreas**
Exkl.: Endokriner Drüsenanteil des Pankreas (D13.7)

D13.7   **Endokriner Drüsenanteil des Pankreas**
Inselzelltumor
Insulinom

D13.9   **Ungenau bezeichnete Lokalisationen innerhalb des Verdauungssystems**
Darm o.n.A.
Milz
Verdauungssystem o.n.A.

D14.-   **Gutartige Neubildung des Mittelohres und des Atmungssystems**

D14.0   **Mittelohr, Nasenhöhle und Nasennebenhöhlen**
Nasenknorpel

Exkl.: Bulbus olfactorius (D33.3)
Gehörgang (äußerer) (D22.2, D23.2)
Hinterrand des Nasenseptums und der Choanen (D10.6)
Knochen:
- Nase (D16.42)
- Ohr (D16.41)
Nase:
- Haut (D22.3, D23.3)
- o.n.A. (D36.7)

Ohr (äußeres) (Haut) (D22.2, D23.2)
Ohrknorpel (D21.0)
Polyp:
- Nase (Nasenhöhle) (J33.-)
- Nasennebenhöhlen (J33.8)
- Ohr (Mittelohr) (H74.4)

D14.1 **Larynx**
Epiglottis (suprahyoidaler Anteil)
Exkl.: Epiglottis, Vorderfläche (D10.5)
Stimmlippen- und Larynxpolyp (J38.1)

D14.2 **Trachea**

D14.3 **Bronchus und Lunge**

D14.4 **Atmungssystem, nicht näher bezeichnet**

D15.- **Gutartige Neubildung sonstiger und nicht näher bezeichneter intrathorakaler Organe**
Exkl.: Mesotheliales Gewebe (D19.-)

D15.0 **Thymus**

D15.1 **Herz**
Exkl.: Große Gefäße (D21.3)

D15.2 **Mediastinum**

D15.7 **Sonstige näher bezeichnete intrathorakale Organe**

D15.9 **Intrathorakales Organ, nicht näher bezeichnet**

D16.- **Gutartige Neubildung des Knochens und des Gelenkknorpels**
Exkl.: Bindegewebe:
- Augenlid (D21.0)
- Larynx (D14.1)
- Nase (D14.0)
- Ohr (D21.0)
Synovialmembran (D21.-)

Gelenk Zyste

D16.0 **Skapula und lange Knochen der oberen Extremität**

D16.1 **Kurze Knochen der oberen Extremität**

D16.2 **Lange Knochen der unteren Extremität**

D16.3 **Kurze Knochen der unteren Extremität**

D16.4- **Knochen des Hirn- und Gesichtsschädels**
Exkl.: Unterkieferknochen (D16.5)

D16.41 Kraniofazial
Knochen der Augenhöhle
Os:
- ethmoidale
- frontale
- occipitale
- parietale
- sphenoidale
- temporale

D16.42 Maxillofazial
Gesichtsknochen o.n.A.
Maxilla
Nasenmuschel
Oberkiefer
Os:
- nasale
- zygomaticum
Vomer

D16.5 **Unterkieferknochen**
Mandibula

D16.6 **Wirbelsäule** *Zyste L LWS*
Exkl.: Kreuzbein und Steißbein (D16.8)

D16.7- **Rippen, Sternum und Klavikula**

D16.70 Rippen

D16.71 Sternum

D16.72 Klavikula

D16.8 **Knöchernes Becken**
Hüftbeine
Kreuzbein
Steißbein

D16.9 **Knochen und Gelenkknorpel, nicht näher bezeichnet**

D17.- **Gutartige Neubildung des Fettgewebes**

D17.0 **Gutartige Neubildung des Fettgewebes der Haut und der Unterhaut des Kopfes, des Gesichtes und des Halses**

D17.1 **Gutartige Neubildung des Fettgewebes der Haut und der Unterhaut des Rumpfes**

D17.2 **Gutartige Neubildung des Fettgewebes der Haut und der Unterhaut der Extremitäten**

D17.3 **Gutartige Neubildung des Fettgewebes der Haut und der Unterhaut an sonstigen und nicht näher bezeichneten Lokalisationen**

D17.4 **Gutartige Neubildung des Fettgewebes der intrathorakalen Organe**

D17.5 **Gutartige Neubildung des Fettgewebes der intraabdominalen Organe**
Exkl.: Peritoneum und Retroperitoneum (D17.7)

D17.6 **Gutartige Neubildung des Fettgewebes des Samenstrangs**

D17.7 **Gutartige Neubildung des Fettgewebes an sonstigen Lokalisationen**
Peritoneum
Retroperitoneum

D17.9 **Gutartige Neubildung des Fettgewebes, nicht näher bezeichnet**
Lipom o.n.A.

D18.- **Hämangiom und Lymphangiom**
Exkl.: Blauer Nävus oder Pigmentnävus (D22.-)

D18.0- **Hämangiom**
Angiom o.n.A.

Die folgenden fünften Stellen sind bei der Subkategorie D18.0 zu benutzen:

0   Nicht näher bezeichnete Lokalisation

1   Haut und Unterhaut

2   Intrakraniell

3   Hepatobiliäres System und Pankreas

4   Verdauungssystem

5   Ohr, Nase, Mund und Rachen

6   Auge und Orbita

8   Sonstige Lokalisationen

D18.1- **Lymphangiom**
Hämolymphangiom

Die folgenden fünften Stellen sind bei der Subkategorie D18.1 zu benutzen:

0   Hygroma colli cysticum

1   Axilla

2   Inguinal

3   Retroperitoneal

8   Sonstige Lokalisationen
     Mesenterial

9   Nicht näher bezeichnete Lokalisation

D19.-   **Gutartige Neubildung des mesothelialen Gewebes**

D19.0   **Mesotheliales Gewebe der Pleura**

D19.1   **Mesotheliales Gewebe des Peritoneums**

D19.7   **Mesotheliales Gewebe an sonstigen Lokalisationen**

D19.9   **Mesotheliales Gewebe, nicht näher bezeichnet**
     Gutartiges Mesotheliom o.n.A.

D20.-   **Gutartige Neubildung des Weichteilgewebes des Retroperitoneums und des Peritoneums**
     Exkl.: Gutartige Neubildung des Fettgewebes des Peritoneums und des Retroperitoneums (D17.7)
     Mesotheliales Gewebe (D19.-)

D20.0   **Retroperitoneum**

D20.1   **Peritoneum**

D21.-   **Sonstige gutartige Neubildungen des Bindegewebes und anderer Weichteilgewebe**
     Inkl.: Blutgefäß
     Bursa
     Faszie
     Fett
     Knorpel
     Ligamentum, ausgenommen Bänder des Uterus
     Lymphgefäß
     Muskel
     Sehne
     Sehnenscheide
     Synovialmembran

     Exkl.: Bindegewebe der Brustdrüse (D24)
     Hämangiom (D18.0-)
     Knorpel:
     • Gelenk (D16.-)
     • Larynx (D14.1)
     • Nase (D14.0)
     Lymphangiom (D18.1-)
     Neubildung des Fettgewebes (D17.-)
     Periphere Nerven und autonomes Nervensystem (D36.1)
     Peritoneum (D20.1)
     Retroperitoneum (D20.0)
     Uterus:
     • Ligamentum, jedes (D28.2)
     • Leiomyom (D25.-)

D21.0   **Bindegewebe und andere Weichteilgewebe des Kopfes, des Gesichtes und des Halses**
     Bindegewebe:
     • Augenlid
     • Ohr

     Exkl.: Bindegewebe der Orbita (D31.6)

D21.1   **Bindegewebe und andere Weichteilgewebe der oberen Extremität, einschließlich Schulter**

D21.2   **Bindegewebe und andere Weichteilgewebe der unteren Extremität, einschließlich Hüfte**

D21.3   **Bindegewebe und andere Weichteilgewebe des Thorax**
Axilla
Große Gefäße
Zwerchfell

       Exkl.:   Herz (D15.1)
              Mediastinum (D15.2)
              Thymus (D15.0)

D21.4   **Bindegewebe und andere Weichteilgewebe des Abdomens**

D21.5   **Bindegewebe und andere Weichteilgewebe des Beckens**
       Exkl.:   Uterus:
              • Ligamentum, jedes (D28.2)
              • Leiomyom (D25.-)

D21.6   **Bindegewebe und andere Weichteilgewebe des Rumpfes, nicht näher bezeichnet**
Rücken o.n.A.

D21.9   **Bindegewebe und andere Weichteilgewebe, nicht näher bezeichnet**

D22.-   **Melanozytennävus**
       Inkl.:   Naevus pilosus
              Nävus:
              • blauer
              • Nävuszell-
              • Pigment-
              • o.n.A.

D22.0   **Melanozytennävus der Lippe**

D22.1   **Melanozytennävus des Augenlides, einschließlich Kanthus**

D22.2   **Melanozytennävus des Ohres und des äußeren Gehörganges**

D22.3   **Melanozytennävus sonstiger und nicht näher bezeichneter Teile des Gesichtes**

D22.4   **Melanozytennävus der behaarten Kopfhaut und des Halses**

D22.5   **Melanozytennävus des Rumpfes**
Anus:
• Haut
• Rand (-Gebiet)
Haut der Brustdrüse
Perianalhaut

D22.6   **Melanozytennävus der oberen Extremität, einschließlich Schulter**

D22.7   **Melanozytennävus der unteren Extremität, einschließlich Hüfte**

D22.9   **Melanozytennävus, nicht näher bezeichnet**

D23.-   **Sonstige gutartige Neubildungen der Haut**
       Inkl.:   Gutartige Neubildung:
              • Haarfollikel
              • Schweißdrüsen
              • Talgdrüsen

       Exkl.:   Gutartige Neubildung des Fettgewebes (D17.0-D17.3)
              Melanozytennävus (D22.-)

D23.0   **Lippenhaut**
       Exkl.:   Lippenrotgrenze (D10.0)

D23.1   **Haut des Augenlides, einschließlich Kanthus**

D23.2   **Haut des Ohres und des äußeren Gehörganges**

D23.3   **Haut sonstiger und nicht näher bezeichneter Teile des Gesichtes**

D23.4   **Behaarte Kopfhaut und Haut des Halses**

D23.5	**Haut des Rumpfes**

Anus:
- Haut
- Rand (-Gebiet)

Haut der Brustdrüse

Perianalhaut

Exkl.: Anus o.n.A. (D12.9)
Haut der Genitalorgane (D28-D29)

D23.6 **Haut der oberen Extremität, einschließlich Schulter**

D23.7 **Haut der unteren Extremität, einschließlich Hüfte**

D23.9 **Haut, nicht näher bezeichnet**

D24 **Gutartige Neubildung der Brustdrüse [Mamma]**
Inkl.: Brustdrüse:
- Bindegewebe
- Weichteile

Exkl.: Gutartige Mammadysplasie [Brustdrüsendysplasie] (N60.-)
Haut der Brustdrüse (D22.5, D23.5)

D25.- **Leiomyom des Uterus**
Inkl.: Fibromyom des Uterus

D25.0 **Submuköses Leiomyom des Uterus**

D25.1 **Intramurales Leiomyom des Uterus**

D25.2 **Subseröses Leiomyom des Uterus**

D25.9 **Leiomyom des Uterus, nicht näher bezeichnet**

D26.- **Sonstige gutartige Neubildungen des Uterus**

D26.0 **Cervix uteri**

D26.1 **Corpus uteri**

D26.7 **Sonstige Teile des Uterus**

D26.9 **Uterus, nicht näher bezeichnet**

D27 **Gutartige Neubildung des Ovars**

D28.- **Gutartige Neubildung sonstiger und nicht näher bezeichneter weiblicher Genitalorgane**
Inkl.: Adenomatöser Polyp
Haut der weiblichen Genitalorgane

D28.0 **Vulva**

D28.1 **Vagina**

D28.2 **Tubae uterinae und Ligamenta**
Lig. (latum) (teres) uteri
Tuba uterina [Falloppio]

D28.7 **Sonstige näher bezeichnete weibliche Genitalorgane**

D28.9 **Weibliches Genitalorgan, nicht näher bezeichnet**

D29.- **Gutartige Neubildung der männlichen Genitalorgane**
Inkl.: Haut der männlichen Genitalorgane

D29.0 **Penis**

D29.1 **Prostata**
Exkl.: Hyperplasie der Prostata (adenomatös) (N40)
Prostata:
- Hypertrophie (N40)
- Vergrößerung (N40)

D29.2	**Hoden**
D29.3	**Nebenhoden**
D29.4	**Skrotum**
	Skrotalhaut
D29.7	**Sonstige männliche Genitalorgane**
	Bläschendrüse [Samenbläschen]
	Samenstrang
	Tunica vaginalis testis
D29.9	**Männliches Genitalorgan, nicht näher bezeichnet**

D30.- **Gutartige Neubildung der Harnorgane**

D30.0 **Niere**
Exkl.: Nierenbecken (D30.1)
Nierenbeckenkelche (D30.1)

D30.1 **Nierenbecken**

D30.2 **Ureter**
Exkl.: Ostium ureteris (D30.3)

D30.3 **Harnblase**
Ostium ureteris
Ostium urethrae internum

D30.4 **Urethra**
Exkl.: Ostium urethrae internum (D30.3)

D30.7 **Sonstige Harnorgane**
Paraurethrale Drüsen

D30.9 **Harnorgan, nicht näher bezeichnet**
Harnsystem o.n.A.

D31.- **Gutartige Neubildung des Auges und der Augenanhangsgebilde**
Exkl.: Bindegewebe des Augenlides (D21.0)
Haut des Augenlides (D22.1, D23.1)
N. opticus (D33.3)

D31.0 **Konjunktiva**

D31.1 **Kornea**

D31.2 **Retina**

D31.3 **Chorioidea**

D31.4 **Ziliarkörper**

D31.5 **Tränendrüse und Tränenwege**
Ductus nasolacrimalis
Tränensack

D31.6 **Orbita, nicht näher bezeichnet**
Bindegewebe der Orbita
Extraokuläre Muskeln
Periphere Nerven der Orbita
Retrobulbäres Gewebe
Retrookuläres Gewebe

Exkl.: Knochen der Augenhöhle (D16.41)

D31.9 **Auge, nicht näher bezeichnet**
Augapfel

D32.- **Gutartige Neubildung der Meningen**

D32.0 **Hirnhäute**

D32.1 **Rückenmarkhäute**

D32.9 **Meningen, nicht näher bezeichnet**
Meningeom o.n.A.

D33.- **Gutartige Neubildung des Gehirns und anderer Teile des Zentralnervensystems**
Exkl.: Angiom (D18.0-)
Meningen (D32.-)
Periphere Nerven und autonomes Nervensystem (D36.1)
Retrookuläres Gewebe (D31.6)

D33.0 **Gehirn, supratentoriell**
Zerebrum
Lobus:
• frontalis
• occipitalis
• parietalis
• temporalis
Ventrikel

Exkl.: IV. Ventrikel (D33.1)

D33.1 **Gehirn, infratentoriell**
Hirnstamm
Zerebellum
IV. Ventrikel

D33.2 **Gehirn, nicht näher bezeichnet**

D33.3 **Hirnnerven**
Bulbus olfactorius

D33.4 **Rückenmark**

D33.7 **Sonstige näher bezeichnete Teile des Zentralnervensystems**

D33.9 **Zentralnervensystem, nicht näher bezeichnet**
Nervensystem (ZNS) o.n.A.

D34 **Gutartige Neubildung der Schilddrüse**

D35.- **Gutartige Neubildung sonstiger und nicht näher bezeichneter endokriner Drüsen**
Exkl.: Endokriner Drüsenanteil des Pankreas (D13.7)
Hoden (D29.2)
Ovar (D27)
Thymus (D15.0)

D35.0 **Nebenniere**

D35.1 **Nebenschilddrüse**

D35.2 **Hypophyse**

D35.3 **Ductus craniopharyngealis**

D35.4 **Epiphyse [Glandula pinealis] [Zirbeldrüse]**

D35.5 **Glomus caroticum**

D35.6 **Glomus aorticum und sonstige Paraganglien**

D35.7 **Sonstige näher bezeichnete endokrine Drüsen**

D35.8 **Beteiligung mehrerer endokriner Drüsen**

D35.9 **Endokrine Drüse, nicht näher bezeichnet**

D36.- **Gutartige Neubildung an sonstigen und nicht näher bezeichneten Lokalisationen**

D36.0 **Lymphknoten**

D36.1 **Periphere Nerven und autonomes Nervensystem**
Exkl.: Periphere Nerven der Orbita (D31.6)

D36.7 **Sonstige näher bezeichnete Lokalisationen**
Nase o.n.A.

D36.9 **Gutartige Neubildung an nicht näher bezeichneter Lokalisation**

Neubildungen unsicheren oder unbekannten Verhaltens (D37-D48)

Hinw.: In den Kategorien D37-D48 sind Neubildungen mit unsicherem oder unbekanntem Verhalten nach ihrem Ursprungsort klassifiziert, d.h. es bestehen Zweifel daran, ob die Neubildung bösartig oder gutartig ist. Solchen Neubildungen ist in der Klassifikation der Morphologie der Neubildungen der Malignitätsgrad / 1 zugeordnet.

D37.- **Neubildung unsicheren oder unbekannten Verhaltens der Mundhöhle und der Verdauungsorgane**

D37.0 **Lippe, Mundhöhle und Pharynx**
Aryepiglottische Falte:
• hypopharyngeale Seite
• Randzone
• o.n.A.
Große und kleine Speicheldrüsen
Lippenrotgrenze

> *Exkl.:* Aryepiglottische Falte, laryngeale Seite (D38.0)
> Epiglottis:
> • suprahyoidaler Anteil (D38.0)
> • o.n.A. (D38.0)
> Lippenhaut (D48.5)

D37.1 **Magen**

D37.2 **Dünndarm**

D37.3 **Appendix vermiformis**

D37.4 **Kolon**

D37.5 **Rektum**
Rektosigmoid, Übergang

D37.6 **Leber, Gallenblase und Gallengänge**
Ampulla hepatopancreatica [Ampulla Vateri]

D37.7- **Sonstige Verdauungsorgane**

D37.70 Pankreas

D37.78 Sonstige Verdauungsorgane
Anus o.n.A.
Canalis analis
Darm o.n.A.
Ösophagus
Sphincter ani

> *Exkl.:* Anus:
> • Haut (D48.5)
> • Rand (-Gebiet) (D48.5)
> Perianalhaut (D48.5)

D37.9 **Verdauungsorgan, nicht näher bezeichnet**

D38.- **Neubildung unsicheren oder unbekannten Verhaltens des Mittelohres, der Atmungsorgane und der intrathorakalen Organe**
Exkl.: Herz (D48.7)

D38.0 **Larynx**
Aryepiglottische Falte, laryngeale Seite
Epiglottis (suprahyoidaler Anteil)

> *Exkl.:* Aryepiglottische Falte:
> • hypopharyngeale Seite (D37.0)
> • Randzone (D37.0)
> • o.n.A. (D37.0)

D38.1	**Trachea, Bronchus und Lunge**
D38.2	**Pleura**
D38.3	**Mediastinum**
D38.4	**Thymus**
D38.5	**Sonstige Atmungsorgane**

Mittelohr
Nasenhöhlen
Nasenknorpel
Nasennebenhöhlen

Exkl.: Nase:
• Haut (D48.5)
• o.n.A. (D48.7)
Ohr (äußeres) (Haut) (D48.5)

D38.6	**Atmungsorgan, nicht näher bezeichnet**

D39.- **Neubildung unsicheren oder unbekannten Verhaltens der weiblichen Genitalorgane**

D39.0	**Uterus**
D39.1	**Ovar**
D39.2	**Plazenta**

Blasenmole:
• bösartig
• invasiv
Chorioadenoma destruens

Exkl.: Blasenmole o.n.A. (O01.9)

D39.7	**Sonstige weibliche Genitalorgane**

Haut der weiblichen Genitalorgane

D39.9	**Weibliches Genitalorgan, nicht näher bezeichnet**

D40.- **Neubildung unsicheren oder unbekannten Verhaltens der männlichen Genitalorgane**

D40.0	**Prostata**
D40.1	**Hoden**
D40.7	**Sonstige männliche Genitalorgane**

Haut der männlichen Genitalorgane

D40.9	**Männliches Genitalorgan, nicht näher bezeichnet**

D41.- **Neubildung unsicheren oder unbekannten Verhaltens der Harnorgane**

D41.0	**Niere**

Exkl.: Nierenbecken (D41.1)

D41.1	**Nierenbecken**
D41.2	**Ureter**
D41.3	**Urethra**
D41.4	**Harnblase**
D41.7	**Sonstige Harnorgane**
D41.9	**Harnorgan, nicht näher bezeichnet**

D42.- **Neubildung unsicheren oder unbekannten Verhaltens der Meningen**

D42.0	**Hirnhäute**
D42.1	**Rückenmarkhäute**
D42.9	**Meningen, nicht näher bezeichnet**

D43.- **Neubildung unsicheren oder unbekannten Verhaltens des Gehirns und des Zentralnervensystems**
Exkl.: Periphere Nerven und autonomes Nervensystem (D48.2)

D43.0 **Gehirn, supratentoriell**
Zerebrum
Lobus:
• frontalis
• occipitalis
• parietalis
• temporalis
Ventrikel
Exkl.: IV. Ventrikel (D43.1)

D43.1 **Gehirn, infratentoriell**
Hirnstamm
Zerebellum
IV. Ventrikel

D43.2 **Gehirn, nicht näher bezeichnet**

D43.3 **Hirnnerven**

D43.4 **Rückenmark**

D43.7 **Sonstige Teile des Zentralnervensystems**

D43.9 **Zentralnervensystem, nicht näher bezeichnet**
Nervensystem (ZNS) o.n.A.

D44.- **Neubildung unsicheren oder unbekannten Verhaltens der endokrinen Drüsen**
Exkl.: Endokriner Drüsenanteil des Pankreas (D37.70)
Hoden (D40.1)
Ovar (D39.1)
Thymus (D38.4)

D44.0 **Schilddrüse**

D44.1 **Nebenniere**

D44.2 **Nebenschilddrüse**

D44.3 **Hypophyse**

D44.4 **Ductus craniopharyngealis**

D44.5 **Epiphyse [Glandula pinealis] [Zirbeldrüse]**

D44.6 **Glomus caroticum**

D44.7 **Glomus aorticum und sonstige Paraganglien**

D44.8 **Beteiligung mehrerer endokriner Drüsen**
Multiple endokrine Adenomatose

D44.9 **Endokrine Drüse, nicht näher bezeichnet**

D45 **Polycythaemia vera**
Hinw.: Die Polycythaemia vera wurde in der Dritten Revision der ICD-O den malignen Neubildungen zugeordnet (Morphologieschlüssel "/3"). Obwohl der Schlüssel D45 der Gruppe der Neubildungen unsicheren oder unbekannten Verhaltens zugeordnet ist, ist er weiterhin zu benutzen. Eine Änderung der Zuordnung bleibt dem Revisionsprozess zur ICD-11 vorbehalten.

D46.- **Myelodysplastische Syndrome**
Inkl.: Alkylanzien-induziertes myelodysplastisches Syndrom
Epipodophyllotoxin-induziertes myelodysplastisches Syndrom
Therapie-induziertes myelodysplastisches Syndrom o.n.A.

Exkl.: Arzneimittelinduzierte aplastische Anämie (D61.1-)

D46.0 **Refraktäre Anämie ohne Ringsideroblasten, so bezeichnet**
Hinw.: Ohne Ringsideroblasten, ohne Blastenvermehrung.

D46.1 **Refraktäre Anämie mit Ringsideroblasten**

D46.2 **Refraktäre Anämie mit Blastenüberschuss [RAEB]**
Refraktäre Anämie mit Blastenüberschuss, Typ I [RAEB I]
Refraktäre Anämie mit Blastenüberschuss, Typ II [RAEB II]

D46.4 **Refraktäre Anämie, nicht näher bezeichnet**

D46.5 **Refraktäre Anämie mit Mehrlinien-Dysplasie**

D46.6 **Myelodysplastisches Syndrom mit isolierter del(5q)-Chromosomenanomalie**
5q-minus-Syndrom

D46.7 **Sonstige myelodysplastische Syndrome**
Exkl.: Chronische myelomonozytäre Leukämie (C93.1-)

D46.9 **Myelodysplastisches Syndrom, nicht näher bezeichnet**
Myelodysplasie o.n.A.
Präleukämie (-Syndrom) o.n.A.

D47.- **Sonstige Neubildungen unsicheren oder unbekannten Verhaltens des lymphatischen, blutbildenden und verwandten Gewebes**

D47.0 **Histiozyten- und Mastzelltumor unsicheren oder unbekannten Verhaltens**
Indolente systemische Mastozytose
Mastozytom o.n.A.
Mastzelltumor o.n.A.
Systemische Mastozytose, assoziiert mit klonaler hämatologischer Nicht-Mastzell-Krankheit [SM-AHNMD]

Exkl.: Mastozytose (angeboren) (der Haut) (Q82.2)

D47.1 **Chronische myeloproliferative Krankheit**
Chronische Neutrophilenleukämie
Myeloproliferative Krankheit, nicht näher bezeichnet

Exkl.: Atypische chronische myeloische Leukämie, BCR/ABL-negativ (C92.2-)
Chronische myeloische Leukämie [CML], BCR/ABL-positiv (C92.1-)

D47.2 **Monoklonale Gammopathie unbestimmter Signifikanz [MGUS]**

D47.3 **Essentielle (hämorrhagische) Thrombozythämie**
Idiopathische hämorrhagische Thrombozythämie

D47.4 **Osteomyelofibrose**
Chronische idiopathische Myelofibrose
Myelofibrose (idiopathisch) (mit myeloider Metaplasie)
Myelosklerose (megakaryozytär) mit myeloider Metaplasie
Sekundäre Myelofibrose bei myeloproliferativer Erkrankung

Exkl.: Akute Myelofibrose (C94.4-)

D47.5 **Chronische Eosinophilen-Leukämie [Hypereosinophiles Syndrom]**

D47.7 **Sonstige näher bezeichnete Neubildungen unsicheren oder unbekannten Verhaltens des lymphatischen, blutbildenden und verwandten Gewebes**
Histiozytentumor unsicheren oder unbekannten Verhaltens

D47.9 **Neubildung unsicheren oder unbekannten Verhaltens des lymphatischen, blutbildenden und verwandten Gewebes, nicht näher bezeichnet**
Lymphoproliferative Krankheit o.n.A.

D48.- **Neubildung unsicheren oder unbekannten Verhaltens an sonstigen und nicht näher bezeichneten Lokalisationen**
Exkl.: Neurofibromatose (nicht bösartig) (Q85.0)

D48.0 **Knochen und Gelenkknorpel**
Exkl.: Bindegewebe des Augenlides (D48.1)
Knorpel:
• Larynx (D38.0)
• Nase (D38.5)
• Ohr (D48.1)
Synovialmembran (D48.1)

D48.1 **Bindegewebe und andere Weichteilgewebe**
Bindegewebe:
• Augenlid
• Ohr

Exkl.: Bindegewebe der Brustdrüse (D48.6)
Knorpel:
• Gelenk (D48.0)
• Larynx (D38.0)
• Nase (D38.5)

D48.2 **Periphere Nerven und autonomes Nervensystem**
Exkl.: Periphere Nerven der Orbita (D48.7)

D48.3 **Retroperitoneum**

D48.4 **Peritoneum**

D48.5 **Haut**
Anus:
• Haut
• Rand (-Gebiet)
Haut der Brustdrüse
Perianalhaut

Exkl.: Anus o.n.A. (D37.78)
Haut der Genitalorgane (D39.7, D40.7)
Lippenrotgrenze (D37.0)

D48.6 **Brustdrüse [Mamma]**
Bindegewebe der Brustdrüse
Cystosarcoma phylloides

Exkl.: Haut der Brustdrüse (D48.5)

D48.7 **Sonstige näher bezeichnete Lokalisationen**
Auge
Herz
Periphere Nerven der Orbita

Exkl.: Augenlidhaut (D48.5)
Bindegewebe (D48.1)

D48.9 **Neubildung unsicheren oder unbekannten Verhaltens, nicht näher bezeichnet**
Neoplasma o.n.A.
Neubildung o.n.A.
Tumor o.n.A.

Kapitel III:

Krankheiten des Blutes und der blutbildenden Organe sowie bestimmte Störungen mit Beteiligung des Immunsystems (D50 - D90)

Exkl.: Angeborene Fehlbildungen, Deformitäten und Chromosomenanomalien (Q00-Q99)
Autoimmunkrankheit (systemisch) o.n.A. (M35.9)
Bestimmte Zustände, die ihren Ursprung in der Perinatalperiode haben (P00-P96)
Endokrine, Ernährungs- und Stoffwechselkrankheiten (E00-E90)
HIV-Krankheit (B20-B24)
Komplikationen der Schwangerschaft, der Geburt und des Wochenbettes (O00-O99)
Neubildungen (C00-D48)
Symptome und abnorme klinische und Laborbefunde, anderenorts nicht klassifiziert (R00-R99)
Verletzungen, Vergiftungen und bestimmte andere Folgen äußerer Ursachen (S00-T98)

Dieses Kapitel gliedert sich in folgende Gruppen:

D50-D53   Alimentäre Anämien
D55-D59   Hämolytische Anämien
D60-D64   Aplastische und sonstige Anämien
D65-D69   Koagulopathien, Purpura und sonstige hämorrhagische Diathesen
D70-D77   Sonstige Krankheiten des Blutes und der blutbildenden Organe
D80-D90   Bestimmte Störungen mit Beteiligung des Immunsystems

Dieses Kapitel enthält die folgende(n) Sternschlüsselnummer(n)

D63.-*   Anämie bei chronischen, anderenorts klassifizierten Krankheiten
D77*   Sonstige Krankheiten des Blutes und der blutbildenden Organe bei anderenorts klassifizierten Krankheiten

Alimentäre Anämien (D50-D53)

D50.-   **Eisenmangelanämie**
      Inkl.: Anämie:
         • hypochrom
         • sideropenisch

D50.0   **Eisenmangelanämie nach Blutverlust (chronisch)**
      Posthämorrhagische Anämie (chronisch)

      Exkl.: Akute Blutungsanämie (D62)
             Angeborene Anämie durch fetalen Blutverlust (P61.3)

D50.1   **Sideropenische Dysphagie**
      Kelly-Paterson-Syndrom
      Plummer-Vinson-Syndrom

D50.8   **Sonstige Eisenmangelanämien**

D50.9   **Eisenmangelanämie, nicht näher bezeichnet**

D51.- **Vitamin-B$_{12}$-Mangelanämie**
Exkl.: Vitamin-B$_{12}$-Mangel (E53.8)

D51.0 **Vitamin-B$_{12}$-Mangelanämie durch Mangel an Intrinsic-Faktor**
Anämie:
• Addison-
• Biermer-
• perniziös (angeboren)
Angeborener Mangel an Intrinsic-Faktor

D51.1 **Vitamin-B$_{12}$-Mangelanämie durch selektive Vitamin-B$_{12}$-Malabsorption mit Proteinurie**
Imerslund-(Gräsbeck-)Syndrom
Megaloblastäre hereditäre Anämie

D51.2 **Transcobalamin-II-Mangel (-Anämie)**

D51.3 **Sonstige alimentäre Vitamin-B$_{12}$-Mangelanämie**
Vitamin-B$_{12}$-Mangelanämie strikter Vegetarier

D51.8 **Sonstige Vitamin-B$_{12}$-Mangelanämien**

D51.9 **Vitamin-B$_{12}$-Mangelanämie, nicht näher bezeichnet**

D52.- **Folsäure-Mangelanämie**

D52.0 **Alimentäre Folsäure-Mangelanämie**
Alimentäre megaloblastäre Anämie

D52.1 **Arzneimittelinduzierte Folsäure-Mangelanämie**
Soll die Substanz angegeben werden, ist eine zusätzliche Schlüsselnummer (Kapitel XX) zu benutzen.

D52.8 **Sonstige Folsäure-Mangelanämien**

D52.9 **Folsäure-Mangelanämie, nicht näher bezeichnet**
Folsäure-Mangelanämie o.n.A.

D53.- **Sonstige alimentäre Anämien**
Inkl.: Megaloblastäre Anämie, resistent gegenüber Vitamin-B$_{12}$- oder Folsäure-Therapie

D53.0 **Eiweißmangelanämie**
Aminosäuremangelanämie
Anämie bei Orotazidurie

Exkl.: Lesch-Nyhan-Syndrom (E79.1)

D53.1 **Sonstige megaloblastäre Anämien, anderenorts nicht klassifiziert**
Megaloblastäre Anämie o.n.A.

Exkl.: Di-Guglielmo-Krankheit (C94.0-)

D53.2 **Skorbutanämie**
Exkl.: Skorbut (E54)

D53.8 **Sonstige näher bezeichnete alimentäre Anämien**
Anämie in Verbindung mit Mangel an:
• Kupfer
• Molybdän
• Zink

Exkl.: Alimentäre Mangelzustände ohne Angabe einer Anämie, z.B.:
• Kupfermangel (E61.0)
• Molybdänmangel (E61.5)
• Zinkmangel (E60)

D53.9 **Alimentäre Anämie, nicht näher bezeichnet**
Einfache chronische Anämie

Exkl.: Anämie o.n.A. (D64.9)

Hämolytische Anämien
(D55-D59)

D55.- **Anämie durch Enzymdefekte**
Exkl.: Arzneimittelinduzierte Enzymmangelanämie (D59.2)

D55.0 **Anämie durch Glukose-6-Phosphat-Dehydrogenase[G6PD]-Mangel**
Favismus
G6PD-Mangelanämie

D55.1 **Anämie durch sonstige Störungen des Glutathionstoffwechsels**
Anämie (durch):
• Enzymmangel mit Bezug zum Hexosemonophosphat[HMP]-Shunt, ausgenommen G6PD-Mangel
• hämolytisch, nichtsphärozytär (hereditär), Typ I

D55.2 **Anämie durch Störungen glykolytischer Enzyme**
Anämie (durch):
• hämolytisch, nichtsphärozytär (hereditär), Typ II
• Hexokinase-Mangel
• Pyruvatkinase[PK]-Mangel
• Triosephosphat-Isomerase-Mangel

D55.3 **Anämie durch Störungen des Nukleotidstoffwechsels**

D55.8 **Sonstige Anämien durch Enzymdefekte**

D55.9 **Anämie durch Enzymdefekte, nicht näher bezeichnet**

D56.- **Thalassämie**

D56.0 **Alpha-Thalassämie**
Exkl.: Hydrops fetalis durch hämolytische Krankheit (P56.-)

D56.1 **Beta-Thalassämie**
Cooley-Anämie
Schwere Beta-Thalassämie
Thalassaemia:
• intermedia
• major
Exkl.: Sichelzell(en)-Beta-Thalassämie (D57.2)

D56.2 **Delta-Beta-Thalassämie**

D56.3 **Thalassämie-Erbanlage**
Thalassaemia (beta) minor

D56.4 **Hereditäre Persistenz fetalen Hämoglobins [HPFH]**

D56.8 **Sonstige Thalassämien**

D56.9 **Thalassämie, nicht näher bezeichnet**
Mittelmeeranämie (mit sonstiger Hämoglobinopathie)
Thalassämie (gemischt) (mit sonstiger Hämoglobinopathie) (nicht näher bezeichnet)

D57.- **Sichelzellenkrankheiten**
Exkl.: Sonstige Hämoglobinopathien (D58.-)

D57.0 **Sichelzellenanämie mit Krisen**
Hb-SS-Krankheit mit Krisen

D57.1 **Sichelzellenanämie ohne Krisen**
Sichelzellen:
• Anämie
• Krankheit   o.n.A.
• Störung

D57.2 **Doppelt heterozygote Sichelzellenkrankheiten**
Krankheit:
- Hb-SC
- Hb-SD
- Hb-SE
Sichelzell(en)-Beta-Thalassämie

D57.3 **Sichelzellen-Erbanlage**
Hb-S-Erbanlage
Heterozygotes Hämoglobin S

D57.8 **Sonstige Sichelzellenkrankheiten**

D58.- **Sonstige hereditäre hämolytische Anämien**

D58.0 **Hereditäre Sphärozytose**
Angeborener (sphärozytärer) hämolytischer Ikterus
Hämolytischer (familiärer) Ikterus
Minkowski-Chauffard-Gänsslen-Syndrom

D58.1 **Hereditäre Elliptozytose**
Elliptozytose (angeboren)
Ovalozytose (angeboren) (hereditär)

D58.2 **Sonstige Hämoglobinopathien**
Anomales Hämoglobin o.n.A.
Hämoglobinopathie o.n.A.
Hämolytische Anämie durch instabile Hämoglobine
Krankheit:
- Hb-C-
- Hb-D-
- Hb-E-
Kongenitale Heinz-Körper-Anämie

Exkl.: Familiäre Polyglobulie [Polyzythämie] (D75.0)
Hb-M-Krankheit (D74.0)
Hereditäre Persistenz fetalen Hämoglobins [HPFH] (D56.4)
Höhenpolyglobulie (D75.1)
Methämoglobinämie (D74.-)

D58.8 **Sonstige näher bezeichnete hereditäre hämolytische Anämien**
Stomatozytose

D58.9 **Hereditäre hämolytische Anämie, nicht näher bezeichnet**

D59.- **Erworbene hämolytische Anämien**

D59.0 **Arzneimittelinduzierte autoimmunhämolytische Anämie**
Soll die Substanz angegeben werden, ist eine zusätzliche Schlüsselnummer (Kapitel XX) zu benutzen.

D59.1 **Sonstige autoimmunhämolytische Anämien**
Autoimmunhämolytische Krankheit (Kälteautoantikörper-Typ) (Wärmeautoantikörper-Typ)
Chronische Kälteagglutininkrankheit
Hämolytische Anämie:
- Kälteautoantikörper-Typ (sekundär) (symptomatisch)
- Wärmeautoantikörper-Typ (sekundär) (symptomatisch)
Kälteagglutinin-:
- Hämoglobinurie
- Krankheit

Exkl.: Evans-Syndrom (D69.3)
Hämolytische Krankheit beim Fetus und Neugeborenen (P55.-)
Paroxysmale Kältehämoglobinurie (D59.6)

D59.2 **Arzneimittelinduzierte nicht-autoimmunhämolytische Anämie**
Arzneimittelinduzierte Enzymmangelanämie

Soll die Substanz angegeben werden, ist eine zusätzliche Schlüsselnummer (Kapitel XX) zu benutzen.

D59.3 **Hämolytisch-urämisches Syndrom**

D59.4   **Sonstige nicht-autoimmunhämolytische Anämien**
Hämolytische Anämie:
- mechanisch
- mikroangiopathisch
- toxisch

Soll die äußere Ursache angegeben werden, ist eine zusätzliche Schlüsselnummer (Kapitel XX) zu benutzen.

D59.5   **Paroxysmale nächtliche Hämoglobinurie [Marchiafava-Micheli]**
Exkl.: Hämoglobinurie o.n.A. (R82.3)

D59.6   **Hämoglobinurie durch Hämolyse infolge sonstiger äußerer Ursachen**
Hämoglobinurie:
- Belastungs-
- Marsch-
- paroxysmale Kälte-

Soll die äußere Ursache angegeben werden, ist eine zusätzliche Schlüsselnummer (Kapitel XX) zu benutzen.

Exkl.: Hämoglobinurie o.n.A. (R82.3)

D59.8   **Sonstige erworbene hämolytische Anämien**

D59.9   **Erworbene hämolytische Anämie, nicht näher bezeichnet**
Idiopathische hämolytische Anämie, chronisch

Aplastische und sonstige Anämien (D60-D64)

D60.-   **Erworbene isolierte aplastische Anämie [Erythroblastopenie] [pure red cell aplasia]**
Inkl.: Isolierte aplastische Anämie (erworben) (beim Erwachsenen) (bei Thymom)

D60.0   **Chronische erworbene isolierte aplastische Anämie**

D60.1   **Transitorische erworbene isolierte aplastische Anämie**

D60.8   **Sonstige erworbene isolierte aplastische Anämien**

D60.9   **Erworbene isolierte aplastische Anämie, nicht näher bezeichnet**

D61.-   **Sonstige aplastische Anämien**
Benutze zusätzliche Schlüsselnummern, um das Vorliegen einer Thrombozytopenie (D69.4-, D69.5-, D69.6-) oder einer Agranulozytose und Neutropenie (D70.-) anzugeben.

Exkl.: Agranulozytose (D70.-)

D61.0   **Angeborene aplastische Anämie**
Blackfan-Diamond-Anämie
Familiäre hypoplastische Anämie
Fanconi-Anämie
Isolierte aplastische Anämie:
- angeboren
- im Kindesalter
- primär
Panzytopenie mit Fehlbildungen

D61.1-   **Arzneimittelinduzierte aplastische Anämie**
Arzneimittelinduzierte Panzytopenie

Soll die Substanz angegeben werden, ist eine zusätzliche Schlüsselnummer (Kapitel XX) zu benutzen.

D61.10   Aplastische Anämie infolge zytostatischer Therapie

D61.18   Sonstige arzneimittelinduzierte aplastische Anämie

D61.19   Arzneimittelinduzierte aplastische Anämie, nicht näher bezeichnet

D61.2   **Aplastische Anämie infolge sonstiger äußerer Ursachen**
Soll die äußere Ursache angegeben werden, ist eine zusätzliche Schlüsselnummer (Kapitel XX) zu benutzen.

D61.3   **Idiopathische aplastische Anämie**

D61.8   **Sonstige näher bezeichnete aplastische Anämien**

D61.9   **Aplastische Anämie, nicht näher bezeichnet**
Hypoplastische Anämie o.n.A.
Knochenmarkinsuffizienz
Panmyelopathie
Panmyelophthise

D62   **Akute Blutungsanämie**
Inkl.:   Anämie nach intra- und postoperativer Blutung

Exkl.:   Angeborene Anämie durch fetalen Blutverlust (P61.3)

D63.-*   **Anämie bei chronischen, anderenorts klassifizierten Krankheiten**

D63.0*   **Anämie bei Neubildungen (C00-D48†)**

D63.8*   **Anämie bei sonstigen chronischen, anderenorts klassifizierten Krankheiten**
Anämie bei chronischer Nierenkrankheit größer oder gleich Stadium 3 (N18.3-N18.5†)

D64.-   **Sonstige Anämien**
Exkl.:   Refraktäre Anämie:
• mit Blastenüberschuss [RAEB] (D46.2)
• mit Blastenüberschuss in Transformation (C92.0-)
• mit Ringsideroblasten (D46.1)
• ohne Ringsideroblasten (D46.0)
• o.n.A. (D46.4)

D64.0   **Hereditäre sideroachrestische [sideroblastische] Anämie**
X-chromosomal-gebundene hypochrome sideroachrestische Anämie

D64.1   **Sekundäre sideroachrestische [sideroblastische] Anämie (krankheitsbedingt)**
Soll die Krankheit angegeben werden, ist eine zusätzliche Schlüsselnummer zu benutzen.

D64.2   **Sekundäre sideroachrestische [sideroblastische] Anämie durch Arzneimittel oder Toxine**
Soll die äußere Ursache angegeben werden, ist eine zusätzliche Schlüsselnummer (Kapitel XX) zu benutzen.

D64.3   **Sonstige sideroachrestische [sideroblastische] Anämien**
Sideroachrestische Anämie:
• pyridoxinsensibel, anderenorts nicht klassifiziert
• o.n.A.

D64.4   **Kongenitale dyserythropoetische Anämie**
Dyshäm(at)opoetische Anämie (angeboren)

Exkl.:   Blackfan-Diamond-Anämie (D61.0)
Di-Guglielmo-Krankheit (C94.0-)

D64.8   **Sonstige näher bezeichnete Anämien**
Infantile Pseudoleukämie
Leukoerythroblastische Anämie

D64.9   **Anämie, nicht näher bezeichnet**

Koagulopathien, Purpura und sonstige hämorrhagische Diathesen (D65-D69)

D65.- **Disseminierte intravasale Gerinnung [Defibrinationssyndrom]**
Inkl.: Purpura fulminans

Exkl.: Als Komplikation bei(m):
* Abort, Extrauteringravidität oder Molenschwangerschaft (O00-O07, O08.1)
* Neugeborenen (P60)
* Schwangerschaft, Geburt oder Wochenbett (O45.0, O46.0, O67.0, O72.3)

D65.0 **Erworbene Afibrinogenämie**
Benutze für Zwecke der Abrechnung der Zusatzentgelte entsprechend Anlage 7 zur FPV eine zusätzliche Schlüsselnummer, um das Vorliegen einer "dauerhaft erworbenen" (U69.11!) oder "temporären" (U69.12!) Blutgerinnungsstörung anzuzeigen.

D65.1 **Disseminierte intravasale Gerinnung [DIG, DIC]**
Verbrauchskoagulopathie

Benutze für Zwecke der Abrechnung der Zusatzentgelte entsprechend Anlage 7 zur FPV eine zusätzliche Schlüsselnummer, um das Vorliegen einer "dauerhaft erworbenen" (U69.11!) oder "temporären" (U69.12!) Blutgerinnungsstörung anzuzeigen.

D65.2 **Erworbene Fibrinolyseblutung**
Purpura fibrinolytica

Benutze für Zwecke der Abrechnung der Zusatzentgelte entsprechend Anlage 7 zur FPV eine zusätzliche Schlüsselnummer, um das Vorliegen einer "dauerhaft erworbenen" (U69.11!) oder "temporären" (U69.12!) Blutgerinnungsstörung anzuzeigen.

D65.9 **Defibrinationssyndrom, nicht näher bezeichnet**

D66 **Hereditärer Faktor-VIII-Mangel**
Inkl.: Faktor-VIII-Mangel (mit Funktionsstörung)
Hämophilie:
* A
* klassisch
* o.n.A.

Exkl.: Faktor-VIII-Mangel mit Störung der Gefäßendothelfunktion (D68.0-)

D67 **Hereditärer Faktor-IX-Mangel**
Inkl.: Christmas disease
Hämophilie B
Mangel:
* Faktor IX (mit Funktionsstörung)
* Plasma-Thromboplastin-Komponente [PTC]

D68.- **Sonstige Koagulopathien**
Exkl.: Als Komplikation bei(m):
* Abort, Extrauteringravidität oder Molenschwangerschaft (O00-O07, O08.1)
* Schwangerschaft, Geburt oder Wochenbett (O45.0, O46.0, O67.0, O72.3)

D68.0- **Willebrand-Jürgens-Syndrom**
Angiohämophilie
Faktor-VIII-Mangel mit Störung der Gefäßendothelfunktion
Vaskuläre Hämophilie

Exkl.: Faktor-VIII-Mangel:
* mit Funktionsstörung (D66)
* o.n.A. (D66)
Kapillarbrüchigkeit (hereditär) (D69.8-)

D68.00 Hereditäres Willebrand-Jürgens-Syndrom

D68.01 Erworbenes Willebrand-Jürgens-Syndrom
Benutze für Zwecke der Abrechnung der Zusatzentgelte entsprechend Anlage 7 zur FPV eine zusätzliche Schlüsselnummer, um das Vorliegen einer "dauerhaft erworbenen" (U69.11!) oder "temporären" (U69.12!) Blutgerinnungsstörung anzuzeigen.

D68.09   Willebrand-Jürgens-Syndrom, nicht näher bezeichnet
Benutze für Zwecke der Abrechnung der Zusatzentgelte entsprechend Anlage 7 zur FPV eine zusätzliche Schlüsselnummer, um das Vorliegen einer "dauerhaft erworbenen" (U69.11!) oder "temporären" (U69.12!) Blutgerinnungsstörung anzuzeigen.

D68.1   **Hereditärer Faktor-XI-Mangel**
Hämophilie C
Plasma-Thromboplastin-Antecedent[PTA]-Mangel

D68.2-   **Hereditärer Mangel an sonstigen Gerinnungsfaktoren**

D68.20   Hereditärer Faktor-I-Mangel
Angeborene Afibrinogenämie
Dysfibrinogenämie (angeboren)
Fibrinogen-Mangel

D68.21   Hereditärer Faktor-II-Mangel
Prothrombin-Mangel

D68.22   Hereditärer Faktor-V-Mangel
Labiler-Faktor-Mangel
Owren-Krankheit
Plasma-Ac-Globulin-Mangel
Proakzelerin-Mangel

D68.23   Hereditärer Faktor-VII-Mangel
Hypoprokonvertinämie
Prokonvertin-Mangel
Stabiler-Faktor-Mangel

D68.24   Hereditärer Faktor-X-Mangel
Stuart-Prower-Faktor-Mangel

D68.25   Hereditärer Faktor-XII-Mangel
Hageman-Faktor-Mangel

D68.26   Hereditärer Faktor-XIII-Mangel
Fibrinstabilisierender-Faktor-Mangel

D68.28   Hereditärer Mangel an sonstigen Gerinnungsfaktoren

D68.3-   **Hämorrhagische Diathese durch Antikoagulanzien und Antikörper**

D68.31   Hämorrhagische Diathese durch Vermehrung von Antikörpern gegen Faktor VIII
Vermehrung von Anti-VIIIa

D68.32   Hämorrhagische Diathese durch Vermehrung von Antikörpern gegen sonstige Gerinnungsfaktoren
Vermehrung von:
• Anti-IXa
• Anti-Xa
• Anti-XIa
• Antikörpern gegen Von-Willebrand-Faktor

D68.33   Hämorrhagische Diathese durch Cumarine (Vitamin-K-Antagonisten)
Blutung bei Dauertherapie mit Cumarinen (Vitamin-K-Antagonisten)

    Exkl.: Dauertherapie mit Cumarinen ohne Blutung (Z92.1)

D68.34   Hämorrhagische Diathese durch Heparine
Blutung bei Dauertherapie mit Heparinen

    Exkl.: Dauertherapie mit Heparinen ohne Blutung (Z92.1)

D68.35   Hämorrhagische Diathese durch sonstige Antikoagulanzien
Hämorrhagische Diathese durch selektive Faktor-Xa-Hemmer (z.B. Fondaparinux, Apixaban, Rivaroxaban, Edoxaban) oder Thrombin(Faktor IIa)-Hemmer (z.B. Dabigatran, Lepirudin, Desirudin, Bivalirudin)
Blutung bei Dauertherapie mit sonstigen Antikoagulanzien

    Exkl.: Dauertherapie mit sonstigen Antikoagulanzien ohne Blutung (Z92.1)

D68.38 Sonstige hämorrhagische Diathese durch sonstige und nicht näher bezeichnete Antikörper
Benutze für Zwecke der Abrechnung der Zusatzentgelte entsprechend Anlage 7 zur FPV eine
zusätzliche Schlüsselnummer, um das Vorliegen einer "dauerhaft erworben" (U69.11!) oder
"temporären" (U69.12!) Blutgerinnungsstörung anzuzeigen.

D68.4 **Erworbener Mangel an Gerinnungsfaktoren**
Gerinnungsfaktormangel durch:
• Leberkrankheit
• Vitamin-K-Mangel

Benutze für Zwecke der Abrechnung der Zusatzentgelte entsprechend Anlage 7 zur FPV eine
zusätzliche Schlüsselnummer, um das Vorliegen einer "dauerhaft erworbenen" (U69.11!) oder
"temporären" (U69.12!) Blutgerinnungsstörung anzuzeigen.

Exkl.: Dauertherapie mit Antikoagulanzien ohne Blutung (Z92.1)
Erworbenes Willebrand-Jürgens-Syndrom (D68.01)
Hämorrhagische Diathese durch Antikoagulanzien und Antikörper (D68.3-)
Vitamin-K-Mangel beim Neugeborenen (P53)

D68.5 **Primäre Thrombophilie**
Mangel:
• Antithrombin-
• Protein-C-
• Protein-S-
Prothrombin-Gen-Mutation
Resistenz gegen aktiviertes Protein C [Faktor-V-Leiden-Mutation]

D68.6 **Sonstige Thrombophilien**
Antikardiolipin-Syndrom
Antiphospholipid-Syndrom
Vorhandensein des Lupus-Antikoagulans

Exkl.: Disseminierte intravasale Gerinnung (D65.-)
Hyperhomocysteinämie (E72.1)

D68.8 **Sonstige näher bezeichnete Koagulopathien**
Benutze für Zwecke der Abrechnung der Zusatzentgelte entsprechend Anlage 7 zur FPV eine
zusätzliche Schlüsselnummer, um das Vorliegen einer "dauerhaft erworben" (U69.11!) oder
"temporären" (U69.12!) Blutgerinnungsstörung anzuzeigen.

D68.9 **Koagulopathie, nicht näher bezeichnet**

D69.- **Purpura und sonstige hämorrhagische Diathesen**
Exkl.: Benigne Purpura hyper(gamma)globulinaemica (D89.0)
Essentielle (hämorrhagische) Thrombozythämie (D47.3)
Kryoglobulinämische Purpura (D89.1)
Purpura fulminans (D65.-)
Thrombotisch-thrombozytopenische Purpura (M31.1)

D69.0 **Purpura anaphylactoides**
Allergische Vaskulitis
Purpura:
• allergica
• nichtthrombozytopenisch:
• hämorrhagisch
• idiopathisch
• Schoenlein-Henoch
• vaskulär

D69.1 **Qualitative Thrombozytendefekte**
Bernard-Soulier-Syndrom [Riesenthrombozyten-Syndrom]
Glanzmann- (Naegeli-) Syndrom
Grey-platelet-Syndrom [Syndrom der grauen Thrombozyten]
Thrombasthenie (hämorrhagisch) (hereditär)
Thrombozytopathie

Benutze für Zwecke der Abrechnung der Zusatzentgelte entsprechend Anlage 7 zur FPV eine
zusätzliche Schlüsselnummer, um das Vorliegen einer "dauerhaft erworbenen" (U69.11!) oder
"temporären" (U69.12!) Blutgerinnungsstörung anzuzeigen.

Exkl.: Willebrand-Jürgens-Syndrom (D68.0-)

D69.2   **Sonstige nichtthrombozytopenische Purpura**
Purpura:
• senilis
• simplex
• o.n.A.

D69.3   **Idiopathische thrombozytopenische Purpura**
Evans-Syndrom
Werlhof-Krankheit

D69.4-   **Sonstige primäre Thrombozytopenie**
Exkl.: Thrombozytopenie mit Radiusaplasie (Q87.2)
Transitorische Thrombozytopenie beim Neugeborenen (P61.0)
Wiskott-Aldrich-Syndrom (D82.0)

D69.40   Sonstige primäre Thrombozytopenie, als transfusionsrefraktär bezeichnet

D69.41   Sonstige primäre Thrombozytopenie, nicht als transfusionsrefraktär bezeichnet

D69.5-   **Sekundäre Thrombozytopenie**
Soll die äußere Ursache angegeben werden, ist eine zusätzliche Schlüsselnummer (Kapitel XX) zu benutzen.

D69.52   Heparin-induzierte Thrombozytopenie Typ I

D69.53   Heparin-induzierte Thrombozytopenie Typ II

D69.57   Sonstige sekundäre Thrombozytopenien, als transfusionsrefraktär bezeichnet

D69.58   Sonstige sekundäre Thrombozytopenien, nicht als transfusionsrefraktär bezeichnet

D69.59   Sekundäre Thrombozytopenie, nicht näher bezeichnet

D69.6-   **Thrombozytopenie, nicht näher bezeichnet**

D69.60   Thrombozytopenie, nicht näher bezeichnet, als transfusionsrefraktär bezeichnet

D69.61   Thrombozytopenie, nicht näher bezeichnet, nicht als transfusionsrefraktär bezeichnet

D69.8-   **Sonstige näher bezeichnete hämorrhagische Diathesen**

D69.80   Hämorrhagische Diathese durch Thrombozytenaggregationshemmer
Blutung bei Dauertherapie mit Thrombozytenaggregationshemmern

Exkl.: Dauertherapie mit Thrombozytenaggregationshemmern ohne Blutung (Z92.2)

D69.88   Sonstige näher bezeichnete hämorrhagische Diathesen
Kapillarbrüchigkeit (hereditär)
Vaskuläre Pseudohämophilie

Benutze für Zwecke der Abrechnung der Zusatzentgelte entsprechend Anlage 7 zur FPV eine zusätzliche Schlüsselnummer, um das Vorliegen einer "dauerhaft erworbenen" (U69.11!) oder "temporären" (U69.12!) Blutgerinnungsstörung anzuzeigen.

D69.9   **Hämorrhagische Diathese, nicht näher bezeichnet**

Sonstige Krankheiten des Blutes und der blutbildenden Organe (D70-D77)

D70.-   **Agranulozytose und Neutropenie**
Inkl.: Angina agranulocytotica

Soll bei Arzneimittelinduktion die Substanz angegeben werden, ist eine zusätzliche Schlüsselnummer (Kapitel XX) zu benutzen.

Exkl.: Transitorische Neutropenie beim Neugeborenen (P61.5)

D70.0   **Angeborene Agranulozytose und Neutropenie**
Agranulocytosis infantilis hereditaria
Angeborene Neutropenie
Kostmann-Syndrom

D70.1- **Arzneimittelinduzierte Agranulozytose und Neutropenie**
Agranulozytose und Neutropenie infolge zytostatischer Therapie

Für die Subkategorien D70.10-D70.14 ist nur die kritische Phase der Agranulozytose heranzuziehen, während der die Anzahl der neutrophilen Granulozyten weniger als 500 oder die Anzahl der Leukozyten weniger als 1000 pro Mikroliter Blut beträgt.

D70.10 Kritische Phase unter 4 Tage

D70.11 Kritische Phase 10 Tage bis unter 20 Tage

D70.12 Kritische Phase 20 Tage und mehr

D70.13 Kritische Phase 4 Tage bis unter 7 Tage

D70.14 Kritische Phase 7 Tage bis unter 10 Tage

D70.18 Sonstige Verlaufsformen der arzneimittelinduzierten Agranulozytose und Neutropenie

D70.19 Arzneimittelinduzierte Agranulozytose und Neutropenie, nicht näher bezeichnet
Arzneimittelinduzierte Agranulozytose und Neutropenie o.n.A.

D70.3 **Sonstige Agranulozytose**
Agranulozytose o.n.A.

D70.5 **Zyklische Neutropenie**
Periodische Neutropenie

D70.6 **Sonstige Neutropenie**
Neutropenie bei Hypersplenismus
Splenogene (primäre) Neutropenie

D70.7 **Neutropenie, nicht näher bezeichnet**

D71 **Funktionelle Störungen der neutrophilen Granulozyten**
Inkl.: Angeborene Dysphagozytose
Chronische Granulomatose (im Kindesalter)
Defekt des Membranrezeptorenkomplexes [CR3]
Progressive septische Granulomatose

D72.- **Sonstige Krankheiten der Leukozyten**
Exkl.: Basophilie (D75.8)
Myelodysplastische Syndrome (D46.-)
Neutropenie (D70.-)
Präleukämie (-Syndrom) (D46.9)
Störungen des Immunsystems (D80-D90)

D72.0 **Genetisch bedingte Leukozytenanomalien**
Anomalie (Granulation) (Granulozyten) oder Syndrom:
• Alder-
• May-Hegglin-
• Pelger-Huët-
Hereditär:
• Leukomelanopathie
• leukozytär:
  • Hypersegmentation
  • Hyposegmentation

Exkl.: Chediak- (Steinbrinck-) Higashi-Syndrom (E70.3)

D72.1 **Eosinophilie**
Eosinophilie:
• allergisch
• hereditär

D72.8   **Sonstige näher bezeichnete Krankheiten der Leukozyten**
Leukämoide Reaktion:
- lymphozytär
- monozytär
- myelozytär

Leukozytose
Lympho(zyto)penie
Lymphozytose (symptomatisch)
Monozytose (symptomatisch)
Plasmozytose

D72.9   **Krankheit der Leukozyten, nicht näher bezeichnet**

D73.-   **Krankheiten der Milz**

D73.0   **Hyposplenismus**
Asplenie nach Splenektomie
Atrophie der Milz

     Exkl.: Asplenie (angeboren) (Q89.01)

D73.1   **Hypersplenismus**
     Exkl.: Splenomegalie:
- angeboren (Q89.00)
- o.n.A. (R16.1)

D73.2   **Chronisch-kongestive Splenomegalie**

D73.3   **Abszess der Milz**

D73.4   **Zyste der Milz**

D73.5   **Infarzierung der Milz**
Milzruptur, nichttraumatisch
Milztorsion

     Exkl.: Traumatische Milzruptur (S36.04)

D73.8   **Sonstige Krankheiten der Milz**
Fibrose der Milz o.n.A.
Perisplenitis
Splenitis o.n.A.

D73.9   **Krankheit der Milz, nicht näher bezeichnet**

D74.-   **Methämoglobinämie**

D74.0   **Angeborene Methämoglobinämie**
Angeborener NADH-Methämoglobinreduktase-Mangel
Hämoglobin-M[Hb-M]-Krankheit
Methämoglobinämie, hereditär

D74.8   **Sonstige Methämoglobinämien**
Erworbene Methämoglobinämie (mit Sulfhämoglobinämie)
Toxische Methämoglobinämie

     Soll die äußere Ursache angegeben werden, ist eine zusätzliche Schlüsselnummer (Kapitel XX) zu benutzen.

D74.9   **Methämoglobinämie, nicht näher bezeichnet**

D75.-   **Sonstige Krankheiten des Blutes und der blutbildenden Organe**
     Exkl.: Hypergammaglobulinämie o.n.A. (D89.2)
Lymphadenitis:
- akut (L04.-)
- chronisch (I88.1)
- mesenterial (akut) (chronisch) (I88.0)
- o.n.A. (I88.9)
Vergrößerte Lymphknoten (R59.-)

D75.0 **Familiäre Erythrozytose**
Polyglobulie [Polyzythämie]:
- familiär
- gutartig

Exkl.: Hereditäre Ovalozytose (D58.1)

D75.1 **Sekundäre Polyglobulie [Polyzythämie]**
Erythrozytose o.n.A.
Polyglobulie:
- durch:
  - Aufenthalt in großer Höhe
  - Erythropoetin
  - Hämokonzentration
  - Stress
- emotionell
- erworben
- hypoxämisch
- relativ
- renal
- o.n.A.

Exkl.: Polycythaemia vera (D45)
Polyglobulie beim Neugeborenen (P61.1)

D75.8 **Sonstige näher bezeichnete Krankheiten des Blutes und der blutbildenden Organe**
Basophilie

D75.9 **Krankheit des Blutes und der blutbildenden Organe, nicht näher bezeichnet**

D76.- **Sonstige näher bezeichnete Krankheiten mit Beteiligung des lymphoretikulären Gewebes und des retikulohistiozytären Systems**
Exkl.: (Abt-)Letterer-Siwe-Krankheit (C96.0)
Bösartige Histiozytose (C96.8)
Eosinophiles Granulom (C96.6)
Hand-Schüller-Christian-Krankheit (C96.5)
Histiozytisches Sarkom (C96.8)
Histiozytose X, multifokal (C96.5)
Histiozytose X, unifokal (C96.6)
Langerhans-Zell-Histiozytose, multifokal (C96.5)
Langerhans-Zell-Histiozytose, unifokal (C96.6)
Retikuloendotheliose:
- leukämisch (C91.4-)
- ohne Lipidspeicherung (C96.0)
Retikulose:
- bösartig o.n.A. (C86.0)
- histiozytär medullär (C96.8)
- lipomelanotisch (I89.8)

D76.1 **Hämophagozytäre Lymphohistiozytose**
Familiäre hämophagozytäre Retikulose
Histiozytosen mononukleärer Phagozyten

D76.2 **Hämophagozytäres Syndrom bei Infektionen**
Soll der Infektionserreger oder die Infektionskrankheit angegeben werden, ist eine zusätzliche Schlüsselnummer zu benutzen.

D76.3 **Sonstige Histiozytose-Syndrome**
Retikulohistiozytom (Riesenzellen)
Sinushistiozytose mit massiver Lymphadenopathie
Xanthogranulom

D77* **Sonstige Krankheiten des Blutes und der blutbildenden Organe bei anderenorts klassifizierten Krankheiten**
Inkl.: Fibrose der Milz bei Schistosomiasis [Bilharziose] (B65.-†)

Bestimmte Störungen mit Beteiligung des Immunsystems (D80-D90)

Inkl.: Defekte im Komplementsystem
Immundefekte, ausgenommen HIV-Krankheit [Humane Immundefizienz-Viruskrankheit]
Sarkoidose

Exkl.: Autoimmunkrankheit (systemisch) o.n.A. (M35.9)
Funktionelle Störungen der neutrophilen Granulozyten (D71)
HIV-Krankheit (B20-B24)
HIV-Krankheit als Komplikation bei Schwangerschaft, Geburt und Wochenbett (O98.7)

D80.- **Immundefekt mit vorherrschendem Antikörpermangel**

D80.0 **Hereditäre Hypogammaglobulinämie**
Autosomal-rezessive Agammaglobulinämie (Schweizer Typ)
X-chromosomal-gebundene Agammaglobulinämie [Bruton] (mit Wachstumshormonmangel)

D80.1 **Nichtfamiliäre Hypogammaglobulinämie**
Agammaglobulinämie mit Immunglobulin-positiven B-Lymphozyten
Common-variable-Agammaglobulinämie [CVAgamma]
Hypogammaglobulinämie o.n.A.

D80.2 **Selektiver Immunglobulin-A-Mangel [IgA-Mangel]**

D80.3 **Selektiver Mangel an Immunglobulin-G-Subklassen [IgG-Subklassen]**

D80.4 **Selektiver Immunglobulin-M-Mangel [IgM-Mangel]**

D80.5 **Immundefekt bei erhöhtem Immunglobulin M [IgM]**

D80.6 **Antikörpermangel bei Normo- oder Hypergammaglobulinämie**

D80.7 **Transitorische Hypogammaglobulinämie im Kindesalter**

D80.8 **Sonstige Immundefekte mit vorherrschendem Antikörpermangel**
Kappa-Leichtketten-Defekt

D80.9 **Immundefekt mit vorherrschendem Antikörpermangel, nicht näher bezeichnet**

D81.- **Kombinierte Immundefekte**
Exkl.: Autosomal-rezessive Agammaglobulinämie (Schweizer Typ) (D80.0)

D81.0 **Schwerer kombinierter Immundefekt [SCID] mit retikulärer Dysgenesie**

D81.1 **Schwerer kombinierter Immundefekt [SCID] mit niedriger T- und B-Zellen-Zahl**

D81.2 **Schwerer kombinierter Immundefekt [SCID] mit niedriger oder normaler B-Zellen-Zahl**

D81.3 **Adenosindesaminase[ADA]-Mangel**

D81.4 **Nezelof-Syndrom**

D81.5 **Purinnukleosid-Phosphorylase[PNP]-Mangel**

D81.6 **Haupthistokompatibilitäts-Komplex-Klasse-I-Defekt [MHC-Klasse-I-Defekt]**
Bare-lymphocyte-Syndrom

D81.7 **Haupthistokompatibilitäts-Komplex-Klasse-II-Defekt [MHC-Klasse-II-Defekt]**

D81.8 **Sonstige kombinierte Immundefekte**
Biotinabhängiger Carboxylase-Mangel

D81.9 **Kombinierter Immundefekt, nicht näher bezeichnet**
Schwerer kombinierter Immundefekt [SCID] o.n.A.

D82.- **Immundefekt in Verbindung mit anderen schweren Defekten**
Exkl.: Ataxia teleangiectatica [Louis-Bar-Syndrom] (G11.3)

D82.0 **Wiskott-Aldrich-Syndrom**
Immundefekt mit Thrombozytopenie und Ekzem

D82.1 **Di-George-Syndrom**
Syndrom des vierten Kiemenbogens
Thymus:
• Alymphoplasie
• Aplasie oder Hypoplasie mit Immundefekt

D82.2	**Immundefekt mit disproportioniertem Kleinwuchs**
D82.3	**Immundefekt mit hereditär defekter Reaktion auf Epstein-Barr-Virus** X-chromosomal-gebundene lymphoproliferative Krankheit
D82.4	**Hyperimmunglobulin-E[IgE]-Syndrom**
D82.8	**Immundefekte in Verbindung mit anderen näher bezeichneten schweren Defekten**
D82.9	**Immundefekt in Verbindung mit schwerem Defekt, nicht näher bezeichnet**

D83.- **Variabler Immundefekt [common variable immunodeficiency]**

D83.0	**Variabler Immundefekt mit überwiegenden Abweichungen der B-Zellen-Zahl und -Funktion**
D83.1	**Variabler Immundefekt mit überwiegenden immunregulatorischen T-Zell-Störungen**
D83.2	**Variabler Immundefekt mit Autoantikörpern gegen B- oder T-Zellen**
D83.8	**Sonstige variable Immundefekte**
D83.9	**Variabler Immundefekt, nicht näher bezeichnet**

D84.- **Sonstige Immundefekte**

D84.0	**Lymphozytenfunktion-Antigen-1[LFA-1]-Defekt**
D84.1	**Defekte im Komplementsystem** C1-Esterase-Inhibitor[C1-INH]-Mangel
D84.8	**Sonstige näher bezeichnete Immundefekte**
D84.9	**Immundefekt, nicht näher bezeichnet**

D86.- **Sarkoidose**

D86.0	**Sarkoidose der Lunge**
D86.1	**Sarkoidose der Lymphknoten**
D86.2	**Sarkoidose der Lunge mit Sarkoidose der Lymphknoten**
D86.3	**Sarkoidose der Haut**
D86.8	**Sarkoidose an sonstigen und kombinierten Lokalisationen** Iridozyklitis bei Sarkoidose† (H22.1*) Febris uveoparotidea [Heerfordt-Syndrom] Multiple Hirnnervenlähmung bei Sarkoidose† (G53.2*) Sarkoid: • Arthropathie† (M14.8-*) • Myokarditis† (I41.8*) • Myositis† (M63.3-*)
D86.9	**Sarkoidose, nicht näher bezeichnet**

D89.- **Sonstige Störungen mit Beteiligung des Immunsystems, anderenorts nicht klassifiziert**
Exkl.: Hyperglobulinämie o.n.A. (R77.1)
Monoklonale Gammopathie unbestimmter Signifikanz [MGUS] (D47.2)
Versagen und Abstoßung eines Transplantates (T86.-)

D89.0	**Polyklonale Hypergammaglobulinämie** Benigne Purpura hyper(gamma)globulinaemica [Waldenström] Polyklonale Gammopathie o.n.A.
D89.1	**Kryoglobulinämie** Kryoglobulinämie: • essentiell • gemischt • idiopathisch • primär • sekundär Kryoglobulinämische: • Purpura • Vaskulitis
D89.2	**Hypergammaglobulinämie, nicht näher bezeichnet**

D89.3   **Immunrekonstitutionssyndrom**
Inflammatorisches Immunrekonstitutionssyndrom [IRIS]

Soll bei Arzneimittelinduktion die Substanz angegeben werden, ist eine zusätzliche Schlüsselnummer (Kapitel XX) zu benutzen.

D89.8   **Sonstige näher bezeichnete Störungen mit Beteiligung des Immunsystems, anderenorts nicht klassifiziert**

D89.9   **Störung mit Beteiligung des Immunsystems, nicht näher bezeichnet**
Immunkrankheit o.n.A.

D90   **Immunkompromittierung nach Bestrahlung, Chemotherapie und sonstigen immunsuppressiven Maßnahmen**
Exkl.: Arzneimittelinduziert:
• Agranulozytose (D70.-)
• Neutropenie (D70.-)

Kapitel IV:

Endokrine, Ernährungs- und Stoffwechselkrankheiten (E00 - E90)

Hinw.: Alle Neubildungen, ob funktionell aktiv oder nicht, sind in Kapitel II klassifiziert. Zutreffende Schlüsselnummern dieses Krankheitskapitels (d.h. E05.8, E07.0, E16-E31, E34.-) können zusätzlich benutzt werden zur Angabe der funktionellen Aktivität einer Neubildung, eines ektopen endokrinen Gewebes sowie der Über- oder Unterfunktion endokriner Drüsen durch Neubildungen oder sonstige anderenorts klassifizierte Zustände.

Exkl.: Komplikationen der Schwangerschaft, der Geburt und des Wochenbettes (O00-O99)
Symptome und abnorme klinische und Laborbefunde, die anderenorts nicht klassifiziert sind (R00-R99)
Transitorische endokrine und Stoffwechselstörungen, die für den Fetus und das Neugeborene spezifisch sind (P70-P74)

Dieses Kapitel gliedert sich in folgende Gruppen:

E00-E07	Krankheiten der Schilddrüse
E10-E14	Diabetes mellitus
E15-E16	Sonstige Störungen der Blutglukose-Regulation und der inneren Sekretion des Pankreas
E20-E35	Krankheiten sonstiger endokriner Drüsen
E40-E46	Mangelernährung
E50-E64	Sonstige alimentäre Mangelzustände
E65-E68	Adipositas und sonstige Überernährung
E70-E90	Stoffwechselstörungen

Dieses Kapitel enthält die folgende(n) Sternschlüsselnummer(n)

E35.-*	Störungen der endokrinen Drüsen bei anderenorts klassifizierten Krankheiten
E90*	Ernährungs- und Stoffwechselstörungen bei anderenorts klassifizierten Krankheiten

Krankheiten der Schilddrüse (E00-E07)

E00.- **Angeborenes Jodmangelsyndrom**
Inkl.: Endemische Krankheitszustände durch direkten umweltbedingten Jodmangel oder infolge mütterlichen Jodmangels. Einige dieser Krankheitszustände gehen aktuell nicht mehr mit einer Hypothyreose einher, sind jedoch Folge unzureichender Schilddrüsenhormonsekretion des Fetus in der Entwicklungsphase. Umweltbedingte strumigene Substanzen können beteiligt sein.

Soll eine damit verbundene geistige Retardierung angegeben werden, ist eine zusätzliche Schlüsselnummer (F70-F79) zu benutzen.

Exkl.: Subklinische Jodmangel-Hypothyreose (E02)

E00.0 **Angeborenes Jodmangelsyndrom, neurologischer Typ**
Endemischer Kretinismus, neurologischer Typ

E00.1 **Angeborenes Jodmangelsyndrom, myxödematöser Typ**
Endemischer Kretinismus:
• hypothyreot
• myxödematöser Typ

E00.2   **Angeborenes Jodmangelsyndrom, gemischter Typ**
Endemischer Kretinismus, gemischter Typ

E00.9   **Angeborenes Jodmangelsyndrom, nicht näher bezeichnet**
Angeborene Jodmangel-Hypothyreose o.n.A.
Endemischer Kretinismus o.n.A.

E01.-   **Jodmangelbedingte Schilddrüsenkrankheiten und verwandte Zustände**
Exkl.: Angeborenes Jodmangelsyndrom (E00.-)
Subklinische Jodmangel-Hypothyreose (E02)

E01.0   **Jodmangelbedingte diffuse Struma (endemisch)**

E01.1   **Jodmangelbedingte mehrknotige Struma (endemisch)**
Jodmangelbedingte knotige Struma

E01.2   **Jodmangelbedingte Struma (endemisch), nicht näher bezeichnet**
Endemische Struma o.n.A.

E01.8   **Sonstige jodmangelbedingte Schilddrüsenkrankheiten und verwandte Zustände**
Erworbene Jodmangel-Hypothyreose o.n.A.

E02   **Subklinische Jodmangel-Hypothyreose**

E03.-   **Sonstige Hypothyreose**
Exkl.: Hypothyreose nach medizinischen Maßnahmen (E89.0)
Jodmangelbedingte Hypothyreose (E00-E02)

E03.0   **Angeborene Hypothyreose mit diffuser Struma**
Struma congenita (nichttoxisch):
• parenchymatös
• o.n.A.
Exkl.: Transitorische Struma congenita mit normaler Funktion (P72.0)

E03.1   **Angeborene Hypothyreose ohne Struma**
Angeboren:
• Atrophie der Schilddrüse
• Hypothyreose o.n.A.
Aplasie der Schilddrüse (mit Myxödem)

E03.2   **Hypothyreose durch Arzneimittel oder andere exogene Substanzen**
Soll die äußere Ursache angegeben werden, ist eine zusätzliche Schlüsselnummer (Kapitel XX) zu benutzen.

E03.3   **Postinfektiöse Hypothyreose**

E03.4   **Atrophie der Schilddrüse (erworben)**
Exkl.: Angeborene Atrophie der Schilddrüse (E03.1)

E03.5   **Myxödemkoma**

E03.8   **Sonstige näher bezeichnete Hypothyreose**

E03.9   **Hypothyreose, nicht näher bezeichnet**
Myxödem o.n.A.

E04.-   **Sonstige nichttoxische Struma**
Exkl.: Jodmangelbedingte Struma (E00-E02)
Struma congenita:
• diffus (E03.0)
• parenchymatös (E03.0)
• o.n.A. (E03.0)

E04.0   **Nichttoxische diffuse Struma**
Struma, nichttoxisch:
• diffusa (colloides)
• simplex

E04.1   **Nichttoxischer solitärer Schilddrüsenknoten**
Nichttoxische einknotige Struma
Schilddrüsenknoten (zystisch) o.n.A.
Struma nodosa colloides (cystica)

E04.2   **Nichttoxische mehrknotige Struma**
Mehrknotige (zystische) Struma o.n.A.
Zystische Struma o.n.A.

E04.8   **Sonstige näher bezeichnete nichttoxische Struma**

E04.9   **Nichttoxische Struma, nicht näher bezeichnet**
Struma nodosa (nichttoxisch) o.n.A.
Struma o.n.A.

E05.-   **Hyperthyreose [Thyreotoxikose]**
Inkl.:   Hyperthyreote [thyreotoxische]:
• Augenkrankheit† (H58.8*)
• Herzkrankheit† (I43.8*)
Exkl.:   Chronische Thyreoiditis mit transitorischer Hyperthyreose (E06.2)
Hyperthyreose beim Neugeborenen (P72.1)

E05.0   **Hyperthyreose mit diffuser Struma**
Basedow-Krankheit [Morbus Basedow]
Toxische diffuse Struma
Toxische Struma o.n.A.

E05.1   **Hyperthyreose mit toxischem solitärem Schilddrüsenknoten**
Hyperthyreose mit toxischer einknotiger Struma

E05.2   **Hyperthyreose mit toxischer mehrknotiger Struma**
Toxische Struma nodosa o.n.A.

E05.3   **Hyperthyreose durch ektopisches Schilddrüsengewebe**

E05.4   **Hyperthyreosis factitia**

E05.5   **Thyreotoxische Krise**

E05.8   **Sonstige Hyperthyreose**
Überproduktion von Thyreotropin

Soll die äußere Ursache angegeben werden, ist eine zusätzliche Schlüsselnummer (Kapitel XX) zu benutzen.

E05.9   **Hyperthyreose, nicht näher bezeichnet**
Hyperthyreose o.n.A.

E06.-   **Thyreoiditis**
Exkl.:   Postpartale Thyreoiditis (O90.5)

E06.0   **Akute Thyreoiditis**
Abszess der Schilddrüse
Thyreoiditis:
• eitrig
• pyogen

Soll der Infektionserreger angegeben werden, ist eine zusätzliche Schlüsselnummer (B95-B98) zu benutzen.

E06.1   **Subakute Thyreoiditis**
Thyreoiditis:
• de-Quervain-
• granulomatös
• nichteitrig
• Riesenzell-

Exkl.:   Autoimmunthyreoiditis (E06.3)

E06.2   **Chronische Thyreoiditis mit transitorischer Hyperthyreose**
Exkl.:   Autoimmunthyreoiditis (E06.3)

E06.3 **Autoimmunthyreoiditis**
Hashimoto-Thyreoiditis
Hashitoxikose (transitorisch)
Lymphozytäre Thyreoiditis
Struma lymphomatosa [Hashimoto]

E06.4 **Arzneimittelinduzierte Thyreoiditis**
Soll die Substanz angegeben werden, ist eine zusätzliche Schlüsselnummer (Kapitel XX) zu benutzen.

E06.5 **Sonstige chronische Thyreoiditis**
Thyreoiditis:
• chronisch:
  • fibrös
  • o.n.A.
• eisenhart
• Riedel-Struma

E06.9 **Thyreoiditis, nicht näher bezeichnet**

E07.- **Sonstige Krankheiten der Schilddrüse**

E07.0 **Hypersekretion von Kalzitonin**
C-Zellenhyperplasie der Schilddrüse
Hypersekretion von Thyreokalzitonin

E07.1 **Dyshormogene Struma**
Familiäre dyshormogene Struma
Pendred-Syndrom

Exkl.: Transitorische Struma congenita mit normaler Funktion (P72.0)

E07.8 **Sonstige näher bezeichnete Krankheiten der Schilddrüse**
Abnormität des Thyreoglobulin
Euthyroid-Sick-Syndrom
Schilddrüse:
• Blutung
• Infarzierung

E07.9 **Krankheit der Schilddrüse, nicht näher bezeichnet**

Diabetes mellitus
(E10-E14)

Soll bei Arzneimittelinduktion die Substanz angegeben werden, ist eine zusätzliche Schlüsselnummer (Kapitel XX) zu benutzen.

Die folgenden vierten Stellen sind bei den Kategorien E10-E14 zu benutzen:

.0 **Mit Koma**
Diabetisches Koma:
• hyperosmolar
• mit oder ohne Ketoazidose
Hyperglykämisches Koma o.n.A.

Exkl.: Hypoglykämisches Koma (.6)

.1 **Mit Ketoazidose**
Diabetisch:
• Azidose │ ohne Angabe eines Komas
• Ketoazidose │

.2† **Mit Nierenkomplikationen**
Diabetische Nephropathie (N08.3*)
Intrakapilläre Glomerulonephrose (N08.3*)
Kimmelstiel-Wilson-Syndrom (N08.3*)

.3† Mit Augenkomplikationen
Diabetisch:
• Katarakt (H28.0*)
• Retinopathie (H36.0*)

.4† Mit neurologischen Komplikationen
Diabetisch:
• Amyotrophie (G73.0*)
• autonome Neuropathie (G99.0*)
• autonome Polyneuropathie (G99.0*)
• Mononeuropathie (G59.0*)
• Polyneuropathie (G63.2*)

.5 Mit peripheren vaskulären Komplikationen
Diabetisch:
• Gangrän
• periphere Angiopathie† (I79.2*)
• Ulkus

.6 Mit sonstigen näher bezeichneten Komplikationen
Diabetische Arthropathie† (M14.2-*)
Hypoglykämie
Hypoglykämisches Koma
Neuropathische diabetische Arthropathie† (M14.6-*)

.7 Mit multiplen Komplikationen

.8 Mit nicht näher bezeichneten Komplikationen

.9 Ohne Komplikationen

Die folgenden fünften Stellen 0 und 1 sind mit den Subkategorien .2-.6 sowie .8 und .9 bei den Kategorien E10-E14 zu benutzen.

Die folgenden fünften Stellen 2-5 sind ausschließlich mit der Subkategorie .7 bei den Kategorien E10-E14 zu benutzen.

Die Subkategorien .0 (Koma) und .1 (Ketoazidose) gelten grundsätzlich als entgleist und werden stets mit der fünften Stelle 1 kodiert.

0 Nicht als entgleist bezeichnet

1 Als entgleist bezeichnet

2 Mit sonstigen multiplen Komplikationen, nicht als entgleist bezeichnet

3 Mit sonstigen multiplen Komplikationen, als entgleist bezeichnet

4 Mit diabetischem Fußsyndrom, nicht als entgleist bezeichnet

5 Mit diabetischem Fußsyndrom, als entgleist bezeichnet

E10.- Diabetes mellitus, Typ 1
[4. und 5. Stellen siehe am Anfang dieser Krankheitsgruppe]

Inkl.: Diabetes mellitus:
• juveniler Typ
• labil [brittle]
• mit Ketoseneigung

Exkl.: Diabetes mellitus:
• beim Neugeborenen (P70.2)
• in Verbindung mit Fehl- oder Mangelernährung [Malnutrition] (E12.-)
• pankreopriv (E13.-)
• während der Schwangerschaft, der Geburt oder des Wochenbettes (O24.-)
Gestörte Glukosetoleranz (R73.0)
Glukosurie:
• renal (E74.8)
• o.n.A. (R81)
Postoperative Hypoinsulinämie, außer pankreopriver Diabetes mellitus (E89.1)

E11.- **Diabetes mellitus, Typ 2**
[4. und 5. Stellen siehe am Anfang dieser Krankheitsgruppe]

Inkl.: Diabetes (mellitus) (ohne Adipositas) (mit Adipositas):
- Alters-
- Erwachsenentyp
- ohne Ketoseneigung
- stabil

Nicht primär insulinabhängiger Diabetes beim Jugendlichen
Typ-2-Diabetes unter Insulinbehandlung

Exkl.: Diabetes mellitus:
- beim Neugeborenen (P70.2)
- in Verbindung mit Fehl- oder Mangelernährung [Malnutrition] (E12.-)
- pankreopriv (E13.-)
- während der Schwangerschaft, der Geburt oder des Wochenbettes (O24.-)

Gestörte Glukosetoleranz (R73.0)
Glukosurie:
- renal (E74.8)
- o.n.A. (R81)

Postoperative Hypoinsulinämie, außer pankreopriver Diabetes mellitus (E89.1)

E12.- **Diabetes mellitus in Verbindung mit Fehl- oder Mangelernährung [Malnutrition]**
[4. und 5. Stellen siehe am Anfang dieser Krankheitsgruppe]

Inkl.: Diabetes mellitus in Verbindung mit Fehl- oder Mangelernährung [Malnutrition]:
- Typ 1
- Typ 2

Exkl.: Diabetes mellitus:
- beim Neugeborenen (P70.2)
- pankreopriv (E13.-)
- während der Schwangerschaft, der Geburt oder des Wochenbettes (O24.-)

Gestörte Glukosetoleranz (R73.0)
Glukosurie:
- renal (E74.8)
- o.n.A. (R81)

Postoperative Hypoinsulinämie, außer pankreopriver Diabetes mellitus (E89.1)

E13.- **Sonstiger näher bezeichneter Diabetes mellitus**
[4. und 5. Stellen siehe am Anfang dieser Krankheitsgruppe]

Inkl.: Pankreopriver Diabetes mellitus

Exkl.: Diabetes mellitus:
- beim Neugeborenen (P70.2)
- in Verbindung mit Fehl- oder Mangelernährung [Malnutrition] (E12.-)
- Typ 1 (E10.-)
- Typ 2 (E11.-)
- während der Schwangerschaft, der Geburt oder des Wochenbettes (O24.-)

Gestörte Glukosetoleranz (R73.0)
Glukosurie:
- renal (E74.8)
- o.n.A. (R81)

Postoperative Hypoinsulinämie, außer pankreopriver Diabetes mellitus (E89.1)

E14.- **Nicht näher bezeichneter Diabetes mellitus**
[4. und 5. Stellen siehe am Anfang dieser Krankheitsgruppe]

Inkl.: Diabetes mellitus o.n.A.

Exkl.: Diabetes mellitus:
- beim Neugeborenen (P70.2)
- in Verbindung mit Fehl- oder Mangelernährung [Malnutrition] (E12.-)
- Typ 1 (E10.-)
- Typ 2 (E11.-)
- pankreopriv (E13.-)
- während der Schwangerschaft, der Geburt oder des Wochenbettes (O24.-)
Gestörte Glukosetoleranz (R73.0)
Glukosurie:
- renal (E74.8)
- o.n.A. (R81)
Postoperative Hypoinsulinämie, außer pankreopriver Diabetes mellitus (E89.1)

Sonstige Störungen der Blutglukose-Regulation und der inneren Sekretion des Pankreas (E15-E16)

E15 **Hypoglykämisches Koma, nichtdiabetisch**
Inkl.: Arzneimittelinduziertes Insulinkoma beim Nichtdiabetiker
Hyperinsulinismus mit hypoglykämischem Koma
Hypoglykämisches Koma o.n.A.

Soll bei Arzneimittelinduktion die Substanz angegeben werden, ist eine zusätzliche Schlüsselnummer (Kapitel XX) zu benutzen.

E16.- **Sonstige Störungen der inneren Sekretion des Pankreas**

E16.0 **Arzneimittelinduzierte Hypoglykämie ohne Koma**
Soll die Substanz angegeben werden, ist eine zusätzliche Schlüsselnummer (Kapitel XX) zu benutzen.

E16.1 **Sonstige Hypoglykämie**
Enzephalopathie durch hypoglykämisches Koma† (G94.3*)
Funktionelle Hypoglykämie, ohne Anstieg des Insulinspiegels
Hyperinsulinismus:
- funktionell
- kongenital
- o.n.A.
Hyperplasie der Betazellen der Langerhans-Inseln o.n.A.

E16.2 **Hypoglykämie, nicht näher bezeichnet**

E16.3 **Erhöhte Glukagonsekretion**
Hyperplasie des endokrinen Drüsenanteils des Pankreas mit Glukagonüberproduktion

E16.4 **Abnorme Gastrinsekretion**
Hypergastrinämie
Zollinger-Ellison-Syndrom

E16.8 **Sonstige näher bezeichnete Störungen der inneren Sekretion des Pankreas**
Erhöhte Sekretion von:
- pankreatischem Polypeptid
- Somatostatin   aus dem endokrinen Drüsenanteil des Pankreas
- Somatotropin-Releasing-Hormon [SRH] [GHRH]
- vasoaktivem gastrointestinalem Polypeptid

E16.9 **Störung der inneren Sekretion des Pankreas, nicht näher bezeichnet**
Hyperplasie des endokrinen Drüsenanteils des Pankreas o.n.A.
Inselzellhyperplasie o.n.A.

Krankheiten sonstiger endokriner Drüsen
(E20-E35)

Exkl.: Galaktorrhoe (N64.3)
Gynäkomastie (N62)

E20.- Hypoparathyreoidismus
Exkl.: Di-George-Syndrom (D82.1)
Hypoparathyreoidismus nach medizinischen Maßnahmen (E89.2)
Tetanie o.n.A. (R29.0)
Transitorischer Hypoparathyreoidismus beim Neugeborenen (P71.4)

E20.0 Idiopathischer Hypoparathyreoidismus

E20.1 Pseudohypoparathyreoidismus

E20.8 Sonstiger Hypoparathyreoidismus

E20.9 Hypoparathyreoidismus, nicht näher bezeichnet
Parathyreogene Tetanie

E21.- Hyperparathyreoidismus und sonstige Krankheiten der Nebenschilddrüse
Exkl.: Osteomalazie:
• im Erwachsenenalter (M83.-)
• im Kindes- und Jugendalter (E55.0)

E21.0 Primärer Hyperparathyreoidismus
Hyperplasie der Nebenschilddrüse
Osteodystrophia fibrosa cystica generalisata [von-Recklinghausen-Krankheit des Knochens]

E21.1 Sekundärer Hyperparathyreoidismus, anderenorts nicht klassifiziert
Exkl.: Sekundärer Hyperparathyreoidismus renalen Ursprungs (N25.8)

E21.2 Sonstiger Hyperparathyreoidismus
Tertiärer Hyperparathyreoidismus

Exkl.: Familiäre hypokalziurische Hyperkalziämie (E83.58)

E21.3 Hyperparathyreoidismus, nicht näher bezeichnet

E21.4 Sonstige näher bezeichnete Krankheiten der Nebenschilddrüse

E21.5 Krankheit der Nebenschilddrüse, nicht näher bezeichnet

E22.- Überfunktion der Hypophyse
Exkl.: Cushing-Syndrom (E24.-)
Nelson-Tumor (E24.1)
Überproduktion von:
• ACTH der Adenohypophyse (E24.0)
• ACTH, nicht in Verbindung mit Cushing-Krankheit (E27.0)
• Thyreotropin (E05.8)

E22.0 Akromegalie und hypophysärer Hochwuchs
Arthropathie in Verbindung mit Akromegalie† (M14.5-*)
Überproduktion von Somatotropin [Wachstumshormon]

Exkl.: Erhöhte Sekretion von Somatotropin-Releasing-Hormon aus dem endokrinen Drüsenanteil
des Pankreas (E16.8)
Konstitutioneller Hochwuchs (E34.4)

E22.1 Hyperprolaktinämie
Soll bei Arzneimittelinduktion die Substanz angegeben werden, ist eine zusätzliche Schlüsselnummer (Kapitel XX) zu benutzen.

E22.2 Syndrom der inadäquaten Sekretion von Adiuretin

E22.8 Sonstige Überfunktion der Hypophyse
Zentral ausgelöste Pubertas praecox

E22.9 Überfunktion der Hypophyse, nicht näher bezeichnet

E23.- **Unterfunktion und andere Störungen der Hypophyse**
Inkl.: Aufgeführte Zustände, unabhängig davon, ob die Störung in der Hypophyse oder im Hypothalamus liegt.

Exkl.: Hypopituitarismus nach medizinischen Maßnahmen (E89.3)

E23.0 **Hypopituitarismus**
Fertiler Eunuchoidismus
Hypogonadotroper Hypogonadismus
Hypophysäre Kachexie
Hypophysärer Kleinwuchs
Hypophyseninsuffizienz o.n.A.
Hypophysennekrose (postpartal)
Idiopathischer Mangel an Somatotropin [Wachstumshormon]
Isolierter Mangel an:
• ACTH
• Gonadotropin
• Hypophysenhormon
• Prolaktin
• Somatotropin
• Thyreotropin
Kallmann-Syndrom
Lorain-Kleinwuchs
Panhypopituitarismus
Simmonds-Sheehan-Syndrom

E23.1 **Arzneimittelinduzierter Hypopituitarismus**
Soll die Substanz angegeben werden, ist eine zusätzliche Schlüsselnummer (Kapitel XX) zu benutzen.

E23.2 **Diabetes insipidus**
Exkl.: Renaler Diabetes insipidus (N25.1)

E23.3 **Hypothalamische Dysfunktion, anderenorts nicht klassifiziert**
Exkl.: Prader-Willi-Syndrom (Q87.1)
Silver-Russell-Syndrom (Q87.1)

E23.6 **Sonstige Störungen der Hypophyse**
Abszess der Hypophyse
Dystrophia adiposogenitalis

E23.7 **Störung der Hypophyse, nicht näher bezeichnet**

E24.- **Cushing-Syndrom**

E24.0 **Hypophysäres Cushing-Syndrom**
Hypophysärer Hyperadrenokortizismus
Morbus Cushing
Überproduktion von ACTH der Adenohypophyse

E24.1 **Nelson-Tumor**

E24.2 **Arzneimittelinduziertes Cushing-Syndrom**
Soll die Substanz angegeben werden, ist eine zusätzliche Schlüsselnummer (Kapitel XX) zu benutzen.

E24.3 **Ektopisches ACTH-Syndrom**
Cushing-Syndrom als Folge von ektopischem ACTH-bildendem Tumor

E24.4 **Alkoholinduziertes Pseudo-Cushing-Syndrom**

E24.8 **Sonstiges Cushing-Syndrom**

E24.9 **Cushing-Syndrom, nicht näher bezeichnet**

E25.- **Adrenogenitale Störungen**
Inkl.: Adrenaler Pseudohermaphroditismus femininus
Adrenogenitale Syndrome mit Virilisierung oder Feminisierung, erworben oder durch Nebennierenrindenhyperplasie mit Hormonsynthesestörung infolge angeborenen Enzymmangels
Heterosexuelle Pseudopubertas praecox feminina
Isosexuelle Pseudopubertas praecox masculina
Macrogenitosomia praecox beim männlichen Geschlecht
Sexuelle Frühreife bei Nebennierenrindenhyperplasie beim männlichen Geschlecht
Virilisierung (bei der Frau)

E25.0- **Angeborene adrenogenitale Störungen in Verbindung mit Enzymmangel**
Angeborene Nebennierenrindenhyperplasie
Angeborenes adrenogenitales Salzverlustsyndrom

E25.00 21-Hydroxylase-Mangel [AGS Typ 3], klassische Form

E25.01 21-Hydroxylase-Mangel [AGS Typ 3], Late-onset-Form

E25.08 Sonstige angeborene adrenogenitale Störungen in Verbindung mit Enzymmangel

E25.09 Angeborene adrenogenitale Störung in Verbindung mit Enzymmangel, nicht näher bezeichnet

E25.8 **Sonstige adrenogenitale Störungen**
Idiopathische adrenogenitale Störung

Soll bei Arzneimittelinduktion die Substanz angegeben werden, ist eine zusätzliche Schlüsselnummer (Kapitel XX) zu benutzen.

E25.9 **Adrenogenitale Störung, nicht näher bezeichnet**
Adrenogenitales Syndrom o.n.A.

E26.- **Hyperaldosteronismus**

E26.0 **Primärer Hyperaldosteronismus**
Conn-Syndrom
Primärer Aldosteronismus durch Nebennierenrindenhyperplasie (beidseitig)

E26.1 **Sekundärer Hyperaldosteronismus**

E26.8 **Sonstiger Hyperaldosteronismus**
Bartter-Syndrom

E26.9 **Hyperaldosteronismus, nicht näher bezeichnet**

E27.- **Sonstige Krankheiten der Nebenniere**

E27.0 **Sonstige Nebennierenrindenüberfunktion**
Überproduktion von ACTH, nicht in Verbindung mit Cushing-Krankheit
Vorzeitige Adrenarche

Exkl.: Cushing-Syndrom (E24.-)

E27.1 **Primäre Nebennierenrindeninsuffizienz**
Addison-Krankheit
Autoimmunadrenalitis

Exkl.: Amyloidose (E85.-)
Tuberkulöse Addison-Krankheit (A18.7)
Waterhouse-Friderichsen-Syndrom (A39.1)

E27.2 **Addison-Krise**
Akute Nebennierenrindeninsuffizienz
Nebennierenrinden-Krise

E27.3 **Arzneimittelinduzierte Nebennierenrindeninsuffizienz**
Soll die Substanz angegeben werden, ist eine zusätzliche Schlüsselnummer (Kapitel XX) zu benutzen.

E27.4 **Sonstige und nicht näher bezeichnete Nebennierenrindeninsuffizienz**
Hypoaldosteronismus
Nebennieren:
• Blutung
• Infarzierung
Nebennierenrindeninsuffizienz o.n.A.
Exkl.: Adrenoleukodystrophie [Addison-Schilder-Syndrom] (E71.3)
Waterhouse-Friderichsen-Syndrom (A39.1)

E27.5 **Nebennierenmarküberfunktion**
Hypersekretion von Katecholaminen
Nebennierenmarkhyperplasie

E27.8 **Sonstige näher bezeichnete Krankheiten der Nebenniere**
Abnormität des kortisolbindenden Globulins [Transcortin]

E27.9 **Krankheit der Nebenniere, nicht näher bezeichnet**

E28.- **Ovarielle Dysfunktion**
Exkl.: Isolierter Gonadotropinmangel (E23.0)
Ovarialinsuffizienz nach medizinischen Maßnahmen (E89.4)

E28.0 **Östrogenüberschuss**
Soll bei Arzneimittelinduktion die Substanz angegeben werden, ist eine zusätzliche Schlüsselnummer (Kapitel XX) zu benutzen.

E28.1 **Androgenüberschuss**
Hypersekretion ovarieller Androgene

Soll bei Arzneimittelinduktion die Substanz angegeben werden, ist eine zusätzliche Schlüsselnummer (Kapitel XX) zu benutzen.

E28.2 **Syndrom polyzystischer Ovarien**
Stein-Leventhal-Syndrom
Syndrom sklerozystischer Ovarien

E28.3 **Primäre Ovarialinsuffizienz**
Östrogenverminderung
Syndrom resistenter Ovarien
Vorzeitige Menopause o.n.A.
Exkl.: Menopause und Klimakterium bei der Frau (N95.1)
Reine Gonadendysgenesie (Q99.1)
Turner-Syndrom (Q96.-)

E28.8 **Sonstige ovarielle Dysfunktion**
Ovarielle Überfunktion o.n.A.

E28.9 **Ovarielle Dysfunktion, nicht näher bezeichnet**

E29.- **Testikuläre Dysfunktion**
Exkl.: Androgenresistenz-Syndrom (E34.5-)
Azoospermie oder Oligozoospermie o.n.A. (N46)
Isolierter Gonadotropinmangel (E23.0)
Klinefelter-Syndrom (Q98.0-Q98.2, Q98.4)
Testikuläre Feminisierung (Syndrom) (E34.51)
Testikuläre Unterfunktion nach medizinischen Maßnahmen (E89.5)

E29.0 **Testikuläre Überfunktion**
Hypersekretion von testikulären Hormonen

E29.1 **Testikuläre Unterfunktion**
Anti-Müller-Hormon-Mangel
Biosynthesestörung des testikulären Androgens o.n.A.
Testikulärer Hypogonadismus o.n.A.
5-Alpha-Reduktase-Mangel (mit Pseudohermaphroditismus masculinus)

Soll bei Arzneimittelinduktion die Substanz angegeben werden, ist eine zusätzliche Schlüsselnummer (Kapitel XX) zu benutzen.

E29.8 **Sonstige testikuläre Dysfunktion**

E29.9 **Testikuläre Dysfunktion, nicht näher bezeichnet**

E30.-   **Pubertätsstörungen, anderenorts nicht klassifiziert**

E30.0   **Verzögerte Pubertät [Pubertas tarda]**
Konstitutionelle Verzögerung der Pubertät
Verzögerte sexuelle Entwicklung

E30.1   **Vorzeitige Pubertät [Pubertas praecox]**
Vorzeitige Menarche

Exkl.: Angeborene Nebennierenrindenhyperplasie (E25.0-)
Heterosexuelle Pseudopubertas praecox feminina (E25.-)
Isosexuelle Pseudopubertas praecox masculina (E25.-)
McCune-Albright-Syndrom (Q78.1)
Zentral ausgelöste Pubertas praecox (E22.8)

E30.8   **Sonstige Pubertätsstörungen**
Vorzeitige Pubarche
Vorzeitige Thelarche

E30.9   **Pubertätsstörung, nicht näher bezeichnet**

E31.-   **Polyglanduläre Dysfunktion**
Exkl.: Ataxia teleangiectatica [Louis-Bar-Syndrom] (G11.3)
Dystrophia myotonica [Curschmann-Batten-Steinert-Syndrom] (G71.1)
Pseudohypoparathyreoidismus (E20.1)

E31.0   **Autoimmune polyglanduläre Insuffizienz**
Schmidt-Syndrom

E31.1   **Polyglanduläre Überfunktion**
Exkl.: Multiple endokrine Adenomatose (D44.8)

E31.8   **Sonstige polyglanduläre Dysfunktion**

E31.9   **Polyglanduläre Dysfunktion, nicht näher bezeichnet**

E32.-   **Krankheiten des Thymus**
Exkl.: Aplasie oder Hypoplasie mit Immundefekt (D82.1)
Myasthenia gravis (G70.0)

E32.0   **Persistierende Thymushyperplasie**
Thymushypertrophie

E32.1   **Abszess des Thymus**

E32.8   **Sonstige Krankheiten des Thymus**

E32.9   **Krankheit des Thymus, nicht näher bezeichnet**

E34.-   **Sonstige endokrine Störungen**
Exkl.: Pseudohypoparathyreoidismus (E20.1)

E34.0   **Karzinoid-Syndrom**
Hinw.: Kann als zusätzliche Schlüsselnummer angegeben werden, um die mit einem Karzinoid zusammenhängende funktionelle Aktivität auszuweisen.

E34.1   **Sonstige Hypersekretion intestinaler Hormone**

E34.2   **Ektopische Hormonsekretion, anderenorts nicht klassifiziert**

E34.3   **Kleinwuchs, anderenorts nicht klassifiziert**
Kleinwuchs:
• konstitutionell
• Laron-Typ
• psychosozial
• o.n.A.

Exkl.: Disproportionierter Kleinwuchs bei Immundefekt (D82.2)
Kleinwuchs:
• achondroplastisch (Q77.4)
• alimentär (E45)
• bei spezifischen Dysmorphie-Syndromen - Verschlüsselung des Syndroms - siehe
  Alphabetisches Verzeichnis
• hypochondroplastisch (Q77.4)
• hypophysär (E23.0)
• renal (N25.0)
Progerie (E34.8)
Silver-Russell-Syndrom (Q87.1)

E34.4   **Konstitutioneller Hochwuchs**

E34.5-   **Androgenresistenz-Syndrom**
Androgen-Insensitivität
Periphere Hormonrezeptorstörung
Pseudohermaphroditismus masculinus mit Androgenresistenz

E34.50   Partielles Androgenresistenz-Syndrom
Partielle Androgen-Insensitivität [PAIS]
Reifenstein-Syndrom

E34.51   Komplettes Androgenresistenz-Syndrom
Komplette Androgen-Insensitivität [CAIS]
Testikuläre Feminisierung (Syndrom)

E34.59   Androgenresistenz-Syndrom, nicht näher bezeichnet

E34.8   **Sonstige näher bezeichnete endokrine Störungen**
Dysfunktion des Corpus pineale [Epiphyse]
Progerie

E34.9   **Endokrine Störung, nicht näher bezeichnet**
Endokrine Störung o.n.A.
Hormonelle Störung o.n.A.

E35.-*   **Störungen der endokrinen Drüsen bei anderenorts klassifizierten Krankheiten**

E35.0*   **Krankheiten der Schilddrüse bei anderenorts klassifizierten Krankheiten**
Tuberkulose der Schilddrüse (A18.8†)

E35.1*   **Krankheiten der Nebennieren bei anderenorts klassifizierten Krankheiten**
Tuberkulöse Addison-Krankheit (A18.7†)
Waterhouse-Friderichsen-Syndrom (durch Meningokokken) (A39.1†)

E35.8*   **Krankheiten sonstiger endokriner Drüsen bei anderenorts klassifizierten Krankheiten**

Mangelernährung
(E40-E46)

Hinw.: Der Grad der Unterernährung wird gewöhnlich mittels des Gewichtes ermittelt und in Standardabweichungen vom Mittelwert der entsprechenden Bezugspopulation dargestellt. Liegen eine oder mehrere vorausgegangene Messungen vor, so ist eine fehlende Gewichtszunahme bei Kindern bzw. eine Gewichtsabnahme bei Kindern oder Erwachsenen in der Regel ein Anzeichen für eine Mangelernährung.

Liegt nur eine Messung vor, so stützt sich die Diagnose auf Annahmen und ist ohne weitere klinische Befunde oder Laborergebnisse nicht endgültig. In jenen außergewöhnlichen Fällen, bei denen kein Gewichtswert vorliegt, sollte man sich auf klinische Befunde verlassen. Bei Gewichtswerten unterhalb des Mittelwertes der Bezugspopulation besteht mit hoher Wahrscheinlichkeit dann eine erhebliche Unterernährung, wenn der Messwert 3 oder mehr Standardabweichungen unter dem Mittelwert der Bezugspopulation liegt; mit hoher Wahrscheinlichkeit eine mäßige Unterernährung, wenn der Messwert zwischen 2 und weniger als 3 Standardabweichungen unter diesem Mittelwert liegt, und mit hoher Wahrscheinlichkeit eine leichte Unterernährung, wenn der Messwert zwischen 1 und weniger als 2 Standardabweichungen unter diesem Mittelwert liegt.

Exkl.: Alimentäre Anämien (D50-D53)
Folgen der Energie- und Eiweißmangelernährung (E64.0)
Hungertod (T73.0)
Intestinale Malabsorption (K90.-)
Kachexie infolge HIV-Krankheit [Slim disease] (B22)

E40 **Kwashiorkor**

Erhebliche Mangelernährung mit alimentärem Ödem und Pigmentstörung der Haut und der Haare

Exkl.: Kwashiorkor-Marasmus (E42)

E41 **Alimentärer Marasmus**

Inkl.: Erhebliche Mangelernährung mit Marasmus

Exkl.: Kwashiorkor-Marasmus (E42)

E42 **Kwashiorkor-Marasmus**

Inkl.: Erhebliche Energie- und Eiweißmangelernährung [wie unter E43 aufgeführt]:
• intermediäre Form
• mit Anzeichen von Kwashiorkor und Marasmus gleichzeitig

E43 **Nicht näher bezeichnete erhebliche Energie- und Eiweißmangelernährung**

Erheblicher Gewichtsverlust [Unterernährung] [Kachexie] bei Kindern oder Erwachsenen oder fehlende Gewichtszunahme bei Kindern, die zu einem Gewichtswert führen, der mindestens 3 Standardabweichungen unter dem Mittelwert der Bezugspopulation liegt (oder einer ähnliche Abweichung in anderen statistischen Verteilungen). Wenn nur eine Gewichtsmessung vorliegt, besteht mit hoher Wahrscheinlichkeit eine erhebliche Unterernährung, wenn der Gewichtswert 3 oder mehr Standardabweichungen unter dem Mittelwert der Bezugspopulation liegt.

Inkl.: Hungerödem

E44.- **Energie- und Eiweißmangelernährung mäßigen und leichten Grades**

E44.0 **Mäßige Energie- und Eiweißmangelernährung**

Gewichtsverlust bei Kindern oder Erwachsenen oder fehlende Gewichtszunahme bei Kindern, die zu einem Gewichtswert führen, der 2 oder mehr, aber weniger als 3 Standardabweichungen unter dem Mittelwert der Bezugspopulation liegt (oder einer ähnlichen Abweichung in anderen statistischen Verteilungen). Wenn nur eine Gewichtsmessung vorliegt, besteht mit hoher Wahrscheinlichkeit eine mäßige Energie- und Eiweißmangelernährung, wenn der Gewichtswert 2 oder mehr, aber weniger als 3 Standardabweichungen unter dem Mittelwert der Bezugspopulation liegt.

E44.1 **Leichte Energie- und Eiweißmangelernährung**

Gewichtsverlust bei Kindern oder Erwachsenen oder fehlende Gewichtszunahme bei Kindern, die zu einem Gewichtswert führen, der 1 oder mehr, aber weniger als 2 Standardabweichungen unter dem Mittelwert der Bezugspopulation liegt (oder einer ähnlichen Abweichung in anderen statistischen Verteilungen). Wenn nur eine Gewichtsmessung vorliegt, besteht mit hoher Wahrscheinlichkeit eine leichte Energie- und Eiweißmangelernährung, wenn der Gewichtswert 1 oder mehr, aber weniger als 2 Standardabweichungen unter dem Mittelwert der Bezugspopulation liegt.

E45   **Entwicklungsverzögerung durch Energie- und Eiweißmangelernährung**
Inkl.: Alimentär:
- Entwicklungshemmung
- Kleinwuchs
Körperliche Retardation durch Mangelernährung

E46   **Nicht näher bezeichnete Energie- und Eiweißmangelernährung**
Inkl.: Mangelernährung o.n.A.
Störung der Protein-Energie-Balance o.n.A.

Sonstige alimentäre Mangelzustände (E50-E64)

Exkl.: Alimentäre Anämien (D50-D53)

E50.-   **Vitamin-A-Mangel**
Exkl.: Folgen des Vitamin-A-Mangels (E64.1)

E50.0   **Vitamin-A-Mangel mit Xerosis conjunctivae**

E50.1   **Vitamin-A-Mangel mit Bitot-Flecken und Xerosis conjunctivae**
Bitot-Flecke beim Kleinkind

E50.2   **Vitamin-A-Mangel mit Hornhautxerose**

E50.3   **Vitamin-A-Mangel mit Hornhautulzeration und Hornhautxerose**

E50.4   **Vitamin-A-Mangel mit Keratomalazie**

E50.5   **Vitamin-A-Mangel mit Nachtblindheit**

E50.6   **Vitamin-A-Mangel mit xerophthalmischen Narben der Hornhaut**

E50.7   **Sonstige Manifestationen des Vitamin-A-Mangels am Auge**
Xerophthalmie o.n.A.

E50.8   **Sonstige Manifestationen des Vitamin-A-Mangels**
Keratosis follicularis | durch Vitamin-A-Mangel† (L86*)
Xerodermie |

E50.9   **Vitamin-A-Mangel, nicht näher bezeichnet**
Hypovitaminose A o.n.A.

E51.-   **Thiaminmangel [Vitamin-B$_1$-Mangel]**
Exkl.: Folgen des Thiaminmangels (E64.8)

E51.1   **Beriberi**
Beriberi:
- feuchte Form† (I98.8*)
- trockene Form

E51.2   **Wernicke-Enzephalopathie**

E51.8   **Sonstige Manifestationen des Thiaminmangels**

E51.9   **Thiaminmangel, nicht näher bezeichnet**

E52   **Niazinmangel [Pellagra]**
Inkl.: Mangel:
- Niazin (Tryptophan)
- Nikotinsäureamid
Pellagra (alkoholbedingt)
Exkl.: Folgen des Niazinmangels (E64.8)

E53.- **Mangel an sonstigen Vitaminen des Vitamin-B-Komplexes**
Exkl.: Folgen des Vitamin-B-Mangels (E64.8)
Vitamin-B$_{12}$-Mangelanämie (D51.-)

E53.0 **Riboflavinmangel**
Ariboflavinose

E53.1 **Pyridoxinmangel**
Vitamin-B$_6$-Mangel

Exkl.: Pyridoxinsensible sideroachrestische [sideroblastische] Anämie (D64.3)

E53.8 **Mangel an sonstigen näher bezeichneten Vitaminen des Vitamin-B-Komplexes**
Mangel:
• Biotin
• Cobalamin
• Folat
• Folsäure
• Pantothensäure
• Vitamin B$_{12}$
• Zyanocobalamin

E53.9 **Vitamin-B-Mangel, nicht näher bezeichnet**

E54 **Ascorbinsäuremangel**
Inkl.: Vitamin-C-Mangel
Skorbut

Exkl.: Folgen des Vitamin-C-Mangels (E64.2)
Skorbutanämie (D53.2)

E55.- **Vitamin-D-Mangel**
Exkl.: Folgen der Rachitis (E64.3)
Osteomalazie im Erwachsenenalter (M83.-)
Osteoporose (M80-M81)

E55.0 **Floride Rachitis**
Osteomalazie:
• im Jugendalter
• im Kindesalter

Exkl.: Rachitis (bei):
• Crohn-Krankheit (K50.-)
• familiär hypophosphatämisch (E83.30)
• inaktiv (E64.3)
• renal (N25.0)
• Zöliakie (K90.0)

E55.9 **Vitamin-D-Mangel, nicht näher bezeichnet**
Avitaminose D

E56.- **Sonstige Vitaminmangelzustände**
Exkl.: Folgen sonstiger Vitaminmangelzustände (E64.8)

E56.0 **Vitamin-E-Mangel**

E56.1 **Vitamin-K-Mangel**
Exkl.: Gerinnungsfaktormangel durch Vitamin-K-Mangel (D68.4)
Vitamin-K-Mangel beim Neugeborenen (P53)

E56.8 **Mangel an sonstigen Vitaminen**

E56.9 **Vitaminmangel, nicht näher bezeichnet**

E58 **Alimentärer Kalziummangel**
Exkl.: Folgen des Kalziummangels (E64.8)
Störungen des Kalziumstoffwechsels (E83.5-)

E59 **Alimentärer Selenmangel**
Inkl.: Keshan-Krankheit

Exkl.: Folgen des Selenmangels (E64.8)

E60   **Alimentärer Zinkmangel**

E61.-   **Mangel an sonstigen Spurenelementen**
Soll bei Arzneimittelinduktion die Substanz angegeben werden, ist eine zusätzliche Schlüsselnummer (Kapitel XX) zu benutzen.

> *Exkl.:*   Folgen von Mangelernährung und sonstigen alimentären Mangelzuständen (E64.-)
> Jodmangel in Verbindung mit Krankheiten der Schilddrüse (E00-E02)
> Störungen des Mineralstoffwechsels (E83.-)

E61.0   **Kupfermangel**

E61.1   **Eisenmangel**
> *Exkl.:*   Eisenmangelanämie (D50.-)

E61.2   **Magnesiummangel**

E61.3   **Manganmangel**

E61.4   **Chrommangel**

E61.5   **Molybdänmangel**

E61.6   **Vanadiummangel**

E61.7   **Mangel an mehreren Spurenelementen**

E61.8   **Mangel an sonstigen näher bezeichneten Spurenelementen**

E61.9   **Spurenelementmangel, nicht näher bezeichnet**

E63.-   **Sonstige alimentäre Mangelzustände**
> *Exkl.:*   Dehydratation (E86)
> Ernährungsprobleme beim Neugeborenen (P92.-)
> Folgen von Mangelernährung und sonstigen alimentären Mangelzuständen (E64.-)
> Gedeihstörung (R62.8)

E63.0   **Mangel an essentiellen Fettsäuren [EFA]**

E63.1   **Alimentärer Mangelzustand infolge unausgewogener Zusammensetzung der Nahrung**

E63.8   **Sonstige näher bezeichnete alimentäre Mangelzustände**

E63.9   **Alimentärer Mangelzustand, nicht näher bezeichnet**
Alimentäre Kardiomyopathie o.n.A.† (I43.2*)

E64.-   **Folgen von Mangelernährung oder sonstigen alimentären Mangelzuständen**

E64.0   **Folgen der Energie- und Eiweißmangelernährung**
> *Exkl.:*   Entwicklungsverzögerung durch Energie- und Eiweißmangelernährung (E45)

E64.1   **Folgen des Vitamin-A-Mangels**

E64.2   **Folgen des Vitamin-C-Mangels**

E64.3   **Folgen der Rachitis**
Soll das Vorhandensein einer Wirbelsäulendeformität angegeben werden, ist eine zusätzliche Schlüsselnummer (M40.-, M41.5) zu benutzen.

E64.8   **Folgen sonstiger alimentärer Mangelzustände**

E64.9   **Folgen eines nicht näher bezeichneten alimentären Mangelzustandes**

Adipositas und sonstige Überernährung (E65-E68)

E65 **Lokalisierte Adipositas**
Inkl.: Fettpolster

E66.- **Adipositas**
Exkl.: Dystrophia adiposogenitalis (E23.6)
Lipomatose o.n.A. (E88.29)
Lipomatosis dolorosa [Dercum-Krankheit] (E88.29)
Prader-Willi-Syndrom (Q87.1)

Die folgenden fünften Stellen sind zu benutzen, um das Ausmaß der Adipositas anzugeben. Dabei sind die fünften Stellen 0, 1, 2 und 9 für Patienten von 18 Jahren und älter anzugeben. Die fünften Stellen 4, 5 und 9 sind für Patienten von 3 Jahren bis unter 18 Jahren anzugeben. Für Patienten von 0 bis unter 3 Jahren ist immer die fünfte Stelle 9 anzugeben.

Die für die fünften Stellen 4 und 5 angegebenen Body-Mass-Index [BMI]-Grenzwerte beziehen sich auf die für Deutschland empfohlenen Referenzperzentile zur Feststellung von Adipositas und extremer Adipositas bei Kindern und Jugendlichen unter Berücksichtigung des BMI, des Lebensalters und des Geschlechts. Die entsprechende Tabelle ist im Anhang zur ICD-10-GM zu finden.

0   Adipositas Grad I (WHO) bei Patienten von 18 Jahren und älter
Body-Mass-Index [BMI] von 30 bis unter 35

1   Adipositas Grad II (WHO) bei Patienten von 18 Jahren und älter
Body-Mass-Index [BMI] von 35 bis unter 40

2   Adipositas Grad III (WHO) bei Patienten von 18 Jahren und älter
Body-Mass-Index [BMI] von 40 und mehr

4   Adipositas bei Kindern und Jugendlichen von 3 Jahren bis unter 18 Jahren
Body-Mass-Index [BMI] über dem BMI-Grenzwert des 97,0-Perzentils [P97,0] bis einschließlich des BMI-Grenzwertes des 99,5-Perzentils [P99,5]

5   Extreme Adipositas bei Kindern und Jugendlichen von 3 Jahren bis unter 18 Jahren
Body-Mass-Index [BMI] über dem BMI-Grenzwert des 99,5-Perzentils [P99,5]

9   Grad oder Ausmaß der Adipositas nicht näher bezeichnet

E66.0- **Adipositas durch übermäßige Kalorienzufuhr**

E66.1- **Arzneimittelinduzierte Adipositas**
Soll die Substanz angegeben werden, ist eine zusätzliche Schlüsselnummer (Kapitel XX) zu benutzen.

E66.2- **Übermäßige Adipositas mit alveolärer Hypoventilation**
Obesitas-Hypoventilationssyndrom [OHS]
Pickwick-Syndrom

E66.8- **Sonstige Adipositas**
Krankhafte Adipositas

E66.9- **Adipositas, nicht näher bezeichnet**
Einfache Adipositas o.n.A.

E67.- **Sonstige Überernährung**
Exkl.: Folgen der Überernährung (E68)
Überernährung o.n.A. (R63.2)

E67.0 **Hypervitaminose A**

E67.1 **Hyperkarotinämie**

E67.2 **Megavitamin-B_6-Syndrom**
Hypervitaminose B_6

E67.3 **Hypervitaminose D**

E67.8 **Sonstige näher bezeichnete Überernährung**

E68 **Folgen der Überernährung**

Stoffwechselstörungen
(E70-E90)

Exkl.: Androgenresistenz-Syndrom (E34.5-)
Angeborene Nebennierenrindenhyperplasie (E25.0-)
Ehlers-Danlos-Syndrom (Q79.6)
Hämolytische Anämien als Folge von Enzymdefekten (D55.-)
Marfan-Syndrom (Q87.4)
5-Alpha-Reduktase-Mangel (E29.1)

E70.-   **Störungen des Stoffwechsels aromatischer Aminosäuren**

E70.0   **Klassische Phenylketonurie**

E70.1   **Sonstige Hyperphenylalaninämien**

E70.2   **Störungen des Tyrosinstoffwechsels**
Alkaptonurie
Hypertyrosinämie
Ochronose
Tyrosinämie
Tyrosinose

E70.3   **Albinismus**
Albinismus:
• okulär
• okulokutan
Chediak- (Steinbrinck-) Higashi-Syndrom
Cross-McKusick-Breen-Syndrom
Hermansky-Pudlak-Syndrom

E70.8   **Sonstige Störungen des Stoffwechsels aromatischer Aminosäuren**
Störungen:
• Histidinstoffwechsel
• Tryptophanstoffwechsel

E70.9   **Störung des Stoffwechsels aromatischer Aminosäuren, nicht näher bezeichnet**

E71.-   **Störungen des Stoffwechsels verzweigter Aminosäuren und des Fettsäurestoffwechsels**

E71.0   **Ahornsirup- (Harn-) Krankheit**

E71.1   **Sonstige Störungen des Stoffwechsels verzweigter Aminosäuren**
Hyperleuzin-Isoleuzinämie
Hypervalinämie
Isovalerianazidämie
Methylmalonazidämie
Propionazidämie

E71.2   **Störung des Stoffwechsels verzweigter Aminosäuren, nicht näher bezeichnet**

E71.3   **Störungen des Fettsäurestoffwechsels**
Adrenoleukodystrophie [Addison-Schilder-Syndrom]
Mangel an Muskel-Carnitin-Palmitoyltransferase
Mangel an sehr langkettiger Acyl-CoA-Dehydrogenase
Exkl.: Schilder-Krankheit (G37.0)

E72.- **Sonstige Störungen des Aminosäurestoffwechsels**

Exkl.: Abnorme Befunde ohne manifeste Krankheit (R70-R89)
Gicht (M10.-)
Störungen:
- Fettsäurestoffwechsel (E71.3)
- Purin- und Pyrimidinstoffwechsel (E79.-)
- Stoffwechsel aromatischer Aminosäuren (E70.-)
- Stoffwechsel verzweigter Aminosäuren (E71.0-E71.2)

E72.0 **Störungen des Aminosäuretransportes**
Cystinspeicherkrankheit
De-Toni-Debré-Fanconi-Komplex
Hartnup-Krankheit
Lowe-Syndrom
Zystinose
Zystinurie

Exkl.: Störungen des Tryptophanstoffwechsels (E70.8)

E72.1 **Störungen des Stoffwechsels schwefelhaltiger Aminosäuren**
Homozystinurie
Methioninämie
Sulfitoxidasemangel
Zystathioninurie

Exkl.: Transcobalamin-II-Mangel (-Anämie) (D51.2)

E72.2 **Störungen des Harnstoffzyklus**
Argininämie
Argininbernsteinsäure-Krankheit
Hyperammonämie
Zitrullinämie

Exkl.: Störungen des Ornithinstoffwechsels (E72.4)

E72.3 **Störungen des Lysin- und Hydroxylysinstoffwechsels**
Glutarazidurie, nicht näher bezeichnet
Hydroxylysinämie
Hyperlysinämie

Exkl.: Refsum-Krankheit (G60.1)
Zellweger-Syndrom (Q87.8)

E72.4 **Störungen des Ornithinstoffwechsels**
Ornithinämie (Typ I, II)

E72.5 **Störungen des Glyzinstoffwechsels**
Hyperhydroxyprolinämie
Hyperprolinämie (Typ I, II)
Nichtketotische Hyperglyzinämie
Sarkosinämie

E72.8 **Sonstige näher bezeichnete Störungen des Aminosäurestoffwechsels**
Störungen:
- Beta-Aminosäurestoffwechsel
- Gamma-Glutamylzyklus

E72.9 **Störung des Aminosäurestoffwechsels, nicht näher bezeichnet**

E73.- **Laktoseintoleranz**

E73.0 **Angeborener Laktasemangel**

E73.1 **Sekundärer Laktasemangel**

E73.8 **Sonstige Laktoseintoleranz**

E73.9 **Laktoseintoleranz, nicht näher bezeichnet**

ICD-10-GM Version 2019

E74.- **Sonstige Störungen des Kohlenhydratstoffwechsels**
Exkl.: Diabetes mellitus (E10-E14)
Erhöhte Glukagonsekretion (E16.3)
Hypoglykämie o.n.A. (E16.2)
Mukopolysaccharidose (E76.0-E76.3)

E74.0 **Glykogenspeicherkrankheit [Glykogenose]**
Andersen-Krankheit
Cardiomegalia glycogenica
Cori-Krankheit
Forbes-Krankheit
Hers-Krankheit
Leberphosphorylasemangel
McArdle-Krankheit
Phosphofruktokinase-Mangel
Pompe-Krankheit
Tarui-Krankheit
Von-Gierke-Krankheit

E74.1 **Störungen des Fruktosestoffwechsels**
Essentielle Fruktosurie
Fruktose-1,6-Diphosphatase-Mangel
Hereditäre Fruktoseintoleranz

E74.2 **Störungen des Galaktosestoffwechsels**
Galaktokinasemangel
Galaktosämie

E74.3 **Sonstige Störungen der intestinalen Kohlenhydratabsorption**
Glukose-Galaktose-Malabsorption
Saccharasemangel

Exkl.: Laktoseintoleranz (E73.-)

E74.4 **Störungen des Pyruvatstoffwechsels und der Glukoneogenese**
Mangel an:
• Phosphoenolpyruvat-Carboxykinase
• Pyruvatcarboxylase
• Pyruvatdehydrogenase

Exkl.: Bei Anämie (D55.-)

E74.8 **Sonstige näher bezeichnete Störungen des Kohlenhydratstoffwechsels**
Essentielle Pentosurie
Oxalose
Oxalurie
Renale Glukosurie

E74.9 **Störung des Kohlenhydratstoffwechsels, nicht näher bezeichnet**

E75.- **Störungen des Sphingolipidstoffwechsels und sonstige Störungen der Lipidspeicherung**
Exkl.: Mukolipidose, Typ I-III (E77.0-E77.1)
Refsum-Krankheit (G60.1)

E75.0 **GM_2-Gangliosidose**
Sandhoff-Krankheit
Tay-Sachs-Krankheit
GM_2-Gangliosidose:
• adulte Form
• juvenile Form
• o.n.A.

E75.1 **Sonstige Gangliosidosen**
Gangliosidose:
• GM_1-
• GM_3-
• o.n.A.
Mukolipidose IV

E75.2 **Sonstige Sphingolipidosen**
Fabry- (Anderson-) Krankheit
Farber-Krankheit
Gaucher-Krankheit
Krabbe-Krankheit
Metachromatische Leukodystrophie
Niemann-Pick-Krankheit
Sulfatasemangel

Exkl.: Adrenoleukodystrophie [Addison-Schilder-Syndrom] (E71.3)

E75.3 **Sphingolipidose, nicht näher bezeichnet**

E75.4 **Neuronale Zeroidlipofuszinose**
Batten-Kufs-Syndrom
Bielschowsky-Dollinger-Syndrom
Spielmeyer-Vogt-Krankheit

E75.5 **Sonstige Störungen der Lipidspeicherung**
Wolman-Krankheit
Zerebrotendinöse Xanthomatose [van-Bogaert-Scherer-Epstein-Syndrom]

E75.6 **Störung der Lipidspeicherung, nicht näher bezeichnet**

E76.- **Störungen des Glykosaminoglykan-Stoffwechsels**

E76.0 **Mukopolysaccharidose, Typ I**
Hurler-Scheie-Variante
Pfaundler-Hurler-Krankheit
Scheie-Krankheit

E76.1 **Mukopolysaccharidose, Typ II**
Hunter-Krankheit

E76.2 **Sonstige Mukopolysaccharidosen**
Beta-Glukuronidase-Mangel
Maroteaux-Lamy-Krankheit (leicht) (schwer)
Morquio-Krankheit (Sonderformen) (klassisch)
Mukopolysaccharidose, Typen III, IV, VI, VII
Sanfilippo-Krankheit (Typ B) (Typ C) (Typ D)

E76.3 **Mukopolysaccharidose, nicht näher bezeichnet**

E76.8 **Sonstige Störungen des Glykosaminoglykan-Stoffwechsels**

E76.9 **Störung des Glykosaminoglykan-Stoffwechsels, nicht näher bezeichnet**

E77.- **Störungen des Glykoproteinstoffwechsels**

E77.0 **Defekte der posttranslationalen Modifikation lysosomaler Enzyme**
Mukolipidose II [I-Zell-Krankheit]
Mukolipidose III [Pseudo-Hurler-Polydystrophie]

E77.1 **Defekte beim Glykoproteinabbau**
Aspartylglukosaminurie
Fukosidose
Mannosidose
Sialidose [Mukolipidose I]

E77.8 **Sonstige Störungen des Glykoproteinstoffwechsels**

E77.9 **Störung des Glykoproteinstoffwechsels, nicht näher bezeichnet**

E78.- **Störungen des Lipoproteinstoffwechsels und sonstige Lipidämien**
Exkl.: Sphingolipidose (E75.0-E75.3)

E78.0 **Reine Hypercholesterinämie**
Familiäre Hypercholesterinämie
Hyperbetalipoproteinämie
Hyperlipidämie, Gruppe A
Hyperlipoproteinämie Typ IIa nach Fredrickson
Hyperlipoproteinämie vom Low-density-lipoprotein-Typ [LDL]

E78.1 **Reine Hypertriglyzeridämie**
Endogene Hypertriglyzeridämie
Hyperlipidämie, Gruppe B
Hyperlipoproteinämie Typ IV nach Fredrickson
Hyperlipoproteinämie vom Very-low-density-lipoprotein-Typ [VLDL]
Hyperpräbetalipoproteinämie

E78.2 **Gemischte Hyperlipidämie**
Hyperbetalipoproteinämie mit Präbetalipoproteinämie
Hypercholesterinämie mit endogener Hypertriglyzeridämie
Hyperlipidämie, Gruppe C
Hyperlipoproteinämie Typ IIb oder III nach Fredrickson
Lipoproteinämie mit breiter Beta-Bande [Floating-Betalipoproteinämie]
Tubo-eruptives Xanthom
Xanthoma tuberosum

Exkl.: Zerebrotendinöse Xanthomatose [van-Bogaert-Scherer-Epstein-Syndrom] (E75.5)

E78.3 **Hyperchylomikronämie**
Gemischte Hypertriglyzeridämie
Hyperlipidämie, Gruppe D
Hyperlipoproteinämie Typ I oder V nach Fredrickson

E78.4 **Sonstige Hyperlipidämien**
Familiäre kombinierte Hyperlipidämie

E78.5 **Hyperlipidämie, nicht näher bezeichnet**

E78.6 **Lipoproteinmangel**
A-Betalipoproteinämie
High-density-Lipoproteinmangel
Hypoalphalipoproteinämie
Hypobetalipoproteinämie (familiär)
Lezithin-Cholesterin-Azyltransferase-Mangel
Tangier-Krankheit

E78.8 **Sonstige Störungen des Lipoproteinstoffwechsels**

E78.9 **Störung des Lipoproteinstoffwechsels, nicht näher bezeichnet**

E79.- **Störungen des Purin- und Pyrimidinstoffwechsels**
Exkl.: Anämie bei Orotazidurie (D53.0)
Gicht (M10.-)
Kombinierte Immundefekte (D81.-)
Nierenstein (N20.0)
Xeroderma pigmentosum (Q82.1)

E79.0 **Hyperurikämie ohne Zeichen von entzündlicher Arthritis oder tophischer Gicht**
Asymptomatische Hyperurikämie

E79.1 **Lesch-Nyhan-Syndrom**

E79.8 **Sonstige Störungen des Purin- und Pyrimidinstoffwechsels**
Hereditäre Xanthinurie

E79.9 **Störung des Purin- und Pyrimidinstoffwechsels, nicht näher bezeichnet**

E80.- **Störungen des Porphyrin- und Bilirubinstoffwechsels**
Inkl.: Defekte von Katalase und Peroxidase

E80.0 **Hereditäre erythropoetische Porphyrie**
Angeborene erythropoetische Porphyrie
Erythropoetische Protoporphyrie

E80.1 **Porphyria cutanea tarda**

E80.2   **Sonstige Porphyrie**
Hereditäre Koproporphyrie
Porphyrie:
• akut intermittierend (hepatisch)
• o.n.A.

Soll die äußere Ursache angegeben werden, ist eine zusätzliche Schlüsselnummer (Kapitel XX) zu benutzen.

E80.3   **Defekte von Katalase und Peroxidase**
Akatalasämie [Takahara-Syndrom] [Akatalasie]

E80.4   **Gilbert-Meulengracht-Syndrom**

E80.5   **Crigler-Najjar-Syndrom**

E80.6   **Sonstige Störungen des Bilirubinstoffwechsels**
Dubin-Johnson-Syndrom
Rotor-Syndrom

E80.7   **Störung des Bilirubinstoffwechsels, nicht näher bezeichnet**

E83.-   **Störungen des Mineralstoffwechsels**
Exkl.: Alimentärer Mineralmangel (E58-E61)
Krankheiten der Nebenschilddrüse (E20-E21)
Vitamin-D-Mangel (E55.-)

E83.0   **Störungen des Kupferstoffwechsels**
Menkes-Syndrom (kinky hair) (steely hair)
Wilson-Krankheit

E83.1   **Störungen des Eisenstoffwechsels**
Hämochromatose

Exkl.: Anämie:
• Eisenmangel- (D50.-)
• sideroachrestisch [sideroblastisch] (D64.0-D64.3)

E83.2   **Störungen des Zinkstoffwechsels**
Acrodermatitis enteropathica

E83.3-   **Störungen des Phosphorstoffwechsels und der Phosphatase**
Exkl.: Osteomalazie beim Erwachsenen (M83.-)
Osteoporose (M80-M81)

E83.30   Familiäre hypophosphatämische Rachitis
Phosphatdiabetes

E83.31   Vitamin-D-abhängige Rachitis
25-Hydroxyvitamin-D_1-Alpha-Hydroxylase-Mangel
Pseudovitamin-D-Mangel
Vitamin-D-Rezeptorstörung [Typ II]
Vitamin-D-Synthesestörung [Typ I]

E83.38   Sonstige Störungen des Phosphorstoffwechsels und der Phosphatase
Familiäre Hypophosphatasämie [Hypophosphatasie] [Rathbun-Syndrom]
Mangel an saurer Phosphatase
Sekundäres Fanconi-Syndrom
Tumorrachitis

E83.39   Störungen des Phosphorstoffwechsels und der Phosphatase, nicht näher bezeichnet

E83.4   **Störungen des Magnesiumstoffwechsels**
Hypermagnesiämie
Hypomagnesiämie

E83.5-   **Störungen des Kalziumstoffwechsels**
Exkl.: Chondrokalzinose (M11.1-M11.2)
Hyperparathyreoidismus (E21.0-E21.3)

E83.50   Kalziphylaxie

E83.58	Sonstige Störungen des Kalziumstoffwechsels
	Familiäre hypokalziurische Hyperkalziämie
	Idiopathische Hyperkalziurie
E83.59	Störungen des Kalziumstoffwechsels, nicht näher bezeichnet
E83.8	**Sonstige Störungen des Mineralstoffwechsels**
E83.9	**Störung des Mineralstoffwechsels, nicht näher bezeichnet**

E84.- **Zystische Fibrose**
Inkl.: Mukoviszidose

E84.0 **Zystische Fibrose mit Lungenmanifestationen**

E84.1 **Zystische Fibrose mit Darmmanifestationen**
Distales intestinales Obstruktionssyndrom
Mekoniumileus bei zystischer Fibrose† (P75*)

Exkl.: Mekoniumileus bei ausgeschlossener zystischer Fibrose (P76.0)

E84.8- **Zystische Fibrose mit sonstigen Manifestationen**

E84.80 Zystische Fibrose mit Lungen- und Darm-Manifestation

E84.87 Zystische Fibrose mit sonstigen multiplen Manifestationen

E84.88 Zystische Fibrose mit sonstigen Manifestationen

E84.9 **Zystische Fibrose, nicht näher bezeichnet**

E85.- **Amyloidose**
Exkl.: Alzheimer-Krankheit (G30.-)

E85.0 **Nichtneuropathische heredofamiliäre Amyloidose**
Familiäres Mittelmeerfieber
Hereditäre amyloide Nephropathie

E85.1 **Neuropathische heredofamiliäre Amyloidose**
Amyloide Polyneuropathie (Portugiesischer Typ)

E85.2 **Heredofamiliäre Amyloidose, nicht näher bezeichnet**

E85.3 **Sekundäre systemische Amyloidose**
Amyloidose in Verbindung mit Hämodialyse

E85.4 **Organbegrenzte Amyloidose**
Lokalisierte Amyloidose

E85.8 **Sonstige Amyloidose**

E85.9 **Amyloidose, nicht näher bezeichnet**

E86 **Volumenmangel**
Inkl.: Dehydratation
Depletion des Plasmavolumens oder der extrazellulären Flüssigkeit
Hypovolämie

Exkl.: Dehydratation beim Neugeborenen (P74.1)
Hypovolämischer Schock:
• postoperativ (T81.1)
• traumatisch (T79.4)
• o.n.A. (R57.1)

E87.- **Sonstige Störungen des Wasser- und Elektrolythaushaltes sowie des Säure-Basen-Gleichgewichts**

E87.0 **Hyperosmolalität und Hypernatriämie**
Natriumüberschuss
Vermehrtes Vorhandensein von Natrium

E87.1 **Hypoosmolalität und Hyponatriämie**
Natriummangel

Exkl.: Syndrom der inadäquaten Sekretion von Adiuretin (E22.2)

E87.2 **Azidose**
Azidose:
• Laktat-
• metabolisch
• respiratorisch
• o.n.A.
Exkl.: Diabetische Azidose (E10-E14, vierte Stelle .1)

E87.3 **Alkalose**
Alkalose:
• metabolisch
• respiratorisch
• o.n.A.

E87.4 **Gemischte Störung des Säure-Basen-Gleichgewichts**

E87.5 **Hyperkaliämie**
Kaliumüberschuss
Vermehrtes Vorhandensein von Kalium

E87.6 **Hypokaliämie**
Kaliummangel

E87.7 **Flüssigkeitsüberschuss**
Exkl.: Ödem (R60.-)

E87.8 **Sonstige Störungen des Wasser- und Elektrolythaushaltes, anderenorts nicht klassifiziert**
Hyperchlorämie
Hypochlorämie
Störung des Elektrolythaushaltes o.n.A.

E88.- **Sonstige Stoffwechselstörungen**
Soll bei Arzneimittelinduktion die Substanz angegeben werden, ist eine zusätzliche Schlüsselnummer (Kapitel XX) zu benutzen.

Exkl.: Histiozytose X (chronisch) (C96.6)

E88.0 **Störungen des Plasmaprotein-Stoffwechsels, anderenorts nicht klassifiziert**
Alpha-1-Antitrypsinmangel
Bisalbuminämie

Exkl.: Makroglobulinämie Waldenström (C88.0-)
Monoklonale Gammopathie unbestimmter Signifikanz [MGUS] (D47.2)
Polyklonale Hypergammaglobulinämie (D89.0)
Störungen des Lipoproteinstoffwechsels (E78.-)

E88.1 **Lipodystrophie, anderenorts nicht klassifiziert**
Lipodystrophie o.n.A.

Exkl.: Whipple-Krankheit (K90.8)

E88.2- **Lipomatose, anderenorts nicht klassifiziert**
Ein gleichzeitig vorhandenes Lymphödem ist gesondert zu kodieren (I89.0-).

Exkl.: Lokalisierte schmerzlose Lipohypertrophie (E65)

E88.20 Lipödem, Stadium I
Lokalisierte schmerzhafte symmetrische Lipohypertrophie der Extremitäten mit Ödem, mit glatter
Hautoberfläche, mit gleichmäßig verdickter Subkutis

E88.21 Lipödem, Stadium II
Lokalisierte schmerzhafte symmetrische Lipohypertrophie der Extremitäten mit Ödem, mit
unebener, wellenartiger Hautoberfläche, mit knotigen Strukturen in verdickter Subkutis

E88.22 Lipödem, Stadium III
Lokalisierte schmerzhafte symmetrische Lipohypertrophie der Extremitäten mit Ödem, mit
ausgeprägter Umfangsvermehrung und großlappig überhängenden Gewebeanteilen von Haut und
Subkutis

E88.28 Sonstiges oder nicht näher bezeichnetes Lipödem
Lokalisierte schmerzhafte symmetrische Lipohypertrophie der Extremitäten mit Ödem, o.n.A.
Lokalisierte schmerzhafte symmetrische Lipohypertrophie der Extremitäten mit Ödem, Stadium
nicht näher bezeichnet

E88.29   Sonstige Lipomatose, anderenorts nicht klassifiziert
           Lipomatose o.n.A.
           Lipomatosis dolorosa [Dercum-Krankheit]

E88.3   **Tumorlyse-Syndrom**
           Tumorlyse (nach zytostatischer Therapie bei Neoplasie) (spontan)

E88.8   **Sonstige näher bezeichnete Stoffwechselstörungen**
           Benigne symmetrische Lipomatose [Launois-Bensaude-Adenolipomatose]
           Trimethylaminurie

E88.9   **Stoffwechselstörung, nicht näher bezeichnet**

E89.-   **Endokrine und Stoffwechselstörungen nach medizinischen Maßnahmen, anderenorts nicht klassifiziert**

E89.0   **Hypothyreose nach medizinischen Maßnahmen**
           Hypothyreose nach Bestrahlung
           Postoperative Hypothyreose

E89.1   **Hypoinsulinämie nach medizinischen Maßnahmen**
           Hyperglykämie nach Pankreatektomie
           Postoperative Hypoinsulinämie

           Ein pankreopriver Diabetes mellitus ist zunächst mit einer Schlüsselnummer aus E13.- zu kodieren.

E89.2   **Hypoparathyreoidismus nach medizinischen Maßnahmen**
           Parathyreoprive Tetanie

E89.3   **Hypopituitarismus nach medizinischen Maßnahmen**
           Hypopituitarismus nach Strahlentherapie

E89.4   **Ovarialinsuffizienz nach medizinischen Maßnahmen**

E89.5   **Testikuläre Unterfunktion nach medizinischen Maßnahmen**

E89.6   **Nebennierenrinden- (Nebennierenmark-) Unterfunktion nach medizinischen Maßnahmen**

E89.8   **Sonstige endokrine oder Stoffwechselstörungen nach medizinischen Maßnahmen**

E89.9   **Endokrine oder Stoffwechselstörung nach medizinischen Maßnahmen, nicht näher bezeichnet**

E90*   **Ernährungs- und Stoffwechselstörungen bei anderenorts klassifizierten Krankheiten**

Kapitel V:

Psychische und Verhaltensstörungen (F00 - F99)

Inkl.: Störungen der psychischen Entwicklung.

Exkl.: Symptome und abnorme klinische und Laborbefunde, die anderenorts nicht klassifiziert sind (R00-R99)

Dieses Kapitel gliedert sich in folgende Gruppen:

F00-F09	Organische, einschließlich symptomatischer psychischer Störungen
F10-F19	Psychische und Verhaltensstörungen durch psychotrope Substanzen
F20-F29	Schizophrenie, schizotype und wahnhafte Störungen
F30-F39	Affektive Störungen
F40-F48	Neurotische, Belastungs- und somatoforme Störungen
F50-F59	Verhaltensauffälligkeiten mit körperlichen Störungen und Faktoren
F60-F69	Persönlichkeits- und Verhaltensstörungen
F70-F79	Intelligenzstörung
F80-F89	Entwicklungsstörungen
F90-F98	Verhaltens- und emotionale Störungen mit Beginn in der Kindheit und Jugend
F99-F99	Nicht näher bezeichnete psychische Störungen

Dieses Kapitel enthält die folgende(n) Sternschlüsselnummer(n)

F00.-*	Demenz bei Alzheimer-Krankheit
F02.-*	Demenz bei anderenorts klassifizierten Krankheiten

Organische, einschließlich symptomatischer psychischer Störungen (F00-F09)

Dieser Abschnitt umfasst eine Reihe psychischer Krankheiten mit nachweisbarer Ätiologie in einer zerebralen Krankheit, einer Hirnverletzung oder einer anderen Schädigung, die zu einer Hirnfunktionsstörung führt. Die Funktionsstörung kann primär sein, wie bei Krankheiten, Verletzungen oder Störungen, die das Gehirn direkt oder in besonderem Maße betreffen; oder sekundär wie bei systemischen Krankheiten oder Störungen, die das Gehirn als eines von vielen anderen Organen oder Körpersystemen betreffen.

Demenz (F00-F03) ist ein Syndrom als Folge einer meist chronischen oder fortschreitenden Krankheit des Gehirns mit Störung vieler höherer kortikaler Funktionen, einschließlich Gedächtnis, Denken, Orientierung, Auffassung, Rechnen, Lernfähigkeit, Sprache und Urteilsvermögen. Das Bewusstsein ist nicht getrübt. Die kognitiven Beeinträchtigungen werden gewöhnlich von Veränderungen der emotionalen Kontrolle, des Sozialverhaltens oder der Motivation begleitet, gelegentlich treten diese auch eher auf. Dieses Syndrom kommt bei Alzheimer-Krankheit, bei zerebrovaskulären Störungen und bei anderen Zustandsbildern vor, die primär oder sekundär das Gehirn betreffen.

Soll eine zugrunde liegende Krankheit angegeben werden, ist eine zusätzliche Schlüsselnummer zu benutzen.

F00.-*   **Demenz bei Alzheimer-Krankheit (G30.-†)**

> Die Alzheimer-Krankheit ist eine primär degenerative zerebrale Krankheit mit unbekannter Ätiologie und charakteristischen neuropathologischen und neurochemischen Merkmalen. Sie beginnt meist schleichend und entwickelt sich langsam aber stetig über einen Zeitraum von mehreren Jahren.

F00.0*   **Demenz bei Alzheimer-Krankheit, mit frühem Beginn (Typ 2) (G30.0†)**

> Demenz bei Alzheimer-Krankheit mit Beginn vor dem 65. Lebensjahr. Der Verlauf weist eine vergleichsweise rasche Verschlechterung auf, es bestehen deutliche und vielfältige Störungen der höheren kortikalen Funktionen.
>
> Alzheimer-Krankheit, Typ 2
> Präsenile Demenz vom Alzheimer-Typ
> Primär degenerative Demenz vom Alzheimer-Typ, präseniler Beginn

F00.1*   **Demenz bei Alzheimer-Krankheit, mit spätem Beginn (Typ 1) (G30.1†)**

> Demenz bei Alzheimer-Krankheit mit Beginn ab dem 65. Lebensjahr, meist in den späten 70er Jahren oder danach, mit langsamer Progredienz und mit Gedächtnisstörungen als Hauptmerkmal.
>
> Alzheimer-Krankheit, Typ 1
> Primär degenerative Demenz vom Alzheimer-Typ, seniler Beginn
> Senile Demenz vom Alzheimer-Typ (SDAT)

F00.2*   **Demenz bei Alzheimer-Krankheit, atypische oder gemischte Form (G30.8†)**
> Atypische Demenz vom Alzheimer-Typ

F00.9*   **Demenz bei Alzheimer-Krankheit, nicht näher bezeichnet (G30.9†)**

F01.-   **Vaskuläre Demenz**

> Die vaskuläre Demenz ist das Ergebnis einer Infarzierung des Gehirns als Folge einer vaskulären Krankheit, einschließlich der zerebrovaskulären Hypertonie. Die Infarkte sind meist klein, kumulieren aber in ihrer Wirkung. Der Beginn liegt gewöhnlich im späteren Lebensalter.
>
> *Inkl.:*   Arteriosklerotische Demenz

F01.0   **Vaskuläre Demenz mit akutem Beginn**

> Diese entwickelt sich meist sehr schnell nach einer Reihe von Schlaganfällen als Folge von zerebrovaskulärer Thrombose, Embolie oder Blutung. In seltenen Fällen kann eine einzige massive Infarzierung die Ursache sein.

F01.1   **Multiinfarkt-Demenz**

> Sie beginnt allmählich, nach mehreren vorübergehenden ischämischen Episoden (TIA), die eine Anhäufung von Infarkten im Hirngewebe verursachen.
>
> Vorwiegend kortikale Demenz

F01.2   **Subkortikale vaskuläre Demenz**

> Hierzu zählen Fälle mit Hypertonie in der Anamnese und ischämischen Herden im Marklager der Hemisphären. Im Gegensatz zur Demenz bei Alzheimer-Krankheit, an die das klinische Bild erinnert, ist die Hirnrinde gewöhnlich intakt.

F01.3   **Gemischte kortikale und subkortikale vaskuläre Demenz**

F01.8   **Sonstige vaskuläre Demenz**

F01.9   **Vaskuläre Demenz, nicht näher bezeichnet**

F02.-*   **Demenz bei anderenorts klassifizierten Krankheiten**

Formen der Demenz, bei denen eine andere Ursache als die Alzheimer-Krankheit oder eine zerebrovaskuläre Krankheit vorliegt oder vermutet wird. Sie kann in jedem Lebensalter auftreten, selten jedoch im höheren Alter.

F02.0*   **Demenz bei Pick-Krankheit (G31.0†)**

Eine progrediente Demenz mit Beginn im mittleren Lebensalter, charakterisiert durch frühe, langsam fortschreitende Persönlichkeitsänderung und Verlust sozialer Fähigkeiten. Die Krankheit ist gefolgt von Beeinträchtigungen von Intellekt, Gedächtnis und Sprachfunktionen mit Apathie, Euphorie und gelegentlich auch extrapyramidalen Phänomenen.

F02.1*   **Demenz bei Creutzfeldt-Jakob-Krankheit (A81.0†)**

Eine progrediente Demenz mit vielfältigen neurologischen Symptomen als Folge spezifischer neuropathologischer Veränderungen, die vermutlich durch ein übertragbares Agens verursacht werden. Beginn gewöhnlich im mittleren oder höheren Lebensalter, Auftreten jedoch in jedem Erwachsenenalter möglich. Der Verlauf ist subakut und führt innerhalb von ein bis zwei Jahren zum Tode.

F02.2*   **Demenz bei Chorea Huntington (G10†)**

Eine Demenz, die im Rahmen einer ausgeprägten Hirndegeneration auftritt. Die Störung ist autosomal dominant erblich. Die Symptomatik beginnt typischerweise im dritten und vierten Lebensjahrzehnt. Bei langsamer Progredienz führt die Krankheit meist innerhalb von 10 - 15 Jahren zum Tode.

Demenz bei Huntington-Krankheit

F02.3*   **Demenz bei primärem Parkinson-Syndrom (G20.-†)**

Eine Demenz, die sich im Verlauf einer Parkinson-Krankheit entwickelt. Bisher konnten allerdings noch keine charakteristischen klinischen Merkmale beschrieben werden.

Demenz bei:
• Paralysis agitans
• Parkinsonismus oder Parkinson-Krankheit

F02.4*   **Demenz bei HIV-Krankheit [Humane Immundefizienz-Viruskrankheit] (B22†)**

Eine Demenz, die sich im Verlauf einer HIV-Krankheit entwickelt, ohne gleichzeitige andere Krankheit oder Störung, die das klinische Bild erklären könnte.

F02.8*   **Demenz bei anderenorts klassifizierten Krankheitsbildern**

Demenz (bei):
• Epilepsie (G40.-†)
• hepatolentikulärer Degeneration [M. Wilson] (E83.0†)
• Hyperkalziämie (E83.5-†)
• Hypothyreose, erworben (E01.-†, E03.-†)
• Intoxikationen (T36-T65†)
• Lewy-Körper-Krankheit (G31.82†)
• Multipler Sklerose (G35.-†)
• Neurosyphilis (A52.1†)
• Niazin-Mangel [Pellagra] (E52†)
• Panarteriitis nodosa (M30.0†)
• systemischem Lupus erythematodes (M32.-†)
• Trypanosomiasis (B56.-†, B57.-†)
• Urämie (N18.-†)
• Vitamin-B$_{12}$-Mangel (E53.8†)
• zerebraler Lipidstoffwechselstörung (E75.-†)

F03   **Nicht näher bezeichnete Demenz**

Inkl.:   Präsenil:
• Demenz o.n.A.
• Psychose o.n.A.
Primäre degenerative Demenz o.n.A.
Senil:
• Demenz:
   • depressiver oder paranoider Typus
   • o.n.A.
• Psychose o.n.A.

Soll das Vorliegen eines die Demenz überlagernden Delirs oder akuten Verwirrtheitszustandes angegeben werden, ist eine zusätzliche Schlüsselnummer zu verwenden.

Exkl.:   Senilität o.n.A. (R54)

F04 **Organisches amnestisches Syndrom, nicht durch Alkohol oder andere psychotrope Substanzen bedingt**

Ein Syndrom mit deutlichen Beeinträchtigungen des Kurz- und Langzeitgedächtnisses, bei erhaltenem Immediatgedächtnis. Es finden sich eine eingeschränkte Fähigkeit, neues Material zu erlernen und zeitliche Desorientierung. Konfabulation kann ein deutliches Merkmal sein, aber Wahrnehmung und andere kognitive Funktionen, einschließlich Intelligenz, sind gewöhnlich intakt. Die Prognose ist abhängig vom Verlauf der zugrunde liegenden Läsion.

Inkl.: Korsakow-Psychose oder -Syndrom, nicht alkoholbedingt

Exkl.: Amnesie:
- anterograd (R41.1)
- dissoziativ (F44.0)
- retrograd (R41.2)
- o.n.A. (R41.3)
Korsakow-Syndrom:
- alkoholbedingt oder nicht näher bezeichnet (F10.6)
- durch andere psychotrope Substanzen bedingt (F11-F19, vierte Stelle .6)

F05.- **Delir, nicht durch Alkohol oder andere psychotrope Substanzen bedingt**

Ein ätiologisch unspezifisches hirnorganisches Syndrom, das charakterisiert ist durch gleichzeitig bestehende Störungen des Bewusstseins einerseits und mindestens zwei der nachfolgend genannten Störungen andererseits: Störungen der Aufmerksamkeit, der Wahrnehmung, des Denkens, des Gedächtnisses, der Psychomotorik, der Emotionalität oder des Schlaf-Wach-Rhythmus. Die Dauer ist sehr unterschiedlich und der Schweregrad reicht von leicht bis zu sehr schwer.

Inkl.: Akut oder subakut:
- exogener Reaktionstyp
- hirnorganisches Syndrom
- psychoorganisches Syndrom
- Psychose bei Infektionskrankheit
- Verwirrtheitszustand (nicht alkoholbedingt)

Exkl.: Delirium tremens, alkoholbedingt oder nicht näher bezeichnet (F10.4)

F05.0 **Delir ohne Demenz**

F05.1 **Delir bei Demenz**
Soll die Art der Demenz angegeben werden, ist eine zusätzliche Schlüsselnummer zu verwenden.

F05.8 **Sonstige Formen des Delirs**
Delir mit gemischter Ätiologie
Postoperatives Delir

F05.9 **Delir, nicht näher bezeichnet**

F06.- **Andere psychische Störungen aufgrund einer Schädigung oder Funktionsstörung des Gehirns oder einer körperlichen Krankheit**

Diese Kategorie umfasst verschiedene Krankheitsbilder, die ursächlich mit einer Hirnfunktionsstörung in Zusammenhang stehen als Folge von primär zerebralen Krankheiten, systemischen Krankheiten, die sekundär das Gehirn betreffen, exogenen toxischen Substanzen oder Hormonen, endokrinen Störungen oder anderen körperlichen Krankheiten.

Exkl.: In Verbindung mit Demenz, wie unter F00-F03 beschrieben
Psychische Störung mit Delir (F05.-)
Störungen durch Alkohol oder andere psychotrope Substanzen (F10-F19)

F06.0 **Organische Halluzinose**

Eine Störung mit ständigen oder immer wieder auftretenden, meist optischen oder akustischen Halluzinationen bei klarer Bewusstseinslage. Sie können vom Patienten als Halluzinationen erkannt werden. Die Halluzinationen können wahnhaft verarbeitet werden, Wahn dominiert aber nicht das klinische Bild. Die Krankheitseinsicht kann erhalten bleiben.

Organisch bedingtes halluzinatorisches Zustandsbild (nicht alkoholbedingt)

Exkl.: Alkoholhalluzinose (F10.5)
Schizophrenie (F20.-)

F06.1 **Organische katatone Störung**

Eine Störung mit verminderter (Stupor) oder gesteigerter (Erregung) psychomotorischer Aktivität in Verbindung mit katatonen Symptomen. Das Erscheinungsbild kann zwischen den beiden Extremen der psychomotorischen Störung wechseln.

Exkl.: Katatone Schizophrenie (F20.2)
Stupor:
- dissoziativ (F44.2)
- o.n.A. (R40.1)

F06.2 **Organische wahnhafte [schizophreniforme] Störung**

Eine Störung, bei der anhaltende oder immer wieder auftretende Wahnideen das klinische Bild bestimmen. Die Wahnideen können von Halluzinationen begleitet werden. Einige Merkmale, die auf Schizophrenie hinweisen, wie bizarre Halluzinationen oder Denkstörungen, können vorliegen.

Paranoide und paranoid-halluzinatorische organisch bedingte Zustandsbilder
Schizophreniforme Psychose bei Epilepsie

Exkl.: Akute vorübergehende psychotische Störungen (F23.-)
Anhaltende wahnhafte Störungen (F22.-)
Durch psychotrope Substanzen induzierte psychotische Störungen (F11-F19, vierte Stelle .5)
Schizophrenie (F20.-)

F06.3 **Organische affektive Störungen**

Störungen, die durch eine Veränderung der Stimmung oder des Affektes charakterisiert sind, meist zusammen mit einer Veränderung der gesamten Aktivitätslage. Depressive, hypomanische, manische oder bipolare Zustandsbilder (F30-F38) sind möglich, entstehen jedoch als Folge einer organischen Störung.

Exkl.: Nichtorganische oder nicht näher bezeichnete affektive Störungen (F30-F39)

F06.4 **Organische Angststörung**

Eine Störung, charakterisiert durch die wesentlichen deskriptiven Merkmale einer generalisierten Angststörung (F41.1), einer Panikstörung (F41.0) oder einer Kombination von beiden, jedoch als Folge einer organischen Störung.

Exkl.: Nichtorganisch bedingte oder nicht näher bezeichnete Angststörungen (F41.-)

F06.5 **Organische dissoziative Störung**

Eine Störung, charakterisiert durch den teilweisen oder völligen Verlust der normalen Integration von Erinnerungen an die Vergangenheit, des Identitätsbewusstseins und der unmittelbaren Wahrnehmungen sowie der Kontrolle von Körperbewegungen (F44.-), jedoch als Folge einer organischen Störung.

Exkl.: Nichtorganisch bedingte oder nicht näher bezeichnete dissoziative Störungen [Konversionsstörungen] (F44.-)

F06.6 **Organische emotional labile [asthenische] Störung**

Eine Störung, charakterisiert durch Affektdurchlässigkeit oder -labilität, Ermüdbarkeit sowie eine Vielzahl körperlicher Missempfindungen (z.B. Schwindel) und Schmerzen, jedoch als Folge einer organischen Störung.

Exkl.: Nichtorganisch bedingte oder nicht näher bezeichnete somatoforme Störungen (F45.-)

F06.7 **Leichte kognitive Störung**

Eine Störung, die charakterisiert ist durch Gedächtnisstörungen, Lernschwierigkeiten und die verminderte Fähigkeit, sich längere Zeit auf eine Aufgabe zu konzentrieren. Oft besteht ein Gefühl geistiger Ermüdung bei dem Versuch, Aufgaben zu lösen. Objektiv erfolgreiches Lernen wird subjektiv als schwierig empfunden. Keines dieser Symptome ist so schwerwiegend, dass die Diagnose einer Demenz (F00-F03) oder eines Delirs (F05.-) gestellt werden kann. Die Diagnose sollte nur in Verbindung mit einer körperlichen Krankheit gestellt und bei Vorliegen einer anderen psychischen oder Verhaltensstörung aus dem Abschnitt F10-F99 nicht verwandt werden. Diese Störung kann vor, während oder nach einer Vielzahl von zerebralen oder systemischen Infektionen oder anderen körperlichen Krankheiten auftreten. Der direkte Nachweis einer zerebralen Beteiligung ist aber nicht notwendig. Die Störung wird vom postenzephalitischen (F07.1) und vom postkontusionellen Syndrom (F07.2) durch ihre andere Ätiologie, die wenig variablen, insgesamt leichteren Symptome und die zumeist kürzere Dauer unterschieden.

F06.8 **Sonstige näher bezeichnete organische psychische Störungen aufgrund einer Schädigung oder Funktionsstörung des Gehirns oder einer körperlichen Krankheit**
Epileptische Psychose o.n.A.

F06.9 **Nicht näher bezeichnete organische psychische Störung aufgrund einer Schädigung oder Funktionsstörung des Gehirns oder einer körperlichen Krankheit**
Hirnorganisches Syndrom o.n.A.
Organische psychische Störung o.n.A.

F07.- **Persönlichkeits- und Verhaltensstörung aufgrund einer Krankheit, Schädigung oder Funktionsstörung des Gehirns**

Eine Veränderung der Persönlichkeit oder des Verhaltens kann Rest- oder Begleiterscheinung einer Krankheit, Schädigung oder Funktionsstörung des Gehirns sein.

F07.0 **Organische Persönlichkeitsstörung**

Diese Störung ist charakterisiert durch eine auffällige Veränderung des gewohnten prämorbiden Verhaltensmusters und betrifft die Äußerung von Affekten, Bedürfnissen und Impulsen. Eine Beeinträchtigung der kognitiven Fähigkeiten, des Denkvermögens und ein verändertes Sexualverhalten können ebenfalls Teil des klinischen Bildes sein.

Frontalhirnsyndrom
Leukotomiesyndrom
Lobotomiesyndrom
Organisch:
• Pseudopsychopathie
• pseudoretardierte Persönlichkeit
Persönlichkeitsstörung bei limbischer Epilepsie

Exkl.: Andauernde Persönlichkeitsänderung nach:
• Extrembelastung (F62.0)
• psychiatrischer Krankheit (F62.1)
Organisches Psychosyndrom nach Schädelhirntrauma (F07.2)
Persönlichkeitsstörungen (F60-F61)
Postenzephalitisches Syndrom (F07.1)

F07.1 **Postenzephalitisches Syndrom**

Anhaltende unspezifische und uneinheitliche Verhaltensänderung nach einer viralen oder bakteriellen Enzephalitis. Das Syndrom ist reversibel; dies stellt den Hauptunterschied zu den organisch bedingten Persönlichkeitsstörungen dar.

Exkl.: Organische Persönlichkeitsstörung (F07.0)

F07.2 **Organisches Psychosyndrom nach Schädelhirntrauma**

Das Syndrom folgt einem Schädeltrauma, das meist schwer genug ist, um zur Bewusstlosigkeit zu führen. Es besteht aus einer Reihe verschiedenartiger Symptome, wie Kopfschmerzen, Schwindel, Erschöpfung, Reizbarkeit, Schwierigkeiten bei Konzentration und geistigen Leistungen, Gedächtnisstörungen, Schlafstörungen und verminderter Belastungsfähigkeit für Stress, emotionale Reize oder Alkohol.

Postkontusionelles Syndrom (Enzephalopathie)
Posttraumatisches (organisches) Psychosyndrom, nicht psychotisch

Exkl.: Akute Gehirnerschütterung (S06.0)

F07.8 **Sonstige organische Persönlichkeits- und Verhaltensstörungen aufgrund einer Krankheit, Schädigung oder Funktionsstörung des Gehirns**
Rechts-hemisphärische organische affektive Störung

F07.9 **Nicht näher bezeichnete organische Persönlichkeits- und Verhaltensstörung aufgrund einer Krankheit, Schädigung oder Funktionsstörung des Gehirns**
Organisches Psychosyndrom

F09 **Nicht näher bezeichnete organische oder symptomatische psychische Störung**
Inkl.: Psychose:
• organische o.n.A.
• symptomatische o.n.A.

Exkl.: Nicht näher bezeichnete Psychose (F29)

Psychische und Verhaltensstörungen durch psychotrope Substanzen (F10-F19)

Dieser Abschnitt enthält eine Vielzahl von Störungen unterschiedlichen Schweregrades und mit verschiedenen klinischen Erscheinungsbildern; die Gemeinsamkeit besteht im Gebrauch einer oder mehrerer psychotroper Substanzen (mit oder ohne ärztliche Verordnung). Die verursachenden Substanzen werden durch die dritte Stelle, die klinischen Erscheinungsbilder durch die vierte Stelle kodiert; diese können je nach Bedarf allen psychotropen Substanzen zugeordnet werden. Es muss aber berücksichtigt werden, dass nicht alle Kodierungen der vierten Stelle für alle Substanzen sinnvoll anzuwenden sind.

Die Identifikation der psychotropen Stoffe soll auf der Grundlage möglichst vieler Informationsquellen erfolgen, wie die eigenen Angaben des Patienten, die Analyse von Blutproben oder von anderen Körperflüssigkeiten, charakteristische körperliche oder psychische Symptome, klinische Merkmale und Verhalten sowie andere Befunde, wie die im Besitz des Patienten befindlichen Substanzen oder fremdanamnestische Angaben. Viele Betroffene nehmen mehrere Substanzarten zu sich. Die Hauptdiagnose soll möglichst nach der Substanz oder Substanzklasse verschlüsselt werden, die das gegenwärtige klinische Syndrom verursacht oder im Wesentlichen dazu beigetragen hat. Zusatzdiagnosen sollen kodiert werden, wenn andere Substanzen oder Substanzklassen aufgenommen wurden und Intoxikationen (vierte Stelle .0), schädlichen Gebrauch (vierte Stelle .1), Abhängigkeit (vierte Stelle .2) und andere Störungen (vierte Stelle .3-.9) verursacht haben.

Nur wenn die Substanzaufnahme chaotisch und wahllos verläuft oder wenn Bestandteile verschiedener Substanzen untrennbar vermischt sind, soll mit "Störung durch multiplen Substanzgebrauch (F19.-)" kodiert werden.

Exkl.: Schädlicher Gebrauch von nichtabhängigkeitserzeugenden Substanzen (F55.-)

Die folgenden vierten Stellen sind bei den Kategorien F10-F19 zu benutzen:

.0 Akute Intoxikation [akuter Rausch]

Ein Zustandsbild nach Aufnahme einer psychotropen Substanz mit Störungen von Bewusstseinslage, kognitiven Fähigkeiten, Wahrnehmung, Affekt und Verhalten oder anderer psychophysiologischer Funktionen und Reaktionen. Die Störungen stehen in einem direkten Zusammenhang mit den akuten pharmakologischen Wirkungen der Substanz und nehmen bis zur vollständigen Wiederherstellung mit der Zeit ab, ausgenommen in den Fällen, bei denen Gewebeschäden oder andere Komplikationen aufgetreten sind. Komplikationen können ein Trauma, Aspiration von Erbrochenem, Delir, Koma, Krampfanfälle und andere medizinische Folgen sein. Die Art dieser Komplikationen hängt von den pharmakologischen Eigenschaften der Substanz und der Aufnahmeart ab.

Akuter Rausch bei Alkoholabhängigkeit
Pathologischer Rausch
Rausch o.n.A.
Trance und Besessenheitszustände bei Intoxikation mit psychotropen Substanzen
"Horrortrip" (Angstreise) bei halluzinogenen Substanzen

Exkl.: Intoxikation im Sinne einer Vergiftung (T36-T50)

.1 Schädlicher Gebrauch

Konsum psychotroper Substanzen, der zu Gesundheitsschädigung führt. Diese kann als körperliche Störung auftreten, etwa in Form einer Hepatitis nach Selbstinjektion der Substanz oder als psychische Störung z.B. als depressive Episode durch massiven Alkoholkonsum.

Missbrauch psychotroper Substanzen

.2 Abhängigkeitssyndrom

Eine Gruppe von Verhaltens-, kognitiven und körperlichen Phänomenen, die sich nach wiederholtem Substanzgebrauch entwickeln. Typischerweise besteht ein starker Wunsch, die Substanz einzunehmen, Schwierigkeiten, den Konsum zu kontrollieren, und anhaltender Substanzgebrauch trotz schädlicher Folgen. Dem Substanzgebrauch wird Vorrang vor anderen Aktivitäten und Verpflichtungen gegeben. Es entwickelt sich eine Toleranzerhöhung und manchmal ein körperliches Entzugssyndrom.

Das Abhängigkeitssyndrom kann sich auf einen einzelnen Stoff beziehen (z.B. Tabak, Alkohol oder Diazepam), auf eine Substanzgruppe (z.B. opiatähnliche Substanzen), oder auch auf ein weites Spektrum pharmakologisch unterschiedlicher Substanzen.

Chronischer Alkoholismus
Dipsomanie
Nicht näher bezeichnete Drogensucht

.3 Entzugssyndrom

Es handelt sich um eine Gruppe von Symptomen unterschiedlicher Zusammensetzung und Schwere nach absolutem oder relativem Entzug einer psychotropen Substanz, die anhaltend konsumiert worden ist. Beginn und Verlauf des Entzugssyndroms sind zeitlich begrenzt und abhängig von der Substanzart und der Dosis, die unmittelbar vor der Beendigung oder Reduktion des Konsums verwendet worden ist. Das Entzugssyndrom kann durch symptomatische Krampfanfälle kompliziert werden.

.4 Entzugssyndrom mit Delir

Ein Zustandsbild, bei dem das Entzugssyndrom (siehe vierte Stelle .3) durch ein Delir, (siehe Kriterien für F05.-) kompliziert wird. Symptomatische Krampfanfälle können ebenfalls auftreten. Wenn organische Faktoren eine beträchtliche Rolle in der Ätiologie spielen, sollte das Zustandsbild unter F05.8 klassifiziert werden.

Delirium tremens (alkoholbedingt)

.5 Psychotische Störung

Eine Gruppe psychotischer Phänomene, die während oder nach dem Substanzgebrauch auftreten, aber nicht durch eine akute Intoxikation erklärt werden können und auch nicht Teil eines Entzugssyndroms sind. Die Störung ist durch Halluzinationen (typischerweise akustische, oft aber auf mehr als einem Sinnesgebiet), Wahrnehmungsstörungen, Wahnideen (häufig paranoide Gedanken oder Verfolgungsideen), psychomotorische Störungen (Erregung oder Stupor) sowie abnorme Affekte gekennzeichnet, die von intensiver Angst bis zur Ekstase reichen können. Das Sensorium ist üblicherweise klar, jedoch kann das Bewusstsein bis zu einem gewissen Grad eingeschränkt sein, wobei jedoch keine ausgeprägte Verwirrtheit auftritt.

Alkoholhalluzinose
Alkoholische Paranoia
Alkoholischer Eifersuchtswahn
Alkoholpsychose o.n.A.

Exkl.: Durch Alkohol oder psychoaktive Substanzen bedingter Restzustand und verzögert auftretende psychotische Störung (F10-F19, vierte Stelle .7)

.6 Amnestisches Syndrom

Ein Syndrom, das mit einer ausgeprägten andauernden Beeinträchtigung des Kurz- und Langzeitgedächtnisses einhergeht. Das Immediatgedächtnis ist gewöhnlich erhalten, und das Kurzzeitgedächtnis ist mehr gestört als das Langzeitgedächtnis. Die Störungen des Zeitgefühls und des Zeitgitters sind meist deutlich, ebenso wie die Lernschwierigkeiten. Konfabulationen können ausgeprägt sein, sind jedoch nicht in jedem Fall vorhanden. Andere kognitive Funktionen sind meist relativ gut erhalten, die amnestischen Störungen sind im Verhältnis zu anderen Beeinträchtigungen besonders ausgeprägt.

Alkohol- oder substanzbedingte amnestische Störung
Durch Alkohol oder andere psychotrope Substanzen bedingte Korsakowpsychose
Nicht näher bezeichnetes Korsakow-Syndrom

Soll ein assoziiertes Wernicke-Syndrom angegeben werden, sind zusätzliche Schlüsselnummern (E51.2† G32.8*) zu benutzen.

Exkl.: Nicht alkoholbedingte(s) Korsakow-Psychose oder -Syndrom (F04)

.7 Restzustand und verzögert auftretende psychotische Störung

Eine Störung, bei der alkohol- oder substanzbedingte Veränderungen der kognitiven Fähigkeiten, des Affektes, der Persönlichkeit oder des Verhaltens über einen Zeitraum hinaus bestehen, in dem noch eine direkte Substanzwirkung angenommen werden kann.

Der Beginn dieser Störung sollte in unmittelbarem Zusammenhang mit dem Gebrauch der psychotropen Substanz stehen. Beginnt das Zustandsbild nach dem Substanzgebrauch, ist ein sicherer und genauer Nachweis notwendig, dass der Zustand auf Effekte der psychotropen Substanz zurückzuführen ist. Nachhallphänomene (Flashbacks) unterscheiden sich von einem psychotischen Zustandsbild durch ihr episodisches Auftreten, durch ihre meist kurze Dauer und das Wiederholen kürzlich erlebter alkohol- oder substanzbedingter Erlebnisse.

Alkoholdemenz o.n.A.
Chronisches hirnorganisches Syndrom bei Alkoholismus
Demenz und andere leichtere Formen anhaltender Beeinträchtigung der kognitiven Fähigkeiten
Nachhallzustände (Flashbacks)
Posthalluzinogene Wahrnehmungsstörung
Residuale affektive Störung
Residuale Störung der Persönlichkeit und des Verhaltens
Verzögert auftretende psychotische Störung durch psychotrope Substanzen bedingt

Exkl.: Alkohol- oder substanzbedingt:
• Korsakow-Syndrom (F10-F19, vierte Stelle .6)
• psychotischer Zustand (F10-F19, vierte Stelle .5)

.8 Sonstige psychische und Verhaltensstörungen

.9 Nicht näher bezeichnete psychische und Verhaltensstörung

F10.- **Psychische und Verhaltensstörungen durch Alkohol**
[4. Stellen siehe am Anfang dieser Krankheitsgruppe]

F11.- **Psychische und Verhaltensstörungen durch Opioide**
[4. Stellen siehe am Anfang dieser Krankheitsgruppe]

Benutze im Geltungsbereich des § 17d KHG (eine) zusätzliche Schlüsselnummer(n) aus U69.3-!, um einen intravenösen (U69.30!) oder nichtintravenösen (U69.31!) Heroinkonsum oder einen intravenösen Konsum sonstiger Opioide (U69.32!) anzugeben.

F12.- **Psychische und Verhaltensstörungen durch Cannabinoide**
[4. Stellen siehe am Anfang dieser Krankheitsgruppe]

Benutze im Geltungsbereich des § 17d KHG eine zusätzliche Schlüsselnummer (U69.32!), um einen intravenösen Konsum anzugeben.

F13.- **Psychische und Verhaltensstörungen durch Sedativa oder Hypnotika**
[4. Stellen siehe am Anfang dieser Krankheitsgruppe]

Benutze im Geltungsbereich des § 17d KHG eine zusätzliche Schlüsselnummer (U69.32!), um einen intravenösen Konsum anzugeben.

F14.- **Psychische und Verhaltensstörungen durch Kokain**
[4. Stellen siehe am Anfang dieser Krankheitsgruppe]

Benutze im Geltungsbereich des § 17d KHG eine zusätzliche Schlüsselnummer (U69.32!), um einen intravenösen Konsum anzugeben.

F15.- **Psychische und Verhaltensstörungen durch andere Stimulanzien, einschließlich Koffein**
[4. Stellen siehe am Anfang dieser Krankheitsgruppe]

Benutze im Geltungsbereich des § 17d KHG (eine) zusätzliche Schlüsselnummer(n) aus U69.3-!, um einen intravenösen (U69.33!) oder nichtintravenösen (U69.34!) Konsum (Meth-)Amphetamin-haltiger Stoffe oder einen intravenösen (U69.35!) oder nichtintravenösen (U69.36!) Konsum sonstiger Stimulanzien außer Koffein anzugeben.

F16.- **Psychische und Verhaltensstörungen durch Halluzinogene**
[4. Stellen siehe am Anfang dieser Krankheitsgruppe]

Benutze im Geltungsbereich des § 17d KHG eine zusätzliche Schlüsselnummer (U69.32!), um einen intravenösen Konsum anzugeben.

F17.- **Psychische und Verhaltensstörungen durch Tabak**
[4. Stellen siehe am Anfang dieser Krankheitsgruppe]

F18.- **Psychische und Verhaltensstörungen durch flüchtige Lösungsmittel**
[4. Stellen siehe am Anfang dieser Krankheitsgruppe]

F19.- **Psychische und Verhaltensstörungen durch multiplen Substanzgebrauch und Konsum anderer psychotroper Substanzen**
[4. Stellen siehe am Anfang dieser Krankheitsgruppe]

Diese Kategorie ist beim Konsum von zwei oder mehr psychotropen Substanzen zu verwenden, wenn nicht entschieden werden kann, welche Substanz die Störung ausgelöst hat. Diese Kategorie ist außerdem zu verwenden, wenn eine oder mehrere der konsumierten Substanzen nicht sicher zu identifizieren oder unbekannt sind, da viele Konsumenten oft selbst nicht genau wissen, was sie einnehmen.

Inkl.: Missbrauch von Substanzen o.n.A.

Benutze im Geltungsbereich des § 17d KHG (eine) zusätzliche Schlüsselnummer(n) aus U69.3-!, um einen intravenösen (U69.30!) oder nichtintravenösen (U69.31!) Heroinkonsum oder einen intravenösen Konsum sonstiger psychotroper Substanzen (U69.32!) oder einen intravenösen (U69.33!) oder nichtintravenösen (U69.34!) Konsum (Meth-)Amphetamin-haltiger Stoffe oder einen intravenösen (U69.35!) oder nichtintravenösen (U69.36!) Konsum sonstiger Stimulanzien außer Koffein anzugeben.

Schizophrenie, schizotype und wahnhafte Störungen (F20-F29)

In diesem Abschnitt finden sich die Schizophrenie als das wichtigste Krankheitsbild dieser Gruppe, die schizotype Störung, die anhaltenden wahnhaften Störungen und eine größere Gruppe akuter vorübergehender psychotischer Störungen. Schizoaffektive Störungen werden trotz ihrer umstrittenen Natur weiterhin hier aufgeführt.

F20.- Schizophrenie

Die schizophrenen Störungen sind im Allgemeinen durch grundlegende und charakteristische Störungen von Denken und Wahrnehmung sowie inadäquate oder verflachte Affekte gekennzeichnet. Die Bewusstseinsklarheit und intellektuellen Fähigkeiten sind in der Regel nicht beeinträchtigt, obwohl sich im Laufe der Zeit gewisse kognitive Defizite entwickeln können. Die wichtigsten psychopathologischen Phänomene sind Gedankenlautwerden, Gedankeneingebung oder Gedankenentzug, Gedankenausbreitung, Wahnwahrnehmung, Kontrollwahn, Beeinflussungswahn oder das Gefühl des Gemachten, Stimmen, die in der dritten Person den Patienten kommentieren oder über ihn sprechen, Denkstörungen und Negativsymptome.

Der Verlauf der schizophrenen Störungen kann entweder kontinuierlich episodisch mit zunehmenden oder stabilen Defiziten sein, oder es können eine oder mehrere Episoden mit vollständiger oder unvollständiger Remission auftreten.

Die Diagnose Schizophrenie soll bei ausgeprägten depressiven oder manischen Symptomen nicht gestellt werden, es sei denn, schizophrene Symptome wären der affektiven Störung vorausgegangen. Ebenso wenig ist eine Schizophrenie bei eindeutiger Gehirnerkrankung, während einer Intoxikation oder während eines Entzugssyndroms zu diagnostizieren. Ähnliche Störungen bei Epilepsie oder anderen Hirnerkrankungen sollen unter F06.2 kodiert werden, die durch psychotrope Substanzen bedingten psychotischen Störungen unter F10-F19, vierte Stelle .5.

Exkl.: Schizophrene Reaktion (F23.2)
Schizophrenie:
• akut (undifferenziert) (F23.2)
• zyklisch (F25.2)
Schizotype Störung (F21)

F20.0 Paranoide Schizophrenie

Die paranoide Schizophrenie ist durch beständige, häufig paranoide Wahnvorstellungen gekennzeichnet, meist begleitet von akustischen Halluzinationen und Wahrnehmungsstörungen. Störungen der Stimmung, des Antriebs und der Sprache, katatone Symptome fehlen entweder oder sind wenig auffallend.

Paraphrene Schizophrenie

Exkl.: Paranoia (F22.0)
Paranoider Involutionszustand (F22.8)

F20.1 Hebephrene Schizophrenie

Eine Form der Schizophrenie, bei der die affektiven Veränderungen im Vordergrund stehen, Wahnvorstellungen und Halluzinationen flüchtig und bruchstückhaft auftreten, das Verhalten verantwortungslos und unvorhersehbar ist und Manierismen häufig sind. Die Stimmung ist flach und unangemessen. Das Denken ist desorganisiert, die Sprache zerfahren. Der Kranke neigt dazu, sich sozial zu isolieren. Wegen der schnellen Entwicklung der Minussymptomatik, besonders von Affektverflachung und Antriebsverlust, ist die Prognose zumeist schlecht. Eine Hebephrenie soll in aller Regel nur bei Jugendlichen oder jungen Erwachsenen diagnostiziert werden.

Desintegrative Schizophrenie
Hebephrenie

F20.2 Katatone Schizophrenie

Die katatone Schizophrenie ist gekennzeichnet von den im Vordergrund stehenden psychomotorischen Störungen, die zwischen Extremen wie Erregung und Stupor sowie Befehlsautomatismus und Negativismus alternieren können. Zwangshaltungen und -stellungen können lange Zeit beibehalten werden. Episodenhafte schwere Erregungszustände können ein Charakteristikum dieses Krankheitsbildes sein. Die katatonen Phänomene können mit einem traumähnlichen (oneiroiden) Zustand mit lebhaften szenischen Halluzinationen verbunden sein.

Katatoner Stupor
Schizophren:
• Flexibilitas cerea
• Katalepsie
• Katatonie

F20.3 **Undifferenzierte Schizophrenie**

Diese Kategorie soll für psychotische Zustandsbilder verwendet werden, welche die allgemeinen diagnostischen Kriterien der Schizophrenie (F20) erfüllen, ohne einer der Unterformen von F20.0-F20.2 zu entsprechen, oder die Merkmale von mehr als einer aufweisen, ohne dass bestimmte diagnostische Charakteristika eindeutig überwiegen.

Atypische Schizophrenie

Exkl.: Akute schizophreniforme psychotische Störung (F23.2)
Chronische undifferenzierte Schizophrenie (F20.5)
Postschizophrene Depression (F20.4)

F20.4 **Postschizophrene Depression**

Eine unter Umständen länger anhaltende depressive Episode, die im Anschluss an eine schizophrene Krankheit auftritt. Einige "positive" oder "negative" schizophrene Symptome müssen noch vorhanden sein, beherrschen aber das klinische Bild nicht mehr. Diese depressiven Zustände sind mit einem erhöhten Suizidrisiko verbunden.

Wenn der Patient keine schizophrenen Symptome mehr aufweist, sollte eine depressive Episode diagnostiziert werden (F32.-). Wenn floride schizophrene Symptome noch im Vordergrund stehen, sollte die entsprechende schizophrene Unterform (F20.0-F20.3) diagnostiziert werden.

F20.5 **Schizophrenes Residuum**

Ein chronisches Stadium in der Entwicklung einer schizophrenen Krankheit, bei welchem eine eindeutige Verschlechterung von einem frühen zu einem späteren Stadium vorliegt und das durch langandauernde, jedoch nicht unbedingt irreversible "negative" Symptome charakterisiert ist. Hierzu gehören psychomotorische Verlangsamung, verminderte Aktivität, Affektverflachung, Passivität und Initiativemangel, qualitative und quantitative Sprachverarmung, geringe nonverbale Kommunikation durch Gesichtsausdruck, Blickkontakt, Modulation der Stimme und Körperhaltung, Vernachlässigung der Körperpflege und nachlassende soziale Leistungsfähigkeit.

Chronische undifferenzierte Schizophrenie
Restzustand
Schizophrener Residualzustand

F20.6 **Schizophrenia simplex**

Eine Störung mit schleichender Progredienz von merkwürdigem Verhalten, mit einer Einschränkung, gesellschaftliche Anforderungen zu erfüllen und mit Verschlechterung der allgemeinen Leistungsfähigkeit. Die charakteristische Negativsymptomatik des schizophrenen Residuums (Affektverflachung und Antriebsminderung) entwickelt sich ohne vorhergehende produktive psychotische Symptome.

F20.8 **Sonstige Schizophrenie**

Schizophreniform:
• Psychose o.n.A.
• Störung o.n.A.
Zönästhetische (zönästhopathische) Schizophrenie

Exkl.: Kurze schizophreniforme Störungen (F23.2)

F20.9 **Schizophrenie, nicht näher bezeichnet**

F21 **Schizotype Störung**

Eine Störung mit exzentrischem Verhalten und Anomalien des Denkens und der Stimmung, die schizophren wirken, obwohl nie eindeutige und charakteristische schizophrene Symptome aufgetreten sind. Es kommen vor: ein kalter Affekt, Anhedonie und seltsames und exzentrisches Verhalten, Tendenz zu sozialem Rückzug, paranoische oder bizarre Ideen, die aber nicht bis zu eigentlichen Wahnvorstellungen gehen, zwanghaftes Grübeln, Denk- und Wahrnehmungsstörungen, gelegentlich vorübergehende, quasipsychotische Episoden mit intensiven Illusionen, akustischen oder anderen Halluzinationen und wahnähnlichen Ideen, meist ohne äußere Veranlassung. Es lässt sich kein klarer Beginn feststellen; Entwicklung und Verlauf entsprechen gewöhnlich einer Persönlichkeitsstörung.

Inkl.: Latente schizophrene Reaktion
Schizophrenie:
• Borderline
• latent
• präpsychotisch
• prodromal
• pseudoneurotisch
• pseudopsychopathisch
Schizotype Persönlichkeitsstörung

Exkl.: Asperger-Syndrom (F84.5)
Schizoide Persönlichkeitsstörung (F60.1)

F22.- Anhaltende wahnhafte Störungen

Diese Gruppe enthält eine Reihe von Störungen, bei denen ein langandauernder Wahn das einzige oder das am meisten ins Auge fallende klinische Charakteristikum darstellt, und die nicht als organisch, schizophren oder affektiv klassifiziert werden können. Wahnhafte Störungen, die nur wenige Monate angedauert haben, sollten wenigstens vorläufig unter F23.- kodiert werden.

F22.0 Wahnhafte Störung

Eine Störung charakterisiert durch die Entwicklung eines einzelnen Wahns oder mehrerer aufeinander bezogener Wahninhalte, die im Allgemeinen lange, manchmal lebenslang, andauern. Der Inhalt des Wahns oder des Wahnsystems ist sehr unterschiedlich. Eindeutige und anhaltende akustische Halluzinationen (Stimmen), schizophrene Symptome wie Kontrollwahn oder Affektverflachung und eine eindeutige Gehirnerkrankung sind nicht mit der Diagnose vereinbar. Gelegentliche oder vorübergehende akustische Halluzinationen schließen besonders bei älteren Patienten die Diagnose jedoch nicht aus, solange diese Symptome nicht typisch schizophren erscheinen und nur einen kleinen Teil des klinischen Bildes ausmachen.

Paranoia
Paranoid:
- Psychose
- Zustand
Sensitiver Beziehungswahn
Späte Paraphrenie

Exkl.: Paranoid:
- Persönlichkeitsstörung (F60.0)
- psychogene Psychose (F23.3)
- Reaktion (F23.3)
- Schizophrenie (F20.0)

F22.8 Sonstige anhaltende wahnhafte Störungen

Hierbei handelt es sich um Störungen, bei denen ein Wahn oder Wahnsysteme von anhaltenden Stimmen oder von schizophrenen Symptomen begleitet werden, die aber nicht die Diagnose Schizophrenie (F20.-) erfüllen.

Paranoides Zustandsbild im Involutionsalter
Querulantenwahn (Paranoia querulans)
Wahnhafte Dysmorphophobie

F22.9 Anhaltende wahnhafte Störung, nicht näher bezeichnet

F23.- Akute vorübergehende psychotische Störungen

Eine heterogene Gruppe von Störungen, die durch den akuten Beginn der psychotischen Symptome, wie Wahnvorstellungen, Halluzinationen und andere Wahrnehmungsstörungen, und durch eine schwere Störung des normalen Verhaltens charakterisiert sind. Der akute Beginn wird als Crescendo-Entwicklung eines eindeutig abnormen klinischen Bildes innerhalb von 2 Wochen oder weniger definiert. Bei diesen Störungen gibt es keine Hinweise für eine organische Verursachung. Ratlosigkeit und Verwirrtheit kommen häufig vor, die zeitliche, örtliche und personale Desorientiertheit ist jedoch nicht andauernd oder schwer genug, um die Kriterien für ein organisch verursachtes Delir (F05.-) zu erfüllen. Eine vollständige Besserung erfolgt in der Regel innerhalb weniger Monate, oft bereits nach wenigen Wochen oder nur Tagen. Wenn die Störung weiter besteht, wird eine Änderung der Kodierung notwendig. Die Störung kann im Zusammenhang mit einer akuten Belastung stehen, definiert als belastendes Ereignis ein oder zwei Wochen vor Beginn der Störung.

F23.0 Akute polymorphe psychotische Störung ohne Symptome einer Schizophrenie

Eine akute psychotische Störung, bei der Halluzinationen, Wahnphänomene und Wahrnehmungsstörungen vorhanden, aber sehr unterschiedlich ausgeprägt sind und von Tag zu Tag oder sogar von Stunde zu Stunde zu wechseln. Häufig findet sich auch emotionales Aufgewühltsein mit intensiven vorübergehenden Glücksgefühlen und Ekstase oder Angst und Reizbarkeit. Die Vielgestaltigkeit und Unbeständigkeit sind für das gesamte klinische Bild charakteristisch; die psychotischen Merkmale erfüllen nicht die Kriterien für Schizophrenie (F20.-). Diese Störungen beginnen abrupt, entwickeln sich rasch innerhalb weniger Tage und zeigen häufig eine schnelle und anhaltende Rückbildung der Symptome ohne Rückfall. Wenn die Symptome andauern, sollte die Diagnose in anhaltende wahnhafte Störung (F22.-) geändert werden.

Bouffée délirante ohne Symptome einer Schizophrenie oder nicht näher bezeichnet
Zykloide Psychose ohne Symptome einer Schizophrenie oder nicht näher bezeichnet

F23.1 Akute polymorphe psychotische Störung mit Symptomen einer Schizophrenie

Eine akute psychotische Störung mit vielgestaltigem und unbeständigem klinischem Bild, wie unter F23.0 beschrieben; trotz dieser Unbeständigkeit aber sind in der überwiegenden Zeit auch einige für die Schizophrenie typische Symptome vorhanden. Wenn die schizophrenen Symptome andauern, ist die Diagnose in Schizophrenie (F20.-) zu ändern.

Bouffée délirante mit Symptomen einer Schizophrenie
Zykloide Psychose mit Symptomen einer Schizophrenie

F23.2   **Akute schizophreniforme psychotische Störung**

Eine akute psychotische Störung, bei der die psychotischen Symptome vergleichsweise stabil sind und die Kriterien für Schizophrenie (F20.-) erfüllen, aber weniger als einen Monat bestanden haben. Die polymorphen, unbeständigen Merkmale, die unter F23.0 beschrieben wurden, fehlen. Wenn die schizophrenen Symptome andauern, ist die Diagnose in Schizophrenie (F20.-) zu ändern.

Akute (undifferenzierte) Schizophrenie
Kurze schizophreniforme:
• Psychose
• Störung
Oneirophrenie
Schizophrene Reaktion

Exkl.:   Organische wahnhafte [schizophreniforme] Störung (F06.2)
Schizophreniforme Störung o.n.A. (F20.8)

F23.3   **Sonstige akute vorwiegend wahnhafte psychotische Störungen**

Es handelt sich um eine akute psychotische Störung, bei der verhältnismäßig stabile Wahnphänomene oder Halluzinationen die hauptsächlichen klinischen Merkmale darstellen, aber nicht die Kriterien für eine Schizophrenie erfüllen (F20.-). Wenn die Wahnphänomene andauern, ist die Diagnose in anhaltende wahnhafte Störung (F22.-) zu ändern.

Paranoide Reaktion
Psychogene paranoide Psychose

F23.8   **Sonstige akute vorübergehende psychotische Störungen**

Hier sollen alle anderen nicht näher bezeichneten akuten psychotischen Störungen, ohne Anhalt für eine organische Ursache, klassifiziert werden und die nicht die Kriterien für F23.0-F23.3 erfüllen.

F23.9   **Akute vorübergehende psychotische Störung, nicht näher bezeichnet**
Kurze reaktive Psychose o.n.A.
Reaktive Psychose

F24   **Induzierte wahnhafte Störung**

Es handelt sich um eine wahnhafte Störung, die von zwei Personen mit einer engen emotionalen Bindung geteilt wird. Nur eine von beiden leidet unter einer echten psychotischen Störung; die Wahnvorstellungen bei der anderen Person sind induziert und werden bei der Trennung des Paares meist aufgegeben.

Inkl.:   Folie à deux
Induziert:
• paranoide Störung
• psychotische Störung

F25.-   **Schizoaffektive Störungen**

Episodische Störungen, bei denen sowohl affektive als auch schizophrene Symptome auftreten, aber die weder die Kriterien für Schizophrenie noch für eine depressive oder manische Episode erfüllen. Andere Zustandsbilder, bei denen affektive Symptome eine vorher bestehende Schizophrenie überlagern, bei denen sie mit anderen anhaltenden Wahnkrankheiten gemeinsam auftreten oder alternieren, sind unter F20-F29 zu kodieren. Parathyme psychotische Symptome bei affektiven Störungen rechtfertigen die Diagnose einer schizoaffektiven Störung nicht.

F25.0   **Schizoaffektive Störung, gegenwärtig manisch**

Eine Störung, bei der sowohl schizophrene als auch manische Symptome vorliegen und deshalb weder die Diagnose einer Schizophrenie noch einer manischen Episode gerechtfertigt ist. Diese Kategorie ist sowohl für einzelne Episoden als auch für rezidivierende Störungen zu verwenden, bei denen die Mehrzahl der Episoden schizomanisch ist.

Schizoaffektive Psychose, manischer Typ
Schizophreniforme Psychose, manischer Typ

F25.1   **Schizoaffektive Störung, gegenwärtig depressiv**

Eine Störung, bei der sowohl schizophrene als auch depressive Symptome vorliegen und deshalb weder die Diagnose einer Schizophrenie noch einer depressiven Episode gerechtfertigt ist. Diese Kategorie ist sowohl für einzelne Episoden als auch für rezidivierende Störungen zu verwenden, bei denen die Mehrzahl der Episoden schizodepressiv ist.

Schizoaffektive Psychose, depressiver Typ
Schizophreniforme Psychose, depressiver Typ

F25.2   **Gemischte schizoaffektive Störung**
Gemischte schizophrene und affektive Psychose
Zyklische Schizophrenie

F25.8   **Sonstige schizoaffektive Störungen**

F25.9   **Schizoaffektive Störung, nicht näher bezeichnet**
Schizoaffektive Psychose o.n.A.

F28   **Sonstige nichtorganische psychotische Störungen**

Hier sind wahnhafte oder halluzinatorische Störungen zu kodieren, die nicht die Kriterien für Schizophrenie (F20.-), für anhaltende wahnhafte Störungen (F22.-), für akute vorübergehende psychotische Störungen (F23.-), für psychotische Formen der manischen Episode (F30.2) oder für eine schwere depressive Episode (F32.3) erfüllen.

Inkl.: Chronisch halluzinatorische Psychose

F29   **Nicht näher bezeichnete nichtorganische Psychose**
Inkl.:   Psychose o.n.A.

Exkl.:   Organische oder symptomatische Psychose o.n.A. (F09)
Psychische Störung o.n.A. (F99)

Affektive Störungen (F30-F39)

Diese Gruppe enthält Störungen deren Hauptsymptome in einer Veränderung der Stimmung oder der Affektivität entweder zur Depression - mit oder ohne begleitende(r) Angst - oder zur gehobenen Stimmung bestehen. Dieser Stimmungswechsel wird meist von einer Veränderung des allgemeinen Aktivitätsniveaus begleitet. Die meisten anderen Symptome beruhen hierauf oder sind im Zusammenhang mit dem Stimmungs- und Aktivitätswechsel leicht zu verstehen. Die meisten dieser Störungen neigen zu Rückfällen. Der Beginn der einzelnen Episoden ist oft mit belastenden Ereignissen oder Situationen in Zusammenhang zu bringen.

F30.-   **Manische Episode**

Alle Untergruppen dieser Kategorie dürfen nur für eine einzelne Episode verwendet werden. Hypomanische oder manische Episoden bei Betroffenen, die früher eine oder mehrere affektive (depressive, hypomanische, manische oder gemischte) Episoden hatten, sind unter bipolarer affektiver Störung (F31.-) zu klassifizieren.

Inkl.:   Bipolare Störung, einzelne manische Episode

F30.0   **Hypomanie**

Eine Störung, charakterisiert durch eine anhaltende, leicht gehobene Stimmung, gesteigerten Antrieb und Aktivität und in der Regel auch ein auffallendes Gefühl von Wohlbefinden und körperlicher und seelischer Leistungsfähigkeit. Gesteigerte Geselligkeit, Gesprächigkeit, übermäßige Vertraulichkeit, gesteigerte Libido und vermindertes Schlafbedürfnis sind häufig vorhanden, aber nicht in dem Ausmaß, dass sie zu einem Abbruch der Berufstätigkeit oder zu sozialer Ablehnung führen. Reizbarkeit, Selbstüberschätzung und flegelhaftes Verhalten können an die Stelle der häufigen euphorischen Geselligkeit treten. Die Störungen der Stimmung und des Verhaltens werden nicht von Halluzinationen oder Wahn begleitet.

F30.1   **Manie ohne psychotische Symptome**

Die Stimmung ist situationsinadäquat gehoben und kann zwischen sorgloser Heiterkeit und fast unkontrollierbarer Erregung schwanken. Die gehobene Stimmung ist mit vermehrtem Antrieb verbunden, dies führt zu Überaktivität, Rededrang und vermindertem Schlafbedürfnis. Die Aufmerksamkeit kann nicht mehr aufrechterhalten werden, es kommt oft zu starker Ablenkbarkeit. Die Selbsteinschätzung ist mit Größenideen oder übertriebenem Optimismus häufig weit überhöht. Der Verlust normaler sozialer Hemmungen kann zu einem leichtsinnigen, rücksichtslosen oder in Bezug auf die Umstände unpassenden und persönlichkeitsfremden Verhalten führen.

F30.2   **Manie mit psychotischen Symptomen**

Zusätzlich zu dem unter F30.1 beschriebenen klinischen Bild treten Wahn (zumeist Größenwahn) oder Halluzinationen (zumeist Stimmen, die unmittelbar zum Betroffenen sprechen) auf. Die Erregung, die ausgeprägte körperliche Aktivität und die Ideenflucht können so extrem sein, dass der Betroffene für eine normale Kommunikation unzugänglich wird.

Manie mit parathymen psychotischen Symptomen
Manie mit synthymen psychotischen Symptomen
Manischer Stupor

F30.8   **Sonstige manische Episoden**

F30.9   **Manische Episode, nicht näher bezeichnet**
Manie o.n.A.

F31.-   **Bipolare affektive Störung**

Hierbei handelt es sich um eine Störung, die durch wenigstens zwei Episoden charakterisiert ist, in denen Stimmung und Aktivitätsniveau des Betroffenen deutlich gestört sind. Diese Störung besteht einmal in gehobener Stimmung, vermehrtem Antrieb und Aktivität (Hypomanie oder Manie), dann wieder in einer Stimmungssenkung und vermindertem Antrieb und Aktivität (Depression). Wiederholte hypomanische oder manische Episoden sind ebenfalls als bipolar zu klassifizieren.

Inkl.:   Manisch-depressiv:
- Krankheit
- Psychose
- Reaktion

Exkl.:   Bipolare affektive Störung, einzelne manische Episode (F30.-)
        Zyklothymia (F34.0)

F31.0   **Bipolare affektive Störung, gegenwärtig hypomanische Episode**

Der betroffene Patient ist gegenwärtig hypomanisch (siehe F30.0) und hatte wenigstens eine weitere affektive Episode (hypomanisch, manisch, depressiv oder gemischt) in der Anamnese.

F31.1   **Bipolare affektive Störung, gegenwärtig manische Episode ohne psychotische Symptome**

Der betroffene Patient ist gegenwärtig manisch, ohne psychotische Symptome (siehe F30.1) und hatte wenigstens eine weitere affektive Episode (hypomanisch, manisch, depressiv oder gemischt) in der Anamnese.

F31.2   **Bipolare affektive Störung, gegenwärtig manische Episode mit psychotischen Symptomen**

Der betroffene Patient ist gegenwärtig manisch, mit psychotischen Symptomen (F30.2) und hatte wenigstens eine weitere affektive Episode (hypomanisch, manisch, depressiv oder gemischt) in der Anamnese.

F31.3   **Bipolare affektive Störung, gegenwärtig leichte oder mittelgradige depressive Episode**

Der betroffene Patient ist gegenwärtig depressiv, wie bei einer leichten oder mittelgradigen depressiven Episode (siehe F32.0 oder F32.1) und hatte wenigstens eine eindeutig diagnostizierte hypomanische, manische oder gemischte Episode in der Anamnese.

F31.4   **Bipolare affektive Störung, gegenwärtig schwere depressive Episode ohne psychotische Symptome**

Der betroffene Patient ist gegenwärtig depressiv, wie bei einer schweren depressiven Episode ohne psychotische Symptome (siehe F32.2) und hatte wenigstens eine eindeutig diagnostizierte hypomanische, manische oder gemischte Episode in der Anamnese.

F31.5   **Bipolare affektive Störung, gegenwärtig schwere depressive Episode mit psychotischen Symptomen**

Der betroffene Patient ist gegenwärtig depressiv, wie bei einer schweren depressiven Episode mit psychotischen Symptomen (siehe F32.3) und hatte wenigstens eine eindeutig diagnostizierte hypomanische, manische oder gemischte Episode in der Anamnese.

F31.6   **Bipolare affektive Störung, gegenwärtig gemischte Episode**

Der betroffene Patient hatte wenigstens eine eindeutig diagnostizierte hypomanische, manische, depressive oder gemischte affektive Episode in der Anamnese und zeigt gegenwärtig entweder eine Kombination oder einen raschen Wechsel von manischen und depressiven Symptomen.

Exkl.:   Einzelne gemischte affektive Episode (F38.0)

F31.7   **Bipolare affektive Störung, gegenwärtig remittiert**

Der betroffene Patient hatte wenigstens eine eindeutig diagnostizierte hypomanische, manische oder gemischte affektive Episode und wenigstens eine weitere affektive Episode (hypomanisch, manisch, depressiv oder gemischt) in der Anamnese; in den letzten Monaten und gegenwärtig besteht keine deutliche Störung der Stimmung. Auch Remissionen während einer prophylaktischen Behandlung sollen hier kodiert werden.

F31.8   **Sonstige bipolare affektive Störungen**
Bipolar-II-Störung
Rezidivierende manische Episoden o.n.A.

F31.9   **Bipolare affektive Störung, nicht näher bezeichnet**

F32.- Depressive Episode

Bei den typischen leichten (F32.0), mittelgradigen (F32.1) oder schweren (F32.2 und F32.3) Episoden leidet der betroffene Patient unter einer gedrückten Stimmung und einer Verminderung von Antrieb und Aktivität. Die Fähigkeit zu Freude, das Interesse und die Konzentration sind vermindert. Ausgeprägte Müdigkeit kann nach jeder kleinsten Anstrengung auftreten. Der Schlaf ist meist gestört, der Appetit vermindert. Selbstwertgefühl und Selbstvertrauen sind fast immer beeinträchtigt. Sogar bei der leichten Form kommen Schuldgefühle oder Gedanken über eigene Wertlosigkeit vor. Die gedrückte Stimmung verändert sich von Tag zu Tag wenig, reagiert nicht auf Lebensumstände und kann von so genannten "somatischen" Symptomen begleitet werden, wie Interessenverlust oder Verlust der Freude, Früherwachen, Morgentief, deutliche psychomotorische Hemmung, Agitiertheit, Appetitverlust, Gewichtsverlust und Libidoverlust. Abhängig von Anzahl und Schwere der Symptome ist eine depressive Episode als leicht, mittelgradig oder schwer zu bezeichnen.

Inkl.: Einzelne Episoden von:
- depressiver Reaktion
- psychogener Depression
- reaktiver Depression (F32.0, F32.1, F32.2)

Exkl.: Anpassungsstörungen (F43.2)
depressive Episode in Verbindung mit Störungen des Sozialverhaltens (F91.-, F92.0)
rezidivierende depressive Störung (F33.-)

F32.0 Leichte depressive Episode

Gewöhnlich sind mindestens zwei oder drei der oben angegebenen Symptome vorhanden. Der betroffene Patient ist im Allgemeinen davon beeinträchtigt, aber oft in der Lage, die meisten Aktivitäten fortzusetzen.

F32.1 Mittelgradige depressive Episode

Gewöhnlich sind vier oder mehr der oben angegebenen Symptome vorhanden, und der betroffene Patient hat meist große Schwierigkeiten, alltägliche Aktivitäten fortzusetzen.

F32.2 Schwere depressive Episode ohne psychotische Symptome

Eine depressive Episode mit mehreren oben angegebenen, quälenden Symptomen. Typischerweise bestehen ein Verlust des Selbstwertgefühls und Gefühle von Wertlosigkeit und Schuld. Suizidgedanken und -handlungen sind häufig, und meist liegen einige somatische Symptome vor.

Einzelne Episode einer agitierten Depression
Einzelne Episode einer majoren Depression [major depression] ohne psychotische Symptome
Einzelne Episode einer vitalen Depression ohne psychotische Symptome

F32.3 Schwere depressive Episode mit psychotischen Symptomen

Eine schwere depressive Episode, wie unter F32.2 beschrieben, bei der aber Halluzinationen, Wahnideen, psychomotorische Hemmung oder ein Stupor so schwer ausgeprägt sind, dass alltägliche soziale Aktivitäten unmöglich sind und Lebensgefahr durch Suizid und mangelhafte Flüssigkeits- und Nahrungsaufnahme bestehen kann. Halluzinationen und Wahn können, müssen aber nicht, synthym sein.

Einzelne Episoden:
- majore Depression [major depression] mit psychotischen Symptomen
- psychogene depressive Psychose
- psychotische Depression
- reaktive depressive Psychose

F32.8 Sonstige depressive Episoden
Atypische Depression
Einzelne Episoden der "larvierten" Depression o.n.A.

F32.9 Depressive Episode, nicht näher bezeichnet
Depression o.n.A.
Depressive Störung o.n.A.

F33.-   **Rezidivierende depressive Störung**

Hierbei handelt es sich um eine Störung, die durch wiederholte depressive Episoden (F32.-) charakterisiert ist. In der Anamnese finden sich dabei keine unabhängigen Episoden mit gehobener Stimmung und vermehrtem Antrieb (Manie). Kurze Episoden von leicht gehobener Stimmung und Überaktivität (Hypomanie) können allerdings unmittelbar nach einer depressiven Episode, manchmal durch eine antidepressive Behandlung mitbedingt, aufgetreten sein. Die schwereren Formen der rezidivierenden depressiven Störung (F33.2 und .3) haben viel mit den früheren Konzepten der manisch-depressiven Krankheit, der Melancholie, der vitalen Depression und der endogenen Depression gemeinsam. Die erste Episode kann in jedem Alter zwischen Kindheit und Senium auftreten, der Beginn kann akut oder schleichend sein, die Dauer reicht von wenigen Wochen bis zu vielen Monaten. Das Risiko, dass ein Patient mit rezidivierender depressiver Störung eine manische Episode entwickelt, wird niemals vollständig aufgehoben, gleichgültig, wie viele depressive Episoden aufgetreten sind. Bei Auftreten einer manischen Episode ist die Diagnose in bipolare affektive Störung zu ändern (F31.-).

Inkl.:   Rezidivierende Episoden (F33.0 oder F33.1):
- depressive Reaktion
- psychogene Depression
- reaktive Depression

Saisonale depressive Störung

Exkl.:   Rezidivierende kurze depressive Episoden (F38.1)

F33.0   **Rezidivierende depressive Störung, gegenwärtig leichte Episode**

Eine Störung, die durch wiederholte depressive Episoden gekennzeichnet ist, wobei die gegenwärtige Episode leicht ist (siehe F32.0), ohne Manie in der Anamnese.

F33.1   **Rezidivierende depressive Störung, gegenwärtig mittelgradige Episode**

Eine Störung, die durch wiederholte depressive Episoden gekennzeichnet ist, wobei die gegenwärtige Episode mittelgradig ist (siehe F32.1), ohne Manie in der Anamnese.

F33.2   **Rezidivierende depressive Störung, gegenwärtig schwere Episode ohne psychotische Symptome**

Eine Störung, die durch wiederholte depressive Episoden gekennzeichnet ist, wobei die gegenwärtige Episode schwer ist, ohne psychotische Symptome (siehe F32.2) und ohne Manie in der Anamnese.

Endogene Depression ohne psychotische Symptome
Manisch-depressive Psychose, depressive Form, ohne psychotische Symptome
Rezidivierende majore Depression [major depression], ohne psychotische Symptome
Rezidivierende vitale Depression, ohne psychotische Symptome

F33.3   **Rezidivierende depressive Störung, gegenwärtig schwere Episode mit psychotischen Symptomen**

Eine Störung, die durch wiederholte depressive Episoden gekennzeichnet ist; die gegenwärtige Episode ist schwer, mit psychotischen Symptomen (siehe F32.3), ohne vorhergehende manische Episoden.

Endogene Depression mit psychotischen Symptomen
Manisch-depressive Psychose, depressive Form, mit psychotischen Symptomen
Rezidivierende schwere Episoden:
- majore Depression [major depression] mit psychotischen Symptomen
- psychogene depressive Psychose
- psychotische Depression
- reaktive depressive Psychose

F33.4   **Rezidivierende depressive Störung, gegenwärtig remittiert**

Die Kriterien für eine der oben beschriebenen Störungen F33.0-F33.3 sind in der Anamnese erfüllt, aber in den letzten Monaten bestehen keine depressiven Symptome.

F33.8   **Sonstige rezidivierende depressive Störungen**

F33.9   **Rezidivierende depressive Störung, nicht näher bezeichnet**

Monopolare Depression o.n.A.

F34.- **Anhaltende affektive Störungen**

Hierbei handelt es sich um anhaltende und meist fluktuierende Stimmungsstörungen, bei denen die Mehrzahl der einzelnen Episoden nicht ausreichend schwer genug sind, um als hypomanische oder auch nur leichte depressive Episoden gelten zu können. Da sie jahrelang, manchmal den größeren Teil des Erwachsenenlebens, andauern, ziehen sie beträchtliches subjektives Leiden und Beeinträchtigungen nach sich. Gelegentlich können rezidivierende oder einzelne manische oder depressive Episoden eine anhaltende affektive Störung überlagern.

F34.0 **Zyklothymia**

Hierbei handelt es sich um eine andauernde Instabilität der Stimmung mit zahlreichen Perioden von Depression und leicht gehobener Stimmung (Hypomanie), von denen aber keine ausreichend schwer und anhaltend genug ist, um die Kriterien für eine bipolare affektive Störung (F31.-) oder rezidivierende depressive Störung (F33.-) zu erfüllen. Diese Störung kommt häufig bei Verwandten von Patienten mit bipolarer affektiver Störung vor. Einige Patienten mit Zyklothymia entwickeln schließlich selbst eine bipolare affektive Störung.

Affektive Persönlichkeit(sstörung)
Zykloide Persönlichkeit
Zyklothyme Persönlichkeit

F34.1 **Dysthymia**

Hierbei handelt es sich um eine chronische, wenigstens mehrere Jahre andauernde depressive Verstimmung, die weder schwer noch hinsichtlich einzelner Episoden anhaltend genug ist, um die Kriterien einer schweren, mittelgradigen oder leichten rezidivierenden depressiven Störung (F33.-) zu erfüllen.

Anhaltende ängstliche Depression
Depressiv:
• Neurose
• Persönlichkeit(sstörung)
Neurotische Depression

Exkl.: Ängstliche Depression (leicht, aber nicht anhaltend) (F41.2)

F34.8 **Sonstige anhaltende affektive Störungen**

F34.9 **Anhaltende affektive Störung, nicht näher bezeichnet**

F38.- **Andere affektive Störungen**

Hierbei handelt es sich um eine Restkategorie für Stimmungsstörungen, die die Kriterien der oben genannten Kategorien F30-F34 in Bezug auf Ausprägung und Dauer nicht erfüllen.

F38.0 **Andere einzelne affektive Störungen**
Gemischte affektive Episode

F38.1 **Andere rezidivierende affektive Störungen**
Rezidivierende kurze depressive Episoden

F38.8 **Sonstige näher bezeichnete affektive Störungen**

F39 **Nicht näher bezeichnete affektive Störung**
Inkl.: Affektive Psychose o.n.A.

Neurotische, Belastungs- und somatoforme Störungen (F40-F48)

Exkl.: In Verbindung mit einer Störung des Sozialverhaltens (F91.-, F92.8)

F40.- **Phobische Störungen**

Eine Gruppe von Störungen, bei der Angst ausschließlich oder überwiegend durch eindeutig definierte, eigentlich ungefährliche Situationen hervorgerufen wird. In der Folge werden diese Situationen typischerweise vermieden oder mit Furcht ertragen. Die Befürchtungen des Patienten können sich auf Einzelsymptome wie Herzklopfen oder Schwächegefühl beziehen, häufig gemeinsam mit sekundären Ängsten vor dem Sterben, Kontrollverlust oder dem Gefühl, wahnsinnig zu werden. Allein die Vorstellung, dass die phobische Situation eintreten könnte, erzeugt meist schon Erwartungsangst. Phobische Angst tritt häufig gleichzeitig mit Depression auf. Ob zwei Diagnosen, phobische Störung und depressive Episode, erforderlich sind, richtet sich nach dem zeitlichen Verlauf beider Zustandsbilder und nach therapeutischen Erwägungen zum Zeitpunkt der Konsultation.

F40.0- **Agoraphobie**

Eine relativ gut definierte Gruppe von Phobien, mit Befürchtungen, das Haus zu verlassen, Geschäfte zu betreten, in Menschenmengen und auf öffentlichen Plätzen zu sein, alleine mit Bahn, Bus oder Flugzeug zu reisen. Eine Panikstörung kommt als häufiges Merkmal bei gegenwärtigen oder zurückliegenden Episoden vor. Depressive und zwanghafte Symptome sowie soziale Phobien sind als zusätzliche Merkmale gleichfalls häufig vorhanden. Die Vermeidung der phobischen Situation steht oft im Vordergrund, und einige Agoraphobiker erleben nur wenig Angst, da sie die phobischen Situationen meiden können.

F40.00 Ohne Angabe einer Panikstörung

F40.01 Mit Panikstörung

F40.1 **Soziale Phobien**

Furcht vor prüfender Betrachtung durch andere Menschen, die zu Vermeidung sozialer Situationen führt. Umfassendere soziale Phobien sind in der Regel mit niedrigem Selbstwertgefühl und Furcht vor Kritik verbunden. Sie können sich in Beschwerden wie Erröten, Händezittern, Übelkeit oder Drang zum Wasserlassen äußern. Dabei meint die betreffende Person manchmal, dass eine dieser sekundären Manifestationen der Angst das primäre Problem darstellt. Die Symptome können sich bis zu Panikattacken steigern.

Anthropophobie
Soziale Neurose

F40.2 **Spezifische (isolierte) Phobien**

Phobien, die auf eng umschriebene Situationen wie Nähe von bestimmten Tieren, Höhen, Donner, Dunkelheit, Fliegen, geschlossene Räume, Urinieren oder Defäkieren auf öffentlichen Toiletten, Genuss bestimmter Speisen, Zahnarztbesuch oder auf den Anblick von Blut oder Verletzungen beschränkt sind. Obwohl die auslösende Situation streng begrenzt ist, kann sie Panikzustände wie bei Agoraphobie oder sozialer Phobie hervorrufen.

Akrophobie
Einfache Phobie
Klaustrophobie
Tierphobien

Exkl.: Dysmorphophobie (nicht wahnhaft) (F45.2)
Nosophobie (F45.2)

F40.8 **Sonstige phobische Störungen**

F40.9 **Phobische Störung, nicht näher bezeichnet**
Phobie o.n.A.
Phobischer Zustand o.n.A.

F41.- **Andere Angststörungen**

Bei diesen Störungen stellen Manifestationen der Angst die Hauptsymptome dar, ohne auf eine bestimmte Umgebungssituation bezogen zu sein. Depressive und Zwangssymptome, sogar einige Elemente phobischer Angst können vorhanden sein, vorausgesetzt, sie sind eindeutig sekundär oder weniger ausgeprägt.

F41.0 **Panikstörung [episodisch paroxysmale Angst]**

Das wesentliche Kennzeichen sind wiederkehrende schwere Angstattacken (Panik), die sich nicht auf eine spezifische Situation oder besondere Umstände beschränken und deshalb auch nicht vorhersehbar sind. Wie bei anderen Angsterkrankungen zählen zu den wesentlichen Symptomen plötzlich auftretendes Herzklopfen, Brustschmerz, Erstickungsgefühle, Schwindel und Entfremdungsgefühle (Depersonalisation oder Derealisation). Oft entsteht sekundär auch die Furcht zu sterben, vor Kontrollverlust oder die Angst, wahnsinnig zu werden. Die Panikstörung soll nicht als Hauptdiagnose verwendet werden, wenn der Betroffene bei Beginn der Panikattacken an einer depressiven Störung leidet. Unter diesen Umständen sind die Panikattacken wahrscheinlich sekundäre Folge der Depression.

Panikattacke
Panikzustand

Exkl.: Panikstörung mit Agoraphobie (F40.01)

F41.1 **Generalisierte Angststörung**

Die Angst ist generalisiert und anhaltend. Sie ist nicht auf bestimmte Umgebungsbedingungen beschränkt, oder auch nur besonders betont in solchen Situationen, sie ist vielmehr "frei flottierend". Die wesentlichen Symptome sind variabel, Beschwerden wie ständige Nervosität, Zittern, Muskelspannung, Schwitzen, Benommenheit, Herzklopfen, Schwindelgefühle oder Oberbauchbeschwerden gehören zu diesem Bild. Häufig wird die Befürchtung geäußert, der Patient selbst oder ein Angehöriger könnten demnächst erkranken oder einen Unfall haben.

Angstneurose
Angstreaktion
Angstzustand

Exkl.: Neurasthenie (F48.0)

F41.2 **Angst und depressive Störung, gemischt**

Diese Kategorie soll bei gleichzeitigem Bestehen von Angst und Depression Verwendung finden, jedoch nur, wenn keine der beiden Störungen eindeutig vorherrscht und keine für sich genommen eine eigenständige Diagnose rechtfertigt. Treten ängstliche und depressive Symptome in so starker Ausprägung auf, dass sie einzelne Diagnosen rechtfertigen, sollen beide Diagnosen gestellt und auf diese Kategorie verzichtet werden.

Ängstliche Depression (leicht oder nicht anhaltend)

F41.3 **Andere gemischte Angststörungen**

Angstsymptome gemischt mit Merkmalen anderer Störungen in F42-F48. Kein Symptom ist allein schwer genug um die Diagnose einer anderen Störung zu stellen.

F41.8 **Sonstige spezifische Angststörungen**
Angsthysterie

F41.9 **Angststörung, nicht näher bezeichnet**
Angst o.n.A.

F42.- **Zwangsstörung**

Wesentliche Kennzeichen sind wiederkehrende Zwangsgedanken und Zwangshandlungen. Zwangsgedanken sind Ideen, Vorstellungen oder Impulse, die den Patienten immer wieder stereotyp beschäftigen. Sie sind fast immer quälend, der Patient versucht häufig erfolglos, Widerstand zu leisten. Die Gedanken werden als zur eigenen Person gehörig erlebt, selbst wenn sie als unwillkürlich und häufig abstoßend empfunden werden. Zwangshandlungen oder -rituale sind Stereotypien, die ständig wiederholt werden. Sie werden weder als angenehm empfunden, noch dienen sie dazu, an sich nützliche Aufgaben zu erfüllen. Der Patient erlebt sie oft als Vorbeugung gegen ein objektiv unwahrscheinliches Ereignis, das ihm Schaden bringen oder bei dem er selbst Unheil anrichten könnte. Im Allgemeinen wird dieses Verhalten als sinnlos und ineffektiv erlebt, es wird immer wieder versucht, dagegen anzugehen. Angst ist meist ständig vorhanden. Werden Zwangshandlungen unterdrückt, verstärkt sich die Angst deutlich.

Inkl.: Anankastische Neurose
Zwangsneurose

Exkl.: Zwangspersönlichkeit(sstörung) (F60.5)

F42.0 **Vorwiegend Zwangsgedanken oder Grübelzwang**

Diese können die Form von zwanghaften Ideen, bildhaften Vorstellungen oder Zwangsimpulsen annehmen, die fast immer für die betreffende Person quälend sind. Manchmal sind diese Ideen eine endlose Überlegung unwägbarer Alternativen, häufig verbunden mit der Unfähigkeit, einfache, aber notwendige Entscheidungen des täglichen Lebens zu treffen. Die Beziehung zwischen Grübelzwängen und Depression ist besonders eng. Eine Zwangsstörung ist nur dann zu diagnostizieren, wenn der Grübelzwang nicht während einer depressiven Episode auftritt und anhält.

F42.1 **Vorwiegend Zwangshandlungen [Zwangsrituale]**

Die meisten Zwangshandlungen beziehen sich auf Reinlichkeit (besonders Händewaschen), wiederholte Kontrollen, die garantieren, dass sich eine möglicherweise gefährliche Situation nicht entwickeln kann oder übertriebene Ordnung und Sauberkeit. Diesem Verhalten liegt die Furcht vor einer Gefahr zugrunde, die den Patienten bedroht oder von ihm ausgeht; das Ritual ist ein wirkungsloser oder symbolischer Versuch, diese Gefahr abzuwenden.

F42.2 **Zwangsgedanken und -handlungen, gemischt**

F42.8 **Sonstige Zwangsstörungen**

F42.9 **Zwangsstörung, nicht näher bezeichnet**

F43.- Reaktionen auf schwere Belastungen und Anpassungsstörungen

Die Störungen dieses Abschnittes unterscheiden sich von den übrigen nicht nur aufgrund der Symptomatologie und des Verlaufs, sondern auch durch die Angabe von ein oder zwei ursächlichen Faktoren: ein außergewöhnlich belastendes Lebensereignis, das eine akute Belastungsreaktion hervorruft, oder eine besondere Veränderung im Leben, die zu einer anhaltend unangenehmen Situation geführt hat und eine Anpassungsstörung hervorruft. Obwohl weniger schwere psychosoziale Belastungen ("life events") den Beginn und das Erscheinungsbild auch zahlreicher anderer Störungen dieses Kapitels auslösen und beeinflussen können, ist ihre ätiologische Bedeutung doch nicht immer ganz klar. In jedem Fall hängt sie zusammen mit der individuellen, häufig idiosynkratischen Vulnerabilität, das heißt, die Lebensereignisse sind weder notwendig noch ausreichend, um das Auftreten und die Art der Krankheit zu erklären. Im Gegensatz dazu entstehen die hier aufgeführten Störungen immer als direkte Folge der akuten schweren Belastung oder des kontinuierlichen Traumas. Das belastende Ereignis oder die andauernden, unangenehmen Umstände sind primäre und ausschlaggebende Kausalfaktoren, und die Störung wäre ohne ihre Einwirkung nicht entstanden. Die Störungen dieses Abschnittes können insofern als Anpassungsstörungen bei schwerer oder kontinuierlicher Belastung angesehen werden, als sie erfolgreiche Bewältigungsstrategien behindern und aus diesem Grunde zu Problemen der sozialen Funktionsfähigkeit führen.

F43.0 Akute Belastungsreaktion

Eine vorübergehende Störung, die sich bei einem psychisch nicht manifest gestörten Menschen als Reaktion auf eine außergewöhnliche physische oder psychische Belastung entwickelt, und die im Allgemeinen innerhalb von Stunden oder Tagen abklingt. Die individuelle Vulnerabilität und die zur Verfügung stehenden Bewältigungsmechanismen (Coping-Strategien) spielen bei Auftreten und Schweregrad der akuten Belastungsreaktionen eine Rolle. Die Symptomatik zeigt typischerweise ein gemischtes und wechselndes Bild, beginnend mit einer Art von "Betäubung", mit einer gewissen Bewusstseinseinengung und eingeschränkten Aufmerksamkeit, einer Unfähigkeit, Reize zu verarbeiten und Desorientiertheit. Diesem Zustand kann ein weiteres Sichzurückziehen aus der Umweltsituation folgen (bis hin zu dissoziativem Stupor, siehe F44.2) oder aber ein Unruhezustand und Überaktivität (wie Fluchtreaktion oder Fugue). Vegetative Zeichen panischer Angst wie Tachykardie, Schwitzen und Erröten treten zumeist auf. Die Symptome erscheinen im Allgemeinen innerhalb von Minuten nach dem belastenden Ereignis und gehen innerhalb von zwei oder drei Tagen, oft innerhalb von Stunden zurück. Teilweise oder vollständige Amnesie (siehe F44.0) bezüglich dieser Episode kann vorkommen. Wenn die Symptome andauern, sollte eine Änderung der Diagnose in Erwägung gezogen werden.

Akut:
• Belastungsreaktion
• Krisenreaktion
Kriegsneurose
Krisenzustand
Psychischer Schock

F43.1 Posttraumatische Belastungsstörung

Diese entsteht als eine verzögerte oder protrahierte Reaktion auf ein belastendes Ereignis oder eine Situation kürzerer oder längerer Dauer, mit außergewöhnlicher Bedrohung oder katastrophenartigem Ausmaß, die bei fast jedem eine tiefe Verzweiflung hervorrufen würde. Prädisponierende Faktoren wie bestimmte, z.B. zwanghafte oder asthenische Persönlichkeitszüge oder neurotische Krankheiten in der Vorgeschichte können die Schwelle für die Entwicklung dieses Syndroms senken und seinen Verlauf erschweren, aber die letztgenannten Faktoren sind weder notwendig noch ausreichend, um das Auftreten der Störung zu erklären. Typische Merkmale sind das wiederholte Erleben des Traumas in sich aufdrängenden Erinnerungen (Nachhallerinnerungen, Flashbacks), Träumen oder Albträumen, die vor dem Hintergrund eines andauernden Gefühls von Betäubtsein und emotionaler Stumpfheit auftreten. Ferner finden sich Gleichgültigkeit gegenüber anderen Menschen, Teilnahmslosigkeit der Umgebung gegenüber, Freudlosigkeit sowie Vermeidung von Aktivitäten und Situationen, die Erinnerungen an das Trauma wachrufen könnten. Meist tritt ein Zustand von vegetativer Übererregtheit mit Vigilanzsteigerung, einer übermäßigen Schreckhaftigkeit und Schlafstörung auf. Angst und Depression sind häufig mit den genannten Symptomen und Merkmalen assoziiert und Suizidgedanken sind nicht selten. Der Beginn folgt dem Trauma mit einer Latenz, die wenige Wochen bis Monate dauern kann. Der Verlauf ist wechselhaft, in der Mehrzahl der Fälle kann jedoch eine Heilung erwartet werden. In wenigen Fällen nimmt die Störung über viele Jahre einen chronischen Verlauf und geht dann in eine andauernde Persönlichkeitsänderung (F62.0) über.

Traumatische Neurose

F43.2 **Anpassungsstörungen**

Hierbei handelt es sich um Zustände von subjektiver Bedrängnis und emotionaler Beeinträchtigung, die im Allgemeinen soziale Funktionen und Leistungen behindern und während des Anpassungsprozesses nach einer entscheidenden Lebensveränderung oder nach belastenden Lebensereignissen auftreten. Die Belastung kann das soziale Netz des Betroffenen beschädigt haben (wie bei einem Trauerfall oder Trennungserlebnissen) oder das weitere Umfeld sozialer Unterstützung oder soziale Werte (wie bei Emigration oder nach Flucht). Sie kann auch in einem größeren Entwicklungsschritt oder einer Krise bestehen (wie Schulbesuch, Elternschaft, Misserfolg, Erreichen eines ersehnten Zieles und Ruhestand). Die individuelle Prädisposition oder Vulnerabilität spielt bei dem möglichen Auftreten einer Anpassungsstörung eine bedeutsame Rolle; es ist aber dennoch davon auszugehen, dass das Krankheitsbild ohne die Belastung nicht entstanden wäre. Die Anzeichen sind unterschiedlich und umfassen depressive Stimmung, Angst oder Sorge (oder eine Mischung von diesen). Außerdem kann ein Gefühl bestehen, mit den alltäglichen Gegebenheiten nicht zurechtzukommen, diese nicht vorausplanen oder fortsetzen zu können. Störungen des Sozialverhaltens können insbesondere bei Jugendlichen ein zusätzliches Symptom sein.

Hervorstechendes Merkmal kann eine kurze oder längere depressive Reaktion oder eine Störung anderer Gefühle und des Sozialverhaltens sein.

Hospitalismus bei Kindern
Kulturschock
Trauerreaktion

Exkl.: Trennungsangst in der Kindheit (F93.0)

F43.8 **Sonstige Reaktionen auf schwere Belastung**

F43.9 **Reaktion auf schwere Belastung, nicht näher bezeichnet**

F44.- **Dissoziative Störungen [Konversionsstörungen]**

Das allgemeine Kennzeichen der dissoziativen oder Konversionsstörungen besteht in teilweisem oder völligem Verlust der normalen Integration der Erinnerung an die Vergangenheit, des Identitätsbewusstseins, der Wahrnehmung unmittelbarer Empfindungen sowie der Kontrolle von Körperbewegungen. Alle dissoziativen Störungen neigen nach einigen Wochen oder Monaten zur Remission, besonders wenn der Beginn mit einem traumatisierenden Lebensereignis verbunden ist. Eher chronische Störungen, besonders Lähmungen und Gefühlsstörungen, entwickeln sich, wenn der Beginn mit unlösbaren Problemen oder interpersonalen Schwierigkeiten verbunden ist. Diese Störungen wurden früher als verschiedene Formen der "Konversionsneurose oder Hysterie" klassifiziert. Sie werden als ursächlich psychogen angesehen, in enger zeitlicher Verbindung mit traumatisierenden Ereignissen, unlösbaren oder unerträglichen Konflikten oder gestörten Beziehungen. Die Symptome verkörpern häufig das Konzept der betroffenen Person, wie sich eine körperliche Krankheit manifestieren müsste. Körperliche Untersuchung und Befragungen geben keinen Hinweis auf eine bekannte somatische oder neurologische Krankheit. Zusätzlich ist der Funktionsverlust offensichtlich Ausdruck emotionaler Konflikte oder Bedürfnisse. Die Symptome können sich in enger Beziehung zu psychischer Belastung entwickeln und erscheinen oft plötzlich. Nur Störungen der körperlichen Funktionen, die normalerweise unter willentlicher Kontrolle stehen, und Verlust der sinnlichen Wahrnehmung sind hier eingeschlossen. Störungen mit Schmerz und anderen komplexen körperlichen Empfindungen, die durch das vegetative Nervensystem vermittelt werden, sind unter Somatisierungsstörungen (F45.0) zu klassifizieren. Die Möglichkeit eines späteren Auftretens ernsthafter körperlicher oder psychiatrischer Störungen muss immer mitbedacht werden.

Inkl.: Hysterie
Hysterische Psychose
Konversionshysterie
Konversionsreaktion

Exkl.: Simulation [bewusste Simulation] (Z76.8)

F44.0 **Dissoziative Amnesie**

Das wichtigste Kennzeichen ist der Verlust der Erinnerung für meist wichtige aktuelle Ereignisse, die nicht durch eine organische psychische Störung bedingt ist und für den eine übliche Vergesslichkeit oder Ermüdung als Erklärung nicht ausreicht. Die Amnesie bezieht sich meist auf traumatische Ereignisse wie Unfälle oder unerwartete Trauerfälle und ist in der Regel unvollständig und selektiv. Eine vollständige und generalisierte Amnesie ist selten, dann gewöhnlich Symptom einer Fugue (F44.1) und auch als solche zu klassifizieren. Die Diagnose sollte nicht bei hirnorganischen Störungen, Intoxikationen oder extremer Erschöpfung gestellt werden.

Exkl.: Alkohol- oder sonstige substanzbedingte amnestische Störung (F10-F19, vierte Stelle .6)
Amnesie:
• anterograd (R41.1)
• retrograd (R41.2)
• o.n.A. (R41.3)
Nicht alkoholbedingtes organisches amnestisches Syndrom (F04)
Postiktale Amnesie bei Epilepsie (G40.-)

ICD-10-GM Version 2019

F44.1   Dissoziative Fugue

Eine dissoziative Fugue ist eine zielgerichtete Ortsveränderung, die über die gewöhnliche Alltagsmobilität hinausgeht. Darüber hinaus zeigt sie alle Kennzeichen einer dissoziativen Amnesie (F44.0). Obwohl für die Zeit der Fugue eine Amnesie besteht, kann das Verhalten des Patienten während dieser Zeit auf unabhängige Beobachter vollständig normal wirken.

Exkl.: Postiktale Fugue bei Epilepsie (G40.-)

F44.2   Dissoziativer Stupor

Dissoziativer Stupor wird aufgrund einer beträchtlichen Verringerung oder des Fehlens von willkürlichen Bewegungen und normalen Reaktionen auf äußere Reize wie Licht, Geräusche oder Berührung diagnostiziert. Dabei lassen Befragung und Untersuchung keinen Anhalt für eine körperliche Ursache erkennen. Zusätzliche Hinweise auf die psychogene Verursachung geben kurz vorhergegangene belastende Ereignisse oder Probleme.

Exkl.: Organische katatone Störung (F06.1)
    Stupor:
    • depressiv (F31-F33)
    • kataton (F20.2)
    • manisch (F30.2)
    • o.n.A. (R40.1)

F44.3   Trance- und Besessenheitszustände

Bei diesen Störungen tritt ein zeitweiliger Verlust der persönlichen Identität und der vollständigen Wahrnehmung der Umgebung auf. Hier sind nur Trancezustände zu klassifizieren, die unfreiwillig oder ungewollt sind, und die außerhalb von religiösen oder kulturell akzeptierten Situationen auftreten.

Exkl.: Zustandsbilder bei:
    • Intoxikation mit psychotropen Substanzen (F10-F19, vierte Stelle .0)
    • organischem Psychosyndrom nach Schädelhirntrauma (F07.2)
    • organischer Persönlichkeitsstörung (F07.0)
    • Schizophrenie (F20.-)
    • vorübergehenden akuten psychotischen Störungen (F23.-)

F44.4   Dissoziative Bewegungsstörungen

Die häufigsten Formen zeigen den vollständigen oder teilweisen Verlust der Bewegungsfähigkeit eines oder mehrerer Körperglieder. Sie haben große Ähnlichkeit mit fast jeder Form von Ataxie, Apraxie, Akinesie, Aphonie, Dysarthrie, Dyskinesie, Anfällen oder Lähmungen.

Psychogen:
• Aphonie
• Dysphonie

F44.5   Dissoziative Krampfanfälle

Dissoziative Krampfanfälle können epileptischen Anfällen bezüglich ihrer Bewegungen sehr stark ähneln. Zungenbiss, Verletzungen beim Sturz oder Urininkontinenz sind jedoch selten. Ein Bewusstseinsverlust fehlt oder es findet sich statt dessen ein stupor- oder tranceähnlicher Zustand.

F44.6   Dissoziative Sensibilitäts- und Empfindungsstörungen

Die Grenzen anästhetischer Hautareale entsprechen oft eher den Vorstellungen des Patienten über Körperfunktionen als medizinischen Tatsachen. Es kann auch unterschiedliche Ausfälle der sensorischen Modalitäten geben, die nicht Folge einer neurologischen Läsion sein können. Sensorische Ausfälle können von Klagen über Parästhesien begleitet sein. Vollständige Seh- oder Hörverluste bei dissoziativen Störungen sind selten.

Psychogene Schwerhörigkeit oder Taubheit

F44.7   Dissoziative Störungen [Konversionsstörungen], gemischt

Kombinationen der unter F44.0-F44.6 beschriebenen Störungen.

F44.8-   Sonstige dissoziative Störungen [Konversionsstörungen]

F44.80   Ganser-Syndrom

F44.81   Multiple Persönlichkeit(sstörung)

F44.82   Transitorische dissoziative Störungen [Konversionsstörungen] in Kindheit und Jugend

F44.88   Sonstige dissoziative Störungen [Konversionsstörungen]
    Psychogen:
    • Dämmerzustand
    • Verwirrtheit

F44.9   Dissoziative Störung [Konversionsstörung], nicht näher bezeichnet

F45.- Somatoforme Störungen

Das Charakteristikum ist die wiederholte Darbietung körperlicher Symptome in Verbindung mit hartnäckigen Forderungen nach medizinischen Untersuchungen trotz wiederholter negativer Ergebnisse und Versicherung der Ärzte, dass die Symptome nicht körperlich begründbar sind. Wenn somatische Störungen vorhanden sind, erklären sie nicht die Art und das Ausmaß der Symptome, das Leiden und die innerliche Beteiligung des Patienten.

Für die Anwendung der Schlüsselnummer F45.41 sind die vorgenannten Kriterien nicht heranzuziehen. Für die Anwendung dieser Kategorie gelten die im Hinweistext der Schlüsselnummer aufgeführten Kriterien.

Exkl.: Ausreißen der Haare (F98.4-)
Daumenlutschen (F98.8<u>8</u>)
Dissoziative Störungen (F44.-)
Lallen (F80.0)
Lispeln (F80.8)
Nägelkauen (F98.8<u>8</u>)
Psychologische oder Verhaltensfaktoren bei anderenorts klassifizierten Störungen und Krankheiten (F54)
Sexuelle Funktionsstörungen, nicht verursacht durch eine organische Störung oder Krankheit (F52.-)
Ticstörungen (im Kindes- und Jugendalter) (F95.-)
Tourette-Syndrom (F95.2)
Trichotillomanie (F63.3)

F45.0 Somatisierungsstörung

Charakteristisch sind multiple, wiederholt auftretende und häufig wechselnde körperliche Symptome, die wenigstens zwei Jahre bestehen. Die meisten Patienten haben eine lange und komplizierte Patienten-Karriere hinter sich, sowohl in der Primärversorgung als auch in spezialisierten medizinischen Einrichtungen, wo viele negative Untersuchungen und ergebnislose explorative Operationen durchgeführt sein können. Die Symptome können sich auf jeden Körperteil oder jedes System des Körpers beziehen. Der Verlauf der Störung ist chronisch und fluktuierend und häufig mit einer langdauernden Störung des sozialen, interpersonalen und familiären Verhaltens verbunden. Eine kurzdauernde (weniger als zwei Jahre) und weniger auffallende Symptomatik wird besser unter F45.1 klassifiziert (undifferenzierte Somatisierungsstörung).

Briquet-Syndrom
Multiple psychosomatische Störung

Exkl.: Simulation [bewusste Simulation] (Z76.8)

F45.1 Undifferenzierte Somatisierungsstörung

Wenn die körperlichen Beschwerden zahlreich, unterschiedlich und hartnäckig sind, aber das vollständige und typische klinische Bild einer Somatisierungsstörung nicht erfüllt ist, ist die Diagnose undifferenzierte Somatisierungsstörung zu erwägen.

Undifferenzierte psychosomatische Störung

F45.2 Hypochondrische Störung

Vorherrschendes Kennzeichen ist eine beharrliche Beschäftigung mit der Möglichkeit, an einer oder mehreren schweren und fortschreitenden körperlichen Krankheiten zu leiden. Die Patienten manifestieren anhaltende körperliche Beschwerden oder anhaltende Beschäftigung mit ihren körperlichen Phänomenen. Normale oder allgemeine Körperwahrnehmungen und Symptome werden von dem betreffenden Patienten oft als abnorm und belastend interpretiert und die Aufmerksamkeit meist auf nur ein oder zwei Organe oder Organsysteme des Körpers fokussiert. Depression und Angst finden sich häufig und können dann zusätzliche Diagnosen rechtfertigen.

Dysmorphophobie (nicht wahnhaft)
Hypochondrie
Hypochondrische Neurose
Körperdysmorphophobe Störung
Nosophobie

Exkl.: Auf die körperlichen Funktionen oder die Körperform fixierte Wahnphänomene (F22.-)
Wahnhafte Dysmorphophobie (F22.8)

F45.3- **Somatoforme autonome Funktionsstörung**

Die Symptome werden vom Patienten so geschildert, als beruhten sie auf der körperlichen Krankheit eines Systems oder eines Organs, das weitgehend oder vollständig vegetativ innerviert und kontrolliert wird, so etwa des kardiovaskulären, des gastrointestinalen, des respiratorischen oder des urogenitalen Systems. Es finden sich meist zwei Symptomgruppen, die beide nicht auf eine körperliche Krankheit des betreffenden Organs oder Systems hinweisen. Die erste Gruppe umfasst Beschwerden, die auf objektivierbaren Symptomen der vegetativen Stimulation beruhen wie etwa Herzklopfen, Schwitzen, Erröten, Zittern. Sie sind Ausdruck der Furcht vor und Beeinträchtigung durch eine(r) somatische(n) Störung. Die zweite Gruppe beinhaltet subjektive Beschwerden unspezifischer und wechselnder Natur, wie flüchtige Schmerzen, Brennen, Schwere, Enge und Gefühle, aufgebläht oder auseinander gezogen zu werden, die vom Patienten einem spezifischen Organ oder System zugeordnet werden.

Da-Costa-Syndrom
Herzneurose
Magenneurose
Neurozirkulatorische Asthenie
Psychogene Formen:
• Aerophagie
• Colon irritabile
• Diarrhoe
• Dyspepsie
• Dysurie
• erhöhte Miktionshäufigkeit
• Flatulenz
• Husten
• Hyperventilation
• Pylorospasmen
• Singultus

Exkl.: Psychische und Verhaltenseinflüsse bei anderenorts klassifizierten Störungen oder Krankheiten (F54)

F45.30 Herz und Kreislaufsystem

F45.31 Oberes Verdauungssystem

F45.32 Unteres Verdauungssystem

F45.33 Atmungssystem

F45.34 Urogenitalsystem

F45.37 Mehrere Organe und Systeme

F45.38 Sonstige Organe und Systeme

F45.39 Nicht näher bezeichnetes Organ oder System

F45.4- **Anhaltende Schmerzstörung**

Schmerzzustände mit vermutlich psychogenem Ursprung, die im Verlauf depressiver Störungen oder einer Schizophrenie auftreten, sollten hier nicht berücksichtigt werden.

Exkl.: Rückenschmerzen o.n.A. (M54.9-)
Schmerz:
• akut (R52.0)
• chronisch (R52.2)
• therapieresistent (R52.1)
• o.n.A. (R52.9)

F45.40 Anhaltende somatoforme Schmerzstörung

Die vorherrschende Beschwerde ist ein andauernder, schwerer und quälender Schmerz, der durch einen physiologischen Prozess oder eine körperliche Störung nicht hinreichend erklärt werden kann. Er tritt in Verbindung mit emotionalen Konflikten oder psychosozialen Belastungen auf, denen die Hauptrolle für Beginn, Schweregrad, Exazerbation oder Aufrechterhaltung der Schmerzen zukommt. Die Folge ist meist eine beträchtlich gesteigerte persönliche oder medizinische Hilfe und Unterstützung.
Psychalgie
Psychogen:
• Kopfschmerz
• Rückenschmerz
Somatoforme Schmerzstörung

Exkl.: Spannungskopfschmerz (G44.2)

F45.41   Chronische Schmerzstörung mit somatischen und psychischen Faktoren

Im Vordergrund des klinischen Bildes stehen seit mindestens 6 Monaten bestehende Schmerzen in einer oder mehreren anatomischen Regionen, die ihren Ausgangspunkt in einem physiologischen Prozess oder einer körperlichen Störung haben. Psychischen Faktoren wird eine wichtige Rolle für Schweregrad, Exazerbation oder Aufrechterhaltung der Schmerzen beigemessen, jedoch nicht die ursächliche Rolle für deren Beginn. Der Schmerz verursacht in klinisch bedeutsamer Weise Leiden und Beeinträchtigungen in sozialen, beruflichen oder anderen wichtigen Funktionsbereichen. Der Schmerz wird nicht absichtlich erzeugt oder vorgetäuscht (wie bei der vorgetäuschten Störung oder Simulation). Schmerzstörungen insbesondere im Zusammenhang mit einer affektiven, Angst-, Somatisierungs- oder psychotischen Störung sollen hier nicht berücksichtigt werden.

Exkl.:   Andauernde Persönlichkeitsänderung bei chronischem Schmerzsyndrom (F62.80)
Psychologische Faktoren oder Verhaltensfaktoren bei anderenorts klassifizierten Krankheiten (F54)

F45.8   **Sonstige somatoforme Störungen**

Hier sollten alle anderen Störungen der Wahrnehmung, der Körperfunktion und des Krankheitsverhaltens klassifiziert werden, die nicht durch das vegetative Nervensystem vermittelt werden, die auf spezifische Teile oder Systeme des Körpers begrenzt sind und mit belastenden Ereignissen oder Problemen eng in Verbindung stehen.

Psychogen:
* Dysmenorrhoe
* Dysphagie, einschließlich "Globus hystericus"
* Pruritus
* Tortikollis
* Zähneknirschen

F45.9   **Somatoforme Störung, nicht näher bezeichnet**
Psychosomatische Störung o.n.A.

F48.-   **Andere neurotische Störungen**

F48.0   **Neurasthenie**

Im Erscheinungsbild zeigen sich beträchtliche kulturelle Unterschiede. Zwei Hauptformen überschneiden sich beträchtlich. Bei einer Form ist das Hauptcharakteristikum die Klage über vermehrte Müdigkeit nach geistigen Anstrengungen, häufig verbunden mit abnehmender Arbeitsleistung oder Effektivität bei der Bewältigung täglicher Aufgaben. Die geistige Ermüdbarkeit wird typischerweise als unangenehmes Eindringen ablenkender Assoziationen oder Erinnerungen beschrieben, als Konzentrationsschwäche und allgemein ineffektives Denken. Bei der anderen Form liegt das Schwergewicht auf Gefühlen körperlicher Schwäche und Erschöpfung nach nur geringer Anstrengung, begleitet von muskulären und anderen Schmerzen und der Unfähigkeit, sich zu entspannen. Bei beiden Formen finden sich eine ganze Reihe von anderen unangenehmen körperlichen Empfindungen wie Schwindelgefühl, Spannungskopfschmerz und allgemeine Unsicherheit. Sorge über abnehmendes geistiges und körperliches Wohlbefinden, Reizbarkeit, Freudlosigkeit, Depression und Angst sind häufig. Der Schlaf ist oft in der ersten und mittleren Phase gestört, es kann aber auch Hypersomnie im Vordergrund stehen.

Ermüdungssyndrom

Soll eine vorausgegangene Krankheit angegeben werden, ist eine zusätzliche Schlüsselnummer zu benutzen.

Exkl.:   Asthenie o.n.A. (R53)
Burn-out-Syndrom (Z73)
Chronisches Müdigkeitssyndrom [Chronic fatigue syndrome] (G93.3)
Myalgische Enzephalomyelitis (G93.3)
Psychasthenie (F48.8)
Unwohlsein und Ermüdung (R53)

F48.1   **Depersonalisations- und Derealisationssyndrom**

Eine seltene Störung, bei der ein Patient spontan beklagt, das seine geistige Aktivität, sein Körper oder die Umgebung sich in ihrer Qualität verändert haben, und unwirklich, wie in weiter Ferne oder automatisiert erlebt werden. Neben vielen anderen Phänomenen und Symptomen klagen die Patienten am häufigsten über den Verlust von Emotionen, über Entfremdung und Loslösung vom eigenen Denken, vom Körper oder von der umgebenden realen Welt. Trotz der dramatischen Form dieser Erfahrungen ist sich der betreffende Patient der Unwirklichkeit dieser Veränderung bewusst. Das Sensorium ist normal, die Möglichkeiten des emotionalen Ausdrucks intakt. Depersonalisations- und Derealisationsphänomene können im Rahmen einer schizophrenen, depressiven, phobischen oder Zwangsstörung auftreten. In solchen Fällen sollte die Diagnose der im Vordergrund stehenden Störung gestellt werden.

F48.8 **Sonstige neurotische Störungen**
Beschäftigungsneurose, einschließlich Schreibkrämpfen
Dhat-Syndrom
Psychasthenie
Psychasthenische Neurose
Psychogene Synkope

F48.9 **Neurotische Störung, nicht näher bezeichnet**
Neurose o.n.A.

Verhaltensauffälligkeiten mit körperlichen Störungen und Faktoren (F50-F59)

F50.- **Essstörungen**
Exkl.: Anorexia o.n.A. (R63.0)
Fütterschwierigkeiten und Betreuungsfehler (R63.3)
Fütterstörung im Kleinkind- und Kindesalter (F98.2)
Polyphagie (R63.2)

F50.0- **Anorexia nervosa**

Die Anorexia ist durch einen absichtlich selbst herbeigeführten oder aufrechterhaltenen Gewichtsverlust charakterisiert. Am häufigsten ist die Störung bei heranwachsenden Mädchen und jungen Frauen; heranwachsende Jungen und junge Männer, Kinder vor der Pubertät und Frauen bis zur Menopause können ebenfalls betroffen sein. Die Krankheit ist mit einer spezifischen Psychopathologie verbunden, wobei die Angst vor einem dicken Körper und einer schlaffen Körperform als eine tiefverwurzelte überwertige Idee besteht und die Betroffenen eine sehr niedrige Gewichtsschwelle für sich selbst festlegen. Es liegt meist Unterernährung unterschiedlichen Schweregrades vor, die sekundär zu endokrinen und metabolischen Veränderungen und zu körperlichen Funktionsstörungen führt. Zu den Symptomen gehören eingeschränkte Nahrungsauswahl, übertriebene körperliche Aktivitäten, selbstinduziertes Erbrechen und Abführen und der Gebrauch von Appetitzüglern und Diuretika.

Exkl.: Appetitverlust (R63.0)
Psychogener Appetitverlust (F50.8)

F50.00 Anorexia nervosa, restriktiver Typ
Anorexia nervosa, ohne Maßnahmen zur Gewichtsreduktion

F50.01 Anorexia nervosa, aktiver Typ
Anorexia nervosa, bulimischer Typ
Anorexia nervosa, mit Maßnahmen zur Gewichtsreduktion

F50.08 Sonstige und nicht näher bezeichnete Anorexia nervosa
Anorexia nervosa o.n.A.

F50.1 **Atypische Anorexia nervosa**

Es handelt sich um Störungen, die einige Kriterien der Anorexia nervosa erfüllen, das gesamte klinische Bild rechtfertigt die Diagnose jedoch nicht. Zum Beispiel können die Schlüsselsymptome wie deutliche Angst vor dem zu Dicksein oder die Amenorrhoe fehlen, trotz eines erheblichen Gewichtsverlustes und gewichtsreduzierendem Verhalten. Die Diagnose ist bei einer bekannten körperlichen Krankheit mit Gewichtsverlust nicht zu stellen.

F50.2 **Bulimia nervosa**

Ein Syndrom, das durch wiederholte Anfälle von Heißhunger und eine übertriebene Beschäftigung mit der Kontrolle des Körpergewichts charakterisiert ist. Dies führt zu einem Verhaltensmuster von Essanfällen und Erbrechen oder Gebrauch von Abführmitteln. Viele psychische Merkmale dieser Störung ähneln denen der Anorexia nervosa, so die übertriebene Sorge um Körperform und Gewicht. Wiederholtes Erbrechen kann zu Elektrolytstörungen und körperlichen Komplikationen führen. Häufig lässt sich in der Anamnese eine frühere Episode einer Anorexia nervosa mit einem Intervall von einigen Monaten bis zu mehreren Jahren nachweisen.

Bulimie o.n.A.
Hyperorexia nervosa

F50.3 **Atypische Bulimia nervosa**

Es handelt sich um Störungen, die einige Kriterien der Bulimia nervosa erfüllen, das gesamte klinische Bild rechtfertigt die Diagnose jedoch nicht. Zum Beispiel können wiederholte Essanfälle und übermäßiger Gebrauch von Abführmitteln auftreten ohne signifikante Gewichtsveränderungen, oder es fehlt die typische übertriebene Sorge um Körperform und Gewicht.

F50.4 **Essattacken bei anderen psychischen Störungen**

Übermäßiges Essen als Reaktion auf belastende Ereignisse, wie etwa Trauerfälle, Unfälle und Geburt.

Psychogene Essattacken

Exkl.: Übergewicht (E66.-)

F50.5 **Erbrechen bei anderen psychischen Störungen**

Wiederholtes Erbrechen bei dissoziativen Störungen (F44.-) und Hypochondrie (F45.2) und Erbrechen, das nicht unter anderen Zustandsbildern außerhalb des Kapitels V klassifiziert werden kann. Diese Subkategorie kann zusätzlich zu O21.- (übermäßiges Erbrechen in der Schwangerschaft) verwendet werden, wenn hauptsächlich emotionale Faktoren wiederholte Übelkeit und Erbrechen verursachen.

Psychogenes Erbrechen

Exkl.: Erbrechen o.n.A. (R11)
Übelkeit (R11)

F50.8 **Sonstige Essstörungen**
Pica bei Erwachsenen
Psychogener Appetitverlust

Exkl.: Pica im Kindesalter (F98.3)

F50.9 **Essstörung, nicht näher bezeichnet**

F51.- **Nichtorganische Schlafstörungen**

In vielen Fällen ist eine Schlafstörung Symptom einer anderen psychischen oder körperlichen Krankheit. Ob eine Schlafstörung bei einem bestimmten Patienten ein eigenständiges Krankheitsbild oder einfach Merkmal einer anderen Krankheit (klassifiziert anderenorts in Kapitel V oder in anderen Kapiteln) ist, sollte auf der Basis des klinischen Erscheinungsbildes, des Verlaufs sowie aufgrund therapeutischer Erwägungen und Prioritäten zum Zeitpunkt der Konsultation entschieden werden. Wenn die Schlafstörung eine der Hauptbeschwerden darstellt und als eigenständiges Zustandsbild aufgefasst wird, dann soll diese Kodierung gemeinsam mit dazugehörenden Diagnosen verwendet werden, welche die Psychopathologie und Pathophysiologie des gegebenen Falles beschreiben. Diese Kategorie umfasst nur Schlafstörungen, bei denen emotionale Ursachen als primärer Faktor aufgefasst werden, und die nicht durch anderenorts klassifizierte körperliche Störungen verursacht werden.

Exkl.: Schlafstörungen (organisch) (G47.-)

F51.0 **Nichtorganische Insomnie**

Insomnie ist ein Zustandsbild mit einer ungenügenden Dauer und Qualität des Schlafes, das über einen beträchtlichen Zeitraum besteht und Einschlafstörungen, Durchschlafstörungen und frühmorgendliches Erwachen einschließt. Insomnie ist ein häufiges Symptom vieler psychischer und somatischer Störungen und soll daher nur zusätzlich klassifiziert werden, wenn sie das klinische Bild beherrscht.

Exkl.: Insomnie (organisch) (G47.0)

F51.1 **Nichtorganische Hypersomnie**

Hypersomnie ist definiert entweder als Zustand exzessiver Schläfrigkeit während des Tages und Schlafattacken (die nicht durch eine inadäquate Schlafdauer erklärbar sind) oder durch verlängerte Übergangszeiten bis zum Wachzustand nach dem Aufwachen. Bei Fehlen einer organischen Ursache für die Hypersomnie ist dieses Zustandsbild gewöhnlich mit anderen psychischen Störungen verbunden.

Exkl.: Hypersomnie (organisch) (G47.1)
Narkolepsie (G47.4)

F51.2 **Nichtorganische Störung des Schlaf-Wach-Rhythmus**

Eine Störung des Schlaf-Wach-Rhythmus ist definiert als Mangel an Synchronizität zwischen dem individuellen Schlaf-Wach-Rhythmus und dem erwünschten Schlaf-Wach-Rhythmus der Umgebung. Dies führt zu Klagen über Schlaflosigkeit und Hypersomnie.

Psychogene Umkehr:
• Schlafrhythmus
• Tag-Nacht-Rhythmus
• 24-Stunden-Rhythmus

Exkl.: Störungen des Schlaf-Wach-Rhythmus (organisch) (G47.2)

F51.3 **Schlafwandeln [Somnambulismus]**

Schlafwandeln oder Somnambulismus ist ein Zustand veränderter Bewusstseinslage, in dem Phänomene von Schlaf und Wachsein kombiniert sind. Während einer schlafwandlerischen Episode verlässt die betreffende Person das Bett, häufig während des ersten Drittels des Nachtschlafes, geht umher, zeigt ein herabgesetztes Bewusstsein, verminderte Reaktivität und Geschicklichkeit. Nach dem Erwachen besteht meist keine Erinnerung an das Schlafwandeln mehr.

ICD-10-GM Version 2019

F51.4   Pavor nocturnus

Nächtliche Episoden äußerster Furcht und Panik mit heftigem Schreien, Bewegungen und starker autonomer Erregung. Die betroffene Person setzt sich oder steht mit einem Panikschrei auf, gewöhnlich während des ersten Drittels des Nachtschlafes. Häufig stürzt sie zur Tür wie um zu entfliehen, meist aber ohne den Raum zu verlassen. Nach dem Erwachen fehlt die Erinnerung an das Geschehen oder ist auf ein oder zwei bruchstückhafte bildhafte Vorstellungen begrenzt.

F51.5   Albträume [Angstträume]

Traumerleben voller Angst oder Furcht, mit sehr detaillierter Erinnerung an den Trauminhalt. Dieses Traumerleben ist sehr lebhaft, Themen sind die Bedrohung des Lebens, der Sicherheit oder der Selbstachtung. Oft besteht eine Wiederholung gleicher oder ähnlicher erschreckender Albtraumthemen. Während einer typischen Episode besteht eine autonome Stimulation, aber kein wahrnehmbares Schreien oder Körperbewegungen. Nach dem Aufwachen wird der Patient rasch lebhaft und orientiert.

Angsttraumstörung

F51.8   Sonstige nichtorganische Schlafstörungen

F51.9   Nichtorganische Schlafstörung, nicht näher bezeichnet

Emotional bedingte Schlafstörung o.n.A.

F52.-   Sexuelle Funktionsstörungen, nicht verursacht durch eine organische Störung oder Krankheit

Sexuelle Funktionsstörungen verhindern die von der betroffenen Person gewünschte sexuelle Beziehung. Die sexuellen Reaktionen sind psychosomatische Prozesse, d.h. bei der Entstehung von sexuellen Funktionsstörungen sind gewöhnlich sowohl psychologische als auch somatische Prozesse beteiligt.

Exkl.: Dhat-Syndrom (F48.8)

F52.0   Mangel oder Verlust von sexuellem Verlangen

Der Verlust des sexuellen Verlangens ist das Grundproblem und beruht nicht auf anderen sexuellen Störungen wie Erektionsstörungen oder Dyspareunie.

Frigidität
Sexuelle Hypoaktivität

F52.1   Sexuelle Aversion und mangelnde sexuelle Befriedigung

Entweder ist der Bereich sexueller Partnerbeziehungen mit so großer Furcht oder Angst verbunden, dass sexuelle Aktivitäten vermieden werden (sexuelle Aversion) oder sexuelle Reaktionen verlaufen normal und ein Orgasmus wird erlebt, aber ohne die entsprechende Lust daran (Mangel an sexueller Befriedigung).

Sexuelle Anhedonie

F52.2   Versagen genitaler Reaktionen

Das Hauptproblem ist bei Männern die Erektionsstörung (Schwierigkeit, eine für einen befriedigenden Geschlechtsverkehr notwendige Erektion zu erlangen oder aufrecht zu erhalten). Bei Frauen ist das Hauptproblem mangelnde oder fehlende vaginale Lubrikation.

Erektionsstörung (beim Mann)
Psychogene Impotenz
Störung der sexuellen Erregung bei der Frau

Exkl.: Impotenz organischen Ursprungs (N48.4)

F52.3   Orgasmusstörung

Der Orgasmus tritt nicht oder nur stark verzögert ein.

Gehemmter Orgasmus (weiblich) (männlich)
Psychogene Anorgasmie

F52.4   Ejaculatio praecox

Unfähigkeit, die Ejakulation ausreichend zu kontrollieren, damit der Geschlechtsverkehr für beide Partner befriedigend ist.

F52.5   Nichtorganischer Vaginismus

Spasmus der die Vagina umgebenden Beckenbodenmuskulatur, wodurch der Introitus vaginae verschlossen wird. Die Immission des Penis ist unmöglich oder schmerzhaft.

Psychogener Vaginismus

Exkl.: Vaginismus (organisch) (N94.2)

F52.6   **Nichtorganische Dyspareunie**

Eine Dyspareunie (Schmerzen während des Sexualverkehrs) tritt sowohl bei Frauen als auch bei Männern auf. Sie kann häufig einem lokalen krankhaften Geschehen zugeordnet werden und sollte dann unter der entsprechenden Störung klassifiziert werden. Diese Kategorie sollte nur dann verwendet werden, wenn keine andere primäre nichtorganische Sexualstörung vorliegt (z.B. Vaginismus oder mangelnde/fehlende vaginale Lubrikation).

Psychogene Dyspareunie

Exkl.: Dyspareunie (organisch) (N94.1)

F52.7   **Gesteigertes sexuelles Verlangen**
Nymphomanie
Satyriasis

F52.8   **Sonstige sexuelle Funktionsstörungen, nicht verursacht durch eine organische Störung oder Krankheit**

F52.9   **Nicht näher bezeichnete sexuelle Funktionsstörung, nicht verursacht durch eine organische Störung oder Krankheit**

F53.-   **Psychische oder Verhaltensstörungen im Wochenbett, anderenorts nicht klassifiziert**

Hier sind nur psychische Störungen im Zusammenhang mit dem Wochenbett zu klassifizieren (Beginn innerhalb von sechs Wochen nach der Geburt), die nicht die Kriterien für anderenorts im Kapitel V (F) klassifizierte Störungen erfüllen. Hier wird verschlüsselt, entweder weil nur ungenügende Informationen verfügbar sind, oder weil man annimmt, dass spezielle zusätzliche klinische Aspekte vorliegen, die ihre Klassifikation an anderer Stelle unangemessen erscheinen lassen.

F53.0   **Leichte psychische und Verhaltensstörungen im Wochenbett, anderenorts nicht klassifiziert**
Depression:
• postnatal o.n.A.
• postpartal o.n.A.

F53.1   **Schwere psychische und Verhaltensstörungen im Wochenbett, anderenorts nicht klassifiziert**
Puerperalpsychose o.n.A.

F53.8   **Sonstige psychische und Verhaltensstörungen im Wochenbett, anderenorts nicht klassifiziert**

F53.9   **Psychische Störung im Wochenbett, nicht näher bezeichnet**

F54   **Psychologische Faktoren oder Verhaltensfaktoren bei anderenorts klassifizierten Krankheiten**

Diese Kategorie sollte verwendet werden, um psychische Faktoren und Verhaltenseinflüsse zu erfassen, die eine wesentliche Rolle in der Ätiologie körperlicher Krankheiten spielen, die in anderen Kapiteln der ICD-10 klassifiziert werden. Die sich hierbei ergebenden psychischen Störungen sind meist leicht, oft lang anhaltend (wie Sorgen, emotionale Konflikte, ängstliche Erwartung) und rechtfertigen nicht die Zuordnung zu einer der anderen Kategorien des Kapitels V.

Inkl.: Psychische Faktoren, die körperliche Störungen bewirken
Beispiele für den Gebrauch dieser Kategorie sind:
• Asthma F54 und J45.-
• Colitis ulcerosa F54 und K51.-
• Dermatitis F54 und L23-L25
• Magenulkus F54 und K25.-
• Reizdarmsyndrom F54 und K58.-
• Urtikaria F54 und L50.-

Soll eine assoziierte körperliche Krankheit angegeben werden, ist eine zusätzliche Schlüsselnummer zu benutzen.

Exkl.: Spannungskopfschmerz (G44.2)

F55.-   **Schädlicher Gebrauch von nichtabhängigkeitserzeugenden Substanzen**

Eine große Zahl von Arzneimitteln und Naturheilmitteln können missbraucht werden. Die wichtigsten Gruppen sind: 1. Psychotrope Substanzen, die keine Abhängigkeit hervorrufen, z.b. Antidepressiva, 2. Laxanzien, 3. Analgetika, die ohne ärztliche Verordnung erworben werden können, z.b. Aspirin und Paracetamol. Der anhaltende Gebrauch dieser Substanzen ist oft mit unnötigen Kontakten mit medizinischen und anderen Hilfseinrichtungen verbunden und manchmal von schädlichen körperlichen Auswirkungen der Substanzen begleitet.

Der Versuch, dem Gebrauch der Substanz entgegenzusteuern oder ihn zu verbieten, stößt oft auf Widerstand. Bei Laxanzien und Analgetika führt der Missbrauch trotz Warnungen vor (oder sogar trotz der Entwicklung derselben) zu körperlichen Schäden, wie Nierenfunktions- oder Elektrolytstörungen. Obwohl die betreffende Person ein starkes Verlangen nach der Substanz hat, entwickeln sich keine Abhängigkeit bzw. Entzugssymptome wie bei den unter F10-F19 klassifizierten psychotropen Substanzen.

> *Inkl.:*   Laxanziengewöhnung
> Missbrauch von:
> * Antazida
> * Pflanzen oder Naturheilmitteln
> * Steroiden oder Hormonen
> * Vitaminen

> *Exkl.:*   Missbrauch abhängigkeitserzeugender psychotroper Substanzen (F10-F19)

F55.0   **Antidepressiva**

F55.1   **Laxanzien**

F55.2   **Analgetika**

F55.3   **Antazida**

F55.4   **Vitamine**

F55.5   **Steroide und Hormone**

F55.6   **Pflanzen oder Naturheilmittel**

F55.8   **Sonstige Substanzen**

F55.9   **Nicht näher bezeichnete Substanz**

F59   **Nicht näher bezeichnete Verhaltensauffälligkeiten bei körperlichen Störungen und Faktoren**

Inkl.:   Psychogene körperliche Funktionsstörung o.n.A.

Persönlichkeits- und Verhaltensstörungen (F60-F69)

Dieser Abschnitt enthält eine Reihe von klinisch wichtigen, meist länger anhaltenden Zustandsbildern und Verhaltensmustern. Sie sind Ausdruck des charakteristischen, individuellen Lebensstils, des Verhältnisses zur eigenen Person und zu anderen Menschen. Einige dieser Zustandsbilder und Verhaltensmuster entstehen als Folge konstitutioneller Faktoren und sozialer Erfahrungen schon früh im Verlauf der individuellen Entwicklung, während andere erst später im Leben erworben werden. Die spezifischen Persönlichkeitsstörungen (F60.-), die kombinierten und anderen Persönlichkeitsstörungen (F61) und die Persönlichkeitsänderungen (F62.-) sind tief verwurzelte, anhaltende Verhaltensmuster, die sich in starren Reaktionen auf unterschiedliche persönliche und soziale Lebenslagen zeigen. Sie verkörpern gegenüber der Mehrheit der betreffenden Bevölkerung deutliche Abweichungen im Wahrnehmen, Denken, Fühlen und in den Beziehungen zu anderen. Solche Verhaltensmuster sind meistens stabil und beziehen sich auf vielfältige Bereiche des Verhaltens und der psychologischen Funktionen. Häufig gehen sie mit unterschiedlichem Ausmaß persönlichen Leidens und gestörter sozialer Funktionsfähigkeit einher.

F60.-   **Spezifische Persönlichkeitsstörungen**

Es handelt sich um schwere Störungen der Persönlichkeit und des Verhaltens der betroffenen Person, die nicht direkt auf eine Hirnschädigung oder -krankheit oder auf eine andere psychiatrische Störung zurückzuführen sind. Sie erfassen verschiedene Persönlichkeitsbereiche und gehen beinahe immer mit persönlichen und sozialen Beeinträchtigungen einher. Persönlichkeitsstörungen treten meist in der Kindheit oder in der Adoleszenz in Erscheinung und bestehen während des Erwachsenenalters weiter.

F60.0 **Paranoide Persönlichkeitsstörung**

Diese Persönlichkeitsstörung ist durch übertriebene Empfindlichkeit gegenüber Zurückweisung, Nachtragen von Kränkungen, durch Misstrauen, sowie eine Neigung, Erlebtes zu verdrehen gekennzeichnet, indem neutrale oder freundliche Handlungen anderer als feindlich oder verächtlich missgedeutet werden, wiederkehrende unberechtigte Verdächtigungen hinsichtlich der sexuellen Treue des Ehegatten oder Sexualpartners, schließlich durch streitsüchtiges und beharrliches Bestehen auf eigenen Rechten. Diese Personen können zu überhöhtem Selbstwertgefühl und häufiger, übertriebener Selbstbezogenheit neigen.

Persönlichkeit(sstörung):
- expansiv-paranoid
- fanatisch
- paranoid
- querulatorisch
- sensitiv paranoid

Exkl.: Paranoia (F22.0)
Paranoia querulans (F22.8)
Paranoid:
- Psychose (F22.0)
- Schizophrenie (F20.0)
- Zustand (F22.0)

F60.1 **Schizoide Persönlichkeitsstörung**

Eine Persönlichkeitsstörung, die durch einen Rückzug von affektiven, sozialen und anderen Kontakten mit übermäßiger Vorliebe für Phantasie, einzelgängerisches Verhalten und in sich gekehrte Zurückhaltung gekennzeichnet ist. Es besteht nur ein begrenztes Vermögen, Gefühle auszudrücken und Freude zu erleben.

Exkl.: Asperger-Syndrom (F84.5)
Schizoide Störung des Kindesalters (F84.5)
Schizophrenie (F20.-)
Schizotype Störung (F21)
Wahnhafte Störung (F22.0)

F60.2 **Dissoziale Persönlichkeitsstörung**

Eine Persönlichkeitsstörung, die durch eine Missachtung sozialer Verpflichtungen und herzloses Unbeteiligtsein an Gefühlen für andere gekennzeichnet ist. Zwischen dem Verhalten und den herrschenden sozialen Normen besteht eine erhebliche Diskrepanz. Das Verhalten erscheint durch nachteilige Erlebnisse, einschließlich Bestrafung, nicht änderungsfähig. Es besteht eine geringe Frustrationstoleranz und eine niedrige Schwelle für aggressives, auch gewalttätiges Verhalten, eine Neigung, andere zu beschuldigen oder vordergründige Rationalisierungen für das Verhalten anzubieten, durch das der betreffende Patient in einen Konflikt mit der Gesellschaft geraten ist.

Persönlichkeit(sstörung):
- amoralisch
- antisozial
- asozial
- psychopathisch
- soziopathisch

Exkl.: Emotional instabile Persönlichkeit(sstörung) (F60.3-)
Störungen des Sozialverhaltens (F91.-)

F60.3- **Emotional instabile Persönlichkeitsstörung**

Eine Persönlichkeitsstörung mit deutlicher Tendenz, Impulse ohne Berücksichtigung von Konsequenzen auszuagieren, verbunden mit unvorhersehbarer und launenhafter Stimmung. Es besteht eine Neigung zu emotionalen Ausbrüchen und eine Unfähigkeit, impulshaftes Verhalten zu kontrollieren. Ferner besteht eine Tendenz zu streitsüchtigem Verhalten und zu Konflikten mit anderen, insbesondere wenn impulsive Handlungen durchkreuzt oder behindert werden. Zwei Erscheinungsformen können unterschieden werden: Ein impulsiver Typus, vorwiegend gekennzeichnet durch emotionale Instabilität und mangelnde Impulskontrolle; und ein Borderline- Typus, zusätzlich gekennzeichnet durch Störungen des Selbstbildes, der Ziele und der inneren Präferenzen, durch ein chronisches Gefühl von Leere, durch intensive, aber unbeständige Beziehungen und eine Neigung zu selbstdestruktivem Verhalten mit parasuizidalen Handlungen und Suizidversuchen.

Exkl.: Dissoziale Persönlichkeitsstörung (F60.2)

F60.30 Impulsiver Typ
Persönlichkeit(sstörung):
- aggressiv
- reizbar (explosiv)

F60.31 Borderline-Typ

F60.4   Histrionische Persönlichkeitsstörung

Eine Persönlichkeitsstörung, die durch oberflächliche und labile Affektivität, Dramatisierung, einen theatralischen, übertriebenen Ausdruck von Gefühlen, durch Suggestibilität, Egozentrik, Genusssucht, Mangel an Rücksichtnahme, erhöhte Kränkbarkeit und ein dauerndes Verlangen nach Anerkennung, äußeren Reizen und Aufmerksamkeit gekennzeichnet ist.

Persönlichkeit(sstörung):
- hysterisch
- infantil

F60.5   Anankastische [zwanghafte] Persönlichkeitsstörung

Eine Persönlichkeitsstörung, die durch Gefühle von Zweifel, Perfektionismus, übertriebener Gewissenhaftigkeit, ständigen Kontrollen, Halsstarrigkeit, Vorsicht und Starrheit gekennzeichnet ist. Es können beharrliche und unerwünschte Gedanken oder Impulse auftreten, die nicht die Schwere einer Zwangsstörung erreichen.

Zwanghafte Persönlichkeit(sstörung)
Zwangspersönlichkeit(sstörung)

Exkl.: Zwangsstörung (F42.-)

F60.6   Ängstliche (vermeidende) Persönlichkeitsstörung

Eine Persönlichkeitsstörung, die durch Gefühle von Anspannung und Besorgtheit, Unsicherheit und Minderwertigkeit gekennzeichnet ist. Es besteht eine andauernde Sehnsucht nach Zuneigung und Akzeptiertwerden, eine Überempfindlichkeit gegenüber Zurückweisung und Kritik mit eingeschränkter Beziehungsfähigkeit. Die betreffende Person neigt zur Überbetonung potentieller Gefahren oder Risiken alltäglicher Situationen bis zur Vermeidung bestimmter Aktivitäten.

F60.7   Abhängige (asthenische) Persönlichkeitsstörung

Personen mit dieser Persönlichkeitsstörung verlassen sich bei kleineren oder größeren Lebensentscheidungen passiv auf andere Menschen. Die Störung ist ferner durch große Trennungsangst, Gefühle von Hilflosigkeit und Inkompetenz, durch eine Neigung, sich den Wünschen älterer und anderer unterzuordnen sowie durch ein Versagen gegenüber den Anforderungen des täglichen Lebens gekennzeichnet. Die Kraftlosigkeit kann sich im intellektuellen emotionalen Bereich zeigen; bei Schwierigkeiten besteht die Tendenz, die Verantwortung anderen zuzuschieben.

Persönlichkeit(sstörung):
- asthenisch
- inadäquat
- passiv
- selbstschädigend

F60.8   Sonstige spezifische Persönlichkeitsstörungen

Persönlichkeit(sstörung):
- exzentrisch
- haltlos
- narzisstisch
- passiv-aggressiv
- psychoneurotisch
- unreif

F60.9   Persönlichkeitsstörung, nicht näher bezeichnet

Charakterneurose o.n.A.
Pathologische Persönlichkeit o.n.A.

F61   Kombinierte und andere Persönlichkeitsstörungen

Diese Kategorie ist vorgesehen für Persönlichkeitsstörungen, die häufig zu Beeinträchtigungen führen, aber nicht die spezifischen Symptombilder der in F60.- beschriebenen Störungen aufweisen. Daher sind sie häufig schwieriger als die Störungen in F60.- zu diagnostizieren.

Beispiele:

- Kombinierte Persönlichkeitsstörungen mit Merkmalen aus verschiedenen der unter F60.- aufgeführten Störungen, jedoch ohne ein vorherrschendes Symptombild, das eine genauere Diagnose ermöglichen würde.
- Störende Persönlichkeitsänderungen, die nicht in F60.- oder F62.- einzuordnen sind, und Zweitdiagnosen zu bestehenden Affekt- oder Angststörung sind.

Exkl.: Akzentuierte Persönlichkeitszüge (Z73)

F62.- **Andauernde Persönlichkeitsänderungen, nicht Folge einer Schädigung oder Krankheit des Gehirns**

Persönlichkeits- und Verhaltensstörungen ohne vorbestehende Persönlichkeitsstörung nach extremer oder übermäßiger, anhaltender Belastung oder schweren psychiatrischen Krankheiten. Diese Diagnosen sollten nur dann gestellt werden, wenn Hinweise auf eine eindeutige und andauernde Veränderung in der Wahrnehmung sowie im Verhalten und Denken bezüglich der Umwelt und der eigenen Person vorliegen. Die Persönlichkeitsänderung sollte deutlich ausgeprägt sein und mit einem unflexiblen und fehlangepassten Verhalten verbunden sein, das vor der pathogenen Erfahrung nicht bestanden hat. Die Änderung sollte nicht Ausdruck einer anderen psychischen Störung oder Residualsymptom einer vorangegangenen psychischen Störung sein.

Exkl.: Persönlichkeits- und Verhaltensstörung aufgrund einer Krankheit, Schädigung oder Funktionsstörung des Gehirns (F07.-)

F62.0 **Andauernde Persönlichkeitsänderung nach Extrembelastung**

Eine andauernde, wenigstens über zwei Jahre bestehende Persönlichkeitsänderung kann einer Belastung katastrophalen Ausmaßes folgen. Die Belastung muss extrem sein, dass die Vulnerabilität der betreffenden Person als Erklärung für die tief greifende Auswirkung auf die Persönlichkeit nicht in Erwägung gezogen werden muss. Die Störung ist durch eine feindliche oder misstrauische Haltung gegenüber der Welt, durch sozialen Rückzug, Gefühle der Leere oder Hoffnungslosigkeit, ein chronisches Gefühl der Anspannung wie bei ständigem Bedrohtsein und Entfremdungsgefühl, gekennzeichnet. Eine posttraumatische Belastungsstörung (F43.1) kann dieser Form der Persönlichkeitsänderung vorausgegangen sein.

Persönlichkeitsänderungen nach:
• andauerndem Ausgesetztsein lebensbedrohlicher Situationen, etwa als Opfer von Terrorismus
• andauernder Gefangenschaft mit unmittelbarer Todesgefahr
• Folter
• Katastrophen
• Konzentrationslagererfahrungen

Exkl.: Posttraumatische Belastungsstörung (F43.1)

F62.1 **Andauernde Persönlichkeitsänderung nach psychischer Krankheit**

Eine auf der traumatischen Erfahrung einer schweren psychiatrischen Krankheit beruhende, wenigstens über zwei Jahre bestehende Persönlichkeitsänderung. Die Änderung kann nicht durch eine vorbestehende Persönlichkeitsstörung erklärt werden und sollte vom Residualzustand einer Schizophrenie und anderen Zustandsbildern unvollständiger Rückbildung einer vorangegangenen psychischen Störung unterschieden werden. Die Störung ist gekennzeichnet durch eine hochgradige Abhängigkeit sowie Anspruchs- und Erwartungshaltung gegenüber anderen, eine Überzeugung, durch die Krankheit verändert oder stigmatisiert worden zu sein. Dies führt zu einer Unfähigkeit, enge und vertrauensvolle persönliche Beziehungen aufzunehmen und beizubehalten, sowie zu sozialer Isolation. Ferner finden sich Passivität, verminderte Interessen und Vernachlässigung von Freizeitbeschäftigungen, ständige Beschwerden über das Kranksein, oft verbunden mit hypochondrischen Klagen und kränkelndem Verhalten, dysphorische oder labile Stimmung, die nicht auf dem Vorliegen einer gegenwärtigen psychischen Störung oder einer vorausgegangenen psychischen Störung mit affektiven Residualsymptomen beruht. Schließlich bestehen seit längerer Zeit Probleme in der sozialen und beruflichen Funktionsfähigkeit.

F62.8- **Sonstige andauernde Persönlichkeitsänderungen**

F62.80 Andauernde Persönlichkeitsänderung bei chronischem Schmerzsyndrom

F62.88 Sonstige andauernde Persönlichkeitsänderungen

F62.9 **Andauernde Persönlichkeitsänderung, nicht näher bezeichnet**

F63.- **Abnorme Gewohnheiten und Störungen der Impulskontrolle**

In dieser Kategorie sind verschiedene nicht an anderer Stelle klassifizierbare Verhaltensstörungen zusammengefasst. Sie sind durch wiederholte Handlungen ohne vernünftige Motivation gekennzeichnet, die nicht kontrolliert werden können und die meist die Interessen des betroffenen Patienten oder anderer Menschen schädigen. Der betroffene Patient berichtet von impulshaftem Verhalten. Die Ursachen dieser Störungen sind unklar, sie sind wegen deskriptiver Ähnlichkeiten hier gemeinsam aufgeführt, nicht weil sie andere wichtige Merkmale teilen.

Exkl.: Abnorme Gewohnheiten und Störungen der Impulskontrolle, die das sexuelle Verhalten betreffen (F65.-)
Gewohnheitsmäßiger exzessiver Gebrauch von Alkohol oder psychotropen Substanzen (F10-F19)

F63.0   **Pathologisches Spielen**

Die Störung besteht in häufigem und wiederholtem episodenhaften Glücksspiel, das die Lebensführung des betroffenen Patienten beherrscht und zum Verfall der sozialen, beruflichen, materiellen und familiären Werte und Verpflichtungen führt.

Zwanghaftes Spielen

Exkl.:   Exzessives Spielen manischer Patienten (F30.-)
Spielen bei dissozialer Persönlichkeitsstörung (F60.2)
Spielen und Wetten o.n.A. (Z72.8)

F63.1   **Pathologische Brandstiftung [Pyromanie]**

Die Störung ist durch häufige tatsächliche oder versuchte Brandstiftung an Gebäuden oder anderem Eigentum ohne verständliches Motiv und durch eine anhaltende Beschäftigung der betroffenen Person mit Feuer und Brand charakterisiert. Das Verhalten ist häufig mit wachsender innerer Spannung vor der Handlung und starker Erregung sofort nach ihrer Ausführung verbunden.

Exkl.:   Brandstiftung:
* als Grund zur Beobachtung wegen des Verdachtes einer psychischen Störung, Verdacht ausgeschlossen (Z03.2)
* bei Intoxikation mit Alkohol oder psychotropen Substanzen (F10-F19, vierte Stelle .0)
* bei organischen psychischen Störungen (F00-F09)
* bei Schizophrenie (F20.-)
* bei Störungen des Sozialverhaltens (F91.-)
* durch Erwachsene mit dissozialer Persönlichkeitsstörung (F60.2)

F63.2   **Pathologisches Stehlen [Kleptomanie]**

Die Störung charakterisiert wiederholtes Versagen Impulsen zu widerstehen, Dinge zu stehlen, die nicht dem persönlichen Gebrauch oder der Bereicherung dienen. Statt dessen werden die Gegenstände weggeworfen, weggegeben oder gehortet. Dieses Verhalten ist meist mit wachsender innerer Spannung vor der Handlung und einem Gefühl von Befriedigung während und sofort nach der Tat verbunden.

Exkl.:   Ladendiebstahl als Grund zur Beobachtung wegen des Verdachtes einer psychischen Störung, Verdacht ausgeschlossen (Z03.2)
Organische psychische Störungen (F00-F09)
Stehlen bei depressiver Störung (F31-F33)

F63.3   **Trichotillomanie**

Bei dieser Störung kommt es nach immer wieder misslungenem Versuch, sich gegen Impulse zum Ausreißen der Haare zu wehren, zu einem beachtlichen Haarverlust. Das Ausreißen der Haare ist häufig mit dem Gefühl wachsender Spannung verbunden und einem anschließenden Gefühl von Erleichterung und Befriedigung. Diese Diagnose soll nicht gestellt werden, wenn zuvor eine Hautentzündung bestand oder wenn das Ausreißen der Haare eine Reaktion auf ein Wahnphänomen oder eine Halluzination ist.

Exkl.:   Stereotype Bewegungsstörung mit Haarezupfen (F98.4-)

F63.8   **Sonstige abnorme Gewohnheiten und Störungen der Impulskontrolle**

In diese Kategorie fallen andere Arten sich dauernd wiederholenden unangepassten Verhaltens, die nicht Folge eines erkennbaren psychiatrischen Syndroms sind und bei denen der betroffene Patient den Impulsen, das pathologische Verhalten auszuführen, nicht widerstehen kann. Nach einer vorausgehenden Periode mit Anspannung folgt während des Handlungsablaufs ein Gefühl der Erleichterung.

Störung mit intermittierend auftretender Reizbarkeit

F63.9   **Abnorme Gewohnheit und Störung der Impulskontrolle, nicht näher bezeichnet**

F64.-   **Störungen der Geschlechtsidentität**

F64.0   **Transsexualismus**

Der Wunsch, als Angehöriger des anderen Geschlechtes zu leben und anerkannt zu werden. Dieser geht meist mit Unbehagen oder dem Gefühl der Nichtzugehörigkeit zum eigenen anatomischen Geschlecht einher. Es besteht der Wunsch nach chirurgischer und hormoneller Behandlung, um den eigenen Körper dem bevorzugten Geschlecht soweit wie möglich anzugleichen.

F64.1   **Transvestitismus unter Beibehaltung beider Geschlechtsrollen**

Tragen gegengeschlechtlicher Kleidung, um die zeitweilige Erfahrung der Zugehörigkeit zum anderen Geschlecht zu erleben. Der Wunsch nach dauerhafter Geschlechtsumwandlung oder chirurgischer Korrektur besteht nicht; der Kleiderwechsel ist nicht von sexueller Erregung begleitet.

Störung der Geschlechtsidentität in der Adoleszenz oder im Erwachsenenalter, nicht transsexueller Typus

Exkl.:   Fetischistischer Transvestitismus (F65.1)

F64.2   **Störung der Geschlechtsidentität des Kindesalters**

Diese Störung zeigt sich während der frühen Kindheit, immer lange vor der Pubertät. Sie ist durch ein anhaltendes und starkes Unbehagen über das zugefallene Geschlecht gekennzeichnet, zusammen mit dem Wunsch oder der ständigen Beteuerung, zum anderen Geschlecht zu gehören. Es besteht eine andauernde Beschäftigung mit der Kleidung oder den Aktivitäten des anderen Geschlechtes und eine Ablehnung des eigenen Geschlechtes. Die Diagnose erfordert eine tief greifende Störung der normalen Geschlechtsidentität; eine bloße Knabenhaftigkeit bei Mädchen und ein mädchenhaftes Verhalten bei Jungen sind nicht ausreichend. Geschlechtsidentitätsstörungen bei Personen, welche die Pubertät erreicht haben oder gerade erreichen, sind nicht hier, sondern unter F66.- zu klassifizieren.

Exkl.:   Ichdystone Sexualorientierung (F66.1)
          Sexuelle Reifungskrise (F66.0)

F64.8   **Sonstige Störungen der Geschlechtsidentität**

F64.9   **Störung der Geschlechtsidentität, nicht näher bezeichnet**
Störung der Geschlechtsrolle o.n.A.

F65.-   **Störungen der Sexualpräferenz**
Inkl.:   Paraphilie

F65.0   **Fetischismus**

Gebrauch toter Objekte als Stimuli für die sexuelle Erregung und Befriedigung. Viele Fetische stellen eine Erweiterung des menschlichen Körpers dar, z.B. Kleidungsstücke oder Schuhwerk. Andere gebräuchliche Beispiele sind Gegenstände aus Gummi, Plastik oder Leder. Die Fetischobjekte haben individuell wechselnde Bedeutung. In einigen Fällen dienen sie lediglich der Verstärkung der auf üblichem Wege erreichten sexuellen Erregung (z.B. wenn der Partner ein bestimmtes Kleidungsstück tragen soll).

F65.1   **Fetischistischer Transvestitismus**

Zur Erreichung sexueller Erregung wird Kleidung des anderen Geschlechts getragen; damit wird der Anschein erweckt, dass es sich um eine Person des anderen Geschlechts handelt. Fetischistischer Transvestitismus unterscheidet sich vom transsexuellen Transvestitismus durch die deutliche Kopplung an sexuelle Erregung und das starke Verlangen, die Kleidung nach dem eingetretenen Orgasmus und dem Nachlassen der sexuellen Erregung abzulegen. Er kann als eine frühere Phase in der Entwicklung eines Transsexualismus auftreten.

Transvestitischer Fetischismus

F65.2   **Exhibitionismus**

Die wiederkehrende oder anhaltende Neigung, die eigenen Genitalien vor meist gegengeschlechtlichen Fremden in der Öffentlichkeit zu entblößen, ohne zu einem näheren Kontakt aufzufordern oder diesen zu wünschen. Meist wird das Zeigen von sexueller Erregung begleitet und im Allgemeinen kommt es zu nachfolgender Masturbation.

F65.3   **Voyeurismus**

Wiederkehrender oder anhaltender Drang, anderen Menschen bei sexuellen Aktivitäten oder intimen Tätigkeiten, z.B. Entkleiden, zuzusehen ohne Wissen der beobachteten Person. Zumeist führt dies beim Beobachtenden zu sexueller Erregung und Masturbation.

F65.4   **Pädophilie**

Sexuelle Präferenz für Kinder, Jungen oder Mädchen oder Kinder beiderlei Geschlechts, die sich meist in der Vorpubertät oder in einem frühen Stadium der Pubertät befinden.

F65.5   **Sadomasochismus**

Es werden sexuelle Aktivitäten mit Zufügung von Schmerzen, Erniedrigung oder Fesseln bevorzugt. Wenn die betroffene Person diese Art der Stimulation erleidet, handelt es sich um Masochismus; wenn sie sie jemand anderem zufügt, um Sadismus. Oft empfindet die betroffene Person sowohl bei masochistischen als auch sadistischen Aktivitäten sexuelle Erregung.

Masochismus
Sadismus

F65.6   **Multiple Störungen der Sexualpräferenz**

In manchen Fällen bestehen bei einer Person mehrere abnorme sexuelle Präferenzen, ohne dass eine im Vordergrund steht. Die häufigste Kombination ist Fetischismus, Transvestitismus und Sadomasochismus.

F65.8   **Sonstige Störungen der Sexualpräferenz**

Hier sind eine Vielzahl anderer sexueller Präferenzen und Aktivitäten zu klassifizieren wie obszöne Telefonanrufe, Pressen des eigenen Körpers an andere Menschen zur sexuellen Stimulation in Menschenansammlungen, sexuelle Handlungen an Tieren, Strangulieren und Nutzung der Anoxie zur Steigerung der sexuellen Erregung.

Frotteurismus
Nekrophilie

F65.9   **Störung der Sexualpräferenz, nicht näher bezeichnet**
Sexuelle Deviation o.n.A.

F66.- **Psychische und Verhaltensstörungen in Verbindung mit der sexuellen Entwicklung und Orientierung**

Hinw.: Die Richtung der sexuellen Orientierung selbst ist nicht als Störung anzusehen.

F66.0 **Sexuelle Reifungskrise**

Die betroffene Person leidet unter einer Unsicherheit hinsichtlich ihrer Geschlechtsidentität oder sexuellen Orientierung, mit Ängsten oder Depressionen. Meist kommt dies bei Heranwachsenden vor, die sich hinsichtlich ihrer homo-, hetero- oder bisexuellen Orientierung nicht sicher sind; oder bei Menschen, die nach einer Zeit scheinbar stabiler sexueller Orientierung, oftmals in einer lange dauernden Beziehung, die Erfahrung machen, dass sich ihre sexuelle Orientierung ändert.

F66.1 **Ichdystone Sexualorientierung**

Die Geschlechtsidentität oder sexuelle Ausrichtung (heterosexuell, homosexuell, bisexuell oder präpubertär) ist eindeutig, aber die betroffene Person hat den Wunsch, dass diese wegen begleitender psychischer oder Verhaltensstörungen anders wäre und unterzieht sich möglicherweise einer Behandlung, um diese zu ändern.

F66.2 **Sexuelle Beziehungsstörung**

Die Geschlechtsidentität oder sexuelle Orientierung (heterosexuell, homosexuell oder bisexuell) bereitet bei der Aufnahme oder Aufrechterhaltung einer Beziehung mit einem Sexualpartner Probleme.

F66.8 **Sonstige psychische und Verhaltensstörungen in Verbindung mit der sexuellen Entwicklung und Orientierung**

F66.9 **Psychische und Verhaltensstörung in Verbindung mit der sexuellen Entwicklung und Orientierung, nicht näher bezeichnet**

F68.- **Andere Persönlichkeits- und Verhaltensstörungen**

F68.0 **Entwicklung körperlicher Symptome aus psychischen Gründen**

Körperliche Symptome, vereinbar mit und ursprünglich verursacht durch eine belegbare körperliche Störung, Krankheit oder Behinderung werden wegen des psychischen Zustandes der betroffenen Person aggraviert oder halten länger an. Der betroffene Patient ist meist durch die Schmerzen oder die Behinderung beeinträchtigt; sie wird beherrscht von mitunter berechtigten Sorgen über längerdauernde oder zunehmende Behinderung oder Schmerzen.

Rentenneurose

F68.1 **Artifizielle Störung [absichtliches Erzeugen oder Vortäuschen von körperlichen oder psychischen Symptomen oder Behinderungen]**

Der betroffene Patient täuscht Symptome wiederholt ohne einleuchtenden Grund vor und kann sich sogar, um Symptome oder klinische Zeichen hervorzurufen, absichtlich selbst beschädigen. Die Motivation ist unklar, vermutlich besteht das Ziel, die Krankenrolle einzunehmen. Die Störung ist oft mit deutlichen Persönlichkeits- und Beziehungsstörungen kombiniert.

Durch Institutionen wandernder Patient [peregrinating patient]
Hospital-hopper-Syndrom
Münchhausen-Syndrom

Exkl.: Dermatitis factitia (L98.1)
Vortäuschung von Krankheit (mit offensichtlicher Motivation) (Z76.8)

F68.8 **Sonstige näher bezeichnete Persönlichkeits- und Verhaltensstörungen**
Charakterstörung o.n.A.
Störung zwischenmenschlicher Beziehung o.n.A.

F69 **Nicht näher bezeichnete Persönlichkeits- und Verhaltensstörung**

Intelligenzstörung
(F70-F79)

Ein Zustand von verzögerter oder unvollständiger Entwicklung der geistigen Fähigkeiten; besonders beeinträchtigt sind Fertigkeiten, die sich in der Entwicklungsperiode manifestieren und die zum Intelligenzniveau beitragen, wie Kognition, Sprache, motorische und soziale Fähigkeiten. Eine Intelligenzstörung kann allein oder zusammen mit jeder anderen psychischen oder körperlichen Störung auftreten.

Der Schweregrad einer Intelligenzstörung wird übereinstimmungsgemäß anhand standardisierter Intelligenztests festgestellt. Diese können durch Skalen zur Einschätzung der sozialen Anpassung in der jeweiligen Umgebung erweitert werden. Diese Messmethoden erlauben eine ziemlich genaue Beurteilung der Intelligenzstörung. Die Diagnose hängt aber auch von der Beurteilung der allgemeinen intellektuellen Funktionsfähigkeit durch einen erfahrenen Diagnostiker ab.

Intellektuelle Fähigkeiten und soziale Anpassung können sich verändern. Sie können sich, wenn auch nur in geringem Maße, durch Übung und Rehabilitation verbessern. Die Diagnose sollte sich immer auf das gegenwärtige Funktionsniveau beziehen.

Sollen begleitende Zustandsbilder, wie Autismus, andere Entwicklungsstörungen, Epilepsie, Störungen des Sozialverhaltens oder schwere körperliche Behinderung angegeben werden, sind zusätzliche Schlüsselnummern zu benutzen.

Die folgenden vierten Stellen sind bei den Kategorien F70-F79 zu benutzen, wenn das Ausmaß der Verhaltensstörung angegeben werden soll:

.0 **Keine oder geringfügige Verhaltensstörung**

.1 **Deutliche Verhaltensstörung, die Beobachtung oder Behandlung erfordert**

.8 **Sonstige Verhaltensstörung**

.9 **Ohne Angabe einer Verhaltensstörung**

F70.- Leichte Intelligenzminderung
[4. Stellen siehe am Anfang dieser Krankheitsgruppe]

IQ-Bereich von 50-69 (bei Erwachsenen Intelligenzalter von 9 bis unter 12 Jahren). Lernschwierigkeiten in der Schule. Viele Erwachsene können arbeiten, gute soziale Beziehungen unterhalten und ihren Beitrag zur Gesellschaft leisten.

Inkl.: Debilität
Leichte geistige Behinderung

F71.- Mittelgradige Intelligenzminderung
[4. Stellen siehe am Anfang dieser Krankheitsgruppe]

IQ-Bereich von 35-49 (bei Erwachsenen Intelligenzalter von 6 bis unter 9 Jahren). Deutliche Entwicklungsverzögerung in der Kindheit. Die meisten können aber ein gewisses Maß an Unabhängigkeit erreichen und eine ausreichende Kommunikationsfähigkeit und Ausbildung erwerben. Erwachsene brauchen in unterschiedlichem Ausmaß Unterstützung im täglichen Leben und bei der Arbeit.

Inkl.: Mittelgradige geistige Behinderung

F72.- Schwere Intelligenzminderung
[4. Stellen siehe am Anfang dieser Krankheitsgruppe]

IQ-Bereich von 20-34 (bei Erwachsenen Intelligenzalter von 3 bis unter 6 Jahren). Andauernde Unterstützung ist notwendig.

Inkl.: Schwere geistige Behinderung

F73.- Schwerste Intelligenzminderung
[4. Stellen siehe am Anfang dieser Krankheitsgruppe]

IQ unter 20 (bei Erwachsenen Intelligenzalter unter 3 Jahren). Die eigene Versorgung, Kontinenz, Kommunikation und Beweglichkeit sind hochgradig beeinträchtigt.

Inkl.: Schwerste geistige Behinderung

F74.- **Dissoziierte Intelligenz**
[4. Stellen siehe am Anfang dieser Krankheitsgruppe]

Es besteht eine deutliche Diskrepanz (mindestens 15 IQ-Punkte) z.B. zwischen Sprach-IQ und Handlungs-IQ.

F78.- **Andere Intelligenzminderung**
[4. Stellen siehe am Anfang dieser Krankheitsgruppe]

Diese Kategorie soll nur verwendet werden, wenn die Beurteilung der Intelligenzminderung mit Hilfe der üblichen Verfahren wegen begleitender sensorischer oder körperlicher Beeinträchtigungen besonders schwierig oder unmöglich ist, wie bei Blinden, Taubstummen, schwer verhaltensgestörten oder körperlich behinderten Personen.

F79.- **Nicht näher bezeichnete Intelligenzminderung**
[4. Stellen siehe am Anfang dieser Krankheitsgruppe]

Die Informationen sind nicht ausreichend, die Intelligenzminderung in eine der oben genannten Kategorien einzuordnen.

Inkl.: Geistig:
  • Behinderung o.n.A.
  • Defizite o.n.A.

Entwicklungsstörungen (F80-F89)

Die in diesem Abschnitt zusammengefassten Störungen haben folgende Gemeinsamkeiten:

a) Beginn ausnahmslos im Kleinkindalter oder in der Kindheit;

b) eine Entwicklungseinschränkung oder -verzögerung von Funktionen, die eng mit der biologischen Reifung des Zentralnervensystems verknüpft sind;

c) stetiger Verlauf ohne Remissionen und Rezidive.

In den meisten Fällen sind unter anderem die Sprache, die visuellräumlichen Fertigkeiten und die Bewegungskoordination betroffen. In der Regel bestand die Verzögerung oder Schwäche vom frühestmöglichen Erkennungszeitpunkt an. Mit dem Älterwerden der Kinder vermindern sich die Störungen zunehmend, wenn auch geringere Defizite oft im Erwachsenenalter zurückbleiben.

F80.- **Umschriebene Entwicklungsstörungen des Sprechens und der Sprache**

Es handelt sich um Störungen, bei denen die normalen Muster des Spracherwerbs von frühen Entwicklungsstadien an beeinträchtigt sind. Die Störungen können nicht direkt neurologischen Störungen oder Veränderungen des Sprachablaufs, sensorischen Beeinträchtigungen, Intelligenzminderung oder Umweltfaktoren zugeordnet werden. Umschriebene Entwicklungsstörungen des Sprechens und der Sprache ziehen oft sekundäre Folgen nach sich, wie Schwierigkeiten beim Lesen und Rechtschreiben, Störungen im Bereich der zwischenmenschlichen Beziehungen, im emotionalen und Verhaltensbereich.

F80.0 **Artikulationsstörung**

Eine umschriebene Entwicklungsstörung, bei der die Artikulation des Kindes unterhalb des seinem Intelligenzalter angemessenen Niveaus liegt, seine sprachlichen Fähigkeiten jedoch im Normbereich liegen.

Dyslalie
Entwicklungsbedingte Artikulationsstörung
Funktionelle Artikulationsstörung
Lallen
Phonologische Entwicklungsstörung

Exkl.: Artikulationsschwäche (bei):
  • Aphasie o.n.A. (R47.0)
  • Apraxie (R48.2)
  • mit einer Entwicklungsstörung der Sprache:
    • expressiv (F80.1)
    • rezeptiv (F80.2-)
  • Hörverlust (H90-H91)
  • Intelligenzstörung (F70-F79)

F80.1   Expressive Sprachstörung

Eine umschriebene Entwicklungsstörung, bei der die Fähigkeit des Kindes, die expressiv gesprochene Sprache zu gebrauchen, deutlich unterhalb des seinem Intelligenzalter angemessenen Niveaus liegt, das Sprachverständnis liegt jedoch im Normbereich. Störungen der Artikulation können vorkommen.

Entwicklungsbedingte Dysphasie oder Aphasie, expressiver Typ

Exkl.: Dysphasie und Aphasie:
• entwicklungsbedingt, rezeptiver Typ (F80.2-)
• o.n.A. (R47.0)
Elektiver Mutismus (F94.0)
Erworbene Aphasie mit Epilepsie [Landau-Kleffner-Syndrom] (F80.3)
Intelligenzstörung (F70-F79)
Tiefgreifende Entwicklungsstörungen (F84.-)

F80.2-   Rezeptive Sprachstörung

Eine umschriebene Entwicklungsstörung, bei der das Sprachverständnis des Kindes unterhalb des seinem Intelligenzalter angemessenen Niveaus liegt. In praktisch allen Fällen ist auch die expressive Sprache deutlich beeinflusst, Störungen in der Wort-Laut-Produktion sind häufig.

Angeborene fehlende akustische Wahrnehmung
Entwicklungsbedingt:
• Dysphasie oder Aphasie, rezeptiver Typ
• Wernicke-Aphasie
Worttaubheit

Exkl.: Autismus (F84.0-F84.1)
Dysphasie und Aphasie:
• entwicklungsbedingt, expressiver Typ (F80.1)
• o.n.A. (R47.0)
Elektiver Mutismus (F94.0)
Erworbene Aphasie mit Epilepsie [Landau-Kleffner-Syndrom] (F80.3)
Intelligenzstörung (F70-F79)
Sprachentwicklungsverzögerung infolge von Schwerhörigkeit oder Taubheit (H90-H91)

F80.20   Auditive Verarbeitungs- und Wahrnehmungsstörung [AVWS]

F80.28   Sonstige rezeptive Sprachstörung

F80.3   Erworbene Aphasie mit Epilepsie [Landau-Kleffner-Syndrom]

Eine Störung, bei der ein Kind, welches vorher normale Fortschritte in der Sprachentwicklung gemacht hatte, sowohl rezeptive als auch expressive Sprachfertigkeiten verliert, die allgemeine Intelligenz aber erhalten bleibt. Der Beginn der Störung wird von paroxysmalen Auffälligkeiten im EEG begleitet und in der Mehrzahl der Fälle auch von epileptischen Anfällen. Typischerweise liegt der Beginn im Alter von 3-7 Jahren mit einem Verlust der Sprachfertigkeiten innerhalb von Tagen oder Wochen. Der zeitliche Zusammenhang zwischen dem Beginn der Krampfanfälle und dem Verlust der Sprache ist variabel, wobei das eine oder das andere um ein paar Monate bis zu zwei Jahren vorausgehen kann. Als möglicher Grund für diese Störung ist ein entzündlicher enzephalitischer Prozess zu vermuten. Etwa zwei Drittel der Patienten behalten einen mehr oder weniger rezeptiven Sprachdefekt.

Exkl.: Aphasie bei anderen desintegrativen Störungen des Kindesalters (F84.2-F84.3)
Aphasie bei Autismus (F84.0-F84.1)
Aphasie o.n.A. (R47.0)

F80.8   Sonstige Entwicklungsstörungen des Sprechens oder der Sprache
Lispeln

F80.9   Entwicklungsstörung des Sprechens oder der Sprache, nicht näher bezeichnet
Sprachstörung o.n.A.

F81.- **Umschriebene Entwicklungsstörungen schulischer Fertigkeiten**

Es handelt sich um Störungen, bei denen die normalen Muster des Fertigkeitserwerbs von frühen Entwicklungsstadien an gestört sind. Dies ist nicht einfach Folge eines Mangels an Gelegenheit zu lernen; es ist auch nicht allein als Folge einer Intelligenzminderung oder irgendeiner erworbenen Hirnschädigung oder -krankheit aufzufassen.

F81.0 **Lese- und Rechtschreibstörung**

Das Hauptmerkmal ist eine umschriebene und bedeutsame Beeinträchtigung in der Entwicklung der Lesefertigkeiten, die nicht allein durch das Entwicklungsalter, Visusprobleme oder unangemessene Beschulung erklärbar ist. Das Leseverständnis, die Fähigkeit, gelesene Worte wieder zu erkennen, vorzulesen und Leistungen, für welche Lesefähigkeit nötig ist, können sämtlich betroffen sein. Bei umschriebenen Lesestörungen sind Rechtschreibstörungen häufig und persistieren oft bis in die Adoleszenz, auch wenn einige Fortschritte im Lesen gemacht werden. Umschriebene Entwicklungsstörungen des Lesens gehen Entwicklungsstörungen des Sprechens oder der Sprache voraus. Während der Schulzeit sind begleitende Störungen im emotionalen und Verhaltensbereich häufig.

Entwicklungsdyslexie
Umschriebene Lesestörung
"Leserückstand"

Exkl.: Alexie o.n.A. (R48.0)
Dyslexie o.n.A. (R48.0)
Leseverzögerung infolge emotionaler Störung (F93.-)

F81.1 **Isolierte Rechtschreibstörung**

Es handelt sich um eine Störung, deren Hauptmerkmal in einer umschriebenen und bedeutsamen Beeinträchtigung der Entwicklung von Rechtschreibfertigkeiten besteht, ohne Vorgeschichte einer Lesestörung. Sie ist nicht allein durch ein zu niedriges Intelligenzalter, durch Visusprobleme oder unangemessene Beschulung erklärbar. Die Fähigkeiten, mündlich zu buchstabieren und Wörter korrekt zu schreiben, sind beide betroffen.

Umschriebene Verzögerung der Rechtschreibfähigkeit (ohne Lesestörung)

Exkl.: Agraphie o.n.A. (R48.8)
Rechtschreibschwierigkeiten:
• durch inadäquaten Unterricht (Z55)
• mit Lesestörung (F81.0)

F81.2 **Rechenstörung**

Diese Störung besteht in einer umschriebenen Beeinträchtigung von Rechenfertigkeiten, die nicht allein durch eine allgemeine Intelligenzminderung oder eine unangemessene Beschulung erklärbar ist. Das Defizit betrifft vor allem die Beherrschung grundlegender Rechenfertigkeiten, wie Addition, Subtraktion, Multiplikation und Division, weniger die höheren mathematischen Fertigkeiten, die für Algebra, Trigonometrie, Geometrie oder Differential- und Integralrechnung benötigt werden.

Entwicklungsbedingtes Gerstmann-Syndrom
Entwicklungsstörung des Rechnens
Entwicklungs-Akalkulie

Exkl.: Akalkulie o.n.A. (R48.8)
Kombinierte Störung schulischer Fertigkeiten (F81.3)
Rechenschwierigkeiten, hauptsächlich durch inadäquaten Unterricht (Z55)

F81.3 **Kombinierte Störungen schulischer Fertigkeiten**

Dies ist eine schlecht definierte Restkategorie für Störungen mit deutlicher Beeinträchtigung der Rechen-, der Lese- und der Rechtschreibfähigkeit. Die Störung ist jedoch nicht allein durch eine allgemeine Intelligenzminderung oder eine unangemessene Beschulung erklärbar. Sie soll für Störungen verwendet werden, die die Kriterien für F81.2 und F81.0 oder F81.1 erfüllen.

Exkl.: Isolierte Rechtschreibstörung (F81.1)
Lese- und Rechtschreibstörung (F81.0)
Rechenstörung (F81.2)

F81.8 **Sonstige Entwicklungsstörungen schulischer Fertigkeiten**
Entwicklungsbedingte expressive Schreibstörung

F81.9 **Entwicklungsstörung schulischer Fertigkeiten, nicht näher bezeichnet**
Lernbehinderung o.n.A.
Lernstörung o.n.A.
Störung des Wissenserwerbs o.n.A.

F82.- Umschriebene Entwicklungsstörung der motorischen Funktionen

Hauptmerkmal ist eine schwerwiegende Entwicklungsbeeinträchtigung der motorischen Koordination, die nicht allein durch eine Intelligenzminderung oder eine spezifische angeborene oder erworbene neurologische Störung erklärbar ist. In den meisten Fällen zeigt eine sorgfältige klinische Untersuchung dennoch deutliche entwicklungsneurologische Unreifezeichen wie choreoforme Bewegungen freigehaltener Glieder oder Spiegelbewegungen und andere begleitende motorische Merkmale, ebenso wie Zeichen einer mangelhaften fein- oder grobmotorischen Koordination.

Inkl.: Entwicklungsbedingte Koordinationsstörung
Entwicklungsdyspraxie
Syndrom des ungeschickten Kindes

Exkl.: Koordinationsstörungen infolge einer Intelligenzstörung (F70-F79)
Koordinationsverlust (R27.-)
Störungen des Ganges und der Mobilität (R26.-)

F82.0 Umschriebene Entwicklungsstörung der Grobmotorik

F82.1 Umschriebene Entwicklungsstörung der Fein- und Graphomotorik

F82.2 Umschriebene Entwicklungsstörung der Mundmotorik

F82.9 Umschriebene Entwicklungsstörung der motorischen Funktionen, nicht näher bezeichnet

F83 Kombinierte umschriebene Entwicklungsstörungen

Dies ist eine Restkategorie für Störungen, bei denen eine gewisse Mischung von umschriebenen Entwicklungsstörungen des Sprechens und der Sprache, schulischer Fertigkeiten und motorischer Funktionen vorliegt, von denen jedoch keine so dominiert, dass sie eine Hauptdiagnose rechtfertigt. Diese Mischkategorie soll nur dann verwendet werden, wenn weitgehende Überschneidungen mit allen diesen umschriebenen Entwicklungsstörungen vorliegen. Meist sind die Störungen mit einem gewissen Grad an allgemeiner Beeinträchtigung kognitiver Funktionen verbunden. Sie ist also dann zu verwenden, wenn Funktionsstörungen vorliegen, welche die Kriterien von zwei oder mehr Kategorien von F80.-, F81.- und F82 erfüllen.

F84.- Tief greifende Entwicklungsstörungen

Diese Gruppe von Störungen ist gekennzeichnet durch qualitative Abweichungen in den wechselseitigen sozialen Interaktionen und Kommunikationsmustern und durch ein eingeschränktes, stereotypes, sich wiederholendes Repertoire von Interessen und Aktivitäten. Diese qualitativen Auffälligkeiten sind in allen Situationen ein grundlegendes Funktionsmerkmal des betroffenen Kindes.

Sollen alle begleitenden somatischen Zustandsbilder und eine Intelligenzminderung angegeben werden, sind zusätzliche Schlüsselnummern zu benutzen.

F84.0 Frühkindlicher Autismus

Diese Form der tief greifenden Entwicklungsstörung ist durch eine abnorme oder beeinträchtigte Entwicklung definiert, die sich vor dem dritten Lebensjahr manifestiert. Sie ist außerdem gekennzeichnet durch ein charakteristisches Muster abnormer Funktionen in den folgenden psychopathologischen Bereichen: in der sozialen Interaktion, der Kommunikation und im eingeschränkten stereotyp repetitiven Verhalten. Neben diesen spezifischen diagnostischen Merkmalen zeigt sich häufig eine Vielzahl unspezifischer Probleme, wie Phobien, Schlaf- und Essstörungen, Wutausbrüche und (autodestruktive) Aggression.

Autistische Störung
Frühkindliche Psychose
Infantiler Autismus
Kanner-Syndrom

Exkl.: Autistische Psychopathie (F84.5)

F84.1 Atypischer Autismus

Diese Form der tief greifenden Entwicklungsstörung unterscheidet sich vom frühkindlichen Autismus entweder durch das Alter bei Krankheitsbeginn oder dadurch, dass die diagnostischen Kriterien nicht in allen genannten Bereichen erfüllt werden. Diese Subkategorie sollte immer dann verwendet werden, wenn die abnorme oder beeinträchtigte Entwicklung erst nach dem dritten Lebensjahr manifest wird und wenn nicht in allen für die Diagnose Autismus geforderten psychopathologischen Bereichen (nämlich wechselseitige soziale Interaktionen, Kommunikation und eingeschränktes, stereotyp repetitives Verhalten) Auffälligkeiten nachweisbar sind, auch wenn charakteristische Abweichungen auf anderen Gebieten vorliegen. Atypischer Autismus tritt sehr häufig bei schwer retardierten bzw. unter einer schweren rezeptiven Störung der Sprachentwicklung leidenden Patienten auf.

Atypische kindliche Psychose
Intelligenzminderung mit autistischen Zügen

Soll eine Intelligenzstörung angegeben werden, ist eine zusätzliche Schlüsselnummer (F70-F79) zu benutzen.

F84.2   Rett-Syndrom

Dieses Zustandsbild wurde bisher nur bei Mädchen beschrieben; nach einer scheinbar normalen frühen Entwicklung erfolgt ein teilweiser oder vollständiger Verlust der Sprache, der lokomotorischen Fähigkeiten und der Gebrauchsfähigkeiten der Hände gemeinsam mit einer Verlangsamung des Kopfwachstums. Der Beginn dieser Störung liegt zwischen dem 7. und 24. Lebensmonat. Der Verlust zielgerichteter Handbewegungen, Stereotypien in Form von Drehbewegungen der Hände und Hyperventilation sind charakteristisch. Sozial- und Spielentwicklung sind gehemmt, das soziale Interesse bleibt jedoch erhalten. Im 4. Lebensjahr beginnt sich eine Rumpfataxie und Apraxie zu entwickeln, choreo-athetoide Bewegungen folgen häufig. Es resultiert fast immer eine schwere Intelligenzminderung.

F84.3   Andere desintegrative Störung des Kindesalters

Diese Form einer tief greifenden Entwicklungsstörung ist - anders als das Rett-Syndrom - durch eine Periode einer zweifellos normalen Entwicklung vor dem Beginn der Krankheit definiert. Es folgt ein Verlust vorher erworbener Fertigkeiten verschiedener Entwicklungsbereiche innerhalb weniger Monate. Typischerweise wird die Störung von einem allgemeinen Interessenverlust an der Umwelt, von stereotypen, sich wiederholenden motorischen Manierismen und einer autismusähnlichen Störung sozialer Interaktionen und der Kommunikation begleitet. In einigen Fällen kann die Störung einer begleitenden Enzephalopathie zugeschrieben werden, die Diagnose ist jedoch anhand der Verhaltensmerkmale zu stellen.

Dementia infantilis
Desintegrative Psychose
Heller-Syndrom
Symbiotische Psychose

Soll eine begleitende neurologische Krankheit angegeben werden, ist eine zusätzliche Schlüsselnummer zu benutzen.

Exkl.: Rett-Syndrom (F84.2)

F84.4   Überaktive Störung mit Intelligenzminderung und Bewegungsstereotypien

Dies ist eine schlecht definierte Störung von unsicherer nosologischer Validität. Diese Kategorie wurde für eine Gruppe von Kindern mit schwerer Intelligenzminderung (IQ unter 35) eingeführt, mit erheblicher Hyperaktivität, Aufmerksamkeitsstörungen und stereotypen Verhaltensweisen. Sie haben meist keinen Nutzen von Stimulanzien (anders als Kinder mit einem IQ im Normbereich) und können auf eine Verabreichung von Stimulanzien eine schwere dysphorische Reaktion - manchmal mit psychomotorischer Entwicklungsverzögerung - zeigen. In der Adoleszenz kann sich die Hyperaktivität in eine verminderte Aktivität wandeln, ein Muster, das bei hyperkinetischen Kindern mit normaler Intelligenz nicht üblich ist. Das Syndrom wird häufig von einer Vielzahl von umschriebenen oder globalen Entwicklungsverzögerungen begleitet. Es ist nicht bekannt, in welchem Umfang das Verhaltensmuster dem niedrigen IQ oder einer organischen Hirnschädigung zuzuschreiben ist.

F84.5   Asperger-Syndrom

Diese Störung von unsicherer nosologischer Validität ist durch dieselbe Form qualitativer Abweichungen der wechselseitigen sozialen Interaktionen, wie für den Autismus typisch, charakterisiert, zusammen mit einem eingeschränkten, stereotypen, sich wiederholenden Repertoire von Interessen und Aktivitäten. Die Störung unterscheidet sich vom Autismus in erster Linie durch fehlende allgemeine Entwicklungsverzögerung bzw. den fehlenden Entwicklungsrückstand der Sprache und der kognitiven Entwicklung. Die Störung geht häufig mit einer auffallenden Ungeschicklichkeit einher. Die Abweichungen tendieren stark dazu, bis in die Adoleszenz und das Erwachsenenalter zu persistieren. Gelegentlich treten psychotische Episoden im frühen Erwachsenenleben auf.

Autistische Psychopathie
Schizoide Störung des Kindesalters

F84.8   Sonstige tief greifende Entwicklungsstörungen

F84.9   Tief greifende Entwicklungsstörung, nicht näher bezeichnet

F88   Andere Entwicklungsstörungen

Inkl.: Entwicklungsbedingte Agnosie

F89   Nicht näher bezeichnete Entwicklungsstörung

Inkl.: Entwicklungsstörung o.n.A.

Verhaltens- und emotionale Störungen mit Beginn in der Kindheit und Jugend (F90-F98)

F90.- Hyperkinetische Störungen

Diese Gruppe von Störungen ist charakterisiert durch einen frühen Beginn, meist in den ersten fünf Lebensjahren, einen Mangel an Ausdauer bei Beschäftigungen, die kognitiven Einsatz verlangen, und eine Tendenz, von einer Tätigkeit zu einer anderen zu wechseln, ohne etwas zu Ende zu bringen; hinzu kommt eine desorganisierte, mangelhaft regulierte und überschießende Aktivität. Verschiedene andere Auffälligkeiten können zusätzlich vorliegen. Hyperkinetische Kinder sind oft achtlos und impulsiv, neigen zu Unfällen und werden oft bestraft, weil sie eher aus Unachtsamkeit als vorsätzlich Regeln verletzen. Ihre Beziehung zu Erwachsenen ist oft von einer Distanzstörung und einem Mangel an normaler Vorsicht und Zurückhaltung geprägt. Bei anderen Kindern sind sie unbeliebt und können isoliert sein. Beeinträchtigung kognitiver Funktionen ist häufig, spezifische Verzögerungen der motorischen und sprachlichen Entwicklung kommen überproportional oft vor. Sekundäre Komplikationen sind dissoziales Verhalten und niedriges Selbstwertgefühl.

Exkl.: Affektive Störungen (F30-F39)
Angststörungen (F41.-, F93.0)
Schizophrenie (F20.-)
Tief greifende Entwicklungsstörungen (F84.-)

F90.0 Einfache Aktivitäts- und Aufmerksamkeitsstörung
Aufmerksamkeitsdefizit bei:
• hyperaktivem Syndrom
• Hyperaktivitätsstörung
• Störung mit Hyperaktivität

Exkl.: Aufmerksamkeitsstörung ohne Hyperaktivität (F98.80)
Hyperkinetische Störung des Sozialverhaltens (F90.1)

F90.1 Hyperkinetische Störung des Sozialverhaltens
Hyperkinetische Störung verbunden mit Störung des Sozialverhaltens

F90.8 Sonstige hyperkinetische Störungen

F90.9 Hyperkinetische Störung, nicht näher bezeichnet
Hyperkinetische Reaktion der Kindheit oder des Jugendalters o.n.A.
Hyperkinetisches Syndrom o.n.A.

F91.- Störungen des Sozialverhaltens

Störungen des Sozialverhaltens sind durch ein sich wiederholendes und anhaltendes Muster dissozialen, aggressiven und aufsässigen Verhaltens charakterisiert. Dieses Verhalten übersteigt mit seinen gröberen Verletzungen die altersentsprechenden sozialen Erwartungen. Es ist also schwerwiegender als gewöhnlicher kindischer Unfug oder jugendliche Aufmüpfigkeit. Das anhaltende Verhaltensmuster muss mindestens sechs Monate oder länger bestanden haben. Störungen des Sozialverhaltens können auch bei anderen psychiatrischen Krankheiten auftreten, in diesen Fällen ist die zugrunde liegende Diagnose zu verwenden.

Beispiele für Verhaltensweisen, welche diese Diagnose begründen, umfassen ein extremes Maß an Streiten oder Tyrannisieren, Grausamkeit gegenüber anderen Personen oder Tieren, erhebliche Destruktivität gegenüber Eigentum, Feuerlegen, Stehlen, häufiges Lügen, Schulschwänzen oder Weglaufen von zu Hause, ungewöhnlich häufige und schwere Wutausbrüche und Ungehorsam. Jedes dieser Beispiele ist bei erheblicher Ausprägung ausreichend für die Diagnose, nicht aber nur isolierte dissoziale Handlungen.

Exkl.: Affektive Störungen (F30-F39)
Kombination mit emotionalen Störungen (F92.-)
Kombination mit hyperkinetischen Störungen (F90.1)
Schizophrenie (F20.-)
Tiefgreifende Entwicklungsstörungen (F84.-)

F91.0 Auf den familiären Rahmen beschränkte Störung des Sozialverhaltens
Diese Verhaltensstörung umfasst dissoziales oder aggressives Verhalten (und nicht nur oppositionelles, aufsässiges oder trotziges Verhalten), das vollständig oder fast völlig auf den häuslichen Rahmen oder auf Interaktionen mit Mitgliedern der Kernfamilie oder der unmittelbaren Lebensgemeinschaft beschränkt ist. Für die Störung müssen die allgemeinen Kriterien für F91.- erfüllt sein. Schwer gestörte Eltern-Kind-Beziehungen sind für die Diagnose allein nicht ausreichend.

F91.1   **Störung des Sozialverhaltens bei fehlenden sozialen Bindungen**

Diese Störung ist charakterisiert durch die Kombination von andauerndem dissozialen oder aggressiven Verhalten, das die allgemeinen Kriterien für F91.- erfüllt und nicht nur oppositionelles, aufsässiges und trotziges Verhalten umfasst, mit deutlichen und tief greifenden Abweichungen der Beziehungen des Betroffenen zu anderen Kindern.

Nichtsozialisierte aggressive Störung
Störung des Sozialverhaltens, nur aggressiver Typ

F91.2   **Störung des Sozialverhaltens bei vorhandenen sozialen Bindungen**

Dieses Störung beinhaltet andauerndes dissoziales oder aggressives Verhalten, das die allgemeinen Kriterien für F91.- erfüllt und nicht nur oppositionelles, aufsässiges und trotziges Verhalten umfasst, und bei Kindern auftritt, die allgemein gut in ihrer Altersgruppe eingebunden sind.

Gemeinsames Stehlen
Gruppendelinquenz
Schulschwänzen
Störung des Sozialverhaltens in der Gruppe
Vergehen im Rahmen einer Bandenmitgliedschaft

F91.3   **Störung des Sozialverhaltens mit oppositionellem, aufsässigem Verhalten**

Diese Verhaltensstörung tritt gewöhnlich bei jüngeren Kindern auf und ist in erster Linie durch deutlich aufsässiges, ungehorsames Verhalten charakterisiert, ohne delinquente Handlungen oder schwere Formen aggressiven oder dissozialen Verhaltens. Für diese Störung müssen die allgemeinen Kriterien für F91.- erfüllt sein: deutlich übermütiges oder ungezogenes Verhalten allein reicht für die Diagnosestellung nicht aus. Vorsicht beim Stellen dieser Diagnose ist vor allem bei älteren Kindern geboten, bei denen klinisch bedeutsame Störungen des Sozialverhaltens meist mit dissozialem oder aggressivem Verhalten einhergehen, das über Aufsässigkeit, Ungehorsam oder Trotz hinausgeht.

F91.8   **Sonstige Störungen des Sozialverhaltens**

F91.9   **Störung des Sozialverhaltens, nicht näher bezeichnet**
Kindheit:
• Störung des Sozialverhaltens o.n.A.
• Verhaltensstörung o.n.A.

F92.-   **Kombinierte Störung des Sozialverhaltens und der Emotionen**

Diese Gruppe von Störungen ist durch die Kombination von anhaltendem aggressiven, dissozialen oder aufsässigen Verhalten charakterisiert mit offensichtlichen und eindeutigen Symptomen von Depression, Angst oder anderen emotionalen Störungen. Sowohl die Kriterien für Störungen des Sozialverhaltens im Kindesalter (F91.-) als auch für emotionale Störungen des Kindesalters (F93.-) bzw. für eine erwachsenentypische neurotische Störung (F40-F49) oder eine affektive Störung (F30-F39) müssen erfüllt sein.

F92.0   **Störung des Sozialverhaltens mit depressiver Störung**

Diese Kategorie verlangt die Kombination einer Störung des Sozialverhaltens (F91.-) mit andauernder und deutlich depressiver Verstimmung (F32.-), die sich in auffälligem Leiden, Interessenverlust, mangelndem Vergnügen an alltäglichen Aktivitäten, Schulderleben und Hoffnungslosigkeit zeigt. Schlafstörungen und Appetitlosigkeit können gleichfalls vorhanden sein.

Störung des Sozialverhaltens (F91.-) mit depressiver Störung (F32.-)

F92.8   **Sonstige kombinierte Störung des Sozialverhaltens und der Emotionen**

Diese Kategorie verlangt die Kombination einer Störung des Sozialverhaltens (F91.-) mit andauernden und deutlichen emotionalen Symptomen wie Angst, Zwangsgedanken oder Zwangshandlungen, Depersonalisation oder Derealisation, Phobien oder Hypochondrie.

Störungen des Sozialverhaltens (F91.-) mit:
• emotionaler Störung (F93.-)
• neurotischer Störung (F40-F49)

F92.9   **Kombinierte Störung des Sozialverhaltens und der Emotionen, nicht näher bezeichnet**

F93.- Emotionale Störungen des Kindesalters

Diese stellen in erster Linie Verstärkungen normaler Entwicklungstrends dar und weniger eigenständige, qualitativ abnorme Phänomene. Die Entwicklungsbezogenheit ist das diagnostische Schlüsselmerkmal für die Unterscheidung der emotionalen Störungen mit Beginn in der Kindheit (F93.-) von den neurotischen Störungen (F40-F48).

Exkl.: Wenn mit einer Störung des Sozialverhaltens verbunden (F92.-)

F93.0 Emotionale Störung mit Trennungsangst des Kindesalters

Eine Störung mit Trennungsangst soll nur dann diagnostiziert werden, wenn die Furcht vor Trennung den Kern der Angst darstellt und wenn eine solche Angst erstmals während der frühen Kindheit auftrat. Sie unterscheidet sich vom normaler Trennungsangst durch eine unübliche Ausprägung, eine abnorme Dauer über die typische Altersstufe hinaus und durch deutliche Probleme in sozialen Funktionen.

Exkl.: Affektive Störungen (F30-F39)
Neurotische Störungen (F40-F48)
Phobische Störung des Kindesalters (F93.1)
Störung mit sozialer Überempfindlichkeit des Kindesalters (F93.2)

F93.1 Phobische Störung des Kindesalters

Es handelt sich um Befürchtungen in der Kindheit, die eine deutliche Spezifität für die entsprechenden Entwicklungsphasen aufweisen und in einem gewissen Ausmaß bei der Mehrzahl der Kinder auftreten, hier aber in einer besonderen Ausprägung. Andere in der Kindheit auftretende Befürchtungen, die nicht normaler Bestandteil der psychosozialen Entwicklung sind, wie z.B. die Agoraphobie sind unter der entsprechenden Kategorie in Abschnitt F40-F48 zu klassifizieren.

Exkl.: Generalisierte Angststörung (F41.1)

F93.2 Störung mit sozialer Ängstlichkeit des Kindesalters

Bei dieser Störung besteht ein Misstrauen gegenüber Fremden und soziale Besorgnis oder Angst, in neuen, fremden oder sozial bedrohlichen Situationen. Diese Kategorie sollte nur verwendet werden, wenn solche Ängste in der frühen Kindheit auftreten und sie ungewöhnlich stark ausgeprägt sind und zu deutlichen Problemen in der sozialen Funktionsfähigkeit führen.

Vermeidende Störung in der Kindheit und Jugend

F93.3 Emotionale Störung mit Geschwisterrivalität

Die Mehrzahl junger Kinder zeigt gewöhnlich ein gewisses Ausmaß emotionaler Störungen nach der Geburt eines unmittelbar nachfolgenden jüngeren Geschwisters. Eine emotionale Störung mit Geschwisterrivalität soll nur dann diagnostiziert werden, wenn sowohl das Ausmaß als auch die Dauer der Störung übermäßig ausgeprägt sind und mit Störungen der sozialen Interaktionen einhergehen.

Geschwistereifersucht

F93.8 Sonstige emotionale Störungen des Kindesalters
Identitätsstörung
Störung mit Überängstlichkeit

Exkl.: Störung der Geschlechtsidentität des Kindesalters (F64.2)

F93.9 Emotionale Störung des Kindesalters, nicht näher bezeichnet

F94.- Störungen sozialer Funktionen mit Beginn in der Kindheit und Jugend

Es handelt sich um eine etwas heterogene Gruppe von Störungen, mit Abweichungen in der sozialen Funktionsfähigkeit und Beginn in der Entwicklungszeit. Anders als tief greifenden Entwicklungsstörungen sind sie jedoch nicht primär durch eine offensichtliche konstitutionelle soziale Beeinträchtigung oder Defizite in allen Bereichen sozialer Funktionen charakterisiert. In vielen Fällen spielen schwerwiegende Milieuschäden oder Deprivation eine vermutlich entscheidende Rolle in der Ätiologie.

F94.0 Elektiver Mutismus

Dieser ist durch eine deutliche, emotional bedingte Selektivität des Sprechens charakterisiert, so dass das Kind in einigen Situationen spricht, in anderen definierbaren Situationen jedoch nicht. Diese Störung ist üblicherweise mit besonderen Persönlichkeitsmerkmalen wie Sozialangst, Rückzug, Empfindsamkeit oder Widerstand verbunden.

Selektiver Mutismus

Exkl.: Passagerer Mutismus als Teil einer Störung mit Trennungsangst bei jungen Kindern (F93.0)
Schizophrenie (F20.-)
Tiefgreifende Entwicklungsstörungen (F84.-)
Umschriebene Entwicklungsstörungen des Sprechens und der Sprache (F80.-)

F94.1 **Reaktive Bindungsstörung des Kindesalters**

Diese tritt in den ersten fünf Lebensjahren auf und ist durch anhaltende Auffälligkeiten im sozialen Beziehungsmuster des Kindes charakterisiert. Diese sind von einer emotionalen Störung begleitet und reagieren auf Wechsel in den Milieuverhältnissen. Die Symptome bestehen aus Furchtsamkeit und Übervorsichtigkeit, eingeschränkten sozialen Interaktionen mit Gleichaltrigen, gegen sich selbst oder andere gerichteten Aggressionen, Unglücklichsein und in einigen Fällen Wachstumsverzögerung. Das Syndrom tritt wahrscheinlich als direkte Folge schwerer elterlicher Vernachlässigung, Missbrauch oder schwerer Misshandlung auf.

Soll eine begleitende Gedeih- oder Wachstumsstörung angegeben werden, ist eine zusätzliche Schlüsselnummer zu benutzen.

Exkl.: Asperger-Syndrom (F84.5)
Bindungsstörung des Kindesalters mit Enthemmung (F94.2)
Missbrauch von Personen (T74.-)
Normvariation im Muster der selektiven Bindung
Psychosoziale Probleme infolge von sexueller oder körperlicher Misshandlung im Kindesalter (Z61)

F94.2 **Bindungsstörung des Kindesalters mit Enthemmung**

Ein spezifisches abnormes soziales Funktionsmuster, das während der ersten fünf Lebensjahre auftritt mit einer Tendenz, trotz deutlicher Änderungen in den Milieubedingungen zu persistieren. Dieses kann z.B. in diffusem, nichtselektivem Bindungsverhalten bestehen, in aufmerksamkeitssuchendem und wahllos freundlichem Verhalten und kaum modulierten Interaktionen mit Gleichaltrigen; je nach Umständen kommen auch emotionale und Verhaltensstörungen vor.

Gefühlsarme Psychopathie
Hospitalismus

Exkl.: Asperger-Syndrom (F84.5)
Hyperkinetische Störungen (F90.-)
Hospitalismus bei Kindern (F43.2)
Reaktive Bindungsstörung des Kindesalters (F94.1)

F94.8 **Sonstige Störungen sozialer Funktionen mit Beginn in der Kindheit**

F94.9 **Störung sozialer Funktionen mit Beginn in der Kindheit, nicht näher bezeichnet**

F95.- **Ticstörungen**

Syndrome, bei denen das vorwiegende Symptom ein Tic ist. Ein Tic ist eine unwillkürliche, rasche, wiederholte, nichtrhythmische Bewegung meist umschriebener Muskelgruppen oder eine Lautproduktion, die plötzlich einsetzt und keinem erkennbaren Zweck dient. Normalerweise werden Tics als nicht willkürlich beeinflussbar erlebt, sie können jedoch meist für unterschiedlich lange Zeiträume unterdrückt werden. Belastungen können sie verstärken, während des Schlafens verschwinden sie. Häufige einfache motorische Tics sind Blinzeln, Kopfwerfen, Schulterzucken und Grimassieren. Häufige einfache vokale Tics sind z.B. Räuspern, Bellen, Schnüffeln und Zischen. Komplexe Tics sind Sich-selbst-schlagen sowie Springen und Hüpfen. Komplexe vokale Tics sind die Wiederholung bestimmter Wörter und manchmal der Gebrauch sozial unangebrachter, oft obszöner Wörter (Koprolalie) und die Wiederholung eigener Laute oder Wörter (Palilalie).

F95.0 **Vorübergehende Ticstörung**

Sie erfüllt die allgemeinen Kriterien für eine Ticstörung, jedoch halten die Tics nicht länger als 12 Monate an. Die Tics sind häufig Blinzeln, Grimassieren oder Kopfschütteln.

F95.1 **Chronische motorische oder vokale Ticstörung**

Sie erfüllt die allgemeinen Kriterien für eine Ticstörung, wobei motorische oder vokale Tics, jedoch nicht beide zugleich, einzeln, meist jedoch multipel, auftreten und länger als ein Jahr andauern.

F95.2 **Kombinierte vokale und multiple motorische Tics [Tourette-Syndrom]**

Eine Form der Ticstörung, bei der gegenwärtig oder in der Vergangenheit multiple motorische Tics und ein oder mehrere vokale Tics vorgekommen sind, die aber nicht notwendigerweise gleichzeitig auftreten müssen. Die Störung verschlechtert sich meist während der Adoleszenz und neigt dazu, bis in das Erwachsenenalter anzuhalten. Die vokalen Tics sind häufig multipel mit explosiven repetitiven Vokalisationen, Räuspern und Grunzen und Gebrauch von obszönen Wörtern oder Phrasen. Manchmal besteht eine begleitende gestische Echopraxie, die ebenfalls obszöner Natur sein kann (Kopropraxie).

F95.8 **Sonstige Ticstörungen**

F95.9 **Ticstörung, nicht näher bezeichnet**

Tic o.n.A.

F98.- **Andere Verhaltens- und emotionale Störungen mit Beginn in der Kindheit und Jugend**

Dieser heterogenen Gruppe von Störungen ist der Beginn in der Kindheit gemeinsam, sonst unterscheiden sie sich jedoch in vieler Hinsicht. Einige der Störungen repräsentieren gut definierte Syndrome, andere sind jedoch nicht mehr als Symptomkomplexe, die hier aber wegen ihrer Häufigkeit und ihrer sozialen Folgen und weil sie anderen Syndromen nicht zugeordnet werden können, aufgeführt werden.

Exkl.: Emotional bedingte Schlafstörungen (F51.-)
Geschlechtsidentitätsstörung des Kindesalters (F64.2)
Kleine-Levin-Syndrom (G47.8)
Perioden von Atemanhalten (R06.88)
Zwangsstörung (F42.-)

F98.0- **Nichtorganische Enuresis**

Diese Störung ist charakterisiert durch unwillkürlichen Harnabgang am Tag und in der Nacht, untypisch für das Entwicklungsalter. Sie ist nicht Folge einer mangelnden Blasenkontrolle aufgrund einer neurologischen Krankheit, epileptischer Anfälle oder einer strukturellen Anomalie der ableitenden Harnwege. Die Enuresis kann von Geburt an bestehen oder nach einer Periode bereits erworbener Blasenkontrolle aufgetreten sein. Die Enuresis kann von einer schweren emotionalen oder Verhaltensstörung begleitet werden.

Funktionelle Enuresis
Nichtorganische primäre oder sekundäre Enuresis
Nichtorganische Harninkontinenz
Psychogene Enuresis

Exkl.: Enuresis o.n.A. (R32)

F98.00 Enuresis nocturna

F98.01 Enuresis diurna

F98.02 Enuresis nocturna et diurna

F98.08 Sonstige und nicht näher bezeichnete nichtorganische Enuresis

F98.1 **Nichtorganische Enkopresis**

Wiederholtes willkürliches oder unwillkürliches Absetzen von Faeces normaler oder fast normaler Konsistenz an Stellen, die im soziokulturellen Umfeld des Betroffenen nicht dafür vorgesehen sind. Die Störung kann eine abnorme Verlängerung der normalen infantilen Inkontinenz darstellen oder einen Kontinenzverlust nach bereits vorhandener Darmkontrolle, oder es kann sich um ein absichtliches Absetzen von Stuhl an dafür nicht vorgesehenen Stellen trotz normaler physiologischer Darmkontrolle handeln. Das Zustandsbild kann als monosymptomatische Störung auftreten oder als Teil einer umfassenderen Störung, besonders einer emotionalen Störung (F93.-) oder einer Störung des Sozialverhaltens (F91.-).

Funktionelle Enkopresis
Nichtorganische Stuhlinkontinenz
Psychogene Enkopresis

Soll die Ursache einer eventuell gleichzeitig bestehenden Obstipation angegeben werden, ist eine zusätzliche Schlüsselnummer zu benutzen.

Exkl.: Enkopresis o.n.A. (R15)

F98.2 **Fütterstörung im frühen Kindesalter**

Eine Fütterstörung mit unterschiedlicher Symptomatik, die gewöhnlich für das Kleinkindalter und frühe Kindesalter spezifisch ist. Im Allgemeinen umfasst die Nahrungsverweigerung extrem wählerisches Essverhalten bei angemessenem Nahrungsangebot und einer einigermaßen kompetenten Betreuungsperson in Abwesenheit einer organischen Krankheit. Begleitend kann Rumination - d.h. wiederholtes Heraufwürgen von Nahrung ohne Übelkeit oder eine gastrointestinale Krankheit - vorhanden sein.

Rumination im Kleinkindalter

Exkl.: Anorexia nervosa und andere Essstörungen (F50.-)
Fütterprobleme bei Neugeborenen (P92.-)
Fütterschwierigkeiten und Betreuungsfehler (R63.3)
Pica im Kleinkind- oder Kindesalter (F98.3)

F98.3 **Pica im Kindesalter**

Anhaltender Verzehr nicht essbarer Substanzen wie Erde, Farbschnipsel usw.. Sie kann als eines von vielen Symptomen einer umfassenderen psychischen Störung wie Autismus auftreten oder sie kann als relativ isolierte psychopathologische Auffälligkeit vorkommen; nur das letztere wird hier kodiert. Das Phänomen ist bei intelligenzgeminderten Kindern am häufigsten. Wenn eine solche Intelligenzminderung vorliegt, ist als Hauptdiagnose eine Kodierung unter F70-F79 zu verwenden.

ICD-10-GM Version 2019

F98.4- **Stereotype Bewegungsstörungen**

Willkürliche, wiederholte, stereotype, nicht funktionale und oft rhythmische Bewegungen, die nicht Teil einer anderen psychischen oder neurologischen Krankheit sind. Wenn solche Bewegungen als Symptome einer anderen Störung vorkommen, soll nur die übergreifende Störung kodiert werden. Nichtselbstbeschädigende Bewegungen sind z.B.: Körperschaukeln, Kopfschaukeln, Haarezupfen, Haaredrehen, Fingerschnipsgewohnheiten und Händeschütteln. Stereotype Selbstbeschädigungen sind z.B.: Wiederholtes Kopfanschlagen, Ins-Gesicht-Schlagen, In-die-Augen-Bohren und Beißen in Hände, Lippen oder andere Körperpartien. Alle stereotypen Bewegungsstörungen treten am häufigsten in Verbindung mit Intelligenzminderung auf; wenn dies der Fall ist, sind beide Störungen zu kodieren.

Wenn das Bohren in den Augen bei einem Kind mit visueller Behinderung auftritt, soll beides kodiert werden: das Bohren in den Augen mit F98.4- und die Sehstörung mit der Kodierung der entsprechenden somatischen Störung.

Stereotypie/abnorme Gewohnheit

Exkl.: Abnorme unwillkürliche Bewegungen (R25.-)
Bewegungsstörungen organischer Ursache (G20-G25)
Daumenlutschen (F98.8<u>8</u>)
Nägelbeißen (F98.8<u>8</u>)
Nasebohren (F98.8<u>8</u>)
Stereotypien als Teil einer umfassenderen psychischen Störung (F00-F95)
Ticstörungen (F95.-)
Trichotillomanie (F63.3)

F98.40 Ohne Selbstverletzung

F98.41 Mit Selbstverletzung

F98.49 Ohne Angabe einer Selbstverletzung

F98.5 **Stottern [Stammeln]**

Hierbei ist das Sprechen durch häufige Wiederholung oder Dehnung von Lauten, Silben oder Wörtern, oder durch häufiges Zögern und Innehalten, das den rhythmischen Sprechfluss unterbricht, gekennzeichnet. Es soll als Störung nur klassifiziert werden, wenn die Sprechflüssigkeit deutlich beeinträchtigt ist.

Exkl.: Poltern (F98.6)
Ticstörungen (F95.-)

F98.6 **Poltern**

Eine hohe Sprechgeschwindigkeit mit Störung der Sprechflüssigkeit, jedoch ohne Wiederholungen oder Zögern, von einem Schweregrad, der zu einer beeinträchtigten Sprechverständlichkeit führt. Das Sprechen ist unregelmäßig und unrhythmisch, mit schnellen, ruckartigen Anläufen, die gewöhnlich zu einem fehlerhaften Satzmuster führen.

Exkl.: Stottern (F98.5)
Ticstörungen (F95.-)

F98.8- **Sonstige näher bezeichnete Verhaltens- und emotionale Störungen mit Beginn in der Kindheit und Jugend**

F98.80 Aufmerksamkeitsstörung ohne Hyperaktivität mit Beginn in der Kindheit und Jugend

F98.88 Sonstige näher bezeichnete Verhaltens- und emotionale Störungen mit Beginn in der Kindheit und Jugend
Daumenlutschen
Exzessive Masturbation
Nägelkauen
Nasebohren

F98.9 **Nicht näher bezeichnete Verhaltens- oder emotionale Störungen mit Beginn in der Kindheit und Jugend**

Nicht näher bezeichnete psychische Störungen (F99-F99)

F99 **Psychische Störung ohne nähere Angabe**
Inkl.: Psychische Krankheit o.n.A.
Exkl.: Organische psychische Störung o.n.A. (F06.9)

ICD-10-GM Version 2019

Kapitel VI:

Krankheiten des Nervensystems (G00 - G99)

Exkl.: Angeborene Fehlbildungen, Deformitäten und Chromosomenanomalien (Q00-Q99)
Bestimmte infektiöse und parasitäre Krankheiten (A00-B99)
Bestimmte Zustände, die ihren Ursprung in der Perinatalperiode haben (P00-P96)
Endokrine, Ernährungs- und Stoffwechselkrankheiten (E00-E90)
Komplikationen der Schwangerschaft, der Geburt und des Wochenbettes (O00-O99)
Neubildungen (C00-D48)
Symptome und abnorme klinische und Laborbefunde, die anderenorts nicht klassifiziert sind (R00-R99)
Verletzungen, Vergiftungen und bestimmte andere Folgen äußerer Ursachen (S00-T98)

Dieses Kapitel gliedert sich in folgende Gruppen:

G00-G09	Entzündliche Krankheiten des Zentralnervensystems
G10-G14	Systematrophien, die vorwiegend das Zentralnervensystem betreffen
G20-G26	Extrapyramidale Krankheiten und Bewegungsstörungen
G30-G32	Sonstige degenerative Krankheiten des Nervensystems
G35-G37	Demyelinisierende Krankheiten des Zentralnervensystems
G40-G47	Episodische und paroxysmale Krankheiten des Nervensystems
G50-G59	Krankheiten von Nerven, Nervenwurzeln und Nervenplexus
G60-G64	Polyneuropathien und sonstige Krankheiten des peripheren Nervensystems
G70-G73	Krankheiten im Bereich der neuromuskulären Synapse und des Muskels
G80-G83	Zerebrale Lähmung und sonstige Lähmungssyndrome
G90-G99	Sonstige Krankheiten des Nervensystems

Dieses Kapitel enthält die folgende(n) Sternschlüsselnummer(n)

G01*	Meningitis bei anderenorts klassifizierten bakteriellen Krankheiten
G02.-*	Meningitis bei sonstigen anderenorts klassifizierten infektiösen und parasitären Krankheiten
G05.-*	Enzephalitis, Myelitis und Enzephalomyelitis bei anderenorts klassifizierten Krankheiten
G07*	Intrakranielle und intraspinale Abszesse und Granulome bei anderenorts klassifizierten Krankheiten
G13.-*	Systematrophien, vorwiegend das Zentralnervensystem betreffend, bei anderenorts klassifizierten Krankheiten
G22*	Parkinson-Syndrom bei anderenorts klassifizierten Krankheiten
G26*	Extrapyramidale Krankheiten und Bewegungsstörungen bei anderenorts klassifizierten Krankheiten
G32.-*	Sonstige degenerative Krankheiten des Nervensystems bei anderenorts klassifizierten Krankheiten
G46.-*	Zerebrale Gefäßsyndrome bei zerebrovaskulären Krankheiten
G53.-*	Krankheiten der Hirnnerven bei anderenorts klassifizierten Krankheiten
G55.-*	Kompression von Nervenwurzeln und Nervenplexus bei anderenorts klassifizierten Krankheiten
G59.-*	Mononeuropathie bei anderenorts klassifizierten Krankheiten
G63.-*	Polyneuropathie bei anderenorts klassifizierten Krankheiten
G73.-*	Krankheiten im Bereich der neuromuskulären Synapse und des Muskels bei anderenorts klassifizierten Krankheiten
G94.-*	Sonstige Krankheiten des Gehirns bei anderenorts klassifizierten Krankheiten
G99.-*	Sonstige Krankheiten des Nervensystems bei anderenorts klassifizierten Krankheiten

Dieses Kapitel enthält die folgende(n) Ausrufezeichenschlüsselnummer(n)

G82.6-!	Funktionale Höhe der Schädigung des Rückenmarkes

Entzündliche Krankheiten des Zentralnervensystems (G00-G09)

G00.- **Bakterielle Meningitis, anderenorts nicht klassifiziert**
Inkl.: Arachnoiditis
Leptomeningitis
Meningitis   bakteriell
Pachymeningitis

Exkl.: Bakterielle:
- Meningoenzephalitis (G04.2)
- Meningomyelitis (G04.2)

G00.0 **Meningitis durch Haemophilus influenzae**

G00.1 **Pneumokokkenmeningitis**

G00.2 **Streptokokkenmeningitis**

G00.3 **Staphylokokkenmeningitis**

G00.8 **Sonstige bakterielle Meningitis**
Meningitis durch:
- Escherichia coli
- Klebsiella
- Klebsiella pneumoniae [Friedländer]

G00.9 **Bakterielle Meningitis, nicht näher bezeichnet**
Meningitis:
- eitrig o.n.A.
- purulent o.n.A.
- pyogen o.n.A.

G01* **Meningitis bei anderenorts klassifizierten bakteriellen Krankheiten**
Inkl.: Meningitis (bei) (durch):
- Anthrax [Milzbrand] (A22.8†)
- Gonokokken (A54.8†)
- Leptospirose (A27.-†)
- Listerien (A32.1†)
- Lyme-Krankheit (A69.2†)
- Meningokokken (A39.0†)
- Neurosyphilis (A52.1†)
- Salmonelleninfektion (A02.2†)
- Syphilis:
  - konnatal (A50.4†)
  - sekundär (A51.4†)
- tuberkulös (A17.0†)
- Typhus abdominalis (A01.0†)

Exkl.: Meningoenzephalitis und Meningomyelitis bei anderenorts klassifizierten bakteriellen Krankheiten (G05.0*)

G02.-* **Meningitis bei sonstigen anderenorts klassifizierten infektiösen und parasitären Krankheiten**

Exkl.: Meningoenzephalitis und Meningomyelitis bei sonstigen anderenorts klassifizierten infektiösen und parasitären Krankheiten (G05.1*-G05.2*)

G02.0* **Meningitis bei anderenorts klassifizierten Viruskrankheiten**

Meningitis (bei) (durch):
- Adenoviren (A87.1†)
- Enteroviren (A87.0†)
- Herpesviren [Herpes simplex] (B00.3†)
- infektiöser Mononukleose (B27.-†)
- Masern (B05.1†)
- Mumps (B26.1†)
- Röteln (B06.0†)
- Varizellen [Windpocken] (B01.0†)
- Zoster (B02.1†)

G02.1* **Meningitis bei anderenorts klassifizierten Mykosen**

Meningitis bei:
- Kandidose (B37.5†)
- Kokzidioidomykose (B38.4†)
- Kryptokokkose (B45.1†)

G02.8* **Meningitis bei sonstigen näher bezeichneten anderenorts klassifizierten infektiösen und parasitären Krankheiten**

Meningitis durch:
- afrikanische Trypanosomiasis (B56.-†)
- Chagas-Krankheit (chronisch) (B57.4†)

G03.- **Meningitis durch sonstige und nicht näher bezeichnete Ursachen**

Inkl.: Arachnoiditis
Leptomeningitis
Meningitis } durch sonstige und nicht näher bezeichnete Ursachen
Pachymeningitis

Exkl.: Meningoenzephalitis (G04.-)
Meningomyelitis (G04.-)

G03.0 **Nichteitrige Meningitis**
Abakterielle Meningitis

G03.1 **Chronische Meningitis**

G03.2 **Benigne rezidivierende Meningitis [Mollaret-Meningitis]**

G03.8 **Meningitis durch sonstige näher bezeichnete Ursachen**

G03.9 **Meningitis, nicht näher bezeichnet**
Arachnoiditis (spinal) o.n.A.

G04.- **Enzephalitis, Myelitis und Enzephalomyelitis**

Inkl.: Akute aszendierende Myelitis
Meningoenzephalitis
Meningomyelitis

Exkl.: Enzephalopathie:
- alkoholisch (G31.2)
- toxisch (G92)
- o.n.A. (G93.4)
Multiple Sklerose [Encephalomyelitis disseminata] (G35.-)
Myalgische Enzephalomyelitis (G93.3)
Myelitis transversa acuta (G37.3)
Subakute nekrotisierende Myelitis [Foix-Alajouanine-Syndrom] (G37.4)

G04.0 **Akute disseminierte Enzephalitis**
Enzephalitis
Enzephalomyelitis } nach Impfung

Soll der Impfstoff angegeben werden, ist eine zusätzliche Schlüsselnummer (Kapitel XX) zu benutzen.

G04.1 **Humane T-Zell-lymphotrope Virus-assoziierte Myelopathie**
Tropische spastische Paraplegie

G04.2 **Bakterielle Meningoenzephalitis und Meningomyelitis, anderenorts nicht klassifiziert**

G04.8 **Sonstige Enzephalitis, Myelitis und Enzephalomyelitis**
Postinfektiöse Enzephalitis und Enzephalomyelitis o.n.A.

G04.9 **Enzephalitis, Myelitis und Enzephalomyelitis, nicht näher bezeichnet**
Ventrikulitis (zerebral) o.n.A.

G05.-* **Enzephalitis, Myelitis und Enzephalomyelitis bei anderenorts klassifizierten Krankheiten**
Inkl.: Meningoenzephalitis und Meningomyelitis bei anderenorts klassifizierten Krankheiten

G05.0* **Enzephalitis, Myelitis und Enzephalomyelitis bei anderenorts klassifizierten bakteriellen Krankheiten**
Enzephalitis, Myelitis oder Enzephalomyelitis (bei) (durch):
• Listerien (A32.1†)
• Meningokokken (A39.8†)
• Syphilis:
  • konnatal (A50.4†)
  • Spät- (A52.1†)
• tuberkulös (A17.8†)

G05.1* **Enzephalitis, Myelitis und Enzephalomyelitis bei anderenorts klassifizierten Viruskrankheiten**
Enzephalitis, Myelitis oder Enzephalomyelitis (bei) (durch):
• Adenoviren (A85.1†)
• Enteroviren (A85.0†)
• Grippe:
  • saisonal, Virus nachgewiesen (J10.8†)
  • Virus nicht nachgewiesen (J11.8†)
  • zoonotisch oder pandemisch, Virus nachgewiesen (J09†)
• Herpesviren [Herpes simplex] (B00.4†)
• Masern (B05.0†)
• Mumps (B26.2†)
• Röteln (B06.0†)
• Varizellen (B01.1†)
• Zoster (B02.0†)
• Zytomegalieviren (B25.88†)

G05.2* **Enzephalitis, Myelitis und Enzephalomyelitis bei sonstigen anderenorts klassifizierten infektiösen und parasitären Krankheiten**
Enzephalitis, Myelitis oder Enzephalomyelitis bei:
• afrikanischer Trypanosomiasis (B56.-†)
• Chagas-Krankheit (chronisch) (B57.4†)
• Naegleriainfektion (B60.2†)
• Toxoplasmose (B58.2†)
Eosinophile Meningoenzephalitis (B83.2†)

G05.8* **Enzephalitis, Myelitis und Enzephalomyelitis bei sonstigen anderenorts klassifizierten Krankheiten**
Enzephalopathie bei systemischem Lupus erythematodes (M32.1†)

G06.- **Intrakranielle und intraspinale Abszesse und Granulome**
Soll der Infektionserreger angegeben werden, ist eine zusätzliche Schlüsselnummer (B95-B98) zu benutzen.

G06.0 **Intrakranieller Abszess und intrakranielles Granulom**
Abszess (embolisch):
• Gehirn [jeder Teil]
• otogen
• zerebellar
• zerebral
Intrakranieller Abszess oder intrakranielles Granulom:
• epidural
• extradural
• subdural

G06.1 **Intraspinaler Abszess und intraspinales Granulom**
Abszess (embolisch) des Rückenmarkes [jeder Teil]
Intraspinaler Abszess oder intraspinales Granulom:
• epidural
• extradural
• subdural

G06.2 **Extraduraler und subduraler Abszess, nicht näher bezeichnet**

G07* **Intrakranielle und intraspinale Abszesse und Granulome bei anderenorts klassifizierten Krankheiten**
Inkl.: Hirnabszess (durch):
• Amöben (A06.6†)
• Gonokokken (A54.8†)
• tuberkulös (A17.8†)
Hirngranulom bei Schistosomiasis (B65.-†)
Tuberkulom:
• Gehirn (A17.8†)
• Meningen (A17.1†)

G08 **Intrakranielle und intraspinale Phlebitis und Thrombophlebitis**
Inkl.: Septische:
• Embolie
• Endophlebitis
• Phlebitis   intrakranielle oder intraspinale venöse Sinus und Venen
• Thrombophlebitis
• Thrombose

Exkl.: Intrakranielle Phlebitis und Thrombophlebitis:
• als Komplikation von:
  • Abort, Extrauteringravidität oder Molenschwangerschaft (O00-O07, O08.7)
  • Schwangerschaft, Geburt oder Wochenbett (O22.5, O87.3)
• nichtpyogen (I67.6)
Nichteitrige intraspinale Phlebitis und Thrombophlebitis (G95.18)

G09 **Folgen entzündlicher Krankheiten des Zentralnervensystems**
Hinw.: Soll bei einer anderenorts klassifizierten Störung angegeben werden, dass sie Folge eines primär unter G00-G08 (mit Ausnahme der Stern-Kategorien) klassifizierbaren Zustandes ist, so ist (statt einer Schlüsselnummer aus G00-G08) die vorliegende Kategorie zu verwenden. Zu den "Folgen" zählen Krankheitszustände, die als Folgen oder Spätfolgen bezeichnet sind oder die ein Jahr oder länger seit Beginn des verursachenden Leidens bestehen. Für den Gebrauch dieser Kategorie sollten die betreffenden Regeln und Richtlinien zur Verschlüsselung der Morbidität und Mortalität in Band 2 (Regelwerk) herangezogen werden.

Systematrophien, die vorwiegend das Zentralnervensystem betreffen (G10-G14)

G10 **Chorea Huntington**
Inkl.: Chorea chronica progressiva hereditaria
Huntington-Krankheit

G11.- **Hereditäre Ataxie**
Exkl.: Hereditäre und idiopathische Neuropathie (G60.-)
Infantile Zerebralparese (G80.-)
Stoffwechselstörungen (E70-E90)

G11.0 **Angeborene nichtprogressive Ataxie**

G11.1   **Früh beginnende zerebellare Ataxie**
Hinw.: Beginn gewöhnlich vor dem 20. Lebensjahr

Friedreich-Ataxie (autosomal-rezessiv)
Früh beginnende zerebellare Ataxie [EOCA] mit:
• erhaltenen Sehnenreflexen [retained tendon reflexes]
• essentiellem Tremor
• Myoklonie [Dyssynergia cerebellaris myoclonica (Hunt)]
X-chromosomal-rezessive spinozerebellare Ataxie

G11.2   **Spät beginnende zerebellare Ataxie**
Hinw.: Beginn gewöhnlich nach dem 20. Lebensjahr

G11.3   **Zerebellare Ataxie mit defektem DNA-Reparatursystem**
Ataxia teleangiectatica [Louis-Bar-Syndrom]

Exkl.:   Cockayne-Syndrom (Q87.1)
Xeroderma pigmentosum (Q82.1)

G11.4   **Hereditäre spastische Paraplegie**

G11.8   **Sonstige hereditäre Ataxien**

G11.9   **Hereditäre Ataxie, nicht näher bezeichnet**
Hereditäre(s) zerebellare(s):
• Ataxie o.n.A.
• Degeneration
• Krankheit
• Syndrom

G12.-   **Spinale Muskelatrophie und verwandte Syndrome**

G12.0   **Infantile spinale Muskelatrophie, Typ I [Typ Werdnig-Hoffmann]**

G12.1   **Sonstige vererbte spinale Muskelatrophie**
Progressive Bulbärparalyse im Kindesalter [Fazio-Londe-Syndrom]
Spinale Muskelatrophie:
• distale Form
• Erwachsenenform
• juvenile Form, Typ III [Typ Kugelberg-Welander]
• Kindheitsform, Typ II
• skapuloperonäale Form

G12.2   **Motoneuron-Krankheit**
Familiäre Motoneuron-Krankheit
Lateralsklerose:
• myatrophisch [amyotrophisch]
• primär
Progressive:
• Bulbärparalyse
• spinale Muskelatrophie
Spinobulbäre Muskelatrophie Typ Kennedy [Kennedy-Krankheit]

G12.8   **Sonstige spinale Muskelatrophien und verwandte Syndrome**

G12.9   **Spinale Muskelatrophie, nicht näher bezeichnet**

G13.-*   Systematrophien, vorwiegend das Zentralnervensystem betreffend, bei anderenorts klassifizierten Krankheiten

G13.0*   **Paraneoplastische Neuromyopathie und Neuropathie**
Karzinomatöse Neuromyopathie (C00-C96†)
Sensorische paraneoplastische Neuropathie, Typ Denny-Brown (C00-D48†)

G13.1*   **Sonstige Systematrophien, vorwiegend das Zentralnervensystem betreffend, bei Neubildungen**
Paraneoplastische limbische Enzephalopathie (C00-D48†)

G13.2*   **Systematrophie, vorwiegend das Zentralnervensystem betreffend, bei Myxödem (E00.1†, E03.-†)**

G13.8*   **Systematrophien, vorwiegend das Zentralnervensystem betreffend, bei sonstigen anderenorts klassifizierten Krankheiten**

G14 **Postpolio-Syndrom**
Inkl.: Postpoliomyelitis-Syndrom
Exkl.: Folgezustände der Poliomyelitis (B91)

Extrapyramidale Krankheiten und Bewegungsstörungen (G20-G26)

G20.- **Primäres Parkinson-Syndrom**
Inkl.: Hemiparkinson
Paralysis agitans
Parkinsonismus oder Parkinson-Krankheit:
• idiopathisch
• primär
• o.n.A.

Die Zuordnung des Schweregrades der Parkinson-Krankheit zu den Subkategorien G20.0-G20.2 ist nach der modifizierten Stadieneinteilung der Parkinson-Krankheit nach Hoehn und Yahr vorzunehmen.

Die folgenden fünften Stellen sind bei der Kategorie G20 zu benutzen:

0   Ohne Wirkungsfluktuation
     Ohne Angabe einer Wirkungsfluktuation

1   Mit Wirkungsfluktuation

G20.0- **Primäres Parkinson-Syndrom mit fehlender oder geringer Beeinträchtigung**
Stadien 0 bis unter 3 nach Hoehn und Yahr

G20.1- **Primäres Parkinson-Syndrom mit mäßiger bis schwerer Beeinträchtigung**
Stadien 3 oder 4 nach Hoehn und Yahr

G20.2- **Primäres Parkinson-Syndrom mit schwerster Beeinträchtigung**
Stadium 5 nach Hoehn und Yahr

G20.9- **Primäres Parkinson-Syndrom, nicht näher bezeichnet**

G21.- **Sekundäres Parkinson-Syndrom**
Inkl.: Sekundärer Parkinsonismus

G21.0 **Malignes Neuroleptika-Syndrom**
Soll die Substanz angegeben werden, ist eine zusätzliche Schlüsselnummer (Kapitel XX) zu benutzen.

G21.1 **Sonstiges arzneimittelinduziertes Parkinson-Syndrom**
Soll die Substanz angegeben werden, ist eine zusätzliche Schlüsselnummer (Kapitel XX) zu benutzen.

G21.2 **Parkinson-Syndrom durch sonstige exogene Agenzien**
Soll das exogene Agens angegeben werden, ist eine zusätzliche Schlüsselnummer (Kapitel XX) zu benutzen.

G21.3 **Postenzephalitisches Parkinson-Syndrom**

G21.4 **Vaskuläres Parkinson-Syndrom**

G21.8 **Sonstiges sekundäres Parkinson-Syndrom**

G21.9 **Sekundäres Parkinson-Syndrom, nicht näher bezeichnet**

G22* **Parkinson-Syndrom bei anderenorts klassifizierten Krankheiten**
Inkl.: Parkinson-Syndrom bei Syphilis (A52.1†)

G23.- **Sonstige degenerative Krankheiten der Basalganglien**

G23.0 **Hallervorden-Spatz-Syndrom**
Pigmentdegeneration des Pallidums

G23.1 **Progressive supranukleäre Ophthalmoplegie [Steele-Richardson-Olszewski-Syndrom]**
Progressive supranukleäre Parese

G23.2 **Multiple Systematrophie vom Parkinson-Typ [MSA-P]**

G23.3 **Multiple Systematrophie vom zerebellären Typ [MSA-C]**

G23.8 **Sonstige näher bezeichnete degenerative Krankheiten der Basalganglien**
Kalzifikation der Basalganglien
Neurogene orthostatische Hypotonie [Shy-Drager-Syndrom]
Exkl.: Orthostatische Hypotonie o.n.A. (I95.1)

G23.9 **Degenerative Krankheit der Basalganglien, nicht näher bezeichnet**

G24.- **Dystonie**
Inkl.: Dyskinesie
Exkl.: Athetotische Zerebralparese (G80.3)

G24.0 **Arzneimittelinduzierte Dystonie**
Dyskinesia tarda

Soll die Substanz angegeben werden, ist eine zusätzliche Schlüsselnummer (Kapitel XX) zu benutzen.

G24.1 **Idiopathische familiäre Dystonie**
Idiopathische Dystonie o.n.A.

G24.2 **Idiopathische nichtfamiliäre Dystonie**

G24.3 **Torticollis spasticus**
Exkl.: Tortikollis o.n.A. (M43.6)

G24.4 **Idiopathische orofaziale Dystonie**
Orofaziale Dyskinesie

G24.5 **Blepharospasmus**

G24.8 **Sonstige Dystonie**

G24.9 **Dystonie, nicht näher bezeichnet**
Dyskinesie o.n.A.

G25.- **Sonstige extrapyramidale Krankheiten und Bewegungsstörungen**

G25.0 **Essentieller Tremor**
Familiärer Tremor

Exkl.: Tremor o.n.A. (R25.1)

G25.1 **Arzneimittelinduzierter Tremor**
Soll die Substanz angegeben werden, ist eine zusätzliche Schlüsselnummer (Kapitel XX) zu benutzen.

G25.2 **Sonstige näher bezeichnete Tremorformen**
Intentionstremor

G25.3 **Myoklonus**
Arzneimittelinduzierter Myoklonus

Soll die Substanz angegeben werden, ist eine zusätzliche Schlüsselnummer (Kapitel XX) zu benutzen.

Exkl.: Faziale Myokymie (G51.4)
Myoklonusepilepsie (G40.-)

G25.4 **Arzneimittelinduzierte Chorea**
Soll die Substanz angegeben werden, ist eine zusätzliche Schlüsselnummer (Kapitel XX) zu benutzen.

G25.5 **Sonstige Chorea**
Chorea o.n.A.

Exkl.: Chorea Huntington (G10)
Chorea minor [Chorea Sydenham] (I02.-)
Chorea o.n.A. mit Herzbeteiligung (I02.0)
Rheumatische Chorea (I02.-)

G25.6   **Arzneimittelinduzierte Tics und sonstige Tics organischen Ursprungs**
Soll die Substanz angegeben werden, ist eine zusätzliche Schlüsselnummer (Kapitel XX) zu benutzen.

Exkl.:   Gilles-de-la-Tourette-Syndrom (F95.2)
        Tic o.n.A. (F95.9)

G25.8-   **Sonstige näher bezeichnete extrapyramidale Krankheiten und Bewegungsstörungen**

G25.80   Periodische Beinbewegungen im Schlaf
Periodic Limb Movements in Sleep [PLMS]

G25.81   Syndrom der unruhigen Beine [Restless-Legs-Syndrom]

G25.88   Sonstige näher bezeichnete extrapyramidale Krankheiten und Bewegungsstörungen
Akathisie (behandlungsinduziert) (medikamenteninduziert)
Stiff-Person-Syndrom [Muskelstarre-Syndrom]

Soll die Substanz angegeben werden, ist eine zusätzliche Schlüsselnummer (Kapitel XX) zu benutzen.

G25.9   **Extrapyramidale Krankheit oder Bewegungsstörung, nicht näher bezeichnet**

G26*   **Extrapyramidale Krankheiten und Bewegungsstörungen bei anderenorts klassifizierten Krankheiten**

Sonstige degenerative Krankheiten des Nervensystems (G30-G32)

G30.-†   **Alzheimer-Krankheit (F00.-*)**

Inkl.:   Senile und präsenile Formen

Exkl.:   Senile:
      • Degeneration des Gehirns, anderenorts nicht klassifiziert (G31.1)
      • Demenz o.n.A. (F03)
      Senilität o.n.A. (R54)

G30.0†   **Alzheimer-Krankheit mit frühem Beginn (F00.0*)**
Hinw.: Beginn gewöhnlich vor dem 65. Lebensjahr

G30.1†   **Alzheimer-Krankheit mit spätem Beginn (F00.1*)**
Hinw.: Beginn gewöhnlich ab dem 65. Lebensjahr

G30.8†   **Sonstige Alzheimer-Krankheit (F00.2*)**

G30.9†   **Alzheimer-Krankheit, nicht näher bezeichnet (F00.9*)**

G31.-   **Sonstige degenerative Krankheiten des Nervensystems, anderenorts nicht klassifiziert**
Exkl.: Reye-Syndrom (G93.7)

G31.0   **Umschriebene Hirnatrophie**
Frontotemporale Demenz [FTD]
Pick-Krankheit
Progressive isolierte Aphasie

G31.1   **Senile Degeneration des Gehirns, anderenorts nicht klassifiziert**
Exkl.: Alzheimer-Krankheit (G30.-)
       Senilität o.n.A. (R54)

G31.2   **Degeneration des Nervensystems durch Alkohol**
Alkoholbedingte:
• Enzephalopathie
• zerebellare Ataxie
• zerebellare Degeneration
• zerebrale Degeneration
Dysfunktion des autonomen Nervensystems durch Alkohol

G31.8- **Sonstige näher bezeichnete degenerative Krankheiten des Nervensystems**

G31.81 Mitochondriale Zytopathie
MELAS-Syndrom [Myopathy, Encephalopathy, Lactic Acidosis, Stroke-like episodes] [Myopathie, Enzephalopathie, Laktatazidose, iktus-ähnliche zerebrale Anfälle]
MERRF-Syndrom [Myoclonus Epilepsy with Ragged-Red Fibres]
Mitochondriale Myoenzephalopathie

Benutze zusätzliche Schlüsselnummern für die Manifestation:
• Generalisierte nicht-konvulsive Epilepsie (G40.3)
• Sonstige Myopathien (G72.8)
• Ophthalmoplegia progressiva externa (H49.4)
• Schlaganfall (I60-I64)

G31.82 Lewy-Körper-Krankheit
Lewy-Körper-Demenz (F02.8*)

G31.88 Sonstige näher bezeichnete degenerative Krankheiten des Nervensystems
Infantile neuroaxonale Dystrophie [Seitelberger-Krankheit]
Poliodystrophia cerebri progressiva [Alpers-Krankheit]
Subakute nekrotisierende Enzephalomyelopathie [Leigh-Syndrom]

G31.9 **Degenerative Krankheit des Nervensystems, nicht näher bezeichnet**

G32.-* **Sonstige degenerative Krankheiten des Nervensystems bei anderenorts klassifizierten Krankheiten**

G32.0* **Subakute kombinierte Degeneration des Rückenmarks bei anderenorts klassifizierten Krankheiten**
Subakute kombinierte Degeneration des Rückenmarks bei Vitamin-B_{12}-Mangel (E53.8†)

G32.8* **Sonstige näher bezeichnete degenerative Krankheiten des Nervensystems bei anderenorts klassifizierten Krankheiten**

Demyelinisierende Krankheiten des Zentralnervensystems (G35-G37)

G35.- **Multiple Sklerose [Encephalomyelitis disseminata]**
Inkl.: Multiple Sklerose:
• disseminiert
• generalisiert
• Hirnstamm
• Rückenmark
• o.n.A.

Die folgenden fünften Stellen sind bei den Subkategorien G35.1-G35.3 zu benutzen:
0 Ohne Angabe einer akuten Exazerbation oder Progression
1 Mit Angabe einer akuten Exazerbation oder Progression

G35.0 **Erstmanifestation einer multiplen Sklerose**

G35.1- **Multiple Sklerose mit vorherrschend schubförmigem Verlauf**

G35.2- **Multiple Sklerose mit primär-chronischem Verlauf**

G35.3- **Multiple Sklerose mit sekundär-chronischem Verlauf**

G35.9 **Multiple Sklerose, nicht näher bezeichnet**

G36.- **Sonstige akute disseminierte Demyelinisation**
Exkl.: Postinfektiöse Enzephalitis und Enzephalomyelitis o.n.A. (G04.8)

G36.0 **Neuromyelitis optica [Devic-Krankheit]**
Demyelinisation bei Neuritis nervi optici

Exkl.: Neuritis nervi optici o.n.A. (H46)

G36.1 **Akute und subakute hämorrhagische Leukoenzephalitis [Hurst]**

G36.8   **Sonstige näher bezeichnete akute disseminierte Demyelinisation**

G36.9   **Akute disseminierte Demyelinisation, nicht näher bezeichnet**

G37.-   **Sonstige demyelinisierende Krankheiten des Zentralnervensystems**

G37.0   **Diffuse Hirnsklerose**
Encephalitis periaxialis
Schilder-Krankheit

     Exkl.: Adrenoleukodystrophie [Addison-Schilder-Syndrom] (E71.3)

G37.1   **Zentrale Demyelinisation des Corpus callosum**

G37.2   **Zentrale pontine Myelinolyse**

G37.3   **Myelitis transversa acuta bei demyelinisierender Krankheit des Zentralnervensystems**
Myelitis transversa acuta o.n.A.

     Exkl.: Multiple Sklerose [Encephalomyelitis disseminata] (G35.-)
          Neuromyelitis optica [Devic-Krankheit] (G36.0)

G37.4   **Subakute nekrotisierende Myelitis [Foix-Alajouanine-Syndrom]**

G37.5   **Konzentrische Sklerose [Baló-Krankheit]**

G37.8   **Sonstige näher bezeichnete demyelinisierende Krankheiten des Zentralnervensystems**
Akute demyelinisierende Enzephalomyelitis [ADEM]

G37.9   **Demyelinisierende Krankheit des Zentralnervensystems, nicht näher bezeichnet**

Episodische und paroxysmale Krankheiten des Nervensystems (G40-G47)

G40.-   **Epilepsie**
     Exkl.: Anfall o.n.A. (R56.8)
          Krampfanfall o.n.A. (R56.8)
          Landau-Kleffner-Syndrom (F80.3)
          Status epilepticus (G41.-)
          Todd-Paralyse (G83.8)

G40.0-   **Lokalisationsbezogene (fokale) (partielle) idiopathische Epilepsie und epileptische Syndrome mit fokal beginnenden Anfällen**

G40.00   Pseudo-Lennox-Syndrom
Gutartige atypische Epilepsie

G40.01   CSWS [Continuous spikes and waves during slow-wave sleep]
Bioelektrischer Status epilepticus im Schlaf
ESES [Electrical status epilepticus during slow-wave sleep]

G40.02   Benigne psychomotorische Epilepsie [terror fits]
Benigne Partialepilepsie mit affektiver Symptomatik

G40.08   Sonstige lokalisationsbezogene (fokale) (partielle) idiopathische Epilepsie und epileptische Syndrome mit fokal beginnenden Anfällen
Benigne Epilepsie im Säuglingsalter [Watanabe]
Benigne Epilepsie mit okzipitalen Paroxysmen
Benigne Epilepsie mit zentrotemporalen Spikes [Rolando]
Benigne Säuglingsepilepsie mit komplex-fokalen Anfällen

G40.09   Lokalisationsbezogene (fokale) (partielle) idiopathische Epilepsie und epileptische Syndrome mit fokal beginnenden Anfällen, nicht näher bezeichnet

G40.1   **Lokalisationsbezogene (fokale) (partielle) symptomatische Epilepsie und epileptische Syndrome mit einfachen fokalen Anfällen**
Anfälle ohne Störung des Bewusstseins
Einfache fokale Anfälle mit Entwicklung zu sekundär generalisierten Anfällen

G40.2 **Lokalisationsbezogene (fokale) (partielle) symptomatische Epilepsie und epileptische Syndrome mit komplexen fokalen Anfällen**
Anfälle mit Störungen des Bewusstseins, meist mit Automatismen
Komplexe fokale Anfälle mit Entwicklung zu sekundär generalisierten Anfällen

G40.3 **Generalisierte idiopathische Epilepsie und epileptische Syndrome**
Absencen-Epilepsie des Kindesalters [Pyknolepsie]
Grand-Mal-Aufwachepilepsie
Gutartige:
• myoklonische Epilepsie des Kleinkindalters
• Neugeborenenkrämpfe (familiär)
Juvenile:
• Absencen-Epilepsie
• myoklonische Epilepsie [Impulsiv-Petit-Mal]
Unspezifische epileptische Anfälle:
• atonisch
• klonisch
• myoklonisch
• tonisch
• tonisch-klonisch

G40.4 **Sonstige generalisierte Epilepsie und epileptische Syndrome**
Blitz-Nick-Salaam-Krämpfe
Epilepsie mit:
• myoklonisch-astatischen Anfällen
• myoklonischen Absencen
Frühe myoklonische Enzephalopathie (symptomatisch)
Lennox-Syndrom
West-Syndrom

G40.5 **Spezielle epileptische Syndrome**
Epilepsia partialis continua [Kojewnikow-Syndrom]
Epileptische Anfälle im Zusammenhang mit:
• Alkohol
• Arzneimittel oder Drogen
• hormonellen Veränderungen
• Schlafentzug
• Stress

Soll bei Arzneimittelinduktion die Substanz angegeben werden, ist eine zusätzliche Schlüsselnummer (Kapitel XX) zu benutzen.

G40.6 **Grand-Mal-Anfälle, nicht näher bezeichnet (mit oder ohne Petit-Mal)**

G40.7 **Petit-Mal-Anfälle, nicht näher bezeichnet, ohne Grand-Mal-Anfälle**

G40.8 **Sonstige Epilepsien**
Epilepsien und epileptische Syndrome, unbestimmt, ob fokal oder generalisiert

G40.9 **Epilepsie, nicht näher bezeichnet**
Epileptische:
• Anfälle o.n.A.
• Konvulsionen o.n.A.

G41.- **Status epilepticus**

G41.0 **Grand-Mal-Status**
Status mit tonisch-klonischen Anfällen

Exkl.: Epilepsia partialis continua [Kojewnikow-Syndrom] (G40.5)

G41.1 **Petit-Mal-Status**
Absencenstatus

G41.2 **Status epilepticus mit komplexfokalen Anfällen**

G41.8 **Sonstiger Status epilepticus**

G41.9 **Status epilepticus, nicht näher bezeichnet**

G43.- **Migräne**
Soll bei Arzneimittelinduktion die Substanz angegeben werden, ist eine zusätzliche Schlüsselnummer (Kapitel XX) zu benutzen.

Exkl.: Kopfschmerz o.n.A. (R51)

G43.0 **Migräne ohne Aura [Gewöhnliche Migräne]**

G43.1 **Migräne mit Aura [Klassische Migräne]**
Migräne:
• Äquivalente
• Aura ohne Kopfschmerz
• basilär
• familiär-hemiplegisch
• mit:
    • akut einsetzender Aura
    • prolongierter Aura
    • typischer Aura

G43.2 **Status migraenosus**

G43.3 **Komplizierte Migräne**

G43.8 **Sonstige Migräne**
Ophthalmoplegische Migräne
Retinale Migräne

G43.9 **Migräne, nicht näher bezeichnet**

G44.- **Sonstige Kopfschmerzsyndrome**
Exkl.: Atypischer Gesichtsschmerz (G50.1)
Kopfschmerz o.n.A. (R51)
Trigeminusneuralgie (G50.0)

G44.0 **Cluster-Kopfschmerz**
Chronische paroxysmale Hemikranie
Cluster-Kopfschmerz:
• Bing-Horton-Syndrom
• chronisch
• episodisch

G44.1 **Vasomotorischer Kopfschmerz, anderenorts nicht klassifiziert**
Vasomotorischer Kopfschmerz o.n.A.

G44.2 **Spannungskopfschmerz**
Chronischer Spannungskopfschmerz
Episodischer Spannungskopfschmerz
Spannungskopfschmerz o.n.A.

G44.3 **Chronischer posttraumatischer Kopfschmerz**

G44.4 **Arzneimittelinduzierter Kopfschmerz, anderenorts nicht klassifiziert**
Soll die Substanz angegeben werden, ist eine zusätzliche Schlüsselnummer (Kapitel XX) zu benutzen.

G44.8 **Sonstige näher bezeichnete Kopfschmerzsyndrome**

G45.- **Zerebrale transitorische Ischämie und verwandte Syndrome**
Inkl.: Zerebrale transitorische ischämische Attacke [TIA]

Exkl.: In der Bildgebung nachgewiesener korrelierender Infarkt (I63.-)
Zerebrale Ischämie beim Neugeborenen (P91.0)

Die folgenden fünften Stellen sind bei der Kategorie G45 zu benutzen:

2   Komplette Rückbildung innerhalb von 1 bis 24 Stunden

3   Komplette Rückbildung innerhalb von weniger als 1 Stunde

9   Verlauf der Rückbildung nicht näher bezeichnet

G45.0- **Arteria-vertebralis-Syndrom mit Basilaris-Symptomatik**

G45.1- **Arteria-carotis-interna-Syndrom (halbseitig)**

G45.2- **Multiple und bilaterale Syndrome der extrazerebralen hirnversorgenden Arterien**

G45.3-   **Amaurosis fugax**

G45.4-   **Transiente globale Amnesie [amnestische Episode]**
Exkl.: Amnesie o.n.A. (R41.3)

G45.8-   **Sonstige zerebrale transitorische Ischämie und verwandte Syndrome**

G45.9-   **Zerebrale transitorische Ischämie, nicht näher bezeichnet**
Drohender zerebrovaskulärer Insult
Spasmus der Hirnarterien
Zerebrale transitorische Ischämie o.n.A.

G46.-*   **Zerebrale Gefäßsyndrome bei zerebrovaskulären Krankheiten (I60-I67†)**

G46.0*   **Arteria-cerebri-media-Syndrom (I66.0†)**

G46.1*   **Arteria-cerebri-anterior-Syndrom (I66.1†)**

G46.2*   **Arteria-cerebri-posterior-Syndrom (I66.2†)**

G46.3*   **Hirnstammsyndrom (I60-I67†)**
Benedikt-Syndrom
Claude-Syndrom
Foville-Syndrom
Millard-Gubler-Syndrom
Wallenberg-Syndrom
Weber-Syndrom

G46.4*   **Kleinhirnsyndrom (I60-I67†)**

G46.5*   **Rein motorisches lakunäres Syndrom (I60-I67†)**

G46.6*   **Rein sensorisches lakunäres Syndrom (I60-I67†)**

G46.7*   **Sonstige lakunäre Syndrome (I60-I67†)**

G46.8*   **Sonstige Syndrome der Hirngefäße bei zerebrovaskulären Krankheiten (I60-I67†)**

G47.-   **Schlafstörungen**
Exkl.: Albträume (F51.5)
Nichtorganische Schlafstörungen (F51.-)
Pavor nocturnus (F51.4)
Schlafwandeln (F51.3)

G47.0   **Ein- und Durchschlafstörungen**
Hyposomnie
Insomnie

G47.1   **Krankhaft gesteigertes Schlafbedürfnis**
Hypersomnie (idiopathisch)

G47.2   **Störungen des Schlaf-Wach-Rhythmus**
Syndrom der verzögerten Schlafphasen
Unregelmäßiger Schlaf-Wach-Rhythmus

G47.3-   **Schlafapnoe**
Exkl.: Pickwick-Syndrom (E66.29)
Schlafapnoe beim Neugeborenen (P28.3)

G47.30   Zentrales Schlafapnoe-Syndrom

G47.31   Obstruktives Schlafapnoe-Syndrom

G47.32   Schlafbezogenes Hypoventilations-Syndrom
Kongenitales zentral-alveoläres Hypoventilations-Syndrom
Schlafbezogene idiopathische nichtobstruktive alveoläre Hypoventilation

G47.38   Sonstige Schlafapnoe

G47.39   Schlafapnoe, nicht näher bezeichnet

G47.4   **Narkolepsie und Kataplexie**

G47.8   **Sonstige Schlafstörungen**
Kleine-Levin-Syndrom

G47.9   **Schlafstörung, nicht näher bezeichnet**

Krankheiten von Nerven, Nervenwurzeln und Nervenplexus (G50-G59)

Exkl.: Akute Verletzung von Nerven, Nervenwurzeln und Nervenplexus - siehe Nervenverletzung nach Lokalisation

Neuralgie
Neuritis | o.n.A. (M79.2-)

Periphere Neuritis während der Schwangerschaft (O26.83)
Radikulitis o.n.A. (M54.1-)

G50.-   **Krankheiten des N. trigeminus [V. Hirnnerv]**

G50.0   **Trigeminusneuralgie**
Syndrom des paroxysmalen Gesichtsschmerzes
Tic douloureux

G50.1   **Atypischer Gesichtsschmerz**

G50.8   **Sonstige Krankheiten des N. trigeminus**

G50.9   **Krankheit des N. trigeminus, nicht näher bezeichnet**

G51.-   **Krankheiten des N. facialis [VII. Hirnnerv]**

G51.0   **Fazialisparese**
Bell-Lähmung o.n.A.
Fazialisparese (Fazialislähmung) (Fazialisschwäche) durch Läsion des unteren Motoneurons
     Exkl.: Faziale Parese durch Läsion des oberen Motoneurons (G83.6)

G51.1   **Entzündung des Ganglion geniculi**
     Exkl.: Entzündung des Ganglion geniculi nach Zoster (B02.2)

G51.2   **Melkersson-Rosenthal-Syndrom**

G51.3   **Spasmus (hemi)facialis**

G51.4   **Faziale Myokymie**

G51.8   **Sonstige Krankheiten des N. facialis**

G51.9   **Krankheit des N. facialis, nicht näher bezeichnet**

G52.-   **Krankheiten sonstiger Hirnnerven**
     Exkl.: Krankheit:
       • N. opticus [II. Hirnnerv] (H46, H47.0)
       • N. vestibulocochlearis [VIII. Hirnnerv] (H93.3)
       • Strabismus paralyticus durch Nervenlähmung (H49.0-H49.2)

G52.0   **Krankheiten der Nn. olfactorii [I. Hirnnerv]**

G52.1   **Krankheiten des N. glossopharyngeus [IX. Hirnnerv]**
Neuralgie des N. glossopharyngeus

G52.2   **Krankheiten des N. vagus [X. Hirnnerv]**

G52.3   **Krankheiten des N. hypoglossus [XII. Hirnnerv]**

G52.7   **Krankheiten mehrerer Hirnnerven**
Polyneuritis cranialis

G52.8   **Krankheiten sonstiger näher bezeichneter Hirnnerven**

G52.9   **Krankheit eines Hirnnerven, nicht näher bezeichnet**

G53.-*   **Krankheiten der Hirnnerven bei anderenorts klassifizierten Krankheiten**

G53.0*   **Neuralgie nach Zoster (B02.2†)**
Entzündung des Ganglion geniculi nach Zoster
Trigeminusneuralgie nach Zoster

G53.1*   **Multiple Hirnnervenlähmungen bei anderenorts klassifizierten infektiösen und parasitären Krankheiten (A00-B99†)**

G53.2*   **Multiple Hirnnervenlähmungen bei Sarkoidose (D86.8†)**

G53.3*   **Multiple Hirnnervenlähmungen bei Neubildungen (C00-D48†)**

G53.8*   **Sonstige Krankheiten der Hirnnerven bei sonstigen anderenorts klassifizierten Krankheiten**

G54.- **Krankheiten von Nervenwurzeln und Nervenplexus**

Exkl.: Akute Verletzung von Nervenwurzeln und Nervenplexus - siehe Nervenverletzung nach
Lokalisation
Bandscheibenschäden (M50-M51)
Neuralgie oder Neuritis o.n.A. (M79.2-)
Neuritis oder Radikulitis:
• brachial o.n.A. (M54.1-)
• lumbal o.n.A. (M54.1-)
• lumbosakral o.n.A. (M54.1-)
• thorakal o.n.A. (M54.1-)
Radikulitis o.n.A. (M54.1-)
Radikulopathie o.n.A. (M54.1-)
Spondylose (M47.-)

G54.0 **Läsionen des Plexus brachialis**
Thoracic-outlet-Syndrom [Schultergürtel-Kompressionssyndrom]

G54.1 **Läsionen des Plexus lumbosacralis**

G54.2 **Läsionen der Zervikalwurzeln, anderenorts nicht klassifiziert**

G54.3 **Läsionen der Thorakalwurzeln, anderenorts nicht klassifiziert**

G54.4 **Läsionen der Lumbosakralwurzeln, anderenorts nicht klassifiziert**

G54.5 **Neuralgische Amyotrophie**
Parsonage-Turner-Syndrom
Schultergürtel-Syndrom

G54.6 **Phantomschmerz**

G54.7 **Phantomglied ohne Schmerzen**
Phantomglied o.n.A.

G54.8 **Sonstige Krankheiten von Nervenwurzeln und Nervenplexus**

G54.9 **Krankheit von Nervenwurzeln und Nervenplexus, nicht näher bezeichnet**

G55.-* **Kompression von Nervenwurzeln und Nervenplexus bei anderenorts klassifizierten Krankheiten**

G55.0* **Kompression von Nervenwurzeln und Nervenplexus bei Neubildungen (C00-D48†)**

G55.1* **Kompression von Nervenwurzeln und Nervenplexus bei Bandscheibenschäden (M50-M51†)**

G55.2* **Kompression von Nervenwurzeln und Nervenplexus bei Spondylose (M47.-†)**

G55.3* **Kompression von Nervenwurzeln und Nervenplexus bei sonstigen Krankheiten der Wirbelsäule und des Rückens (M45-M46†, M48.-†, M53-M54†)**

G55.8* **Kompression von Nervenwurzeln und Nervenplexus bei sonstigen anderenorts klassifizierten Krankheiten**

G56.- **Mononeuropathien der oberen Extremität**

Exkl.: Akute Verletzung von Nerven - siehe Nervenverletzung nach Lokalisation

G56.0 **Karpaltunnel-Syndrom**

G56.1 **Sonstige Läsionen des N. medianus**

G56.2 **Läsion des N. ulnaris**
Spätlähmung des N. ulnaris

G56.3 **Läsion des N. radialis**

G56.8 **Sonstige Mononeuropathien der oberen Extremität**
Interdigitales (Pseudo-) Neurom der Hände

Exkl.: Komplexes regionales Schmerzsyndrom der oberen Extremität, Typ II (G90.60)

G56.9 **Mononeuropathie der oberen Extremität, nicht näher bezeichnet**

G57.- **Mononeuropathien der unteren Extremität**

Exkl.: Akute Verletzung von Nerven - siehe Nervenverletzung nach Lokalisation

G57.0 **Läsion des N. ischiadicus**
Exkl.: Ischialgie:
• durch Bandscheibenschaden (M51.1)
• o.n.A. (M54.3)

G57.1	**Meralgia paraesthetica** Inguinaltunnel-Syndrom
G57.2	**Läsion des N. femoralis**
G57.3	**Läsion des N. fibularis (peronaeus) communis** Lähmung des N. peronaeus
G57.4	**Läsion des N. tibialis**
G57.5	**Tarsaltunnel-Syndrom**
G57.6	**Läsion des N. plantaris** Morton-Neuralgie [Metatarsalgie]
G57.8	**Sonstige Mononeuropathien der unteren Extremität** Interdigitales (Pseudo-) Neurom der Füße *Exkl.:* Komplexes regionales Schmerzsyndrom der unteren Extremität, Typ II (G90.61)
G57.9	**Mononeuropathie der unteren Extremität, nicht näher bezeichnet**

G58.-	**Sonstige Mononeuropathien**
G58.0	**Interkostalneuropathie**
G58.7	**Mononeuritis multiplex** Mononeuropathia multiplex
G58.8	**Sonstige näher bezeichnete Mononeuropathien**
G58.9	**Mononeuropathie, nicht näher bezeichnet**

G59.-*	**Mononeuropathie bei anderenorts klassifizierten Krankheiten**
G59.0*	**Diabetische Mononeuropathie (E10-E14, vierte Stelle .4†)**
G59.8*	**Sonstige Mononeuropathien bei anderenorts klassifizierten Krankheiten**

Polyneuropathien und sonstige Krankheiten des peripheren Nervensystems (G60-G64)

Exkl.: Neuralgie o.n.A. (M79.2-)
Neuritis o.n.A. (M79.2-)
Periphere Neuritis während der Schwangerschaft (O26.83)
Radikulitis o.n.A. (M54.1-)

G60.-	**Hereditäre und idiopathische Neuropathie**
G60.0	**Hereditäre sensomotorische Neuropathie** Charcot-Marie-Tooth-Hoffmann-Syndrom Déjerine-Sottas-Krankheit Hereditäre sensomotorische Neuropathie, Typ I-IV Hypertrophische Neuropathie des Kleinkindalters Peronäale Muskelatrophie (axonaler Typ) (hypertrophische Form) Roussy-Lévy-Syndrom
G60.1	**Refsum-Krankheit**
G60.2	**Neuropathie in Verbindung mit hereditärer Ataxie**
G60.3	**Idiopathische progressive Neuropathie**
G60.8	**Sonstige hereditäre und idiopathische Neuropathien** Morvan-Krankheit Nélaton-Syndrom Sensible Neuropathie: • dominant vererbt • rezessiv vererbt
G60.9	**Hereditäre und idiopathische Neuropathie, nicht näher bezeichnet**

G61.- **Polyneuritis**

G61.0 **Guillain-Barré-Syndrom**
Akute (post-) infektiöse Polyneuritis
Miller-Fisher-Syndrom

G61.1 **Serumpolyneuropathie**
Soll die äußere Ursache angegeben werden, ist eine zusätzliche Schlüsselnummer (Kapitel XX) zu benutzen.

G61.8 **Sonstige Polyneuritiden**

G61.9 **Polyneuritis, nicht näher bezeichnet**

G62.- **Sonstige Polyneuropathien**

G62.0 **Arzneimittelinduzierte Polyneuropathie**
Soll die Substanz angegeben werden, ist eine zusätzliche Schlüsselnummer (Kapitel XX) zu benutzen.

G62.1 **Alkohol-Polyneuropathie**

G62.2 **Polyneuropathie durch sonstige toxische Agenzien**
Soll das toxische Agens angegeben werden, ist eine zusätzliche Schlüsselnummer (Kapitel XX) zu benutzen.

G62.8- **Sonstige näher bezeichnete Polyneuropathien**
Strahleninduzierte Polyneuropathie

Soll die äußere Ursache angegeben werden, ist eine zusätzliche Schlüsselnummer (Kapitel XX) zu benutzen.

G62.80 Critical-illness-Polyneuropathie

G62.88 Sonstige näher bezeichnete Polyneuropathien

G62.9 **Polyneuropathie, nicht näher bezeichnet**
Neuropathie o.n.A.

G63.-* **Polyneuropathie bei anderenorts klassifizierten Krankheiten**

G63.0* **Polyneuropathie bei anderenorts klassifizierten infektiösen und parasitären Krankheiten**
Polyneuropathie (bei):
• Diphtherie (A36.8†)
• infektiöser Mononukleose (B27.-†)
• Lepra (A30.-†)
• Lyme-Krankheit (A69.2†)
• Mumps (B26.8†)
• nach Zoster (B02.2†)
• Spätsyphilis (A52.1†)
• Spätsyphilis, konnatal (A50.4†)
• tuberkulös (A17.8†)

G63.1* **Polyneuropathie bei Neubildungen (C00-D48†)**

G63.2* **Diabetische Polyneuropathie (E10-E14, vierte Stelle .4†)**

G63.3* **Polyneuropathie bei sonstigen endokrinen und Stoffwechselkrankheiten (E00-E07†, E15-E16†, E20-E34†, E70-E89†)**

G63.4* **Polyneuropathie bei alimentären Mangelzuständen (E40-E64†)**

G63.5* **Polyneuropathie bei Systemkrankheiten des Bindegewebes (M30-M35†)**

G63.6* **Polyneuropathie bei sonstigen Krankheiten des Muskel-Skelett-Systems (M00-M25†, M40-M96†)**

G63.8* **Polyneuropathie bei sonstigen anderenorts klassifizierten Krankheiten**
Urämische Neuropathie (N18.-†)

G64 **Sonstige Krankheiten des peripheren Nervensystems**
Inkl.: Krankheit des peripheren Nervensystems o.n.A.

Krankheiten im Bereich der neuromuskulären Synapse und des Muskels (G70-G73)

G70.- **Myasthenia gravis und sonstige neuromuskuläre Krankheiten**
Exkl.: Botulismus (A05.1)
Transitorische Myasthenia gravis beim Neugeborenen (P94.0)

G70.0 **Myasthenia gravis**
Soll bei Arzneimittelinduktion die Substanz angegeben werden, ist eine zusätzliche Schlüsselnummer (Kapitel XX) zu benutzen.

G70.1 **Toxische neuromuskuläre Krankheiten**
Soll das toxische Agens angegeben werden, ist eine zusätzliche Schlüsselnummer (Kapitel XX) zu benutzen.

G70.2 **Angeborene oder entwicklungsbedingte Myasthenie**

G70.8 **Sonstige näher bezeichnete neuromuskuläre Krankheiten**

G70.9 **Neuromuskuläre Krankheit, nicht näher bezeichnet**

G71.- **Primäre Myopathien**
Exkl.: Arthrogryposis multiplex congenita (Q74.3)
Myositis (M60.-)
Stoffwechselstörungen (E70-E90)

G71.0 **Muskeldystrophie**
Muskeldystrophie:
• autosomal-rezessiv, Beginn in der frühen Kindheit, Duchenne- oder Becker-ähnlich
• Becken- oder Schultergürtelform
• benigne [Typ Becker]
• benigne skapuloperonäal, mit Frühkontrakturen [Typ Emery-Dreifuss]
• distal
• fazio-skapulo-humerale Form
• maligne [Typ Duchenne]
• okulär
• okulopharyngeal
• skapuloperonäal

Exkl.: Angeborene Muskeldystrophie:
• mit spezifischen morphologischen Anomalien der Muskelfasern (G71.2)
• o.n.A. (G71.2)

G71.1 **Myotone Syndrome**
Dystrophia myotonica [Curschmann-Batten-Steinert-Syndrom]
Myotonia congenita:
• dominant [Thomsen-Syndrom]
• rezessive Form [Becker]
• o.n.A.
Myotonie:
• arzneimittelinduziert
• chondrodystrophisch
• symptomatisch
Neuromyotonie [Isaacs-Mertens-Syndrom]
Paramyotonia congenita [Eulenberg-Krankheit]
Pseudomyotonie

Soll bei Arzneimittelinduktion die Substanz angegeben werden, ist eine zusätzliche Schlüsselnummer (Kapitel XX) zu benutzen.

G71.2 **Angeborene Myopathien**
Angeborene Muskeldystrophie:
- mit spezifischen morphologischen Anomalien der Muskelfasern [Strukturmyopathien]
- o.n.A.
Fasertypendisproportion
Minicore-Krankheit
Multicore-Krankheit
Myopathie:
- myotubulär (zentronukleär)
- Nemalin(e)-
Zentralfibrillenmyopathie [Central-Core-Krankheit]

G71.3 **Mitochondriale Myopathie, anderenorts nicht klassifiziert**
Benutze zusätzliche Schlüsselnummern, um die Manifestationen anzugeben.

G71.8 **Sonstige primäre Myopathien**

G71.9 **Primäre Myopathie, nicht näher bezeichnet**
Hereditäre Myopathie o.n.A.

G72.- **Sonstige Myopathien**
Exkl.: Arthrogryposis multiplex congenita (Q74.3)
Dermatomyositis-Polymyositis (M33.-)
Ischämischer Muskelinfarkt (M62.2-)
Myositis (M60.-)
Polymyositis (M33.2)

G72.0 **Arzneimittelinduzierte Myopathie**
Soll die Substanz angegeben werden, ist eine zusätzliche Schlüsselnummer (Kapitel XX) zu benutzen.

G72.1 **Alkoholmyopathie**

G72.2 **Myopathie durch sonstige toxische Agenzien**
Soll das toxische Agens angegeben werden, ist eine zusätzliche Schlüsselnummer (Kapitel XX) zu benutzen.

G72.3 **Periodische Lähmung**
Periodische Lähmung (familiär):
- hyperkaliämisch
- hypokaliämisch
- myotonisch
- normokaliämisch

G72.4 **Entzündliche Myopathie, anderenorts nicht klassifiziert**

G72.8- **Sonstige näher bezeichnete Myopathien**

G72.80 Critical-illness-Myopathie

G72.88 Sonstige näher bezeichnete Myopathien

G72.9 **Myopathie, nicht näher bezeichnet**

G73.-* **Krankheiten im Bereich der neuromuskulären Synapse und des Muskels bei anderenorts klassifizierten Krankheiten**

G73.0* **Myastheniesyndrome bei endokrinen Krankheiten**
Myastheniesyndrome bei:
- diabetischer Amyotrophie (E10-E14, vierte Stelle .4†)
- Hyperthyreose [Thyreotoxikose] (E05.-†)

G73.1* **Lambert-Eaton-Syndrom (C00-D48†)**

G73.2* **Sonstige Myastheniesyndrome bei Neubildungen (C00-D48†)**

G73.3* **Myastheniesyndrome bei sonstigen anderenorts klassifizierten Krankheiten**

G73.4* **Myopathie bei anderenorts klassifizierten infektiösen und parasitären Krankheiten**

G73.5* **Myopathie bei endokrinen Krankheiten**
Myopathie bei:
- Hyperparathyreoidismus (E21.0-E21.3†)
- Hypoparathyreoidismus (E20.-†)
Thyreotoxische Myopathie (E05.-†)

G73.6* **Myopathie bei Stoffwechselkrankheiten**
Myopathie bei:
- Glykogenspeicherkrankheit (E74.0†)
- Lipidspeicherkrankheiten (E75.-†)

G73.7* **Myopathie bei sonstigen anderenorts klassifizierten Krankheiten**
Myopathie bei:
- chronischer Polyarthritis (M05-M06†)
- Sicca-Syndrom [Sjögren-Syndrom] (M35.0†)
- Sklerodermie (M34.8†)
- systemischem Lupus erythematodes (M32.1†)

Zerebrale Lähmung und sonstige Lähmungssyndrome (G80-G83)

G80.- **Infantile Zerebralparese**
Exkl.: Hereditäre spastische Paraplegie (G11.4)

G80.0 **Spastische tetraplegische Zerebralparese**
Spastische quadriplegische Zerebralparese

G80.1 **Spastische diplegische Zerebralparese**
Angeborene spastische Lähmung (zerebral)
Spastische Zerebralparese o.n.A.

G80.2 **Infantile hemiplegische Zerebralparese**

G80.3 **Dyskinetische Zerebralparese**
Athetotische Zerebralparese
Dystone zerebrale Lähmung

G80.4 **Ataktische Zerebralparese**

G80.8 **Sonstige infantile Zerebralparese**
Mischsyndrome der Zerebralparese

G80.9 **Infantile Zerebralparese, nicht näher bezeichnet**
Zerebralparese o.n.A.

G81.- **Hemiparese und Hemiplegie**
Hinw.: Diese Kategorie ist nur dann zur primären Verschlüsselung zu benutzen,

- wenn eine Hemiparese oder Hemiplegie nicht näher bezeichnet ist oder

- wenn sie alt ist oder länger besteht und die Ursache nicht näher bezeichnet ist.

Diese Kategorie dient auch zur multiplen Verschlüsselung, um diese durch eine beliebige Ursache hervorgerufenen Arten der Hemiparese oder Hemiplegie zu kennzeichnen.

Exkl.: Angeborene und infantile Zerebralparese (G80.-)

G81.0 **Schlaffe Hemiparese und Hemiplegie**

G81.1 **Spastische Hemiparese und Hemiplegie**

G81.9 **Hemiparese und Hemiplegie, nicht näher bezeichnet**

G82.- **Paraparese und Paraplegie, Tetraparese und Tetraplegie**

Hinw.: Diese Kategorie dient zur Verschlüsselung von Paresen und Plegien bei Querschnittlähmungen oder Hirnerkrankungen, wenn andere Schlüsselnummern nicht zur Verfügung stehen.

Diese Kategorie dient auch zur multiplen Verschlüsselung, um diese durch eine beliebige Ursache hervorgerufenen Krankheitszustände zu kennzeichnen.

Für den Gebrauch dieser Kategorie in der stationären Versorgung sind die Deutschen Kodierrichtlinien heranzuziehen.

Soll die funktionale Höhe einer Schädigung des Rückenmarkes angegeben werden, ist eine zusätzliche Schlüsselnummer aus G82.6-! zu verwenden.

Besteht eine (langzeitige) Beatmungspflicht, so ist Z99.1 als zusätzliche Schlüsselnummer zu benutzen.

Inkl.: Paraplegie
Quadriplegie | chronisch
Tetraplegie

Exkl.: Akute traumatische Querschnittlähmung (S14.-, S24.-, S34.-)
Angeborene und infantile Zerebralparese (G80.-)

Die folgenden fünften Stellen sind bei den Subkategorien G82.0-G82.5 zu verwenden:

0 Akute komplette Querschnittlähmung nichttraumatischer Genese

1 Akute inkomplette Querschnittlähmung nichttraumatischer Genese

2 Chronische komplette Querschnittlähmung
Komplette Querschnittlähmung o.n.A.

3 Chronische inkomplette Querschnittlähmung
Inkomplette Querschnittlähmung o.n.A.

9 Nicht näher bezeichnet
Zerebrale Ursache

G82.0- **Schlaffe Paraparese und Paraplegie**

G82.1- **Spastische Paraparese und Paraplegie**

G82.2- **Paraparese und Paraplegie, nicht näher bezeichnet**
Lähmung beider unterer Extremitäten o.n.A.
Paraplegie (untere) o.n.A.

G82.3- **Schlaffe Tetraparese und Tetraplegie**

G82.4- **Spastische Tetraparese und Tetraplegie**

G82.5- **Tetraparese und Tetraplegie, nicht näher bezeichnet**
Quadriplegie o.n.A.

G82.6-! **Funktionale Höhe der Schädigung des Rückenmarkes**
Hinw.: Diese Subkategorie dient zur Verschlüsselung der funktionalen Höhe einer Rückenmarksschädigung. Unter der funktionalen Höhe einer Rückenmarksschädigung wird das unterste motorisch intakte Rückenmarkssegment verstanden. So bedeutet z.B. "komplette C4-Läsion des Rückenmarkes", dass die motorischen Funktionen des 4. und der höheren Zervikalnerven erhalten sind und dass unterhalb C4 keine oder funktionell unbedeutende motorische Funktionen vorhanden sind.

G82.60! C1-C3

G82.61! C4-C5

G82.62! C6-C8

G82.63! T1-T6

G82.64! T7-T10

G82.65! T11-L1

G82.66! L2-S1

G82.67! S2-S5

G82.69! Nicht näher bezeichnet

G83.- **Sonstige Lähmungssyndrome**

Hinw.: Diese Kategorie ist nur dann zur primären Verschlüsselung zu benutzen,

- wenn die aufgeführten Krankheitszustände nicht näher bezeichnet sind oder
- wenn sie alt sind oder länger bestehen und die Ursache nicht näher bezeichnet ist.

Diese Kategorie dient auch zur multiplen Verschlüsselung, um diese durch eine beliebige Ursache hervorgerufenen Krankheitszustände zu kennzeichnen.

Inkl.: Lähmung (komplett) (inkomplett), ausgenommen wie unter G80-G82 aufgeführt

G83.0 **Diparese und Diplegie der oberen Extremitäten**
Diplegie (obere)
Lähmung beider oberen Extremitäten

G83.1 **Monoparese und Monoplegie einer unteren Extremität**
Lähmung eines Beines

G83.2 **Monoparese und Monoplegie einer oberen Extremität**
Lähmung eines Armes

G83.3 **Monoparese und Monoplegie, nicht näher bezeichnet**

G83.4- **Cauda- (equina-) Syndrom**
Soll das Vorliegen einer neurogenen Blasenfunktionsstörung angegeben werden, ist eine zusätzliche Schlüsselnummer aus G95.8- zu verwenden.

G83.40 Komplettes Cauda- (equina-) Syndrom

G83.41 Inkomplettes Cauda- (equina-) Syndrom

G83.49 Cauda- (equina-) Syndrom, nicht näher bezeichnet

G83.5 **Locked-in-Syndrom**

G83.6 **Zentrale faziale Parese**
Faziale Parese (Lähmung) (Schwäche) durch Läsion des oberen Motoneurons

Exkl.: Fazialisparese (durch Läsion des unteren Motoneurons) (G51.0)

G83.8 **Sonstige näher bezeichnete Lähmungssyndrome**
Todd-Paralyse (postiktal)

G83.9 **Lähmungssyndrom, nicht näher bezeichnet**

Sonstige Krankheiten des Nervensystems (G90-G99)

G90.- **Krankheiten des autonomen Nervensystems**
Exkl.: Dysfunktion des autonomen Nervensystems durch Alkohol (G31.2)

G90.0- **Idiopathische periphere autonome Neuropathie**

G90.00 Karotissinus-Syndrom (Synkope)

G90.08 Sonstige idiopathische periphere autonome Neuropathie

G90.09 Idiopathische periphere autonome Neuropathie, nicht näher bezeichnet

G90.1 **Familiäre Dysautonomie [Riley-Day-Syndrom]**

G90.2 **Horner-Syndrom**
Horner-Bernard-Syndrom
Horner-Trias

G90.4- **Autonome Dysreflexie**

G90.40 Autonome Dysreflexie als hypertone Krisen

G90.41 Autonome Dysreflexie als Schwitzattacken

G90.48 Sonstige autonome Dysreflexie

G90.49   Autonome Dysreflexie, nicht näher bezeichnet
          Autonome Dysreflexie o.n.A.

G90.5-   Komplexes regionales Schmerzsyndrom, Typ I
          Sudeck-Knochenatrophie
          Sympathische Reflexdystrophie

G90.50   Komplexes regionales Schmerzsyndrom der oberen Extremität, Typ I

G90.51   Komplexes regionales Schmerzsyndrom der unteren Extremität, Typ I

G90.59   Komplexes regionales Schmerzsyndrom, Typ I, Lokalisation nicht näher bezeichnet

G90.6-   Komplexes regionales Schmerzsyndrom, Typ II
          Kausalgie

G90.60   Komplexes regionales Schmerzsyndrom der oberen Extremität, Typ II

G90.61   Komplexes regionales Schmerzsyndrom der unteren Extremität, Typ II

G90.69   Komplexes regionales Schmerzsyndrom, Typ II, Lokalisation nicht näher bezeichnet

G90.7-   Komplexes regionales Schmerzsyndrom, sonstiger und nicht näher bezeichneter Typ

G90.70   Komplexes regionales Schmerzsyndrom der oberen Extremität, sonstiger und nicht näher
          bezeichneter Typ

G90.71   Komplexes regionales Schmerzsyndrom der unteren Extremität, sonstiger und nicht näher
          bezeichneter Typ

G90.79   Komplexes regionales Schmerzsyndrom, sonstiger und nicht näher bezeichneter Typ, Lokalisation
          nicht näher bezeichnet

G90.8   Sonstige Krankheiten des autonomen Nervensystems

G90.9   Krankheit des autonomen Nervensystems, nicht näher bezeichnet

G91.-   Hydrozephalus
          Inkl.:   Erworbener Hydrozephalus

          Exkl.:   Angeborener Hydrozephalus (Q03.-)
                    Erworbener Hydrozephalus beim Neugeborenen (P91.7)
                    Hydrozephalus durch angeborene Toxoplasmose (P37.1)

G91.0   Hydrocephalus communicans

G91.1   Hydrocephalus occlusus

G91.2-   Normaldruckhydrozephalus

G91.20   Idiopathischer Normaldruckhydrozephalus

G91.21   Sekundärer Normaldruckhydrozephalus

G91.29   Normaldruckhydrozephalus, nicht näher bezeichnet

G91.3   Posttraumatischer Hydrozephalus, nicht näher bezeichnet

G91.8   Sonstiger Hydrozephalus

G91.9   Hydrozephalus, nicht näher bezeichnet

G92   Toxische Enzephalopathie
          Soll das toxische Agens angegeben werden, ist eine zusätzliche Schlüsselnummer (Kapitel XX) zu
          benutzen.

G93.-   Sonstige Krankheiten des Gehirns

G93.0   Hirnzysten
          Porenzephalische Zyste
          Arachnoidalzyste

          Exkl.:   Angeborene Gehirnzysten (Q04.6)
                    Erworbene periventrikuläre Zysten beim Neugeborenen (P91.1)

G93.1   **Anoxische Hirnschädigung, anderenorts nicht klassifiziert**
         Exkl.: Als Komplikation von:
             • Abort, Extrauteringravidität oder Molenschwangerschaft (O00-O07, O08.8)
             • chirurgischen Eingriffen und medizinischer Behandlung (T80-T88)
             • Schwangerschaft, Wehentätigkeit oder Wochenbett (O29.2, O74.3, O89.2)
             Asphyxie beim Neugeborenen (P21.9)

G93.2   **Benigne intrakranielle Hypertension [Pseudotumor cerebri]**
         Exkl.: Hypertensive Enzephalopathie (I67.4)

G93.3   **Chronisches Müdigkeitssyndrom [Chronic fatigue syndrome]**
         Chronisches Müdigkeitssyndrom bei Immundysfunktion
         Myalgische Enzephalomyelitis
         Postvirales Müdigkeitssyndrom

G93.4   **Enzephalopathie, nicht näher bezeichnet**
         Exkl.: Enzephalopathie:
             • alkoholbedingt (G31.2)
             • toxisch (G92)

G93.5   **Compressio cerebri**
         Herniation |
                      Hirn (-stamm)
         Kompression |

         Exkl.: Compressio cerebri, traumatisch (diffus) (S06.28)
                 Compressio cerebri, traumatisch, umschrieben (S06.38)

G93.6   **Hirnödem**
         Exkl.: Hirnödem:
             • durch Geburtsverletzung (P11.0)
             • traumatisch (S06.1)

G93.7   **Reye-Syndrom**
         Soll die äußere Ursache angegeben werden, ist eine zusätzliche Schlüsselnummer (Kapitel XX) zu benutzen.

G93.8-   **Sonstige näher bezeichnete Krankheiten des Gehirns**
         Soll die äußere Ursache angegeben werden, ist eine zusätzliche Schlüsselnummer (Kapitel XX) zu benutzen.

G93.80   Apallisches Syndrom

G93.88   Sonstige näher bezeichnete Krankheiten des Gehirns
         Enzephalopathie nach Strahlenexposition

G93.9   **Krankheit des Gehirns, nicht näher bezeichnet**

G94.-*   **Sonstige Krankheiten des Gehirns bei anderenorts klassifizierten Krankheiten**

G94.0*   **Hydrozephalus bei anderenorts klassifizierten infektiösen und parasitären Krankheiten (A00-B99†)**

G94.1*   **Hydrozephalus bei Neubildungen (C00-D48†)**

G94.2*   **Hydrozephalus bei sonstigen anderenorts klassifizierten Krankheiten**

G94.3*   **Enzephalopathie bei sonstigen anderenorts klassifizierten Krankheiten**

G94.8*   **Sonstige näher bezeichnete Krankheiten des Gehirns bei anderenorts klassifizierten Krankheiten**

G95.-   **Sonstige Krankheiten des Rückenmarkes**
         Exkl.: Myelitis (G04.-)

G95.0   **Syringomyelie und Syringobulbie**

G95.1-   **Vaskuläre Myelopathien**

G95.10   Nichttraumatische spinale Blutung
         Hämatomyelie

G95.18   Sonstige vaskuläre Myelopathien
Akuter Rückenmarkinfarkt (embolisch) (nichtembolisch)
Arterielle Thrombose des Rückenmarkes
Nichteitrige intraspinale Phlebitis und Thrombophlebitis
Rückenmarködem
Subakute nekrotisierende Myelopathie

Exkl.: Intraspinale Phlebitis und Thrombophlebitis, ausgenommen nichteitrig (G08)

G95.2   **Rückenmarkkompression, nicht näher bezeichnet**

G95.8-   **Sonstige näher bezeichnete Krankheiten des Rückenmarkes**
Myelopathie durch:
• Arzneimittel
• Strahlenwirkung
Rückenmarkblase o.n.A.

Soll das exogene Agens angegeben werden, ist eine zusätzliche Schlüsselnummer (Kapitel XX) zu benutzen.

Exkl.: Neuromuskuläre Dysfunktion der Harnblase ohne Angabe einer Rückenmarkläsion (N31.-)

G95.80   Harnblasenlähmung bei Schädigung des oberen motorischen Neurons [UMNL]
Spinal bedingte Reflexblase
Spastische Blase

G95.81   Harnblasenlähmung bei Schädigung des unteren motorischen Neurons [LMNL]
Areflexie der Harnblase
Schlaffe Blase

G95.82   Harnblasenfunktionsstörung durch spinalen Schock

G95.83   Spinale Spastik der quergestreiften Muskulatur

G95.84   Detrusor-Sphinkter-Dyssynergie bei Schädigungen des Rückenmarkes

G95.85   Deafferentierungsschmerz bei Schädigungen des Rückenmarkes

G95.88   Sonstige näher bezeichnete Krankheiten des Rückenmarkes

G95.9   **Krankheit des Rückenmarkes, nicht näher bezeichnet**
Myelopathie o.n.A.

G96.-   **Sonstige Krankheiten des Zentralnervensystems**

G96.0   **Austritt von Liquor cerebrospinalis**
Liquorrhoe

Exkl.: Nach Lumbalpunktion (G97.0)

G96.1   **Krankheiten der Meningen, anderenorts nicht klassifiziert**
Meningeale Adhäsionen (zerebral) (spinal)

G96.8   **Sonstige näher bezeichnete Krankheiten des Zentralnervensystems**

G96.9   **Krankheit des Zentralnervensystems, nicht näher bezeichnet**

G97.-   **Krankheiten des Nervensystems nach medizinischen Maßnahmen, anderenorts nicht klassifiziert**

G97.0   **Austritt von Liquor cerebrospinalis nach Lumbalpunktion**

G97.1   **Sonstige Reaktion auf Spinal- und Lumbalpunktion**

G97.2   **Intrakranielle Druckminderung nach ventrikulärem Shunt**

G97.8-   **Sonstige Krankheiten des Nervensystems nach medizinischen Maßnahmen**

G97.80   Postoperative Liquorfistel

G97.81   Postoperativer (zerebellärer) Mutismus
Posterior-Fossa-Syndrom

G97.82   Postoperative epidurale spinale Blutung

G97.83   Postoperative subdurale spinale Blutung

G97.84   Postoperative subarachnoidale spinale Blutung

G97.88   Sonstige Krankheiten des Nervensystems nach medizinischen Maßnahmen

G97.9   Krankheit des Nervensystems nach medizinischer Maßnahme, nicht näher bezeichnet

G98   Sonstige Krankheiten des Nervensystems, anderenorts nicht klassifiziert
          Inkl.:   Charcot-Arthropathie† (M14.6-*)
                      Krankheit des Nervensystems o.n.A.

G99.-*   Sonstige Krankheiten des Nervensystems bei anderenorts klassifizierten Krankheiten

G99.0*   Autonome Neuropathie bei endokrinen und Stoffwechselkrankheiten
          Amyloide autonome Neuropathie (E85.-†)
          Diabetische autonome Neuropathie (E10-E14, vierte Stelle .4†)

G99.1*   Sonstige Krankheiten des autonomen Nervensystems bei sonstigen anderenorts klassifizierten Krankheiten

G99.2*   Myelopathie bei anderenorts klassifizierten Krankheiten
          Arteria-spinalis-anterior- und Arteria-vertebralis-Kompressionssyndrom (M47.0-†)
          Myelopathie bei:
          • Bandscheibenschäden (M50.0†, M51.0†)
          • Neubildungen (C00-D48†)
          • Spondylose (M47.-†)

G99.8*   Sonstige näher bezeichnete Krankheiten des Nervensystems bei anderenorts klassifizierten Krankheiten
          Urämische Paralyse (N18.-†)

Kapitel VII:

Krankheiten des Auges und der Augenanhangsgebilde (H00 - H59)

Exkl.: Bestimmte Zustände, die ihren Ursprung in der Perinatalperiode haben (P00-P96)
Bestimmte infektiöse und parasitäre Krankheiten (A00-B99)
Komplikationen der Schwangerschaft, der Geburt und des Wochenbettes (O00-O99)
Angeborene Fehlbildungen, Deformitäten und Chromosomenanomalien (Q00-Q99)
Endokrine, Ernährungs- und Stoffwechselkrankheiten (E00-E90)
Verletzungen, Vergiftungen und bestimmte andere Folgen äußerer Ursachen (S00-T98)
Neubildungen (C00-D48)
Symptome und abnorme klinische und Laborbefunde, die anderenorts nicht klassifiziert sind (R00-R99)

Dieses Kapitel gliedert sich in folgende Gruppen:

H00-H06	Affektionen des Augenlides, des Tränenapparates und der Orbita
H10-H13	Affektionen der Konjunktiva
H15-H22	Affektionen der Sklera, der Hornhaut, der Iris und des Ziliarkörpers
H25-H28	Affektionen der Linse
H30-H36	Affektionen der Aderhaut und der Netzhaut
H40-H42	Glaukom
H43-H45	Affektionen des Glaskörpers und des Augapfels
H46-H48	Affektionen des N. opticus und der Sehbahn
H49-H52	Affektionen der Augenmuskeln, Störungen der Blickbewegungen sowie Akkommodationsstörungen und Refraktionsfehler
H53-H54	Sehstörungen und Blindheit
H55-H59	Sonstige Affektionen des Auges und der Augenanhangsgebilde

Dieses Kapitel enthält die folgende(n) Sternschlüsselnummer(n)

H03.-*	Affektionen des Augenlides bei anderenorts klassifizierten Krankheiten
H06.-*	Affektionen des Tränenapparates und der Orbita bei anderenorts klassifizierten Krankheiten
H13.-*	Affektionen der Konjunktiva bei anderenorts klassifizierten Krankheiten
H19.-*	Affektionen der Sklera und der Hornhaut bei anderenorts klassifizierten Krankheiten
H22.-*	Affektionen der Iris und des Ziliarkörpers bei anderenorts klassifizierten Krankheiten
H28.-*	Katarakt und sonstige Affektionen der Linse bei anderenorts klassifizierten Krankheiten
H32.-*	Chorioretinale Affektionen bei anderenorts klassifizierten Krankheiten
H36.-*	Affektionen der Netzhaut bei anderenorts klassifizierten Krankheiten
H42.-*	Glaukom bei anderenorts klassifizierten Krankheiten
H45.-*	Affektionen des Glaskörpers und des Augapfels bei anderenorts klassifizierten Krankheiten
H48.-*	Affektionen des N. opticus [II. Hirnnerv] und der Sehbahn bei anderenorts klassifizierten Krankheiten
H58.-*	Sonstige Affektionen des Auges und der Augenanhangsgebilde bei anderenorts klassifizierten Krankheiten

Affektionen des Augenlides, des Tränenapparates und der Orbita (H00-H06)

H00.-   **Hordeolum und Chalazion**

H00.0   **Hordeolum und sonstige tiefe Entzündung des Augenlides**
Abszess
Furunkel | Augenlid
Gerstenkorn |

H00.1   **Chalazion**
Hagelkorn

H01.-   **Sonstige Entzündung des Augenlides**

H01.0   **Blepharitis**
Exkl.: Blepharokonjunktivitis (H10.5)

H01.1   **Nichtinfektiöse Dermatosen des Augenlides**
Dermatitis:
• allergisch
• ekzematös
• Kontakt-   Augenlid
Erythematodes chronicus discoides
Xeroderma

H01.8   **Sonstige näher bezeichnete Entzündungen des Augenlides**

H01.9   **Entzündung des Augenlides, nicht näher bezeichnet**

H02.-   **Sonstige Affektionen des Augenlides**
Exkl.: Angeborene Fehlbildungen des Augenlides (Q10.0-Q10.3)

H02.0   **Entropium und Trichiasis des Augenlides**

H02.1   **Ektropium des Augenlides**

H02.2   **Lagophthalmus**

H02.3   **Blepharochalasis**

H02.4   **Ptosis des Augenlides**

H02.5   **Sonstige Affektionen mit Auswirkung auf die Augenlidfunktion**
Ankyloblepharon
Blepharophimose
Lidretraktion

        Exkl.: Blepharospasmus (G24.5)
                 Tic (-Störung):
                 • o.n.A. (F95.9)
                 • organisch (G25.6)
                 • psychogen (F95.-)

H02.6   **Xanthelasma palpebrarum**

H02.7   **Sonstige degenerative Affektionen des Augenlides und der Umgebung des Auges**
Chloasma |
Madarosis | Augenlid
Vitiligo |

H02.8   **Sonstige näher bezeichnete Affektionen des Augenlides**
Hypertrichose des Augenlides
Verbliebener Fremdkörper im Augenlid

H02.9   **Affektion des Augenlides, nicht näher bezeichnet**

H03.-*   **Affektionen des Augenlides bei anderenorts klassifizierten Krankheiten**

H03.0*   **Parasitenbefall des Augenlides bei anderenorts klassifizierten Krankheiten**
Dermatitis des Augenlides durch Demodex-Arten (B88.0†)
Parasitenbefall des Augenlides bei:
- Leishmaniose (B55.-†)
- Loiasis (B74.3†)
- Onchozerkose (B73†)
- Phthiriasis (B85.3†)

H03.1*   **Beteiligung des Augenlides bei sonstigen anderenorts klassifizierten Infektionskrankheiten**
Beteiligung des Augenlides bei:
- Frambösie (A66.-†)
- Infektion durch Herpesviren [Herpes simplex] (B00.5†)
- Lepra (A30.-†)
- Molluscum contagiosum (B08.1†)
- Tuberkulose (A18.4†)
- Zoster (B02.3†)

H03.8*   **Beteiligung des Augenlides bei sonstigen anderenorts klassifizierten Krankheiten**
Beteiligung des Augenlides bei Impetigo (L01.0†)

H04.-   **Affektionen des Tränenapparates**
Exkl.: Angeborene Fehlbildungen des Tränenapparates (Q10.4-Q10.6)

H04.0   **Dakryoadenitis**
Chronische Vergrößerung der Tränendrüse

H04.1   **Sonstige Affektionen der Tränendrüse**
Dakryops
Tränendrüsenatrophie
Trockenes Auge
Zyste

H04.2   **Epiphora**

H04.3   **Akute und nicht näher bezeichnete Entzündung der Tränenwege**
Dakryozystitis (phlegmonös)   ⎤
Kanalikulitis   akut, subakut oder nicht näher bezeichnet
Peridakryozystitis   ⎦

Exkl.: Dakryozystitis beim Neugeborenen (P39.1)

H04.4   **Chronische Entzündung der Tränenwege**
Dakryozystitis   ⎤
Kanalikulitis   chronisch
Mukozele des Tränenapparates   ⎦

H04.5   **Stenose und Insuffizienz der Tränenwege**
Dakryolith
Eversio puncti lacrimalis
Stenose:
- Canaliculus lacrimalis
- Ductus nasolacrimalis
- Tränensack

H04.6   **Sonstige Veränderungen an den Tränenwegen**
Fistel

H04.8   **Sonstige Affektionen des Tränenapparates**

H04.9   **Affektion des Tränenapparates, nicht näher bezeichnet**

H05.-   **Affektionen der Orbita**
Exkl.: Angeborene Fehlbildung der Orbita (Q10.7)

H05.0   **Akute Entzündung der Orbita**
Abszess
Osteomyelitis
Periostitis   Orbita
Zellgewebsentzündung
Tenonitis

H05.1   **Chronische entzündliche Affektionen der Orbita**
Granulom der Orbita

H05.2   **Exophthalmus**
Blutung   Orbita
Ödem
Lageveränderung des Augapfels (lateral) o.n.A.

H05.3   **Deformation der Orbita**
Atrophie   Orbita
Exostose

H05.4   **Enophthalmus**

H05.5   **Verbliebener (alter) Fremdkörper nach perforierender Verletzung der Orbita**
Retrobulbärer Fremdkörper

H05.8   **Sonstige Affektionen der Orbita**
Zyste der Orbita

H05.9   **Affektion der Orbita, nicht näher bezeichnet**

H06.-*   **Affektionen des Tränenapparates und der Orbita bei anderenorts klassifizierten Krankheiten**

H06.0*   **Affektionen des Tränenapparates bei anderenorts klassifizierten Krankheiten**

H06.1*   **Parasitenbefall der Orbita bei anderenorts klassifizierten Krankheiten**
Echinokokkenbefall der Orbita (B67.-†)
Myiasis der Orbita (B87.2†)

H06.2*   **Exophthalmus bei Funktionsstörung der Schilddrüse (E05.-†)**

H06.3*   **Sonstige Affektionen der Orbita bei anderenorts klassifizierten Krankheiten**

Affektionen der Konjunktiva
(H10-H13)

H10.-   **Konjunktivitis**
Exkl.: Keratokonjunktivitis (H16.2)

H10.0   **Mukopurulente Konjunktivitis**

H10.1   **Akute allergische Konjunktivitis**

H10.2   **Sonstige akute Konjunktivitis**

H10.3   **Akute Konjunktivitis, nicht näher bezeichnet**
Exkl.: Ophthalmia neonatorum o.n.A. (P39.1)

H10.4   **Chronische Konjunktivitis**

H10.5   **Blepharokonjunktivitis**

H10.8   **Sonstige Konjunktivitis**

H10.9   **Konjunktivitis, nicht näher bezeichnet**

H11.- **Sonstige Affektionen der Konjunktiva**
Exkl.: Keratokonjunktivitis (H16.2)

H11.0 **Pterygium**
Exkl.: Pseudopterygium (H11.8)

H11.1 **Konjunktivadegeneration und -einlagerungen**
Konjunktivale:
• Argyrose [Argyrie]
• Konkremente
• Pigmentierung
Xerosis conjunctivae o.n.A.

H11.2 **Narben der Konjunktiva**
Symblepharon

H11.3 **Blutung der Konjunktiva**
Hyposphagma
Subkonjunktivale Blutung

H11.4 **Sonstige Gefäßkrankheiten und Zysten der Konjunktiva**
Konjunktivale(s):
• Aneurysma
• Hyperämie
• Ödem

H11.8 **Sonstige näher bezeichnete Affektionen der Konjunktiva**
Pseudopterygium

H11.9 **Affektion der Konjunktiva, nicht näher bezeichnet**

H13.-* **Affektionen der Konjunktiva bei anderenorts klassifizierten Krankheiten**

H13.0* **Filarienbefall der Konjunktiva (B74.-†)**

H13.1* **Konjunktivitis bei anderenorts klassifizierten infektiösen und parasitären Krankheiten**
Konjunktivitis (durch):
• Adenoviren, follikulär (akut) (B30.1†)
• Akanthamöben (B60.1†)
• bei Zoster (B02.3†)
• Chlamydien (A74.0†)
• diphtherisch (A36.8†)
• Gonokokken (A54.3†)
• hämorrhagisch (akut) (epidemisch) (B30.3†)
• Herpesviren [Herpes simplex] (B00.5†)
• Meningokokken (A39.8†)
• Newcastle- (B30.8†)

H13.2* **Konjunktivitis bei sonstigen anderenorts klassifizierten Krankheiten**

H13.3* **Okuläres Pemphigoid (L12.-†)**

H13.8* **Sonstige Affektionen der Konjunktiva bei anderenorts klassifizierten Krankheiten**

Affektionen der Sklera, der Hornhaut, der Iris und des Ziliarkörpers (H15-H22)

H15.- **Affektionen der Sklera**

H15.0 **Skleritis**

H15.1 **Episkleritis**

H15.8 **Sonstige Affektionen der Sklera**
Äquatoriales Staphylom
Ektasie der Sklera

Exkl.: Degenerative Myopie (H44.2)

H15.9 **Affektion der Sklera, nicht näher bezeichnet**

H16.- **Keratitis**

H16.0 **Ulcus corneae**
Ulkus:
• marginal
• mit Hypopyon
• perforiert
• ringförmig
• zentral
• o.n.A.
Ulcus corneae rodens [Mooren]

H16.1 **Sonstige oberflächliche Keratitis ohne Konjunktivitis**
Keratitis:
• areolaris
• filiformis
• nummularis
• punctata superficialis
• stellata
• Streifen-
Photokeratitis
Schneeblindheit

H16.2 **Keratokonjunktivitis**
Keratoconjunctivitis:
• neuroparalytica
• phlyctaenulosa
Keratokonjunktivitis:
• durch Exposition
• o.n.A.
Oberflächliche Keratitis mit Konjunktivitis
Ophthalmia nodosa

H16.3 **Interstitielle und tiefe Keratitis**

H16.4 **Neovaskularisation der Hornhaut**
Obliterationen von Hornhautgefäßen [ghost vessels]
Pannus

H16.8 **Sonstige Formen der Keratitis**

H16.9 **Keratitis, nicht näher bezeichnet**

H17.- **Hornhautnarben und -trübungen**

H17.0 **Leukoma adhaerens**

H17.1 **Sonstige zentrale Hornhauttrübung**

H17.8 **Sonstige Hornhautnarben und -trübungen**

H17.9 **Hornhautnarbe und -trübung, nicht näher bezeichnet**

H18.- **Sonstige Affektionen der Hornhaut**

H18.0 **Hornhautpigmentierungen und -einlagerungen**
Hämatokornea
Kayser-Fleischer-Ring
Krukenberg-Spindel
Stähli-Linie

Soll bei Arzneimittelinduktion die Substanz angegeben werden, ist eine zusätzliche Schlüssel-nummer (Kapitel XX) zu benutzen.

H18.1 **Keratopathia bullosa**
Exkl.: Keratopathie (bullös-aphak) nach Kataraktextraktion (H59.0)

H18.2 **Sonstiges Hornhautödem**

H18.3 **Veränderungen an den Hornhautmembranen**
Falte
Ruptur | Descemet-Membran

H18.4 **Hornhautdegeneration**
Arcus senilis
Bandförmige Keratopathie
Exkl.: Ulcus corneae rodens [Mooren] (H16.0)

H18.5 **Hereditäre Hornhautdystrophien**
Hornhautdystrophie:
• epithelial
• fleckförmig
• Fuchs-
• gittrig
• granulär

H18.6 **Keratokonus**

H18.7 **Sonstige Hornhautdeformitäten**
Descemetozele
Hornhaut:
• Ektasie
• Staphylom
Exkl.: Angeborene Fehlbildungen der Hornhaut (Q13.3-Q13.4)

H18.8 **Sonstige näher bezeichnete Affektionen der Hornhaut**
Anästhesie ⎫
Hypästhesie ⎭ Hornhaut
Rezidivierende Hornhauterosionen

H18.9 **Affektion der Hornhaut, nicht näher bezeichnet**

H19.-* **Affektionen der Sklera und der Hornhaut bei anderenorts klassifizierten Krankheiten**

H19.0* **Skleritis und Episkleritis bei anderenorts klassifizierten Krankheiten**
Skleritis bei Zoster (B02.3†)
Syphilitische Episkleritis (A52.7†)
Tuberkulöse Episkleritis (A18.5†)

H19.1* **Keratitis und Keratokonjunktivitis durch Herpesviren (B00.5†)**
Keratitis dendritica und disciformis

H19.2* **Keratitis und Keratokonjunktivitis bei sonstigen anderenorts klassifizierten infektiösen und parasitären Krankheiten**
Keratitis und Keratokonjunktivitis (interstitiell) bei:
• Akanthamöbiasis (B60.1†)
• Masern (B05.8†)
• Syphilis (A50.3†)
• Tuberkulose (A18.5†)
• Zoster (B02.3†)
Keratoconjunctivitis epidemica (B30.0†)

H19.3* **Keratitis und Keratokonjunktivitis bei sonstigen anderenorts klassifizierten Krankheiten**
Keratoconjunctivitis sicca (M35.0†)

H19.8* **Sonstige Affektionen der Sklera und der Hornhaut bei anderenorts klassifizierten Krankheiten**
Keratokonus bei Down-Syndrom (Q90.-†)

H20.- **Iridozyklitis**

H20.0 **Akute und subakute Iridozyklitis**
Iritis ⎫
Uveitis anterior ⎬ akut, rezidivierend oder subakut
Zyklitis ⎭

H20.1 **Chronische Iridozyklitis**

H20.2 **Phakogene Iridozyklitis**

H20.8 **Sonstige Iridozyklitis**

H20.9 **Iridozyklitis, nicht näher bezeichnet**

H21.- **Sonstige Affektionen der Iris und des Ziliarkörpers**
Exkl.: Sympathische Uveitis (H44.1)

H21.0 **Hyphäma**
Exkl.: Hyphäma, traumatisch (S05.1)

H21.1 **Sonstige Gefäßkrankheiten der Iris und des Ziliarkörpers**
Neovaskularisation der Iris oder des Ziliarkörpers
Rubeosis iridis

H21.2 **Degeneration der Iris und des Ziliarkörpers**
Degeneration:
• Iris (Pigment)
• Pupillensaum
Durchleuchtbarkeit der Iris
Iridoschisis
Irisatrophie (essentiell) (progressiv)
Miotische Pupillenzyste

H21.3 **Zyste der Iris, des Ziliarkörpers und der Vorderkammer**
Zyste der Iris, des Ziliarkörpers oder der Vorderkammer:
• exsudativ
• Implantations-
• parasitär
• o.n.A.
Exkl.: Miotische Pupillenzyste (H21.2)

H21.4 **Pupillarmembranen**
Iris bombée
Occlusio pupillae
Seclusio pupillae

H21.5 **Sonstige Adhäsionen und Abriss der Iris und des Ziliarkörpers**
Goniosynechien
Iridodialyse
Kammerwinkeldeformität
Synechien (Iris):
• hintere
• vordere
• o.n.A.
Exkl.: Ektopia pupillae [Korektopie] (Q13.2)

H21.8 **Sonstige näher bezeichnete Affektionen der Iris und des Ziliarkörpers**

H21.9 **Affektion der Iris und des Ziliarkörpers, nicht näher bezeichnet**

H22.-* **Affektionen der Iris und des Ziliarkörpers bei anderenorts klassifizierten Krankheiten**

H22.0* **Iridozyklitis bei anderenorts klassifizierten infektiösen und parasitären Krankheiten**
Iridozyklitis bei:
• Gonokokkeninfektion (A54.3†)
• Infektion durch Herpesviren [Herpes simplex] (B00.5†)
• Syphilis (sekundär) (A51.4†)
• Tuberkulose (A18.5†)
• Zoster (B02.3†)

H22.1* **Iridozyklitis bei sonstigen anderenorts klassifizierten Krankheiten**
Iridozyklitis bei:
• Sarkoidose (D86.8†)
• Spondylitis ankylopoetica [Spondylitis ankylosans] (M45.0-†)

H22.8* **Sonstige Affektionen der Iris und des Ziliarkörpers bei anderenorts klassifizierten Krankheiten**

Affektionen der Linse
(H25-H28)

H25.- **Cataracta senilis**
Exkl.: Kapsuläres Glaukom mit Pseudoexfoliation der Linsen (H40.1)

H25.0 **Cataracta senilis incipiens**
Cataracta senilis:
* coronaria
* corticalis
* punctata
Senile subkapsuläre Katarakt (anterior) (posterior)
Wasserspalten-Speichen-Katarakt

H25.1 **Cataracta nuclearis senilis**
Cataracta brunescens
Linsenkernsklerose

H25.2 **Cataracta senilis, Morgagni-Typ**
Cataracta senilis hypermatura

H25.8 **Sonstige senile Kataraktformen**
Kombinierte Formen der senilen Katarakt

H25.9 **Senile Katarakt, nicht näher bezeichnet**

H26.- **Sonstige Kataraktformen**
Exkl.: Cataracta congenita (Q12.0)

H26.0 **Infantile, juvenile und präsenile Katarakt**

H26.1 **Cataracta traumatica**
Soll die äußere Ursache angegeben werden, ist eine zusätzliche Schlüsselnummer (Kapitel XX) zu benutzen.

H26.2 **Cataracta complicata**
Glaukomflecken (subkapsulär)
Katarakt bei chronischer Iridozyklitis
Katarakt infolge anderer Augenkrankheiten

H26.3 **Arzneimittelinduzierte Katarakt**
Soll die Substanz angegeben werden, ist eine zusätzliche Schlüsselnummer (Kapitel XX) zu benutzen.

H26.4 **Cataracta secundaria**
Nachstar
Ringstar nach Soemmering

H26.8 **Sonstige näher bezeichnete Kataraktformen**

H26.9 **Katarakt, nicht näher bezeichnet**

H27.- **Sonstige Affektionen der Linse**
Exkl.: Angeborene Linsenfehlbildungen (Q12.-)
Mechanische Komplikationen durch eine intraokulare Linse (T85.2)
Pseudophakie (Z96.1)

H27.0 **Aphakie**

H27.1 **Luxation der Linse**

H27.8 **Sonstige näher bezeichnete Affektionen der Linse**

H27.9 **Affektion der Linse, nicht näher bezeichnet**

H28.-* **Katarakt und sonstige Affektionen der Linse bei anderenorts klassifizierten Krankheiten**

H28.0* **Diabetische Katarakt (E10-E14, vierte Stelle .3†)**

H28.1* **Katarakt bei sonstigen endokrinen, Ernährungs- und Stoffwechselkrankheiten**
Katarakt bei Hypoparathyreoidismus (E20.-†)
Katarakt durch Mangelernährung und Dehydration (E40-E46†)

H28.2*   **Katarakt bei sonstigen anderenorts klassifizierten Krankheiten**
Cataracta myotonica (G71.1†)

H28.8*   **Sonstige Affektionen der Linse bei anderenorts klassifizierten Krankheiten**

Affektionen der Aderhaut und der Netzhaut (H30-H36)

H30.-   **Chorioretinitis**

H30.0   **Fokale Chorioretinitis**
Herdförmige:
• Chorioiditis
• Chorioretinitis
• Retinitis
• Retinochorioiditis

H30.1   **Disseminierte Chorioretinitis**
Disseminierte:
• Chorioiditis
• Chorioretinitis
• Retinitis
• Retinochorioiditis

     Exkl.: Exsudative Retinopathie (H35.0)

H30.2   **Cyclitis posterior**
Entzündung der Pars plana corporis ciliaris

H30.8   **Sonstige Chorioretinitiden**
Vogt-Koyanagi-Harada-Syndrom

H30.9   **Chorioretinitis, nicht näher bezeichnet**
Chorioiditis
Chorioretinitis
Retinitis   o.n.A.
Retinochorioiditis

H31.-   **Sonstige Affektionen der Aderhaut**

H31.0   **Chorioretinale Narben**
Narben der Macula lutea, hinterer Pol (nach Entzündung) (posttraumatisch)
Retinopathia solaris

H31.1   **Degenerative Veränderung der Aderhaut**
Atrophie
Sklerose   Aderhaut

     Exkl.: Gefäßähnliche Streifen [Angioid streaks] (H35.3)

H31.2   **Hereditäre Dystrophie der Aderhaut**
Atrophia gyrata der Aderhaut
Chorioideremie
Dystrophie der Aderhaut (zentral areolär) (generalisiert) (peripapillär)

     Exkl.: Ornithinämie (E72.4)

H31.3   **Blutung und Ruptur der Aderhaut**
Aderhautblutung:
• expulsiv
• o.n.A.

H31.4   **Ablatio chorioideae**

H31.8   **Sonstige näher bezeichnete Affektionen der Aderhaut**
Choroidale Neovaskularisation

H31.9   **Affektion der Aderhaut, nicht näher bezeichnet**

H32.-* **Chorioretinale Affektionen bei anderenorts klassifizierten Krankheiten**

H32.0* **Chorioretinitis bei anderenorts klassifizierten infektiösen und parasitären Krankheiten**
Chorioretinitis bei:
- Spätsyphilis (A52.7†)
- Toxoplasmose (B58.0†)
- Tuberkulose (A18.5†)

H32.8* **Sonstige chorioretinale Affektionen bei anderenorts klassifizierten Krankheiten**
Albuminurische Retinitis (N18.-†)
Renale Retinitis (N18.-†)

H33.- **Netzhautablösung und Netzhautriss**
Exkl.: Abhebung des retinalen Pigmentepithels (H35.7)

H33.0 **Netzhautablösung mit Netzhautriss**
Rhegmatogene Ablatio retinae

H33.1 **Retinoschisis und Zysten der Netzhaut**
Parasitäre Zyste der Netzhaut o.n.A.
Pseudozyste der Netzhaut
Zyste der Ora serrata

Exkl.: Angeborene Retinoschisis (Q14.1)
Mikrozystoide Degeneration der Netzhaut (H35.4)

H33.2 **Seröse Netzhautablösung**
Netzhautablösung:
- ohne Netzhautriss
- o.n.A.

Exkl.: Chorioretinopathia centralis serosa (H35.7)

H33.3 **Netzhautriss ohne Netzhautablösung**
Hufeisenriss
Netzhautfragment │ Netzhaut, ohne Ablösung
Rundloch
Netzhautriss o.n.A.

Exkl.: Chorioretinale Narben nach chirurgischem Eingriff wegen Ablösung (H59.8)
Periphere Netzhautdegeneration ohne Riss (H35.4)

H33.4 **Traktionsablösung der Netzhaut**
Proliferative Vitreoretinopathie mit Netzhautablösung

H33.5 **Sonstige Netzhautablösungen**

H34.- **Netzhautgefäßverschluss**
Exkl.: Amaurosis fugax (G45.3-)

H34.0 **Transitorischer arterieller retinaler Gefäßverschluss**

H34.1 **Verschluss der A. centralis retinae**

H34.2 **Sonstiger Verschluss retinaler Arterien**
Arterieller retinaler Gefäßverschluss:
- Arterienast
- partiell
Hollenhorst-Plaques
Retinale Mikroembolie

H34.8 **Sonstiger Netzhautgefäßverschluss**
Venöser retinaler Gefäßverschluss:
- Anfangsstadium
- partiell
- Venenast
- zentral

H34.9 **Netzhautgefäßverschluss, nicht näher bezeichnet**

H35.- **Sonstige Affektionen der Netzhaut**

H35.0 **Retinopathien des Augenhintergrundes und Veränderungen der Netzhautgefäße**
Retinale:
• Gefäßeinscheidung
• Mikroaneurysmen
• Neovaskularisation
• Perivaskulitis
• Varizen
• Vaskulitis
Retinopathie:
• Augenhintergrund o.n.A.
• Coats-
• exsudativ
• hypertensiv
• o.n.A.
Veränderungen im Erscheinungsbild der Netzhautgefäße

H35.1 **Retinopathia praematurorum**
Retrolentale Fibroplasie

H35.2 **Sonstige proliferative Retinopathie**
Proliferative Vitreoretinopathie

Exkl.: Proliferative Vitreoretinopathie mit Netzhautablösung (H33.4)

H35.3 **Degeneration der Makula und des hinteren Poles**
Drusen (degenerativ)
Fältelung
Gefäßähnliche Streifen [Angioid streaks] | Makula
Loch
Zyste
Kuhnt-Junius-Degeneration
Senile Makuladegeneration (atrophisch) (exsudativ)
Toxische Makulaerkrankung

Soll bei Arzneimittelinduktion die Substanz angegeben werden, ist eine zusätzliche Schlüssel-nummer (Kapitel XX) zu benutzen.

H35.4 **Periphere Netzhautdegeneration**
Degeneration der Netzhaut:
• gittrig
• mikrozystoid
• palisadenartig
• pflastersteinförmig
• retikulär
• o.n.A.

Exkl.: mit Netzhautriss (H33.3)

H35.5 **Hereditäre Netzhautdystrophie**
Dystrophia retinae (albipunctata) (pigmentiert) (vitelliform)
Dystrophie:
• tapetoretinal
• vitreoretinal
Retinitis pigmentosa
Stargardt-Krankheit

H35.6 **Netzhautblutung**

H35.7 **Abhebung von Netzhautschichten**
Abhebung des retinalen Pigmentepithels
Chorioretinopathia centralis serosa

H35.8 **Sonstige näher bezeichnete Affektionen der Netzhaut**

H35.9 **Affektion der Netzhaut, nicht näher bezeichnet**

H36.-* **Affektionen der Netzhaut bei anderenorts klassifizierten Krankheiten**

H36.0* **Retinopathia diabetica (E10-E14, vierte Stelle .3†)**

H36.8* **Sonstige Affektionen der Netzhaut bei anderenorts klassifizierten Krankheiten**
Atherosklerotische Retinopathie (I70.8†)
Netzhautdystrophie bei Lipidspeicherkrankheiten (E75.-†)
Proliferative Sichelzellenretinopathie (D57.-†)

Glaukom
(H40-H42)

H40.- **Glaukom**
Exkl.: Absolutes Glaukom (H44.5)
Angeborenes Glaukom (Q15.0)
Traumatisches Glaukom durch Geburtsverletzung (P15.3)

H40.0 **Glaukomverdacht**
Okuläre Hypertension

H40.1 **Primäres Weitwinkelglaukom**
Glaucoma chronicum simplex
Glaukom (primär) (Restzustand):
• kapsulär, mit Pseudoexfoliation der Linse
• mäßig erhöhter Augeninnendruck
• Pigment-

H40.2 **Primäres Engwinkelglaukom**
Engwinkelglaukom (primär) (Restzustand):
• akut
• chronisch
• intermittierend
• protrahiert
Primäres Winkelblockglaukom

H40.3 **Glaukom (sekundär) nach Verletzung des Auges**
Soll die Ursache angegeben werden, ist eine zusätzliche Schlüsselnummer zu benutzen.

H40.4 **Glaukom (sekundär) nach Entzündung des Auges**
Soll die Ursache angegeben werden, ist eine zusätzliche Schlüsselnummer zu benutzen.

H40.5 **Glaukom (sekundär) nach sonstigen Affektionen des Auges**
Soll die Ursache angegeben werden, ist eine zusätzliche Schlüsselnummer zu benutzen.

H40.6 **Glaukom (sekundär) nach Arzneimittelverabreichung**
Soll die Substanz angegeben werden, ist eine zusätzliche Schlüsselnummer (Kapitel XX) zu benutzen.

H40.8 **Sonstiges Glaukom**

H40.9 **Glaukom, nicht näher bezeichnet**

H42.-* **Glaukom bei anderenorts klassifizierten Krankheiten**

H42.0* **Glaukom bei endokrinen, Ernährungs- und Stoffwechselkrankheiten**
Glaukom bei:
• Amyloidose (E85.-†)
• Lowe-Syndrom (E72.0†)

H42.8* **Glaukom bei sonstigen anderenorts klassifizierten Krankheiten**
Glaukom bei Onchozerkose (B73†)

Affektionen des Glaskörpers und des Augapfels (H43-H45)

H43.- **Affektionen des Glaskörpers**

H43.0 **Glaskörperprolaps**
Exkl.: Glaskörperkomplikation nach Kataraktextraktion (H59.0)

H43.1 **Glaskörperblutung**

H43.2 **Kristalline Ablagerungen im Glaskörper**

H43.3 **Sonstige Glaskörpertrübungen**
Glaskörpermembranen und Glaskörperstränge

H43.8 **Sonstige Affektionen des Glaskörpers**
Glaskörper-:
• Abhebung
• Degeneration

Exkl.: Proliferative Vitreoretinopathie mit Netzhautablösung (H33.4)

H43.9 **Affektion des Glaskörpers, nicht näher bezeichnet**

H44.- **Affektionen des Augapfels**
Inkl.: Krankheiten, die mehrere Strukturen des Auges betreffen

H44.0 **Purulente Endophthalmitis**
Glaskörperabszess
Panophthalmie

H44.1 **Sonstige Endophthalmitis**
Parasitäre Endophthalmitis o.n.A.
Sympathische Uveitis

H44.2 **Degenerative Myopie**
Maligne Myopie

H44.3 **Sonstige degenerative Affektionen des Augapfels**
Chalkose
Siderose des Auges

H44.4 **Hypotonia bulbi**

H44.5 **Degenerationszustände des Augapfels**
Absolutes Glaukom
Atrophie des Augapfels
Phthisis bulbi

H44.6 **Verbliebener (alter) magnetischer intraokularer Fremdkörper**
Verbliebener (alter) magnetischer Fremdkörper (in):
• Bulbushinterwand
• Glaskörper
• Iris
• Linse
• Vorderkammer
• Ziliarkörper

H44.7 **Verbliebener (alter) amagnetischer intraokularer Fremdkörper**
Verbliebener (alter) amagnetischer Fremdkörper (in):
• Bulbushinterwand
• Glaskörper
• Iris
• Linse
• Vorderkammer
• Ziliarkörper

H44.8 **Sonstige Affektionen des Augapfels**
Hämophthalmus
Luxatio bulbi

H44.9 **Affektion des Augapfels, nicht näher bezeichnet**

ICD-10-GM Version 2019

H45.-* **Affektionen des Glaskörpers und des Augapfels bei anderenorts klassifizierten Krankheiten**

H45.0* **Glaskörperblutung bei anderenorts klassifizierten Krankheiten**

H45.1* **Endophthalmitis bei anderenorts klassifizierten Krankheiten**
Endophthalmitis bei:
- Onchozerkose (B73†)
- Toxokariasis (B83.0†)
- Zystizerkose (B69.1†)

H45.8* **Sonstige Affektionen des Glaskörpers und des Augapfels bei anderenorts klassifizierten Krankheiten**

Affektionen des N. opticus und der Sehbahn (H46-H48)

H46 **Neuritis nervi optici**
Inkl.: Neuropapillitis optica
Neuropathie des N. opticus, ausgenommen ischämisch
Retrobulbäre Neuritis o.n.A.
Exkl.: Ischämische Neuropathie des N. opticus (H47.0)
Neuromyelitis optica [Devic-Krankheit] (G36.0)

H47.- **Sonstige Affektionen des N. opticus [II. Hirnnerv] und der Sehbahn**

H47.0 **Affektionen des N. opticus, anderenorts nicht klassifiziert**
Blutung in die Sehnervenscheide
(Foster-)Kennedy-Syndrom
Ischämische Neuropathie des N. opticus
Kompression des N. opticus

H47.1 **Stauungspapille, nicht näher bezeichnet**

H47.2 **Optikusatrophie**
Temporale Abblassung der Papille

H47.3 **Sonstige Affektionen der Papille**
Drusen der Papille
Pseudostauungspapille

H47.4 **Affektionen des Chiasma opticum**

H47.5 **Affektionen sonstiger Teile der Sehbahn**
Krankheiten des Tractus opticus, des Corpus geniculatum und der Sehstrahlung

H47.6 **Affektionen der Sehrinde**

H47.7 **Affektion der Sehbahn, nicht näher bezeichnet**

H48.-* **Affektionen des N. opticus [II. Hirnnerv] und der Sehbahn bei anderenorts klassifizierten Krankheiten**

H48.0* **Optikusatrophie bei anderenorts klassifizierten Krankheiten**
Optikusatrophie bei Spätsyphilis (A52.1†)

H48.1* **Retrobulbäre Neuritis bei anderenorts klassifizierten Krankheiten**
Retrobulbäre Neuritis bei:
- Meningokokkeninfektion (A39.8†)
- multipler Sklerose (G35.-†)
- Spätsyphilis (A52.1†)

H48.8* **Sonstige Affektionen des N. opticus und der Sehbahn bei anderenorts klassifizierten Krankheiten**

Affektionen der Augenmuskeln, Störungen der Blickbewegungen sowie Akkommodationsstörungen und Refraktionsfehler (H49-H52)

Exkl.: Nystagmus und sonstige abnorme Augenbewegungen (H55)

H49.- **Strabismus paralyticus**
Exkl.: Ophthalmoplegia:
• interna (H52.5)
• internuclearis (H51.2)
• progressiva supranuclearis (G23.1)

H49.0 **Lähmung des N. oculomotorius [III. Hirnnerv]**

H49.1 **Lähmung des N. trochlearis [IV. Hirnnerv]**

H49.2 **Lähmung des N. abducens [VI. Hirnnerv]**

H49.3 **Ophthalmoplegia totalis externa**

H49.4 **Ophthalmoplegia progressiva externa**

H49.8 **Sonstiger Strabismus paralyticus**
Kearns-Sayre-Syndrom
Ophthalmoplegia externa o.n.A.

H49.9 **Strabismus paralyticus, nicht näher bezeichnet**

H50.- **Sonstiger Strabismus**

H50.0 **Strabismus concomitans convergens**
Esotropie (alternierend) (unilateral), ausgenommen intermittierend

H50.1 **Strabismus concomitans divergens**
Exotropie (alternierend) (unilateral), ausgenommen intermittierend

H50.2 **Strabismus verticalis**
Hypertropie
Hypotropie

H50.3 **Intermittierender Strabismus concomitans**
Intermittierend:
• Strabismus convergens | (alternierend) (unilateral)
• Strabismus divergens |

H50.4 **Sonstiger und nicht näher bezeichneter Strabismus concomitans**
Mikrostrabismus
Strabismus concomitans o.n.A.
Zyklotropie

H50.5 **Heterophorie**
Esophorie
Exophorie
Latentes Schielen

H50.6 **Mechanisch bedingter Strabismus**
Brown-Syndrom
Strabismus durch Adhäsionen
Strabismus durch traumatische Ursache

H50.8 **Sonstiger näher bezeichneter Strabismus**
Stilling-Türk-Duane-Syndrom

H50.9 **Strabismus, nicht näher bezeichnet**

H51.- **Sonstige Störungen der Blickbewegungen**

H51.0 **Konjugierte Blicklähmung**

H51.1 **Konvergenzschwäche und Konvergenzexzess**

H51.2 **Internukleäre Ophthalmoplegie**

H51.8   **Sonstige näher bezeichnete Störungen der Blickbewegungen**

H51.9   **Störung der Blickbewegungen, nicht näher bezeichnet**

H52.-   **Akkommodationsstörungen und Refraktionsfehler**

H52.0   **Hypermetropie**

H52.1   **Myopie**
         Exkl.: Degenerative Myopie (H44.2)

H52.2   **Astigmatismus**

H52.3   **Anisometropie und Aniseikonie**

H52.4   **Presbyopie**

H52.5   **Akkommodationsstörungen**
         Akkommodationsparese
         Akkommodationsspasmus
         Ophthalmoplegia interna (totalis)

H52.6   **Sonstige Refraktionsfehler**

H52.7   **Refraktionsfehler, nicht näher bezeichnet**

Sehstörungen und Blindheit (H53-H54)

H53.-   Sehstörungen

H53.0   **Amblyopia ex anopsia**
         Amblyopie (durch):
         • Anisometropie
         • Deprivation
         • Strabismus

H53.1   **Subjektive Sehstörungen**
         Asthenopie
         Farbringe um Lichtquellen
         Flimmerskotom
         Metamorphopsie
         Photophobie
         Plötzlicher Sehverlust
         Tagblindheit
         Exkl.: Optische Halluzinationen (R44.1)

H53.2   **Diplopie**
         Doppeltsehen

H53.3   **Sonstige Störungen des binokularen Sehens**
         Anomale Netzhautkorrespondenz
         Fusion mit herabgesetztem Stereosehen
         Simultansehen ohne Fusion
         Suppression des binokularen Sehens

H53.4   **Gesichtsfelddefekte**
         Hemianopsie (heteronym) (homonym)
         Konzentrische Einengung des Gesichtsfeldes
         Quadrantenanopsie
         Skotom:
         • Bjerrum-
         • bogenförmig
         • ringförmig
         • zentral
         Vergrößerter blinder Fleck

H53.5 **Farbsinnstörungen**
Achromatopsie
Deuteranomalie
Deuteranopie
Erworbene Farbsinnstörung
Farbenblindheit
Protanomalie
Protanopie
Tritanomalie
Tritanopie

Exkl.: Tagblindheit (H53.1)

H53.6 **Nachtblindheit**
Exkl.: Durch Vitamin-A-Mangel (E50.5)

H53.8 **Sonstige Sehstörungen**

H53.9 **Sehstörung, nicht näher bezeichnet**

H54.- **Blindheit und Sehbeeinträchtigung**
Hinw.: Stufen der Sehbeeinträchtigung siehe Tabelle am Ende der Gruppe (H53-H54)

Exkl.: Amaurosis fugax (G45.3-)

H54.0 **Blindheit und hochgradige Sehbehinderung, binokular**
Stufen 3, 4 und 5 der Sehbeeinträchtigung

H54.1 **Schwere Sehbeeinträchtigung, binokular**
Stufe 2 der Sehbeeinträchtigung

H54.2 **Mittelschwere Sehbeeinträchtigung, binokular**
Stufe 1 der Sehbeeinträchtigung

H54.3 **Leichte Sehbeeinträchtigung, binokular**
Stufe 0 der Sehbeeinträchtigung mit mindestens einer leichten Sehbeeinträchtigung auf einem Auge

H54.4 **Blindheit und hochgradige Sehbehinderung, monokular**
Stufen 3, 4 und 5 der Sehbeeinträchtigung eines Auges mit Stufen 0, 1, 2 oder 9 des anderen Auges

H54.5 **Schwere Sehbeeinträchtigung, monokular**
Stufe 2 der Sehbeeinträchtigung eines Auges mit Stufen 0, 1 oder 9 des anderen Auges

H54.6 **Mittelschwere Sehbeeinträchtigung, monokular**
Stufe 1 der Sehbeeinträchtigung eines Auges mit Stufen 0 oder 9 des anderen Auges

H54.9 **Nicht näher bezeichnete Sehbeeinträchtigung (binokular)**
Stufe 9 der Sehbeeinträchtigung o.n.A.

Die nachstehende Tabelle enthält eine Klassifikation des Schweregrades der Sehbeeinträchtigung in Anlehnung an den Beschluss des International Council of Ophthalmology (2002) und die Resolution der WHO-Konferenz zur „Entwicklung von Standards zu Kriterien für Visusverlust und Visusfunktion" (WHO/PBL/03.91; 2003).

Zur Bestimmung der Sehbeeinträchtigung für die Schlüsselnummern H54.0 bis H54.3 sollte die Sehschärfe binokular und mit ggf. vorhandener Korrektur (Brille oder Kontaktlinse) gemessen werden. Zur Bestimmung der Sehbeeinträchtigung für die Schlüsselnummern H54.4 bis H54.6 sollte die Sehschärfe monokular und mit ggf. vorhandener Korrektur (Brille oder Kontaktlinse) gemessen werden.

Wenn die Größe des Gesichtsfeldes mitberücksichtigt wird, sollten Patienten, deren Gesichtsfeld des gesünderen Auges bei zentraler Fixation nicht größer als 10 Grad ist, in die Stufe 3 eingeordnet werden. Bei monokularer hochgradiger Sehbehinderung (H54.4) gilt der Grad des Gesichtsfeldausfalls des betroffenen Auges.

Stufen	Sehschärfe mit bestmöglicher Korrektur (in Ferne) gleich oder geringer als	Sehschärfe mit bestmöglicher Korrektur (in Ferne) höher als
0 leichte oder keine Sehbeeinträchtigung		6/18 3/10 (0,3) 20/70
1 mittelschwere Sehbeeinträchtigung	6/18 3/10 (0,3) 20/70	6/60 1/10 (0,1) 20/200
2 schwere Sehbeeinträchtigung	6/60 1/10 (0,1) 20/200	3/60 1/20 (0,05) 20/400
3 hochgradige Sehbehinderung	3/60 1/20 (0,05) 20/400	1/60 (Fingerzählen bei 1 m) 1/50 (0,02) 5/300 (20/1200)
4 Blindheit	1/60 (Fingerzählen bei 1 m) 1/50 (0,02) 5/300 (20/1200)	Lichtwahrnehmung
5 Blindheit	keine Lichtwahrnehmung	
9	unbestimmt oder nicht näher bezeichnet	

Sonstige Affektionen des Auges und der Augenanhangsgebilde (H55-H59)

H55 **Nystagmus und sonstige abnorme Augenbewegungen**
Inkl.: Nystagmus:
• angeboren
• dissoziiert
• durch Deprivation
• latent
• o.n.A.

H57.- **Sonstige Affektionen des Auges und der Augenanhangsgebilde**

H57.0 **Pupillenfunktionsstörungen**

H57.1 **Augenschmerzen**

H57.8 **Sonstige näher bezeichnete Affektionen des Auges und der Augenanhangsgebilde**

H57.9 **Affektion des Auges und der Augenanhangsgebilde, nicht näher bezeichnet**

H58.-* **Sonstige Affektionen des Auges und der Augenanhangsgebilde bei anderenorts klassifizierten Krankheiten**

H58.0* **Anomalien der Pupillenreaktion bei anderenorts klassifizierten Krankheiten**
Argyll-Robertson-Phänomen oder reflektorische Pupillenstarre, syphilitisch (A52.1†)

H58.1* **Sehstörungen bei anderenorts klassifizierten Krankheiten**

H58.2-* **Beteiligung des Auges und der Augenanhangsgebilde bei der chronischen Graft-versus-Host-Krankheit**

H58.21* Stadium 1 der chronischen Augen-Graft-versus-Host-Krankheit (T86.05†, T86.06†)

H58.22* Stadium 2 der chronischen Augen-Graft-versus-Host-Krankheit (T86.06†)

H58.23* Stadium 3 der chronischen Augen-Graft-versus-Host-Krankheit (T86.07†)

H58.8* **Sonstige näher bezeichnete Affektionen der Augen und der Augenanhangsgebilde bei anderenorts klassifizierten Krankheiten**
Hyperthyreote [thyreotoxische] Augenkrankheit (E05.-†)
Syphilitische Okulopathie, anderenorts nicht klassifiziert, bei:
• Frühsyphilis (sekundär) (A51.4†)
• konnataler Frühsyphilis (A50.0†)
• konnataler Spätsyphilis (A50.3†)
• Spätsyphilis (A52.7†)

H59.- **Affektionen des Auges und der Augenanhangsgebilde nach medizinischen Maßnahmen, anderenorts nicht klassifiziert**
Exkl.: Mechanische Komplikation durch:
• intraokulare Linse (T85.2)
• sonstige Augenprothesen, -implantate und -transplantate (T85.3)
Pseudophakie (Z96.1)

H59.0 **Keratopathie (bullös-aphak) nach Kataraktextraktion**
Glaskörper- (Berührungs-) Syndrom
Glaskörper-Hornhaut-Syndrom

H59.8 **Sonstige Affektionen des Auges und der Augenanhangsgebilde nach medizinischen Maßnahmen**
Chorioretinale Narben nach chirurgischem Eingriff wegen Ablösung
Infektion eines postoperativen Sickerkissens
Nichtinfektiöse Entzündung eines postoperativen Sickerkissens
Sickerkissen-assoziierte Endophthalmitis

H59.9 **Affektion des Auges und der Augenanhangsgebilde nach medizinischen Maßnahmen, nicht näher bezeichnet**

Kapitel VIII:

Krankheiten des Ohres und des Warzenfortsatzes (H60 - H95)

Exkl.: Angeborene Fehlbildungen, Deformitäten und Chromosomenanomalien (Q00-Q99)
Bestimmte infektiöse und parasitäre Krankheiten (A00-B99)
Bestimmte Zustände, die ihren Ursprung in der Perinatalperiode haben (P00-P96)
Endokrine, Ernährungs- und Stoffwechselkrankheiten (E00-E90)
Komplikationen der Schwangerschaft, der Geburt und des Wochenbettes (O00-O99)
Neubildungen (C00-D48)
Symptome und abnorme klinische und Laborbefunde, die anderenorts nicht klassifiziert sind (R00-R99)
Verletzungen, Vergiftungen und bestimmte andere Folgen äußerer Ursachen (S00-T98)

Dieses Kapitel gliedert sich in folgende Gruppen:

H60-H62 Krankheiten des äußeren Ohres
H65-H75 Krankheiten des Mittelohres und des Warzenfortsatzes
H80-H83 Krankheiten des Innenohres
H90-H95 Sonstige Krankheiten des Ohres

Dieses Kapitel enthält die folgende(n) Sternschlüsselnummer(n)

H62.-* Krankheiten des äußeren Ohres bei anderenorts klassifizierten Krankheiten
H67.-* Otitis media bei anderenorts klassifizierten Krankheiten
H75.-* Sonstige Krankheiten des Mittelohres und des Warzenfortsatzes bei anderenorts klassifizierten Krankheiten
H82* Schwindelsyndrome bei anderenorts klassifizierten Krankheiten
H94.-* Sonstige Krankheiten des Ohres bei anderenorts klassifizierten Krankheiten

Krankheiten des äußeren Ohres (H60-H62)

H60.- **Otitis externa**

H60.0 **Abszess des äußeren Ohres**
Abszess
Furunkel Ohrmuschel oder äußerer Gehörgang
Karbunkel

H60.1 **Phlegmone des äußeren Ohres**
Phlegmone:
• äußerer Gehörgang
• Ohrmuschel

H60.2 **Otitis externa maligna**

H60.3 **Sonstige infektiöse Otitis externa**
Badeotitis
Otitis externa:
• diffusa
• haemorrhagica

H60.4 **Cholesteatom im äußeren Ohr**
Keratitis obturans des äußeren Ohres (Gehörgang)

H60.5 **Akute Otitis externa, nichtinfektiös**
Akute Otitis externa:
• durch chemische Substanzen
• durch Strahlung
• ekzematös
• reaktiv
• o.n.A.
Kontaktotitis

H60.8 **Sonstige Otitis externa**
Chronische Otitis externa o.n.A.

H60.9 **Otitis externa, nicht näher bezeichnet**

H61.- **Sonstige Krankheiten des äußeren Ohres**

H61.0 **Perichondritis des äußeren Ohres**
Chondrodermatitis nodularis chronica helicis
Perichondritis:
• auricularis
• Ohrmuschel

H61.1 **Nichtinfektiöse Krankheiten der Ohrmuschel**
Erworbene Deformität:
• Auricula
• Ohrmuschel

Exkl.: Blumenkohlohr (M95.1)

H61.2 **Zeruminalpfropf**
Impaktiertes Zerumen

H61.3 **Erworbene Stenose des äußeren Gehörganges**
Verengung des äußeren Gehörganges

H61.8 **Sonstige näher bezeichnete Krankheiten des äußeren Ohres**
Exostose im äußeren Gehörgang

H61.9 **Krankheit des äußeren Ohres, nicht näher bezeichnet**

H62.-* **Krankheiten des äußeren Ohres bei anderenorts klassifizierten Krankheiten**

H62.0* **Otitis externa bei anderenorts klassifizierten bakteriellen Krankheiten**
Otitis externa bei Erysipel (A46†)

H62.1* **Otitis externa bei anderenorts klassifizierten Viruskrankheiten**
Otitis externa bei:
• Infektion durch Herpesviren [Herpes simplex] (B00.1†)
• Zoster (B02.8†)

H62.2* **Otitis externa bei anderenorts klassifizierten Mykosen**
Otitis externa bei:
• Aspergillose (B44.8†)
• Kandidose (B37.2†)
Otomykose o.n.A. (B36.9†)

H62.3* **Otitis externa bei sonstigen anderenorts klassifizierten infektiösen und parasitären Krankheiten**

H62.4* **Otitis externa bei sonstigen anderenorts klassifizierten Krankheiten**
Otitis externa bei Impetigo (L01.-†)

H62.8* **Sonstige Krankheiten des äußeren Ohres bei anderenorts klassifizierten Krankheiten**

Krankheiten des Mittelohres und des Warzenfortsatzes (H65-H75)

H65.- **Nichteitrige Otitis media**
Inkl.: Mit Myringitis

Soll das Vorliegen einer Trommelfellperforation angegeben werden, ist eine zusätzliche Schlüsselnummer (H72.-) zu benutzen.

H65.0 **Akute seröse Otitis media**
Akute und subakute sezernierende Otitis media

H65.1 **Sonstige akute nichteitrige Otitis media**
Otitis media, akut und subakut:
• allergisch (mukös) (blutig) (serös)
• blutig
• mukös
• nichteitrig o.n.A.
• seromukös

Exkl.: Barotrauma des Ohres (T70.0)
Otitis media (akut) o.n.A. (H66.9)

H65.2 **Chronische seröse Otitis media**
Chronischer Tubenmittelohrkatarrh

H65.3 **Chronische muköse Otitis media**
Leimohr [Glue ear]
Otitis media, chronisch:
• schleimig
• sezernierend
• transsudativ

Exkl.: Adhäsivprozess nach Otitis media (H74.1)

H65.4 **Sonstige chronische nichteitrige Otitis media**
Otitis media, chronisch:
• allergisch
• exsudativ
• mit Erguss (nichteitrig)
• nichteitrig o.n.A.
• seromukös

H65.9 **Nichteitrige Otitis media, nicht näher bezeichnet**
Otitis media:
• allergisch
• exsudativ
• katarrhalisch
• mit Erguss (nichteitrig)
• mukös
• serös
• seromukös
• sezernierend
• transsudativ

H66.- **Eitrige und nicht näher bezeichnete Otitis media**
Inkl.: Mit Myringitis

Soll das Vorliegen einer Trommelfellperforation angegeben werden, ist eine zusätzliche Schlüsselnummer (H72.-) zu benutzen.

H66.0 **Akute eitrige Otitis media**

H66.1 **Chronische mesotympanale eitrige Otitis media**
Benigne chronische eitrige Otitis media
Chronische Tubenmittelohrkrankheit

H66.2 **Chronische epitympanale Otitis media**
Chronische Krankheit des Epitympanums

H66.3 **Sonstige chronische eitrige Otitis media**
Chronische eitrige Otitis media o.n.A.

H66.4 **Eitrige Otitis media, nicht näher bezeichnet**
Purulente Otitis media o.n.A.

H66.9 **Otitis media, nicht näher bezeichnet**
Otitis media:
• akut o.n.A.
• chronisch o.n.A.
• o.n.A.

H67.-* **Otitis media bei anderenorts klassifizierten Krankheiten**

H67.0* **Otitis media bei anderenorts klassifizierten bakteriellen Krankheiten**
Otitis media bei:
• Scharlach (A38†)
• Tuberkulose (A18.6†)

H67.1* **Otitis media bei anderenorts klassifizierten Viruskrankheiten**
Otitis media bei:
• Grippe:
  • saisonal, Virus nachgewiesen (J10.8†)
  • Virus nicht nachgewiesen (J11.8†)
  • zoonotisch oder pandemisch, Virus nachgewiesen (J09†)
• Masern (B05.3†)

H67.8* **Otitis media bei sonstigen anderenorts klassifizierten Krankheiten**

H68.- **Entzündung und Verschluss der Tuba auditiva**

H68.0 **Entzündung der Tuba auditiva**

H68.1 **Verschluss der Tuba auditiva**
Kompression
Stenose ⎥ Tuba auditiva
Striktur

H69.- **Sonstige Krankheiten der Tuba auditiva**

H69.0 **Erweiterte Tuba auditiva**
Klaffende Tube

H69.8 **Sonstige näher bezeichnete Krankheiten der Tuba auditiva**

H69.9 **Krankheit der Tuba auditiva, nicht näher bezeichnet**

H70.- **Mastoiditis und verwandte Zustände**

H70.0 **Akute Mastoiditis**
Abszess ⎥ Warzenfortsatz
Empyem

H70.1 **Chronische Mastoiditis**
Fistel ⎥ Warzenfortsatz
Karies

H70.2 **Petrositis**
Entzündung des Felsenbeins (akut) (chronisch)

H70.8 **Sonstige Mastoiditis und verwandte Zustände**

H70.9 **Mastoiditis, nicht näher bezeichnet**

H71 **Cholesteatom des Mittelohres**
Inkl.: Cholesteatom im Cavum tympani

Exkl.: Cholesteatom im äußeren Ohr (H60.4)
Rezidivierendes Cholesteatom in der Mastoidhöhle nach Mastoidektomie (H95.0)

H72.- **Trommelfellperforation**

Inkl.: Trommelfellperforation:
- nach Entzündung
- persistierend-posttraumatisch

Exkl.: Traumatische Trommelfellruptur (S09.2)

H72.0 **Zentrale Perforation des Trommelfells**

H72.1 **Trommelfellperforation am Recessus epitympanicus**
Perforation der Pars flaccida

H72.2 **Sonstige randständige Trommelfellperforationen**

H72.8 **Sonstige Trommelfellperforationen**
Perforation:
- mehrfach | Trommelfell
- total

H72.9 **Trommelfellperforation, nicht näher bezeichnet**

H73.- **Sonstige Krankheiten des Trommelfells**

H73.0 **Akute Myringitis**
Akute Tympanitis
Bullöse Myringitis

Exkl.: Mit Otitis media (H65-H66)

H73.1 **Chronische Myringitis**
Chronische Tympanitis

Exkl.: Mit Otitis media (H65-H66)

H73.8 **Sonstige näher bezeichnete Krankheiten des Trommelfells**

H73.9 **Krankheit des Trommelfells, nicht näher bezeichnet**

H74.- **Sonstige Krankheiten des Mittelohres und des Warzenfortsatzes**

H74.0 **Tympanosklerose**

H74.1 **Otitis media adhaesiva**
Adhäsivprozess nach Otitis media

Exkl.: Leimohr (H65.3)

H74.2 **Kontinuitätsunterbrechung oder Dislokation der Gehörknöchelchenkette**

H74.3 **Sonstige erworbene Anomalien der Gehörknöchelchen**
Ankylose
Partieller | Gehörknöchelchen
Verlust

H74.4 **Polyp im Mittelohr**

H74.8 **Sonstige näher bezeichnete Krankheiten des Mittelohres und des Warzenfortsatzes**

H74.9 **Krankheit des Mittelohres und des Warzenfortsatzes, nicht näher bezeichnet**

H75.-* **Sonstige Krankheiten des Mittelohres und des Warzenfortsatzes bei anderenorts klassifizierten Krankheiten**

H75.0* **Mastoiditis bei anderenorts klassifizierten infektiösen und parasitären Krankheiten**
Tuberkulöse Mastoiditis (A18.0†)

H75.8* **Sonstige näher bezeichnete Krankheiten des Mittelohres und des Warzenfortsatzes bei anderenorts klassifizierten Krankheiten**

Krankheiten des Innenohres
(H80-H83)

H80.- **Otosklerose**
Inkl.: Otospongiose

H80.0 **Otosklerose mit Beteiligung der Fenestra vestibuli, nichtobliterierend**

H80.1 **Otosklerose mit Beteiligung der Fenestra vestibuli, obliterierend**

H80.2 **Otosclerosis cochleae**
Innenohrotosklerose
Otosklerose mit Beteiligung:
• der Fenestra cochleae
• des knöchernen Labyrinths

H80.8 **Sonstige Otosklerose**

H80.9 **Otosklerose, nicht näher bezeichnet**

H81.- **Störungen der Vestibularfunktion**
Exkl.: Schwindel:
• epidemisch (A88.1)
• o.n.A. (R42)

H81.0 **Ménière-Krankheit**
Labyrinthhydrops
Ménière-Syndrom oder -Schwindel

H81.1 **Benigner paroxysmaler Schwindel**

H81.2 **Neuropathia vestibularis**

H81.3 **Sonstiger peripherer Schwindel**
Lermoyez-Syndrom
Schwindel:
• Ohr-
• otogen
• peripher o.n.A.

H81.4 **Schwindel zentralen Ursprungs**
Zentraler Lagenystagmus

H81.8 **Sonstige Störungen der Vestibularfunktion**

H81.9 **Störung der Vestibularfunktion, nicht näher bezeichnet**
Schwindelsyndrom o.n.A.

H82* **Schwindelsyndrome bei anderenorts klassifizierten Krankheiten**

H83.- **Sonstige Krankheiten des Innenohres**

H83.0 **Labyrinthitis**

H83.1 **Labyrinthfistel**

H83.2 **Funktionsstörung des Labyrinths**
Funktionsverlust
Übererregbarkeit │ Labyrinth
Unterfunktion │

H83.3 **Lärmschädigungen des Innenohres**
Akustisches Trauma
Lärmschwerhörigkeit

H83.8 **Sonstige näher bezeichnete Krankheiten des Innenohres**

H83.9 **Krankheit des Innenohres, nicht näher bezeichnet**

ICD-10-GM Version 2019

Sonstige Krankheiten des Ohres
(H90-H95)

H90.- **Hörverlust durch Schallleitungs- oder Schallempfindungsstörung**
Inkl.: Schwerhörigkeit oder Taubheit, angeboren
Exkl.: Hörsturz (idiopathisch) (H91.2)
Hörverlust:
- lärminduziert (H83.3)
- ototoxisch (H91.0)
- o.n.A. (H91.9)
Schwerhörigkeit oder Taubheit o.n.A. (H91.9)
Taubstummheit, anderenorts nicht klassifiziert (H91.3)

H90.0 **Beidseitiger Hörverlust durch Schallleitungsstörung**

H90.1 **Einseitiger Hörverlust durch Schallleitungsstörung bei nicht eingeschränktem Hörvermögen der anderen Seite**

H90.2 **Hörverlust durch Schallleitungsstörung, nicht näher bezeichnet**
Schallleitungsschwerhörigkeit o.n.A.

H90.3 **Beidseitiger Hörverlust durch Schallempfindungsstörung**
Beidseitige Schallempfindungsschwerhörigkeit

H90.4 **Einseitiger Hörverlust durch Schallempfindungsstörung bei nicht eingeschränktem Hörvermögen der anderen Seite**
Einseitige Schallempfindungsschwerhörigkeit

H90.5 **Hörverlust durch Schallempfindungsstörung, nicht näher bezeichnet**
Angeborene Schwerhörigkeit oder Taubheit o.n.A.
Hörverlust:
- neural
- perzeptiv
- sensorineural   o.n.A.
- sensorisch
- zentral
Schallempfindungsschwerhörigkeit o.n.A.

H90.6 **Kombinierter beidseitiger Hörverlust durch Schallleitungs- und Schallempfindungsstörung**

H90.7 **Kombinierter einseitiger Hörverlust durch Schallleitungs- und Schallempfindungsstörung bei nicht eingeschränktem Hörvermögen der anderen Seite**

H90.8 **Kombinierter Hörverlust durch Schallleitungs- und Schallempfindungsstörung, nicht näher bezeichnet**

H91.- **Sonstiger Hörverlust**
Exkl.: Abnorme Hörempfindung (H93.2)
Hörverlust, verschlüsselt unter H90.-
Lärmschwerhörigkeit (H83.3)
Psychogene Schwerhörigkeit oder Taubheit (F44.6)
Transitorische ischämische Schwerhörigkeit oder Taubheit (H93.0)
Zeruminalpfropf (H61.2)

H91.0 **Ototoxischer Hörverlust**
Soll die toxische Substanz angegeben werden, ist eine zusätzliche Schlüsselnummer (Kapitel XX) zu benutzen.

H91.1 **Presbyakusis**
Altersschwerhörigkeit

H91.2 **Idiopathischer Hörsturz**
Akuter Hörverlust o.n.A.

H91.3 **Taubstummheit, anderenorts nicht klassifiziert**

H91.8 **Sonstiger näher bezeichneter Hörverlust**

H91.9 **Hörverlust, nicht näher bezeichnet**
Schwerhörigkeit oder Taubheit:
- hohe Frequenzen betroffen
- niedrige Frequenzen betroffen
- o.n.A.

H92.- **Otalgie und Ohrenfluss**

H92.0 **Otalgie**

H92.1 **Otorrhoe**
Exkl.: Austritt von Liquor cerebrospinalis aus dem Ohr (G96.0)

H92.2 **Blutung aus dem äußeren Gehörgang**
Exkl.: Traumatische Blutung aus dem äußeren Gehörgang - Verschlüsselung nach Art der Verletzung

H93.- **Sonstige Krankheiten des Ohres, anderenorts nicht klassifiziert**

H93.0 **Degenerative und vaskuläre Krankheiten des Ohres**
Transitorische ischämische Schwerhörigkeit oder Taubheit

Exkl.: Presbyakusis (H91.1)

H93.1 **Tinnitus aurium**

H93.2 **Sonstige abnorme Hörempfindungen**
Diplakusis
Hyperakusis
Recruitment [Lautheitsausgleich]
Zeitweilige Hörschwellenverschiebung

Exkl.: Akustische Halluzinationen (R44.0)

H93.3 **Krankheiten des N. vestibulocochlearis [VIII. Hirnnerv]**

H93.8 **Sonstige näher bezeichnete Krankheiten des Ohres**

H93.9 **Krankheit des Ohres, nicht näher bezeichnet**

H94.-* **Sonstige Krankheiten des Ohres bei anderenorts klassifizierten Krankheiten**

H94.0* **Entzündung des N. vestibulocochlearis [VIII. Hirnnerv] bei anderenorts klassifizierten infektiösen und parasitären Krankheiten**
Entzündung des N. vestibulocochlearis bei Syphilis (A52.1†)

H94.8* **Sonstige näher bezeichnete Krankheiten des Ohres bei anderenorts klassifizierten Krankheiten**

H95.- **Krankheiten des Ohres und des Warzenfortsatzes nach medizinischen Maßnahmen, anderenorts nicht klassifiziert**

H95.0 **Rezidivierendes Cholesteatom in der Mastoidhöhle nach Mastoidektomie**

H95.1 **Sonstige Krankheiten nach Mastoidektomie**
Chronische Entzündung ⎫
Granulationen ⎬ Mastoidhöhle
Schleimhautzyste ⎭

H95.8 **Sonstige Krankheiten des Ohres und des Warzenfortsatzes nach medizinischen Maßnahmen**

H95.9 **Krankheit des Ohres und des Warzenfortsatzes nach medizinischen Maßnahmen, nicht näher bezeichnet**

Kapitel IX:

Krankheiten des Kreislaufsystems (I00 - I99)

Exkl.: Angeborene Fehlbildungen, Deformitäten und Chromosomenanomalien (Q00-Q99)
Bestimmte infektiöse und parasitäre Krankheiten (A00-B99)
Bestimmte Zustände, die ihren Ursprung in der Perinatalperiode haben (P00-P96)
Endokrine, Ernährungs- und Stoffwechselkrankheiten (E00-E90)
Komplikationen der Schwangerschaft, der Geburt und des Wochenbettes (O00-O99)
Neubildungen (C00-D48)
Symptome und abnorme klinische und Laborbefunde, die anderenorts nicht klassifiziert sind (R00-R99)
Systemkrankheiten des Bindegewebes (M30-M36)
Verletzungen, Vergiftungen und bestimmte andere Folgen äußerer Ursachen (S00-T98)
Zerebrale transitorische Ischämie und verwandte Syndrome (G45.-)

Dieses Kapitel gliedert sich in folgende Gruppen:

I00-I02	Akutes rheumatisches Fieber
I05-I09	Chronische rheumatische Herzkrankheiten
I10-I15	Hypertonie [Hochdruckkrankheit]
I20-I25	Ischämische Herzkrankheiten
I26-I28	Pulmonale Herzkrankheit und Krankheiten des Lungenkreislaufes
I30-I52	Sonstige Formen der Herzkrankheit
I60-I69	Zerebrovaskuläre Krankheiten
I70-I79	Krankheiten der Arterien, Arteriolen und Kapillaren
I80-I89	Krankheiten der Venen, der Lymphgefäße und der Lymphknoten, anderenorts nicht klassifiziert
I95-I99	Sonstige und nicht näher bezeichnete Krankheiten des Kreislaufsystems

Dieses Kapitel enthält die folgende(n) Sternschlüsselnummer(n)

I32.-*	Perikarditis bei anderenorts klassifizierten Krankheiten
I39.-*	Endokarditis und Herzklappenkrankheiten bei anderenorts klassifizierten Krankheiten
I41.-*	Myokarditis bei anderenorts klassifizierten Krankheiten
I43.-*	Kardiomyopathie bei anderenorts klassifizierten Krankheiten
I52.-*	Sonstige Herzkrankheiten bei anderenorts klassifizierten Krankheiten
I68.-*	Zerebrovaskuläre Störungen bei anderenorts klassifizierten Krankheiten
I79.-*	Krankheiten der Arterien, Arteriolen und Kapillaren bei anderenorts klassifizierten Krankheiten
I98.-*	Sonstige Störungen des Kreislaufsystems bei anderenorts klassifizierten Krankheiten

Dieses Kapitel enthält die folgende(n) Ausrufezeichenschlüsselnummer(n)

I50.02!	Rechtsherzinsuffizienz ohne Beschwerden
I50.03!	Rechtsherzinsuffizienz mit Beschwerden bei stärkerer Belastung
I50.04!	Rechtsherzinsuffizienz mit Beschwerden bei leichterer Belastung
I50.05!	Rechtsherzinsuffizienz mit Beschwerden in Ruhe
I67.80!	Vasospasmen bei Subarachnoidalblutung

Akutes rheumatisches Fieber
(I00-I02)

I00 **Rheumatisches Fieber ohne Angabe einer Herzbeteiligung**
Inkl.: Akute oder subakute Arthritis bei rheumatischem Fieber

I01.- **Rheumatisches Fieber mit Herzbeteiligung**
Exkl.: Chronische Krankheiten rheumatischen Ursprungs (I05-I09), es sei denn, es liegt
gleichzeitig rheumatisches Fieber vor, oder es gibt Hinweise dafür, dass der rheumatische
Prozess rezidiviert oder aktiv ist.

I01.0 **Akute rheumatische Perikarditis**
Jeder Zustand unter I00 mit Perikarditis
Rheumatische Perikarditis (akut)

Exkl.: Nicht als rheumatisch bezeichnet (I30.-)

I01.1 **Akute rheumatische Endokarditis**
Akute rheumatische Valvulitis
Jeder Zustand unter I00 mit Endokarditis oder Valvulitis

I01.2 **Akute rheumatische Myokarditis**
Jeder Zustand unter I00 mit Myokarditis

I01.8 **Sonstige akute rheumatische Herzkrankheit**
Akute rheumatische Pankarditis
Jeder Zustand unter I00 mit sonstigen oder mehreren Arten der Herzbeteiligung

I01.9 **Akute rheumatische Herzkrankheit, nicht näher bezeichnet**
Jeder Zustand unter I00 mit nicht näher bezeichneter Art der Herzbeteiligung
Rheumatische:
• Herzkrankheit, aktiv oder akut
• Karditis, akut

I02.- **Rheumatische Chorea**
Inkl.: Chorea minor [Chorea Sydenham]

Exkl.: Chorea:
• progressiva hereditaria [Chorea Huntington] (G10)
• o.n.A. (G25.5)

I02.0 **Rheumatische Chorea mit Herzbeteiligung**
Chorea o.n.A. mit Herzbeteiligung
Rheumatische Chorea mit Herzbeteiligung jeder Art, klassifizierbar unter I01.-

I02.9 **Rheumatische Chorea ohne Herzbeteiligung**
Rheumatische Chorea o.n.A.

Chronische rheumatische Herzkrankheiten
(I05-I09)

I05.- **Rheumatische Mitralklappenkrankheiten**
Inkl.: Zustände, die unter I05.0 und I05.2-I05.9 klassifizierbar sind, unabhängig davon, ob als
rheumatisch bezeichnet oder nicht

Exkl.: Als nichtrheumatisch bezeichnet (I34.-)

I05.0 **Mitralklappenstenose**
Mitralklappenobstruktion (rheumatisch)

I05.1 **Rheumatische Mitralklappeninsuffizienz**

I05.2 **Mitralklappenstenose mit Insuffizienz**
Mitralstenose mit Insuffizienz oder Regurgitation

I05.8   **Sonstige Mitralklappenkrankheiten**
Mitralklappenfehler
Mitralvitium

I05.9   **Mitralklappenkrankheit, nicht näher bezeichnet**
Mitralklappenkrankheit (chronisch) o.n.A.

I06.-   **Rheumatische Aortenklappenkrankheiten**
Exkl.: Nicht als rheumatisch bezeichnet (I35.-)

I06.0   **Rheumatische Aortenklappenstenose**
Rheumatische Aortenklappenobstruktion

I06.1   **Rheumatische Aortenklappeninsuffizienz**

I06.2   **Rheumatische Aortenklappenstenose mit Insuffizienz**
Rheumatische Aortenstenose mit Insuffizienz oder Regurgitation

I06.8   **Sonstige rheumatische Aortenklappenkrankheiten**

I06.9   **Rheumatische Aortenklappenkrankheit, nicht näher bezeichnet**
Rheumatische Aortenklappenkrankheit o.n.A.

I07.-   **Rheumatische Trikuspidalklappenkrankheiten**
Inkl.: Als rheumatisch bezeichnet
Ursache nicht näher bezeichnet

Exkl.: Als nichtrheumatisch bezeichnet (I36.-)

I07.0   **Trikuspidalklappenstenose**
Trikuspidalklappenstenose (rheumatisch)

I07.1   **Trikuspidalklappeninsuffizienz**
Trikuspidalklappeninsuffizienz (rheumatisch)

I07.2   **Trikuspidalklappenstenose mit Insuffizienz**

I07.8   **Sonstige Trikuspidalklappenkrankheiten**

I07.9   **Trikuspidalklappenkrankheit, nicht näher bezeichnet**
Trikuspidalklappenkrankheit o.n.A.

I08.-   **Krankheiten mehrerer Herzklappen**
Inkl.: Als rheumatisch bezeichnet
Ursache nicht näher bezeichnet

Exkl.: Endokarditis, Herzklappe nicht näher bezeichnet (I38)
Erkrankungen mehrerer Herzklappen nichtrheumatischer Ursache (I34-I38, Q22-Q23, Q24.8)
Rheumatische Krankheiten des Endokards, Herzklappe nicht näher bezeichnet (I09.1)

I08.0   **Krankheiten der Mitral- und Aortenklappe, kombiniert**
Beteiligung von Mitral- und Aortenklappe, unabhängig davon, ob als rheumatisch bezeichnet oder nicht näher bezeichnet

I08.1   **Krankheiten der Mitral- und Trikuspidalklappe, kombiniert**

I08.2   **Krankheiten der Aorten- und Trikuspidalklappe, kombiniert**

I08.3   **Krankheiten der Mitral-, Aorten- und Trikuspidalklappe, kombiniert**

I08.8   **Sonstige Krankheiten mehrerer Herzklappen**

I08.9   **Krankheit mehrerer Herzklappen, nicht näher bezeichnet**

I09.-   **Sonstige rheumatische Herzkrankheiten**

I09.0   **Rheumatische Myokarditis**
Exkl.: Myokarditis, nicht als rheumatisch bezeichnet (I51.4)

I09.1   **Rheumatische Krankheiten des Endokards, Herzklappe nicht näher bezeichnet**
Rheumatische:
• Endokarditis (chronisch)
• Valvulitis (chronisch)

Exkl.: Endokarditis, Herzklappe nicht näher bezeichnet (I38)

I09.2 **Chronische rheumatische Perikarditis**
Chronische rheumatische:
• Mediastinoperikarditis
• Myoperikarditis
Perikardverwachsung, rheumatisch

Exkl.: Nicht als rheumatisch bezeichnet (I31.-)

I09.8 **Sonstige näher bezeichnete rheumatische Herzkrankheiten**
Rheumatische Krankheit der Pulmonalklappe

I09.9 **Rheumatische Herzkrankheit, nicht näher bezeichnet**
Herzversagen, rheumatisch
Rheumatische Karditis

Exkl.: Karditis bei seropositiver chronischer Polyarthritis (M05.3-)

Hypertonie [Hochdruckkrankheit] (I10-I15)

Exkl.: Als Komplikation bei Schwangerschaft, Geburt oder Wochenbett (O10-O11, O13-O16)
Hypertonie beim Neugeborenen (P29.2)
Mit Beteiligung der Koronargefäße (I20-I25)
Pulmonale Hypertonie:
• primär (I27.0)
• sekundär (I27.2-)

Die folgenden fünften Stellen sind bei den Kategorien I10-I15 zu benutzen, um das Vorliegen einer hypertensiven Krise anzuzeigen:

0 **Ohne Angabe einer hypertensiven Krise**

1 **Mit Angabe einer hypertensiven Krise**

I10.- **Essentielle (primäre) Hypertonie**
Inkl.: Bluthochdruck
Hypertonie (arteriell) (essentiell) (primär) (systemisch)

Exkl.: Mit Beteiligung von Gefäßen des:
• Auges (H35.0)
• Gehirns (I60-I69)

I10.0- **Benigne essentielle Hypertonie**

I10.1- **Maligne essentielle Hypertonie**

I10.9- **Essentielle Hypertonie, nicht näher bezeichnet**

I11.- **Hypertensive Herzkrankheit**
Hinw.: Benutze, sofern zutreffend, zunächst Schlüsselnummern aus I50.- oder I51.4-I51.9, um die Art der Herzkrankheit anzugeben.

I11.0- **Hypertensive Herzkrankheit mit (kongestiver) Herzinsuffizienz**
Hypertensives Herzversagen

I11.9- **Hypertensive Herzkrankheit ohne (kongestive) Herzinsuffizienz**
Hypertensive Herzkrankheit o.n.A.

I12.- **Hypertensive Nierenkrankheit**
Hinw.: Benutze, sofern zutreffend, zunächst Schlüsselnummern aus N00-N07, N18.-, N19 oder N26, um die Art der Nierenkrankheit anzugeben.

Inkl.: Arteriosklerose der Niere
Arteriosklerotische Nephritis (chronisch) (interstitiell)
Hypertensive Nephropathie
Nephrosklerose [Nephro-Angiosklerose]

Exkl.: Sekundäre Hypertonie (I15.-)

I12.0- **Hypertensive Nierenkrankheit mit Niereninsuffizienz**
Hypertensives Nierenversagen

I12.9- **Hypertensive Nierenkrankheit ohne Niereninsuffizienz**
Hypertensive Nierenkrankheit o.n.A.

I13.- **Hypertensive Herz- und Nierenkrankheit**
Hinw.: Benutze, sofern zutreffend, zunächst Schlüsselnummern aus I50.- oder I51.4-I51.9 sowie aus N00-N07, N18.-, N19 oder N26, um die Art der Herz- bzw. Nierenkrankheit anzugeben.

Inkl.: Herz-Kreislauf-Nieren-Krankheit
Herz-Nieren-Krankheit

I13.0- **Hypertensive Herz- und Nierenkrankheit mit (kongestiver) Herzinsuffizienz**

I13.1- **Hypertensive Herz- und Nierenkrankheit mit Niereninsuffizienz**

I13.2- **Hypertensive Herz- und Nierenkrankheit mit (kongestiver) Herzinsuffizienz und Niereninsuffizienz**

I13.9- **Hypertensive Herz- und Nierenkrankheit, nicht näher bezeichnet**

I15.- **Sekundäre Hypertonie**
Exkl.: Mit Beteiligung von Gefäßen des:
• Auges (H35.0)
• Gehirns (I60-I69)

I15.0- **Renovaskuläre Hypertonie**

I15.1- **Hypertonie als Folge von sonstigen Nierenkrankheiten**
Renoparenchymatöse Hypertonie

I15.2- **Hypertonie als Folge von endokrinen Krankheiten**

I15.8- **Sonstige sekundäre Hypertonie**

I15.9- **Sekundäre Hypertonie, nicht näher bezeichnet**

Ischämische Herzkrankheiten
(I20-I25)

Hinw.: Die in den Kategorien I21, I22, I24 und I25 angegebene Dauer bezieht sich bei der Morbidität auf das Intervall zwischen Beginn des ischämischen Anfalls und (stationärer) Aufnahme zur Behandlung. Bei der Mortalität bezieht sich die Dauer auf das Intervall zwischen Beginn des ischämischen Anfalls und Eintritt des Todes.

Inkl.: Mit Angabe einer Hypertonie (I10-I15)

Soll eine vorliegende Hypertonie angegeben werden, ist eine zusätzliche Schlüsselnummer zu benutzen.

I20.- **Angina pectoris**

I20.0 **Instabile Angina pectoris**
Angina pectoris:
• bei Belastung, erstmalig auftretend [Angina de novo]
• mit abnehmender Belastungstoleranz
Crescendoangina
Drohender Infarkt [Impending infarction]
Intermediäres Koronarsyndrom [Graybiel]
Präinfarkt-Syndrom

I20.1 **Angina pectoris mit nachgewiesenem Koronarspasmus**
Angina pectoris:
• angiospastisch
• spasmusinduziert
• variant angina
Prinzmetal-Angina (-pectoris)

I20.8 **Sonstige Formen der Angina pectoris**
Belastungsangina
Koronares Slow-Flow-Syndrom
Stabile Angina pectoris
Stenokardie

I20.9 **Angina pectoris, nicht näher bezeichnet**
Angina pectoris o.n.A.
Angina-pectoris-Syndrom
Ischämischer Thoraxschmerz

I21.- **Akuter Myokardinfarkt**

Inkl.: Myokardinfarkt, als akut bezeichnet oder mit Angabe einer Dauer von vier Wochen (28 Tagen) oder weniger nach Eintritt des Infarktes

Exkl.: Bestimmte akute Komplikationen nach akutem Myokardinfarkt (I23.-)
Myokardinfarkt:
• als chronisch bezeichnet oder mit Angabe einer Dauer von mehr als vier Wochen (mehr als 28 Tagen) nach Eintritt des Infarktes (I25.8)
• alt (I25.2-)
• rezidivierend (I22.-)
Postmyokardinfarkt-Syndrom (I24.1)

I21.0 **Akuter transmuraler Myokardinfarkt der Vorderwand**
Transmuraler Infarkt (akut):
• anterior o.n.A.
• anteroapikal
• anterolateral
• anteroseptal
• Vorderwand o.n.A.

I21.1 **Akuter transmuraler Myokardinfarkt der Hinterwand**
Transmuraler Infarkt (akut):
• diaphragmal
• Hinterwand o.n.A.
• inferior o.n.A.
• inferolateral
• inferoposterior

I21.2 **Akuter transmuraler Myokardinfarkt an sonstigen Lokalisationen**
Transmuraler Infarkt (akut):
• apikolateral
• basolateral
• hochlateral
• lateral o.n.A.
• posterior (strikt)
• posterobasal
• posterolateral
• posteroseptal
• Seitenwand o.n.A.
• septal o.n.A.

I21.3 **Akuter transmuraler Myokardinfarkt an nicht näher bezeichneter Lokalisation**
Transmuraler Myokardinfarkt o.n.A.

I21.4 **Akuter subendokardialer Myokardinfarkt**
Innenschichtinfarkt
Nicht-ST-Hebungsinfarkt [NSTEMI] ⎫ o.n.A.
Nichttransmuraler Myokardinfarkt ⎭

I21.9 **Akuter Myokardinfarkt, nicht näher bezeichnet**
Myokardinfarkt (akut) o.n.A.

I22.- **Rezidivierender Myokardinfarkt**

Hinw.: Benutze diese Kategorie zur Morbiditätskodierung für Myokardinfarkte jeglicher Lokalisation mit Eintritt innerhalb von vier Wochen (28 Tagen) oder weniger nach Eintritt des vorausgegangenen Infarktes.

Inkl.: Reinfarkt
Rezidivinfarkt

Exkl.: Als chronisch bezeichnet oder mit Angabe einer Dauer von mehr als vier Wochen (mehr als 28 Tagen) nach Eintritt des Infarktes (I25.8)

I22.0 **Rezidivierender Myokardinfarkt der Vorderwand**
Rezidivinfarkt (akut):
• anterior o.n.A.
• anteroapikal
• anterolateral
• anteroseptal
• Vorderwand o.n.A.

I22.1 **Rezidivierender Myokardinfarkt der Hinterwand**
Rezidivinfarkt (akut):
• diaphragmal
• Hinterwand o.n.A.
• inferior o.n.A.
• inferolateral
• inferoposterior

I22.8 **Rezidivierender Myokardinfarkt an sonstigen Lokalisationen**
Rezidivinfarkt (akut):
• apikolateral
• basolateral
• hochlateral
• lateral o.n.A.
• posterior (strikt)
• posterobasal
• posterolateral
• posteroseptal
• Seitenwand o.n.A.
• septal o.n.A.

I22.9 **Rezidivierender Myokardinfarkt an nicht näher bezeichneter Lokalisation**

I23.- **Bestimmte akute Komplikationen nach akutem Myokardinfarkt**

Benutze eine zusätzliche Schlüsselnummer (I21-I22), um die Art des Myokardinfarktes anzugeben.

Exkl.: Aufgeführte Zustände, nicht als akute Komplikationen nach akutem Myokardinfarkt bezeichnet (I31.-, I51.-)

I23.0 **Hämoperikard als akute Komplikation nach akutem Myokardinfarkt**

I23.1 **Vorhofseptumdefekt als akute Komplikation nach akutem Myokardinfarkt**

I23.2 **Ventrikelseptumdefekt als akute Komplikation nach akutem Myokardinfarkt**

I23.3 **Ruptur der Herzwand ohne Hämoperikard als akute Komplikation nach akutem Myokardinfarkt**
Exkl.: Mit Hämoperikard (I23.0)

I23.4 **Ruptur der Chordae tendineae als akute Komplikation nach akutem Myokardinfarkt**

I23.5 **Papillarmuskelruptur als akute Komplikation nach akutem Myokardinfarkt**

I23.6 **Thrombose des Vorhofes, des Herzohres oder der Kammer als akute Komplikation nach akutem Myokardinfarkt**

I23.8 **Sonstige akute Komplikationen nach akutem Myokardinfarkt**

I24.- **Sonstige akute ischämische Herzkrankheit**
Exkl.: Angina pectoris (I20.-)
Transitorische Myokardischämie beim Neugeborenen (P29.4)

I24.0 **Koronarthrombose ohne nachfolgenden Myokardinfarkt**
Koronar (-Arterien) (-
Venen):
• Embolie
• Thromboembolie | ohne nachfolgenden Myokardinfarkt
• Verschluss

Exkl.: Als chronisch bezeichnet oder mit Angabe einer Dauer von mehr als vier Wochen (mehr als 28 Tage) nach dem Eintritt (I25.8)

I24.1 **Postmyokardinfarkt-Syndrom**
Dressler-Syndrom II

I24.8 **Sonstige Formen der akuten ischämischen Herzkrankheit**
Koronarinsuffizienz

I24.9 **Akute ischämische Herzkrankheit, nicht näher bezeichnet**
Exkl.: Ischämische Herzkrankheit (chronisch) o.n.A. (I25.9)

I25.- **Chronische ischämische Herzkrankheit**
Exkl.: Herz-Kreislauf-Krankheit o.n.A. (I51.6)

I25.0 **Atherosklerotische Herz-Kreislauf-Krankheit, so beschrieben**

I25.1- **Atherosklerotische Herzkrankheit**
Koronar- (Arterien):
• Atherom
• Atherosklerose
• Krankheit
• Okklusion
• Sklerose
• Stenose

I25.10 Ohne hämodynamisch wirksame Stenosen

I25.11 Ein-Gefäß-Erkrankung

I25.12 Zwei-Gefäß-Erkrankung

I25.13 Drei-Gefäß-Erkrankung

I25.14 Stenose des linken Hauptstammes

I25.15 Mit stenosierten Bypass-Gefäßen

I25.16 Mit stenosierten Stents

I25.19 Nicht näher bezeichnet

I25.2- **Alter Myokardinfarkt**
Abgeheilter Myokardinfarkt
Zustand nach Myokardinfarkt, der durch EKG oder andere spezielle Untersuchungen diagnostiziert wurde, aber gegenwärtig symptomlos ist

I25.20 29 Tage bis unter 4 Monate zurückliegend

I25.21 4 Monate bis unter 1 Jahr zurückliegend

I25.22 1 Jahr und länger zurückliegend

I25.29 Nicht näher bezeichnet

I25.3 **Herz-(Wand-)Aneurysma**
Ventrikelaneurysma

I25.4 **Koronararterienaneurysma**
Koronare arteriovenöse Fistel, erworben

Exkl.: Angeborenes Koronar- (Arterien-) Aneurysma (Q24.5)

I25.5 **Ischämische Kardiomyopathie**

I25.6 **Stumme Myokardischämie**

I25.8 **Sonstige Formen der chronischen ischämischen Herzkrankheit**
Jeder Zustand unter I21-I22 und I24.-, als chronisch bezeichnet oder mit Angabe einer Dauer von
mehr als vier Wochen (mehr als 28 Tagen) nach dem Eintritt

I25.9 **Chronische ischämische Herzkrankheit, nicht näher bezeichnet**
Ischämische Herzkrankheit (chronisch) o.n.A.

Pulmonale Herzkrankheit und Krankheiten des Lungenkreislaufes (I26-I28)

I26.- **Lungenembolie**
Inkl.: Lungeninfarkt
Postoperative Lungenembolie
Pulmonal (-Arterien) (-Venen):
• Thromboembolie
• Thrombose

Exkl.: Als Komplikation bei:
• Abort, Extrauteringravidität oder Molenschwangerschaft (O00-O07, O08.2)
• Schwangerschaft, Geburt oder Wochenbett (O88.-)

I26.0 **Lungenembolie mit Angabe eines akuten Cor pulmonale**
Akutes Cor pulmonale o.n.A.
Fulminante Lungenembolie
Massive Lungenembolie

I26.9 **Lungenembolie ohne Angabe eines akuten Cor pulmonale**
Lungenembolie o.n.A.
Nichtmassive Lungenembolie

I27.- **Sonstige pulmonale Herzkrankheiten**

I27.0 **Primäre pulmonale Hypertonie**

I27.1 **Kyphoskoliotische Herzkrankheit**

I27.2- **Sonstige näher bezeichnete sekundäre pulmonale Hypertonie**

I27.20 Pulmonale Hypertonie bei chronischer Thromboembolie

I27.28 Sonstige näher bezeichnete sekundäre pulmonale Hypertonie
Soll die Ursache angegeben werden, ist eine zusätzliche Schlüsselnummer zu benutzen.

I27.8 **Sonstige näher bezeichnete pulmonale Herzkrankheiten**
Exkl.: Eisenmenger-Defekt (Q21.88)

I27.9 **Pulmonale Herzkrankheit, nicht näher bezeichnet**
Chronische kardiopulmonale Krankheit
Cor pulmonale (chronisch) o.n.A.

I28.- **Sonstige Krankheiten der Lungengefäße**

I28.0 **Arteriovenöse Fistel der Lungengefäße**

I28.1 **Aneurysma der A. pulmonalis**

I28.8 **Sonstige näher bezeichnete Krankheiten der Lungengefäße**
Ruptur
Stenose | Lungengefäße
Striktur

I28.9 **Krankheit der Lungengefäße, nicht näher bezeichnet**

Sonstige Formen der Herzkrankheit (I30-I52)

I30.- **Akute Perikarditis**
Inkl.: Akuter Perikarderguss
Exkl.: Rheumatische Perikarditis (akut) (I01.0)

I30.0 **Akute unspezifische idiopathische Perikarditis**

I30.1 **Infektiöse Perikarditis**
Perikarditis (durch):
• eitrig
• Pneumokokken
• Staphylokokken
• Streptokokken
• viral
Pyoperikarditis
Soll der Infektionserreger angegeben werden, ist eine zusätzliche Schlüsselnummer (B95-B98) zu benutzen.

I30.8 **Sonstige Formen der akuten Perikarditis**

I30.9 **Akute Perikarditis, nicht näher bezeichnet**

I31.- **Sonstige Krankheiten des Perikards**
Exkl.: Akute Komplikationen nach akutem Myokardinfarkt (I23.-)
Als rheumatisch bezeichnet (I09.2)
Postkardiotomie-Syndrom (I97.0)
Traumatisch (S26.-)

I31.0 **Chronische adhäsive Perikarditis**
Accretio cordis
Adhäsive Mediastinoperikarditis
Perikardverwachsung

I31.1 **Chronische konstriktive Perikarditis**
Concretio pericardii
Perikardiale Kalzifikation

I31.2 **Hämoperikard, anderenorts nicht klassifiziert**

I31.3 **Perikarderguss (nichtentzündlich)**
Chyloperikard

I31.8 **Sonstige näher bezeichnete Krankheiten des Perikards**
Epikardiale Plaques
Fokale perikardiale Adhäsionen

I31.9 **Krankheit des Perikards, nicht näher bezeichnet**
Herzbeuteltamponade
Perikarditis (chronisch) o.n.A.

I32.-* **Perikarditis bei anderenorts klassifizierten Krankheiten**

I32.0* **Perikarditis bei anderenorts klassifizierten bakteriellen Krankheiten**
Perikarditis:
• durch Gonokokken (A54.8†)
• durch Meningokokken (A39.5†)
• syphilitisch (A52.0†)
• tuberkulös (A18.8†)

I32.1* **Perikarditis bei sonstigen anderenorts klassifizierten infektiösen und parasitären Krankheiten**

I32.8* **Perikarditis bei sonstigen anderenorts klassifizierten Krankheiten**
Perikarditis (bei):
• chronischer Polyarthritis (M05.3-†)
• systemischem Lupus erythematodes (M32.1†)
• urämisch (N18.-†)

I33.-   **Akute und subakute Endokarditis**
Exkl.:   Akute rheumatische Endokarditis (I01.1)
       Endokarditis o.n.A. (I38)

I33.0   **Akute und subakute infektiöse Endokarditis**
Endocarditis (akut) (subakut):
• lenta
• ulcerosa
Endokarditis (akut) (subakut):
• bakteriell
• infektiös o.n.A.
• maligne
• septisch

Soll der Infektionserreger angegeben werden, ist eine zusätzliche Schlüsselnummer (B95-B98) zu benutzen.

I33.9   **Akute Endokarditis, nicht näher bezeichnet**
Endokarditis
Myoendokarditis   akut oder subakut
Periendokarditis

I34.-   **Nichtrheumatische Mitralklappenkrankheiten**
Exkl.:   Als angeboren bezeichnet (Q23.2-Q23.9)
       Als rheumatisch bezeichnet (I05.-)
       Mitralklappen:
       • Fehler (I05.8)
       • Krankheit (I05.9)
       • Stenose (I05.0)
       Nicht näher bezeichnete Ursache, jedoch mit Angabe von:
       • Krankheiten der Aortenklappe (I08.0)
       • Mitralklappenstenose oder -obstruktion (I05.0)

I34.0   **Mitralklappeninsuffizienz**
Mitralklappen:
• Insuffizienz   o.n.A. oder näher bezeichnete Ursache, ausgenommen rheumatisch
• Regurgitation

I34.1   **Mitralklappenprolaps**
Floppy-Valve-Syndrom
Exkl.:   Marfan-Syndrom (Q87.4)

I34.2   **Nichtrheumatische Mitralklappenstenose**

I34.8-   **Sonstige nichtrheumatische Mitralklappenkrankheiten**

I34.80   Nichtrheumatische Mitralklappenstenose mit Mitralklappeninsuffizienz

I34.88   Sonstige nichtrheumatische Mitralklappenkrankheiten

I34.9   **Nichtrheumatische Mitralklappenkrankheit, nicht näher bezeichnet**

I35.-   **Nichtrheumatische Aortenklappenkrankheiten**
Exkl.:   Als angeboren bezeichnet (Q23.0, Q23.1, Q23.4-Q23.9)
       Als rheumatisch bezeichnet (I06.-)
       Hypertrophische Subaortenstenose (I42.1)
       Nicht näher bezeichnete Ursache, jedoch mit Angabe von Mitralklappenkrankheiten (I08.0)

I35.0   **Aortenklappenstenose**

I35.1   **Aortenklappeninsuffizienz**
Aortenklappen:
• Insuffizienz   o.n.A. oder näher bezeichnete Ursache, ausgenommen rheumatisch
• Regurgitation

I35.2   **Aortenklappenstenose mit Insuffizienz**

I35.8   **Sonstige Aortenklappenkrankheiten**

I35.9   **Aortenklappenkrankheit, nicht näher bezeichnet**

I36.- **Nichtrheumatische Trikuspidalklappenkrankheiten**
Exkl.: Als angeboren bezeichnet (Q22.4, Q22.8, Q22.9)
Als rheumatisch bezeichnet (I07.-)
Nicht näher bezeichnete Ursache (I07.-)

I36.0 **Nichtrheumatische Trikuspidalklappenstenose**

I36.1 **Nichtrheumatische Trikuspidalklappeninsuffizienz**
Trikuspidalklappen:
• Insuffizienz | näher bezeichnete Ursache, ausgenommen rheumatisch
• Regurgitation

I36.2 **Nichtrheumatische Trikuspidalklappenstenose mit Insuffizienz**

I36.8 **Sonstige nichtrheumatische Trikuspidalklappenkrankheiten**

I36.9 **Nichtrheumatische Trikuspidalklappenkrankheit, nicht näher bezeichnet**

I37.- **Pulmonalklappenkrankheiten**
Exkl.: Als angeboren bezeichnet (Q22.1, Q22.2, Q22.3)
Als rheumatisch bezeichnet (I09.8)

I37.0 **Pulmonalklappenstenose**

I37.1 **Pulmonalklappeninsuffizienz**
Pulmonalklappen:
• Insuffizienz | o.n.A. oder näher bezeichnete Ursache, ausgenommen rheumatisch
• Regurgitation

I37.2 **Pulmonalklappenstenose mit Insuffizienz**

I37.8 **Sonstige Pulmonalklappenkrankheiten**

I37.9 **Pulmonalklappenkrankheit, nicht näher bezeichnet**

I38 **Endokarditis, Herzklappe nicht näher bezeichnet**
Inkl.: Endokarditis (chronisch) o.n.A.
Herzklappen:
• Insuffizienz
• Stenose | nicht näher bezeichnete Herzklappe | o.n.A. oder näher bezeichnete Ursache, ausgenommen rheumatisch oder angeboren
Valvulitis
(chronisch)

Exkl.: Angeborene Herzklappeninsuffizienz, Klappe nicht näher bezeichnet (Q24.8)
Angeborene Herzklappenstenose, Klappe nicht näher bezeichnet (Q24.8)
Als rheumatisch bezeichnet (I09.1)
Endokardfibroelastose (I42.4)

I39.-* **Endokarditis und Herzklappenkrankheiten bei anderenorts klassifizierten Krankheiten**
Inkl.: Endokardbeteiligung bei:
• Candida-Infektion (B37.6†)
• chronischer Polyarthritis (M05.3-†)
• Gonokokken-Infektion (A54.8†)
• Meningokokken-Infektion (A39.5†)
• Syphilis (A52.0†)
• systemischem Lupus erythematodes [Libman-Sacks-Endokarditis] (M32.1†)
• Tuberkulose (A18.8†)
• Typhus abdominalis (A01.0†)

I39.0* **Mitralklappenkrankheiten bei anderenorts klassifizierten Krankheiten**

I39.1* **Aortenklappenkrankheiten bei anderenorts klassifizierten Krankheiten**

I39.2* **Trikuspidalklappenkrankheiten bei anderenorts klassifizierten Krankheiten**

I39.3* **Pulmonalklappenkrankheiten bei anderenorts klassifizierten Krankheiten**

I39.4* **Krankheiten mehrerer Herzklappen bei anderenorts klassifizierten Krankheiten**

I39.8* **Endokarditis bei anderenorts klassifizierten Krankheiten, Herzklappe nicht näher bezeichnet**

I40.- Akute Myokarditis

I40.0 **Infektiöse Myokarditis**
Septische Myokarditis
Soll der Infektionserreger angegeben werden, ist eine zusätzliche Schlüsselnummer (B95-B98) zu benutzen.

I40.1 **Isolierte Myokarditis**

I40.8 **Sonstige akute Myokarditis**

I40.9 **Akute Myokarditis, nicht näher bezeichnet**

I41.-* Myokarditis bei anderenorts klassifizierten Krankheiten

I41.0* **Myokarditis bei anderenorts klassifizierten bakteriellen Krankheiten**
Myokarditis:
• diphtherisch (A36.8†)
• durch Gonokokken (A54.8†)
• durch Meningokokken (A39.5†)
• syphilitisch (A52.0†)
• tuberkulös (A18.8†)

I41.1* **Myokarditis bei anderenorts klassifizierten Viruskrankheiten**
Grippe-Myokarditis (akut):
• saisonal, Virus nachgewiesen (J10.8†)
• Virus nicht nachgewiesen (J11.8†)
• zoonotisch oder pandemisch, Virus nachgewiesen (J09†)
Mumps-Myokarditis (B26.8†)

I41.2* **Myokarditis bei sonstigen anderenorts klassifizierten infektiösen und parasitären Krankheiten**
Myokarditis bei:
• Chagas-Krankheit, akut (B57.0†)
• Chagas-Krankheit (chronisch) (B57.2†)
• Toxoplasmose (B58.8†)

I41.8* **Myokarditis bei sonstigen anderenorts klassifizierten Krankheiten**
Myokarditis bei chronischer Polyarthritis (M05.3-†)
Myokarditis bei Sarkoidose (D86.8†)

I42.- Kardiomyopathie
Exkl.: Ischämische Kardiomyopathie (I25.5)
Kardiomyopathie als Komplikation bei:
• Schwangerschaft (O99.4)
• Wochenbett (O90.3)

I42.0 **Dilatative Kardiomyopathie**
Kongestive Kardiomyopathie

I42.1 **Hypertrophische obstruktive Kardiomyopathie**
Hypertrophische Subaortenstenose

I42.2 **Sonstige hypertrophische Kardiomyopathie**
Hypertrophische nichtobstruktive Kardiomyopathie

I42.3 **Eosinophile endomyokardiale Krankheit**
Löffler-Endokarditis [Endocarditis parietalis fibroplastica]
Endomyokardfibrose (tropisch)

I42.4 **Endokardfibroelastose**
Angeborene Kardiomyopathie

I42.5 **Sonstige restriktive Kardiomyopathie**
Obliterative Kardiomyopathie o.n.A.

I42.6 **Alkoholische Kardiomyopathie**

I42.7 **Kardiomyopathie durch Arzneimittel oder sonstige exogene Substanzen**
Soll die äußere Ursache angegeben werden, ist eine zusätzliche Schlüsselnummer (Kapitel XX) zu benutzen.

I42.8-   **Sonstige Kardiomyopathien**

I42.80   Arrhythmogene rechtsventrikuläre Kardiomyopathie [ARVCM]

I42.88   Sonstige Kardiomyopathien

I42.9   **Kardiomyopathie, nicht näher bezeichnet**
Kardiomyopathie (primär) (sekundär) o.n.A.

I43.-*   **Kardiomyopathie bei anderenorts klassifizierten Krankheiten**

I43.0*   **Kardiomyopathie bei anderenorts klassifizierten infektiösen und parasitären Krankheiten**
Kardiomyopathie bei Diphtherie (A36.8†)

I43.1*   **Kardiomyopathie bei Stoffwechselkrankheiten**
Kardiale Amyloidose (E85.-†)

I43.2*   **Kardiomyopathie bei alimentären Krankheiten**
Alimentäre Kardiomyopathie o.n.A. (E63.9†)

I43.8*   **Kardiomyopathie bei sonstigen anderenorts klassifizierten Krankheiten**
Gichttophi des Herzens (M10.0-†)
Thyreotoxische Herzkrankheit (E05.-†)

I44.-   **Atrioventrikulärer Block und Linksschenkelblock**

I44.0   **Atrioventrikulärer Block 1. Grades**

I44.1   **Atrioventrikulärer Block 2. Grades**
Atrioventrikulärer Block 2. Grades, Typ I und II
Herzblock 2. Grades, Typ I und II
Mobitz-Block, Typ I und II
Wenckebach-Periodik

I44.2   **Atrioventrikulärer Block 3. Grades**
Herzblock 3. Grades
Kompletter atrioventrikulärer Block
Kompletter Herzblock o.n.A.

I44.3   **Sonstiger und nicht näher bezeichneter atrioventrikulärer Block**
Atrioventrikulärer Block o.n.A.

I44.4   **Linksanteriorer Faszikelblock**
Linksanteriorer Hemiblock

I44.5   **Linksposteriorer Faszikelblock**
Linksposteriorer Hemiblock

I44.6   **Sonstiger und nicht näher bezeichneter Faszikelblock**
Linksseitiger Hemiblock o.n.A.

I44.7   **Linksschenkelblock, nicht näher bezeichnet**

I45.-   **Sonstige kardiale Erregungsleitungsstörungen**

I45.0   **Rechtsfaszikulärer Block**

I45.1   **Sonstiger und nicht näher bezeichneter Rechtsschenkelblock**
Rechtsschenkelblock o.n.A.

I45.2   **Bifaszikulärer Block**

I45.3   **Trifaszikulärer Block**

I45.4   **Unspezifischer intraventrikulärer Block**
Schenkelblock o.n.A.

I45.5   **Sonstiger näher bezeichneter Herzblock**
Sinuatrialer Block
Sinuaurikulärer Block

Exkl.: Herzblock o.n.A. (I45.9)

I45.6 **Präexzitations-Syndrom**
Anomale atrioventrikuläre Erregungsausbreitung
Atrioventrikuläre Erregungsleitung:
- akzessorisch
- beschleunigt
- vorzeitig
Lown-Ganong-Levine-Syndrom
Wolff-Parkinson-White-Syndrom

I45.8 **Sonstige näher bezeichnete kardiale Erregungsleitungsstörungen**
Atrioventrikuläre [AV-] Dissoziation
Interferenzdissoziation

Exkl.: Long-QT-Syndrom (I49.8)
Verlängertes QT-Intervall (R94.3)

I45.9 **Kardiale Erregungsleitungsstörung, nicht näher bezeichnet**
Adams-Stokes-Anfall [Morgagni-Adams-Stokes-Syndrom]
Herzblock o.n.A.

I46.- **Herzstillstand**
Exkl.: Als Komplikation bei:
- Abort, Extrauteringravidität oder Molenschwangerschaft (O00-O07, O08.8)
- geburtshilflichen Operationen und Maßnahmen (O75.4)
Kardiogener Schock (R57.0)

I46.0 **Herzstillstand mit erfolgreicher Wiederbelebung**
Soll das Vorliegen eines Herzstillstandes angegeben werden, der innerhalb von 24 Stunden vor Aufnahme in das Krankenhaus (präklinisch) aufgetreten ist und in unmittelbarem kausalen Zusammenhang mit der aktuellen stationären Behandlung steht, ist eine zusätzliche Schlüsselnummer (U69.13!) zu benutzen.

I46.1 **Plötzlicher Herztod, so beschrieben**
Exkl.: Plötzlicher Tod:
- bei:
  - Erregungsleitungsstörung (I44-I45)
  - Myokardinfarkt (I21-I22)
- o.n.A. (R96.-)

I46.9 **Herzstillstand, nicht näher bezeichnet**
Herzstillstand ohne erfolgreiche Wiederbelebung

Soll das Vorliegen eines Herzstillstandes angegeben werden, der innerhalb von 24 Stunden vor Aufnahme in das Krankenhaus (präklinisch) aufgetreten ist und in unmittelbarem kausalen Zusammenhang mit der aktuellen stationären Behandlung steht, ist eine zusätzliche Schlüsselnummer (U69.13!) zu benutzen.

I47.- **Paroxysmale Tachykardie**
Exkl.: Als Komplikation bei:
- Abort, Extrauteringravidität oder Molenschwangerschaft (O00-O07, O08.8)
- geburtshilflichen Operationen und Maßnahmen (O75.4)
Tachykardie
- sinuaurikulär (R00.0)
- Sinus- (R00.0)
- o.n.A. (R00.0)

I47.0 **Ventrikuläre Arrhythmie durch Re-entry**

I47.1 **Supraventrikuläre Tachykardie**
Tachykardie (paroxysmal):
- atrioventrikulär [AV-]:
  - re-entry (nodal) [AVNRT] [AVRT]
  - o.n.A.
- AV-junktional
- Knoten
- Vorhof

I47.2 **Ventrikuläre Tachykardie**

I47.9 **Paroxysmale Tachykardie, nicht näher bezeichnet**
Bouveret- (Hoffmann-) Syndrom

I48.- **Vorhofflimmern und Vorhofflattern**

I48.0 **Vorhofflimmern, paroxysmal**

I48.1 **Vorhofflimmern, persistierend**

I48.2 **Vorhofflimmern, permanent**

I48.3 **Vorhofflattern, typisch**
Vorhofflattern, Typ I

I48.4 **Vorhofflattern, atypisch**
Vorhofflattern, Typ II

I48.9 **Vorhofflimmern und Vorhofflattern, nicht näher bezeichnet**

I49.- **Sonstige kardiale Arrhythmien**
Exkl.: Als Komplikation bei:
• Abort, Extrauteringravidität oder Molenschwangerschaft (O00-O07, O08.8)
• geburtshilflichen Operationen und Maßnahmen (O75.4)
Bradykardie
• sinuatrial (R00.1)
• Sinus- (R00.1)
• vagal (R00.1)
• o.n.A. (R00.1)
Herzrhythmusstörung beim Neugeborenen (P29.1)

I49.0 **Kammerflattern und Kammerflimmern**

I49.1 **Vorhofextrasystolie**
Vorhofextrasystolen

I49.2 **AV-junktionale Extrasystolie**

I49.3 **Ventrikuläre Extrasystolie**

I49.4 **Sonstige und nicht näher bezeichnete Extrasystolie**
Ektopische Systolen
Extrasystolen o.n.A.
Extrasystolen (supraventrikulär)
Extrasystolische Arrhythmien

I49.5 **Sick-Sinus-Syndrom**
Tachykardie-Bradykardie-Syndrom
Sinusknoten-Syndrom

I49.8 **Sonstige näher bezeichnete kardiale Arrhythmien**
Brugada-Syndrom
Ektopischer Rhythmus
Knotenrhythmus
Koronarsinusrhythmus
Long-QT-Syndrom

I49.9 **Kardiale Arrhythmie, nicht näher bezeichnet**
Arrhythmie (kardial) o.n.A.

I50.- **Herzinsuffizienz**
Soll das Vorliegen einer hypertensiven Herzkrankheit angegeben werden, ist eine zusätzliche Schlüsselnummer aus I11.- oder I13.- zu benutzen.

Exkl.: Als Komplikation bei:
• Abort, Extrauteringravidität oder Molenschwangerschaft (O00-O07, O08.8)
• geburtshilflichen Operationen und Maßnahmen (O75.4)
Herzinsuffizienz beim Neugeborenen (P29.0)
Nach chirurgischem Eingriff am Herzen oder wegen einer Herzprothese (I97.1)

I50.0- **Rechtsherzinsuffizienz**
Soll das Vorliegen von Endorganmanifestationen (Magen-Darm-Trakt, Leber) oder eines Cor pulmonale angegeben werden, so ist eine zusätzliche Schlüsselnummer zu benutzen.

Soll das Stadium der Rechtsherzinsuffizienz angegeben werden, ist für die Schlüsselnummern I50.00 und I50.01 eine zusätzliche Schlüsselnummer aus I50.02!-I50.05! zu benutzen.

I50.00   Primäre Rechtsherzinsuffizienz

I50.01   Sekundäre Rechtsherzinsuffizienz
          Globale Herzinsuffizienz
          Rechtsherzinsuffizienz infolge Linksherzinsuffizienz
          Rechtsherzinsuffizienz o.n.A.
          Bei einer globalen Herzinsuffizienz kommen die Schlüsselnummern I50.02!-I50.05! nicht zur
          Anwendung. Es ist in diesem Fall die Schlüsselnummer I50.01 in Kombination mit einer
          Schlüsselnummer aus I50.1- zur Angabe des Stadiums der Herzinsuffizienz anzugeben.

I50.02!   Rechtsherzinsuffizienz ohne Beschwerden
          NYHA-Stadium I

I50.03!   Rechtsherzinsuffizienz mit Beschwerden bei stärkerer Belastung
          NYHA-Stadium II

I50.04!   Rechtsherzinsuffizienz mit Beschwerden bei leichterer Belastung
          NYHA-Stadium III

I50.05!   Rechtsherzinsuffizienz mit Beschwerden in Ruhe
          NYHA-Stadium IV

I50.1-   Linksherzinsuffizienz
          Asthma cardiale
          Diastolische Herzinsuffizienz
          Linksherzversagen
          Lungenödem (akut) mit Angabe einer nicht näher bezeichneten Herzkrankheit oder einer
          Herzinsuffizienz

I50.11   Ohne Beschwerden
          NYHA-Stadium I

I50.12   Mit Beschwerden bei stärkerer Belastung
          NYHA-Stadium II

I50.13   Mit Beschwerden bei leichterer Belastung
          NYHA-Stadium III

I50.14   Mit Beschwerden in Ruhe
          NYHA-Stadium IV

I50.19   Nicht näher bezeichnet

I50.9   Herzinsuffizienz, nicht näher bezeichnet
          Herz- oder Myokardinsuffizienz o.n.A.

I51.-   **Komplikationen einer Herzkrankheit und ungenau beschriebene Herzkrankheit**
          Soll das Vorliegen einer hypertensiven Herzkrankheit bei Zuständen unter I51.4-I51.9 angegeben
          werden, ist eine zusätzliche Schlüsselnummer aus I11.- oder I13.- zu benutzen.
          Exkl.:   Als rheumatisch bezeichnet (I00-I09)
                    Komplikationen nach akutem Myokardinfarkt (I23.-)

I51.0   Herzseptumdefekt, erworben
          Erworbener Herzseptumdefekt (alt):
          • Kammer
          • Herzohr
          • Vorhof

I51.1   Ruptur der Chordae tendineae, anderenorts nicht klassifiziert

I51.2   Papillarmuskelruptur, anderenorts nicht klassifiziert

I51.3   Intrakardiale Thrombose, anderenorts nicht klassifiziert
          Thrombose (alt):
          • Kammer
          • Herzohr
          • Herzspitze
          • Vorhof

I51.4   **Myokarditis, nicht näher bezeichnet**
Myokardfibrose
Myokarditis:
• chronisch (interstitiell)
• o.n.A.

I51.5   **Myokarddegeneration**
Degeneration des Herzens oder Myokards:
• fettig
• senil
Myokardkrankheit

I51.6   **Herz-Kreislauf-Krankheit, nicht näher bezeichnet**
Herzanfall o.n.A.

       Exkl.: Atherosklerotische Herz-Kreislauf-Krankheit, so beschrieben (I25.0)

I51.7   **Kardiomegalie**
Kardiale:
• Dilatation
• Hypertrophie
Ventrikelerweiterung

I51.8   **Sonstige ungenau bezeichnete Herzkrankheiten**
Karditis (akut) (chronisch)
Pankarditis (akut) (chronisch)

I51.9   **Herzkrankheit, nicht näher bezeichnet**

I52.-*   **Sonstige Herzkrankheiten bei anderenorts klassifizierten Krankheiten**
       Exkl.: Herz-Kreislauf-Krankheiten o.n.A. bei anderenorts klassifizierten Krankheiten (I98.-*)

I52.0*   **Sonstige Herzkrankheiten bei anderenorts klassifizierten bakteriellen Krankheiten**
Meningokokkenkarditis, anderenorts nicht klassifiziert (A39.5†)

I52.1*   **Sonstige Herzkrankheiten bei sonstigen anderenorts klassifizierten infektiösen und parasitären Krankheiten**
Pulmonale Herzkrankheit bei Schistosomiasis (B65.-†)

I52.8*   **Sonstige Herzkrankheiten bei sonstigen anderenorts klassifizierten Krankheiten**
Karditis bei chronischer Polyarthritis (M05.3-†)

Zerebrovaskuläre Krankheiten (I60-I69)

Inkl.: Mit Angabe von Hypertonie (Zustände unter I10 und I15.-)

Soll eine vorliegende Hypertonie angegeben werden, ist eine zusätzliche Schlüsselnummer zu benutzen.

Exkl.: Traumatische intrakranielle Blutung (S06.-)
       Vaskuläre Demenz (F01.-)
       Zerebrale transitorische Ischämie und verwandte Syndrome (G45.-)

I60.-   **Subarachnoidalblutung**
Soll die Ursache der Subarachnoidalblutung angegeben werden, ist eine zusätzliche Schlüsselnummer aus I67.0-I67.1- oder aus Q28.0-Q28.3- zu verwenden.

       Exkl.: Folgen einer Subarachnoidalblutung (I69.0)

I60.0   **Subarachnoidalblutung, vom Karotissiphon oder der Karotisbifurkation ausgehend**

I60.1   **Subarachnoidalblutung, von der A. cerebri media ausgehend**

I60.2   **Subarachnoidalblutung, von A. communicans anterior ausgehend**

I60.3   **Subarachnoidalblutung, von der A. communicans posterior ausgehend**

I60.4   **Subarachnoidalblutung, von der A. basilaris ausgehend**

I60.5   **Subarachnoidalblutung, von der A. vertebralis ausgehend**

I60.6   **Subarachnoidalblutung, von sonstigen intrakraniellen Arterien ausgehend**
Beteiligung mehrerer intrakranieller Arterien

I60.7 **Subarachnoidalblutung, von nicht näher bezeichneter intrakranieller Arterie ausgehend**
Subarachnoidalblutung, von einer A. communicans ausgehend, o.n.A.
Subarachnoidalblutung, von einer Hirnarterie ausgehend, o.n.A.

I60.8 **Sonstige Subarachnoidalblutung**
Meningealblutung

I60.9 **Subarachnoidalblutung, nicht näher bezeichnet**

I61.- **Intrazerebrale Blutung**
Soll die Ursache der intrazerebralen Blutung angegeben werden, ist eine zusätzliche Schlüsselnummer aus I67.0-I67.1- oder aus Q28.0-Q28.3- zu verwenden.

Exkl.: Folgen einer intrazerebralen Blutung (I69.1)

I61.0 **Intrazerebrale Blutung in die Großhirnhemisphäre, subkortikal**
Tiefe intrazerebrale Blutung

I61.1 **Intrazerebrale Blutung in die Großhirnhemisphäre, kortikal**
Oberflächliche intrazerebrale Blutung
Zerebrale Lobusblutung

I61.2 **Intrazerebrale Blutung in die Großhirnhemisphäre, nicht näher bezeichnet**

I61.3 **Intrazerebrale Blutung in den Hirnstamm**

I61.4 **Intrazerebrale Blutung in das Kleinhirn**

I61.5 **Intrazerebrale intraventrikuläre Blutung**

I61.6 **Intrazerebrale Blutung an mehreren Lokalisationen**

I61.8 **Sonstige intrazerebrale Blutung**

I61.9 **Intrazerebrale Blutung, nicht näher bezeichnet**

I62.- **Sonstige nichttraumatische intrakranielle Blutung**
Soll die Ursache der intrakraniellen Blutung angegeben werden, ist eine zusätzliche Schlüsselnummer aus I67.0-I67.1- oder aus Q28.0-Q28.3- zu verwenden.

Exkl.: Folgen einer intrakraniellen Blutung (I69.2)

I62.0- **Nichttraumatische subdurale Blutung**

I62.00 Akut

I62.01 Subakut

I62.02 Chronisch

I62.09 Nicht näher bezeichnet

I62.1 **Nichttraumatische extradurale Blutung**
Nichttraumatische epidurale Blutung

I62.9 **Intrakranielle Blutung (nichttraumatisch), nicht näher bezeichnet**

I63.- **Hirninfarkt**
Inkl.: Verschluss und Stenose zerebraler und präzerebraler Arterien (einschließlich Truncus brachiocephalicus) mit resultierendem Hirninfarkt

Exkl.: Folgen eines Hirninfarktes (I69.3)

I63.0 **Hirninfarkt durch Thrombose präzerebraler Arterien**
A. basilaris, A. carotis und A. vertebralis

I63.1 **Hirninfarkt durch Embolie präzerebraler Arterien**
A. basilaris, A. carotis und A. vertebralis

I63.2 **Hirninfarkt durch nicht näher bezeichneten Verschluss oder Stenose präzerebraler Arterien**
A. basilaris, A. carotis und A. vertebralis

I63.3 **Hirninfarkt durch Thrombose zerebraler Arterien**
A. cerebri media, A. cerebri anterior, A. cerebri posterior und Aa. cerebelli

I63.4 **Hirninfarkt durch Embolie zerebraler Arterien**
A. cerebri media, A. cerebri anterior, A. cerebri posterior und Aa. cerebelli

I63.5   **Hirninfarkt durch nicht näher bezeichneten Verschluss oder Stenose zerebraler Arterien**
A. cerebri media, A. cerebri anterior, A. cerebri posterior und Aa. cerebelli

I63.6   **Hirninfarkt durch Thrombose der Hirnvenen, nichteitrig**

I63.8   **Sonstiger Hirninfarkt**

I63.9   **Hirninfarkt, nicht näher bezeichnet**

I64   **Schlaganfall, nicht als Blutung oder Infarkt bezeichnet**
Inkl.:   Zerebrovaskulärer Insult o.n.A.

Exkl.:   Folgen eines Schlaganfalls (I69.4)

I65.-   **Verschluss und Stenose präzerebraler Arterien ohne resultierenden Hirninfarkt**
Inkl.:   Embolie

Obstruktion (komplett) (partiell)	A. basilaris, A. carotis oder A. vertebralis, ohne
Stenose	resultierenden Hirninfarkt
Thrombose	

Exkl.:   Als Ursache eines Hirninfarktes (I63.-)

I65.0   **Verschluss und Stenose der A. vertebralis**

I65.1   **Verschluss und Stenose der A. basilaris**

I65.2   **Verschluss und Stenose der A. carotis**

I65.3   **Verschluss und Stenose mehrerer und beidseitiger präzerebraler Arterien**

I65.8   **Verschluss und Stenose sonstiger präzerebraler Arterien**

I65.9   **Verschluss und Stenose einer nicht näher bezeichneten präzerebralen Arterie**
Präzerebrale Arterie o.n.A.

I66.-   **Verschluss und Stenose zerebraler Arterien ohne resultierenden Hirninfarkt**
Inkl.:   Embolie

Obstruktion (komplett) (partiell)	A. cerebri media, A. cerebri anterior, A. cerebri
Stenose	posterior und Aa. cerebelli, ohne resultierenden
Thrombose	Hirninfarkt

Exkl.:   Als Ursache eines Hirninfarktes (I63.-)

I66.0   **Verschluss und Stenose der A. cerebri media**

I66.1   **Verschluss und Stenose der A. cerebri anterior**

I66.2   **Verschluss und Stenose der A. cerebri posterior**

I66.3   **Verschluss und Stenose der Aa. cerebelli**

I66.4   **Verschluss und Stenose mehrerer und beidseitiger zerebraler Arterien**

I66.8   **Verschluss und Stenose sonstiger zerebraler Arterien**
Verschluss und Stenose der Stammganglienarterien

I66.9   **Verschluss und Stenose einer nicht näher bezeichneten zerebralen Arterie**

I67.-   **Sonstige zerebrovaskuläre Krankheiten**
Exkl.:   Folgen der aufgeführten Krankheitszustände (I69.8)

I67.0   **Dissektion zerebraler Arterien**
Soll das Vorliegen einer Hirnblutung angegeben werden, ist zunächst eine Schlüsselnummer aus I60-I62 zu verwenden.

I67.1-   **Zerebrales Aneurysma und zerebrale arteriovenöse Fistel**
Soll das Vorliegen einer Hirnblutung angegeben werden, ist zunächst eine Schlüsselnummer aus I60-I62 zu verwenden.

I67.10   Zerebrales Aneurysma (erworben)
Exkl.:   Angeborenes zerebrales Aneurysma (Q28.-)

I67.11   Zerebrale arteriovenöse Fistel (erworben)
Exkl.:   Angeborene zerebrale arteriovenöse Fistel (Q28.-)

I67.2   **Zerebrale Atherosklerose**
Atheromatose der Hirnarterien

I67.3   **Progressive subkortikale vaskuläre Enzephalopathie**
Binswanger-Krankheit
Exkl.: Subkortikale vaskuläre Demenz (F01.2)

I67.4   **Hypertensive Enzephalopathie**

I67.5   **Moyamoya-Syndrom**

I67.6   **Nichteitrige Thrombose des intrakraniellen Venensystems**
Nichteitrige Thrombose:
• Hirnvenen
• intrakranielle venöse Sinus

Exkl.: Als Ursache eines Hirninfarktes (I63.6)

I67.7   **Zerebrale Arteriitis, anderenorts nicht klassifiziert**

I67.8-   **Sonstige näher bezeichnete zerebrovaskuläre Krankheiten**

I67.80!   Vasospasmen bei Subarachnoidalblutung

I67.88   Sonstige näher bezeichnete zerebrovaskuläre Krankheiten
Akute zerebrovaskuläre Insuffizienz o.n.A.
Zerebrale Ischämie (chronisch)

I67.9   **Zerebrovaskuläre Krankheit, nicht näher bezeichnet**

I68.-*   **Zerebrovaskuläre Störungen bei anderenorts klassifizierten Krankheiten**

I68.0*   **Zerebrale Amyloidangiopathie (E85.-†)**

I68.1*   **Zerebrale Arteriitis bei anderenorts klassifizierten infektiösen und parasitären Krankheiten**
Zerebrale Arteriitis:
• durch Listerien (A32.8†)
• syphilitisch (A52.0†)
• tuberkulös (A18.8†)

I68.2*   **Zerebrale Arteriitis bei sonstigen anderenorts klassifizierten Krankheiten**
Zerebrale Arteriitis bei systemischem Lupus erythematodes (M32.1†)

I68.8*   **Sonstige zerebrovaskuläre Störungen bei anderenorts klassifizierten Krankheiten**

I69.-   **Folgen einer zerebrovaskulären Krankheit**
Hinw.: Soll bei einer anderenorts klassifizierten Störung angegeben werden, dass sie Folge einer vorangegangenen Episode unter I60-I67.1 oder I67.4-I67.9 aufgeführten Zustandes ist, so ist (statt einer Schlüsselnummer aus I60-I67) die vorliegende Kategorie I69 zu verwenden. Zu den "Folgen" zählen Krankheitszustände, die als Folgen oder Spätfolgen bezeichnet sind oder die ein Jahr oder länger seit Beginn des verursachenden Leidens bestehen.

I69.0   **Folgen einer Subarachnoidalblutung**

I69.1   **Folgen einer intrazerebralen Blutung**

I69.2   **Folgen einer sonstigen nichttraumatischen intrakraniellen Blutung**

I69.3   **Folgen eines Hirninfarktes**

I69.4   **Folgen eines Schlaganfalls, nicht als Blutung oder Infarkt bezeichnet**

I69.8   **Folgen sonstiger und nicht näher bezeichneter zerebrovaskulärer Krankheiten**

Krankheiten der Arterien, Arteriolen und Kapillaren (I70-I79)

I70.- **Atherosklerose**

Inkl.: Arteriolosklerose
Arteriosklerose
Arteriosklerotische Gefäßkrankheit
Atherom, arteriell
Degeneration:
• arteriell
• arteriovaskulär
• vaskulär
Endarteriitis deformans oder obliterans
Senile:
• Arteriitis
• Endarteriitis

Exkl.: Koronar (I25.1-)
Mesenterial (K55.1)
Pulmonal (I27.0)
Zerebral (I67.2)

I70.0 **Atherosklerose der Aorta**

I70.1 **Atherosklerose der Nierenarterie**
Goldblatt-Niere

Exkl.: Atherosklerose der renalen Arteriolen (I12.-)

I70.2- **Atherosklerose der Extremitätenarterien**
Atherosklerotische Gangrän
Mönckeberg- (Media-) Sklerose
Periphere arterielle Verschlusskrankheit der Extremitäten

I70.20 Becken-Bein-Typ, ohne Beschwerden
Stadium I nach Fontaine

I70.21 Becken-Bein-Typ, mit belastungsinduziertem Ischämieschmerz, Gehstrecke 200 m und mehr
Stadium IIa nach Fontaine

I70.22 Becken-Bein-Typ, mit belastungsinduziertem Ischämieschmerz, Gehstrecke weniger als 200 m
Stadium IIb nach Fontaine

I70.23 Becken-Bein-Typ, mit Ruheschmerz
Stadium III nach Fontaine

I70.24 Becken-Bein-Typ, mit Ulzeration
Stadium IV nach Fontaine mit Ulzeration
Gewebedefekt begrenzt auf Haut [Kutis] und Unterhaut [Subkutis]

I70.25 Becken-Bein-Typ, mit Gangrän
Stadium IV nach Fontaine mit Gangrän
Trockene Gangrän, Stadium IVa nach Fontaine
Feuchte Gangrän, Stadium IVb nach Fontaine

I70.26 Schulter-Arm-Typ, alle Stadien

I70.29 Sonstige und nicht näher bezeichnete Atherosklerose der Extremitätenarterien
Periphere arterielle Verschlusskrankheit [pAVK] ohne Angabe eines Stadiums (nach Fontaine)
Periphere arterielle Verschlusskrankheit [pAVK] o.n.A.

I70.8 **Atherosklerose sonstiger Arterien**

I70.9 **Generalisierte und nicht näher bezeichnete Atherosklerose**

I71.-   **Aortenaneurysma und -dissektion**

I71.0-   **Dissektion der Aorta**
Aneurysma dissecans der Aorta

I71.00   Dissektion der Aorta nicht näher bezeichneter Lokalisation, ohne Angabe einer Ruptur

I71.01   Dissektion der Aorta thoracica, ohne Angabe einer Ruptur

I71.02   Dissektion der Aorta abdominalis, ohne Angabe einer Ruptur

I71.03   Dissektion der Aorta, thorakoabdominal, ohne Angabe einer Ruptur

I71.04   Dissektion der Aorta nicht näher bezeichneter Lokalisation, rupturiert

I71.05   Dissektion der Aorta thoracica, rupturiert

I71.06   Dissektion der Aorta abdominalis, rupturiert

I71.07   Dissektion der Aorta, thorakoabdominal, rupturiert

I71.1   **Aneurysma der Aorta thoracica, rupturiert**

I71.2   **Aneurysma der Aorta thoracica, ohne Angabe einer Ruptur**

I71.3   **Aneurysma der Aorta abdominalis, rupturiert**

I71.4   **Aneurysma der Aorta abdominalis, ohne Angabe einer Ruptur**

I71.5   **Aortenaneurysma, thorakoabdominal, rupturiert**

I71.6   **Aortenaneurysma, thorakoabdominal, ohne Angabe einer Ruptur**

I71.8   **Aortenaneurysma nicht näher bezeichneter Lokalisation, rupturiert**
Ruptur der Aorta o.n.A.

I71.9   **Aortenaneurysma nicht näher bezeichneter Lokalisation, ohne Angabe einer Ruptur**
Aneurysma
Dilatation   │ Aorta
Hyaline Nekrose │

I72.-   **Sonstiges Aneurysma und sonstige Dissektion**
Inkl.: Aneurysma (cirsoideum) (spurium) (rupturiert)
Exkl.: Aneurysma:
• Aorta (I71.-)
• arteriovenös, erworben (I77.0)
• arteriovenös o.n.A. (Q27.3)
• Herz (I25.3)
• Koronararterien (I25.4)
• Pulmonalarterie (I28.1)
• retinal (H35.0)
• zerebral (I67.1-)
Angeborene Dissektion präzerebraler Arterien (Q28.18)
Varix aneurysmatica (I77.0)

I72.0   **Aneurysma und Dissektion der A. carotis**

I72.1   **Aneurysma und Dissektion einer Arterie der oberen Extremität**

I72.2   **Aneurysma und Dissektion der Nierenarterie**

I72.3   **Aneurysma und Dissektion der A. iliaca**

I72.4   **Aneurysma und Dissektion einer Arterie der unteren Extremität**

I72.5   **Aneurysma und Dissektion sonstiger präzerebraler Arterien**
Aneurysma und Dissektion der A. basilaris (Stamm)
Exkl.: Aneurysma und Dissektion:
• A. carotis (I72.0)
• A. vertebralis (I72.6)

I72.6   **Aneurysma und Dissektion der A. vertebralis**

I72.8   **Aneurysma und Dissektion sonstiger näher bezeichneter Arterien**

I72.9   **Aneurysma und Dissektion nicht näher bezeichneter Lokalisation**

I73.- **Sonstige periphere Gefäßkrankheiten**
Exkl.: Erfrierungen (T33-T35)
　　　Frostbeulen (T69.1)
　　　Kälte-Nässe-Schaden der Hände oder Füße (T69.0)
　　　Spasmus der Hirnarterien (G45.9-)

I73.0 **Raynaud-Syndrom**
Raynaud-:
• Gangrän
• Krankheit
• Phänomen (sekundär)

I73.1 **Thrombangiitis obliterans [Endangiitis von-Winiwarter-Buerger]**

I73.8 **Sonstige näher bezeichnete periphere Gefäßkrankheiten**
Akroparästhesie:
• einfach [Schultze-Syndrom]
• vasomotorisch [Nothnagel-Syndrom II]
Akrozyanose
Erythromelalgie
Erythrozyanose

I73.9 **Periphere Gefäßkrankheit, nicht näher bezeichnet**
Arterienspasmus
Claudicatio intermittens o.n.A.
Exkl.: Claudicatio intermittens bei peripherer arterieller Verschlusskrankheit [pAVK] (I70.2-)

I74.- **Arterielle Embolie und Thrombose**
Inkl.: Infarkt:
　　　• embolisch
　　　• thrombotisch
　　　Verschluss:
　　　• embolisch
　　　• thrombotisch

Exkl.: Embolie und Thrombose:
　　　• als Komplikation bei:
　　　　• Abort, Extrauteringravidität oder Molenschwangerschaft (O00-O07, O08.2)
　　　　• Schwangerschaft, Geburt oder Wochenbett (O88.-)
　　　• A. basilaris (I63.0-I63.2, I65.1)
　　　• A. carotis (I63.0-I63.2, I65.2)
　　　• A. vertebralis (I63.0-I63.2, I65.0)
　　　• präzerebrale Arterien (I63.0-I63.2, I65.9)
　　　• zerebrale Arterien (I63.3-I63.5, I66.9)
　　　• Koronararterien (I21-I25)
　　　• mesenterial (K55.0)
　　　• Nierenarterien (N28.0)
　　　• Pulmonalarterien (I26.-)
　　　• retinal (H34.-)

I74.0 **Embolie und Thrombose der Aorta abdominalis**
Aortenbifurkations-Syndrom [Leriche-Syndrom]

I74.1 **Embolie und Thrombose sonstiger und nicht näher bezeichneter Abschnitte der Aorta**

I74.2 **Embolie und Thrombose der Arterien der oberen Extremitäten**

I74.3 **Embolie und Thrombose der Arterien der unteren Extremitäten**

I74.4 **Embolie und Thrombose der Extremitätenarterien, nicht näher bezeichnet**
Periphere arterielle Embolie

I74.5 **Embolie und Thrombose der A. iliaca**

I74.8 **Embolie und Thrombose sonstiger Arterien**

I74.9 **Embolie und Thrombose nicht näher bezeichneter Arterie**

I77.- **Sonstige Krankheiten der Arterien und Arteriolen**

Exkl.: A. pulmonalis (I28.-)
Hypersensitivitätsangiitis (M31.0)
Kollagen- (Gefäß-) Krankheiten (M30-M36)

I77.0 **Arteriovenöse Fistel, erworben**
Arteriovenöses Aneurysma, erworben
Varix aneurysmatica

Exkl.: Arteriovenöses Aneurysma o.n.A. (Q27.3)
Koronargefäße (I25.4)
Traumatisch - siehe Verletzung von Blutgefäßen nach der Körperregion
Zerebral (I67.1-)

I77.1 **Arterienstriktur**
Arterienkompression
Popliteakompressionssyndrom [popliteal artery entrapment syndrome]

I77.2 **Arterienruptur**
Arterielle Arrosionsblutung
Arterienfistel

Exkl.: Traumatische Arterienruptur - siehe Verletzung von Blutgefäßen nach der Körperregion

I77.3 **Fibromuskuläre Dysplasie der Arterien**

I77.4 **Arteria-coeliaca-Kompressions-Syndrom**

I77.5 **Arteriennekrose**

I77.6 **Arteriitis, nicht näher bezeichnet**
Aortitis o.n.A.
Endarteriitis o.n.A.

Exkl.: Arteriitis oder Endarteriitis:
• Aortenbogen [Takayasu] (M31.4)
• deformans (I70.-)
• koronar (I25.8)
• obliterans (I70.-)
• Riesenzell- (M31.5-M31.6)
• senil (I70.-)
• zerebral, anderenorts nicht klassifiziert (I67.7)

I77.8 **Sonstige näher bezeichnete Krankheiten der Arterien und Arteriolen**

Arrosion	
Ulkus	Arterie

I77.9 **Krankheit der Arterien und Arteriolen, nicht näher bezeichnet**

I78.- **Krankheiten der Kapillaren**

I78.0 **Hereditäre hämorrhagische Teleangiektasie**
Morbus Osler [Rendu-Osler-Weber]

I78.1 **Nävus, nichtneoplastisch**
Naevus:
• araneus
• stellatus
Spinnennävus [Spider-Nävus]

Exkl.: Blutschwamm (Q82.5)
Feuermal (Q82.5)
Naevus:
• flammeus (Q82.5)
• pigmentosus (D22.-)
• pilosus (D22.-)
• vasculosus o.n.A. (Q82.5)
• verrucosus (Q82.5)
Nävus:
• blauer (D22.-)
• Melanozyten- (D22.-)
• o.n.A. (D22.-)

I78.8   **Sonstige Krankheiten der Kapillaren**

I78.9   **Krankheit der Kapillaren, nicht näher bezeichnet**

I79.-*   **Krankheiten der Arterien, Arteriolen und Kapillaren bei anderenorts klassifizierten Krankheiten**

I79.0*   **Aortenaneurysma bei anderenorts klassifizierten Krankheiten**
Syphilitisches Aortenaneurysma (A52.0†)

I79.1*   **Aortitis bei anderenorts klassifizierten Krankheiten**
Syphilitische Aortitis (A52.0†)

I79.2*   **Periphere Angiopathie bei anderenorts klassifizierten Krankheiten**
Periphere diabetische Angiopathie (E10-E14, vierte Stelle .5†)

I79.8*   **Sonstige Krankheiten der Arterien, Arteriolen und Kapillaren bei anderenorts klassifizierten Krankheiten**

Krankheiten der Venen, der Lymphgefäße und der Lymphknoten, anderenorts nicht klassifiziert
(I80-I89)

I80.-   **Thrombose, Phlebitis und Thrombophlebitis**
Inkl.: Endophlebitis
Periphlebitis
Phlebitis suppurativa
Venenentzündung

Soll bei Arzneimittelinduktion die Substanz angegeben werden, ist eine zusätzliche Schlüssel-nummer (Kapitel XX) zu benutzen.

Exkl.: Phlebitis und Thrombophlebitis:
• als Komplikation bei:
  • Abort, Extrauteringravidität oder Molenschwangerschaft (O00-O07, O08.7)
  • Schwangerschaft, Geburt oder Wochenbett (O22.-, O87.-)
• intrakraniell, nichteitrig (I67.6)
• intrakraniell und intraspinal, septisch oder o.n.A. (G08)
• intraspinal, nichteitrig (G95.18)
• Pfortader [V. portae] (K75.1)
• postthrombotisches Syndrom (I87.0-)
• Thrombophlebitis migrans (I82.1)

I80.0   **Thrombose, Phlebitis und Thrombophlebitis oberflächlicher Gefäße der unteren Extremitäten**

I80.1   **Thrombose, Phlebitis und Thrombophlebitis der V. femoralis**

I80.2-   **Thrombose, Phlebitis und Thrombophlebitis sonstiger tiefer Gefäße der unteren Extremitäten**

I80.20   Thrombose, Phlebitis und Thrombophlebitis der Beckenvenen

I80.28   Thrombose, Phlebitis und Thrombophlebitis sonstiger tiefer Gefäße der unteren Extremitäten
Tiefe Venenthrombose o.n.A.

I80.3   **Thrombose, Phlebitis und Thrombophlebitis der unteren Extremitäten, nicht näher bezeichnet**
Embolie und Thrombose von Gefäßen der unteren Extremität o.n.A.

I80.8-   **Thrombose, Phlebitis und Thrombophlebitis sonstiger Lokalisationen**

I80.80   Thrombose, Phlebitis und Thrombophlebitis oberflächlicher Gefäße der oberen Extremitäten
Thrombose, Phlebitis und Thrombophlebitis:
• V. basilica
• V. cephalica

I80.81   Thrombose, Phlebitis und Thrombophlebitis tiefer Gefäße der oberen Extremitäten
Thrombose, Phlebitis und Thrombophlebitis:
• V. axillaris
• V. subclavia

I80.88   Thrombose, Phlebitis und Thrombophlebitis sonstiger Lokalisationen

I80.9   **Thrombose, Phlebitis und Thrombophlebitis nicht näher bezeichneter Lokalisation**

I81 **Pfortaderthrombose**
Inkl.: Pfortaderverschluss
Exkl.: Phlebitis der Pfortader (K75.1)

I82.- **Sonstige venöse Embolie und Thrombose**
Exkl.: Venöse Embolie und Thrombose:
- als Komplikation bei:
  - Abort, Extrauteringravidität oder Molenschwangerschaft (O00-O07, O08.7)
  - Schwangerschaft, Geburt oder Wochenbett (O22.-, O87.-)
- Hirnvenen (I63.6, I67.6)
- intrakraniell, nichteitrig (I67.6)
- intrakraniell und intraspinal, septisch oder o.n.A. (G08)
- intraspinal, nichteitrig (G95.18)
- Koronarvenen (I21-I25)
- mesenterial (K55.0)
- Pfortader (I81)
- Pulmonalvenen (I26.-)
- untere Extremitäten (I80.-)

I82.0 **Budd-Chiari-Syndrom**

I82.1 **Thrombophlebitis migrans**

I82.2 **Embolie und Thrombose der V. cava**

I82.3 **Embolie und Thrombose der Nierenvene**

I82.8- **Embolie und Thrombose sonstiger näher bezeichneter Venen**

I82.80 Embolie und Thrombose der Milzvene

I82.81 Embolie und Thrombose der Jugularisvene

I82.88 Embolie und Thrombose sonstiger näher bezeichneter Venen

I82.9 **Embolie und Thrombose nicht näher bezeichneter Vene**
(Venen-) Thrombose o.n.A.
Venenembolie o.n.A.

I83.- **Varizen der unteren Extremitäten**
Exkl.: Als Komplikation bei:
- Schwangerschaft (O22.0)
- Wochenbett (O87.8)

I83.0 **Varizen der unteren Extremitäten mit Ulzeration**
Jeder Zustand unter I83.9 mit Ulzeration oder als ulzeriert bezeichnet
Ulcus varicosum (untere Extremität, jeder Abschnitt)

I83.1 **Varizen der unteren Extremitäten mit Entzündung**
Jeder Zustand unter I83.9 mit Entzündung oder als entzündet bezeichnet
Stauungsdermatitis o.n.A.

I83.2 **Varizen der unteren Extremitäten mit Ulzeration und Entzündung**
Jeder Zustand unter I83.9 mit Ulzeration und Entzündung

I83.9 **Varizen der unteren Extremitäten ohne Ulzeration oder Entzündung**
Phlebektasie
Status varicosus | untere Extremität [jeder Abschnitt] oder nicht näher bezeichnete Lokalisation
Variköse Venen |

I85.- **Ösophagusvarizen**

I85.0 **Ösophagusvarizen mit Blutung**
Exkl.: Ösophagusvarizen mit Angabe einer Blutung bei:
- Leberkrankheiten (K70-K71†, K74.-† I98.3*)
- Schistosomiasis (B65.-† I98.3*)

I85.9 **Ösophagusvarizen ohne Blutung**
Ösophagusvarizen o.n.A.

Exkl.: Ösophagusvarizen ohne Angabe einer Blutung bei:
- Leberkrankheiten (K70-K71†, K74.-† I98.2*)
- Schistosomiasis (B65.-† I98.2*)

I86.- **Varizen sonstiger Lokalisationen**
Exkl.: Retinale Varizen (H35.0)
Varizen nicht näher bezeichneter Lokalisation (I83.9)

I86.0 **Sublinguale Varizen**

I86.1 **Skrotumvarizen**
Varikozele

I86.2 **Beckenvarizen**

I86.3 **Vulvavarizen**
Exkl.: Als Komplikation bei:
• Geburt oder Wochenbett (O87.8)
• Schwangerschaft (O22.1)

I86.4 **Magenvarizen**
Exkl.: Magenvarizen bei:
• Leberkrankheiten (K70-K71†, K74.-†):
• mit Angabe einer Blutung (I98.3*)
• ohne Angabe einer Blutung (I98.2*)
• Schistosomiasis (B65.-†):
• mit Angabe einer Blutung (I98.3*)
• ohne Angabe einer Blutung (I98.2*)

I86.8- **Varizen sonstiger näher bezeichneter Lokalisationen**

I86.80 Dünndarmvarizen

I86.81 Dickdarmvarizen

I86.82 Rektumvarizen

I86.88 Varizen sonstiger näher bezeichneter Lokalisationen
Ulcus varicosum des Nasenseptums

I87.- **Sonstige Venenkrankheiten**

I87.0- **Postthrombotisches Syndrom**

I87.00 Postthrombotisches Syndrom ohne Ulzeration
Postphlebitisches Syndrom ohne Ulzeration
Postphlebitisches Syndrom o.n.A.
Postthrombotisches Syndrom o.n.A.

I87.01 Postthrombotisches Syndrom mit Ulzeration
Postphlebitisches Syndrom mit Ulzeration

I87.1 **Venenkompression**
Vena-cava- (superior-) (inferior-) Syndrom
Venenstriktur

Exkl.: Lungenvenen (I28.8)

I87.2- **Venöse Insuffizienz (chronisch) (peripher)**

I87.20 Venöse Insuffizienz (chronisch) (peripher) ohne Ulzeration
Venöse Insuffizienz (chronisch) (peripher), o.n.A.

I87.21 Venöse Insuffizienz (chronisch) (peripher) mit Ulzeration
Exkl.: Ulcus cruris varicosum (I83.0, I83.2)

I87.8 **Sonstige näher bezeichnete Venenkrankheiten**

I87.9 **Venenkrankheit, nicht näher bezeichnet**

I88.- **Unspezifische Lymphadenitis**
Exkl.: Akute Lymphadenitis, ausgenommen mesenterial (L04.-)
Generalisierte Lymphadenopathie infolge HIV-Krankheit (B23.8)
Lymphknotenvergrößerung o.n.A. (R59.-)

I88.0 **Unspezifische mesenteriale Lymphadenitis**
Mesenteriale Lymphadenitis (akut) (chronisch)

I88.1 **Chronische Lymphadenitis, ausgenommen mesenterial**

Adenitis

Lymphadenitis │ chronisch, jeder Lymphknoten, ausgenommen mesenterial

I88.8 **Sonstige unspezifische Lymphadenitis**

I88.9 **Unspezifische Lymphadenitis, nicht näher bezeichnet**
Lymphadenitis o.n.A.

I89.- **Sonstige nichtinfektiöse Krankheiten der Lymphgefäße und Lymphknoten**
Exkl.: Chylozele:
• durch Filarien (B74.-)
• Tunica vaginalis testis (nicht durch Filarien) o.n.A. (N50.8)
Hereditäres Lymphödem (Q82.0-)
Lymphknotenvergrößerung o.n.A. (R59.-)
Lymphödem nach (partieller) Mastektomie (I97.2-)

I89.0- **Lymphödem, anderenorts nicht klassifiziert**
Lymphangiektasie

Benutze zusätzliche Schlüsselnummern, um das Vorliegen einer kutanen Lymphfistel, einer subkutanen Lymphozele, einer dermalen Lymphzyste, eines chylösen Refluxes (I89.8) oder eines lymphogenen Ulkus (L97, L98.4) zu kodieren.

Ein gleichzeitig vorhandenes Lipödem ist gesondert zu kodieren (E88.2-).

I89.00 Lymphödem der oberen und unteren Extremität(en), Stadium I

I89.01 Lymphödem der oberen und unteren Extremität(en), Stadium II

I89.02 Lymphödem der oberen und unteren Extremität(en), Stadium III

I89.03 Lymphödem, sonstige Lokalisation, Stadium I
Kopf, Hals, Thoraxwand, Genitalbereich

I89.04 Lymphödem, sonstige Lokalisation, Stadium II
Kopf, Hals, Thoraxwand, Genitalbereich

I89.05 Lymphödem, sonstige Lokalisation, Stadium III
Kopf, Hals, Thoraxwand, Genitalbereich

I89.08 Sonstiges Lymphödem, anderenorts nicht klassifiziert
Latenzstadium des Lymphödems

I89.09 Lymphödem, nicht näher bezeichnet

I89.1 **Lymphangitis**
Lymphangitis:
• chronisch
• subakut
• o.n.A.

Exkl.: Akute Lymphangitis (L03.-)

I89.8 **Sonstige näher bezeichnete nichtinfektiöse Krankheiten der Lymphgefäße und Lymphknoten**
Chylozele (nicht durch Filarien)
Lipomelanotische Retikulose

I89.9 **Nichtinfektiöse Krankheit der Lymphgefäße und Lymphknoten, nicht näher bezeichnet**
Krankheit der Lymphgefäße o.n.A.

Sonstige und nicht näher bezeichnete Krankheiten des Kreislaufsystems (I95-I99)

I95.- **Hypotonie**
Exkl.: Hypotonie-Syndrom der Mutter (O26.5)
Kardiovaskulärer Kollaps (R57.9)
Unspezifischer niedriger Blutdruckwert o.n.A. (R03.1)

I95.0 **Idiopathische Hypotonie**

I95.1 **Orthostatische Hypotonie**
Orthostatische Dysregulation

Exkl.: Neurogene orthostatische Hypotonie [Shy-Drager-Syndrom] (G23.8)

I95.2 **Hypotonie durch Arzneimittel**
Soll die Substanz angegeben werden, ist eine zusätzliche Schlüsselnummer (Kapitel XX) zu benutzen.

I95.8 **Sonstige Hypotonie**
Chronische Hypotonie

I95.9 **Hypotonie, nicht näher bezeichnet**

I97.- **Kreislaufkomplikationen nach medizinischen Maßnahmen, anderenorts nicht klassifiziert**
Exkl.: Postoperativer Schock (T81.1)

I97.0 **Postkardiotomie-Syndrom**

I97.1 **Sonstige Funktionsstörungen nach kardiochirurgischem Eingriff**
Herzinsuffizienz │
Herzversagen │ nach kardiochirurgischem Eingriff oder wegen einer Herzprothese
Schrittmachersyndrom

I97.2- **Lymphödem nach (partieller) Mastektomie**
Verschluss der Lymphgefäße durch Mastektomie

I97.20 Lymphödem nach (partieller) Mastektomie (mit Lymphadenektomie), Stadium I

I97.21 Lymphödem nach (partieller) Mastektomie (mit Lymphadenektomie), Stadium II

I97.22 Lymphödem nach (partieller) Mastektomie (mit Lymphadenektomie), Stadium III

I97.29 Lymphödem nach (partieller) Mastektomie, nicht näher bezeichnet

I97.8- **Sonstige Kreislaufkomplikationen nach medizinischen Maßnahmen, anderenorts nicht klassifiziert**
Benutze zusätzliche Schlüsselnummern, um das Vorliegen einer kutanen Lymphfistel, einer subkutanen Lymphozele, einer dermalen Lymphzyste, eines chylösen Refluxes (I89.8) oder eines lymphogenen Ulkus (L97, L98.4) zu kodieren.

I97.80 Lymphödem nach medizinischen Maßnahmen am zervikalen Lymphabflussgebiet, alle Stadien

I97.81 Lymphödem nach medizinischen Maßnahmen am axillären Lymphabflussgebiet, Stadium I
Exkl.: Lymphödem nach (partieller) Mastektomie mit axillärer Lymphadenektomie, Stadium I (I97.20)

I97.82 Lymphödem nach medizinischen Maßnahmen am axillären Lymphabflussgebiet, Stadium II
Exkl.: Lymphödem nach (partieller) Mastektomie mit axillärer Lymphadenektomie, Stadium II (I97.21)

I97.83 Lymphödem nach medizinischen Maßnahmen am axillären Lymphabflussgebiet, Stadium III
Exkl.: Lymphödem nach (partieller) Mastektomie mit axillärer Lymphadenektomie, Stadium III (I97.22)

I97.84 Lymphödem nach medizinischen Maßnahmen am inguinalen Lymphabflussgebiet, Stadium I

I97.85 Lymphödem nach medizinischen Maßnahmen am inguinalen Lymphabflussgebiet, Stadium II

I97.86 Lymphödem nach medizinischen Maßnahmen am inguinalen Lymphabflussgebiet, Stadium III

I97.87 Lymphödem nach medizinischen Maßnahmen am Urogenitalsystem, alle Stadien
Genitalbereich, Harnblase, Prostata, Adnexe, Uterus

I97.88 Lymphödem nach medizinischen Maßnahmen, sonstige Lokalisationen, alle Stadien
Thoraxwand

I97.89 Sonstige Kreislaufkomplikationen nach medizinischen Maßnahmen, anderenorts nicht klassifiziert

I97.9 Kreislaufkomplikation nach medizinischer Maßnahme, nicht näher bezeichnet

I98.-* **Sonstige Störungen des Kreislaufsystems bei anderenorts klassifizierten Krankheiten**
Exkl.: Krankheiten, die unter anderen Sternschlüsselnummern des vorliegenden Kapitels
klassifiziert sind.

I98.0* **Kardiovaskuläre Syphilis**
Kardiovaskuläre:
• Spätsyphilis, konnatal (A50.5†)
• Syphilis o.n.A. (A52.0†)

I98.1* **Störungen des Herz-Kreislaufsystems bei sonstigen anderenorts klassifizierten infektiösen und parasitären Krankheiten**
Kardiovaskuläre:
• Beteiligung, anderenorts nicht klassifiziert, bei Chagas-Krankheit (chronisch) (B57.2†)
• Veränderungen bei Pinta [Carate] (A67.2†)

I98.2* **Ösophagus- und Magenvarizen bei anderenorts klassifizierten Krankheiten, ohne Angabe einer Blutung**
Ösophagus- und Magenvarizen ohne Angabe einer Blutung bei:
• Leberkrankheiten (K70-K71†, K74.-†)
• Schistosomiasis (B65.-†)

I98.3* **Ösophagus- und Magenvarizen bei anderenorts klassifizierten Krankheiten, mit Angabe einer Blutung**
Ösophagus- und Magenvarizen mit Angabe einer Blutung bei:
• Leberkrankheiten (K70-K71†, K74.-†)
• Schistosomiasis (B65.-†)

I98.8* **Sonstige näher bezeichnete Störungen des Kreislaufsystems bei anderenorts klassifizierten Krankheiten**

I99 **Sonstige und nicht näher bezeichnete Krankheiten des Kreislaufsystems**

Kapitel X:

Krankheiten des Atmungssystems (J00 - J99)

Hinw.: Wenn bei einem Krankheitszustand der Atemwege angegeben ist, dass er an mehreren Lokalisationen vorkommt, er jedoch nicht genau verschlüsselt werden kann, so sollte die weiter distale Lokalisation klassifiziert werden (z.B. nicht Tracheobronchitis, sondern Bronchitis J40).

Exkl.: Angeborene Fehlbildungen, Deformitäten und Chromosomenanomalien (Q00-Q99)
Bestimmte infektiöse und parasitäre Krankheiten (A00-B99)
Bestimmte Zustände, die ihren Ursprung in der Perinatalperiode haben (P00-P96)
Endokrine, Ernährungs- und Stoffwechselkrankheiten (E00-E90)
Komplikationen der Schwangerschaft, der Geburt und des Wochenbettes (O00-O99)
Neubildungen (C00-D48)
Symptome und abnorme klinische und Laborbefunde, die anderenorts nicht klassifiziert sind (R00-R99)
Verletzungen, Vergiftungen und bestimmte andere Folgen äußerer Ursachen (S00-T98)

Dieses Kapitel gliedert sich in folgende Gruppen:

J00-J06	Akute Infektionen der oberen Atemwege
J09-J18	Grippe und Pneumonie
J20-J22	Sonstige akute Infektionen der unteren Atemwege
J30-J39	Sonstige Krankheiten der oberen Atemwege
J40-J47	Chronische Krankheiten der unteren Atemwege
J60-J70	Lungenkrankheiten durch exogene Substanzen
J80-J84	Sonstige Krankheiten der Atmungsorgane, die hauptsächlich das Interstitium betreffen
J85-J86	Purulente und nekrotisierende Krankheitszustände der unteren Atemwege
J90-J94	Sonstige Krankheiten der Pleura
J95-J99	Sonstige Krankheiten des Atmungssystems

Dieses Kapitel enthält die folgende(n) Sternschlüsselnummer(n)

J17.-*	Pneumonie bei anderenorts klassifizierten Krankheiten
J91*	Pleuraerguss bei anderenorts klassifizierten Krankheiten
J99.-*	Krankheiten der Atemwege bei anderenorts klassifizierten Krankheiten

Akute Infektionen der oberen Atemwege (J00-J06)

Exkl.: Chronisch-obstruktive Lungenkrankheit mit akuter Exazerbation o.n.A. (J44.1-)

J00 **Akute Rhinopharyngitis [Erkältungsschnupfen]**

Inkl.: Nasenkatarrh, akut
Rhinitis:
• akut
• infektiös
Rhinopharyngitis:
• infektiös o.n.A.
• o.n.A.
Schnupfen (akut)

Exkl.: Allergische Rhinopathie (J30.1-J30.4)
Halsentzündung:
• akut (J02.-)
• chronisch (J31.2)
• o.n.A. (J02.9)
Pharyngitis:
• akut (J02.-)
• chronisch (J31.2)
• o.n.A. (J02.9)
Rhinitis:
• chronisch (J31.0)
• o.n.A. (J31.0)
Rhinopathia vasomotorica (J30.0)
Rhinopharyngitis, chronisch (J31.1)

J01.- **Akute Sinusitis**

Inkl.: Abszess
Eiterung
Empyem | akut, (Nasen-) Nebenhöhlen
Entzündung
Infektion

Soll der Infektionserreger angegeben werden, ist eine zusätzliche Schlüsselnummer (B95-B98) zu benutzen.

Exkl.: Sinusitis, chronisch oder o.n.A. (J32.-)

J01.0 **Akute Sinusitis maxillaris**
Akute Kieferhöhlenentzündung

J01.1 **Akute Sinusitis frontalis**

J01.2 **Akute Sinusitis ethmoidalis**

J01.3 **Akute Sinusitis sphenoidalis**

J01.4 **Akute Pansinusitis**

J01.8 **Sonstige akute Sinusitis**
Akute Sinusitis mit Beteiligung von mehr als einer Nasennebenhöhle, ausgenommen Pansinusitis

J01.9 **Akute Sinusitis, nicht näher bezeichnet**

J02.- **Akute Pharyngitis**

Inkl.: Akute Halsentzündung

Exkl.: Abszess:
• peritonsillär (J36)
• pharyngeal (J39.1)
• retropharyngeal (J39.0)
Akute Laryngopharyngitis (J06.0)
Chronische Pharyngitis (J31.2)

J02.0   **Streptokokken-Pharyngitis**
Rachenentzündung durch Streptokokken
Exkl.: Scharlach (A38)

J02.8   **Akute Pharyngitis durch sonstige näher bezeichnete Erreger**
Soll der Infektionserreger angegeben werden, ist eine zusätzliche Schlüsselnummer (B95-B98) zu benutzen.
Exkl.: Pharyngitis durch:
- Herpesviren [Herpes simplex] (B00.2)
- infektiöse Mononukleose (B27.-)
- Influenza-Viren:
  - nachgewiesen (J09, J10.1)
  - nicht nachgewiesen (J11.1)
  Vesikuläre Pharyngitis (B08.5)

J02.9   **Akute Pharyngitis, nicht näher bezeichnet**
Pharyngitis (akut):
- eitrig
- gangränös
- infektiös o.n.A.
- ulzerös
- o.n.A.
Rachenentzündung (akut) o.n.A.

J03.-   **Akute Tonsillitis**
Exkl.: Peritonsillarabszess (J36)
Halsentzündung:
- akut (J02.-)
- durch Streptokokken (J02.0)
- o.n.A. (J02.9)

J03.0   **Streptokokken-Tonsillitis**

J03.8   **Akute Tonsillitis durch sonstige näher bezeichnete Erreger**
Soll der Infektionserreger angegeben werden, ist eine zusätzliche Schlüsselnummer (B95-B98) zu benutzen.
Exkl.: Pharyngotonsillitis durch Herpesviren [Herpes simplex] (B00.2)

J03.9   **Akute Tonsillitis, nicht näher bezeichnet**
Angina follicularis
Tonsillitis (akut):
- gangränös
- infektiös
- ulzerös
- o.n.A.

J04.-   **Akute Laryngitis und Tracheitis**
Soll der Infektionserreger angegeben werden, ist eine zusätzliche Schlüsselnummer (B95-B98) zu benutzen.
Exkl.: Akute obstruktive Laryngitis [Krupp] und Epiglottitis (J05.-)
Laryngismus (stridulus) (J38.5)

J04.0   **Akute Laryngitis**
Laryngitis (akut):
- eitrig
- ödematös
- subglottisch
- ulzerös
- o.n.A.
Exkl.: Chronische Laryngitis (J37.0)
Grippe mit Laryngitis, Influenzaviren:
- nachgewiesen (J09, J10.1)
- nicht nachgewiesen (J11.1)

J04.1   **Akute Tracheitis**
Tracheitis (akut):
• katarrhalisch
• o.n.A.

Exkl.: Chronische Tracheitis (J42)

J04.2   **Akute Laryngotracheitis**
Laryngotracheitis o.n.A.
Tracheitis (akut) mit Laryngitis (akut)

Exkl.: Chronische Laryngotracheitis (J37.1)

J05.-   **Akute obstruktive Laryngitis [Krupp] und Epiglottitis**
Soll der Infektionserreger angegeben werden, ist eine zusätzliche Schlüsselnummer (B95-B98) zu benutzen.

J05.0   **Akute obstruktive Laryngitis [Krupp]**
Obstruktive Laryngitis o.n.A.

J05.1   **Akute Epiglottitis**
Epiglottitis o.n.A.

J06.-   **Akute Infektionen an mehreren oder nicht näher bezeichneten Lokalisationen der oberen Atemwege**
Exkl.: Akute Infektion der Atemwege o.n.A. (J22)
Infektion der Atemwege o.n.A. (J98.7)
Influenzaviren:
• nachgewiesen (J09, J10.1)
• nicht nachgewiesen (J11.1)

J06.0   **Akute Laryngopharyngitis**

J06.8   **Sonstige akute Infektionen an mehreren Lokalisationen der oberen Atemwege**

J06.9   **Akute Infektion der oberen Atemwege, nicht näher bezeichnet**
Grippaler Infekt
Obere Atemwege:
• Infektion o.n.A.
• Krankheit, akut

Grippe und Pneumonie
(J09-J18)

J09   **Grippe durch zoonotische oder pandemische nachgewiesene Influenzaviren**
Grippe durch Influenzaviren von besonderer epidemiologischer Relevanz mit einer Übertragung von Tier zu Mensch oder Mensch zu Mensch

Hinw.: Für die Anwendung dieser Kategorie sind die Richtlinien des globalen Influenzaprogramms (GIP, http://www.who.int/influenza/) der WHO zu beachten.

Sollen eine Pneumonie oder andere Manifestationen angegeben werden, ist eine zusätzliche Schlüsselnummer zu benutzen.

Benutze für besondere epidemiologische Zwecke eine zusätzliche Schlüsselnummer (U69.2-!), um das Vorliegen eines bestimmten Virusstammes anzugeben.

Exkl.: Grippe durch saisonale nachgewiesene Influenzaviren (J10.-)
Infektion o.n.A. (A49.2)
Meningitis (G00.0)   } durch Haemophilus influenzae [H. influenzae]
Pneumonie (J14)

J10.- **Grippe durch saisonale nachgewiesene Influenzaviren**

Inkl.: Grippe durch nachgewiesene Influenzaviren B und C

Exkl.: Grippe durch zoonotische oder pandemische nachgewiesene Influenzaviren (J09)
Infektion o.n.A. (A49.2)
Meningitis (G00.0) | durch Haemophilus influenzae [H. influenzae]
Pneumonie (J14) |

J10.0 **Grippe mit Pneumonie, saisonale Influenzaviren nachgewiesen**
Grippe(broncho)pneumonie, saisonale Influenzaviren nachgewiesen

Benutze für Zwecke der externen Qualitätssicherung nach § 137 SGB V eine zusätzliche Schlüsselnummer (U69.01!-U69.03!), um das Vorliegen einer im Krankenhaus erworbenen und vollstationär behandelten Pneumonie bei erwachsenen Patienten (18 Jahre und älter) anzugeben.

J10.1 **Grippe mit sonstigen Manifestationen an den Atemwegen, saisonale Influenzaviren nachgewiesen**
Grippe
Grippe:
• akute Infektion der oberen Atemwege |
• Laryngitis | saisonale Influenzaviren nachgewiesen
• Pharyngitis |
• Pleuraerguss |

J10.8 **Grippe mit sonstigen Manifestationen, saisonale Influenzaviren nachgewiesen**
Enzephalopathie bei Grippe |
Grippe: |
• Gastroenteritis | saisonale Influenzaviren nachgewiesen
• Myokarditis (akut) |

J11.- **Grippe, Viren nicht nachgewiesen**

Inkl.: Grippe | ohne Angabe eines spezifischen
Virus-Grippe | Virusnachweises

Exkl.: Grippaler Infekt (J06.9)
Infektion o.n.A. (A49.2)
Meningitis (G00.0) | durch Haemophilus influenzae [H. influenzae]
Pneumonie (J14) |

J11.0 **Grippe mit Pneumonie, Viren nicht nachgewiesen**
Grippe(broncho)pneumonie, nicht näher bezeichnet oder spezifische Viren nicht nachgewiesen

Benutze für Zwecke der externen Qualitätssicherung nach § 137 SGB V eine zusätzliche Schlüsselnummer (U69.01!-U69.03!), um das Vorliegen einer im Krankenhaus erworbenen und vollstationär behandelten Pneumonie bei erwachsenen Patienten (18 Jahre und älter) anzugeben.

J11.1 **Grippe mit sonstigen Manifestationen an den Atemwegen, Viren nicht nachgewiesen**
Grippe o.n.A.
Grippe:
• akute Infektion der oberen Atemwege |
• Laryngitis | nicht näher bezeichnet oder spezifische Viren nicht
• Pharyngitis | nachgewiesen
• Pleuraerguss |

J11.8 **Grippe mit sonstigen Manifestationen, Viren nicht nachgewiesen**
Enzephalopathie bei Grippe |
Grippe: |
• Gastroenteritis | nicht näher bezeichnet oder spezifische Viren nicht nachgewiesen
• Myokarditis (akut) |

J12.- **Viruspneumonie, anderenorts nicht klassifiziert**

Inkl.: Bronchopneumonie durch andere als Influenzaviren

Benutze für Zwecke der externen Qualitätssicherung nach § 137 SGB V eine zusätzliche Schlüsselnummer (U69.01!-U69.03!), um das Vorliegen einer im Krankenhaus erworbenen und vollstationär behandelten Pneumonie bei erwachsenen Patienten (18 Jahre und älter) anzugeben.

Exkl.: Aspirationspneumonie:
- bei Anästhesie:
  - im Wochenbett (O89.0)
  - während der Schwangerschaft (O29.0)
  - während der Wehentätigkeit und bei der Entbindung (O74.0)
- beim Neugeborenen (P24.9)
- durch feste und flüssige Substanzen (J69.-)
- o.n.A. (J69.0)
Pneumonie:
- bei Grippe (J09, J10.0, J11.0)
- interstitiell o.n.A. (J84.9)
- Lipid- (J69.1)
- viral, angeboren (P23.0)
Kongenitale Röteln-Pneumonie (P35.0)

J12.0 **Pneumonie durch Adenoviren**

J12.1 **Pneumonie durch Respiratory-Syncytial-Viren [RS-Viren]**

J12.2 **Pneumonie durch Parainfluenzaviren**

J12.3 **Pneumonie durch humanes Metapneumovirus**

J12.8 **Pneumonie durch sonstige Viren**

J12.9 **Viruspneumonie, nicht näher bezeichnet**

J13 **Pneumonie durch Streptococcus pneumoniae**

Inkl.: Bronchopneumonie durch Streptococcus pneumoniae

Benutze für Zwecke der externen Qualitätssicherung nach § 137 SGB V eine zusätzliche Schlüsselnummer (U69.01!-U69.03!), um das Vorliegen einer im Krankenhaus erworbenen und vollstationär behandelten Pneumonie bei erwachsenen Patienten (18 Jahre und älter) anzugeben.

Exkl.: Angeborene Pneumonie durch Streptococcus pneumoniae (P23.6)
Pneumonie durch sonstige Streptokokken (J15.3-J15.4)

J14 **Pneumonie durch Haemophilus influenzae**

Inkl.: Bronchopneumonie durch Haemophilus influenzae

Benutze für Zwecke der externen Qualitätssicherung nach § 137 SGB V eine zusätzliche Schlüsselnummer (U69.01!-U69.03!), um das Vorliegen einer im Krankenhaus erworbenen und vollstationär behandelten Pneumonie bei erwachsenen Patienten (18 Jahre und älter) anzugeben.

Exkl.: Angeborene Pneumonie durch Haemophilus influenzae (P23.6)

J15.- **Pneumonie durch Bakterien, anderenorts nicht klassifiziert**

Inkl.: Bronchopneumonie durch andere Bakterien als Streptococcus pneumoniae und Haemophilus influenzae

Benutze für Zwecke der externen Qualitätssicherung nach § 137 SGB V eine zusätzliche Schlüsselnummer (U69.01!-U69.03!), um das Vorliegen einer im Krankenhaus erworbenen und vollstationär behandelten Pneumonie bei erwachsenen Patienten (18 Jahre und älter) anzugeben.

Exkl.: Angeborene Pneumonie (P23.-)
Legionärskrankheit (A48.1)
Pneumonie durch Chlamydien (J16.0)

J15.0 **Pneumonie durch Klebsiella pneumoniae**

J15.1 **Pneumonie durch Pseudomonas**

J15.2 **Pneumonie durch Staphylokokken**

J15.3 **Pneumonie durch Streptokokken der Gruppe B**

J15.4   **Pneumonie durch sonstige Streptokokken**
Exkl.: Pneumonie durch:
- Streptokokken der Gruppe B (J15.3)
- Streptococcus pneumoniae (J13)

J15.5   **Pneumonie durch Escherichia coli**

J15.6   **Pneumonie durch andere gramnegative Bakterien**
Pneumonie durch:
- Gramnegative (aerobe) Bakterien o.n.A.
- Serratia marcescens

J15.7   **Pneumonie durch Mycoplasma pneumoniae**

J15.8   **Sonstige bakterielle Pneumonie**

J15.9   **Bakterielle Pneumonie, nicht näher bezeichnet**

J16.-   **Pneumonie durch sonstige Infektionserreger, anderenorts nicht klassifiziert**
Benutze für Zwecke der externen Qualitätssicherung nach § 137 SGB V eine zusätzliche Schlüsselnummer (U69.01!-U69.03!), um das Vorliegen einer im Krankenhaus erworbenen und vollstationär behandelten Pneumonie bei erwachsenen Patienten (18 Jahre und älter) anzugeben.

Exkl.: Ornithose (A70)
Plasmazelluläre interstitielle Pneumonie (B48.5)
Pneumonie:
- angeboren (P23.-)
- o.n.A. (J18.9)

J16.0   **Pneumonie durch Chlamydien**

J16.8   **Pneumonie durch sonstige näher bezeichnete Infektionserreger**

J17.-*   **Pneumonie bei anderenorts klassifizierten Krankheiten**

J17.0*   **Pneumonie bei anderenorts klassifizierten bakteriellen Krankheiten**
Pneumonie (durch) (bei):
- Aktinomykose (A42.0†)
- Gonorrhoe (A54.8†)
- Keuchhusten (A37.-†)
- Milzbrand (A22.1†)
- Nokardiose (A43.0†)
- Salmonelleninfektion (A02.2†)
- Tularämie (A21.2†)
- Typhus abdominalis (A01.0†)

J17.1*   **Pneumonie bei anderenorts klassifizierten Viruskrankheiten**
Pneumonie bei:
- Masern (B05.2†)
- Röteln (B06.8†)
- Varizellen (B01.2†)
- Zytomegalie (B25.0†)

J17.2*   **Pneumonie bei Mykosen**
Pneumonie bei:
- Aspergillose (B44.0-B44.1†)
- Histoplasmose (B39.-†)
- Kandidose (B37.1†)
- Kokzidioidomykose (B38.0-B38.2†)

J17.3*   **Pneumonie bei parasitären Krankheiten**
Pneumonie bei:
- Askaridose (B77.8†)
- Schistosomiasis (B65.-†)
- Toxoplasmose (B58.3†)

J17.8*   **Pneumonie bei sonstigen anderenorts klassifizierten Krankheiten**
Pneumonie (bei):
- Ornithose (A70†)
- Q-Fieber (A78†)
- Rheumatisches Fieber (I00†)
- Spirochäteninfektionen, anderenorts nicht klassifiziert (A69.8†)

J18.- **Pneumonie, Erreger nicht näher bezeichnet**

Benutze für Zwecke der externen Qualitätssicherung nach § 137 SGB V eine zusätzliche Schlüsselnummer (U69.01!-U69.03!), um das Vorliegen einer im Krankenhaus erworbenen und vollstationär behandelten Pneumonie bei erwachsenen Patienten (18 Jahre und älter) anzugeben.

Exkl.: Abszess der Lunge mit Pneumonie (J85.1)
Arzneimittelinduzierte interstitielle Lungenkrankheiten (J70.2-J70.4)
Aspirationspneumonie:
- bei Anästhesie:
  - im Wochenbett (O89.0)
  - während der Schwangerschaft (O29.0)
  - während der Wehentätigkeit und bei der Entbindung (O74.0)
- beim Neugeborenen (P24.9)
- durch feste und flüssige Substanzen (J69.-)
- o.n.A. (J69.0)
Pneumonie:
- angeboren (P23.9)
- durch exogene Substanzen (J67-J70)
- gewöhnlich interstitiell (J84.1)
- interstitiell o.n.A. (J84.9)
- Lipid- (J69.1)

J18.0 **Bronchopneumonie, nicht näher bezeichnet**
Exkl.: Bronchiolitis (J21.-)

J18.1 **Lobärpneumonie, nicht näher bezeichnet**

J18.2 **Hypostatische Pneumonie, nicht näher bezeichnet**

J18.8 **Sonstige Pneumonie, Erreger nicht näher bezeichnet**

J18.9 **Pneumonie, nicht näher bezeichnet**

Sonstige akute Infektionen der unteren Atemwege (J20-J22)

Exkl.: Chronisch-obstruktive Lungenkrankheit mit akuter:
- Exazerbation o.n.A. (J44.1-)
- Infektion der unteren Atemwege (J44.0-)

J20.- **Akute Bronchitis**
Inkl.: Bronchitis:
- akut oder subakut (mit):
  - Bronchospasmus
  - eitrig
  - fibrinös
  - membranös
  - obstruktiv
  - septisch
  - Tracheitis
- o.n.A. bei Patienten unter 15 Jahren
Tracheobronchitis, akut

Exkl.: Bronchitis:
- allergisch o.n.A. (J45.0)
- chronisch:
  - einfach (J41.0)
  - obstruktiv (J44.-)
  - schleimig-eitrig (J41.1)
  - o.n.A. (J42)
- o.n.A. bei Patienten von 15 Jahren und älter (J40)
Tracheobronchitis:
- chronisch (J42)
- chronisch-obstruktiv (J44.-)
- o.n.A. (J40)

J20.0	**Akute Bronchitis durch Mycoplasma pneumoniae**
J20.1	**Akute Bronchitis durch Haemophilus influenzae**
J20.2	**Akute Bronchitis durch Streptokokken**
J20.3	**Akute Bronchitis durch Coxsackieviren**
J20.4	**Akute Bronchitis durch Parainfluenzaviren**
J20.5	**Akute Bronchitis durch Respiratory-Syncytial-Viren [RS-Viren]**
J20.6	**Akute Bronchitis durch Rhinoviren**
J20.7	**Akute Bronchitis durch ECHO-Viren**
J20.8	**Akute Bronchitis durch sonstige näher bezeichnete Erreger**
J20.9	**Akute Bronchitis, nicht näher bezeichnet**

J21.- **Akute Bronchiolitis**
Inkl.: Mit Bronchospasmus

J21.0	**Akute Bronchiolitis durch Respiratory-Syncytial-Viren [RS-Viren]**
J21.1	**Akute Bronchiolitis durch humanes Metapneumovirus**
J21.8	**Akute Bronchiolitis durch sonstige näher bezeichnete Erreger**
J21.9	**Akute Bronchiolitis, nicht näher bezeichnet** Bronchiolitis (akut)

J22 **Akute Infektion der unteren Atemwege, nicht näher bezeichnet**
Inkl.: Akute Infektion der (unteren) Atemwege o.n.A.

Exkl.: Infektion der Atemwege o.n.A. (J98.7)
Infektion der oberen Atemwege (akut) (J06.9)

Sonstige Krankheiten der oberen Atemwege (J30-J39)

J30.- **Vasomotorische und allergische Rhinopathie**
Inkl.: Reflektorischer Fließschnupfen

Exkl.: Allergische Rhinopathie mit Asthma (J45.0)
Rhinitis o.n.A. (J31.0)

J30.0	**Rhinopathia vasomotorica**
J30.1	**Allergische Rhinopathie durch Pollen** Heufieber und Heuschnupfen Pollenallergie o.n.A. Pollinose
J30.2	**Sonstige saisonale allergische Rhinopathie**
J30.3	**Sonstige allergische Rhinopathie** Ganzjährig bestehende allergische Rhinopathie
J30.4	**Allergische Rhinopathie, nicht näher bezeichnet**

J31.-   **Chronische Rhinitis, Rhinopharyngitis und Pharyngitis**

J31.0   **Chronische Rhinitis**
Ozaena
Rhinitis (chronisch):
• atrophisch
• eitrig
• granulomatös
• hypertrophisch
• obstruktiv
• ulzerös
• o.n.A.

Exkl.:   Allergische Rhinopathie (J30.1-J30.4)
       Rhinopathia vasomotorica (J30.0)

J31.1   **Chronische Rhinopharyngitis**
Exkl.:   Rhinopharyngitis, akut oder o.n.A. (J00)

J31.2   **Chronische Pharyngitis**
Chronische Rachenentzündung
Pharyngitis (chronisch):
• atrophica
• granulosa
• hypertrophica

Exkl.:   Pharyngitis, akut oder o.n.A. (J02.9)

J32.-   **Chronische Sinusitis**
Inkl.:   Abszess
       Eiterung
       Empyem   (chronisch) (Nasen-) Nebenhöhlen
       Infektion

Soll der Infektionserreger angegeben werden, ist eine zusätzliche Schlüsselnummer (B95-B98) zu benutzen.

Exkl.:   Akute Sinusitis (J01.-)

J32.0   **Chronische Sinusitis maxillaris**
Kieferhöhlenentzündung (chronisch)
Sinusitis maxillaris o.n.A.

J32.1   **Chronische Sinusitis frontalis**
Sinusitis frontalis o.n.A.

J32.2   **Chronische Sinusitis ethmoidalis**
Sinusitis ethmoidalis o.n.A.

J32.3   **Chronische Sinusitis sphenoidalis**
Sinusitis sphenoidalis o.n.A.

J32.4   **Chronische Pansinusitis**
Pansinusitis o.n.A.

J32.8   **Sonstige chronische Sinusitis**
Sinusitis (chronisch) mit Beteiligung von mehr als einer Nasennebenhöhle, ausgenommen Pansinusitis

J32.9   **Chronische Sinusitis, nicht näher bezeichnet**
Sinusitis (chronisch) o.n.A.

J33.-   **Nasenpolyp**
Exkl.:   Adenomatöse Polypen (D14.0)

J33.0   **Polyp der Nasenhöhle**
Polyp:
• Choanal-
• nasopharyngeal

J33.1   **Polyposis nasalis deformans**
Woakes-Syndrom oder Ethmoiditis

J33.8   **Sonstige Polypen der Nasennebenhöhlen**
Polyp, Polyposis:
• Nasennebenhöhlen
• Sinus ethmoidalis
• Sinus maxillaris
• Sinus sphenoidalis

J33.9   **Nasenpolyp, nicht näher bezeichnet**

J34.-   **Sonstige Krankheiten der Nase und der Nasennebenhöhlen**
Exkl.: Ulcus varicosum des Nasenseptums (I86.88)

J34.0   **Abszess, Furunkel und Karbunkel der Nase**
Nekrose
Phlegmone   Nase oder Nasenseptum
Ulzeration

J34.1   **Zyste oder Mukozele der Nase und der Nasennebenhöhle**

J34.2   **Nasenseptumdeviation**
Verbiegung oder Subluxation des Nasenseptums (erworben)

J34.3   **Hypertrophie der Nasenmuscheln**

J34.8   **Sonstige näher bezeichnete Krankheiten der Nase und der Nasennebenhöhlen**
Perforation des Nasenseptums o.n.A.
Rhinolith

J35.-   **Chronische Krankheiten der Gaumenmandeln und der Rachenmandel**

J35.0   **Chronische Tonsillitis**
Exkl.: Tonsillitis:
• akut (J03.-)
• o.n.A. (J03.9)

J35.1   **Hyperplasie der Gaumenmandeln**
Vergrößerung der Gaumenmandeln

J35.2   **Hyperplasie der Rachenmandel**
Adenoide Vegetationen
Vergrößerung der Rachenmandel

J35.3   **Hyperplasie der Gaumenmandeln mit Hyperplasie der Rachenmandel**

J35.8   **Sonstige chronische Krankheiten der Gaumenmandeln und der Rachenmandel**
Mandelstein
Narbe der Gaumenmandel (und Rachenmandel)
Ulkus der Tonsille

J35.9   **Chronische Krankheit der Gaumenmandeln und der Rachenmandel, nicht näher bezeichnet**
Krankheit (chronisch) der Gaumenmandeln und der Rachenmandel o.n.A.

J36   **Peritonsillarabszess**
Inkl.: Phlegmone, peritonsillär
Tonsillarabszess

Soll der Infektionserreger angegeben werden, ist eine zusätzliche Schlüsselnummer (B95-B98) zu benutzen.

Exkl.: Retropharyngealabszess (J39.0)
Tonsillitis:
• akut (J03.-)
• chronisch (J35.0)
• o.n.A. (J03.9)

J37.- **Chronische Laryngitis und Laryngotracheitis**
Soll der Infektionserreger angegeben werden, ist eine zusätzliche Schlüsselnummer (B95-B98) zu benutzen.

J37.0 **Chronische Laryngitis**
Laryngitis:
• hypertrophisch
• katarrhalisch
• sicca

Exkl.: Laryngitis:
• akut (J04.0)
• obstruktiv (akut) (J05.0)
• o.n.A. (J04.0)

J37.1 **Chronische Laryngotracheitis**
Chronische Laryngitis mit Tracheitis (chronisch)
Chronische Tracheitis mit Laryngitis

Exkl.: Laryngotracheitis:
• akut (J04.2)
• o.n.A. (J04.2)
Tracheitis:
• akut (J04.1)
• chronisch (J42)
• o.n.A. (J04.1)

J38.- **Krankheiten der Stimmlippen und des Kehlkopfes, anderenorts nicht klassifiziert**
Exkl.: Laryngitis:
• obstruktiv (akut) (J05.0)
• ulzerös (J04.0)
Stridor congenitus (laryngis) o.n.A. (P28.8)
Stridor o.n.A. (R06.1)
Subglottische Stenose nach medizinischen Maßnahmen (J95.5)

J38.0- **Lähmung der Stimmlippen und des Kehlkopfes**
Lähmung:
• Glottis
• Kehlkopf

J38.00 Nicht näher bezeichnet

J38.01 Einseitig, partiell

J38.02 Einseitig, komplett

J38.03 Beidseitig, partiell

J38.1 **Polyp der Stimmlippen und des Kehlkopfes**
Exkl.: Adenomatöse Polypen (D14.1)

J38.2 **Stimmlippenknötchen**
Chorditis (fibrinös) (nodös) (tuberös)
Lehrerknötchen
Sängerknötchen

J38.3 **Sonstige Krankheiten der Stimmlippen**
Abszess
Granulom
Hyperkeratose
Leukoplakie   Stimmlippen
Parakeratose
Phlegmone

J38.4 **Larynxödem**
Ödem:
• Glottis
• subglottisch
• supraglottisch

Exkl.: Laryngitis:
  • akut obstruktiv [Krupp] (J05.0)
  • ödematös (J04.0)

J38.5 **Laryngospasmus**
Laryngismus (stridulus)
Pseudokrupp

J38.6 **Kehlkopfstenose**

J38.7 **Sonstige Krankheiten des Kehlkopfes**
Abszess
Krankheit o.n.A.
Nekrose
Pachydermie   Kehlkopf
Perichondritis
Phlegmone
Ulkus

J39.- **Sonstige Krankheiten der oberen Atemwege**
Exkl.: Akute Infektion der Atemwege o.n.A. (J22)
  Akute Infektion der oberen Atemwege o.n.A. (J06.9)
  Entzündung der oberen Atemwege durch chemische Substanzen, Gase, Rauch und Dämpfe (J68.2)

J39.0 **Retropharyngealabszess und Parapharyngealabszess**
Peripharyngealabszess

Exkl.: Peritonsillarabszess (J36)

J39.1 **Sonstiger Abszess des Rachenraumes**
Abszess des Nasopharynx
Rachenphlegmone

J39.2 **Sonstige Krankheiten des Rachenraumes**
Ödem
Zyste   Rachen oder Nasopharynx

Exkl.: Pharyngitis:
  • chronisch (J31.2)
  • ulzerös (J02.9)

J39.3 **Hypersensitivitätsreaktion der oberen Atemwege, Lokalisation nicht näher bezeichnet**

J39.8- **Sonstige näher bezeichnete Krankheiten der oberen Atemwege**

J39.80 Erworbene Stenose der Trachea
Erworbene Stenose der Trachea o.n.A.

Exkl.: Stenose der Trachea:
  • angeboren (Q32.1)
  • nach medizinischen Maßnahmen (J95.81)
  • syphilitisch (A52.7)
  • tuberkulös a.n.k. (A16.4)

J39.88 Sonstige näher bezeichnete Krankheiten der oberen Atemwege

J39.9 **Krankheit der oberen Atemwege, nicht näher bezeichnet**

Chronische Krankheiten der unteren Atemwege (J40-J47)

Exkl.: Infektion der Atemwege o.n.A. (J98.7)
Zystische Fibrose (E84.-)

J40 **Bronchitis, nicht als akut oder chronisch bezeichnet**
Hinw.: Ist eine Bronchitis bei Patienten unter 15 Jahren nicht als akut oder chronisch bezeichnet, sollte sie als akut gelten und unter J20.- verschlüsselt werden.

Inkl.: Bronchitis:
- katarrhalisch
- mit Tracheitis o.n.A.
- o.n.A.
Tracheobronchitis o.n.A.

Exkl.: Bronchitis:
- allergisch o.n.A. (J45.0)
- asthmatisch o.n.A. (J45.9)
- durch chemische Substanzen (akut) (J68.0)

J41.- **Einfache und schleimig-eitrige chronische Bronchitis**
Exkl.: Chronische Bronchitis:
- obstruktiv (J44.-)
- o.n.A. (J42)

J41.0 **Einfache chronische Bronchitis**

J41.1 **Schleimig-eitrige chronische Bronchitis**

J41.8 **Mischformen von einfacher und schleimig-eitriger chronischer Bronchitis**

J42 **Nicht näher bezeichnete chronische Bronchitis**
Inkl.: Chronische:
- Bronchitis o.n.A.
- Tracheitis
- Tracheobronchitis

Exkl.: Chronische:
- asthmatische Bronchitis (J44.-)
- einfache und schleimig-eitrige Bronchitis (J41.-)
- Emphysembronchitis (J44.-)
- obstruktive Bronchitis (J44.-)
- obstruktive Lungenkrankheit o.n.A. (J44.9-)

J43.- **Emphysem**
Exkl.: Emphysem:
- durch Einatmen von chemischen Substanzen, Gasen, Rauch und Dämpfen (J68.4)
- interstitiell (J98.2)
- interstitiell, beim Neugeborenen (P25.0)
- kompensatorisch (J98.3)
- mediastinal (J98.2)
- mit chronischer (obstruktiver) Bronchitis (J44.-)
- postoperativ (subkutan) (T81.8)
- traumatisch subkutan (T79.7)
Emphysembronchitis (obstruktiv) (J44.-)

J43.0 **McLeod-Syndrom**
Einseitige(s):
- Emphysem
- helle Lunge

J43.1 **Panlobuläres Emphysem**
Panazinöses Emphysem

J43.2 **Zentrilobuläres Emphysem**

J43.8 **Sonstiges Emphysem**

J43.9   **Emphysem, nicht näher bezeichnet**
Emphysem (Lunge) (pulmonal):
- bullös
- vesikulär
- o.n.A.
Emphysembläschen

J44.-   **Sonstige chronische obstruktive Lungenkrankheit**
Inkl.:   Chronische:
- Bronchitis:
  - asthmatisch (obstruktiv)
  - emphysematös
  - mit Emphysem
- obstruktiv:
  - Bronchitis
  - Tracheobronchitis
Die aufgeführten Krankheitszustände zusammen mit Asthma bronchiale

Exkl.:   Asthma bronchiale (J45.-)
Asthmatische Bronchitis o.n.A. (J45.9)
Bronchiektasen (J47)
Chronische:
- Bronchitis o.n.A. (J42)
- einfache und schleimig-eitrige Bronchitis (J41.-)
- Tracheitis (J42)
- Tracheobronchitis (J42)
Emphysem (J43.-)
Lungenkrankheiten durch exogene Substanzen (J60-J70)

Die folgenden fünften Stellen sind bei J44 zu benutzen, um den Grad der Obstruktion anzugeben:

0   FEV_1 <35 % des Sollwertes

1   FEV_1 >=35 % und <50 % des Sollwertes

2   FEV_1 >=50 % und <70 % des Sollwertes

3   FEV_1 >=70 % des Sollwertes

9   FEV_1 nicht näher bezeichnet

J44.0-   **Chronische obstruktive Lungenkrankheit mit akuter Infektion der unteren Atemwege**
Exkl.:   Mit Grippe (J09-J11)

J44.1-   **Chronische obstruktive Lungenkrankheit mit akuter Exazerbation, nicht näher bezeichnet**

J44.8-   **Sonstige näher bezeichnete chronische obstruktive Lungenkrankheit**
Chronische Bronchitis:
- asthmatisch (obstruktiv) o.n.A.
- emphysematös o.n.A.
- obstruktiv o.n.A.

Exkl.:   Mit akuter Exazerbation (J44.1-)
Mit akuter Infektion der unteren Atemwege (J44.0-)

J44.9-   **Chronische obstruktive Lungenkrankheit, nicht näher bezeichnet**
Chronische obstruktive Krankheit der Atemwege o.n.A.
Chronische obstruktive Lungenkrankheit o.n.A.

J45.-   **Asthma bronchiale**
Exkl.:   Akutes schweres Asthma bronchiale (J46)
Chronische asthmatische (obstruktive) Bronchitis (J44.-)
Chronisches obstruktives Asthma bronchiale (J44.-)
Eosinophiles Lungeninfiltrat mit Asthma bronchiale (J82)
Lungenkrankheiten durch exogene Substanzen (J60-J70)
Status asthmaticus (J46)

J45.0 **Vorwiegend allergisches Asthma bronchiale**
Allergische:
• Bronchitis o.n.A.
• Rhinopathie mit Asthma bronchiale
Atopisches Asthma
Exogenes allergisches Asthma bronchiale [Extrinsisches Asthma]
Heuschnupfen mit Asthma bronchiale

J45.1 **Nichtallergisches Asthma bronchiale**
Endogenes nichtallergisches Asthma bronchiale [Intrinsisches Asthma]
Medikamentös ausgelöstes nichtallergisches Asthma bronchiale [Analgetika-Asthma]

J45.8 **Mischformen des Asthma bronchiale**
Kombination von Krankheitszuständen unter J45.0 und J45.1

J45.9 **Asthma bronchiale, nicht näher bezeichnet**
Asthmatische Bronchitis o.n.A.
Late-Onset-Asthma

J46 **Status asthmaticus**
Inkl.: Akutes schweres Asthma bronchiale

J47 **Bronchiektasen**
Inkl.: Bronchiolektasen

Exkl.: Angeborene Bronchiektasie (Q33.4)
Tuberkulöse Bronchiektasie (aktuelle Krankheit) (A15-A16)

Lungenkrankheiten durch exogene Substanzen (J60-J70)

Exkl.: Asthma bronchiale, unter J45.- klassifiziert

J60 **Kohlenbergarbeiter-Pneumokoniose**
Inkl.: Anthrakose
Anthrakosilikose
Kohlenstaub-Lunge

Exkl.: Mit Tuberkulose der Atmungsorgane (J65)

J61 **Pneumokoniose durch Asbest und sonstige anorganische Fasern**
Inkl.: Asbestose

Exkl.: Mit Tuberkulose der Atmungsorgane (J65)
Pleuraplaques mit Asbestose (J92.0)

J62.- **Pneumokoniose durch Quarzstaub**
Inkl.: Silikotische Lungenfibrose (massiv)

Exkl.: Pneumokoniose mit Tuberkulose der Atmungsorgane (J65)

J62.0 **Pneumokoniose durch Talkum-Staub**

J62.8 **Pneumokoniose durch sonstigen Quarzstaub**
Silikose o.n.A.

J63.- **Pneumokoniose durch sonstige anorganische Stäube**
Exkl.: Mit Tuberkulose der Atmungsorgane (J65)

J63.0 **Aluminose (Lunge)**

J63.1 **Bauxitfibrose (Lunge)**

J63.2 **Berylliose**

J63.3 **Graphitfibrose (Lunge)**

J63.4 **Siderose**

J63.5 **Stannose**

J63.8 **Pneumokoniose durch sonstige näher bezeichnete anorganische Stäube**

J64   **Nicht näher bezeichnete Pneumokoniose**
Exkl.: Mit Tuberkulose der Atmungsorgane (J65)

J65   **Pneumokoniose in Verbindung mit Tuberkulose**
Inkl.: Jeder Zustand unter J60-J64 mit jeder der unter A15-A16 aufgeführten Formen der Tuberkulose

J66.-   **Krankheit der Atemwege durch spezifischen organischen Staub**
Exkl.: Allergische Alveolitis durch organischen Staub (J67.-)
Bagassose (J67.1)
Farmerlunge (J67.0)
Reaktive Atemwegskrankheiten (J68.3)

J66.0   **Byssinose**
Krankheit der Atemwege durch Baumwollstaub

J66.1   **Flachsarbeiter-Krankheit**

J66.2   **Cannabiose**

J66.8   **Krankheit der Atemwege durch sonstige näher bezeichnete organische Stäube**

J67.-   **Allergische Alveolitis durch organischen Staub**
Inkl.: Allergische Alveolitis und hypersensitive Pneumonitis durch eingeatmeten organischen Staub, Partikel von Pilzen und Aktinomyzeten sowie sonstigen Ursprungs

Exkl.: Pneumonie durch Einatmen von chemischen Substanzen, Gasen, Rauch und Dämpfen (J68.0)

J67.0   **Farmerlunge**
Drescher-Lunge
Erntearbeiter-Lunge
Mouldy hay disease

J67.1   **Bagassose**
Bagasse-:
• Krankheit
• Pneumonitis

J67.2   **Vogelzüchterlunge**
Taubenzüchter-Krankheit oder -Lunge
Wellensittichzüchter-Krankheit oder -Lunge

J67.3   **Suberose**
Korkarbeiter-Krankheit oder -Lunge
Korkrindenschäler-Krankheit oder -Lunge

J67.4   **Malzarbeiter-Lunge**
Alveolitis durch Aspergillus clavatus

J67.5   **Pilzarbeiter-Lunge**

J67.6   **Ahornrindenschäler-Lunge**
Alveolitis durch Cryptostroma corticale

J67.7   **Befeuchter- und Klimaanlage-Lunge**
Allergische Alveolitis durch Pilze, thermophile Aktinomyzeten und andere Organismen, die sich in Belüftungsanlagen [Klimaanlagen] entwickeln

J67.8   **Allergische Alveolitis durch organische Stäube**
Fischmehlarbeiter-Lunge
Käsewäscher-Lunge
Kaffeearbeiter-Lunge
Kürschner-Lunge
Sequoiose

J67.9   **Allergische Alveolitis durch nicht näher bezeichneten organischen Staub**
Alveolitis, allergisch (exogen) o.n.A.
Hypersensitive Pneumonitis o.n.A.

J68.- **Krankheiten der Atmungsorgane durch Einatmen von chemischen Substanzen, Gasen, Rauch und Dämpfen**
Soll die äußere Ursache angegeben werden, ist eine zusätzliche Schlüsselnummer (Kapitel XX) zu benutzen.

J68.0 **Bronchitis und Pneumonie durch chemische Substanzen, Gase, Rauch und Dämpfe**
Bronchitis (akut) durch chemische Substanzen

J68.1 **Lungenödem durch chemische Substanzen, Gase, Rauch und Dämpfe**
Lungenödem (akut) durch chemische Substanzen

J68.2 **Entzündung der oberen Atemwege durch chemische Substanzen, Gase, Rauch und Dämpfe, anderenorts nicht klassifiziert**

J68.3 **Sonstige akute und subakute Krankheiten der Atmungsorgane durch chemische Substanzen, Gase, Rauch und Dämpfe**
Reaktive Atemwegskrankheiten [Reactive airways dysfunction syndrome]

J68.4 **Chronische Krankheiten der Atmungsorgane durch chemische Substanzen, Gase, Rauch und Dämpfe**
Emphysem (diffus) (chronisch)
Lungenfibrose (chronisch) } durch Einatmen von chemischen Substanzen, Gasen, Rauch und Dämpfen
Obliterierende Bronchiolitis (chronisch) (subakut)

J68.8 **Sonstige Krankheiten der Atmungsorgane durch chemische Substanzen, Gase, Rauch und Dämpfe**

J68.9 **Nicht näher bezeichnete Krankheit der Atmungsorgane durch chemische Substanzen, Gase, Rauch und Dämpfe**

J69.- **Pneumonie durch feste und flüssige Substanzen**
Soll die äußere Ursache angegeben werden, ist eine zusätzliche Schlüsselnummer (Kapitel XX) zu benutzen.

Exkl.: Aspirationssyndrome beim Neugeborenen (P24.-)

J69.0 **Pneumonie durch Nahrung oder Erbrochenes**
Aspirationspneumonie (durch):
• Erbrochenes
• Magensekrete
• Milch
• Nahrung (regurgitiert)
• o.n.A.

Benutze für Zwecke der externen Qualitätssicherung nach § 137 SGB V eine zusätzliche Schlüsselnummer (U69.01!-U69.03!), um das Vorliegen einer im Krankenhaus erworbenen und vollstationär behandelten Pneumonie bei erwachsenen Patienten (18 Jahre und älter) anzugeben.

Exkl.: Mendelson-Syndrom (J95.4)

J69.1 **Pneumonie durch Öle und Extrakte**
Lipidpneumonie

J69.8 **Pneumonie durch sonstige feste und flüssige Substanzen**
Pneumonie durch Aspiration von Blut

J70.- **Krankheiten der Atmungsorgane durch sonstige exogene Substanzen**
Soll die äußere Ursache angegeben werden, ist eine zusätzliche Schlüsselnummer (Kapitel XX) zu benutzen.

J70.0 **Akute Lungenbeteiligung bei Strahleneinwirkung**
Strahlenpneumonitis

J70.1 **Chronische und sonstige Lungenbeteiligung bei Strahleneinwirkung**
Lungenfibrose nach Strahleneinwirkung

J70.2 **Akute arzneimittelinduzierte interstitielle Lungenkrankheiten**

J70.3 **Chronische arzneimittelinduzierte interstitielle Lungenkrankheiten**

J70.4 **Arzneimittelinduzierte interstitielle Lungenkrankheit, nicht näher bezeichnet**

J70.8 **Krankheiten der Atmungsorgane durch sonstige näher bezeichnete exogene Substanzen**

J70.9 **Krankheiten der Atmungsorgane durch nicht näher bezeichnete exogene Substanz**

Sonstige Krankheiten der Atmungsorgane, die hauptsächlich das Interstitium betreffen
(J80-J84)

J80.-   **Atemnotsyndrom des Erwachsenen [ARDS]**
         Inkl.:   Atemnotsyndrom des Kindes und des Jugendlichen
               Hyaline Membranenkrankheit des Erwachsenen

         Exkl.:   Atemnotsyndrom des Säuglings (P22.0)

J80.0-   **Atemnotsyndrom des Erwachsenen [ARDS]**
         Hinw.: Die Einteilung des Schweregrades des ARDS basiert auf der Berlin-Definition.

         Die folgenden fünften Stellen sind bei der Kategorie J80.0- zu benutzen, um den Schweregrad des ARDS anzugeben:

         1   Mildes Atemnotsyndrom des Erwachsenen [ARDS]

            Quotient von arteriellem Sauerstoffpartialdruck (PaO_2) und inspiratorischer Sauerstoffkonzentration (FIO_2) beträgt mehr als 200 mmHg und höchstens 300 mmHg bei einem positiven endexpiratorischen Druck (PEEP) von mindestens 5 cm H_2O

         2   Moderates Atemnotsyndrom des Erwachsenen [ARDS]

            Quotient von arteriellem Sauerstoffpartialdruck (PaO_2) und inspiratorischer Sauerstoffkonzentration (FIO_2) beträgt mehr als 100 mmHg und höchstens 200 mmHg bei einem positiven endexpiratorischen Druck (PEEP) von mindestens 5 cm H_2O

         3   Schweres Atemnotsyndrom des Erwachsenen [ARDS]

            Quotient von arteriellem Sauerstoffpartialdruck (PaO_2) und inspiratorischer Sauerstoffkonzentration (FIO_2) beträgt höchstens 100 mmHg bei einem positiven endexpiratorischen Druck (PEEP) von mindestens 5 cm H_2O

         9   Atemnotsyndrom des Erwachsenen [ARDS], Schweregrad nicht näher bezeichnet

J81   **Lungenödem**
         Inkl.:   Akutes Lungenödem
               Lungenstauung (passiv)

         Exkl.:   Hypostatische Pneumonie (J18.2)
               Lungenödem:
               • durch chemische Substanzen (akut) (J68.1)
               • durch exogene Substanzen (J60-J70)
               • mit Angabe von Herzkrankheit o.n.A. oder Herzinsuffizienz (I50.1-)

J82   **Eosinophiles Lungeninfiltrat, anderenorts nicht klassifiziert**
         Inkl.:   Eosinophiles Lungeninfiltrat mit Asthma bronchiale
               Löffler-Syndrom (I)
               Tropische (pulmonale) Eosinophilie o.n.A.

         Exkl.:   Durch:
               • Arzneimittel (J70.2-J70.4)
               • Aspergillose (B44.-)
               • näher bezeichnete parasitäre Infektion (B50-B83)
               • Systemkrankheiten des Bindegewebes (M30-M36)

J84.-   **Sonstige interstitielle Lungenkrankheiten**
         Exkl.:   Arzneimittelinduzierte interstitielle Lungenkrankheiten (J70.2-J70.4)
               Interstitielle lymphoide Pneumonie als Folge einer HIV-Krankheit (B22)
               Interstitielles Emphysem (J98.2)
               Lungenkrankheiten durch exogene Substanzen (J60-J70)

J84.0   **Alveoläre und parietoalveoläre Krankheitszustände**
         Alveolarproteinose
         Microlithiasis alveolaris pulmonum

J84.1   **Sonstige interstitielle Lungenkrankheiten mit Fibrose**
Akute interstitielle Pneumonie [AIP]
Diffuse Lungenfibrose
Fibrosierende Alveolitis (kryptogen)
Gewöhnliche interstitielle Pneumonie
Hamman-Rich-Syndrom
Idiopathische Lungenfibrose

Exkl.: Lungenfibrose (chronisch):
• durch Einatmen von chemischen Substanzen, Gasen, Rauch und Dämpfen (J68.4)
• nach Strahleneinwirkung (J70.1)

J84.8   **Sonstige näher bezeichnete interstitielle Lungenkrankheiten**

J84.9   **Interstitielle Lungenkrankheit, nicht näher bezeichnet**
Interstitielle Pneumonie o.n.A.

Purulente und nekrotisierende Krankheitszustände der unteren Atemwege (J85-J86)

J85.-   **Abszess der Lunge und des Mediastinums**

J85.0   **Gangrän und Nekrose der Lunge**

J85.1   **Abszess der Lunge mit Pneumonie**
Benutze für Zwecke der externen Qualitätssicherung nach § 137 SGB V eine zusätzliche Schlüsselnummer (U69.01!-U69.03!), um das Vorliegen einer im Krankenhaus erworbenen und vollstationär behandelten Pneumonie bei erwachsenen Patienten (18 Jahre und älter) anzugeben.

Exkl.: Mit Pneumonie durch näher bezeichneten Erreger (J09-J16)

J85.2   **Abszess der Lunge ohne Pneumonie**
Abszess der Lunge o.n.A.

J85.3   **Abszess des Mediastinums**

J86.-   **Pyothorax**
Inkl.: Abszess:
• Pleura
• Thorax
Empyem
Pyopneumothorax

Soll der Infektionserreger angegeben werden, ist eine zusätzliche Schlüsselnummer (B95-B98) zu benutzen.

Exkl.: Durch Tuberkulose (A15-A16)

J86.0   **Pyothorax mit Fistel**
Ösophagotracheale Fistel

J86.9   **Pyothorax ohne Fistel**
(Chronisches) Pleuraempyem o.n.A.

Sonstige Krankheiten der Pleura (J90-J94)

J90   **Pleuraerguss, anderenorts nicht klassifiziert**
Inkl.: Pleuritis mit Erguss

Exkl.: Chylöser (Pleura-) Erguss (J94.0)
Pleuritis o.n.A. (R09.1)
Tuberkulose (A15-A16)

J91*   **Pleuraerguss bei anderenorts klassifizierten Krankheiten**

J92.- **Pleuraplaques**
Inkl.: Pleuraverdickung

J92.0 **Pleuraplaques mit Nachweis von Asbest**

J92.9 **Pleuraplaques ohne Nachweis von Asbest**
Pleuraplaques o.n.A.

J93.- **Pneumothorax**
Exkl.: Pneumothorax:
• angeboren oder perinatal (P25.1)
• traumatisch (S27.0)
• tuberkulös (aktuelle Krankheit) (A15-A16)
Pyopneumothorax (J86.-)

J93.0 **Spontaner Spannungspneumothorax**

J93.1 **Sonstiger Spontanpneumothorax**

J93.8 **Sonstiger Pneumothorax**

J93.9 **Pneumothorax, nicht näher bezeichnet**

J94.- **Sonstige Krankheitszustände der Pleura**
Exkl.: Pleuritis o.n.A. (R09.1)
Traumatisch:
• Hämatopneumothorax (S27.2)
• Hämatothorax (S27.1)
Tuberkulose der Pleura (aktuelle Krankheit) (A15-A16)

J94.0 **Chylöser (Pleura-) Erguss**
Chylusartiger (Pleura-) Erguss

J94.1 **Fibrothorax**

J94.2 **Hämatothorax**
Hämatopneumothorax

J94.8 **Sonstige näher bezeichnete Krankheitszustände der Pleura**
Hydrothorax

J94.9 **Pleurakrankheit, nicht näher bezeichnet**

Sonstige Krankheiten des Atmungssystems (J95-J99)

J95.- **Krankheiten der Atemwege nach medizinischen Maßnahmen, anderenorts nicht klassifiziert**
Exkl.: Emphysem (subkutan) als Folge einer medizinischen Maßnahme (T81.8)
Lungenbeteiligung bei Strahleneinwirkung (J70.0-J70.1)

J95.0 **Funktionsstörung eines Tracheostomas**
Blutung aus dem Tracheostoma
Obstruktion des durch Tracheotomie geschaffenen Luftweges
Sepsis des Tracheostomas
Tracheo-Ösophagealfistel nach Tracheotomie

J95.1 **Akute pulmonale Insuffizienz nach Thoraxoperation**

J95.2 **Akute pulmonale Insuffizienz nach nicht am Thorax vorgenommener Operation**

J95.3 **Chronische pulmonale Insuffizienz nach Operation**

J95.4 **Mendelson-Syndrom**
Chemische Pneumonitis durch Aspiration bei Anästhesie

Exkl.: Als Komplikation bei:
• Schwangerschaft (O29.0)
• Wehen und Entbindung (O74.0)
• Wochenbett (O89.0)

J95.5   **Subglottische Stenose nach medizinischen Maßnahmen**

J95.8-   **Sonstige Krankheiten der Atemwege nach medizinischen Maßnahmen**

J95.80   Iatrogener Pneumothorax

J95.81   Stenose der Trachea nach medizinischen Maßnahmen
Exkl.: Stenose der Trachea:
• angeboren (Q32.1)
• erworben (J39.80)
• syphilitisch (A52.7)
• tuberkulös a.n.k. (A16.4)
• o.n.A. (J39.80)

J95.82   Insuffizienzen von Anastomosen und Nähten nach Operationen an Trachea, Bronchien und Lunge

J95.88   Sonstige Krankheiten der Atemwege nach medizinischen Maßnahmen

J95.9   **Krankheit der Atemwege nach medizinischen Maßnahmen, nicht näher bezeichnet**

J96.-   **Respiratorische Insuffizienz, anderenorts nicht klassifiziert**
Exkl.: Atemnot beim Neugeborenen (P22.-)
Atemnotsyndrom des Erwachsenen (J80.-)
Atemstillstand (R09.2)
Herz-Lungen-Versagen (R09.2)
Respiratorische Insuffizienz nach medizinischen Maßnahmen (J95.-)

Die folgenden fünften Stellen sind bei den Subkategorien J96.0-J96.9 zu benutzen:

0   Typ I [hypoxisch]

1   Typ II [hyperkapnisch]

9   Typ nicht näher bezeichnet

J96.0-   **Akute respiratorische Insuffizienz, anderenorts nicht klassifiziert**
Bei einer vorbestehenden oder sich im Verlauf entwickelnden chronischen respiratorischen Insuffizienz ist eine Schlüsselnummer aus J96.1- zusätzlich anzugeben.

J96.1-   **Chronische respiratorische Insuffizienz, anderenorts nicht klassifiziert**
Besteht eine (langzeitige) Absaug- oder Beatmungspflicht, so ist Z99.0 oder Z99.1 als zusätzliche Schlüsselnummer zu benutzen.

J96.9-   **Respiratorische Insuffizienz, nicht näher bezeichnet**

J98.-   **Sonstige Krankheiten der Atemwege**
Exkl.: Apnoe:
• beim Neugeborenen (P28.4)
• o.n.A. (R06.88)
Schlafapnoe
• beim Neugeborenen (P28.3)
• o.n.A. (G47.3-)

J98.0   **Krankheiten der Bronchien, anderenorts nicht klassifiziert**
Broncholithiasis
Stenose des Bronchus
Tracheobronchiale Dyskinesie
Tracheobronchiales Kollapssyndrom
Ulkus ⎫
Verkalkung ⎬ Bronchus

J98.1   **Lungenkollaps**
Atelektase
Kollaps der Lunge

Exkl.: Atelektase:
• beim Neugeborenen (P28.0-P28.1)
• tuberkulös (aktuelle Krankheit) (A15-A16)

J98.2   **Interstitielles Emphysem**
Mediastinalemphysem

Exkl.: Emphysem:
- beim Fetus oder Neugeborenen (P25.0)
- postoperativ (subkutan) (T81.8)
- traumatisch subkutan (T79.7)
- o.n.A. (J43.9)

J98.3   **Kompensatorisches Emphysem**

J98.4   **Sonstige Veränderungen der Lunge**
Lungenkrankheit o.n.A.
Pneumolithiasis
Verkalkung der Lunge
Zystische Lungenkrankheit (erworben)

J98.5-   **Krankheiten des Mediastinums, anderenorts nicht klassifiziert**
Exkl.: Abszess des Mediastinums (J85.3)

J98.50   Mediastinitis

J98.58   Sonstige Krankheiten des Mediastinums, anderenorts nicht klassifiziert
Fibrose
Hernie | Mediastinum
Verlagerung

J98.6   **Krankheiten des Zwerchfells**
Relaxatio diaphragmatica
Zwerchfelllähmung
Zwerchfellentzündung

Exkl.: Angeborene Fehlbildung des Zwerchfells, anderenorts nicht klassifiziert (Q79.1)
Zwerchfellhernie (K44.-)
Zwerchfellhernie, angeboren (Q79.0)

J98.7   **Infektion der Atemwege, anderenorts nicht klassifiziert**
Infektion der Atemwege, nicht als akut oder chronisch und nicht als Infektion der unteren oder der oberen Atemwege bezeichnet

J98.8   **Sonstige näher bezeichnete Krankheiten der Atemwege**

J98.9   **Atemwegskrankheit, nicht näher bezeichnet**
Atemwegskrankheit (chronisch) o.n.A.

J99.-*   **Krankheiten der Atemwege bei anderenorts klassifizierten Krankheiten**

J99.0*   **Lungenkrankheit bei seropositiver chronischer Polyarthritis (M05.1-†)**

J99.1*   **Krankheiten der Atemwege bei sonstigen diffusen Bindegewebskrankheiten**
Atemwegskrankheiten bei:
- Dermatomyositis (M33.0-M33.1†)
- Granulomatose mit Polyangiitis (M31.3†)
- Polymyositis (M33.2†)
- Sicca-Syndrom [Sjögren-Syndrom] (M35.0†)
- systemischem Lupus erythematodes (M32.1†)
- systemischer Sklerose (M34.8†)
- Wegener-Granulomatose (M31.3†)

J99.2-*   **Beteiligung der Lunge bei der chronischen Graft-versus-Host-Krankheit**

J99.21*   Stadium 1 der chronischen Lungen-Graft-versus-Host-Krankheit (T86.06†)

J99.22*   Stadium 2 der chronischen Lungen-Graft-versus-Host-Krankheit (T86.07†)

J99.23*   Stadium 3 der chronischen Lungen-Graft-versus-Host-Krankheit (T86.07†)

J99.8*   **Krankheiten der Atemwege bei sonstigen anderenorts klassifizierten Krankheiten**
Atemwegskrankheiten bei:
- Amöbiasis (A06.5†)
- Kryoglobulinämie (D89.1†)
- Spondylitis ankylosans (M45.0-†)
- Sporotrichose (B42.0†)
- Syphilis (A52.7†)

Kapitel XI:

Krankheiten des Verdauungssystems (K00 - K93)

Exkl.: Angeborene Fehlbildungen, Deformitäten und Chromosomenanomalien (Q00-Q99)
Bestimmte infektiöse und parasitäre Krankheiten (A00-B99)
Bestimmte Zustände, die ihren Ursprung in der Perinatalperiode haben (P00-P96)
Endokrine, Ernährungs- und Stoffwechselkrankheiten (E00-E90)
Komplikationen der Schwangerschaft, der Geburt und des Wochenbettes (O00-O99)
Neubildungen (C00-D48)
Symptome und abnorme klinische und Laborbefunde, die anderenorts nicht klassifiziert sind (R00-R99)
Verletzungen, Vergiftungen und bestimmte andere Folgen äußerer Ursachen (S00-T98)

Dieses Kapitel gliedert sich in folgende Gruppen:

K00-K14	Krankheiten der Mundhöhle, der Speicheldrüsen und der Kiefer
K20-K31	Krankheiten des Ösophagus, des Magens und des Duodenums
K35-K38	Krankheiten der Appendix
K40-K46	Hernien
K50-K52	Nichtinfektiöse Enteritis und Kolitis
K55-K64	Sonstige Krankheiten des Darmes
K65-K67	Krankheiten des Peritoneums
K70-K77	Krankheiten der Leber
K80-K87	Krankheiten der Gallenblase, der Gallenwege und des Pankreas
K90-K93	Sonstige Krankheiten des Verdauungssystems

Dieses Kapitel enthält die folgende(n) Sternschlüsselnummer(n)

K23.-*	Krankheiten des Ösophagus bei anderenorts klassifizierten Krankheiten
K67.-*	Krankheiten des Peritoneums bei anderenorts klassifizierten Infektionskrankheiten
K77.-*	Leberkrankheiten bei anderenorts klassifizierten Krankheiten
K87.-*	Krankheiten der Gallenblase, der Gallenwege und des Pankreas bei anderenorts klassifizierten Krankheiten
K93.-*	Krankheiten sonstiger Verdauungsorgane bei anderenorts klassifizierten Krankheiten

Dieses Kapitel enthält die folgende(n) Ausrufezeichenschlüsselnummer(n)

K72.7-!	Hepatische Enzephalopathie und Coma hepaticum
K74.7-!	Klinische Stadien der Leberzirrhose

Krankheiten der Mundhöhle, der Speicheldrüsen und der Kiefer (K00-K14)

K00.- **Störungen der Zahnentwicklung und des Zahndurchbruchs**
Exkl.: Retinierte und impaktierte Zähne (K01.-)

K00.0 **Anodontie**
Hypodontie
Oligodontie

K00.1 **Hyperodontie**
Distomolar
Mesiodens
Paramolar
Vierter Molar
Zusätzliche Zähne

K00.2   **Abnormitäten in Größe und Form der Zähne**
Dens:
- evaginatus
- in dente
- invaginatus

Makrodontie
Mikrodontie
Schmelzperlen
Taurodontismus
Tuberculum paramolare
Verschmelzung
Verwachsung ⎥ Zähne
Zwillingsbildung
Zapfenzähne [Dentes emboliformes]

Exkl.: Tuberculum Carabelli wird als Normvariante betrachtet und sollte nicht verschlüsselt werden

K00.3   **Schmelzflecken [Mottled teeth]**
Dentalfluorose
Gefleckter Zahnschmelz
Nicht durch Fluor bedingte Schmelzopazitäten

Exkl.: Auflagerungen [Beläge] auf den Zähnen (K03.6)

K00.4   **Störungen in der Zahnbildung**
Lokale Odontodysplasie
Turner-Zahn
Zahndilazeration
Zahnschmelzhypoplasie (neonatal) (postnatal) (pränatal)
Zementaplasie und -hypoplasie

Exkl.: Gefleckter Zahnschmelz (K00.3)
Hutchinson- und Fournier-Zähne bei konnataler Syphilis (A50.5)

K00.5   **Hereditäre Störungen der Zahnstruktur, anderenorts nicht klassifiziert**
Amelogenesis
Dentinogenesis ⎥ imperfecta
Dentindysplasie
Odontogenesis hypoplastica
Wurzellose Zähne

K00.6   **Störungen des Zahndurchbruchs**
Dens:
- natalis
- neonatalis

Dentitio praecox
Persistieren von Milchzähnen [Dentes decidui]
Vorzeitiger:
- Ausfall der Milchzähne
- Zahndurchbruch

K00.7   **Dentitionskrankheit**

K00.8   **Sonstige Störungen der Zahnentwicklung**
Farbveränderungen während der Zahnbildung
Intrinsische Verfärbung der Zähne o.n.A.

K00.9   **Störung der Zahnentwicklung, nicht näher bezeichnet**
Störung der Odontogenese o.n.A.

K01.-   **Retinierte und impaktierte Zähne**
Exkl.: Retinierte und impaktierte Zähne mit abnormer Stellung der betreffenden oder der benachbarten Zähne (K07.3)

K01.0   **Retinierte Zähne**
Bei einem retinierten Zahn ist kein Zahndurchbruch erfolgt, obwohl keine Behinderung durch einen anderen Zahn vorlag.

K01.1   **Impaktierte Zähne**
Bei einem impaktierten Zahn ist wegen einer Behinderung durch einen anderen Zahn kein Zahndurchbruch erfolgt.

K02.- **Zahnkaries**

K02.0 **Karies, auf den Zahnschmelz begrenzt**
Opake Flecken [Initiale Karies]

K02.1 **Karies des Dentins**

K02.2 **Karies des Zements**

K02.3 **Kariesmarke**

K02.4 **Odontoklasie**
Infantile Melanodontie
Melanodontoklasie

K02.5 **Karies mit freiliegender Pulpa**

K02.8 **Sonstige Zahnkaries**

K02.9 **Zahnkaries, nicht näher bezeichnet**

K03.- **Sonstige Krankheiten der Zahnhartsubstanzen**
Exkl.: Bruxismus (F45.8)
Zähneknirschen o.n.A. (F45.8)
Zahnkaries (K02.-)

K03.0 **Ausgeprägte Attrition der Zähne**
Abnutzung:
• approximal │ Zähne
• okklusal │

K03.1 **Abrasion der Zähne**
Abrasion der Zähne (durch):
• berufsbedingt
• habituell
• rituell
• traditionell
• Zahnputzmittel
Keilförmiger Defekt o.n.A.

K03.2 **Erosion der Zähne**
Erosion der Zähne:
• berufsbedingt
• durch:
  • Arzneimittel oder Drogen
  • Nahrungsmittel
  • unstillbares Erbrechen
• idiopathisch
• o.n.A.

K03.3 **Pathologische Zahnresorption**
Internes Granulom der Pulpa
Zahnresorption (extern)

K03.4 **Hyperzementose**
Zementhyperplasie

K03.5 **Ankylose der Zähne**

K03.6 **Auflagerungen [Beläge] auf den Zähnen**
Auflagerungen [Beläge] auf den Zähnen:
• Betel
• grün
• Materia alba
• orange
• schwarz
• Tabak
Zahnstein:
• subgingival
• supragingival
Zahnverfärbung:
• extrinsisch o.n.A.
• o.n.A.

K03.7 **Farbänderungen der Zahnhartsubstanzen nach dem Zahndurchbruch**
Exkl.: Auflagerungen [Beläge] auf den Zähnen (K03.6)

K03.8 **Sonstige näher bezeichnete Krankheiten der Zahnhartsubstanzen**
Empfindliches Dentin
Strahlengeschädigter Zahnschmelz
Soll bei Strahlenwirkung die Strahlung angegeben werden, ist eine zusätzliche Schlüsselnummer (Kapitel XX) zu benutzen.

K03.9 **Krankheit der Zahnhartsubstanzen, nicht näher bezeichnet**

K04.- **Krankheiten der Pulpa und des periapikalen Gewebes**

K04.0 **Pulpitis**
Pulpitis:
• akut
• chronisch (hyperplastisch) (ulzerös)
• irreversibel
• reversibel
• o.n.A.

K04.1 **Pulpanekrose**
Pulpagangrän

K04.2 **Pulpadegeneration**
Dentikel
Pulpa:
• Kalzifikation
• Steine

K04.3 **Abnorme Bildung von Zahnhartsubstanz in der Pulpa**
Sekundäres oder irreguläres Dentin

K04.4 **Akute apikale Parodontitis pulpalen Ursprungs**
Akute apikale Parodontitis o.n.A.

K04.5 **Chronische apikale Parodontitis**
Apikale Parodontitis o.n.A.
Apikales oder periapikales Granulom

K04.6 **Periapikaler Abszess mit Fistel**
Abszess mit Fistel:
• dental
• dentoalveolär

K04.7 **Periapikaler Abszess ohne Fistel**
Abszess o.n.A.:
• dental
• dentoalveolär
• periapikal

K04.8 **Radikuläre Zyste**
Zyste:
• apikal (parodontal)
• periapikal
• residual, radikulär

Exkl.: Laterale parodontale Zyste (K09.0)

K04.9 **Sonstige und nicht näher bezeichnete Krankheiten der Pulpa und des periapikalen Gewebes**

K05.- **Gingivitis und Krankheiten des Parodonts**

K05.0 **Akute Gingivitis**
Exkl.: Akute nekrotisierend-ulzeröse Gingivitis (A69.1)
Gingivostomatitis herpetica [Herpes simplex] (B00.2)

K05.1   **Chronische Gingivitis**
Gingivitis (chronica):
* desquamativa
* hyperplastica
* simplex marginalis
* ulcerosa
* o.n.A.

K05.2   **Akute Parodontitis**
Akute Perikoronitis
Parodontalabszess
Periodontalabszess

            Exkl.:   Akute apikale Parodontitis (K04.4)
                       Periapikaler Abszess (K04.7)
                       Periapikaler Abszess mit Fistel (K04.6)

K05.3   **Chronische Parodontitis**
Chronische Perikoronitis
Parodontitis:
* complex
* simplex
* o.n.A.

K05.4   **Parodontose**
Juvenile Parodontose

K05.5   **Sonstige Krankheiten des Parodonts**

K05.6   **Krankheit des Parodonts, nicht näher bezeichnet**

K06.-   **Sonstige Krankheiten der Gingiva und des zahnlosen Alveolarkammes**
Exkl.:   Atrophie des zahnlosen Alveolarkammes (K08.2)
             Gingivitis:
             * akut (K05.0)
             * chronisch (K05.1)
             * o.n.A. (K05.1)

K06.0   **Gingivaretraktion**
Gingivaretraktion (generalisiert) (lokalisiert) (postinfektiös) (postoperativ)

K06.1   **Gingivahyperplasie**
Gingivafibromatose

K06.2   **Gingivaläsionen und Läsionen des zahnlosen Alveolarkammes in Verbindung mit Trauma**
Irritative Hyperplasie des zahnlosen Alveolarkammes [Hyperplasie durch Zahnprothese]

Soll die äußere Ursache angegeben werden, ist eine zusätzliche Schlüsselnummer (Kapitel XX) zu benutzen.

K06.8   **Sonstige näher bezeichnete Krankheiten der Gingiva und des zahnlosen Alveolarkammes**
Epulis fibrosa
Epulis gigantocellularis
Peripheres Riesenzellgranulom
Pyogenes Granulom der Gingiva
Schlotterkamm

K06.9   **Krankheit der Gingiva und des zahnlosen Alveolarkammes, nicht näher bezeichnet**

K07.- **Dentofaziale Anomalien [einschließlich fehlerhafter Okklusion]**
Exkl.: Hemifaziale Atrophie oder Hypertrophie (Q67.4)
Unilaterale Hyperplasie oder Hypoplasie des Processus condylaris mandibulae (K10.8)

K07.0 **Stärkere Anomalien der Kiefergröße**
Hyperplasie, Hypoplasie:
• mandibulär
• maxillär
Makrognathie (mandibulär) (maxillär)
Mikrognathie (mandibulär) (maxillär)

Exkl.: Akromegalie (E22.0)
(Pierre-) Robin-Syndrom (Q87.0)

K07.1 **Anomalien des Kiefer-Schädelbasis-Verhältnisses**
Asymmetrie des Kiefers
Prognathie (mandibulär) (maxillär)
Retrognathie (mandibulär) (maxillär)

K07.2 **Anomalien des Zahnbogenverhältnisses**
Distalbiss
Kreuzbiss (vorderer) (hinterer)
Mesialbiss
Offener Biss (anterior) (posterior)
Posteriore linguale Okklusion der Unterkieferzähne
Sagittale Frontzahnstufe
Überbiss (übermäßig):
• horizontal
• tief
• vertikal
Verschiebung der Mittellinie des Zahnbogens

K07.3 **Zahnstellungsanomalien**
Diastema
Engstand
Lückenbildung, abnorm
Rotation   Zahn oder Zähne
Transposition
Verlagerung
Impaktierte oder retinierte Zähne mit abnormer Stellung derselben oder der benachbarten Zähne

Exkl.: Retinierte und impaktierte Zähne ohne abnorme Stellung (K01.-)

K07.4 **Fehlerhafte Okklusion, nicht näher bezeichnet**

K07.5 **Funktionelle dentofaziale Anomalien**
Abnormer Kieferschluss
Fehlerhafte Okklusion durch:
• abnormen Schluckakt
• Mundatmung
• Zungen-, Lippen- oder Fingerlutschgewohnheiten

Exkl.: Bruxismus (F45.8)
Zähneknirschen o.n.A. (F45.8)

K07.6 **Krankheiten des Kiefergelenkes**
Costen-Syndrom
Funktionsstörung des Kiefergelenkes
Gelenkknacken des Kiefers
Kiefergelenkarthralgie

Exkl.: Akute Kieferluxation (S03.0)
Akute Kieferzerrung (S03.4)

K07.8 **Sonstige dentofaziale Anomalien**

K07.9 **Dentofaziale Anomalie, nicht näher bezeichnet**

K08.- **Sonstige Krankheiten der Zähne und des Zahnhalteapparates**

K08.0 **Zahnverfall durch systemische Ursachen**

K08.1 **Zahnverlust durch Unfall, Extraktion oder lokalisierte parodontale Krankheit**

K08.2   **Atrophie des zahnlosen Alveolarkammes**

K08.3   **Verbliebene Zahnwurzel**

K08.8-   **Sonstige näher bezeichnete Krankheiten der Zähne und des Zahnhalteapparates**
Alveolar-(Fortsatz-)Spalte
Irregulärer Alveolarfortsatz
Vergrößerung des Alveolarkammes o.n.A.
Zahnschmerz o.n.A.

K08.81   Pathologische Zahnfraktur
Benutze eine zusätzliche Schlüsselnummer, um eine prädisponierende Erkrankung der Zähne anzugeben (K00-K10).

K08.88   Sonstige näher bezeichnete Krankheiten der Zähne und des Zahnhalteapparates

K08.9   **Krankheit der Zähne und des Zahnhalteapparates, nicht näher bezeichnet**

K09.-   **Zysten der Mundregion, anderenorts nicht klassifiziert**
Inkl.: Läsionen mit den histologischen Merkmalen sowohl einer aneurysmatischen Zyste als auch einer anderen fibroossären Läsion

Exkl.: Radikuläre Zyste (K04.8)

K09.0   **Entwicklungsbedingte odontogene Zysten**
Zyste:
• Dentitions-
• follikulär
• Gingiva-
• lateral parodontal
• primordial
• Zahndurchbruchs-

K09.1   **Entwicklungsbedingte (nichtodontogene) Zysten der Mundregion**
Zyste:
• nasolabial [nasoalveolär]
• nasopalatinaler Gang [Canalis incisivus]

K09.2   **Sonstige Kieferzysten**
Zyste des Kiefers:
• aneurysmatisch
• hämorrhagisch
• traumatisch
• o.n.A.

Exkl.: Latente Knochenzyste des Kiefers (K10.0)
Stafne-Zyste (K10.0)

K09.8   **Sonstige Zysten der Mundregion, anderenorts nicht klassifiziert**
Dermoidzyste
Epidermoidzyste | Mund
Lymphoepithelialzyste |
Epstein-Epithelperlen |

K09.9   **Zyste der Mundregion, nicht näher bezeichnet**

K10.-   **Sonstige Krankheiten der Kiefer**

K10.0   **Entwicklungsbedingte Krankheiten der Kiefer**
Latente Knochenzyste des Kiefers
Stafne-Zyste
Torus:
• mandibularis
• palatinus

K10.1   **Zentrales Riesenzellgranulom der Kiefer**
Riesenzellgranulom o.n.A.

Exkl.: Peripheres Riesenzellgranulom (K06.8)

K10.2-   **Entzündliche Zustände der Kiefer**
Osteomyelitis (neonatal)
Osteonekrose (bestrahlungsinduziert) (medikamenteninduziert)
Osteoradionekrose   Kiefer (akut) (chronisch) (eitrig)
Ostitis
Periostitis
Sequester des Kieferknochens

Soll bei Strahlenwirkung die Strahlung oder bei Medikamentenwirkung die Substanz angegeben werden, ist eine zusätzliche Schlüsselnummer (Kapitel XX) zu benutzen.

K10.20   Maxillärer Abszess ohne Angabe einer Ausbreitung nach retromaxillär oder in die Fossa canina

K10.21   Maxillärer Abszess mit Angabe einer Ausbreitung nach retromaxillär oder in die Fossa canina

K10.28   Sonstige näher bezeichnete entzündliche Zustände der Kiefer

K10.29   Entzündlicher Zustand der Kiefer, nicht näher bezeichnet

K10.3   **Alveolitis der Kiefer**
Alveoläre Ostitis
Trockene Alveole [Dry socket]

K10.8   **Sonstige näher bezeichnete Krankheiten der Kiefer**
Cherubismus
Exostose
Fibröse Dysplasie | Kiefer
Unilaterale Hyperplasie oder Hypoplasie des Processus condylaris mandibulae

K10.9   **Krankheit der Kiefer, nicht näher bezeichnet**

K11.-   **Krankheiten der Speicheldrüsen**

K11.0   **Speicheldrüsenatrophie**

K11.1   **Speicheldrüsenhypertrophie**

K11.2   **Sialadenitis**
Exkl.: Febris uveoparotidea [Heerfordt-Syndrom] (D86.8)
         Parotitis epidemica (B26.-)

K11.3   **Speicheldrüsenabszess**

K11.4   **Speicheldrüsenfistel**
Exkl.: Angeborene Speicheldrüsenfistel (Q38.4)

K11.5   **Sialolithiasis**
Sialolith
Speichelstein | Speicheldrüse oder Speicheldrüsenausführungsgang

K11.6   **Mukozele der Speicheldrüsen**
Mukös:
• Extravasationszyste | Speicheldrüsen
• Retentionszyste
Ranula

K11.7   **Störungen der Speichelsekretion**
Ptyalismus
Speichelmangel
Xerostomie

Exkl.: Mundtrockenheit o.n.A. (R68.2)

K11.8   **Sonstige Krankheiten der Speicheldrüsen**
Benigne lymphoepitheliale Läsion der Speicheldrüsen
von-Mikulicz-Syndrom
Nekrotisierende Sialometaplasie
Sialektasie
Stenose
Striktur | Speicheldrüsenausführungsgang

Exkl.: Sicca-Syndrom [Sjögren-Syndrom] (M35.0)

K11.9   **Krankheit der Speicheldrüsen, nicht näher bezeichnet**
Sialoadenopathie o.n.A.

K12.- **Stomatitis und verwandte Krankheiten**
Exkl.: Cancrum oris (A69.0)
Cheilitis (K13.0)
Gingivostomatitis herpetica [Herpes simplex] (B00.2)
Noma (A69.0)
Stomatitis aphthosa herpetica (B00.2)
Stomatitis gangraenosa (A69.0)

K12.0 **Rezidivierende orale Aphthen**
Bednar-Aphthen
Periadenitis mucosa necrotica recurrens
Rezidivierendes aphthöses Ulkus
Chronisch-rezidivierende Aphthen (Majorform) (Minorform)
Stomatitis herpetiformis

K12.1 **Sonstige Formen der Stomatitis**
Stomatitis:
• durch Prothese
• ulcerosa
• vesicularis
• o.n.A.

K12.2- **Phlegmone und Abszess des Mundes**
Exkl.: Abszess:
• Kiefer (K10.2-)
• parodontal (K05.2)
• periapikal (K04.6-K04.7)
• peritonsillär (J36)
• Speicheldrüse (K11.3)
• Zunge (K14.0)

K12.20   Mund- (Boden-) Phlegmone

K12.21   Submandibularabszess ohne Angabe einer Ausbreitung nach mediastinal, parapharyngeal oder zervikal

K12.22   Submandibularabszess mit Ausbreitung nach mediastinal, parapharyngeal oder zervikal

K12.23   Wangenabszess
Exkl.: Abszess der Wangenhaut (L02.0)

K12.28   Sonstige Phlegmone und Abszess des Mundes
Perimandibularabszess

K12.29   Phlegmone und Abszess des Mundes, nicht näher bezeichnet

K12.3 **Orale Mukositis (ulzerativ)**
Mukositis (oral) (oropharyngeal):
• medikamenteninduziert
• strahleninduziert
• viral
• o.n.A

Soll die äußere Ursache angegeben werden, ist eine zusätzliche Schlüsselnummer (Kapitel XX) zu benutzen.

Exkl.: Mukositis (ulzerativ) des Gastrointestinaltrakts (außer Mundhöhle und Oropharynx) (K92.8)

K13.- **Sonstige Krankheiten der Lippe und der Mundschleimhaut**
Inkl.: Affektionen des Zungenepithels

Exkl.: Bestimmte Krankheiten der Gingiva und des zahnlosen Alveolarkammes (K05-K06)
Krankheiten der Zunge (K14.-)
Stomatitis und verwandte Krankheiten (K12.-)
Zysten der Mundregion (K09.-)

K13.0 **Krankheiten der Lippen**
Angulus infectiosus oris [Perlèche], anderenorts nicht klassifiziert
Cheilitis:
• angulär
• exfoliativa
• glandulär
• o.n.A.
Cheilodynie
Cheilosis

Exkl.: Angulus infectiosus oris durch:
• Kandidose (B37.88)
• Riboflavinmangel (E53.0)
Ariboflavinose (E53.0)
Cheilitis durch Strahleneinwirkung (L55-L59)

K13.1 **Wangen- und Lippenbiss**

K13.2 **Leukoplakie und sonstige Affektionen des Mundhöhlenepithels, einschließlich Zunge**
Erythroplakie ⎤
Leuködem ⎦ Mundhöhlenepithel, einschließlich Zunge
Leukokeratosis nicotinica palati
Rauchergaumen

Exkl.: Haarleukoplakie (K13.3)

K13.3 **Haarleukoplakie**

K13.4 **Granulom und granulomähnliche Läsionen der Mundschleimhaut**
Eosinophiles Granulom ⎤
Granuloma pediculatum ⎥ Mundschleimhaut
Verruköses Xanthom ⎦

K13.5 **Orale submuköse Fibrose**
Submuköse Fibrose der Zunge

K13.6 **Irritative Hyperplasie der Mundschleimhaut**
Exkl.: Irritative Hyperplasie des zahnlosen Alveolarkammes [Hyperplasie durch Zahnprothese]
(K06.2)

K13.7 **Sonstige und nicht näher bezeichnete Läsionen der Mundschleimhaut**
Fokale orale Muzinose

K14.- **Krankheiten der Zunge**
Exkl.: Erythroplakie ⎤
Fokale epitheliale Hyperplasie ⎥
Leuködem ⎥ Zunge (K13.2)
Leukoplakie ⎦
Haarleukoplakie (K13.3)
Makroglossie (angeboren) (Q38.2)
Submuköse Fibrose der Zunge (K13.5)

K14.0 **Glossitis**
Abszess ⎤
Ulzeration (traumatisch) ⎦ Zunge

Exkl.: Glossitis atrophicans (K14.4)

K14.1 **Lingua geographica**
Exfoliatio areata linguae
Glossitis migrans benigna

K14.2 **Glossitis rhombica mediana**

K14.3 **Hypertrophie der Zungenpapillen**
Belegte Zunge
Hypertrophie der Papillae foliatae
Lingua villosa nigra
Schwarze Haarzunge

K14.4 **Atrophie der Zungenpapillen**
Glossitis atrophicans

K14.5 **Lingua plicata**
Falten-
Furchen- | Zunge
Lingua scrotalis

Exkl.: Angeborene Faltenzunge (Q38.3)

K14.6 **Glossodynie**
Zungenbrennen
Zungenschmerz

K14.8 **Sonstige Krankheiten der Zunge**
Atrophie
Hypertrophie
Kerbung | Zunge
Vergrößerun
g

K14.9 **Krankheit der Zunge, nicht näher bezeichnet**
Zungenkrankheit o.n.A.

Krankheiten des Ösophagus, des Magens und des Duodenums (K20-K31)

Exkl.: Hiatushernie (K44.-)

Bei den Schlüsselnummern K25-K28 sind die folgenden vierten Stellen zu benutzen:

.0 **Akut, mit Blutung**

.1 **Akut, mit Perforation**

.2 **Akut, mit Blutung und Perforation**

.3 **Akut, ohne Blutung oder Perforation**

.4 **Chronisch oder nicht näher bezeichnet, mit Blutung**

.5 **Chronisch oder nicht näher bezeichnet, mit Perforation**

.6 **Chronisch oder nicht näher bezeichnet, mit Blutung und Perforation**

.7 **Chronisch, ohne Blutung oder Perforation**

.9 **Weder als akut noch als chronisch bezeichnet, ohne Blutung oder Perforation**

K20 **Ösophagitis**
Inkl.: Abszess des Ösophagus
Erosion des Ösophagus
Ösophagitis:
• durch chemische Substanzen
• peptisch
• o.n.A.

Soll die äußere Ursache angegeben werden, ist eine zusätzliche Schlüsselnummer (Kapitel XX) zu benutzen.

Exkl.: Mit gastroösophagealer Refluxkrankheit (K21.0)
Refluxösophagitis (K21.0)

K21.- **Gastroösophageale Refluxkrankheit**

K21.0 **Gastroösophageale Refluxkrankheit mit Ösophagitis**
Refluxösophagitis

Soll das Vorliegen einer Ösophagusblutung angegeben werden, ist eine zusätzliche Schlüsselnummer (K22.81) zu benutzen.

K21.9 **Gastroösophageale Refluxkrankheit ohne Ösophagitis**
Ösophagealer Reflux o.n.A.

K22.- **Sonstige Krankheiten des Ösophagus**
Exkl.: Ösophagusvarizen (I85.-)

K22.0 **Achalasie der Kardia**
Achalasie o.n.A.
Kardiospasmus

Exkl.: Angeborener Kardiospasmus (Q39.5)

K22.1 **Ösophagusulkus**
Ösophagusulkus:
• durch Ingestion von:
  • Arzneimitteln und Drogen
  • chemischen Substanzen
• durch Pilze
• peptisch
• o.n.A.
Ulzerative Ösophagitis

Soll die äußere Ursache angegeben werden, ist eine zusätzliche Schlüsselnummer (Kapitel XX) zu benutzen.

Soll das Vorliegen einer Ösophagusblutung angegeben werden, ist eine zusätzliche Schlüsselnummer (K22.81) zu benutzen.

K22.2 **Ösophagusverschluss**
Ösophagusmembran (erworben)
Kompression
Konstriktion
Stenose | Ösophagus
Striktur

Exkl.: Angeborene Ösophagusmembran (Q39.4)
Angeborene Ösophagusstenose oder -striktur (Q39.3)

K22.3 **Perforation des Ösophagus**
Ösophagusruptur

Exkl.: Traumatische Perforation des (thorakalen) Ösophagus (S27.83)

K22.4 **Dyskinesie des Ösophagus**
Diffuse Ösophagusspasmen
Korkenzieherspeiseröhre
Speiseröhrenkrampf

Exkl.: Kardiospasmus (K22.0)

K22.5 **Divertikel des Ösophagus, erworben**
Ösophagustasche, erworben

Exkl.: Ösophagusdivertikel (angeboren) (Q39.6)

K22.6 **Mallory-Weiss-Syndrom**
Schleimhautrisse in der Kardiaregion mit Hämorrhagie

K22.7 **Barrett-Ösophagus**
Barrett:
• Krankheit
• Syndrom

Exkl.: Barrett-Ulkus (K22.1)

K22.8-	**Sonstige näher bezeichnete Krankheiten des Ösophagus**
K22.80	Ösophagusfistel *Exkl.:* Ösophagotracheale Fistel (J86.0)
K22.81	Ösophagusblutung
K22.88	Sonstige näher bezeichnete Krankheiten des Ösophagus
K22.9	**Krankheit des Ösophagus, nicht näher bezeichnet**

K23.-*	**Krankheiten des Ösophagus bei anderenorts klassifizierten Krankheiten**
K23.0*	**Tuberkulose des Ösophagus (A18.8†)**
K23.1*	**Megaösophagus bei Chagas-Krankheit (B57.3†)**
K23.8*	**Krankheiten des Ösophagus bei sonstigen anderenorts klassifizierten Krankheiten**

K25.- **Ulcus ventriculi**
[4. Stellen siehe am Anfang dieser Krankheitsgruppe]

Inkl.: Ulcus (pepticum):
• Magen
• Pylorus

Soll bei Arzneimittelinduktion die Substanz angegeben werden, ist eine zusätzliche Schlüsselnummer (Kapitel XX) zu benutzen.

Exkl.: Akute hämorrhagische erosive Gastritis (K29.0)
Magenerosion (akut) (K29.6)
Ulcus pepticum o.n.A. (K27.-)

K26.- **Ulcus duodeni**
[4. Stellen siehe am Anfang dieser Krankheitsgruppe]

Inkl.: Ulcus (pepticum):
• Duodenum
• postpylorisch

Soll bei Arzneimittelinduktion die Substanz angegeben werden, ist eine zusätzliche Schlüsselnummer (Kapitel XX) zu benutzen.

Exkl.: Erosion des Duodenums (akut) (K29.8)
Ulcus pepticum o.n.A. (K27.-)

K27.- **Ulcus pepticum, Lokalisation nicht näher bezeichnet**
[4. Stellen siehe am Anfang dieser Krankheitsgruppe]

Inkl.: Ulcus:
• gastroduodenale o.n.A.
• pepticum o.n.A.

Exkl.: Ulcus pepticum beim Neugeborenen (P78.8)

K28.- **Ulcus pepticum jejuni**
[4. Stellen siehe am Anfang dieser Krankheitsgruppe]

Inkl.: Ulkus (peptisch) oder Erosion:
• Anastomosen-
• gastrointestinal
• gastrojejunal
• gastrokolisch
• jejunal
• magenseitig
• marginal

Exkl.: Primäres Ulkus des Dünndarmes (K63.3)

K29.- **Gastritis und Duodenitis**
Exkl.: Eosinophile Gastritis oder Gastroenteritis (K52.8)
Zollinger-Ellison-Syndrom (E16.4)

K29.0 **Akute hämorrhagische Gastritis**
Akute (erosive) Gastritis mit Blutung

K29.1 **Sonstige akute Gastritis**

K29.2 **Alkoholgastritis**

K29.3 **Chronische Oberflächengastritis**

K29.4 **Chronische atrophische Gastritis**
Magenschleimhautatrophie

K29.5 **Chronische Gastritis, nicht näher bezeichnet**
Chronische Gastritis:
• Antrum
• Fundus

K29.6 **Sonstige Gastritis**
Gastropathia hypertrophica gigantea
Granulomatöse Gastritis
Magenerosion (akut)
Ménétrier-Syndrom [Hypertrophische Gastropathie Ménétrier]

K29.7 **Gastritis, nicht näher bezeichnet**

K29.8 **Duodenitis**

K29.9 **Gastroduodenitis, nicht näher bezeichnet**

K30 **Funktionelle Dyspepsie**
Inkl.: Verdauungsstörung

Exkl.: Dyspepsie:
• nervös (F45.31)
• neurotisch (F45.31)
• psychogen (F45.31)
• o.n.A. (R10.1)
Sodbrennen (R12)

K31.- **Sonstige Krankheiten des Magens und des Duodenums**
Inkl.: Funktionelle Magenkrankheiten

Exkl.: Divertikel des Duodenums (K57.0-K57.1)
Gastrointestinale Blutung (K92.0-K92.2)

K31.0 **Akute Magendilatation**
Akute Distension des Magens

K31.1 **Hypertrophische Pylorusstenose beim Erwachsenen**
Pylorusstenose o.n.A.

Exkl.: Angeborene oder infantile Pylorusstenose (Q40.0)

K31.2 **Sanduhrförmige Striktur und Stenose des Magens**
Exkl.: Angeborener Sanduhrmagen (Q40.2)
Sanduhrförmige Magenkontraktion (K31.88)

K31.3 **Pylorospasmus, anderenorts nicht klassifiziert**
Exkl.: Pylorospasmus:
• angeboren oder infantil (Q40.0)
• neurotisch (F45.31)
• psychogen (F45.31)

K31.4 **Magendivertikel**
Exkl.: Angeborenes Magendivertikel (Q40.2)

K31.5 **Duodenalverschluss**
Duodenalileus (chronisch)
Konstriktion
Stenose | Duodenum
Striktur

Exkl.: Angeborene Stenose des Duodenums (Q41.0)

K31.6 **Fistel des Magens und des Duodenums**
Gastrojejunokolische Fistel
Gastrokolische Fistel

K31.7 **Polyp des Magens und des Duodenums**
Hyperplastischer Polyp
Polyp o.n.A.

Exkl.: Adenomatöser Polyp des Magens (D13.1)
Adenomatöser Polyp des Duodenums (D13.2)

K31.8- **Sonstige näher bezeichnete Krankheiten des Magens und des Duodenums**
Achlorhydrie
Gastroptose
Sanduhrförmige Magenkontraktion

K31.81 Angiodysplasie des Magens und des Duodenums ohne Angabe einer Blutung

K31.82 Angiodysplasie des Magens und des Duodenums mit Blutung

K31.88 Sonstige näher bezeichnete Krankheiten des Magens und des Duodenums

K31.9 **Krankheit des Magens und des Duodenums, nicht näher bezeichnet**

Krankheiten der Appendix
(K35-K38)

K35.- **Akute Appendizitis**

K35.2 **Akute Appendizitis mit generalisierter Peritonitis**
Appendizitis (akut) mit generalisierter (diffuser) Peritonitis nach Perforation oder Ruptur

K35.3- **Akute Appendizitis mit lokalisierter Peritonitis**

K35.30 Akute Appendizitis mit lokalisierter Peritonitis ohne Perforation oder Ruptur

K35.31 Akute Appendizitis mit lokalisierter Peritonitis mit Perforation oder Ruptur

K35.32 Akute Appendizitis mit Peritonealabszess

K35.8 **Akute Appendizitis, nicht näher bezeichnet**
Akute Appendizitis ohne Angabe einer lokalisierten oder generalisierten Peritonitis

K36 **Sonstige Appendizitis**
Inkl.: Appendizitis:
• chronisch
• rezidivierend

K37 **Nicht näher bezeichnete Appendizitis**

K38.- **Sonstige Krankheiten der Appendix**

K38.0 **Hyperplasie der Appendix**

K38.1 **Appendixkonkremente**
Koprolith ⎤
Kotstein ⎦ Appendix

K38.2 **Appendixdivertikel**

K38.3 **Appendixfistel**

K38.8 **Sonstige näher bezeichnete Krankheiten der Appendix**
Invagination der Appendix

K38.9 **Krankheit der Appendix, nicht näher bezeichnet**

Hernien
(K40-K46)

Hinw.: Hernien mit Gangrän und Einklemmung werden als Hernien mit Gangrän verschlüsselt.

Inkl.: Hernie:
- angeboren [ausgenommen Zwerchfell- oder Hiatushernie]
- erworben
- rezidivierend

K40.- **Hernia inguinalis**

Inkl.: Hernia inguinalis:
- bilateralis
- directa
- indirecta
- obliqua
- o.n.A.

Hernia scrotalis
Inkomplette Leistenhernie

Die folgenden fünften Stellen sind bei der Kategorie K40.- zu benutzen:

0   Nicht als Rezidivhernie bezeichnet

1   Rezidivhernie

K40.0-   **Doppelseitige Hernia inguinalis mit Einklemmung, ohne Gangrän**

K40.1-   **Doppelseitige Hernia inguinalis mit Gangrän**

K40.2-   **Doppelseitige Hernia inguinalis, ohne Einklemmung und ohne Gangrän**
Doppelseitige Hernia inguinalis o.n.A.

K40.3-   **Hernia inguinalis, einseitig oder ohne Seitenangabe, mit Einklemmung, ohne Gangrän**
Hernia inguinalis (einseitig):
- inkarzeriert
- irreponibel   ohne Gangrän
- stranguliert
- Verschluss verursachend

K40.4-   **Hernia inguinalis, einseitig oder ohne Seitenangabe, mit Gangrän**
Hernia inguinalis o.n.A., mit Gangrän

K40.9-   **Hernia inguinalis, einseitig oder ohne Seitenangabe, ohne Einklemmung und ohne Gangrän**
Hernia inguinalis (einseitig) o.n.A.

K41.-   **Hernia femoralis**

Die folgenden fünften Stellen sind bei der Kategorie K41.- zu benutzen:

0   Nicht als Rezidivhernie bezeichnet

1   Rezidivhernie

K41.0-   **Doppelseitige Hernia femoralis mit Einklemmung, ohne Gangrän**

K41.1-   **Doppelseitige Hernia femoralis mit Gangrän**

K41.2-   **Doppelseitige Hernia femoralis ohne Einklemmung und ohne Gangrän**
Doppelseitige Hernia femoralis o.n.A.

K41.3-   **Hernia femoralis, einseitig oder ohne Seitenangabe, mit Einklemmung, ohne Gangrän**
Hernia femoralis (einseitig):
- inkarzeriert
- irreponibel   ohne Gangrän
- stranguliert
- Verschluss verursachend

K41.4-   **Hernia femoralis, einseitig oder ohne Seitenangabe, mit Gangrän**

K41.9-   **Hernia femoralis, einseitig oder ohne Seitenangabe, ohne Einklemmung und ohne Gangrän**
Hernia femoralis (einseitig) o.n.A.

K42.- **Hernia umbilicalis**
Inkl.: Hernia paraumbilicalis
Exkl.: Omphalozele (Q79.2)

K42.0 **Hernia umbilicalis mit Einklemmung, ohne Gangrän**
Hernia umbilicalis:
- inkarzeriert
- irreponibel   ohne Gangrän
- stranguliert
- Verschluss verursachend

K42.1 **Hernia umbilicalis mit Gangrän**
Hernia umbilicalis gangraenosa

K42.9 **Hernia umbilicalis ohne Einklemmung und ohne Gangrän**
Hernia umbilicalis o.n.A.

K43.- **Hernia ventralis**

K43.0 **Narbenhernie mit Einklemmung, ohne Gangrän**
Narbenhernie:
- inkarzeriert
- irreponibel   ohne Gangrän
- stranguliert
- Verschluss verursachend

K43.1 **Narbenhernie mit Gangrän**

K43.2 **Narbenhernie ohne Einklemmung und ohne Gangrän**
Narbenhernie o.n.A.

K43.3 **Parastomale Hernie mit Einklemmung, ohne Gangrän**
Parastomale Hernie:
- inkarzeriert
- irreponibel   ohne Gangrän
- stranguliert
- Verschluss verursachend

K43.4 **Parastomale Hernie mit Gangrän**

K43.5 **Parastomale Hernie ohne Einklemmung und ohne Gangrän**
Parastomale Hernie o.n.A.

K43.6- **Sonstige und nicht näher bezeichnete Hernia ventralis mit Einklemmung, ohne Gangrän**
Jede unter K43.6- aufgeführte Hernie:
- inkarzeriert
- irreponibel   ohne Gangrän
- stranguliert
- Verschluss verursachend

K43.60   Epigastrische Hernie mit Einklemmung, ohne Gangrän

K43.68   Sonstige Hernia ventralis mit Einklemmung, ohne Gangrän
Hernie:
- hypogastrisch
- Mittellinien-
- Spieghel-
- subxiphoidal

K43.69   Nicht näher bezeichnete Hernia ventralis mit Einklemmung, ohne Gangrän

K43.7- **Sonstige und nicht näher bezeichnete Hernia ventralis mit Gangrän**
Jede unter K43.6- aufgeführte Hernie mit Gangrän

K43.70   Epigastrische Hernie mit Gangrän

K43.78   Sonstige Hernia ventralis mit Gangrän
Hernie:
* hypogastrisch
* Mittellinien-
* Spieghel-
* subxiphoidal

K43.79   Nicht näher bezeichnete Hernia ventralis mit Gangrän

K43.9-   Sonstige und nicht näher bezeichnete Hernia ventralis ohne Einklemmung und ohne Gangrän

K43.90   Epigastrische Hernie ohne Einklemmung und ohne Gangrän

K43.98   Sonstige Hernia ventralis ohne Einklemmung und ohne Gangrän
Hernie:
* hypogastrisch
* Mittellinien-
* Spieghel-
* subxiphoidal

K43.99   Nicht näher bezeichnete Hernia ventralis ohne Einklemmung und ohne Gangrän
Hernia ventralis o.n.A.

K44.-   Hernia diaphragmatica
Inkl.:   Hiatushernie (ösophageal) (gleitend)
        Paraösophageale Hernie

Exkl.: Angeboren:
        * Hiatushernie (Q40.1)
        * Zwerchfellhernie (Q79.0)

K44.0   Hernia diaphragmatica mit Einklemmung, ohne Gangrän
Hernia diaphragmatica:
* inkarzeriert
* irreponibel   ohne Gangrän
* stranguliert
* Verschluss verursachend

K44.1   Hernia diaphragmatica mit Gangrän
Hernia diaphragmatica gangraenosa

K44.9   Hernia diaphragmatica ohne Einklemmung und ohne Gangrän
Hernia diaphragmatica o.n.A.

K45.-   Sonstige abdominale Hernien
Inkl.: Hernia:
        * abdominalis, näher bezeichnete Lokalisation, anderenorts nicht klassifiziert
        * ischiadica
        * lumbalis
        * obturatoria
        * pudendalis
        * retroperitonealis

K45.0   Sonstige näher bezeichnete abdominale Hernien mit Einklemmung, ohne Gangrän
Jede unter K45.- aufgeführte Hernie:
* inkarzeriert
* irreponibel   ohne Gangrän
* stranguliert
* Verschluss verursachend

K45.1   Sonstige näher bezeichnete abdominale Hernien mit Gangrän
Jede unter K45.- aufgeführte Hernie mit Gangrän

K45.8   Sonstige näher bezeichnete abdominale Hernien ohne Einklemmung und ohne Gangrän

K46.- **Nicht näher bezeichnete abdominale Hernie**
Inkl.: Enterozele
Epiplozele
Hernie:
• interstitiell
• intestinal
• intraabdominal
• o.n.A.

Exkl.: Vaginale Enterozele (N81.5)

K46.0 **Nicht näher bezeichnete abdominale Hernie mit Einklemmung, ohne Gangrän**
Jede unter K46.- aufgeführte Hernie:
• inkarzeriert
• irreponibel   ohne Gangrän
• stranguliert
• Verschluss verursachend

K46.1 **Nicht näher bezeichnete abdominale Hernie mit Gangrän**
Jede unter K46.- aufgeführte Hernie mit Gangrän

K46.9 **Nicht näher bezeichnete abdominale Hernie ohne Einklemmung und ohne Gangrän**
Abdominale Hernie o.n.A.

Nichtinfektiöse Enteritis und Kolitis (K50-K52)

Inkl.: Nichtinfektiöse entzündliche Darmkrankheit

Exkl.: Reizdarmsyndrom (K58.-)
Megakolon (K59.3)

K50.- **Crohn-Krankheit [Enteritis regionalis] [Morbus Crohn]**
Inkl.: Granulomatöse Enteritis

Exkl.: Colitis indeterminata (K52.3-)
Colitis ulcerosa (K51.-)

K50.0 **Crohn-Krankheit des Dünndarmes**
Crohn-Krankheit [Enteritis regionalis]:
• Duodenum
• Ileum
• Jejunum
Ileitis:
• regionalis
• terminalis

Exkl.: Crohn-Krankheit des Dünn- und Dickdarmes (K50.82)

K50.1 **Crohn-Krankheit des Dickdarmes**
Colitis:
• granulomatosa
• regionalis
Crohn-Krankheit [Enteritis regionalis]:
• Dickdarm
• Kolon
• Rektum

Exkl.: Crohn-Krankheit des Dünn- und Dickdarmes (K50.82)

K50.8- **Sonstige Crohn-Krankheit**

K50.80 Crohn-Krankheit des Magens

K50.81 Crohn-Krankheit der Speiseröhre

K50.82 Crohn-Krankheit der Speiseröhre und des Magen-Darm-Traktes, mehrere Teilbereiche betreffend
Crohn-Krankheit sowohl des Dünndarmes als auch des Dickdarmes

K50.88 Sonstige Crohn-Krankheit

K50.9   **Crohn-Krankheit, nicht näher bezeichnet**
Crohn-Krankheit o.n.A.
Enteritis regionalis o.n.A.

K51.-   **Colitis ulcerosa**

K51.0   **Ulzeröse (chronische) Pankolitis**
Backwash-Ileitis
Subtotale ulzeröse (chronische) Kolitis
Exkl.: Colitis indeterminata (K52.3-)

K51.2   **Ulzeröse (chronische) Proktitis**

K51.3   **Ulzeröse (chronische) Rektosigmoiditis**

K51.4   **Inflammatorische Polypen des Kolons**

K51.5   **Linksseitige Kolitis**
Hemikolitis, links

K51.8   **Sonstige Colitis ulcerosa**

K51.9   **Colitis ulcerosa, nicht näher bezeichnet**

K52.-   **Sonstige nichtinfektiöse Gastroenteritis und Kolitis**

K52.0   **Gastroenteritis und Kolitis durch Strahleneinwirkung**

K52.1   **Toxische Gastroenteritis und Kolitis**
Medikamenteninduzierte Gastroenteritis und Kolitis

Soll das toxische Agens oder Medikament, wenn medikamenteninduziert, angegeben werden, ist eine zusätzliche Schlüsselnummer (Kapitel XX) zu benutzen.

K52.2   **Allergische und alimentäre Gastroenteritis und Kolitis**
Gastroenteritis oder Kolitis durch Nahrungsmittelallergie

K52.3-   **Colitis indeterminata**
Exkl.: Colitis ulcerosa (K51.-)
Crohn-Krankheit (K50.-)
Kolitis nicht näher bezeichneten Ursprungs (A09.9)

K52.30   Pancolitis indeterminata
Subtotale Colitis indeterminata

K52.31   Linksseitige Colitis indeterminata

K52.32   Colitis indeterminata des Rektosigmoids

K52.38   Sonstige Colitis indeterminata

K52.8   **Sonstige näher bezeichnete nichtinfektiöse Gastroenteritis und Kolitis**
Eosinophile Gastritis oder Gastroenteritis
Kollagene Kolitis
Lymphozytäre Kolitis
Mikroskopische (kollagene oder lymphozytäre) Kolitis

K52.9   **Nichtinfektiöse Gastroenteritis und Kolitis, nicht näher bezeichnet**
Diarrhoe
Enteritis
Ileitis | als nichtinfektiös bezeichnet
Jejunitis
Sigmoiditis

Exkl.: Diarrhoe beim Neugeborenen:
- infektiös (A09.0)
- nichtinfektiös (P78.3)
- o.n.A. (A09.9)
Funktionelle Diarrhoe (K59.1)
Kolitis, Diarrhoe, Enteritis, Gastroenteritis:
- infektiös (A09.0)
- nicht näher bezeichneten Ursprungs (A09.9)
Psychogene Diarrhoe (F45.32)

Sonstige Krankheiten des Darmes
(K55-K64)

K55.- **Gefäßkrankheiten des Darmes**
Exkl.: Enterocolitis necroticans beim Fetus und Neugeborenen (P77)

K55.0 **Akute Gefäßkrankheiten des Darmes**
Akut:
- Darminfarkt
- Dünndarmischämie
- fulminante ischämische Kolitis
Mesenterial (Arterien) (Venen):
- Embolie
- Infarkt
- Thrombose
Subakute ischämische Kolitis

K55.1 **Chronische Gefäßkrankheiten des Darmes**
Chronisch, ischämisch:
- Enteritis
- Enterokolitis
- Kolitis
Ischämische Darmstriktur
Mesenterial:
- Atherosklerose
- Gefäßinsuffizienz

K55.2- **Angiodysplasie des Kolons**

K55.21 Ohne Angabe einer Blutung
Angiodysplasie des Kolons o.n.A.

K55.22 Mit Blutung

K55.3- **Angiodysplasie des Dünndarmes**

K55.31 Angiodysplasie des Dünndarmes ohne Angabe einer Blutung
Angiodysplasie des Dünndarmes o.n.A.
Exkl.: Angiodysplasie des Duodenums ohne Angabe einer Blutung (K31.81)

K55.32 Angiodysplasie des Dünndarmes mit Blutung
Exkl.: Angiodysplasie des Duodenums mit Blutung (K31.82)

K55.8 **Sonstige Gefäßkrankheiten des Darmes**

K55.9 **Gefäßkrankheit des Darmes, nicht näher bezeichnet**
Ischämisch:
- Enteritis
- Enterokolitis $\Big|$ o.n.A.
- Kolitis

K56.- **Paralytischer Ileus und intestinale Obstruktion ohne Hernie**
Exkl.: Anal- oder Rektumstenose (K62.4)
Angeborene Striktur oder Stenose des Darmes (Q41-Q42)
Duodenalverschluss (K31.5)
Ischämische Darmstriktur (K55.1)
Mekoniumileus (E84.1)
Mit Hernie (K40-K46)
Perinatale intestinale Obstruktion (P75-P76)
Postoperativer Darmverschluss (K91.3)

K56.0 **Paralytischer Ileus**
Akute kolonische Pseudoobstruktion
Ogilvie-Syndrom
Paralyse:
• Darm
• Intestinum
• Kolon

Exkl.: Gallensteinileus (K56.3)
Ileus o.n.A. (K56.7)
Obstruktionsileus o.n.A. (K56.6)

K56.1 **Invagination**
Invagination oder Intussuszeption:
• Darm
• Intestinum
• Kolon
• Rektum

Exkl.: Invagination der Appendix (K38.8)

K56.2 **Volvulus**
Achsendrehung
Strangulation │ Kolon oder Intestinum
Torsion

K56.3 **Gallensteinileus**
Darmverschluss durch Gallensteine

K56.4 **Sonstige Obturation des Darmes**
Enterolith
Impaktion:
• Kolon
• Kot
Kotstein

K56.5 **Intestinale Adhäsionen [Briden] mit Obstruktion**
Bridenileus
Peritoneale Adhäsionen mit Darmverschluss

K56.6 **Sonstige und nicht näher bezeichnete intestinale Obstruktion**
Enterostenose
Obstruktionsileus o.n.A.
Okklusion
Stenose │ Kolon oder Intestinum
Striktur

K56.7 **Ileus, nicht näher bezeichnet**

K57.- **Divertikulose des Darmes**
Inkl.: Divertikel
Divertikulitis │ Dünndarm, Dickdarm
Divertikulose

Exkl.: Angeborenes Darmdivertikel (Q43.8)
Appendixdivertikel (K38.2)
Meckel-Divertikel (Q43.0)

K57.0-   **Divertikulose des Dünndarmes mit Perforation und Abszess**
Divertikulose des Dünndarmes mit Peritonitis

         Exkl.: Divertikulose sowohl des Dünndarmes als auch des Dickdarmes mit Perforation und Abszess (K57.4-)

K57.00   Divertikulose des Dünndarmes mit Perforation und Abszess, ohne Angabe einer Blutung

K57.01   Divertikulose des Dünndarmes mit Perforation, Abszess und Blutung

K57.02   Divertikulitis des Dünndarmes mit Perforation und Abszess, ohne Angabe einer Blutung

K57.03   Divertikulitis des Dünndarmes mit Perforation, Abszess und Blutung

K57.1-   **Divertikulose des Dünndarmes ohne Perforation oder Abszess**
Divertikulose des Dünndarmes o.n.A.

         Exkl.: Divertikulose sowohl des Dünndarmes als auch des Dickdarmes ohne Perforation oder Abszess (K57.5-)

K57.10   Divertikulose des Dünndarmes ohne Perforation, Abszess oder Angabe einer Blutung

K57.11   Divertikulose des Dünndarmes ohne Perforation und Abszess, mit Blutung

K57.12   Divertikulitis des Dünndarmes ohne Perforation, Abszess oder Angabe einer Blutung

K57.13   Divertikulitis des Dünndarmes ohne Perforation und Abszess, mit Blutung

K57.2-   **Divertikulose des Dickdarmes mit Perforation und Abszess**
Divertikulose des Kolons mit Peritonitis

         Exkl.: Divertikulose sowohl des Dünndarmes als auch des Dickdarmes mit Perforation und Abszess (K57.4-)

K57.20   Divertikulose des Dickdarmes mit Perforation und Abszess, ohne Angabe einer Blutung

K57.21   Divertikulose des Dickdarmes mit Perforation, Abszess und Blutung

K57.22   Divertikulitis des Dickdarmes mit Perforation und Abszess, ohne Angabe einer Blutung

K57.23   Divertikulitis des Dickdarmes mit Perforation, Abszess und Blutung

K57.3-   **Divertikulose des Dickdarmes ohne Perforation oder Abszess**
Divertikulose des Kolons o.n.A.

         Exkl.: Divertikulose sowohl des Dünndarmes als auch des Dickdarmes ohne Perforation oder Abszess (K57.5-)

K57.30   Divertikulose des Dickdarmes ohne Perforation, Abszess oder Angabe einer Blutung

K57.31   Divertikulose des Dickdarmes ohne Perforation oder Abszess, mit Blutung

K57.32   Divertikulitis des Dickdarmes ohne Perforation, Abszess oder Angabe einer Blutung

K57.33   Divertikulitis des Dickdarmes ohne Perforation oder Abszess, mit Blutung

K57.4-   **Divertikulose sowohl des Dünndarmes als auch des Dickdarmes mit Perforation und Abszess**
Divertikulose sowohl des Dünndarmes als auch des Dickdarmes mit Peritonitis

K57.40   Divertikulose sowohl des Dünndarmes als auch des Dickdarmes mit Perforation und Abszess, ohne Angabe einer Blutung

K57.41   Divertikulose sowohl des Dünndarmes als auch des Dickdarmes mit Perforation, Abszess und Blutung

K57.42   Divertikulitis sowohl des Dünndarmes als auch des Dickdarmes mit Perforation und Abszess, ohne Angabe einer Blutung

K57.43   Divertikulitis sowohl des Dünndarmes als auch des Dickdarmes mit Perforation, Abszess und Blutung

K57.5-   **Divertikulose sowohl des Dünndarmes als auch des Dickdarmes ohne Perforation oder Abszess**
Divertikulose sowohl des Dünndarmes als auch des Dickdarmes o.n.A.

K57.50   Divertikulose sowohl des Dünndarmes als auch des Dickdarmes ohne Perforation, Abszess oder Angabe einer Blutung

K57.51   Divertikulose sowohl des Dünndarmes als auch des Dickdarmes ohne Perforation oder Abszess, mit Blutung

K57.52   Divertikulitis sowohl des Dünndarmes als auch des Dickdarmes ohne Perforation, Abszess oder Angabe einer Blutung

K57.53   Divertikulitis sowohl des Dünndarmes als auch des Dickdarmes ohne Perforation oder Abszess, mit Blutung

K57.8-   Divertikulose des Darmes, Teil nicht näher bezeichnet, mit Perforation und Abszess
Divertikulose des Darmes o.n.A. mit Peritonitis

K57.80   Divertikulose des Darmes, Teil nicht näher bezeichnet, mit Perforation und Abszess, ohne Angabe einer Blutung

K57.81   Divertikulose des Darmes, Teil nicht näher bezeichnet, mit Perforation, Abszess und Blutung

K57.82   Divertikulitis des Darmes, Teil nicht näher bezeichnet, mit Perforation und Abszess, ohne Angabe einer Blutung

K57.83   Divertikulitis des Darmes, Teil nicht näher bezeichnet, mit Perforation, Abszess und Blutung

K57.9-   Divertikulose des Darmes, Teil nicht näher bezeichnet, ohne Perforation oder Abszess
Divertikulose des Darmes o.n.A.

K57.90   Divertikulose des Darmes, Teil nicht näher bezeichnet, ohne Perforation, Abszess oder Angabe einer Blutung

K57.91   Divertikulose des Darmes, Teil nicht näher bezeichnet, ohne Perforation oder Abszess, mit Blutung

K57.92   Divertikulitis des Darmes, Teil nicht näher bezeichnet, ohne Perforation, Abszess oder Angabe einer Blutung

K57.93   Divertikulitis des Darmes, Teil nicht näher bezeichnet, ohne Perforation oder Abszess, mit Blutung

K58.-   **Reizdarmsyndrom**
Inkl.:   Colon irritabile
Irritables Kolon
Reizkolon

K58.1   Reizdarmsyndrom, Diarrhoe-prädominant [RDS-D]
Irritable bowel syndrome with predominant diarrhoea [IBS-D]

K58.2   Reizdarmsyndrom, Obstipations-prädominant [RDS-O]
Irritable bowel syndrome with predominant constipation [IBS-C]

K58.3   Reizdarmsyndrom mit wechselnden (gemischten) Stuhlgewohnheiten [RDS-M]
Irritable bowel syndrome with mixed bowel habits [IBS-M]

K58.8   Sonstiges und nicht näher bezeichnetes Reizdarmsyndrom
Reizdarmsyndrom o.n.A.

K59.-   **Sonstige funktionelle Darmstörungen**
Exkl.:   Funktionsstörungen des Magens (K31.-)
Intestinale Malabsorption (K90.-)
Psychogene Darmstörungen (F45.32)
Veränderungen der Stuhlgewohnheiten o.n.A. (R19.4)

K59.0-   **Obstipation**

K59.00   Obstipation bei Kolontransitstörung
Slow-Transit-Obstipation

        Exkl.:   Medikamentös induzierte Obstipation (K59.02)

K59.01   Obstipation bei Stuhlentleerungsstörung
Obstipation bei anorektaler Funktionsstörung
Obstruktions-Defäkations-Syndrom
Outlet-Obstipation

K59.02   Medikamentös induzierte Obstipation

K59.09   Sonstige und nicht näher bezeichnete Obstipation

K59.1   Funktionelle Diarrhoe

K59.2   Neurogene Darmstörung, anderenorts nicht klassifiziert

K59.3 **Megakolon, anderenorts nicht klassifiziert**
Dilatation des Kolons
Idiopathisches Megakolon
Toxisches Megakolon

Soll das toxische Agens angegeben werden, ist eine zusätzliche Schlüsselnummer (Kapitel XX) zu benutzen.

Exkl.: Megakolon (bei):
- angeboren (aganglionär) (Q43.1)
- Chagas-Krankheit (B57.3)
- Clostridium difficile (A04.7-)
- Hirschsprung-Krankheit (Q43.1)

K59.4 **Analspasmus**
Proctalgia fugax

K59.8 **Sonstige näher bezeichnete funktionelle Darmstörungen**
Chronische intestinale Pseudoobstruktion [CIPO]
Kolonatonie

K59.9 **Funktionelle Darmstörung, nicht näher bezeichnet**

K60.- **Fissur und Fistel in der Anal- und Rektalregion**
Exkl.: Mit Abszess oder Phlegmone (K61.-)

K60.0 **Akute Analfissur**

K60.1 **Chronische Analfissur**

K60.2 **Analfissur, nicht näher bezeichnet**

K60.3 **Analfistel**

K60.4 **Rektalfistel**
Rektum-Haut-Fistel

Exkl.: Rektovaginalfistel (N82.3)
Vesikorektalfistel (N32.1)

K60.5 **Anorektalfistel**

K61.- **Abszess in der Anal- und Rektalregion**
Inkl.: Abszess
Phlegmone | Anal- und Rektalregion, mit oder ohne Fistel

K61.0 **Analabszess**
Perianalabszess

Exkl.: Intrasphinktärer Abszess (K61.4)

K61.1 **Rektalabszess**
Perirektalabszess

Exkl.: Ischiorektalabszess (K61.3)

K61.2 **Anorektalabszess**

K61.3 **Ischiorektalabszess**
Abszess der Fossa ischioanalis

K61.4 **Intrasphinktärer Abszess**

K62.- **Sonstige Krankheiten des Anus und des Rektums**
Inkl.: Analkanal

Exkl.: Funktionsstörung nach Kolostomie oder Enterostomie (K91.4)
Hämorrhoiden (K64.-)
Stuhlinkontinenz (R15)
Ulzeröse Proktitis (K51.2)

K62.0 **Analpolyp**

K62.1 **Rektumpolyp**
Exkl.: Adenomatöser Polyp (D12.8)

K62.2   **Analprolaps**
Prolaps des Analkanals

K62.3   **Rektumprolaps**
Prolaps der Mastdarmschleimhaut

K62.4   **Stenose des Anus und des Rektums**
Analstriktur (Sphinkter)

K62.5   **Hämorrhagie des Anus und des Rektums**
Exkl.: Rektumblutung beim Neugeborenen (P54.2)

K62.6   **Ulkus des Anus und des Rektums**
Solitärgeschwür
Ulcus stercoralis

Exkl.: Bei Colitis ulcerosa (K51.-)
Fissur und Fistel des Anus und des Rektums (K60.-)

K62.7   **Strahlenproktitis**

K62.8   **Sonstige näher bezeichnete Krankheiten des Anus und des Rektums**
Proktitis o.n.A.

K62.9   **Krankheit des Anus und des Rektums, nicht näher bezeichnet**

K63.-   **Sonstige Krankheiten des Darmes**

K63.0   **Darmabszess**
Exkl.: Abszess:
• Anal- und Rektalregion (K61.-)
• Appendix (K35.32)
Mit Divertikulose (K57.-)

K63.1   **Perforation des Darmes (nichttraumatisch)**
Exkl.: Mit Divertikulose (K57.-)
Perforation (nichttraumatisch):
• Appendix (K35.2, K35.31)
• Duodenum (K26.-)

K63.2   **Darmfistel**
Exkl.: Fistel:
• Anal- und Rektalregion (K60.-)
• Appendix (K38.3)
• Duodenum (K31.6)
• intestinogenital, weiblich (N82.2-N82.4)
• vesikointestinal (N32.1)

K63.3   **Darmulkus**
Primärulkus des Dünndarmes

Exkl.: Colitis ulcerosa (K51.-)
Ulcus:
• duodeni (K26.-)
• pepticum jejuni (K28.-)
• pepticum, Lokalisation nicht näher bezeichnet (K27.-)
Ulkus:
• Anal- und Rektalregion (K62.6)
• gastrointestinal (K28.-)
• gastrojejunal (K28.-)
• jejunal (K28.-)

K63.4   **Enteroptose**

K63.5   **Polyp des Kolons**
Hyperplastischer Polyp
Polyp o.n.A.

Exkl.: Adenomatöser Polyp des Kolons (D12.6)
Polyposis coli (D12.6)

K63.8   **Sonstige näher bezeichnete Krankheiten des Darmes**

K63.9   **Darmkrankheit, nicht näher bezeichnet**

K64.- **Hämorrhoiden und Perianalvenenthrombose**

Inkl.: Hämorrhoidalknoten

Exkl.: Als Komplikationen bei:
- Geburt oder Wochenbett (O87.2)
- Schwangerschaft (O22.4)

K64.0 **Hämorrhoiden 1. Grades**
Hämorrhoiden (blutend) ohne Prolaps
Hämorrhoiden Stadium 1

K64.1 **Hämorrhoiden 2. Grades**
Hämorrhoiden (blutend) mit Prolaps beim Pressen, ziehen sich spontan zurück
Hämorrhoiden Stadium 2

K64.2 **Hämorrhoiden 3. Grades**
Hämorrhoiden (blutend) mit Prolaps beim Pressen, ziehen sich nicht spontan zurück, manuelle
Reposition jedoch möglich
Hämorrhoiden Stadium 3

K64.3 **Hämorrhoiden 4. Grades**
Hämorrhoiden (blutend) mit Prolaps, manuelle Reposition nicht möglich
Hämorrhoiden Stadium 4

K64.4 **Marisken als Folgezustand von Hämorrhoiden**
Marisken, anal

K64.5 **Perianalvenenthrombose**
Perianales Hämatom

K64.8 **Sonstige Hämorrhoiden**

K64.9 **Hämorrhoiden, nicht näher bezeichnet**
Hämorrhoiden (blutend):
- ohne Angabe eines Grades
- o.n.A.

Krankheiten des Peritoneums
(K65-K67)

K65.- **Peritonitis**
Exkl.: Peritonitis:
- aseptisch (T81.6)
- bei oder nach:
  - Abort, Extrauteringravidität oder Molenschwangerschaft (O00-O07, O08.0)
  - Appendizitis (K35.-)
  - Divertikulose des Darmes (K57.-)
- beim Neugeborenen (P78.0-P78.1)
- benigne, paroxysmal (E85.0)
- durch chemische Substanzen (T81.6)
- durch Talkum oder sonstige Fremdsubstanzen (T81.6)
- periodisch, familiär (E85.0)
- puerperal (O85)
- weibliches Becken (N73.3-N73.5)

K65.0 **Akute Peritonitis**
Abszess:
- Mesenterium
- Omentum
- pelveoabdominal
- Peritoneum
- retroperitoneal
- retrozäkal
- subdiaphragmatisch
- subhepatisch
- subphrenisch
Peritonitis (akut):
- diffus
- eitrig
- männliches Becken
- subphrenisch

Soll der Infektionserreger angegeben werden, ist eine zusätzliche Schlüsselnummer (B95-B98) zu benutzen.

K65.8 **Sonstige Peritonitis**
Chronisch-proliferative Peritonitis
Gallige Peritonitis
Mesenteriale:
- Fettgewebsnekrose
- Saponifikation
Peritonitis durch Urin

K65.9 **Peritonitis, nicht näher bezeichnet**

K66.- **Sonstige Krankheiten des Peritoneums**
Exkl.: Aszites (R18)

K66.0 **Peritoneale Adhäsionen**
Adhäsionen:
- abdominal (Bauchwand)
- Diaphragma
- Intestinum
- männliches Becken
- Magen
- Mesenterium
- Omentum
Adhäsionsstränge

Exkl.: Adhäsionen [Briden]:
- mit Obstruktion (K56.5)
- weibliches Becken (N73.6)

K66.1 **Hämoperitoneum**
Exkl.: Traumatisch bedingtes Hämoperitoneum (S36.81)

K66.2 **Retroperitonealfibrose**
Morbus Ormond

K66.8 **Sonstige näher bezeichnete Krankheiten des Peritoneums**
Mesenterialzyste

K66.9 **Krankheit des Peritoneums, nicht näher bezeichnet**

K67.-* **Krankheiten des Peritoneums bei anderenorts klassifizierten Infektionskrankheiten**

K67.0* **Chlamydienperitonitis (A74.8†)**

K67.1* **Gonokokkenperitonitis (A54.8†)**

K67.2* **Syphilitische Peritonitis (A52.7†)**

K67.3* **Tuberkulöse Peritonitis (A18.3†)**

K67.8* **Sonstige Krankheiten des Peritoneums bei anderenorts klassifizierten Infektionskrankheiten**

Krankheiten der Leber
(K70-K77)

Exkl.: Gelbsucht o.n.A. (R17.0)
Hämochromatose (E83.1)
Reye-Syndrom (G93.7)
Virushepatitis (B15-B19)
Wilson-Krankheit (E83.0)

K70.- **Alkoholische Leberkrankheit**

K70.0 **Alkoholische Fettleber**

K70.1 **Alkoholische Hepatitis**

K70.2 **Alkoholische Fibrose und Sklerose der Leber**

K70.3 **Alkoholische Leberzirrhose**
Alkoholische Zirrhose o.n.A.

K70.4 **Alkoholisches Leberversagen**
Alkoholisches Leberversagen:
• akut
• chronisch
• mit oder ohne Coma hepaticum
• subakut
• o.n.A.

Soll der Schweregrad der hepatischen Enzephalopathie angegeben werden, ist eine zusätzliche Schlüsselnummer aus K72.7-! zu verwenden.

K70.9 **Alkoholische Leberkrankheit, nicht näher bezeichnet**

K71.- **Toxische Leberkrankheit**
Inkl.: Arzneimittelinduziert:
• idiosynkratische (unvorhersehbare) Leberkrankheit
• toxische (vorhersehbare) Leberkrankheit

Soll das toxische Agens angegeben werden, ist eine zusätzliche Schlüsselnummer (Kapitel XX) zu benutzen.

Exkl.: Alkoholische Leberkrankheit (K70.-)
Budd-Chiari-Syndrom (I82.0)

K71.0 **Toxische Leberkrankheit mit Cholestase**
Cholestase mit Leberzellschädigung
"Reine" Cholestase

K71.1 **Toxische Leberkrankheit mit Lebernekrose**
Leberversagen (akut) (chronisch) durch Arzneimittel oder Drogen

Soll der Schweregrad der hepatischen Enzephalopathie angegeben werden, ist eine zusätzliche Schlüsselnummer aus K72.7-! zu verwenden.

K71.2 **Toxische Leberkrankheit mit akuter Hepatitis**

K71.3 **Toxische Leberkrankheit mit chronisch-persistierender Hepatitis**

K71.4 **Toxische Leberkrankheit mit chronischer lobulärer Hepatitis**

K71.5 **Toxische Leberkrankheit mit chronisch-aktiver Hepatitis**
Toxische Leberkrankheit mit lupoider Hepatitis

K71.6 **Toxische Leberkrankheit mit Hepatitis, anderenorts nicht klassifiziert**

K71.7 **Toxische Leberkrankheit mit Fibrose und Zirrhose der Leber**

K71.8- **Toxische Leberkrankheit mit sonstigen Affektionen der Leber**

K71.80 Toxische veno-okklusive Leberkrankheit

K71.88 Toxische Leberkrankheit mit sonstigen Affektionen der Leber
Toxische Leberkrankheit mit:
• fokaler nodulärer Hyperplasie
• Lebergranulomen
• Peliosis hepatis

K71.9 **Toxische Leberkrankheit, nicht näher bezeichnet**

K72.- **Leberversagen, anderenorts nicht klassifiziert**
Inkl.: Coma hepaticum o.n.A.
Encephalopathia hepatica o.n.A.† (G94.3*)
Gelbe Leberatrophie oder -dystrophie
Hepatitis:
• fulminant   anderenorts nicht klassifiziert, mit Leberversagen
• maligne
Leber- (Zell-) Nekrose mit Leberversagen

Soll der Schweregrad der hepatischen Enzephalopathie angegeben werden, ist eine zusätzliche Schlüsselnummer aus K72.7-! zu verwenden.

Exkl.: Alkoholisches Leberversagen (K70.4)
Ikterus beim Fetus oder Neugeborenen (P55-P59)
Leberversagen als Komplikation bei:
• Abort, Extrauteringravidität oder Molenschwangerschaft (O00-O07, O08.8)
• Schwangerschaft, Geburt oder Wochenbett (O26.6-)
Mit toxischer Leberkrankheit (K71.1)
Virushepatitis (B15-B19)

K72.0 **Akutes und subakutes Leberversagen**
Verzögert beginnendes [late-onset] Leberversagen

K72.1 **Chronisches Leberversagen**

K72.7-! **Hepatische Enzephalopathie und Coma hepaticum**
Hinw.: Die Gradeinteilung erfolgt nach den West-Haven-Kriterien.

K72.71! Hepatische Enzephalopathie Grad 1
Euphorie oder Ängstlichkeit; Aufmerksamkeitsdefizit; Schwierigkeiten, zu addieren

K72.72! Hepatische Enzephalopathie Grad 2
Lethargie, Apathie; minimale Desorientierung zu Zeit und Raum; subtile Persönlichkeitsveränderungen; unangepasstes Verhalten; Schwierigkeiten, zu subtrahieren

K72.73! Hepatische Enzephalopathie Grad 3
Somnolenz bis Stupor; Reaktion auf verbale Stimuli; Verwirrtheit; Desorientierung zu Zeit und Raum

K72.74! Hepatische Enzephalopathie Grad 4
Koma; keine Reaktion auf verbale Reize oder Schmerzstimulation

K72.79! Hepatische Enzephalopathie, Grad nicht näher bezeichnet

K72.9 **Leberversagen, nicht näher bezeichnet**

K73.- **Chronische Hepatitis, anderenorts nicht klassifiziert**
Exkl.: Hepatitis (chronisch):
- alkoholisch (K70.1)
- arzneimittelinduziert (K71.-)
- granulomatös, anderenorts nicht klassifiziert (K75.3)
- reaktiv, unspezifisch (K75.2)
- Virus- (B15-B19)

K73.0 **Chronische persistierende Hepatitis, anderenorts nicht klassifiziert**

K73.1 **Chronische lobuläre Hepatitis, anderenorts nicht klassifiziert**

K73.2 **Chronische aktive Hepatitis, anderenorts nicht klassifiziert**

K73.8 **Sonstige chronische Hepatitis, anderenorts nicht klassifiziert**

K73.9 **Chronische Hepatitis, nicht näher bezeichnet**

K74.- **Fibrose und Zirrhose der Leber**
Sollen die Stadien einer Leberzirrhose angegeben werden, ist bei den Schlüsselnummern K74.3 bis K74.6 eine zusätzliche Schlüsselnummer aus K74.7-! zu benutzen.

Exkl.: Alkoholische Fibrose der Leber (K70.2)
Kardiale Lebersklerose (K76.1)
Mit toxischer Leberkrankheit (K71.7)
Zirrhose (Leber):
- alkoholisch (K70.3)
- angeboren (P78.8)

K74.0 **Leberfibrose**

K74.1 **Lebersklerose**

K74.2 **Leberfibrose mit Lebersklerose**

K74.3 **Primäre biliäre Zirrhose**
Chronische nichteitrige destruktive Cholangitis

K74.4 **Sekundäre biliäre Zirrhose**

K74.5 **Biliäre Zirrhose, nicht näher bezeichnet**

K74.6 **Sonstige und nicht näher bezeichnete Zirrhose der Leber**
Zirrhose (Leber):
- kryptogen
- makronodulär
- mikronodulär
- Mischform
- portal
- postnekrotisch
- o.n.A.

K74.7-! **Klinische Stadien der Leberzirrhose**

K74.70! Leberzirrhose, Stadium Child-Pugh A

K74.71! Leberzirrhose, Stadium Child-Pugh B

K74.72! Leberzirrhose, Stadium Child-Pugh C

K75.- **Sonstige entzündliche Leberkrankheiten**
Exkl.: Chronische Hepatitis, anderenorts nicht klassifiziert (K73.-)
Hepatitis:
• akut oder subakut:
  • nicht viral (K72.0)
  • o.n.A. (B17.9)
• Virus- (B15-B19)
Toxische Leberkrankheit (K71.-)

K75.0 **Leberabszess**
Leberabszess:
• cholangitisch
• hämatogen
• lymphogen
• pylephlebitisch
• o.n.A.

Exkl.: Cholangitis ohne Leberabszess (K83.0)
Leberabszess durch Amöben (A06.4† K77.0*)
Pylephlebitis ohne Leberabszess (K75.1)

K75.1 **Phlebitis der Pfortader**
Pylephlebitis

Exkl.: Pylephlebitischer Leberabszess (K75.0)

K75.2 **Unspezifische reaktive Hepatitis**

K75.3 **Granulomatöse Hepatitis, anderenorts nicht klassifiziert**

K75.4 **Autoimmune Hepatitis**
Lupoide Hepatitis, anderenorts nicht klassifiziert

K75.8 **Sonstige näher bezeichnete entzündliche Leberkrankheiten**
Nicht-alkoholische Steatohepatitis [NASH]

K75.9 **Entzündliche Leberkrankheit, nicht näher bezeichnet**
Hepatitis o.n.A.

K76.- **Sonstige Krankheiten der Leber**
Exkl.: Alkoholische Leberkrankheit (K70.-)
Amyloide Degeneration der Leber (E85.-)
Hepatomegalie o.n.A. (R16.0)
Lebervenenthrombose (I82.0)
Pfortaderthrombose (I81)
Toxische Leberkrankheit (K71.-)
Zystische Leberkrankheit (angeboren) (Q44.6)

K76.0 **Fettleber [fettige Degeneration], anderenorts nicht klassifiziert**
Nicht-alkoholische Fettleber

Exkl.: Nicht-alkoholische Steatohepatitis [NASH] (K75.8)

K76.1 **Chronische Stauungsleber**
Kardiale:
• Lebersklerose
• Leberzirrhose (so genannt)

K76.2 **Zentrale hämorrhagische Lebernekrose**
Exkl.: Lebernekrose (mit Leberversagen) (K72.-)

K76.3 **Leberinfarkt**

K76.4 **Peliosis hepatis**
Angiomatose der Leber

K76.5 **Veno-okklusive Leberkrankheit**
Exkl.: Budd-Chiari-Syndrom (I82.0)
Toxische veno-okklusive Leberkrankheit (K71.80)

K76.6 **Portale Hypertonie**

K76.7 **Hepatorenales Syndrom**
Exkl.: Nach Wehen und Entbindung (O90.4)

K76.8 **Sonstige näher bezeichnete Krankheiten der Leber**
Einfache Leberzyste
Erworbener intrahepatischer vaskulärer Shunt
Fokale noduläre Hyperplasie der Leber
Hepatoptose
Exkl.: Vorhandensein eines transjugulären intrahepatischen portosystemischen Shunts [TIPS] (Z95.88)

K76.9 **Leberkrankheit, nicht näher bezeichnet**

K77.-* **Leberkrankheiten bei anderenorts klassifizierten Krankheiten**

K77.0* **Leberkrankheiten bei anderenorts klassifizierten infektiösen und parasitären Krankheiten**
Hepatitis durch:
• Herpesviren [Herpes simplex] (B00.8†)
• Toxoplasmen (B58.1†)
• Zytomegalieviren (B25.1†)
Leberabszess durch Amöben (A06.4†)
Portale Hypertonie bei Schistosomiasis [Bilharziose] (B65.-†)
Schistosomiasis [Bilharziose] von Leber und Milz (B65.-†)
Syphilitische Leberkrankheit (A52.7†)

K77.1-* **Beteiligung der Leber bei der akuten Graft-versus-Host-Krankheit**

K77.11* Stadium 1 der akuten Leber-Graft-versus-Host-Krankheit (T86.01†)

K77.12* Stadium 2 der akuten Leber-Graft-versus-Host-Krankheit (T86.02†)

K77.13* Stadium 3 der akuten Leber-Graft-versus-Host-Krankheit (T86.02†)

K77.14* Stadium 4 der akuten Leber-Graft-versus-Host-Krankheit (T86.02†)

K77.2-* **Beteiligung der Leber bei der chronischen Graft-versus-Host-Krankheit**

K77.21* Stadium 1 der chronischen Leber-Graft-versus-Host-Krankheit (T86.05†, T86.06†)

K77.22* Stadium 2 der chronischen Leber-Graft-versus-Host-Krankheit (T86.06†)

K77.23* Stadium 3 der chronischen Leber-Graft-versus-Host-Krankheit (T86.07†)

K77.8* **Leberkrankheiten bei sonstigen anderenorts klassifizierten Krankheiten**
Lebergranulome bei:
• Berylliose (J63.2†)
• Sarkoidose (D86.8†)

Krankheiten der Gallenblase, der Gallenwege und des Pankreas (K80-K87)

K80.- **Cholelithiasis**
Die folgenden fünften Stellen sind bei der Kategorie K80.- zu benutzen:

0   Ohne Angabe einer Gallenwegsobstruktion

1   Mit Gallenwegsobstruktion

K80.0- **Gallenblasenstein mit akuter Cholezystitis**
Jeder unter K80.2- aufgeführte Zustand mit akuter Cholezystitis

K80.1- **Gallenblasenstein mit sonstiger Cholezystitis**
Cholezystitis mit Cholelithiasis o.n.A.
Jeder unter K80.2- aufgeführte Zustand mit Cholezystitis (chronisch)

K80.2- **Gallenblasenstein ohne Cholezystitis**
Cholelithiasis
Cholezystolithiasis
Gallenblasenkolik (rezidivierend)
Gallenstein (eingeklemmt):   nicht näher bezeichnet oder ohne Cholezystitis
• Ductus cysticus
• Gallenblase

K80.3- **Gallengangsstein mit Cholangitis**
Jeder unter K80.5- aufgeführte Zustand mit Cholangitis

K80.4- **Gallengangsstein mit Cholezystitis**
Jeder unter K80.5- aufgeführte Zustand mit Cholezystitis (mit Cholangitis)

K80.5- **Gallengangsstein ohne Cholangitis oder Cholezystitis**
Choledocholithiasis
Gallenstein (eingeklemmt):
• Ductus choledochus
• Ductus hepaticus   nicht näher bezeichnet oder ohne Cholangitis oder Cholezystitis
• Gallengang o.n.A.
Intrahepatische Cholelithiasis
Leberkolik (rezidivierend)

K80.8- **Sonstige Cholelithiasis**

K81.- **Cholezystitis**
Exkl.: Mit Cholelithiasis (K80.-)

K81.0 **Akute Cholezystitis**
Angiocholezystitis
Cholezystitis:
• eitrig
• emphysematös (akut)   ohne Gallenstein
• gangränös
Gallenblasenabszess
Gallenblasenempyem
Gallenblasengangrän

K81.1 **Chronische Cholezystitis**

K81.8 **Sonstige Formen der Cholezystitis**

K81.9 **Cholezystitis, nicht näher bezeichnet**

K82.- **Sonstige Krankheiten der Gallenblase**
Exkl.: Nichtdarstellung der Gallenblase (R93.2)
Postcholezystektomie-Syndrom (K91.5)

K82.0 **Verschluss der Gallenblase**
Okklusion
Stenose   Ductus cysticus oder Gallenblase, ohne Stein
Striktur

Exkl.: Mit Cholelithiasis (K80.-)

K82.1 **Hydrops der Gallenblase**
Mukozele der Gallenblase

K82.2 **Perforation der Gallenblase**
Ruptur von Ductus cysticus oder Gallenblase

K82.3 **Gallenblasenfistel**
Fistula:
• cholecystocolica
• cholecystoduodenalis

K82.4 **Cholesteatose der Gallenblase**
Stippchengallenblase

K82.8 **Sonstige näher bezeichnete Krankheiten der Gallenblase**

Adhäsionen
Atrophie
Dyskinesie
Funktionsuntüchtigkeit | Ductus cysticus oder Gallenblase
Hypertrophie
Ulkus
Zyste

K82.9 **Krankheit der Gallenblase, nicht näher bezeichnet**

K83.- **Sonstige Krankheiten der Gallenwege**

Exkl.: Mit Beteiligung von:
  • Ductus cysticus (K81-K82)
  • Gallenblase (K81-K82)
  Postcholezystektomie-Syndrom (K91.5)

K83.0 **Cholangitis**

Cholangitis:
• aszendierend
• eitrig
• primär
• rezidivierend
• sekundär
• sklerosierend
• stenosierend
• o.n.A.

Exkl.: Cholangitis mit Choledocholithiasis (K80.3-K80.4)
  Cholangitischer Leberabszess (K75.0)
  Chronische nichteitrige destruktive Cholangitis (K74.3)

K83.1 **Verschluss des Gallenganges**

Okklusion
Stenose | Gallengang ohne Gallenstein
Striktur

Exkl.: Mit Cholelithiasis (K80.-)

K83.2 **Perforation des Gallenganges**
Ruptur des Gallenganges

K83.3 **Fistel des Gallenganges**
Choledochoduodenalfistel

K83.4 **Spasmus des Sphinkter Oddi**

K83.5 **Biliäre Zyste**

K83.8 **Sonstige näher bezeichnete Krankheiten der Gallenwege**

Adhäsionen
Atrophie | Gallengang
Hypertrophie
Ulkus

K83.9 **Krankheit der Gallenwege, nicht näher bezeichnet**

K85.-   **Akute Pankreatitis**

Die folgenden fünften Stellen sind bei der Kategorie K85.- zu benutzen:

0   Ohne Angabe einer Organkomplikation
Pankreatitis:
- akut (rezidivierend)
- subakut
- o.n.A.

1   Mit Organkomplikation
Pankreasabszess
Pankreasnekrose:
- akut
- infektiös
Pankreatitis:
- eitrig
- hämorrhagisch

K85.0-   **Idiopathische akute Pankreatitis**

K85.1-   **Biliäre akute Pankreatitis**
Gallenstein-Pankreatitis

K85.2-   **Alkoholinduzierte akute Pankreatitis**

K85.3-   **Medikamenten-induzierte akute Pankreatitis**
Soll die Substanz angegeben werden, ist eine zusätzliche Schlüsselnummer (Kapitel XX) zu benutzen.

K85.8-   **Sonstige akute Pankreatitis**

K85.9-   **Akute Pankreatitis, nicht näher bezeichnet**

K86.-   **Sonstige Krankheiten des Pankreas**
Exkl.:   Inselzelltumor (des Pankreas) (D13.7)
Pankreatogene Steatorrhoe (K90.3)
Zystische Pankreasfibrose (E84.-)

K86.0   **Alkoholinduzierte chronische Pankreatitis**

K86.1   **Sonstige chronische Pankreatitis**
Chronische Pankreatitis:
- infektiös
- rekurrierend
- rezidivierend
- o.n.A.

K86.2   **Pankreaszyste**

K86.3   **Pseudozyste des Pankreas**

K86.8   **Sonstige näher bezeichnete Krankheiten des Pankreas**
Atrophie
Fibrose
Stein   } Pankreas
Zirrhose
Infantilismus pancreaticus
Pankreasfettgewebsnekrose
Pankreasnekrose:
- aseptisch
- o.n.A.

K86.9   **Krankheit des Pankreas, nicht näher bezeichnet**

K87.-*   **Krankheiten der Gallenblase, der Gallenwege und des Pankreas bei anderenorts klassifizierten Krankheiten**

K87.0*   **Krankheiten der Gallenblase und der Gallenwege bei anderenorts klassifizierten Krankheiten**

K87.1*   **Krankheiten des Pankreas bei anderenorts klassifizierten Krankheiten**
Pankreatitis bei Mumps (B26.3†)
Pankreatitis bei Zytomegalie (B25.2†)

Sonstige Krankheiten des Verdauungssystems (K90-K93)

K90.- **Intestinale Malabsorption**
Exkl.: Nach gastrointestinalem chirurgischem Eingriff (K91.2)

K90.0 **Zöliakie**
Einheimische (nichttropische) Sprue
Gluten-sensitive Enteropathie
Idiopathische Steatorrhoe

K90.1 **Tropische Sprue**
Sprue o.n.A.
Tropische Steatorrhoe

K90.2 **Syndrom der blinden Schlinge, anderenorts nicht klassifiziert**
Syndrom der blinden Schlinge [Blind-loop-Syndrom] o.n.A.

Exkl.: Syndrom der blinden Schlinge:
• angeboren (Q43.8)
• nach chirurgischem Eingriff (K91.2)

K90.3 **Pankreatogene Steatorrhoe**

K90.4 **Malabsorption durch Intoleranz, anderenorts nicht klassifiziert**
Malabsorption durch Intoleranz gegenüber:
• Eiweiß
• Fett
• Kohlenhydrat
• Stärke

Exkl.: Gluten-sensitive Enteropathie (K90.0)
Laktoseintoleranz (E73.-)

K90.8 **Sonstige intestinale Malabsorption**
Whipple-Krankheit† (M14.8-*)

K90.9 **Intestinale Malabsorption, nicht näher bezeichnet**

K91.- **Krankheiten des Verdauungssystems nach medizinischen Maßnahmen, anderenorts nicht klassifiziert**
Exkl.: Durch Strahleneinwirkung bedingte:
• Gastroenteritis (K52.0)
• Kolitis (K52.0)
• Proktitis (K62.7)
Ulcus pepticum jejuni (K28.-)

K91.0 **Erbrechen nach gastrointestinalem chirurgischem Eingriff**

K91.1 **Syndrome des operierten Magens**
Dumping-Syndrom
Postgastrektomie-Syndrom
Postvagotomie-Syndrom

K91.2 **Malabsorption nach chirurgischem Eingriff, anderenorts nicht klassifiziert**
Syndrom der blinden Schlinge nach chirurgischem Eingriff

Exkl.: Malabsorption:
• Osteomalazie bei Erwachsenen (M83.2-)
• Osteoporose nach chirurgischem Eingriff (M81.3-)

K91.3 **Postoperativer Darmverschluss**

K91.4 **Funktionsstörung nach Kolostomie oder Enterostomie**

K91.5 **Postcholezystektomie-Syndrom**

K91.8- **Sonstige Krankheiten des Verdauungssystems nach medizinischen Maßnahmen, anderenorts nicht klassifiziert**

K91.80 Generalisierte Mukositis bei Immunkompromittierung

K91.81 Insuffizienzen von Anastomosen und Nähten nach Operationen an Gallenblase und Gallenwegen

K91.82 Insuffizienzen von Anastomosen und Nähten nach Operationen am Pankreas

K91.83 Insuffizienzen von Anastomosen und Nähten nach Operationen am sonstigen Verdauungstrakt
Insuffizienzen von Anastomosen und Nähten nach Operationen an:
• Anus
• Darm
• Magen
• Ösophagus
• Rektum

K91.88 Sonstige Krankheiten des Verdauungssystems nach medizinischen Maßnahmen, anderenorts nicht klassifiziert

K91.9 **Krankheit des Verdauungssystems nach medizinischen Maßnahmen, nicht näher bezeichnet**

K92.- **Sonstige Krankheiten des Verdauungssystems**
Exkl.: Gastrointestinale Blutung beim Neugeborenen (P54.0-P54.3)

K92.0 **Hämatemesis**

K92.1 **Meläna**
Exkl.: Okkultes Blut im Stuhl (R19.5)

K92.2 **Gastrointestinale Blutung, nicht näher bezeichnet**
Blutung:
• Darm o.n.A.
• Magen o.n.A.

Exkl.: Akute hämorrhagische Gastritis (K29.0)
Hämorrhagie von Anus und Rektum (K62.5)
Mit Ulcus pepticum (K25-K28)

K92.8 **Sonstige näher bezeichnete Krankheiten des Verdauungssystems**

K92.9 **Krankheit des Verdauungssystems, nicht näher bezeichnet**

K93.-* **Krankheiten sonstiger Verdauungsorgane bei anderenorts klassifizierten Krankheiten**

K93.0* **Tuberkulose des Darmes, des Peritoneums und der Mesenteriallymphknoten (A18.3†)**
Exkl.: Tuberkulöse Peritonitis (K67.3*)

K93.1* **Megakolon bei Chagas-Krankheit (B57.3†)**

K93.2-* **Beteiligung des Verdauungstraktes bei der akuten Graft-versus-Host-Krankheit**

K93.21* Stadium 1 der akuten Verdauungstrakt-Graft-versus-Host-Krankheit (T86.01†)

K93.22* Stadium 2 der akuten Verdauungstrakt-Graft-versus-Host-Krankheit (T86.02†)

K93.23* Stadium 3 der akuten Verdauungstrakt-Graft-versus-Host-Krankheit (T86.02†)

K93.24* Stadium 4 der akuten Verdauungstrakt-Graft-versus-Host-Krankheit (T86.02†)

K93.3-* **Beteiligung des Verdauungstraktes bei der chronischen Graft-versus-Host-Krankheit**

K93.31* Stadium 1 der chronischen Verdauungstrakt-Graft-versus-Host-Krankheit (T86.05†, T86.06†)

K93.32* Stadium 2 der chronischen Verdauungstrakt-Graft-versus-Host-Krankheit (T86.06†)

K93.33* Stadium 3 der chronischen Verdauungstrakt-Graft-versus-Host-Krankheit (T86.07†)

K93.4-* **Beteiligung der Mundschleimhaut bei der chronischen Graft-versus-Host-Krankheit**

K93.41* Stadium 1 der chronischen Mundschleimhaut-Graft-versus-Host-Krankheit (T86.05†, T86.06†)

K93.42* Stadium 2 der chronischen Mundschleimhaut-Graft-versus-Host-Krankheit (T86.06†)

K93.43* Stadium 3 der chronischen Mundschleimhaut-Graft-versus-Host-Krankheit (T86.07†)

K93.8* **Krankheiten sonstiger näher bezeichneter Verdauungsorgane bei anderenorts klassifizierten Krankheiten**

Kapitel XII:

Krankheiten der Haut und der Unterhaut (L00 - L99)

Exkl.: Angeborene Fehlbildungen, Deformitäten und Chromosomenanomalien (Q00-Q99)
Bestimmte infektiöse und parasitäre Krankheiten (A00-B99)
Bestimmte Zustände, die ihren Ursprung in der Perinatalperiode haben (P00-P96)
Endokrine, Ernährungs- und Stoffwechselkrankheiten (E00-E90)
Komplikationen der Schwangerschaft, der Geburt und des Wochenbettes (O00-O99)
Lipomelanotische Retikulose (I89.8)
Neubildungen (C00-D48)
Symptome und abnorme klinische und Laborbefunde, die anderenorts nicht klassifiziert sind (R00-R99)
Systemkrankheiten des Bindegewebes (M30-M36)
Verletzungen, Vergiftungen und bestimmte andere Folgen äußerer Ursachen (S00-T98)

Dieses Kapitel gliedert sich in folgende Gruppen:

L00-L08	Infektionen der Haut und der Unterhaut
L10-L14	Bullöse Dermatosen
L20-L30	Dermatitis und Ekzem
L40-L45	Papulosquamöse Hautkrankheiten
L50-L54	Urtikaria und Erythem
L55-L59	Krankheiten der Haut und der Unterhaut durch Strahleneinwirkung
L60-L75	Krankheiten der Hautanhangsgebilde
L80-L99	Sonstige Krankheiten der Haut und der Unterhaut

Dieses Kapitel enthält die folgende(n) Sternschlüsselnummer(n)

L14*	Bullöse Dermatosen bei anderenorts klassifizierten Krankheiten
L45*	Papulosquamöse Hautkrankheiten bei anderenorts klassifizierten Krankheiten
L54.-*	Erythem bei anderenorts klassifizierten Krankheiten
L62.-*	Krankheiten der Nägel bei anderenorts klassifizierten Krankheiten
L86*	Keratom bei anderenorts klassifizierten Krankheiten
L99.-*	Sonstige Krankheiten der Haut und der Unterhaut bei anderenorts klassifizierten Krankheiten

Dieses Kapitel enthält die folgende(n) Ausrufezeichenschlüsselnummer(n)

L40.7-!	Schweregrad der Psoriasis

Infektionen der Haut und der Unterhaut
(L00-L08)

Soll der Infektionserreger angegeben werden, ist eine zusätzliche Schlüsselnummer (B95-B98) zu benutzen.

Exkl.: Angulus infectiosus oris (durch):
- Kandidose (B37.-)
- Riboflavinmangel (E53.0)
- o.n.A. (K13.0)
Granuloma pediculatum (L98.0)
Hordeolum (H00.0)
Infektiöse Dermatitis (L30.3)
Lokale Infektionen der Haut, die in Kapitel I klassifiziert sind, wie z.B.:
- Erysipel (A46)
- Erysipeloid (A26.-)
- Infektion durch Herpesviren [Herpes simplex] (B00.-)
- Infektion durch Herpesviren [Herpes simplex] im Anogenitalbereich (A60.-)
- Molluscum contagiosum (B08.1)
- Mykosen (B35-B49)
- Pedikulose, Akarinose und sonstiger Parasitenbefall der Haut (B85-B89)
- Virale Warzen (B07)
Pannikulitis:
- Lupus erythematodes (L93.2)
- Nacken- und Rücken- (M54.0-)
- rezidivierend [Pfeifer-Weber-Christian-Krankheit] (M35.6)
- o.n.A. (M79.3-)
Zoster (B02.-)

L00.- **Staphylococcal scalded skin syndrome [SSS-Syndrom]**
    Inkl.: Dermatitis exfoliativa neonatorum [Ritter (-von-Rittershain)]
           Pemphigus acutus neonatorum
           Staphylogenes Lyell-Syndrom

    Exkl.: Toxische epidermale Nekrolyse [Lyell-Syndrom] (L51.2-)

L00.0 **Befall von weniger als 30 % der Körperoberfläche**
Staphylococcal scalded skin syndrome [SSS-Syndrom] o.n.A.

L00.1 **Befall von 30 % der Körperoberfläche und mehr**
Schleimhautbefall

L01.- **Impetigo**
    Exkl.: Impetigo herpetiformis (L40.1)
           Pemphigus acutus neonatorum (L00.-)

L01.0 **Impetigo contagiosa [jeder Erreger] [jede Lokalisation]**
Folliculitis superficialis [Bockhart]

L01.1 **Sekundäre Impetiginisation anderer Dermatosen**

L02.- **Hautabszess, Furunkel und Karbunkel**
    Inkl.: Eiterbeule
           Furunkulose

    Exkl.: Anal- und Rektalregion (K61.-)
           Männliche Genitalorgane (äußere) (N48.2, N49.-)
           Weibliche Genitalorgane (äußere) (N76.4)

L02.0   **Hautabszess, Furunkel und Karbunkel im Gesicht**
Exkl.: Augenlid (H00.0)
Kopf [jeder Teil, ausgenommen Gesicht] (L02.8)
Mund (K12.2-)
Nase (J34.0)
Ohr, äußeres (H60.0)
Orbita (H05.0)
Submandibulär (K12.21-K12.22)
Tränendrüse (H04.0)
Tränenwege (H04.3)

L02.1   **Hautabszess, Furunkel und Karbunkel am Hals**

L02.2   **Hautabszess, Furunkel und Karbunkel am Rumpf**
Bauchdecke
Brustwand
Damm
Leistenbeuge
Nabel
Rücken [jeder Teil, ausgenommen Gesäß]

Exkl.: Hüfte (L02.4)
Mamma (N61)
Omphalitis beim Neugeborenen (P38)

L02.3   **Hautabszess, Furunkel und Karbunkel am Gesäß**
Glutäalregion

Exkl.: Pilonidalzyste mit Abszess (L05.0)

L02.4   **Hautabszess, Furunkel und Karbunkel an Extremitäten**
Achselhöhle
Hüfte
Schulter

L02.8   **Hautabszess, Furunkel und Karbunkel an sonstigen Lokalisationen**
Behaarte Kopfhaut
Kopf [jeder Teil, ausgenommen Gesicht]

L02.9   **Hautabszess, Furunkel und Karbunkel, nicht näher bezeichnet**
Furunkulose o.n.A.

L03.-   **Phlegmone**
Inkl.: Akute Lymphangitis

Exkl.: Akute febrile neutrophile Dermatose [Sweet-Syndrom] (L98.2)
Eosinophile Zellulitis [Wells-Syndrom] (L98.3)
Lymphangitis (chronisch) (subakut) (I89.1)
Phlegmone:
• äußere männliche Genitalorgane (N48.2, N49.-)
• äußere weibliche Genitalorgane (N76.4)
• äußerer Gehörgang (H60.1)
• Anal- und Rektalregion (K61.-)
• Augenlid (H00.0)
• Mund (K12.20)
• Nase (J34.0)
• Tränenapparat (H04.3)

L03.0-   **Phlegmone an Fingern und Zehen**
Infektion des Nagels
Onychie
Paronychie
Perionychie

L03.01   Phlegmone an Fingern

L03.02   Phlegmone an Zehen

L03.1- **Phlegmone an sonstigen Teilen der Extremitäten**

L03.10 Phlegmone an der oberen Extremität
Achselhöhle
Hand o.n.A.
Handgelenk
Oberarm
Schulter
Unterarm

Exkl.: Finger (L03.01)

L03.11 Phlegmone an der unteren Extremität
Fuß o.n.A.
Hüfte
Knöchelregion
Oberschenkel
Unterschenkel

Exkl.: Zehe (L03.02)

L03.2 **Phlegmone im Gesicht**

L03.3 **Phlegmone am Rumpf**
Bauchdecke
Brustwand
Damm
Leistenbeuge
Nabel
Rücken [jeder Teil]

Exkl.: Omphalitis beim Neugeborenen (P38)

L03.8 **Phlegmone an sonstigen Lokalisationen**
Behaarte Kopfhaut
Kopf [jeder Teil, ausgenommen Gesicht]

L03.9 **Phlegmone, nicht näher bezeichnet**

L04.- **Akute Lymphadenitis**
Inkl.: Abszess (akut)
Lymphadenitis, akut │ jeder Lymphknoten, ausgenommen mesenterial

Exkl.: Generalisierte Lymphadenopathie infolge HIV-Krankheit (B23.8)
Lymphadenitis:
• chronisch oder subakut, ausgenommen mesenterial (I88.1)
• mesenterial, unspezifisch (I88.0)
• o.n.A. (I88.9)
Lymphknotenvergrößerung (R59.-)

L04.0 **Akute Lymphadenitis an Gesicht, Kopf und Hals**

L04.1 **Akute Lymphadenitis am Rumpf**

L04.2 **Akute Lymphadenitis an der oberen Extremität**
Achselhöhle
Schulter

L04.3 **Akute Lymphadenitis an der unteren Extremität**
Hüfte

L04.8 **Akute Lymphadenitis an sonstigen Lokalisationen**

L04.9 **Akute Lymphadenitis, nicht näher bezeichnet**

L05.- **Pilonidalzyste**
Inkl.: Pilonidalfistel oder Pilonidalsinus
Sinus sacralis dermalis
Steißbeinfistel oder Steißbeinzyste

L05.0 **Pilonidalzyste mit Abszess**

L05.9 **Pilonidalzyste ohne Abszess**
Pilonidalzyste o.n.A.

L08.-   **Sonstige lokale Infektionen der Haut und der Unterhaut**

L08.0   **Pyodermie**
Dermatitis:
- gangraenosa
- purulenta
- septica
- suppurativa

Exkl.: Pyoderma gangraenosum (L88)

L08.1   **Erythrasma**

L08.8   **Sonstige näher bezeichnete lokale Infektionen der Haut und der Unterhaut**

L08.9   **Lokale Infektion der Haut und der Unterhaut, nicht näher bezeichnet**

Bullöse Dermatosen
(L10-L14)

Exkl.: Pemphigus (chronicus benignus) familiaris [Hailey-Hailey] (Q82.8)
Staphylococcal scalded skin syndrome [SSS-Syndrom] (L00.-)
Toxische epidermale Nekrolyse [Lyell-Syndrom] (L51.2-)

L10.-   **Pemphiguskrankheiten**
Exkl.: Pemphigus acutus neonatorum (L00.-)

L10.0   **Pemphigus vulgaris**

L10.1   **Pemphigus vegetans**

L10.2   **Pemphigus foliaceus**

L10.3   **Brasilianischer Pemphigus [fogo selvagem]**

L10.4   **Pemphigus erythematosus**
Senear-Usher-Syndrom

L10.5   **Arzneimittelinduzierter Pemphigus**
Soll die Substanz angegeben werden, ist eine zusätzliche Schlüsselnummer (Kapitel XX) zu benutzen.

L10.8   **Sonstige Pemphiguskrankheiten**

L10.9   **Pemphiguskrankheit, nicht näher bezeichnet**

L11.-   **Sonstige akantholytische Dermatosen**

L11.0   **Erworbene Keratosis follicularis**
Exkl.: Dyskeratosis follicularis vegetans (angeboren) [Darier] (Q82.8)

L11.1   **Transitorische akantholytische Dermatose [Grover]**

L11.8   **Sonstige näher bezeichnete akantholytische Dermatosen**

L11.9   **Akantholytische Dermatose, nicht näher bezeichnet**

L12.-   **Pemphigoidkrankheiten**
Exkl.: Herpes gestationis (O26.4)
Impetigo herpetiformis (L40.1)

L12.0   **Bullöses Pemphigoid**

L12.1   **Vernarbendes Pemphigoid**
Benignes Schleimhautpemphigoid

L12.2   **Chronisch-bullöse Dermatose des Kindesalters**

L12.3   **Erworbene Epidermolysis bullosa**
Exkl.: Epidermolysis bullosa (angeboren) (Q81.-)

L12.8   **Sonstige Pemphigoidkrankheiten**

L12.9   **Pemphigoidkrankheit, nicht näher bezeichnet**

L13.-   **Sonstige bullöse Dermatosen**

L13.0   **Dermatitis herpetiformis [Duhring]**

L13.1   **Pustulosis subcornealis [Sneddon-Wilkinson]**

L13.8   **Sonstige näher bezeichnete bullöse Dermatosen**

L13.9   **Bullöse Dermatose, nicht näher bezeichnet**

L14*   **Bullöse Dermatosen bei anderenorts klassifizierten Krankheiten**

Dermatitis und Ekzem
(L20-L30)

Hinw.: In diesem Abschnitt sind die Begriffe Dermatitis und Ekzem gleichbedeutend und austauschbar zu benutzen.

Exkl.: Chronische Granulomatose (im Kindesalter) (D71)
Dermatitis:
• factitia (L98.1)
• gangraenosa (L08.0)
• herpetiformis (L13.0)
• perioral (L71.0)
• Stauungs- (I83.1-I83.2)
• ulcerosa (L88)
Krankheiten der Haut und der Unterhaut durch Strahleneinwirkung (L55-L59)
Xerodermie (L85.3)

L20.-   **Atopisches [endogenes] Ekzem**
            Exkl.: Neurodermitis chronica circumscripta (L28.0)

L20.0   **Prurigo Besnier**

L20.8   **Sonstiges atopisches [endogenes] Ekzem**
            Ekzem der Säuglinge und Kinder (akut) (chronisch)
            Ekzem, intrinsisch (allergisch)
            Ekzema flexurarum, anderenorts nicht klassifiziert
            Milchschorf, endogen
            Neurodermitis:
            • atopica
            • diffusa

L20.9   **Atopisches [endogenes] Ekzem, nicht näher bezeichnet**

L21.-   **Seborrhoisches Ekzem**
            Inkl.: Seborrhoische Dermatitis

            Exkl.: Infektiöse Dermatitis (L30.3)

L21.0   **Seborrhoea capitis**
            Milchschorf, seborrhoisch

L21.1   **Seborrhoisches Ekzem der Kinder**

L21.8   **Sonstiges seborrhoisches Ekzem**

L21.9   **Seborrhoisches Ekzem, nicht näher bezeichnet**

L22   **Windeldermatitis**
            Inkl.: Psoriasiforme Windeldermatitis
            Windel-:
            • Ausschlag
            • Erythem

L23.- **Allergische Kontaktdermatitis**
Inkl.: Allergisches Kontaktekzem

Exkl.: Allergie o.n.A. (T78.4)
Dermatitis, Ekzem:
• Augenlid (H01.1)
• durch oral, enteral oder parenteral aufgenommene Substanzen (L27.-)
• Kontakt- o.n.A. (L25.9)
• Kontakt-, toxisch (L24.-)
• perioral (L71.0)
• Windel- (L22)
• o.n.A. (L30.9)
Ekzem am äußeren Ohr (H60.5)
Krankheiten der Haut und der Unterhaut durch Strahleneinwirkung (L55-L59)

L23.0 **Allergische Kontaktdermatitis durch Metalle**
Chrom
Nickel

L23.1 **Allergische Kontaktdermatitis durch Klebstoffe**

L23.2 **Allergische Kontaktdermatitis durch Kosmetika**

L23.3 **Allergische Kontaktdermatitis durch Drogen oder Arzneimittel bei Hautkontakt**
Soll die Substanz angegeben werden, ist eine zusätzliche Schlüsselnummer (Kapitel XX) zu benutzen.

Exkl.: Allergische Reaktion o.n.A. durch Drogen oder Arzneimittel (T88.7)
Dermatitis durch eingenommene Drogen oder Arzneimittel (L27.0-L27.1)

L23.4 **Allergische Kontaktdermatitis durch Farbstoffe**

L23.5 **Allergische Kontaktdermatitis durch sonstige chemische Produkte**
Gummi
Insektizid
Kunststoff
Zement

L23.6 **Allergische Kontaktdermatitis durch Nahrungsmittel bei Hautkontakt**
Exkl.: Dermatitis durch aufgenommene Nahrungsmittel (L27.2)

L23.7 **Allergische Kontaktdermatitis durch Pflanzen, ausgenommen Nahrungsmittel**

L23.8 **Allergische Kontaktdermatitis durch sonstige Agenzien**

L23.9 **Allergische Kontaktdermatitis, nicht näher bezeichnete Ursache**
Allergisches Kontaktekzem o.n.A.

L24.- **Toxische Kontaktdermatitis**
Inkl.: Nichtallergische Kontaktdermatitis
Toxisches (irritatives) Kontaktekzem

Exkl.: Allergie o.n.A. (T78.4)
Dermatitis, Ekzem:
• allergische Kontakt- (L23.-)
• Augenlid (H01.1)
• durch oral, enteral oder parenteral aufgenommene Substanzen (L27.-)
• Kontakt- o.n.A. (L25.9)
• perioral (L71.0)
• Windel- (L22)
• o.n.A. (L30.9)
Ekzem am äußeren Ohr (H60.5)
Krankheiten der Haut und der Unterhaut durch Strahleneinwirkung (L55-L59)

L24.0 **Toxische Kontaktdermatitis durch Detergenzien**

L24.1 **Toxische Kontaktdermatitis durch Öle und Fette**

L24.2   **Toxische Kontaktdermatitis durch Lösungsmittel**
Lösungsmittel:
- Chlorverbindung
- Cyclohexan
- Ester
- Glykol
- Keton
- Kohlenwasserstoff

L24.3   **Toxische Kontaktdermatitis durch Kosmetika**

L24.4   **Toxische Kontaktdermatitis durch Drogen oder Arzneimittel bei Hautkontakt**
Soll die Substanz angegeben werden, ist eine zusätzliche Schlüsselnummer (Kapitel XX) zu benutzen.

Exkl.: Allergische Reaktion o.n.A. durch Drogen oder Arzneimittel (T88.7)
Dermatitis durch eingenommene Drogen oder Arzneimittel (L27.0-L27.1)

L24.5   **Toxische Kontaktdermatitis durch sonstige chemische Produkte**
Insektizid
Zement

L24.6   **Toxische Kontaktdermatitis durch Nahrungsmittel bei Hautkontakt**
Exkl.: Dermatitis durch aufgenommene Nahrungsmittel (L27.2)

L24.7   **Toxische Kontaktdermatitis durch Pflanzen, ausgenommen Nahrungsmittel**

L24.8   **Toxische Kontaktdermatitis durch sonstige Agenzien**
Farbstoffe

L24.9   **Toxische Kontaktdermatitis, nicht näher bezeichnete Ursache**
Toxisches Kontaktekzem o.n.A.

L25.-   **Nicht näher bezeichnete Kontaktdermatitis**
Inkl.:   Nicht näher bezeichnetes Kontaktekzem

Exkl.: Allergie o.n.A. (T78.4)
Dermatitis:
- allergische Kontakt- (L23.-)
- Augenlid (H01.1)
- durch oral, enteral oder parenteral aufgenommene Substanzen (L27.-)
- perioral (L71.0)
- Kontakt-, toxisch (L24.-)
- o.n.A. (L30.9)
Ekzem am äußeren Ohr (H60.5)
Krankheiten der Haut und der Unterhaut durch Strahleneinwirkung (L55-L59)

L25.0   **Nicht näher bezeichnete Kontaktdermatitis durch Kosmetika**

L25.1   **Nicht näher bezeichnete Kontaktdermatitis durch Drogen oder Arzneimittel bei Hautkontakt**
Soll die Substanz angegeben werden, ist eine zusätzliche Schlüsselnummer (Kapitel XX) zu benutzen

Exkl.: Allergische Reaktion o.n.A. durch Drogen oder Arzneimittel (T88.7)
Dermatitis durch eingenommene Drogen oder Arzneimittel (L27.0-L27.1)

L25.2   **Nicht näher bezeichnete Kontaktdermatitis durch Farbstoffe**

L25.3   **Nicht näher bezeichnete Kontaktdermatitis durch sonstige chemische Produkte**
Insektizid
Zement

L25.4   **Nicht näher bezeichnete Kontaktdermatitis durch Nahrungsmittel bei Hautkontakt**
Exkl.: Dermatitis durch aufgenommene Nahrungsmittel (L27.2)

L25.5   **Nicht näher bezeichnete Kontaktdermatitis durch Pflanzen, ausgenommen Nahrungsmittel**

L25.8   **Nicht näher bezeichnete Kontaktdermatitis durch sonstige Agenzien**

L25.9   **Nicht näher bezeichnete Kontaktdermatitis, nicht näher bezeichnete Ursache**
Kontakt-:
- Dermatitis (berufsbedingt) o.n.A.
- Ekzem (berufsbedingt) o.n.A.

L26   **Exfoliative Dermatitis**
Inkl.: Pityriasis rubra [Hebra]
Exkl.: Dermatitis exfoliativa neonatorum [Ritter (-von-Rittershain)] (L00.-)

L27.-   **Dermatitis durch oral, enteral oder parenteral aufgenommene Substanzen**
Exkl.: Allergie o.n.A. (T78.4)
Kontaktdermatitis (L23-L25)
Nahrungsmittelunverträglichkeit, ausgenommen Dermatitis (T78.0-T78.1)
Photoallergische Reaktion auf Drogen oder Arzneimittel (L56.1)
Phototoxische Reaktion auf Drogen oder Arzneimittel (L56.0)
Unerwünschte Nebenwirkung o.n.A. von Drogen oder Arzneimitteln (T88.7)
Urtikaria (L50.-)

L27.0   **Generalisierte Hauteruption durch Drogen oder Arzneimittel**
Soll die Substanz angegeben werden, ist eine zusätzliche Schlüsselnummer (Kapitel XX) zu benutzen.

L27.1   **Lokalisierte Hauteruption durch Drogen oder Arzneimittel**
Soll die Substanz angegeben werden, ist eine zusätzliche Schlüsselnummer (Kapitel XX) zu benutzen.

L27.2   **Dermatitis durch aufgenommene Nahrungsmittel**
Exkl.: Dermatitis durch Nahrungsmittel bei Hautkontakt (L23.6, L24.6, L25.4)

L27.8   **Dermatitis durch sonstige oral, enteral oder parenteral aufgenommene Substanzen**

L27.9   **Dermatitis durch nicht näher bezeichnete oral, enteral oder parenteral aufgenommene Substanz**

L28.-   **Lichen simplex chronicus und Prurigo**

L28.0   **Lichen simplex chronicus [Vidal]**
Lichen o.n.A.
Neurodermitis chronica circumscripta

L28.1   **Prurigo nodularis**

L28.2   **Sonstige Prurigo**
Prurigo:
• Hebra
• mitis
• o.n.A.
Urticaria papulosa

L29.-   **Pruritus**
Exkl.: Neurotische Exkoriation (L98.1)
Psychogener Pruritus (F45.8)

L29.0   **Pruritus ani**

L29.1   **Pruritus scrotalis**

L29.2   **Pruritus vulvae**

L29.3   **Pruritus anogenitalis, nicht näher bezeichnet**

L29.8   **Sonstiger Pruritus**

L29.9   **Pruritus, nicht näher bezeichnet**
Juckreiz o.n.A.

L30.-   **Sonstige Dermatitis**
Exkl.: Kleinfleckige Parapsoriasis en plaques (L41.3)
Kontaktdermatitis (L23-L25)
Stauungsdermatitis (I83.1-I83.2)
Xerodermie (L85.3)

L30.0   **Nummuläres Ekzem**

L30.1   **Dyshidrosis [Pompholyx]**

L30.2   **Autosensibilisierung der Haut [Id-Reaktion]**
Candida-Mykid [Levurid]
Dermatophytid
Ekzematid

L30.3   **Ekzematoide Dermatitis**
Infektiöse Dermatitis
Superinfiziertes Ekzem

L30.4   **Intertriginöses Ekzem**

L30.5   **Pityriasis alba faciei**

L30.8   **Sonstige näher bezeichnete Dermatitis**

L30.9   **Dermatitis, nicht näher bezeichnet**
Ekzem o.n.A.

Papulosquamöse Hautkrankheiten (L40-L45)

L40.-   **Psoriasis**
Soll das Vorliegen einer mittelschweren oder schweren Psoriasis angegeben werden, ist bei den Schlüsselnummern L40.0, L40.4 und L40.8 eine zusätzliche Schlüsselnummer L40.70! zu benutzen.

L40.0   **Psoriasis vulgaris**
Psoriasis nummularis

L40.1   **Generalisierte Psoriasis pustulosa**
Impetigo herpetiformis
Psoriasis pustulosa, Typ Zumbusch

L40.2   **Akrodermatitis continua suppurativa [Hallopeau]**

L40.3   **Psoriasis pustulosa palmoplantaris**

L40.4   **Psoriasis guttata**

L40.5†   **Psoriasis-Arthropathie (M07.0-M07.3*, M09.0-*)**

L40.7-!   **Schweregrad der Psoriasis**

L40.70!   Mittelschwere bis schwere Psoriasis
Body Surface Area [BSA] >10 und Dermatologischer Lebensqualitäts-Index [DLQI] >10
Psoriasis Area and Severity Index [PASI] >10 und Dermatologischer Lebensqualitäts-Index [DLQI] >10

L40.8   **Sonstige Psoriasis**
Psoriasis inversa

L40.9   **Psoriasis, nicht näher bezeichnet**

L41.-   **Parapsoriasis**
Exkl.: Poikilodermia atrophicans vascularis [Jacobi] (L94.5)

L41.0   **Pityriasis lichenoides et varioliformis acuta [Mucha-Habermann]**

L41.1   **Parapsoriasis guttata**

L41.3   **Kleinfleckige Parapsoriasis en plaques**

L41.4   **Großfleckige Parapsoriasis en plaques**

L41.5   **Parapsoriasis mit Poikilodermie**

L41.8   **Sonstige Parapsoriasis**

L41.9   **Parapsoriasis, nicht näher bezeichnet**

L42   **Pityriasis rosea**

L43.- **Lichen ruber planus**
Exkl.: Lichen pilaris (L66.1)

L43.0 **Lichen ruber hypertrophicus**

L43.1 **Lichen ruber pemphigoides**

L43.2 **Lichenoide Arzneimittelreaktion**
Soll die Substanz angegeben werden, ist eine zusätzliche Schlüsselnummer (Kapitel XX) zu benutzen.

L43.3 **Subakuter Lichen ruber planus (aktiv)**
Lichen planus tropicus

L43.8 **Sonstiger Lichen ruber planus**

L43.9 **Lichen ruber planus, nicht näher bezeichnet**

L44.- **Sonstige papulosquamöse Hautkrankheiten**

L44.0 **Pityriasis rubra pilaris**

L44.1 **Lichen nitidus**

L44.2 **Lichen striatus**

L44.3 **Lichen ruber moniliformis**

L44.4 **Infantile papulöse Akrodermatitis [Gianotti-Crosti-Syndrom]**

L44.8 **Sonstige näher bezeichnete papulosquamöse Hautkrankheiten**

L44.9 **Papulosquamöse Hautkrankheit, nicht näher bezeichnet**

L45* **Papulosquamöse Hautkrankheiten bei anderenorts klassifizierten Krankheiten**

Urtikaria und Erythem (L50-L54)

Exkl.: Lyme-Krankheit (A69.2)
Rosazea (L71.-)

L50.- **Urtikaria**
Exkl.: Allergische Kontaktdermatitis (L23.-)
Angioneurotisches Ödem (T78.3)
Hereditäres Angioödem (D84.1)
Quincke-Ödem (T78.3)
Serumurtikaria (T80.6)
Urticaria:
• gigantea (T78.3)
• neonatorum (P83.8)
• papulosa (L28.2)
• pigmentosa (Q82.2)
• solaris (L56.3)

L50.0 **Allergische Urtikaria**

L50.1 **Idiopathische Urtikaria**

L50.2 **Urtikaria durch Kälte oder Wärme**

L50.3 **Urticaria factitia**
Urtikarieller Dermographismus

L50.4 **Urticaria mechanica**

L50.5 **Cholinergische Urtikaria**

L50.6 **Kontakturtikaria**

L50.8   **Sonstige Urtikaria**
Urtikaria:
• chronisch
• rezidivierend, periodisch

L50.9   **Urtikaria, nicht näher bezeichnet**

L51.-   **Erythema exsudativum multiforme**

L51.0   **Nichtbullöses Erythema exsudativum multiforme**

L51.1   **Bullöses Erythema exsudativum multiforme**
Stevens-Johnson-Syndrom

L51.2-   **Toxische epidermale Nekrolyse [Lyell-Syndrom]**

L51.20   Befall von weniger als 30 % der Körperoberfläche
Toxische epidermale Nekrolyse [Lyell-Syndrom] o.n.A.

L51.21   Befall von 30 % der Körperoberfläche und mehr
Schleimhautbefall

L51.8   **Sonstiges Erythema exsudativum multiforme**

L51.9   **Erythema exsudativum multiforme, nicht näher bezeichnet**

L52   **Erythema nodosum**

L53.-   **Sonstige erythematöse Krankheiten**
Exkl.: Erythema:
• ab igne (L59.0)
• durch äußere Agenzien bei Hautkontakt (L23-L25)
• intertrigo (L30.4)

L53.0   **Erythema toxicum**
Soll das exogene Agens angegeben werden, ist eine zusätzliche Schlüsselnummer (Kapitel XX) zu benutzen.
Exkl.: Erythema toxicum beim Neugeborenen (P83.1)

L53.1   **Erythema anulare centrifugum**

L53.2   **Erythema marginatum**

L53.3   **Sonstiges figuriertes chronisches Erythem**

L53.8   **Sonstige näher bezeichnete erythematöse Krankheiten**

L53.9   **Erythematöse Krankheit, nicht näher bezeichnet**
Erythem o.n.A.
Erythrodermie o.n.A.

L54.-*   **Erythem bei anderenorts klassifizierten Krankheiten**

L54.0*   **Erythema marginatum bei akutem rheumatischem Fieber (I00†)**

L54.8*   **Erythem bei sonstigen anderenorts klassifizierten Krankheiten**

Krankheiten der Haut und der Unterhaut durch Strahleneinwirkung (L55-L59)

L55.-   **Dermatitis solaris acuta**
Inkl.: Sonnenbrand

L55.0   **Dermatitis solaris acuta 1. Grades**

L55.1   **Dermatitis solaris acuta 2. Grades**

L55.2   **Dermatitis solaris acuta 3. Grades**

L55.8   **Sonstige Dermatitis solaris acuta**

L55.9   **Dermatitis solaris acuta, nicht näher bezeichnet**

L56.- **Sonstige akute Hautveränderungen durch Ultraviolettstrahlen**

L56.0 **Phototoxische Reaktion auf Arzneimittel**
Soll die Substanz angegeben werden, ist eine zusätzliche Schlüsselnummer (Kapitel XX) zu benutzen.

L56.1 **Photoallergische Reaktion auf Arzneimittel**
Soll die Substanz angegeben werden, ist eine zusätzliche Schlüsselnummer (Kapitel XX) zu benutzen.

L56.2 **Phototoxische Kontaktdermatitis**
Berloque-Dermatitis

L56.3 **Urticaria solaris**

L56.4 **Polymorphe Lichtdermatose**

L56.8 **Sonstige näher bezeichnete akute Hautveränderungen durch Ultraviolettstrahlen**

L56.9 **Akute Hautveränderung durch Ultraviolettstrahlen, nicht näher bezeichnet**

L57.- **Hautveränderungen durch chronische Exposition gegenüber nichtionisierender Strahlung**

L57.0 **Aktinische Keratose**
Keratose o.n.A.
Keratosis senilis
Keratosis solaris

L57.1 **Aktinisches Retikuloid**

L57.2 **Cutis rhomboidalis nuchae**

L57.3 **Poikilodermia reticularis [Civatte]**

L57.4 **Cutis laxa senilis**
Aktinische Elastose, senil
Elastosis senilis

L57.5 **Strahlengranulom**

L57.8 **Sonstige Hautveränderungen durch chronische Exposition gegenüber nichtionisierender Strahlung**
Landmannshaut
Seemannshaut
Sonnendermatitis durch chronische Lichtexposition

L57.9 **Hautveränderung durch chronische Exposition gegenüber nichtionisierender Strahlung, nicht näher bezeichnet**

L58.- **Radiodermatitis**

L58.0 **Akute Radiodermatitis**

L58.1 **Chronische Radiodermatitis**

L58.9 **Radiodermatitis, nicht näher bezeichnet**

L59.- **Sonstige Krankheiten der Haut und der Unterhaut durch Strahleneinwirkung**

L59.0 **Erythema ab igne**
Chronischer Wärmeschaden

L59.8 **Sonstige näher bezeichnete Krankheiten der Haut und der Unterhaut durch Strahleneinwirkung**

L59.9 **Krankheit der Haut und der Unterhaut durch Strahleneinwirkung, nicht näher bezeichnet**

Krankheiten der Hautanhangsgebilde (L60-L75)

Exkl.: Angeborene Fehlbildungen des Integumentum commune (Q84.-)

L60.- **Krankheiten der Nägel**
Exkl.: Onychie und Paronychie (L03.0-)
Uhrglasnägel (R68.3)

L60.0 **Unguis incarnatus**
Eingewachsener Nagel

L60.1 **Onycholysis**

L60.2 **Onychogryposis [Onychogryphosis]**

L60.3 **Nageldystrophie**

L60.4 **Beau-Reil-Querfurchen**

L60.5 **Yellow-nail-Syndrom [Syndrom der gelben Nägel]**

L60.8 **Sonstige Krankheiten der Nägel**

L60.9 **Krankheit der Nägel, nicht näher bezeichnet**

L62.-* **Krankheiten der Nägel bei anderenorts klassifizierten Krankheiten**

L62.0* **Pachydermoperiostose mit Uhrglasnägeln (M89.4-†)**

L62.8* **Krankheiten der Nägel bei sonstigen anderenorts klassifizierten Krankheiten**

L63.- **Alopecia areata**

L63.0 **Alopecia (cranialis) totalis**

L63.1 **Alopecia universalis**

L63.2 **Ophiasis**

L63.8 **Sonstige Alopecia areata**

L63.9 **Alopecia areata, nicht näher bezeichnet**

L64.- **Alopecia androgenetica**
Inkl.: Alopezie vom männlichen Typ

L64.0 **Arzneimittelinduzierte Alopecia androgenetica**
Soll die Substanz angegeben werden, ist eine zusätzliche Schlüsselnummer (Kapitel XX) zu benutzen.

L64.8 **Sonstige Alopecia androgenetica**

L64.9 **Alopecia androgenetica, nicht näher bezeichnet**

L65.- **Sonstiger Haarausfall ohne Narbenbildung**
Soll bei Arzneimittelinduktion die Substanz angegeben werden, ist eine zusätzliche Schlüsselnummer (Kapitel XX) zu benutzen.
Exkl.: Trichotillomanie (F63.3)

L65.0 **Telogeneffluvium**

L65.1 **Anageneffluvium**

L65.2 **Alopecia mucinosa [Pinkus]**

L65.8 **Sonstiger näher bezeichneter Haarausfall ohne Narbenbildung**

L65.9 **Haarausfall ohne Narbenbildung, nicht näher bezeichnet**
Alopecia o.n.A.

L66.- **Narbige Alopezie [Haarausfall mit Narbenbildung]**

L66.0 **Pseudopelade Brocq**

L66.1 **Lichen planopilaris**
Lichen ruber follicularis

L66.2	**Folliculitis decalvans**
L66.3	**Folliculitis et Perifolliculitis capitis abscedens et suffodiens [Hoffmann]**
L66.4	**Atrophodermia vermiculata**
	Folliculitis ulerythematosa reticulata
	Ulerythema acneiforme
L66.8	**Sonstige narbige Alopezie**
L66.9	**Narbige Alopezie, nicht näher bezeichnet**

L67.- **Anomalien der Haarfarbe und des Haarschaftes**
Exkl.: Monilethrix (Q84.1)
Pili anulati (Q84.1)
Telogeneffluvium (L65.0)

L67.0 **Trichorrhexis nodosa**

L67.1 **Veränderungen der Haarfarbe**
Canities
Ergrauen (vorzeitig)
Heterochromie der Haare
Poliosis:
• circumscripta, erworben
• o.n.A.

L67.8 **Sonstige Anomalien der Haarfarbe und des Haarschaftes**
Fragilitas crinium

L67.9 **Anomalie der Haarfarbe und des Haarschaftes, nicht näher bezeichnet**

L68.- **Hypertrichose**
Inkl.: Verstärkter Haarwuchs

Exkl.: Angeborene Hypertrichose (Q84.2)
Persistierende Lanugobehaarung (Q84.2)

L68.0 **Hirsutismus**
Soll bei Arzneimittelinduktion die Substanz angegeben werden, ist eine zusätzliche Schlüsselnummer (Kapitel XX) zu benutzen.

L68.1 **Hypertrichosis lanuginosa acquisita**
Soll bei Arzneimittelinduktion die Substanz angegeben werden, ist eine zusätzliche Schlüsselnummer (Kapitel XX) zu benutzen.

L68.2 **Lokalisierte Hypertrichose**

L68.3 **Polytrichie**

L68.8 **Sonstige Hypertrichose**

L68.9 **Hypertrichose, nicht näher bezeichnet**

L70.- **Akne**
Exkl.: Aknekeloid (L73.0)

L70.0 **Acne vulgaris**

L70.1 **Acne conglobata**

L70.2 **Acne varioliformis**
Acne necroticans miliaris

L70.3 **Acne tropica**

L70.4 **Acne infantum**

L70.5 **Acné excoriée**
Acné excoriée des jeunes filles

L70.8 **Sonstige Akne**

L70.9 **Akne, nicht näher bezeichnet**

L71.- **Rosazea**

L71.0 **Periorale Dermatitis**
Soll bei Arzneimittelinduktion die Substanz angegeben werden, ist eine zusätzliche Schlüsselnummer (Kapitel XX) zu benutzen.

L71.1 **Rhinophym**

L71.8 **Sonstige Rosazea**

L71.9 **Rosazea, nicht näher bezeichnet**

L72.- **Follikuläre Zysten der Haut und der Unterhaut**

L72.0 **Epidermalzyste**

L72.1 **Trichilemmalzyste**
Atherom
Pilarzyste

L72.2 **Steatocystoma multiplex**

L72.8 **Sonstige follikuläre Zysten der Haut und der Unterhaut**

L72.9 **Follikuläre Zyste der Haut und der Unterhaut, nicht näher bezeichnet**

L73.- **Sonstige Krankheiten der Haarfollikel**

L73.0 **Aknekeloid [Folliculitis sclerotisans nuchae]**

L73.1 **Pseudofolliculitis barbae**

L73.2 **Hidradenitis suppurativa**

L73.8 **Sonstige näher bezeichnete Krankheiten der Haarfollikel**
Folliculitis barbae

L73.9 **Krankheit der Haarfollikel, nicht näher bezeichnet**

L74.- **Krankheiten der ekkrinen Schweißdrüsen**
Exkl.: Hyperhidrose (R61.-)

L74.0 **Miliaria rubra**

L74.1 **Miliaria cristallina**

L74.2 **Miliaria profunda**
Miliaria tropica

L74.3 **Miliaria, nicht näher bezeichnet**

L74.4 **Anhidrosis**
Hypohidrosis

L74.8 **Sonstige Krankheiten der ekkrinen Schweißdrüsen**

L74.9 **Krankheit der ekkrinen Schweißdrüsen, nicht näher bezeichnet**
Krankheit der Schweißdrüsen o.n.A.

L75.- **Krankheiten der apokrinen Schweißdrüsen**
Exkl.: Dyshidrosis [Pompholyx] (L30.1)
Hidradenitis suppurativa (L73.2)

L75.0 **Bromhidrosis**

L75.1 **Chromhidrosis**

L75.2 **Apokrine Miliaria**
Fox-Fordyce-Krankheit

L75.8 **Sonstige Krankheiten der apokrinen Schweißdrüsen**

L75.9 **Krankheit der apokrinen Schweißdrüsen, nicht näher bezeichnet**

Sonstige Krankheiten der Haut und der Unterhaut (L80-L99)

L80 Vitiligo

L81.- Sonstige Störungen der Hautpigmentierung
Exkl.: Muttermal o.n.A. (Q82.5)
Naevus, Nävus - siehe Alphabetisches Verzeichnis
Peutz-Jeghers-Syndrom (Q85.8)

L81.0 **Postinflammatorische Hyperpigmentierung**

L81.1 **Chloasma [Melasma]**

L81.2 **Epheliden**
Sommersprossen

L81.3 **Café-au-lait-Flecken**

L81.4 **Sonstige Melanin-Hyperpigmentierung**
Lentigo

L81.5 **Leukoderm, anderenorts nicht klassifiziert**

L81.6 **Sonstige Störungen durch verminderte Melaninbildung**

L81.7 **Pigmentpurpura**
Angioma serpiginosum
Essentielle Teleangiektasie

L81.8 **Sonstige näher bezeichnete Störungen der Hautpigmentierung**
Pigmentierung durch Eisenablagerung
Tätowierung

L81.9 **Störung der Hautpigmentierung, nicht näher bezeichnet**

L82 Seborrhoische Keratose
Inkl.: Basalzellpapillom
Dermatosis papulosa nigra
Leser-Trélat-Syndrom

L83 Acanthosis nigricans
Inkl.: Papillomatosis confluens et reticularis [Gougerot-Carteaud]

L84 Hühneraugen und Horn- (Haut-) Schwielen
Inkl.: Kallus
Klavus

L85.- Sonstige Epidermisverdickung
Exkl.: Hypertrophe Hautkrankheiten (L91.-)

L85.0 **Erworbene Ichthyosis**
Exkl.: Ichthyosis congenita (Q80.-)

L85.1 **Erworbene Keratosis palmoplantaris [Erworbenes Keratoma palmoplantare]**
Exkl.: Hereditäre Palmoplantarkeratose (Q82.8)

L85.2 **Keratosis punctata (palmoplantaris)**

L85.3 **Xerosis cutis**
Xerodermie

L85.8 **Sonstige näher bezeichnete Epidermisverdickungen**
Cornu cutaneum

L85.9 **Epidermisverdickung, nicht näher bezeichnet**

L86* Keratom bei anderenorts klassifizierten Krankheiten
Inkl.: Keratosis follicularis │ durch Vitamin-A-Mangel (E50.8†)
Xeroderma │

L87.-   **Störungen der transepidermalen Elimination**
Exkl.: Granuloma anulare (perforans) (L92.0)

L87.0   **Hyperkeratosis follicularis et parafollicularis in cutem penetrans [Kyrle]**
Hyperkeratosis follicularis penetrans

L87.1   **Reaktive perforierende Kollagenose**

L87.2   **Elastosis perforans serpiginosa**

L87.8   **Sonstige Störungen der transepidermalen Elimination**

L87.9   **Störung der transepidermalen Elimination, nicht näher bezeichnet**

L88   **Pyoderma gangraenosum**
Inkl.: Dermatitis ulcerosa
Phagedänische Pyodermie

Exkl.: Dermatitis gangraenosa (L08.0)

L89.-   **Dekubitalgeschwür und Druckzone**
Hinw.: Kann der Grad eines Dekubitalgeschwüres nicht sicher bestimmt werden, ist der niedrigere Grad zu kodieren.

Inkl.: Dekubitus
Ulkus bei medizinischer Anwendung von Gips

Exkl.: Dekubitalgeschwür (trophisch) der Cervix (uteri) (N86)

Die folgenden fünften Stellen sind bei der Kategorie L89.- zu benutzen:

0   Kopf

1   Obere Extremität

2   Dornfortsätze

3   Beckenkamm
Spina iliaca

4   Kreuzbein
Steißbein

5   Sitzbein

6   Trochanter

7   Ferse

8   Sonstige Lokalisationen der unteren Extremität

9   Sonstige und nicht näher bezeichnete Lokalisationen

L89.0-   **Dekubitus 1. Grades**
Druckzone mit nicht wegdrückbarer Rötung bei intakter Haut

L89.1-   **Dekubitus 2. Grades**
Dekubitus [Druckgeschwür] mit:
• Abschürfung
• Blase
• Teilverlust der Haut mit Einbeziehung von Epidermis und/oder Dermis
• Hautverlust o.n.A.

L89.2-   **Dekubitus 3. Grades**
Dekubitus [Druckgeschwür] mit Verlust aller Hautschichten mit Schädigung oder Nekrose des subkutanen Gewebes, die bis auf die darunterliegende Faszie reichen kann

L89.3-   **Dekubitus 4. Grades**
Dekubitus [Druckgeschwür] mit Nekrose von Muskeln, Knochen oder stützenden Strukturen (z.B. Sehnen oder Gelenkkapseln)

L89.9-   **Dekubitus, Grad nicht näher bezeichnet**
Dekubitus [Druckgeschwür] ohne Angabe eines Grades

L90.- **Atrophische Hautkrankheiten**

L90.0 **Lichen sclerosus et atrophicus**
Exkl.: Lichen sclerosus der äußeren Genitalorgane:
• Frau (N90.4)
• Mann (N48.0)

L90.1 **Anetodermie, Typ Schweninger-Buzzi**

L90.2 **Anetodermie, Typ Jadassohn-Pellizzari**

L90.3 **Atrophodermia idiopathica, Typ Pasini-Pierini**

L90.4 **Akrodermatitis chronica atrophicans**
Herxheimer-Krankheit

L90.5 **Narben und Fibrosen der Haut**
Entstellung durch Narbe
Hautnarbe
Narbe o.n.A.
Narbenverwachsung (Haut)

Exkl.: Hypertrophe Narbe (L91.0)
Narbenkeloid (L91.0)

L90.6 **Striae cutis atrophicae**

L90.8 **Sonstige atrophische Hautkrankheiten**

L90.9 **Atrophische Hautkrankheit, nicht näher bezeichnet**

L91.- **Hypertrophe Hautkrankheiten**

L91.0 **Hypertrophe Narbe**
Keloid
Narbenkeloid

Exkl.: Aknekeloid (L73.0)
Narbe o.n.A. (L90.5)

L91.8 **Sonstige hypertrophe Hautkrankheiten**

L91.9 **Hypertrophe Hautkrankheit, nicht näher bezeichnet**

L92.- **Granulomatöse Krankheiten der Haut und der Unterhaut**
Exkl.: Strahlengranulom (L57.5)

L92.0 **Granuloma anulare**
Granuloma anulare perforans

L92.1 **Nekrobiosis lipoidica, anderenorts nicht klassifiziert**
Exkl.: In Verbindung mit Diabetes mellitus (E10-E14)

L92.2 **Granuloma faciale [Granuloma eosinophilicum faciei]**

L92.3 **Fremdkörpergranulom der Haut und der Unterhaut**

L92.8 **Sonstige granulomatöse Krankheiten der Haut und der Unterhaut**

L92.9 **Granulomatöse Krankheit der Haut und der Unterhaut, nicht näher bezeichnet**

L93.- **Lupus erythematodes**
Soll bei Arzneimittelinduktion die Substanz angegeben werden, ist eine zusätzliche Schlüssel-nummer (Kapitel XX) zu benutzen.

Exkl.: Lupus:
• exedens (A18.4)
• vulgaris (A18.4)
Sklerodermie (M34.-)
Systemischer Lupus erythematodes (M32.-)

L93.0 **Diskoider Lupus erythematodes**
Lupus erythematodes o.n.A.

L93.1 **Subakuter Lupus erythematodes cutaneus**

L93.2 **Sonstiger lokalisierter Lupus erythematodes**
Lupus erythematodes profundus
Lupus-Pannikulitis

L94.- **Sonstige lokalisierte Krankheiten des Bindegewebes**
Exkl.: Systemkrankheiten des Bindegewebes (M30-M36)

L94.0 **Sclerodermia circumscripta [Morphaea]**
Lokalisierte Sklerodermie

L94.1 **Lineare oder bandförmige Sklerodermie**
Sclérodermie en coup de sabre

L94.2 **Calcinosis cutis**

L94.3 **Sklerodaktylie**

L94.4 **Gottron-Papeln**

L94.5 **Poikilodermia atrophicans vascularis [Jacobi]**

L94.6 **Ainhum**

L94.8 **Sonstige näher bezeichnete lokalisierte Krankheiten des Bindegewebes**

L94.9 **Lokalisierte Krankheit des Bindegewebes, nicht näher bezeichnet**

L95.- **Anderenorts nicht klassifizierte Vaskulitis, die auf die Haut begrenzt ist**
Exkl.: Essentielle Teleangiektasie (L81.7)
Granulomatose mit Polyangiitis (M31.3)
Hypersensitivitätsangiitis (M31.0)
Panniculitis nodularis nonsuppurativa febrilis et recidivans [Pfeifer-Weber-Christian-Krankheit] (M35.6)
Pannikulitis:
• Lupus- (L93.2)
• Nacken- und Rücken- (M54.0-)
• o.n.A. (M79.3-)
Panarteriitis nodosa (M30.0)
Purpura Schoenlein-Henoch (D69.0)
Rheumatoide Vaskulitis (M05.2-)
Serumkrankheit (T80.6)
Urtikaria (L50.-)
Wegener-Granulomatose (M31.3)

L95.0 **Livedo-Vaskulitis**
Capillaritis alba

L95.1 **Erythema elevatum et diutinum**

L95.8 **Sonstige Vaskulitis, die auf die Haut begrenzt ist**

L95.9 **Vaskulitis, die auf die Haut begrenzt ist, nicht näher bezeichnet**

L97 **Ulcus cruris, anderenorts nicht klassifiziert**
Exkl.: Dekubitalgeschwür und Druckzone (L89.-)
Gangrän (R02.-)
Hautinfektionen (L00-L08)
Spezifische Infektionen, die unter A00-B99 klassifiziert sind
Ulcus cruris arteriosum (I70.24)
Ulcus cruris durch venöse Insuffizienz (I87.21)
Ulcus cruris varicosum (I83.0, I83.2)

L98.- **Sonstige Krankheiten der Haut und der Unterhaut, anderenorts nicht klassifiziert**

L98.0 **Granuloma pediculatum [Granuloma pyogenicum]**

L98.1 **Dermatitis factitia**
Artefakte
Neurotische Exkoriation

L98.2 **Akute febrile neutrophile Dermatose [Sweet-Syndrom]**

L98.3 **Eosinophile Zellulitis [Wells-Syndrom]**

L98.4 **Chronisches Ulkus der Haut, anderenorts nicht klassifiziert**
Chronisches Ulkus der Haut o.n.A.
Ulcus tropicum o.n.A.
Ulkus der Haut o.n.A.

Exkl.: Dekubitalgeschwür und Druckzone (L89.-)
Gangrän (R02.-)
Hautinfektionen (L00-L08)
Spezifische Infektionen, die unter A00-B99 klassifiziert sind
Ulcus cruris, anderenorts nicht klassifiziert (L97)
Ulcus cruris varicosum (I83.0, I83.2)

L98.5 **Muzinose der Haut**
Fokale Muzinose
Lichen myxoedematosus
Retikuläre erythematöse Muzinose

Exkl.: Fokale orale Muzinose (K13.7)
Myxödem (E03.9)

L98.6 **Sonstige infiltrative Krankheiten der Haut und der Unterhaut**
Exkl.: Hyalinosis cutis et mucosae (E78.8)

L98.7 **Überschüssige und erschlaffte Haut und Unterhaut**
Schlaffe oder hängende Haut:
• nach Gewichtsverlust (bariatrische Chirurgie) (Diät)
• o.n.A.

Exkl.: Hautveränderungen durch chronische Exposition gegenüber nichtionisierender Strahlung
(L57.-)
Überschüssige oder erschlaffte Haut des Augenlids:
• angeboren (Q10.3)
• erworben (H02.3)

L98.8 **Sonstige näher bezeichnete Krankheiten der Haut und der Unterhaut**

L98.9 **Krankheit der Haut und der Unterhaut, nicht näher bezeichnet**

L99.-* **Sonstige Krankheiten der Haut und der Unterhaut bei anderenorts klassifizierten Krankheiten**

L99.0* **Kutane Amyloidose (E85.-†)**
Lichen amyloidosus
Makulöse Amyloidose

L99.1-* **Beteiligung der Haut bei der akuten Graft-versus-Host-Krankheit (T86.01†, T86.02†)**

L99.11* Stadium 1 der akuten Haut-Graft-versus-Host-Krankheit

L99.12* Stadium 2 der akuten Haut-Graft-versus-Host-Krankheit

L99.13* Stadium 3 der akuten Haut-Graft-versus-Host-Krankheit

L99.14* Stadium 4 der akuten Haut-Graft-versus-Host-Krankheit

L99.2-* **Beteiligung der Haut bei der chronischen Graft-versus-Host-Krankheit**

L99.21* Stadium 1 der chronischen Haut-Graft-versus-Host-Krankheit (T86.05†, T86.06†)

L99.22* Stadium 2 der chronischen Haut-Graft-versus-Host-Krankheit (T86.06†)

L99.23* Stadium 3 der chronischen Haut-Graft-versus-Host-Krankheit (T86.07†)

L99.8* **Sonstige näher bezeichnete Krankheiten der Haut und der Unterhaut bei anderenorts klassifizierten Krankheiten**
Syphilis:
• Alopezie (A51.3†)
• Leukoderm (A51.3†, A52.7†)

ICD-10-GM Version 2019

Kapitel XIII:

Krankheiten des Muskel-Skelett-Systems und des Bindegewebes (M00 - M99)

Exkl.: Angeborene Fehlbildungen, Deformitäten und Chromosomenanomalien (Q00-Q99)
Bestimmte infektiöse und parasitäre Krankheiten (A00-B99)
Bestimmte Störungen des Kiefergelenkes (K07.6)
Bestimmte Zustände, die ihren Ursprung in der Perinatalperiode haben (P00-P96)
Endokrine, Ernährungs- und Stoffwechselkrankheiten (E00-E90)
Kompartmentsyndrom (T79.6-)
Komplikationen der Schwangerschaft, der Geburt und des Wochenbettes (O00-O99)
Neubildungen (C00-D48)
Symptome und abnorme klinische und Laborbefunde, die anderenorts nicht klassifiziert sind (R00-R99)
Verletzungen, Vergiftungen und bestimmte andere Folgen äußerer Ursachen (S00-T98)

Dieses Kapitel gliedert sich in folgende Gruppen:

M00-M25 Arthropathien
        M00-M03   Infektiöse Arthropathien
        M05-M14   Entzündliche Polyarthropathien
        M15-M19   Arthrose
        M20-M25   Sonstige Gelenkkrankheiten
M30-M36 Systemkrankheiten des Bindegewebes
M40-M54 Krankheiten der Wirbelsäule und des Rückens
        M40-M43   Deformitäten der Wirbelsäule und des Rückens
        M45-M49   Spondylopathien
        M50-M54   Sonstige Krankheiten der Wirbelsäule und des Rückens
M60-M79 Krankheiten der Weichteilgewebe
        M60-M63   Krankheiten der Muskeln
        M65-M68   Krankheiten der Synovialis und der Sehnen
        M70-M79   Sonstige Krankheiten des Weichteilgewebes
M80-M94 Osteopathien und Chondropathien
        M80-M85   Veränderungen der Knochendichte und -struktur
        M86-M90   Sonstige Osteopathien
        M91-M94   Chondropathien
M95-M99 Sonstige Krankheiten des Muskel-Skelett-Systems und des Bindegewebes

Dieses Kapitel enthält die folgende(n) Sternschlüsselnummer(n)

M01.-*   Direkte Gelenkinfektionen bei anderenorts klassifizierten infektiösen und parasitären Krankheiten
M03.-*   Postinfektiöse und reaktive Arthritiden bei anderenorts klassifizierten Krankheiten
M07.-*   Arthritis psoriatica und Arthritiden bei gastrointestinalen Grundkrankheiten
M09.-*   Juvenile Arthritis bei anderenorts klassifizierten Krankheiten
M14.-*   Arthropathien bei sonstigen anderenorts klassifizierten Krankheiten
M36.-*   Systemkrankheiten des Bindegewebes bei anderenorts klassifizierten Krankheiten
M49.-*   Spondylopathien bei anderenorts klassifizierten Krankheiten
M63.-*   Muskelkrankheiten bei anderenorts klassifizierten Krankheiten
M68.-*   Krankheiten der Synovialis und der Sehnen bei anderenorts klassifizierten Krankheiten
M73.-*   Krankheiten des Weichteilgewebes bei anderenorts klassifizierten Krankheiten
M82.-*   Osteoporose bei anderenorts klassifizierten Krankheiten
M90.-*   Osteopathien bei anderenorts klassifizierten Krankheiten

Lokalisation der Muskel-Skelett-Beteiligung

Die folgenden fünften Stellen zur Angabe des Beteiligungsortes sind mit den passenden Schlüsselnummern des Kapitels XIII zu benutzen. Hiervon abweichende fünfte Stellen für Kniegelenkschäden, Rückenleiden und anderenorts nicht klassifizierte biomechanische Funktionsstörungen finden sich unter M23, unter der Krankheitsgruppe M40-M54 und unter M99.

0 Mehrere Lokalisationen

1 Schulterregion
Klavikula
Skapula
Akromioklavikulargelenk
Schultergelenk
Sternoklavikulargelenk

2 Oberarm
Humerus
Ellenbogengelenk

3 Unterarm
Radius
Ulna
Handgelenk

4 Hand
Finger
Handwurzel
Mittelhand
Gelenke zwischen diesen Knochen

5 Beckenregion und Oberschenkel
Becken
Femur
Gesäß
Hüfte [Hüftgelenk]
Iliosakralgelenk

6 Unterschenkel
Fibula
Tibia
Kniegelenk

7 Knöchel und Fuß
Fußwurzel
Mittelfuß
Zehen
Sprunggelenk
Sonstige Gelenke des Fußes

8 Sonstige
Hals
Kopf
Rippen
Rumpf
Schädel
Wirbelsäule

9 Nicht näher bezeichnete Lokalisation

Arthropathien
(M00-M25)

Inkl.: Krankheiten, die vorwiegend an den peripheren (Extremitäten-) Gelenken auftreten

Infektiöse Arthropathien
(M00-M03)

Hinw.: Diese Gruppe enthält Gelenkkrankheiten durch Mikroorganismen. Aufgrund der ätiologischen Zusammenhänge wird zwischen folgenden Typen unterschieden:
- a) direkte Gelenkinfektion: Die Erreger wandern in das Synovialgewebe ein, ihre Antigene sind im Gelenk nachweisbar.
- b) indirekte Gelenkinfektion: Es wird wiederum zwischen zwei Typen unterschieden:
  - reaktive Arthritis: Es ist zwar eine Infektion des Gesamtorganismus erwiesen, aber im Gelenk können weder Erreger noch deren Antigene nachgewiesen werden.
  - postinfektiöse Arthritis: Es lässt sich zwar ein Erregerantigen nachweisen, aber der Erreger selbst ist nur inkonstant und seine lokale Vermehrung nicht nachweisbar.

M00.- **Eitrige Arthritis**
[Schlüsselnummer der Lokalisation siehe am Kapitelanfang]
Benutze die zusätzlichen Schlüsselnummern T84.5 oder T84.6, um das Vorliegen einer Arthritis im Rahmen einer periimplantären (implantatassoziierten) Infektion zu kodieren.

M00.0-
[0-9]   **Arthritis und Polyarthritis durch Staphylokokken**

M00.1-
[0-9]   **Arthritis und Polyarthritis durch Pneumokokken**

M00.2-
[0-9]   **Arthritis und Polyarthritis durch sonstige Streptokokken**

M00.8-
[0-9]   **Arthritis und Polyarthritis durch sonstige näher bezeichnete bakterielle Erreger**

Soll der Infektionserreger angegeben werden, ist eine zusätzliche Schlüsselnummer (B95-B98) zu benutzen.

M00.9-
[0-9]   **Eitrige Arthritis, nicht näher bezeichnet**

Infektiöse Arthritis o.n.A.

M01.-* **Direkte Gelenkinfektionen bei anderenorts klassifizierten infektiösen und parasitären Krankheiten**
[Schlüsselnummer der Lokalisation siehe am Kapitelanfang]

Exkl.: Arthritis bei Sarkoidose (M14.8-*)
Postinfektiöse und reaktive Arthritis (M03.-*)

M01.0-*
[0-9]   **Arthritis durch Meningokokken (A39.8†)**

Exkl.: Arthritis nach Meningokokkeninfektion (M03.0-*)

M01.1-*
[0-9]   **Tuberkulöse Arthritis (A18.0†)**

Exkl.: Wirbelsäule (M49.0-*)

M01.2-*
[0-9]   **Arthritis bei Lyme-Krankheit (A69.2†)**

M01.3-*
[0-9]   **Arthritis bei sonstigen anderenorts klassifizierten bakteriellen Krankheiten**

Arthritis bei:
• Lepra [Aussatz] (A30.-†)
• lokalisierter Salmonelleninfektion (A02.2†)
• Typhus abdominalis oder Paratyphus (A01.-†)
Arthritis durch Gonokokken (A54.4†)

M01.4-* **Arthritis bei Röteln (B06.8†)**
[0-9]

M01.5-* **Arthritis bei sonstigen anderenorts klassifizierten Viruskrankheiten**
[0-9]

Arthritis bei:
- Mumps (B26.8†)
- O'Nyong-nyong-Fieber (A92.1†)

M01.6-* **Arthritis bei Mykosen (B35-B49†)**
[0-9]

M01.8-* **Arthritis bei sonstigen anderenorts klassifizierten infektiösen und parasitären Krankheiten**
[0-9]

M02.- **Reaktive Arthritiden**
[Schlüsselnummer der Lokalisation siehe am Kapitelanfang]

Exkl.: Behçet-Krankheit (M35.2)
Rheumatisches Fieber (I00)

M02.0- **Arthritis nach intestinalem Bypass**
[0-9]

M02.1- **Postenteritische Arthritis**
[0-9]

M02.2- **Arthritis nach Impfung**
[0-9]

M02.3- **Reiter-Krankheit**
[0-9]

M02.8- **Sonstige reaktive Arthritiden**
[0-9]

M02.9- **Reaktive Arthritis, nicht näher bezeichnet**
[0-9]

M03.-* **Postinfektiöse und reaktive Arthritiden bei anderenorts klassifizierten Krankheiten**
[Schlüsselnummer der Lokalisation siehe am Kapitelanfang]

Exkl.: Direkte Gelenkinfektion bei anderenorts klassifizierten infektiösen und parasitären Krankheiten (M01.-*)

M03.0-* **Arthritis nach Meningokokkeninfektion (A39.8†)**
[0-9]

Exkl.: Arthritis durch Meningokokken (M01.0-*)

M03.1-* **Postinfektiöse Arthritis bei Syphilis**
[0-9]

Clutton-Syndrom (A50.5†)

Exkl.: Charcot-Arthropathie oder tabische Arthropathie (M14.6-*)

M03.2-* **Sonstige postinfektiöse Arthritiden bei anderenorts klassifizierten Krankheiten**
[0-9]

Postinfektiöse Arthritis bei:
- Enteritis durch Yersinia enterocolitica (A04.6†)
- Virushepatitis (B15-B19†)

Exkl.: Virale Arthritiden (M01.4-*, M01.5-*)

M03.6-* **Reaktive Arthritis bei sonstigen anderenorts klassifizierten Krankheiten**
[0-9]

Arthritis bei infektiöser Endokarditis (I33.0†)

Entzündliche Polyarthropathien
(M05-M14)

M05.- **Seropositive chronische Polyarthritis**
[Schlüsselnummer der Lokalisation siehe am Kapitelanfang]

Exkl.: Chronische Polyarthritis der Wirbelsäule (M45.0-)
Juvenile chronische Polyarthritis (M08.-)
Rheumatisches Fieber (I00)

M05.0- **Felty-Syndrom**
[0-9]

Chronische Polyarthritis mit Lymphosplenomegalie und Leukopenie

M05.1-† **Lungenmanifestation der seropositiven chronischen Polyarthritis (J99.0*)**
[0-9]

M05.2- **Vaskulitis bei seropositiver chronischer Polyarthritis**
[0-9]

M05.3-† **Seropositive chronische Polyarthritis mit Beteiligung sonstiger Organe und Organsysteme**
[0-9]

Endokarditis (I39.-*)
Karditis (I52.8*)
Myokarditis (I41.8*)
Myopathie (G73.7*)   bei seropositiver chronischer Polyarthritis
Perikarditis (I32.8*)
Polyneuropathie (G63.6*)

M05.8- **Sonstige seropositive chronische Polyarthritis**
[0-9]

M05.9- **Seropositive chronische Polyarthritis, nicht näher bezeichnet**
[0-9]

M06.- **Sonstige chronische Polyarthritis**
[Schlüsselnummer der Lokalisation siehe am Kapitelanfang]

M06.0- **Seronegative chronische Polyarthritis**
[0-9]

M06.1- **Adulte Form der Still-Krankheit**
[0-9]

Exkl.: Still-Krankheit o.n.A. (M08.2-)

M06.2- **Bursitis bei chronischer Polyarthritis**
[0-9]

M06.3- **Rheumaknoten**
[0-9]

M06.4- **Entzündliche Polyarthropathie**
[0-9]

Exkl.: Polyarthritis o.n.A. (M13.0)

M06.8- **Sonstige näher bezeichnete chronische Polyarthritis**
[0-9]

M06.9- **Chronische Polyarthritis, nicht näher bezeichnet**
[0-9]

M07.-* **Arthritis psoriatica und Arthritiden bei gastrointestinalen Grundkrankheiten**
[Schlüsselnummer der Lokalisation siehe am Kapitelanfang]

Exkl.: Juvenile Arthritis psoriatica und juvenile Arthritiden bei gastrointestinalen
Grundkrankheiten (M09.-*)

M07.0-* **Distale interphalangeale Arthritis psoriatica (L40.5†)**
[0,4,7,9]

M07.1-* **Arthritis mutilans (L40.5†)**
[0-9]

M07.2* **Spondylitis psoriatica (L40.5†)**

M07.3-*   **Sonstige psoriatische Arthritiden (L40.5†)**
[0-9]

M07.4-*   **Arthritis bei Crohn-Krankheit [Enteritis regionalis] (K50.-†)**
[0-9]

M07.5-*   **Arthritis bei Colitis ulcerosa (K51.-†)**
[0-9]

M07.6-*   **Sonstige Arthritiden bei gastrointestinalen Grundkrankheiten**
[0-9]

M08.-   **Juvenile Arthritis**
[Schlüsselnummer der Lokalisation siehe am Kapitelanfang]

> *Inkl.:*   Arthritis bei Kindern, Beginn vor Vollendung des 15. Lebensjahres, mit einer Dauer von mehr als 3 Monaten
>
> *Exkl.:*   Felty-Syndrom (M05.0-)
> Juvenile Dermatomyositis (M33.0)

M08.0-   **Juvenile chronische Polyarthritis, adulter Typ**
[0-9]

Juvenile chronische Polyarthritis vom Erwachsenentyp der chronischen Polyarthritis, mit oder ohne Rheumafaktor-Nachweis

M08.1-   **Juvenile Spondylitis ankylosans**
[0-9]

> *Exkl.:*   Spondylitis ankylosans bei Erwachsenen (M45.0-)

M08.2-   **Juvenile chronische Arthritis, systemisch beginnende Form**
[0-9]

Still-Krankheit o.n.A.

> *Exkl.:*   Adulte Form der Still-Krankheit (M06.1-)

M08.3   **Juvenile chronische Arthritis (seronegativ), polyartikuläre Form**
Juvenile chronische Polyarthritis
Oligoartikulär beginnende Form, im Verlauf polyartikulär [extended oligoarthritis]

Soll eine begleitende Vaskulitis angegeben werden, so ist eine zusätzliche Schlüsselnummer (M08.7) zu benutzen.

M08.4-   **Juvenile chronische Arthritis, oligoartikuläre Form**
[0-9]

> *Exkl.:*   im Verlauf polyartikulär [extended oligoarthritis] (M08.3)

M08.7-   **Vaskulitis bei juveniler Arthritis**
[0-9]

M08.8-   **Sonstige juvenile Arthritis**
[0-9]

M08.9-   **Juvenile Arthritis, nicht näher bezeichnet**
[0-9]

M09.-*   **Juvenile Arthritis bei anderenorts klassifizierten Krankheiten**
[Schlüsselnummer der Lokalisation siehe am Kapitelanfang]

> *Exkl.:*   Arthritis bei Whipple-Krankheit (M14.8-*)

M09.0-*   **Juvenile Arthritis bei Psoriasis (L40.5†)**
[0-9]

M09.1-*   **Juvenile Arthritis bei Crohn-Krankheit [Enteritis regionalis] (K50.-†)**
[0-9]

M09.2-*   **Juvenile Arthritis bei Colitis ulcerosa (K51.-†)**
[0-9]

M09.8-*   **Juvenile Arthritis bei sonstigen anderenorts klassifizierten Krankheiten**
[0-9]

M10.- **Gicht**
[Schlüsselnummer der Lokalisation siehe am Kapitelanfang]

M10.0- **Idiopathische Gicht**
[0-9]

Gicht-Bursitis
Gichttophi des Herzens† (I43.8*)
Primäre Gicht

M10.1- **Bleigicht**
[0-9]

M10.2- **Arzneimittelinduzierte Gicht**
[0-9]

Soll die Substanz angegeben werden, ist eine zusätzliche Schlüsselnummer (Kapitel XX) zu benutzen.

M10.3- **Gicht durch Nierenfunktionsstörung**
[0-9]

Soll die Art der Nierenfunktionsstörung angegeben werden, ist eine zusätzliche Schlüsselnummer (N17-N19) zu benutzen.

M10.4- **Sonstige sekundäre Gicht**
[0-9]

M10.9- **Gicht, nicht näher bezeichnet**
[0-9]

M11.- **Sonstige Kristall-Arthropathien**
[Schlüsselnummer der Lokalisation siehe am Kapitelanfang]

M11.0- **Apatitrheumatismus**
[0-9]

M11.1- **Familiäre Chondrokalzinose**
[0-9]

M11.2- **Sonstige Chondrokalzinose**
[0-9]

Chondrokalzinose o.n.A.

M11.8- **Sonstige näher bezeichnete Kristall-Arthropathien**
[0-9]

M11.9- **Kristall-Arthropathie, nicht näher bezeichnet**
[0-9]

M12.- **Sonstige näher bezeichnete Arthropathien**
[Schlüsselnummer der Lokalisation siehe am Kapitelanfang]
Exkl.: Arthropathie des Krikoarytänoid-Gelenkes (J38.7)
Arthropathie o.n.A. (M13.9-)
Arthrose (M15-M19)

M12.0- **Chronische postrheumatische Arthritis [Jaccoud-Arthritis]**
[0-9]

M12.1- **Kaschin-Beck-Krankheit**
[0-9]

M12.2- **Villonoduläre Synovitis (pigmentiert)**
[0-9]

M12.3- **Palindromer Rheumatismus**
[0-9]

M12.4- **Hydrops intermittens**
[0-9]

M12.5-
[0-9]

Traumatische Arthropathie

Exkl.: Posttraumatische Arthrose:
- Daumensattelgelenk (M18.2-M18.3)
- Hüfte (M16.4-M16.5)
- Knie (M17.2-M17.3)
- sonstige einzelne Gelenke (M19.1-)
- o.n.A. (M19.1-)

M12.8-
[0-9]

Sonstige näher bezeichnete Arthropathien, anderenorts nicht klassifiziert

Transitorische Arthropathie

M13.- **Sonstige Arthritis**
[Schlüsselnummer der Lokalisation siehe am Kapitelanfang]

Exkl.: Arthrose (M15-M19)

M13.0 **Polyarthritis, nicht näher bezeichnet**

M13.1-
[1-9]

Monarthritis, anderenorts nicht klassifiziert

M13.8-
[0-9]

Sonstige näher bezeichnete Arthritis

Allergische Arthritis

M13.9-
[0-9]

Arthritis, nicht näher bezeichnet

Entzündliche Arthropathie o.n.A.

M14.-* **Arthropathien bei sonstigen anderenorts klassifizierten Krankheiten**
[Schlüsselnummer der Lokalisation siehe am Kapitelanfang]

Exkl.: Arthritis psoriatica und Arthritiden bei gastrointestinalen Grundkrankheiten (M07.-*)
Arthritis psoriatica und Arthritiden bei gastrointestinalen Grundkrankheiten, juvenil (M09.-*)
Arthropathie bei:
- hämatologischen Krankheiten (M36.2-M36.3*)
- Hypersensitivitätsreaktionen (M36.4*)
- Neubildung (M36.1*)
Neuropathische Spondylopathie (M49.4-*)

M14.0-*
[0-9]

Gicht-Arthropathie durch Enzymdefekte und sonstige angeborene Krankheiten

Gicht-Arthropathie bei:
- Lesch-Nyhan-Syndrom (E79.1†)
- Sichelzellenkrankheiten (D57.-†)

M14.1-*
[0-9]

Kristall-Arthropathie bei sonstigen Stoffwechselstörungen

Kristall-Arthropathie bei Hyperparathyreoidismus (E21.-†)

M14.2-*
[0-9]

Diabetische Arthropathie (E10-E14, vierte Stelle .6†)

Exkl.: Neuropathische Arthropathie bei Diabetes mellitus (M14.6-*)

M14.3-*
[0-9]

Multizentrische Retikulohistiozytose (E78.8†)

Lipoid-Dermatoarthritis

M14.4-*
[0-9]

Arthropathie bei Amyloidose (E85.-†)

M14.5-*
[0-9]

Arthropathien bei sonstigen endokrinen, Ernährungs- und Stoffwechselkrankheiten

Arthropathie bei:
- Akromegalie und hypophysärem Hochwuchs (E22.0†)
- Hämochromatose (E83.1†)
- Hyperthyreose [Thyreotoxikose] (E05.-†)
- Hypothyreose (E00-E03†)

M14.6-*   **Neuropathische Arthropathie**
[0-9]

Charcot-Arthropathie:
* nicht syphilitisch (G98†)
* o.n.A. (G98†)
* syphilitisch (tabisch) (A52.1†)
Neuropathische Arthropathie bei Diabetes mellitus (E10-E14, vierte Stelle .6†)
Tabische Arthropathie (A52.1†)

M14.8-*   **Arthropathien bei sonstigen näher bezeichneten, anderenorts klassifizierten Krankheiten**
[0-9]

Arthritis bei:
* Erythema:
  * exsudativum multiforme (L51.-†)
  * nodosum (L52†)
* Sarkoidose (D86.8†)
* Whipple-Krankheit (K90.8†)

Arthrose
(M15-M19)

Hinw.: In dieser Gruppe ist der englische Begriff "osteoarthritis" gleichbedeutend mit den deutschen Bezeichnungen Arthrose und Osteoarthrose. Der Begriff "primär" wird in seiner üblichen klinischen Bedeutung verwendet: ein Grundleiden oder eine auslösende Krankheit sind nicht nachgewiesen.

Exkl.: Arthrose der Wirbelsäule (M47.-)

M15.-   **Polyarthrose**
Inkl.: Arthrose mit Angabe von mehr als einer Lokalisation

Exkl.: Beidseitige Beteiligung einzelner Gelenke (M16-M19)

M15.0   **Primäre generalisierte (Osteo-) Arthrose**

M15.1   **Heberden-Knoten (mit Arthropathie)**

M15.2   **Bouchard-Knoten (mit Arthropathie)**

M15.3   **Sekundäre multiple Arthrose**
Posttraumatische Polyarthrose

M15.4   **Erosive (Osteo-) Arthrose**

M15.8   **Sonstige Polyarthrose**

M15.9   **Polyarthrose, nicht näher bezeichnet**
Generalisierte (Osteo-) Arthrose o.n.A.

M16.-   **Koxarthrose [Arthrose des Hüftgelenkes]**

M16.0   **Primäre Koxarthrose, beidseitig**

M16.1   **Sonstige primäre Koxarthrose**
Primäre Koxarthrose:
* einseitig
* o.n.A.

M16.2   **Koxarthrose als Folge einer Dysplasie, beidseitig**

M16.3   **Sonstige dysplastische Koxarthrose**
Dysplastische Koxarthrose:
* einseitig
* o.n.A.

M16.4   **Posttraumatische Koxarthrose, beidseitig**

M16.5   **Sonstige posttraumatische Koxarthrose**
Posttraumatische Koxarthrose:
* einseitig
* o.n.A.

M16.6   **Sonstige sekundäre Koxarthrose, beidseitig**

M16.7 **Sonstige sekundäre Koxarthrose**
Sekundäre Koxarthrose:
• einseitig
• o.n.A.

M16.9 **Koxarthrose, nicht näher bezeichnet**

M17.- **Gonarthrose [Arthrose des Kniegelenkes]**

M17.0 **Primäre Gonarthrose, beidseitig**

M17.1 **Sonstige primäre Gonarthrose**
Primäre Gonarthrose:
• einseitig
• o.n.A.

M17.2 **Posttraumatische Gonarthrose, beidseitig**

M17.3 **Sonstige posttraumatische Gonarthrose**
Posttraumatische Gonarthrose:
• einseitig
• o.n.A.

M17.4 **Sonstige sekundäre Gonarthrose, beidseitig**

M17.5 **Sonstige sekundäre Gonarthrose**
Sekundäre Gonarthrose:
• einseitig
• o.n.A.

M17.9 **Gonarthrose, nicht näher bezeichnet**

M18.- **Rhizarthrose [Arthrose des Daumensattelgelenkes]**

M18.0 **Primäre Rhizarthrose, beidseitig**

M18.1 **Sonstige primäre Rhizarthrose**
Primäre Rhizarthrose:
• einseitig
• o.n.A.

M18.2 **Posttraumatische Rhizarthrose, beidseitig**

M18.3 **Sonstige posttraumatische Rhizarthrose**
Posttraumatische Rhizarthrose:
• einseitig
• o.n.A.

M18.4 **Sonstige sekundäre Rhizarthrose, beidseitig**

M18.5 **Sonstige sekundäre Rhizarthrose**
Sekundäre Rhizarthrose:
• einseitig
• o.n.A.

M18.9 **Rhizarthrose, nicht näher bezeichnet**

M19.- **Sonstige Arthrose**
[Schlüsselnummer der Lokalisation siehe am Kapitelanfang]

Exkl.: Arthrose der Wirbelsäule (M47.-)
Hallux rigidus (M20.2)
Polyarthrose (M15.-)

M19.0- **Primäre Arthrose sonstiger Gelenke**
[1-5,7-9]
Primäre Arthrose o.n.A.

M19.1- **Posttraumatische Arthrose sonstiger Gelenke**
[1-5,7-9]
Posttraumatische Arthrose o.n.A.

M19.2- **Sonstige sekundäre Arthrose**
[1-5,7-9]
Sekundäre Arthrose o.n.A.

ICD-10-GM Version 2019

M19.8-   Sonstige näher bezeichnete Arthrose
[1-5,7-9]

M19.9-   Arthrose, nicht näher bezeichnet
[1-5,7-9]

Sonstige Gelenkkrankheiten (M20-M25)

Exkl.: Gelenke der Wirbelsäule (M40-M54)

M20.-   **Erworbene Deformitäten der Finger und Zehen**
          Exkl.: Angeboren:
            • Deformitäten und Fehlbildungen der Finger und Zehen (Q66.-, Q68-Q70, Q74.-)
            • Fehlen von Fingern und Zehen (Q71.3, Q72.3)
            Verlust von Fingern und Zehen (Z89.-)

M20.0   **Deformität eines oder mehrerer Finger**
          Knopfloch- und Schwanenhalsdeformität

          Exkl.: Fibromatose der Palmarfaszie [Dupuytren-Kontraktur] (M72.0)
                Schnellender Finger (M65.3)
                Trommelschlegelfinger (R68.3)

M20.1   **Hallux valgus (erworben)**
          Fußballenentzündung

M20.2   **Hallux rigidus**

M20.3   **Sonstige Deformität der Großzehe (erworben)**
          Hallux varus

M20.4   **Sonstige Hammerzehe(n) (erworben)**

M20.5   **Sonstige Deformitäten der Zehe(n) (erworben)**

M20.6   **Erworbene Deformität der Zehe(n), nicht näher bezeichnet**

M21.-   **Sonstige erworbene Deformitäten der Extremitäten**
          [Schlüsselnummer der Lokalisation siehe am Kapitelanfang]

          Exkl.: Angeboren:
            • Deformitäten und Fehlbildungen der Extremitäten (Q65-Q66, Q68-Q74)
            • Fehlen von Extremitäten (Q71-Q73)
            Coxa plana (M91.2)
            Erworbene Deformitäten der Finger und Zehen (M20.-)
            Verlust von Extremitäten (Z89.-)

M21.0-   **Valgusdeformität, anderenorts nicht klassifiziert**
[0-9]

          Exkl.: Metatarsus valgus (Q66.6)
                Pes calcaneovalgus congenitus (Q66.4)

M21.1-   **Varusdeformität, anderenorts nicht klassifiziert**
[0-9]

          Exkl.: Metatarsus varus (Q66.2)
                Tibia vara (M92.5)

M21.2-   **Flexionsdeformität**
[0-9]

M21.3-   **Fallhand oder Hängefuß (erworben)**
[0,3,7]

M21.4   **Plattfuß [Pes planus] (erworben)**
          Exkl.: Pes planus congenitus (Q66.5)

M21.5-   **Erworbene Klauenhand, Klumphand, erworbener Klauenfuß und Klumpfuß**
[0,4,7]

          Exkl.: Klumpfuß, nicht als erworben bezeichnet (Q66.0)

M21.6- **Sonstige erworbene Deformitäten des Knöchels und des Fußes**
Exkl.: Deformitäten der Zehe (erworben) (M20.1-M20.6)

M21.60 Erworbener Hohlfuß [Pes cavus]

M21.61 Erworbener Knick-Plattfuß [Pes planovalgus]

M21.62 Erworbener Spitzfuß [Pes equinus]
Exkl.: Hängefuß (erworben) (M21.37)

M21.63 Erworbener Spreizfuß

M21.68 Sonstige erworbene Deformitäten des Knöchels und des Fußes

M21.7- **Unterschiedliche Extremitätenlänge (erworben)**
[0-7,9]

M21.8- **Sonstige näher bezeichnete erworbene Deformitäten der Extremitäten**
[0-6,9]

M21.9- **Erworbene Deformität einer Extremität, nicht näher bezeichnet**
[0-7,9]

M22.- **Krankheiten der Patella**
Exkl.: Luxation der Patella (S83.0)

M22.0 **Habituelle Luxation der Patella**

M22.1 **Habituelle Subluxation der Patella**

M22.2 **Krankheiten im Patellofemoralbereich**

M22.3 **Sonstige Schädigungen der Patella**

M22.4 **Chondromalacia patellae**

M22.8 **Sonstige Krankheiten der Patella**

M22.9 **Krankheit der Patella, nicht näher bezeichnet**

M23.- **Binnenschädigung des Kniegelenkes [internal derangement]**
Exkl.: Akute Verletzung - siehe Verletzungen des Knies und des Unterschenkels (S80-S89)
Ankylose (M24.6-)
Deformität des Knies (M21.-)
Habituelle Luxation oder Subluxation (M24.4-)
Habituelle Luxation oder Subluxation der Patella (M22.0-M22.1)
Krankheiten der Patella (M22.-)
Osteochondrosis dissecans (M93.2-)

M23.0- **Meniskusganglion**
M23.00 Mehrere Lokalisationen

M23.01 Vorderhorn des Innenmeniskus

M23.02 Hinterhorn des Innenmeniskus

M23.03 Sonstiger und nicht näher bezeichneter Teil des Innenmeniskus

M23.04 Vorderhorn des Außenmeniskus

M23.05 Hinterhorn des Außenmeniskus

M23.06 Sonstiger und nicht näher bezeichneter Teil des Außenmeniskus

M23.09 Nicht näher bezeichneter Meniskus

M23.1- **Scheibenmeniskus (angeboren)**
M23.10 Mehrere Lokalisationen

M23.13 Innenmeniskus

M23.16 Außenmeniskus

M23.19 Nicht näher bezeichneter Meniskus

M23.2- **Meniskusschädigung durch alten Riss oder alte Verletzung**
Alter Korbhenkelriss

M23.20 Mehrere Lokalisationen

M23.21 Vorderhorn des Innenmeniskus

M23.22	Hinterhorn des Innenmeniskus
M23.23	Sonstiger und nicht näher bezeichneter Teil des Innenmeniskus
M23.24	Vorderhorn des Außenmeniskus
M23.25	Hinterhorn des Außenmeniskus
M23.26	Sonstiger und nicht näher bezeichneter Teil des Außenmeniskus
M23.29	Nicht näher bezeichneter Meniskus

M23.3- **Sonstige Meniskusschädigungen**
Meniskus:
• abgerissen
• degeneriert
• retiniert

M23.30	Mehrere Lokalisationen
M23.31	Vorderhorn des Innenmeniskus
M23.32	Hinterhorn des Innenmeniskus
M23.33	Sonstiger und nicht näher bezeichneter Teil des Innenmeniskus
M23.34	Vorderhorn des Außenmeniskus
M23.35	Hinterhorn des Außenmeniskus
M23.36	Sonstiger und nicht näher bezeichneter Teil des Außenmeniskus
M23.39	Nicht näher bezeichneter Meniskus

M23.4 **Freier Gelenkkörper im Kniegelenk**

M23.5- **Chronische Instabilität des Kniegelenkes**

M23.50	Mehrere Lokalisationen
M23.51	Vorderes Kreuzband
M23.52	Hinteres Kreuzband
M23.53	Innenband [Lig. collaterale tibiale]
M23.54	Außenband [Lig. collaterale fibulare]
M23.57	Kapselband
M23.59	Nicht näher bezeichnetes Band

M23.6- **Sonstige Spontanruptur eines oder mehrerer Bänder des Kniegelenkes**

M23.60	Mehrere Lokalisationen
M23.61	Vorderes Kreuzband
M23.62	Hinteres Kreuzband
M23.63	Innenband [Lig. collaterale tibiale]
M23.64	Außenband [Lig. collaterale fibulare]
M23.67	Kapselband
M23.69	Nicht näher bezeichnetes Band

M23.8- **Sonstige Binnenschädigungen des Kniegelenkes**
Bänderschwäche des Kniegelenkes
Schnappendes Knie

M23.80	Mehrere Lokalisationen
M23.81	Vorderes Kreuzband
M23.82	Hinteres Kreuzband
M23.83	Innenband [Lig. collaterale tibiale]
M23.84	Außenband [Lig. collaterale fibulare]
M23.87	Kapselband
M23.89	Nicht näher bezeichnetes Band

M23.9- **Binnenschädigung des Kniegelenkes, nicht näher bezeichnet**

M23.90	Mehrere Lokalisationen
M23.91	Vorderes Kreuzband oder Vorderhorn des Innenmeniskus
M23.92	Hinteres Kreuzband oder Hinterhorn des Innenmeniskus

M23.93   Innenband [Lig. collaterale tibiale] oder sonstiger und nicht näher bezeichneter Teil des
          Innenmeniskus

M23.94   Außenband [Lig. collaterale fibulare] oder Vorderhorn des Außenmeniskus

M23.95   Hinterhorn des Außenmeniskus

M23.96   Sonstiger und nicht näher bezeichneter Teil des Außenmeniskus

M23.97   Kapselband

M23.99   Nicht näher bezeichnetes Band oder nicht näher bezeichneter Meniskus

M24.-   **Sonstige näher bezeichnete Gelenkschädigungen**
          [Schlüsselnummer der Lokalisation siehe am Kapitelanfang]

          Exkl.: Akute Verletzung - siehe Gelenkverletzung nach Körperregion
                  Ganglion (M67.4-)
                  Krankheiten des Kiefergelenkes (K07.6)
                  Schnappendes Knie (M23.8-)

M24.0- **Freier Gelenkkörper**
[0-5,7-9]
          Exkl.: Freier Gelenkkörper im Kniegelenk (M23.4)

M24.1- **Sonstige Gelenkknorpelschädigungen**
[0-5,7-9]
          Exkl.: Binnenschädigung des Kniegelenkes (M23.-)
                  Chondrokalzinose (M11.1-M11.2)
                  Metastatische Verkalkung (E83.58)
                  Ochronose (E70.2)

M24.2- **Krankheiten der Bänder**
[0-5,7-9]
          Bänderschwäche o.n.A.
          Instabilität nach einer alten Bandverletzung

          Exkl.: Familiäre Bänderschwäche (M35.7)
                  Kniegelenk (M23.5-M23.8)

M24.3- **Pathologische Luxation und Subluxation eines Gelenkes, anderenorts nicht klassifiziert**
[0-9]
          Exkl.: Luxation oder Subluxation:
                  • akute Verletzung - siehe Verletzung der Gelenke und Bänder nach Körperregion
                  • angeboren - siehe angeborene Fehlbildungen und Deformitäten des Muskel-Skelett-
                    Systems (Q65-Q79)
                  • habituell (M24.4-)

M24.4- **Habituelle Luxation und Subluxation eines Gelenkes**
[0-9]
          Exkl.: Patella (M22.0-M22.1)
                  Wirbel-Subluxation (M43.3-M43.5)

M24.5- **Gelenkkontraktur**
[0-9]
          Exkl.: Dupuytren-Kontraktur (M72.0)
                  Erworbene Deformitäten der Extremitäten (M20-M21)
                  Sehnen- (Scheiden-) Kontraktur ohne Gelenkkontraktur (M67.1-)

M24.6- **Ankylose eines Gelenkes**
[0-9]
          Exkl.: Gelenksteife ohne Ankylose (M25.6-)
                  Wirbelsäule (M43.2-)

M24.7   **Protrusio acetabuli**

M24.8- **Sonstige näher bezeichnete Gelenkschädigungen, anderenorts nicht klassifiziert**
[0-5,7-9]
          Exkl.: Tractus-iliotibialis-Scheuersyndrom [iliotibial band syndrome] (M76.3)

M24.9- **Gelenkschädigung, nicht näher bezeichnet**
[0-5,7-9]

ICD-10-GM Version 2019

M25.- **Sonstige Gelenkkrankheiten, anderenorts nicht klassifiziert**
[Schlüsselnummer der Lokalisation siehe am Kapitelanfang]

Exkl.: Deformitäten, die unter M20-M21 klassifiziert sind
Gehbeschwerden (R26.2)
Störung des Ganges und der Mobilität (R26.-)
Verkalkung:
• Schleimbeutel (M71.4-)
• Schulter- (Gelenk) (M75.3)
• Sehne (M65.2-)

M25.0- **Hämarthros**
[0-9]

Exkl.: Akute Verletzung - siehe Gelenkverletzung nach Körperregion

M25.1- **Gelenkfistel**
[0-9]

M25.2- **Schlottergelenk**
[0-9]

M25.3- **Sonstige Instabilität eines Gelenkes**
[0-9]

Exkl.: Instabilität eines Gelenkes nach:
• alter Bandverletzung (M24.2-)
• Entfernen einer Gelenkprothese (M96.8-)

M25.4- **Gelenkerguss**
[0-9]

Exkl.: Hydrarthrose bei Frambösie (A66.6)

M25.5- **Gelenkschmerz**
[0-9]

M25.6- **Gelenksteife, anderenorts nicht klassifiziert**
[0-9]

Gelenksteife mit partieller oder vollständiger Bewegungseinschränkung

Exkl.: Ankylose eines Gelenkes (M24.6-)

M25.7- **Osteophyt**
[0-9]

M25.8- **Sonstige näher bezeichnete Gelenkkrankheiten**
[0-9]

M25.9- **Gelenkkrankheit, nicht näher bezeichnet**
[0-9]

Arthropathie o.n.A.

Systemkrankheiten des Bindegewebes (M30-M36)

Inkl.: Autoimmunkrankheit:
• systemisch
• o.n.A.
Kollagen- (Gefäß-) Krankheit:
• systemisch
• o.n.A.

Exkl.: Antiphospholipid-Syndrom (D68.6)
Autoimmunkrankheit eines einzelnen Organs oder eines einzelnen Zelltyps (Verschlüsselung des betreffenden Zustandes)

M30.- **Panarteriitis nodosa und verwandte Zustände**

M30.0 **Panarteriitis nodosa**

M30.1 **Panarteriitis mit Lungenbeteiligung**
Allergische Granulomatose [Churg-Strauss-Granulomatose]

M30.2 **Juvenile Panarteriitis**

M30.3   **Mukokutanes Lymphknotensyndrom [Kawasaki-Krankheit]**

M30.8   **Sonstige mit Panarteriitis nodosa verwandte Zustände**
Polyangiitis-Overlap-Syndrom

M31.-   **Sonstige nekrotisierende Vaskulopathien**

M31.0   **Hypersensitivitätsangiitis**
Goodpasture-Syndrom

M31.1   **Thrombotische Mikroangiopathie**
Thrombotische thrombozytopenische Purpura [Moschcowitz]

M31.3   **Wegener-Granulomatose**
Granulomatose mit Polyangiitis mit:
• Lungenbeteiligung† (J99.1*)
• Nierenbeteiligung† (N08.5*)
Nekrotisierende Granulomatose der Atemwege

M31.4   **Aortenbogen-Syndrom [Takayasu-Syndrom]**

M31.5   **Riesenzellarteriitis bei Polymyalgia rheumatica**

M31.6   **Sonstige Riesenzellarteriitis**

M31.7   **Mikroskopische Polyangiitis**
Mikroskopische Polyarteriitis

Exkl.: Polyarteriitis nodosa (M30.0)

M31.8   **Sonstige näher bezeichnete nekrotisierende Vaskulopathien**
Hypokomplementämische (urtikarielle) Vaskulitis

M31.9   **Nekrotisierende Vaskulopathie, nicht näher bezeichnet**

M32.-   **Systemischer Lupus erythematodes**
Exkl.: Lupus erythematodes (diskoid) (o.n.A.) (L93.0)

M32.0   **Arzneimittelinduzierter systemischer Lupus erythematodes**
Soll die Substanz angegeben werden, ist eine zusätzliche Schlüsselnummer (Kapitel XX) zu benutzen.

M32.1†   **Systemischer Lupus erythematodes mit Beteiligung von Organen oder Organsystemen**
Libman-Sacks-Endokarditis (I39.-*)
Perikarditis bei systemischem Lupus erythematodes (I32.8*)
Systemischer Lupus erythematodes mit:
• Lungenbeteiligung (J99.1*)
• Nierenbeteiligung (N08.5*, N16.4*)

M32.8   **Sonstige Formen des systemischen Lupus erythematodes**

M32.9   **Systemischer Lupus erythematodes, nicht näher bezeichnet**

M33.-   **Dermatomyositis-Polymyositis**

M33.0   **Juvenile Dermatomyositis**

M33.1   **Sonstige Dermatomyositis**

M33.2   **Polymyositis**

M33.9   **Dermatomyositis-Polymyositis, nicht näher bezeichnet**

M34.-   **Systemische Sklerose**
Inkl.: Sklerodermie

Exkl.: Sclerodermia circumscripta (L94.0)
Sklerodermie beim Neugeborenen (P83.8)

M34.0   **Progressive systemische Sklerose**

M34.1   **CR(E)ST-Syndrom**
Kombination von Kalzinose, Raynaud-Phänomen, Ösophagusdysfunktion, Sklerodaktylie, Teleangiektasie.

M34.2   **Systemische Sklerose, durch Arzneimittel oder chemische Substanzen induziert**
Soll die Substanz angegeben werden, ist eine zusätzliche Schlüsselnummer (Kapitel XX) zu benutzen.

M34.8 **Sonstige Formen der systemischen Sklerose**
Systemische Sklerose mit:
- Lungenbeteiligung† (J99.1*)
- Myopathie† (G73.7*)
- Polyneuropathie† (G63.5*)

M34.9 **Systemische Sklerose, nicht näher bezeichnet**

M35.- **Sonstige Krankheiten mit Systembeteiligung des Bindegewebes**
Exkl.: Reaktive perforierende Kollagenose (L87.1)

M35.0 **Sicca-Syndrom [Sjögren-Syndrom]**
Sjögren-Syndrom mit:
- Keratokonjunktivitis† (H19.3*)
- Lungenbeteiligung† (J99.1*)
- Myopathie† (G73.7*)
- tubulointerstitieller Nierenkrankheit† (N16.4*)

Exkl.: Trockenes Auge (H04.1)

M35.1 **Sonstige Overlap-Syndrome**
Mixed connective tissue disease [Sharp-Syndrom]

Exkl.: Polyangiitis-Overlap-Syndrom (M30.8)

M35.2 **Behçet-Krankheit**

M35.3 **Polymyalgia rheumatica**
Exkl.: Polymyalgia rheumatica mit Riesenzellarteriitis (M31.5)

M35.4 **Eosinophile Fasziitis**

M35.5 **Multifokale Fibrosklerose**

M35.6 **Rezidivierende Pannikulitis [Pfeifer-Weber-Christian-Krankheit]**
Exkl.: Pannikulitis:
- Lupus- (L93.2)
- o.n.A. (M79.3-)

M35.7 **Hypermobilitäts-Syndrom**
Familiäre Bänderschwäche

Exkl.: Bänderschwäche o.n.A. (M24.2-)
Ehlers-Danlos-Syndrom (Q79.6)

M35.8 **Sonstige näher bezeichnete Krankheiten mit Systembeteiligung des Bindegewebes**

M35.9 **Krankheit mit Systembeteiligung des Bindegewebes, nicht näher bezeichnet**
Autoimmunkrankheit (systemisch) o.n.A.
Kollagen- (Gefäß-) Krankheit o.n.A.

M36.-* **Systemkrankheiten des Bindegewebes bei anderenorts klassifizierten Krankheiten**
Exkl.: Arthropathien bei anderenorts klassifizierten Krankheiten (M14.-*)

M36.0* **Dermatomyositis-Polymyositis bei Neubildungen (C00-D48†)**

M36.1* **Arthropathie bei Neubildungen (C00-D48†)**
Arthropathie bei:
- bösartiger Histiozytose (C96.8†)
- Leukämie (C91-C95†)
- Plasmozytom (C90.0-†)

M36.2* **Arthropathia haemophilica (D66-D68†)**

M36.3* **Arthropathie bei sonstigen anderenorts klassifizierten Blutkrankheiten (D50-D76†)**
Exkl.: Arthropathie bei Purpura Schoenlein-Henoch (M36.4*)

M36.4* **Arthropathie bei anderenorts klassifizierten Hypersensitivitätsreaktionen**
Arthropathie bei Purpura Schoenlein-Henoch (D69.0†)

M36.5-* **Beteiligung des Bindegewebes bei der chronischer Graft-versus-Host-Krankheit**
M36.51* Stadium 1 der chronischen Bindegewebe-Graft-versus-Host-Krankheit (T86.05†, T86.06†)
M36.52* Stadium 2 der chronischen Bindegewebe-Graft-versus-Host-Krankheit (T86.06†)
M36.53* Stadium 3 der chronischen Bindegewebe-Graft-versus-Host-Krankheit (T86.07†)

M36.8* **Systemkrankheiten des Bindegewebes bei sonstigen anderenorts klassifizierten Krankheiten**
Systemkrankheiten des Bindegewebes bei:
• Hypogammaglobulinämie (D80.-†)
• Ochronose (E70.2†)

Krankheiten der Wirbelsäule und des Rückens (M40-M54)

Die folgenden fünften Stellen zur Angabe des Beteiligungsortes sind mit den passenden Kategorien dieser Gruppe zu benutzen - ausgenommen sind die Kategorien M50 und M51; siehe auch Hinweis am Anfang dieses Kapitels.

0   Mehrere Lokalisationen der Wirbelsäule

1   Okzipito-Atlanto-Axialbereich

2   Zervikalbereich

3   Zervikothorakalbereich

4   Thorakalbereich

5   Thorakolumbalbereich

6   Lumbalbereich

7   Lumbosakralbereich

8   Sakral- und Sakrokokzygealbereich

9   Nicht näher bezeichnete Lokalisation

Deformitäten der Wirbelsäule und des Rückens (M40-M43)

M40.-   **Kyphose und Lordose**
[Schlüsselnummer der Lokalisation siehe am Anfang der Krankheitsgruppe M40-M54]
Exkl.:   Kyphose und Lordose:
• angeboren (Q76.4)
• nach medizinischen Maßnahmen (M96.-)
Kyphoskoliose (M41.-)

M40.0- **Kyphose als Haltungsstörung**
[0-9]
Exkl.: Osteochondrose der Wirbelsäule (M42.-)

M40.1- **Sonstige sekundäre Kyphose**
[0-9]

M40.2- **Sonstige und nicht näher bezeichnete Kyphose**
[0-9]

M40.3- **Flachrücken**
[0-9]

M40.4- **Sonstige Lordose**
[0-9]
Lordose:
• als Haltungsstörung
• erworben

M40.5- **Lordose, nicht näher bezeichnet**
[0-9]

M41.- **Skoliose**

[Schlüsselnummer der Lokalisation siehe am Anfang der Krankheitsgruppe M40-M54]

Inkl.: Kyphoskoliose

Exkl.: Angeborene Skoliose:
- durch Knochenfehlbildung (Q76.3)
- lagebedingt (Q67.5)
- o.n.A. (Q67.5)
Kyphoskoliotische Herzkrankheit (I27.1)
Nach medizinischen Maßnahmen (M96.-)

M41.0-
[0-9]
Idiopathische Skoliose beim Kind

M41.1-
[0-9]
Idiopathische Skoliose beim Jugendlichen

Adoleszentenskoliose

M41.2-
[0-9]
Sonstige idiopathische Skoliose

M41.3-
[0-9]
Thoraxbedingte Skoliose

M41.4-
[0-9]
Neuromyopathische Skoliose

Skoliose nach Zerebralparese, Friedreich-Ataxie, Poliomyelitis und sonstigen neuromuskulären Krankheiten.

M41.5-
[0-9]
Sonstige sekundäre Skoliose

M41.8-
[0-9]
Sonstige Formen der Skoliose

M41.9-
[0-9]
Skoliose, nicht näher bezeichnet

M42.- **Osteochondrose der Wirbelsäule**

[Schlüsselnummer der Lokalisation siehe am Anfang der Krankheitsgruppe M40-M54]

M42.0-
[0-9]
Juvenile Osteochondrose der Wirbelsäule

Scheuermann-Krankheit
Vertebra plana [Calvé-Krankheit]

Exkl.: Kyphose als Haltungsstörung (M40.0-)

M42.1-
[0-9]
Osteochondrose der Wirbelsäule beim Erwachsenen

M42.9-
[0-9]
Osteochondrose der Wirbelsäule, nicht näher bezeichnet

M43.- **Sonstige Deformitäten der Wirbelsäule und des Rückens**

[Schlüsselnummer der Lokalisation siehe am Anfang der Krankheitsgruppe M40-M54]

Exkl.: Angeborene Spondylolisthesis (Q76.21)
Angeborene Spondylolyse (Q76.22)
Halbwirbel (Q76.3-Q76.4)
Klippel-Feil-Syndrom (Q76.1)
Lumbalisation und Sakralisation (Q76.4)
Platyspondylie (Q76.4)
Spina bifida occulta (Q76.0)
Wirbelsäulenverkrümmung bei:
- Osteodystrophia deformans [Paget-Krankheit] (M88.-)
- Osteoporose (M80-M81)

M43.0-
[0-9]
Spondylolyse

M43.1-
[0-9]
Spondylolisthesis

M43.2-
[0-9]

Sonstige Wirbelfusion

Ankylose eines Wirbelgelenkes

Exkl.: Pseudarthrose nach Fusion oder Arthrodese (M96.0)
Spondylitis ankylosans (M45.0-)
Zustand nach Arthrodese (Z98.1)

M43.3 **Habituelle atlanto-axiale Subluxation mit Myelopathie**

M43.4 **Sonstige habituelle atlanto-axiale Subluxation**

M43.5-
[0,2-9]

Sonstige habituelle Wirbelsubluxation

Exkl.: Biomechanische Funktionsstörungen, anderenorts nicht klassifiziert (M99.-)

M43.6 **Tortikollis**
Exkl.: Tortikollis:
- akute Verletzung - siehe Verletzung der Wirbelsäule nach Körperregion
- angeboren (muskulär) (Q68.0)
- durch Geburtstrauma (P15.2)
- psychogen (F45.8)
- spastisch (G24.3)

M43.8-
[0-9]

Sonstige näher bezeichnete Deformitäten der Wirbelsäule und des Rückens

Exkl.: Kyphose und Lordose (M40.-)
Skoliose (M41.-)

M43.9-
[0-9]

Deformität der Wirbelsäule und des Rückens, nicht näher bezeichnet

Wirbelsäulenverkrümmung o.n.A.

Spondylopathien (M45-M49)

M45.- **Spondylitis ankylosans**
[Schlüsselnummer der Lokalisation siehe am Anfang der Krankheitsgruppe M40-M54]

Inkl.: Chronische Polyarthritis der Wirbelsäule
Nichtröntgenologische axiale Spondylarthritis

Exkl.: Arthropathie bei Reiter-Krankheit (M02.3-)
Behçet-Krankheit (M35.2)
Juvenile Spondylitis ankylosans (M08.1-)

M45.0-
[0-9]

Spondylitis ankylosans

M46.- **Sonstige entzündliche Spondylopathien**
[Schlüsselnummer der Lokalisation siehe am Anfang der Krankheitsgruppe M40-M54]

M46.0-
[0-9]

Spinale Enthesopathie

Läsion an den Insertionsstellen von Bändern oder Muskeln an der Wirbelsäule

M46.1 **Sakroiliitis, anderenorts nicht klassifiziert**

M46.2-
[0-9]

Wirbelosteomyelitis

M46.3-
[0-9]

Bandscheibeninfektion (pyogen)

Soll der Infektionserreger angegeben werden, ist eine zusätzliche Schlüsselnummer (B95-B98) zu benutzen.

M46.4-
[0-9]

Diszitis, nicht näher bezeichnet

M46.5-
[0-9]

Sonstige infektiöse Spondylopathien

ICD-10-GM Version 2019

M46.8-   **Sonstige näher bezeichnete entzündliche Spondylopathien**
[0-9]

M46.9-   **Entzündliche Spondylopathie, nicht näher bezeichnet**
[0-9]

M47.-   **Spondylose**
[Schlüsselnummer der Lokalisation siehe am Anfang der Krankheitsgruppe M40-M54]

Inkl.:   Arthrose oder Osteoarthrose der Wirbelsäule
       Degeneration der Gelenkflächen

M47.0-†   **Arteria-spinalis-anterior-Kompressionssyndrom und Arteria-vertebralis-Kompressionssyndrom (G99.2*)**

[0-9]

M47.1-   **Sonstige Spondylose mit Myelopathie**
[0-9]

Spondylogene Kompression des Rückenmarkes† (G99.2*)

Exkl.:   Wirbelsubluxation (M43.3-M43.5)

M47.2-   **Sonstige Spondylose mit Radikulopathie**
[0-9]

M47.8-   **Sonstige Spondylose**
[0-9]

Lumbosakrale Spondylose |
Thorakale Spondylose | ohne Myelopathie oder Radikulopathie
Zervikale Spondylose |

M47.9-   **Spondylose, nicht näher bezeichnet**
[0-9]

M48.-   **Sonstige Spondylopathien**
[Schlüsselnummer der Lokalisation siehe am Anfang der Krankheitsgruppe M40-M54]

M48.0-   **Spinal(kanal)stenose**
[0-9]

Lumbale Spinal(kanal)stenose

M48.1-   **Spondylitis hyperostotica [Forestier-Ott]**
[0-9]

Diffuse idiopathische Skeletthyperostose [DISH]

M48.2-   **Baastrup-Syndrom**
[0-9]

M48.3-   **Traumatische Spondylopathie**
[0-9]

M48.4-   **Ermüdungsbruch eines Wirbels**
[0-9]

Stressfraktur eines Wirbels

M48.5-   **Wirbelkörperkompression, anderenorts nicht klassifiziert**
[0-9]

Keilwirbel o.n.A.
Wirbelkörperkompression o.n.A.

Exkl.:   Akute Verletzung - siehe Verletzung der Wirbelsäule nach Körperregion
       Wirbelkörperkompression bei Osteoporose (M80.-)

M48.8-   **Sonstige näher bezeichnete Spondylopathien**
[0-9]

Ossifikation des Lig. longitudinale posterius [OPLL-Syndrom]

M48.9-   **Spondylopathie, nicht näher bezeichnet**
[0-9]

M49.-* **Spondylopathien bei anderenorts klassifizierten Krankheiten**
[Schlüsselnummer der Lokalisation siehe am Anfang der Krankheitsgruppe M40-M54]

Exkl.: Arthritis psoriatica und Arthritiden bei gastrointestinalen Grundkrankheiten (M07.-*, M09.-*)

M49.0-* **Tuberkulose der Wirbelsäule (A18.0†)**
[0-9]

Pott-Gibbus

M49.1-* **Spondylitis brucellosa (A23.-†)**
[0-9]

M49.2-* **Spondylitis durch Enterobakterien (A01-A04†)**
[0-9]

M49.3-* **Spondylopathie bei sonstigen anderenorts klassifizierten infektiösen und parasitären Krankheiten**
[0-9]

Exkl.: Neuropathische Spondylopathie bei Tabes dorsalis (M49.4-*)

M49.4-* **Neuropathische Spondylopathie**
[0-9]

Neuropathische Spondylopathie bei:
• Syringomyelie und Syringobulbie (G95.0†)
• Tabes dorsalis (A52.1†)

M49.5-* **Wirbelkörperkompression bei anderenorts klassifizierten Krankheiten**
[0-9]

Wirbelfraktur infolge von Metastasen (C79.5†)

M49.8-* **Spondylopathie bei sonstigen anderenorts klassifizierten Krankheiten**
[0-9]

Sonstige Krankheiten der Wirbelsäule und des Rückens (M50-M54)

Exkl.: Akute Verletzung - siehe Verletzung der Wirbelsäule nach Körperregion
Diszitis o.n.A. (M46.4-)

M50.- **Zervikale Bandscheibenschäden**
Inkl.: Zervikale Bandscheibenschäden mit Zervikalneuralgie
Zervikothorakale Bandscheibenschäden

M50.0† **Zervikaler Bandscheibenschaden mit Myelopathie (G99.2*)**

M50.1 **Zervikaler Bandscheibenschaden mit Radikulopathie**
Exkl.: Brachiale Radikulitis o.n.A. (M54.13)

M50.2 **Sonstige zervikale Bandscheibenverlagerung**

M50.3 **Sonstige zervikale Bandscheibendegeneration**

M50.8 **Sonstige zervikale Bandscheibenschäden**

M50.9 **Zervikaler Bandscheibenschaden, nicht näher bezeichnet**

M51.- **Sonstige Bandscheibenschäden**
Inkl.: Thorakale, thorakolumbale und lumbosakrale Bandscheibenschäden

M51.0† **Lumbale und sonstige Bandscheibenschäden mit Myelopathie (G99.2*)**

M51.1† **Lumbale und sonstige Bandscheibenschäden mit Radikulopathie (G55.1*)**
Ischialgie durch Bandscheibenschaden

Exkl.: Lumbale Radikulitis o.n.A. (M54.16)

M51.2 **Sonstige näher bezeichnete Bandscheibenverlagerung**
Lumbago durch Bandscheibenverlagerung

M51.3 **Sonstige näher bezeichnete Bandscheibendegeneration**

M51.4 **Schmorl-Knötchen**

M51.8　　Sonstige näher bezeichnete Bandscheibenschäden

M51.9　　Bandscheibenschaden, nicht näher bezeichnet

M53.-　　**Sonstige Krankheiten der Wirbelsäule und des Rückens, anderenorts nicht klassifiziert**
[Schlüsselnummer der Lokalisation siehe am Anfang der Krankheitsgruppe M40-M54]

M53.0　　**Zervikozephales Syndrom**
Sympathisches hinteres Zervikal-Syndrom

M53.1　　**Zervikobrachial-Syndrom**
Exkl.: Thoracic-outlet-Syndrom (G54.0)
Zervikaler Bandscheibenschaden (M50.-)

M53.2-　　**Instabilität der Wirbelsäule**
[0-9]

M53.3　　**Krankheiten der Sakrokokzygealregion, anderenorts nicht klassifiziert**
Kokzygodynie

M53.8-　　**Sonstige näher bezeichnete Krankheiten der Wirbelsäule und des Rückens**
[0-9]

M53.9-　　**Krankheit der Wirbelsäule und des Rückens, nicht näher bezeichnet**
[0-9]

M54.-　　**Rückenschmerzen**
[Schlüsselnummer der Lokalisation siehe am Anfang der Krankheitsgruppe M40-M54]
Exkl.: Psychogener Rückenschmerz (F45.40)

M54.0-　　**Pannikulitis in der Nacken- und Rückenregion**
[0-9]

　　　　　Exkl.: Pannikulitis:
　　　　　　• Lupus- (L93.2)
　　　　　　• rezidivierend [Pfeifer-Weber-Christian-Krankheit] (M35.6)
　　　　　　• o.n.A. (M79.3-)

M54.1-　　**Radikulopathie**
[0-9]

Neuritis oder Radikulitis:
• brachial
• lumbal　　　　　　o.n.A.
• lumbosakral
• thorakal
Radikulitis o.n.A.
Exkl.: Neuralgie und Neuritis o.n.A. (M79.2-)
　　　　Radikulopathie bei:
　　　　　• lumbalem und sonstigem Bandscheibenschaden (M51.1)
　　　　　• Spondylose (M47.2-)
　　　　　• zervikalem Bandscheibenschaden (M50.1)

M54.2　　**Zervikalneuralgie**
Exkl.: Zervikalneuralgie durch zervikalen Bandscheibenschaden (M50.-)

M54.3　　**Ischialgie**
Exkl.: Ischialgie:
　　　　　• durch Bandscheibenschaden (M51.1)
　　　　　• mit Lumbago (M54.4)
　　　　Läsion des N. ischiadicus (G57.0)

M54.4　　**Lumboischialgie**
Exkl.: Durch Bandscheibenschaden (M51.1)

M54.5   **Kreuzschmerz**
Lendenschmerz
Lumbago o.n.A.
Überlastung in der Kreuzbeingegend

Exkl.: Flankenschmerz-Hämaturie-Syndrom (N39.81)
Lumbago durch Bandscheibenverlagerung (M51.2)
Lumboischialgie (M54.4)

M54.6   **Schmerzen im Bereich der Brustwirbelsäule**
Exkl.: Schmerzen durch Bandscheibenschaden (M51.-)

M54.8-   **Sonstige Rückenschmerzen**
[0-9]

M54.9-   **Rückenschmerzen, nicht näher bezeichnet**
[0-9]

Rückenschmerzen o.n.A.

Krankheiten der Weichteilgewebe (M60-M79)

Krankheiten der Muskeln (M60-M63)

Exkl.: Dermatomyositis-Polymyositis (M33.-)
Muskeldystrophien und Myopathien (G71-G72)
Myopathie bei:
• Amyloidose (E85.-)
• Panarteriitis nodosa (M30.0)
• seropositiver chronischer Polyarthritis (M05.3-)
• Sjögren-Syndrom (M35.0)
• Sklerodermie (M34.-)
• systemischem Lupus erythematodes (M32.-)

M60.-   **Myositis**
[Schlüsselnummer der Lokalisation siehe am Kapitelanfang]

M60.0-   **Infektiöse Myositis**
[0-9]

Tropische Pyomyositis

Soll der Infektionserreger angegeben werden, ist eine zusätzliche Schlüsselnummer (B95-B98) zu benutzen.

M60.1-   **Interstitielle Myositis**
[0-9]

M60.2-   **Fremdkörpergranulom im Weichteilgewebe, anderenorts nicht klassifiziert**
[0-9]

Exkl.: Fremdkörpergranulom in der Haut und im Unterhautgewebe (L92.3)

M60.8-   **Sonstige Myositis**
[0-9]

M60.9-   **Myositis, nicht näher bezeichnet**
[0-9]

M61.-   **Kalzifikation und Ossifikation von Muskeln**
[Schlüsselnummer der Lokalisation siehe am Kapitelanfang]

M61.0-   **Traumatische Myositis ossificans**
[0-9]

M61.1-
[0-9]

Myositis ossificans progressiva

Fibrodysplasia ossificans progressiva

M61.2-
[0-9]

Kalzifikation und Ossifikation von Muskeln bei Lähmungen

Myositis ossificans bei Tetraplegie oder Paraplegie

M61.3-
[0-9]

Kalzifikation und Ossifikation von Muskeln bei Verbrennungen

Myositis ossificans bei Verbrennungen

M61.4-
[0-9]

Sonstige Kalzifikation von Muskeln

Exkl.: Tendinitis calcarea (M65.2-)
Tendinitis calcarea im Schulterbereich (M75.3)

M61.5-
[0-9]

Sonstige Ossifikation von Muskeln

M61.9-
[0-9]

Kalzifikation und Ossifikation von Muskeln, nicht näher bezeichnet

M62.-

Sonstige Muskelkrankheiten
[Schlüsselnummer der Lokalisation siehe am Kapitelanfang]

Exkl.: Krämpfe und Spasmen der Muskulatur (R25.2)
Myalgie (M79.1-)
Myopathie:
• Alkohol- (G72.1)
• arzneimittelinduziert (G72.0)
Stiff-Person-Syndrom (G25.88)

M62.0-
[0-9]

Muskeldiastase

M62.1-
[0-9]

Sonstiger Muskelriss (nichttraumatisch)

Exkl.: Sehnenruptur (M66.-)
Traumatischer Muskelriss - siehe Muskelverletzung nach Körperregion

M62.2-
[0-9]

Ischämischer Muskelinfarkt (nichttraumatisch)

Nichttraumatisches Kompartmentsyndrom

Exkl.: Traumatische Muskelischämie (T79.6-)
Traumatisches Kompartmentsyndrom (T79.6-)
Volkmann-Kontraktur [ischämische Muskelkontraktur] (T79.60)

M62.3-
[0-9]

Immobilitätssyndrom (paraplegisch)

M62.4-
[0-9]

Muskelkontraktur

Exkl.: Gelenkkontraktur (M24.5-)

M62.5-
[0-9]

Muskelschwund und -atrophie, anderenorts nicht klassifiziert

Inaktivitätsatrophie, anderenorts nicht klassifiziert
Sarkopenie

M62.6-
[0-9]

Muskelzerrung

Exkl.: Akute Verletzung - siehe Muskelverletzung nach Körperregion

M62.8-
[0-9]

Sonstige näher bezeichnete Muskelkrankheiten

Muskel- (Scheiden-) Hernie
Nichttraumatisches Muskelhämatom

M62.9-
[0-9]

Muskelkrankheit, nicht näher bezeichnet

M63.-* **Muskelkrankheiten bei anderenorts klassifizierten Krankheiten**
[Schlüsselnummer der Lokalisation siehe am Kapitelanfang]

Exkl.: Myopathie bei:
- endokrinen Krankheiten (G73.5*)
- Stoffwechselkrankheiten (G73.6*)

M63.0-* **Myositis bei anderenorts klassifizierten bakteriellen Krankheiten**
[0-9]

Myositis bei:
- Lepra [Aussatz] (A30.-†)
- Syphilis (A51.4†, A52.7†)

M63.1-* **Myositis bei anderenorts klassifizierten Protozoen- und Parasiteninfektionen**
[0-9]

Myositis bei:
- Schistosomiasis [Bilharziose] (B65.-†)
- Toxoplasmose (B58.8†)
- Trichinellose (B75†)
- Zystizerkose (B69.8†)

M63.2-* **Myositis bei sonstigen anderenorts klassifizierten Infektionskrankheiten**
[0-9]

Myositis bei Mykosen (B35-B49†)

M63.3-* **Myositis bei Sarkoidose (D86.8†)**
[0-9]

M63.8-* **Sonstige Muskelkrankheiten bei anderenorts klassifizierten Krankheiten**
[0-9]

Krankheiten der Synovialis und der Sehnen (M65-M68)

M65.- **Synovitis und Tenosynovitis**
[Schlüsselnummer der Lokalisation siehe am Kapitelanfang]

Exkl.: Akute Verletzung - siehe Bänder- und Sehnenverletzung nach Körperregion
Chronische Tenosynovitis crepitans der Hand und des Handgelenkes (M70.0)
Krankheiten des Weichteilgewebes im Zusammenhang mit Beanspruchung, Überbeanspruchung und Druck (M70.-)

M65.0- **Sehnenscheidenabszess**
[0-9]

Soll der bakterielle Erreger angegeben werden, ist eine zusätzliche Schlüsselnummer (B95-B96) zu benutzen.

M65.1- **Sonstige infektiöse (Teno-)Synovitis**
[0-9]

M65.2- **Tendinitis calcarea**
[0,2-9]

Exkl.: Im Schulterbereich (M75.3)
Näher bezeichnete Tendinitis (M75-M77)

M65.3 **Schnellender Finger**
Tendopathia nodosa

M65.4 **Tendovaginitis stenosans [de Quervain]**

M65.8- **Sonstige Synovitis und Tenosynovitis**
[0-9]

Reizhüfte

M65.9- **Synovitis und Tenosynovitis, nicht näher bezeichnet**
[0-9]

M66.-   **Spontanruptur der Synovialis und von Sehnen**
[Schlüsselnummer der Lokalisation siehe am Kapitelanfang]

Inkl.:   Rupturen, die durch Einwirken normaler Kräfte auf ein Gewebe eintreten, lassen auf eine verminderte Gewebefestigkeit schließen.

Exkl.:   Läsionen der Rotatorenmanschette (M75.1)
Rupturen, die bei Einwirkung übernormaler Kräfte auf normal ausgebildetes Gewebe eintreten - siehe Sehnenverletzung nach Körperregion

M66.0   **Ruptur einer Poplitealzyste**

M66.1-   **Ruptur der Synovialis**
[0-9]

Ruptur einer Synovialzyste

Exkl.:   Ruptur einer Poplitealzyste (M66.0)

M66.2-   **Spontanruptur von Strecksehnen**
[0-9]

M66.3-   **Spontanruptur von Beugesehnen**
[0-9]

M66.4-   **Spontanruptur sonstiger Sehnen**
[0-9]

M66.5-   **Spontanruptur von nicht näher bezeichneten Sehnen**
[0-9]

Ruptur der Muskel-Sehnen-Verbindung, nichttraumatisch

M67.-   **Sonstige Krankheiten der Synovialis und der Sehnen**
[Schlüsselnummer der Lokalisation siehe am Kapitelanfang]

Exkl.:   Fibromatose der Palmarfaszie [Dupuytren-Kontraktur] (M72.0)
Tendinitis o.n.A. (M77.9)
Xanthomatose der Sehnen (E78.2)

M67.0   **Achillessehnenverkürzung (erworben)**

M67.1-   **Sonstige Sehnen- (Scheiden-) Kontraktur**
[0-9]

Exkl.:   Mit Gelenkkontraktur (M24.5-)

M67.2-   **Hypertrophie der Synovialis, anderenorts nicht klassifiziert**
[0-9]

Exkl.:   Villonoduläre Synovitis (pigmentiert) (M12.2-)

M67.3-   **Transitorische Synovitis**
[0-9]

Toxische Synovitis

Exkl.:   Palindromer Rheumatismus (M12.3-)

M67.4-   **Ganglion**
[0-9]

Ganglion eines Gelenkes oder einer Sehne(n)- (Scheide)

Exkl.:   Ganglion bei Frambösie (A66.6)
Schleimbeutelzyste (M71.2-M71.3)
Synovialzyste (M71.2-M71.3)

M67.8-   **Sonstige näher bezeichnete Krankheiten der Synovialis und der Sehnen**
[0-9]

M67.9-   **Krankheit der Synovialis und der Sehnen, nicht näher bezeichnet**
[0-9]

M68.-*   **Krankheiten der Synovialis und der Sehnen bei anderenorts klassifizierten Krankheiten**
[Schlüsselnummer der Lokalisation siehe am Kapitelanfang]

M68.0-*   **Synovitis und Tenosynovitis bei anderenorts klassifizierten bakteriellen Krankheiten**
[0-9]

Synovitis oder Tenosynovitis bei:
• Gonorrhoe (A54.4†)
• Syphilis (A52.7†)
• Tuberkulose (A18.0†)

M68.8-*   **Sonstige Krankheiten der Synovialis und der Sehnen bei anderenorts klassifizierten Krankheiten**

[0-9]

Sonstige Krankheiten des Weichteilgewebes (M70-M79)

M70.-   **Krankheiten des Weichteilgewebes im Zusammenhang mit Beanspruchung, Überbeanspruchung und Druck**
Inkl.:   Krankheiten des Weichteilgewebes, berufsbedingt

Exkl.:   Bursitis:
      • im Schulterbereich (M75.5)
      • o.n.A. (M71.9-)
      Dekubitalgeschwür und Druckzone (L89.-)
      Enthesopathien (M76-M77)

M70.0   **Chronische Tenosynovitis crepitans der Hand und des Handgelenkes**

M70.1   **Bursitis im Bereich der Hand**

M70.2   **Bursitis olecrani**

M70.3   **Sonstige Bursitis im Bereich des Ellenbogens**

M70.4   **Bursitis praepatellaris**

M70.5   **Sonstige Bursitis im Bereich des Knies**

M70.6   **Bursitis trochanterica**
Tendinitis trochanterica

M70.7   **Sonstige Bursitis im Bereich der Hüfte**
Bursitis im Bereich des Os ischii

M70.8   **Sonstige Krankheiten des Weichteilgewebes durch Beanspruchung, Überbeanspruchung und Druck**

M70.9   **Nicht näher bezeichnete Krankheit des Weichteilgewebes durch Beanspruchung, Überbeanspruchung und Druck**

M71.-   **Sonstige Bursopathien**
[Schlüsselnummer der Lokalisation siehe am Kapitelanfang]

Exkl.:   Bursitis im Zusammenhang mit Beanspruchung, Überbeanspruchung und Druck (M70.-)
      Enthesopathien (M76-M77)
      Fußballenentzündung (M20.1)

M71.0-   **Schleimbeutelabszess**
[0-9]

M71.1-   **Sonstige infektiöse Bursitis**
[0-9]

M71.2   **Synovialzyste im Bereich der Kniekehle [Baker-Zyste]**
Exkl.:   Bei Ruptur (M66.0)

M71.3-
[0-9]

Sonstige Schleimbeutelzyste

Synovialzyste o.n.A.

Exkl.: Ruptur einer Synovialzyste (M66.1-)

M71.4-
[0,2-9]

Bursitis calcarea

Exkl.: Im Schulterbereich (M75.3)

M71.5-
[0,2-9]

Sonstige Bursitis, anderenorts nicht klassifiziert

Exkl.: Bursitis:
• im Bereich des Lig. collaterale tibiale [Stieda-Pellegrini] (M76.4)
• im Schulterbereich (M75.5)
• o.n.A. (M71.9-)

M71.8-
[0-9]

Sonstige näher bezeichnete Bursopathien

M71.9-
[0-9]

Bursopathie, nicht näher bezeichnet

Bursitis o.n.A.

M72.- **Fibromatosen**
[Schlüsselnummer der Lokalisation siehe am Kapitelanfang]

Exkl.: Retroperitoneale Fibrose (D48.3)

M72.0 **Fibromatose der Palmarfaszie [Dupuytren-Kontraktur]**

M72.1 **Fingerknöchelpolster [Knuckle pads]**

M72.2 **Fibromatose der Plantarfaszie [Ledderhose-Kontraktur]**
Fasciitis plantaris

M72.4-
[0-9]

Pseudosarkomatöse Fibromatose

Fasciitis nodularis

M72.6-
[0-9]

Nekrotisierende Fasziitis

Soll der Infektionserreger angegeben werden, ist eine zusätzliche Schlüsselnummer (B95-B98) zu benutzen.

M72.8-
[0-9]

Sonstige Fibromatosen

Faszienabszess

Exkl.: Fasziitis:
• diffus (eosinophil) (M35.4)
• nekrotisierend (M72.6-)
• nodulär (M72.4-)
• perirenal (K66.2)
• plantar (M72.2)

M72.9-
[0-9]

Fibromatose, nicht näher bezeichnet

Fasziitis o.n.A.
Fibromatose o.n.A.

M73.-* **Krankheiten des Weichteilgewebes bei anderenorts klassifizierten Krankheiten**
[Schlüsselnummer der Lokalisation siehe am Kapitelanfang]

M73.0-*
[0-9]

Bursitis gonorrhoica (A54.4†)

M73.1-*
[0-9]

Bursitis syphilitica (A52.7†)

M73.8-*

Sonstige Krankheiten des Weichteilgewebes bei sonstigen anderenorts klassifizierten Krankheiten

[0-9]

M75.- **Schulterläsionen**
Exkl.: Schulter-Hand-Syndrom (M89.0-)

M75.0 **Adhäsive Entzündung der Schultergelenkkapsel**
Frozen shoulder
Periarthropathia humeroscapularis

M75.1 **Läsionen der Rotatorenmanschette**
Ruptur (vollständig) (unvollständig) der Rotatorenmanschette oder der Supraspinatus-Sehne, nicht als traumatisch bezeichnet
Supraspinatus-Syndrom

M75.2 **Tendinitis des M. biceps brachii**

M75.3 **Tendinitis calcarea im Schulterbereich**
Bursitis calcarea im Schulterbereich

M75.4 **Impingement-Syndrom der Schulter**

M75.5 **Bursitis im Schulterbereich**

M75.6 **Läsion des Labrums bei degenerativer Veränderung des Schultergelenkes**
Läsion des Labrums, nicht als traumatisch bezeichnet

M75.8 **Sonstige Schulterläsionen**

M75.9 **Schulterläsion, nicht näher bezeichnet**

M76.- **Enthesopathien der unteren Extremität mit Ausnahme des Fußes**
Hinw.: Die scheinbar spezifischen Begriffe Bursitis, Kapsulitis und Tendinitis werden gewöhnlich ohne Unterschied für verschiedene Störungen der peripheren Band- und Muskelansätze benutzt; die Mehrzahl dieser Krankheitszustände ist unter dem Oberbegriff "Enthesopathien" zusammengeführt.
Exkl.: Bursitis durch Beanspruchung, Überbeanspruchung und Druck (M70.-)

M76.0 **Tendinitis der Glutäus-Sehne(n)**

M76.1 **Tendinitis der Iliopsoas-Sehne**

M76.2 **Knochensporn am Darmbeinkamm**

M76.3 **Tractus-iliotibialis-Scheuersyndrom [Iliotibial band syndrome]**

M76.4 **Bursitis im Bereich des Lig. collaterale tibiale [Stieda-Pellegrini]**

M76.5 **Tendinitis der Patellarsehne**

M76.6 **Tendinitis der Achillessehne**
Bursitis subachillea

M76.7 **Tendinitis der Peronäussehne(n)**

M76.8 **Sonstige Enthesopathien der unteren Extremität mit Ausnahme des Fußes**
Tendinitis des M. tibialis anterior
Tendinitis des M. tibialis posterior

M76.9 **Enthesopathie der unteren Extremität, nicht näher bezeichnet**

M77.- **Sonstige Enthesopathien**
Exkl.: Bursitis:
• durch Beanspruchung, Überbeanspruchung und Druck (M70.-)
• o.n.A. (M71.9-)
Osteophyt (M25.7-)
Spinale Enthesopathie (M46.0-)

M77.0 **Epicondylitis ulnaris humeri**

M77.1 **Epicondylitis radialis humeri**
Tennisellenbogen

M77.2 **Periarthritis im Bereich des Handgelenkes**

M77.3 **Kalkaneussporn**

M77.4 **Metatarsalgie**
Exkl.: Morton-Neuralgie [Morton-Metatarsalgie] (G57.6)

M77.5 **Sonstige Enthesopathie des Fußes**

M77.8 **Sonstige Enthesopathien, anderenorts nicht klassifiziert**

M77.9 **Enthesopathie, nicht näher bezeichnet**
Kapsulitis
Knochensporn
Periarthritis   o.n.A.
Tendinitis

M79.- **Sonstige Krankheiten des Weichteilgewebes, anderenorts nicht klassifiziert**
[Schlüsselnummer der Lokalisation siehe am Kapitelanfang]

Exkl.: Psychogene Schmerzen im Weichteilgewebe (F45.40)

M79.0-
[0-9] **Rheumatismus, nicht näher bezeichnet**

Exkl.: Fibromyalgie (M79.70)
Fibrositis (M79.70)
Palindromer Rheumatismus (M12.3-)

M79.1-
[0-9] **Myalgie**

Exkl.: Myositis (M60.-)

M79.2-
[0-9] **Neuralgie und Neuritis, nicht näher bezeichnet**

Exkl.: Ischialgie (M54.3-M54.4)
Mononeuropathien (G56-G58)
Radikulitis:
• brachial o.n.A. (M54.1-)
• lumbosakral o.n.A. (M54.17)
• o.n.A. (M54.19)

M79.3-
[0-9] **Pannikulitis, nicht näher bezeichnet**

Exkl.: Pannikulitis:
• Lupus- (L93.2)
• Nacken und Rücken (M54.0-)
• rezidivierend [Pfeifer-Weber-Christian-Krankheit] (M35.6)

M79.4-
[6] **Hypertrophie des Corpus adiposum (infrapatellare) [Hoffa-Kastert-Syndrom]**

M79.5-
[0-9] **Verbliebener Fremdkörper im Weichteilgewebe**

Exkl.: Fremdkörpergranulom:
• Haut und Unterhaut (L92.3)
• Weichteilgewebe (M60.2-)

M79.6-
[0-7,9] **Schmerzen in den Extremitäten**

M79.7-
[0] **Fibromyalgie**

Fibromyositis
Fibrositis
Juvenile Fibromyalgie
Myofibrositis

M79.8-
[0-9] **Sonstige näher bezeichnete Krankheiten des Weichteilgewebes**

M79.9-
[0-9] **Krankheit des Weichteilgewebes, nicht näher bezeichnet**

Osteopathien und Chondropathien
(M80-M94)

Veränderungen der Knochendichte und -struktur
(M80-M85)

M80.-   **Osteoporose mit pathologischer Fraktur**
[Schlüsselnummer der Lokalisation siehe am Kapitelanfang]

Inkl.:   Osteoporotische Wirbelkörperkompression und Keilwirbel

Exkl.:   Keilwirbel o.n.A. (M48.5-)
Pathologische Fraktur o.n.A. (M84.4-)
Wirbelkörperkompression o.n.A. (M48.5-)

M80.0-   **Postmenopausale Osteoporose mit pathologischer Fraktur**
[0-9]

M80.1-   **Osteoporose mit pathologischer Fraktur nach Ovarektomie**
[0-9]

M80.2-   **Inaktivitätsosteoporose mit pathologischer Fraktur**
[0-9]

M80.3-   **Osteoporose mit pathologischer Fraktur infolge Malabsorption nach chirurgischem Eingriff**
[0-9]

M80.4-   **Arzneimittelinduzierte Osteoporose mit pathologischer Fraktur**
[0-9]

Soll die Substanz angegeben werden, ist eine zusätzliche Schlüsselnummer (Kapitel XX) zu benutzen.

M80.5-   **Idiopathische Osteoporose mit pathologischer Fraktur**
[0-9]

M80.8-   **Sonstige Osteoporose mit pathologischer Fraktur**
[0-9]

M80.9-   **Nicht näher bezeichnete Osteoporose mit pathologischer Fraktur**
[0-9]

M81.-   **Osteoporose ohne pathologische Fraktur**
[Schlüsselnummer der Lokalisation siehe am Kapitelanfang]

Exkl.:   Osteoporose mit pathologischer Fraktur (M80.-)

M81.0-   **Postmenopausale Osteoporose**
[0-9]

M81.1-   **Osteoporose nach Ovarektomie**
[0-9]

M81.2-   **Inaktivitätsosteoporose**
[0-9]

Exkl.:   Sudeck-Knochenatrophie (M89.0-)

M81.3-   **Osteoporose infolge Malabsorption nach chirurgischem Eingriff**
[0-9]

M81.4-   **Arzneimittelinduzierte Osteoporose**
[0-9]

Soll die Substanz angegeben werden, ist eine zusätzliche Schlüsselnummer (Kapitel XX) zu benutzen.

M81.5-   **Idiopathische Osteoporose**
[0-9]

Idiopathische juvenile Osteoporose

M81.6-
[0,5-7,9]

Lokalisierte Osteoporose [Lequesne]

Transitorische Osteoporose

Exkl.: Sudeck-Knochenatrophie (M89.0-)

M81.8-
[0-9]

Sonstige Osteoporose

Senile Osteoporose

M81.9-
[0-9]

Osteoporose, nicht näher bezeichnet

M82.-* **Osteoporose bei anderenorts klassifizierten Krankheiten**
[Schlüsselnummer der Lokalisation siehe am Kapitelanfang]

M82.0-*
[0-9]

Osteoporose bei Plasmozytom (C90.0-†)

M82.1-*
[0-9]

Osteoporose bei endokrinen Störungen (E00-E34†)

M82.8-*
[0-9]

Osteoporose bei sonstigen anderenorts klassifizierten Krankheiten

M83.- **Osteomalazie im Erwachsenenalter**
[Schlüsselnummer der Lokalisation siehe am Kapitelanfang]

Exkl.: Osteomalazie:
- familiär hypophosphatämisch (E83.30)
- im Kindes- und Jugendalter (E55.0)
Rachitis (floride) (E55.0)
Rachitis (floride), familiär hypophosphatämisch (E83.30)
Rachitis (floride), Folgen (E64.3)
Renale Osteodystrophie (N25.0)

M83.0-
[0-9]

Osteomalazie im Wochenbett

M83.1-
[0-9]

Senile Osteomalazie

M83.2-
[0-9]

Osteomalazie im Erwachsenenalter durch Malabsorption

Osteomalazie bei Erwachsenen durch Malabsorption nach chirurgischem Eingriff

M83.3-
[0-9]

Osteomalazie im Erwachsenenalter durch Fehl- oder Mangelernährung

M83.4-
[0-9]

Aluminiumosteopathie

M83.5-
[0-9]

Sonstige arzneimittelinduzierte Osteomalazie bei Erwachsenen

Soll die Substanz angegeben werden, ist eine zusätzliche Schlüsselnummer (Kapitel XX) zu benutzen.

M83.8-
[0-9]

Sonstige Osteomalazie im Erwachsenenalter

M83.9-
[0-9]

Osteomalazie im Erwachsenenalter, nicht näher bezeichnet

M84.- **Veränderungen der Knochenkontinuität**
[Schlüsselnummer der Lokalisation siehe am Kapitelanfang]

M84.0-
[0-9]

Frakturheilung in Fehlstellung

M84.1-
[0-9]

Nichtvereinigung der Frakturenden [Pseudarthrose]

Exkl.: Pseudarthrose nach Fusion oder Arthrodese (M96.0)

M84.2- **Verzögerte Frakturheilung**
[0-9]

M84.3- **Stressfraktur, anderenorts nicht klassifiziert**
[0-9]

Stressfraktur o.n.A.

Exkl.: Stressfraktur eines Wirbels (M48.4-)

M84.4- **Pathologische Fraktur, anderenorts nicht klassifiziert**
[0-9]

Pathologische Fraktur o.n.A.

Exkl.: Pathologische Fraktur bei bösartiger Neubildung (M90.7-*)
Pathologische Fraktur bei Osteoporose (M80.-)
Wirbelkörperkompression, anderenorts nicht klassifiziert (M48.5-)

M84.8- **Sonstige Veränderungen der Knochenkontinuität**
[0-9]

Exkl.: Binnenschädigung des Kniegelenkes (M23.-)

M84.9- **Veränderung der Knochenkontinuität, nicht näher bezeichnet**
[0-9]

M85.- **Sonstige Veränderungen der Knochendichte und -struktur**
[Schlüsselnummer der Lokalisation siehe am Kapitelanfang]

Exkl.: Marmorknochenkrankheit (Q78.2)
Osteogenesis imperfecta (Q78.0)
Osteopoikilie (Q78.8)
Polyostotische fibröse Dysplasie [Jaffé-Lichtenstein-Syndrom] (Q78.1)

M85.0- **Fibröse Dysplasie (monostotisch)**
[0-9]

Exkl.: Fibröse Dysplasie des Kiefers (K10.8)

M85.1- **Skelettfluorose**
[0-9]

M85.2 **Hyperostose des Schädels**

M85.3- **Ostitis condensans**
[0-9]

M85.4- **Solitäre Knochenzyste**
[0-9]

Exkl.: Solitäre Zyste des Kiefers (K09.1-K09.2)

M85.5- **Aneurysmatische Knochenzyste**
[0-9]

Exkl.: Aneurysmatische Zyste des Kiefers (K09.2)

M85.6- **Sonstige Knochenzyste**
[0-9]

Exkl.: Osteodystrophia fibrosa cystica generalisata [von-Recklinghausen-Krankheit des Knochens]
(E21.0)
Zyste des Kiefers, anderenorts nicht klassifiziert (K09.1-K09.2)

M85.8- **Sonstige näher bezeichnete Veränderungen der Knochendichte und -struktur**
[0-9]

Hyperostose der Knochen, ausgenommen des Schädels
Osteosklerose, erworben

Exkl.: Diffuse idiopathische Skeletthyperostose [DISH] (M48.1-)
Osteosklerose:
• angeboren (Q77.4)
• myelofibrös (D47.4)

M85.9- **Veränderung der Knochendichte und -struktur, nicht näher bezeichnet**
[0-9]

Sonstige Osteopathien
(M86-M90)

Exkl.: Osteopathien nach medizinischen Maßnahmen (M96.-)

M86.- Osteomyelitis
[Schlüsselnummer der Lokalisation siehe am Kapitelanfang]

Soll der Infektionserreger angegeben werden, ist eine zusätzliche Schlüsselnummer (B95-B98) zu benutzen.

Benutze die zusätzlichen Schlüsselnummern T84.5 oder T84.6, um das Vorliegen einer Osteomyelitis im Rahmen einer periimplantären (implantatassoziierten) Infektion zu kodieren.

Exkl.: Osteomyelitis:
- durch Salmonellen (A01-A02)
- Kiefer (K10.2-)
- Wirbel (M46.2-)

M86.0- **Akute hämatogene Osteomyelitis**
[0-9]

M86.1- **Sonstige akute Osteomyelitis**
[0-9]

M86.2- **Subakute Osteomyelitis**
[0-9]

M86.3- **Chronische multifokale Osteomyelitis**
[0-9]

M86.4- **Chronische Osteomyelitis mit Fistel**
[0-9]

M86.5- **Sonstige chronische hämatogene Osteomyelitis**
[0-9]

M86.6- **Sonstige chronische Osteomyelitis**
[0-9]

M86.8- **Sonstige Osteomyelitis**
[0-9]

Brodie-Abszess

M86.9- **Osteomyelitis, nicht näher bezeichnet**
[0-9]

Knocheninfektion o.n.A.
Periostitis o.n.A.

M87.- Knochennekrose
[Schlüsselnummer der Lokalisation siehe am Kapitelanfang]

Inkl.: Avaskuläre Knochennekrose

Exkl.: Osteochondropathien (M91-M93)
Osteonekrose des Kiefers (bestrahlungsinduziert) (medikamenteninduziert) (K10.2-)

M87.0- **Idiopathische aseptische Knochennekrose**
[0-9]

M87.1- **Knochennekrose durch Arzneimittel**
[0-9]

Soll die Substanz angegeben werden, ist eine zusätzliche Schlüsselnummer (Kapitel XX) zu benutzen.

M87.2- **Knochennekrose durch vorangegangenes Trauma**
[0-9]

M87.3- **Sonstige sekundäre Knochennekrose**
[0-9]

M87.8- **Sonstige Knochennekrose**
[0-9]

M87.9- **Knochennekrose, nicht näher bezeichnet**
[0-9]

M88.- **Osteodystrophia deformans [Paget-Krankheit]**
[Schlüsselnummer der Lokalisation siehe am Kapitelanfang]

M88.0 **Osteodystrophia deformans der Schädelknochen**

M88.8- **Osteodystrophia deformans sonstiger Knochen**
[0-9]

M88.9- **Osteodystrophia deformans, nicht näher bezeichnet**
[0-9]

M89.- **Sonstige Knochenkrankheiten**
[Schlüsselnummer der Lokalisation siehe am Kapitelanfang]

M89.0- **Neurodystrophie [Algodystrophie]**
[0-9]

Schulter-Hand-Syndrom

Exkl.: Sudeck-Knochenatrophie (G90.5-)
Sympathische Reflexdystrophie (G90.5-)

M89.1- **Stillstand des Epiphysenwachstums**
[0-9]

M89.2- **Sonstige Störungen der Knochenentwicklung und des Knochenwachstums**
[0-9]

M89.3- **Hypertrophie des Knochens**
[0-9]

M89.4- **Sonstige hypertrophische Osteoarthropathie**
[0-9]

Marie-Bamberger-Syndrom
Pachydermoperiostose

M89.5- **Osteolyse**
[0-9]

M89.6- **Osteopathie nach Poliomyelitis**
[0-9]

Soll die vorangegangene Poliomyelitis angegeben werden, ist zusätzlich die Schlüsselnummer B91 zu benutzen.

Exkl.: Postpolio-Syndrom (G14)

M89.8- **Sonstige näher bezeichnete Knochenkrankheiten**
[0-9]

Infantile kortikale Hyperostose
Posttraumatische subperiostale Ossifikation

M89.9- **Knochenkrankheit, nicht näher bezeichnet**
[0-9]

M90.-* **Osteopathien bei anderenorts klassifizierten Krankheiten**
[Schlüsselnummer der Lokalisation siehe am Kapitelanfang]

M90.0-* **Knochentuberkulose (A18.0†)**
[0-9]

Exkl.: Tuberkulose der Wirbelsäule (M49.0-*)

M90.1-* **Periostitis bei sonstigen anderenorts klassifizierten Infektionskrankheiten**
[0-9]

Sekundäre syphilitische Periostitis (A51.4†)

M90.2-* **Osteopathie bei sonstigen anderenorts klassifizierten Infektionskrankheiten**
[0-9]

Osteomyelitis durch:
• Echinokokken (B67.2†)
• Gonokokken (A54.4†)
• Salmonellen (A02.2†)
Syphilitische Osteopathie oder Osteochondropathie (A50.5†, A52.7†)

M90.3-* **Knochennekrose bei Caissonkrankheit (T70.3†)**
[0-9]

M90.4-* **Knochennekrose durch Hämoglobinopathie (D50-D64†)**
[0-9]

M90.5-* **Knochennekrose bei sonstigen anderenorts klassifizierten Krankheiten**
[0-9]

M90.6-* **Osteodystrophia deformans bei Neubildungen (C00-D48†)**
[0-9]

Osteodystrophia deformans bei bösartiger Neubildung des Knochens (C40-C41†)

M90.7-* **Knochenfraktur bei Neubildungen (C00-D48†)**
[0-9]

Exkl.: Wirbelkörperkompression bei Neubildungen (M49.5-*)

M90.8-* **Osteopathie bei sonstigen anderenorts klassifizierten Krankheiten**
[0-9]

Osteopathie bei renaler Osteodystrophie (N25.0†)

Chondropathien (M91-M94)

Exkl.: Chondropathien nach medizinischen Maßnahmen (M96.-)

M91.- **Juvenile Osteochondrose der Hüfte und des Beckens**
Exkl.: Epiphyseolysis capitis femoris (nichttraumatisch) (M93.0)

M91.0 **Juvenile Osteochondrose des Beckens**
Osteochondrose (juvenile):
• Acetabulum
• Darmbeinkamm [Buchmann-Krankheit]
• Symphyse [Pierson-Krankheit]
• Synchondrosis ischiopubica [van-Neck-Krankheit]

M91.1 **Juvenile Osteochondrose des Femurkopfes [Perthes-Legg-Calvé-Krankheit]**

M91.2 **Coxa plana**
Hüftdeformität durch vorangegangene juvenile Osteochondrose

M91.3 **Pseudokoxalgie**

M91.8 **Sonstige juvenile Osteochondrose der Hüfte und des Beckens**
Juvenile Osteochondrose nach Korrektur einer angeborenen Hüftluxation

M91.9 **Juvenile Osteochondrose der Hüfte und des Beckens, nicht näher bezeichnet**

M92.- **Sonstige juvenile Osteochondrosen**

M92.0 **Juvenile Osteochondrose des Humerus**
Osteochondrose (juvenile):
• Capitulum humeri [Panner-Krankheit]
• Caput humeri [Hass-Krankheit]

M92.1 **Juvenile Osteochondrose des Radius und der Ulna**
Osteochondrose (juvenile):
• Caput radii [Hegemann-Krankheit]
• distale Ulnaepiphyse [Burns-Krankheit]

M92.2 **Juvenile Osteochondrose der Hand**
Osteochondrose (juvenile):
• Metakarpalköpfchen [Mauclaire-Krankheit]
• Os lunatum der Handwurzel [Kienböck-Krankheit]

M92.3 **Sonstige juvenile Osteochondrose der oberen Extremität**

M92.4 **Juvenile Osteochondrose der Patella**
Osteochondrose (juvenile):
• primäres Ossifikationszentrum [Köhler-Krankheit]
• Sekundäres Ossifikationszentrum [Larsen-Johansson-Krankheit]

M92.5   **Juvenile Osteochondrose der Tibia und der Fibula**
Osteochondrose (juvenile):
- Condylus medialis tibiae [Blount-Krankheit]
- Tuberositas tibiae [Osgood-Schlatter-Krankheit]
Tibia vara [Blount-Barber-Krankheit]

M92.6   **Juvenile Osteochondrose des Tarsus**
Osteochondrose (juvenile):
- Kalkaneus [Sever-Krankheit]
- Os naviculare [Köhler- (I-) Krankheit]
- Os tibiale externum [Haglund-Krankheit]
- Talus [Diaz-Krankheit]

M92.7   **Juvenile Osteochondrose des Metatarsus**
Osteochondrose (juvenile):
- Os metatarsale II [Freiberg-Köhler- (II-) Krankheit]
- Os metatarsale V [Iselin-Krankheit]

M92.8   **Sonstige näher bezeichnete juvenile Osteochondrose**
Apophysitis calcanei

M92.9   **Juvenile Osteochondrose, nicht näher bezeichnet**
Apophysitis
Epiphysitis
Osteochondritis   als juvenil bezeichnet, Lokalisation nicht näher bezeichnet
Osteochondrose

M93.-   **Sonstige Osteochondropathien**
[Schlüsselnummer der Lokalisation siehe am Kapitelanfang]

Exkl.: Osteochondrose der Wirbelsäule (M42.-)

M93.0   **Epiphyseolysis capitis femoris (nichttraumatisch)**

M93.1   **Kienböck-Krankheit bei Erwachsenen**
Erwachsenenosteochondrose des Os lunatum der Hand

M93.2-   **Osteochondrosis dissecans**
[0-9]

M93.8-   **Sonstige näher bezeichnete Osteochondropathien**
[0-9]

M93.9   **Osteochondropathie, nicht näher bezeichnet**
Apophysitis
Epiphysitis   ohne Angabe, ob beim Erwachsenen oder beim Jugendlichen auftretend,
Osteochondritis   Lokalisation nicht näher bezeichnet
Osteochondrose

M94.-   **Sonstige Knorpelkrankheiten**
[Schlüsselnummer der Lokalisation siehe am Kapitelanfang]

M94.0   **Tietze-Syndrom**
Kostochondritis

M94.1   **Panchondritis [Rezidivierende Polychondritis]**

M94.2-   **Chondromalazie**
[0-9]

        Exkl.: Chondromalacia patellae (M22.4)

M94.3-   **Chondrolyse**
[0-9]

M94.8-   **Sonstige näher bezeichnete Knorpelkrankheiten**
[0-9]

        Exkl.: Binnenschädigung des Kniegelenkes (M23.-)

M94.9-   **Knorpelkrankheit, nicht näher bezeichnet**
[0-9]

Sonstige Krankheiten des Muskel-Skelett-Systems und des Bindegewebes (M95-M99)

M95.- **Sonstige erworbene Deformitäten des Muskel-Skelett-Systems und des Bindegewebes**
Exkl.: Angeborene Fehlbildungen und Deformitäten des Muskel-Skelett-Systems (Q65-Q79)
Deformitäten der Wirbelsäule und des Rückens (M40-M43)
Dentofaziale Anomalien [einschließlich fehlerhafter Okklusion] (K07.-)
Erworbene Deformitäten von Extremitäten (M20-M21)
Krankheiten des Muskel-Skelett-Systems nach medizinischen Maßnahmen (M96.-)
Verlust von Extremitäten und Organen (Z89-Z90)

M95.0 **Erworbene Deformität der Nase**
Exkl.: Nasenseptumdeviation (J34.2)

M95.1 **Blumenkohlohr**
Exkl.: Sonstige erworbene Deformitäten des Ohres (H61.1)

M95.2 **Sonstige erworbene Deformität des Kopfes**

M95.3 **Erworbene Deformität des Halses**

M95.4 **Erworbene Deformität des Brustkorbes und der Rippen**

M95.5 **Erworbene Deformität des Beckens**
Exkl.: Betreuung der Mutter bei festgestelltem oder vermutetem Missverhältnis zwischen Fetus und Becken (O33.-)

M95.8 **Sonstige näher bezeichnete erworbene Deformitäten des Muskel-Skelett-Systems**

M95.9 **Erworbene Deformität des Muskel-Skelett-Systems, nicht näher bezeichnet**

M96.- **Krankheiten des Muskel-Skelett-Systems nach medizinischen Maßnahmen, anderenorts nicht klassifiziert**
Exkl.: Arthritis nach intestinalem Bypass (M02.0-)
Krankheiten in Verbindung mit Osteoporose (M80-M81)
Vorhandensein funktioneller Implantate und sonstiger Geräte (Z95-Z97)

M96.0 **Pseudarthrose nach Fusion oder Arthrodese**
Pseudarthrose nach Osteotomie

M96.1 **Postlaminektomie-Syndrom, anderenorts nicht klassifiziert**

M96.2 **Kyphose nach Bestrahlung**

M96.3 **Kyphose nach Laminektomie**

M96.4 **Postoperative Lordose**

M96.5 **Skoliose nach Bestrahlung**

M96.6 **Knochenfraktur nach Einsetzen eines orthopädischen Implantates, einer Gelenkprothese oder einer Knochenplatte**
Diese Schlüsselnummer ist nur bei einer beim Einsetzen eines orthopädischen Implantates, einer Gelenkprothese oder einer Knochenplatte aufgetretenen Fraktur anzugeben.

Exkl.: Andere Komplikation durch ein internes orthopädisches Gerät, durch Implantate oder Transplantate (T84.-)

M96.8- **Sonstige Krankheiten des Muskel-Skelett-Systems nach medizinischen Maßnahmen**

M96.80 Elektiv offen belassenes Sternum nach thoraxchirurgischem Eingriff

M96.81 Instabiler Thorax nach thoraxchirurgischem Eingriff

M96.82 Verzögerte Knochenheilung nach Fusion oder Arthrodese
Verzögerte Knochenheilung nach Osteotomie

M96.88 Sonstige Krankheiten des Muskel-Skelett-Systems nach medizinischen Maßnahmen
Instabilität eines Gelenkes nach Entfernen einer Gelenkprothese

M96.9 **Krankheit des Muskel-Skelett-Systems nach medizinischen Maßnahmen, nicht näher bezeichnet**

M99.- **Biomechanische Funktionsstörungen, anderenorts nicht klassifiziert**

Hinw.: Diese Kategorie sollte nicht zur Verschlüsselung benutzt werden, wenn der Krankheitszustand anderenorts klassifiziert werden kann.

Die folgenden fünften Stellen zur Angabe des Störungsortes sind mit den passenden Subkategorien von M99.- zu benutzen; siehe auch Hinweis am Anfang dieses Kapitels.

0   Kopfbereich
     Okzipitozervikal

1   Zervikalbereich
     Zervikothorakal

2   Thorakalbereich
     Thorakolumbal

3   Lumbalbereich
     Lumbosakral

4   Sakralbereich
     Sakrokokzygeal
     Sakroiliakal

5   Beckenbereich
     Hüft- oder Schambeinregion

6   Untere Extremität

7   Obere Extremität
     Akromioklavikular
     Sternoklavikular

8   Brustkorb
     Kostochondral
     Kostovertebral
     Sternochondral

9   Abdomen und sonstige Lokalisationen

M99.0-   **Segmentale und somatische Funktionsstörungen**
[0-9]

M99.1-   **Subluxation (der Wirbelsäule)**
[0-4,9]

M99.2-   **Subluxationsstenose des Spinalkanals**
[0-4,9]

M99.3-   **Knöcherne Stenose des Spinalkanals**
[0-4,9]

M99.4-   **Bindegewebige Stenose des Spinalkanals**
[0-4,9]

M99.5-   **Stenose des Spinalkanals durch Bandscheiben**
[0-3,9]

M99.6-   **Stenose der Foramina intervertebralia, knöchern oder durch Subluxation**
[0-4,9]

M99.7-   **Stenose der Foramina intervertebralia, bindegewebig oder durch Bandscheiben**
[0-4,9]

M99.8-   **Sonstige biomechanische Funktionsstörungen**
[0-9]

M99.9-   **Biomechanische Funktionsstörung, nicht näher bezeichnet**
[0-9]

ICD-10-GM Version 2019

Kapitel XIV:

Krankheiten des Urogenitalsystems (N00 - N99)

Exkl.: Angeborene Fehlbildungen, Deformitäten und Chromosomenanomalien (Q00-Q99)
Bestimmte infektiöse und parasitäre Krankheiten (A00-B99)
Bestimmte Zustände, die ihren Ursprung in der Perinatalperiode haben (P00-P96)
Endokrine, Ernährungs- und Stoffwechselkrankheiten (E00-E90)
Neubildungen (C00-D48)
Schwangerschaft, Geburt und Wochenbett (O00-O99)
Symptome und abnorme klinische und Laborbefunde, die anderenorts nicht klassifiziert sind (R00-R99)
Verletzungen, Vergiftungen und bestimmte andere Folgen äußerer Ursachen (S00-T98)

Dieses Kapitel gliedert sich in folgende Gruppen:

N00-N08	Glomeruläre Krankheiten
N10-N16	Tubulointerstitielle Nierenkrankheiten
N17-N19	Niereninsuffizienz
N20-N23	Urolithiasis
N25-N29	Sonstige Krankheiten der Niere und des Ureters
N30-N39	Sonstige Krankheiten des Harnsystems
N40-N51	Krankheiten der männlichen Genitalorgane
N60-N64	Krankheiten der Mamma [Brustdrüse]
N70-N77	Entzündliche Krankheiten der weiblichen Beckenorgane
N80-N98	Nichtentzündliche Krankheiten des weiblichen Genitaltraktes
N99-N99	Sonstige Krankheiten des Urogenitalsystems

Dieses Kapitel enthält die folgende(n) Sternschlüsselnummer(n)

N08.-*	Glomeruläre Krankheiten bei anderenorts klassifizierten Krankheiten
N16.-*	Tubulointerstitielle Nierenkrankheiten bei anderenorts klassifizierten Krankheiten
N22.-*	Harnstein bei anderenorts klassifizierten Krankheiten
N29.-*	Sonstige Krankheiten der Niere und des Ureters bei anderenorts klassifizierten Krankheiten
N33.-*	Krankheiten der Harnblase bei anderenorts klassifizierten Krankheiten
N37.-*	Krankheiten der Harnröhre bei anderenorts klassifizierten Krankheiten
N51.-*	Krankheiten der männlichen Genitalorgane bei anderenorts klassifizierten Krankheiten
N74.-*	Entzündung im weiblichen Becken bei anderenorts klassifizierten Krankheiten
N77.-*	Vulvovaginale Ulzeration und Entzündung bei anderenorts klassifizierten Krankheiten

Dieses Kapitel enthält die folgende(n) Ausrufezeichenschlüsselnummer(n)

N39.47!	Rezidivinkontinenz

Glomeruläre Krankheiten (N00-N08)

Soll das Vorliegen einer hypertensiven Nierenkrankheit angegeben werden, ist eine zusätzliche Schlüsselnummer aus I12.- oder I13.- zu benutzen.

Soll eine chronische Nierenkrankheit angegeben werden, ist eine zusätzliche Schlüsselnummer (N18.-) zu benutzen.

Soll die äußere Ursache (Kapitel XX) oder eine vorliegende akute (N17.-) oder nicht näher bezeichnete (N19) Nierenkrankheit angegeben werden, ist eine zusätzliche Schlüsselnummer zu benutzen.

Die folgenden vierten Stellen dienen zur Verschlüsselung morphologischer Veränderungen und finden bei den Kategorien N00-N07 Verwendung. Die vierten Stellen .0-.8 sollten normalerweise nur dann benutzt werden, wenn die entsprechenden Veränderungen speziell nachgewiesen wurden (z.B. durch Nierenbiopsie oder Autopsie). Die dreistelligen Kategorien beziehen sich auf klinische Syndrome.

.0 Minimale glomeruläre Läsion
Minimal changes glomerulonephritis

.1 Fokale und segmentale glomeruläre Läsionen
Fokal und segmental:
- Hyalinose
- Sklerose
Fokale Glomerulonephritis

.2 Diffuse membranöse Glomerulonephritis

.3 Diffuse mesangioproliferative Glomerulonephritis

.4 Diffuse endokapillär-proliferative Glomerulonephritis

.5 Diffuse mesangiokapilläre Glomerulonephritis
Membranoproliferative Glomerulonephritis, Typ I und III, oder o.n.A.

.6 Dense-deposit-Krankheit
Membranoproliferative Glomerulonephritis, Typ II

.7 Glomerulonephritis mit diffuser Halbmondbildung
Extrakapilläre Glomerulonephritis

.8 Sonstige morphologische Veränderungen
Proliferative Glomerulonephritis o.n.A.

.9 Art der morphologischen Veränderung nicht näher bezeichnet

N00.- **Akutes nephritisches Syndrom**
[4. Stellen siehe am Anfang dieser Krankheitsgruppe]

Inkl.: Akut:
- glomeruläre Krankheit
- Glomerulonephritis
- Nephritis
- Nierenkrankheit o.n.A.

Exkl.: Akute tubulointerstitielle Nephritis (N10)
Nephritisches Syndrom o.n.A. (N05.-)

N01.- **Rapid-progressives nephritisches Syndrom**
[4. Stellen siehe am Anfang dieser Krankheitsgruppe]

Inkl.: Rapid-progressiv:
- glomeruläre Krankheit
- Glomerulonephritis
- Nephritis

Exkl.: Nephritisches Syndrom o.n.A. (N05.-)

N02.- Rezidivierende und persistierende Hämaturie
[4. Stellen siehe am Anfang dieser Krankheitsgruppe]

Inkl.: Hämaturie:
- gutartig (familiär) (der Kindheit)
- mit morphologischen Veränderungen, wie unter .0-.8 am Anfang dieser Krankheitsgruppe ausgewiesen

Exkl.: Flankenschmerz-Hämaturie-Syndrom (N39.81)
Hämaturie o.n.A. (R31)

N03.- Chronisches nephritisches Syndrom
[4. Stellen siehe am Anfang dieser Krankheitsgruppe]

Inkl.: Chronisch:
- glomeruläre Krankheit
- Glomerulonephritis
- Nephritis

Exkl.: Chronische tubulointerstitielle Nephritis (N11.-)
Diffuse sklerosierende Glomerulonephritis (N18.-)
Nephritisches Syndrom o.n.A. (N05.-)

N04.- Nephrotisches Syndrom
[4. Stellen siehe am Anfang dieser Krankheitsgruppe]

Inkl.: Angeborenes nephrotisches Syndrom
Lipoidnephrose

N05.- Nicht näher bezeichnetes nephritisches Syndrom
[4. Stellen siehe am Anfang dieser Krankheitsgruppe]

Inkl.: Glomeruläre Krankheit
Glomerulonephritis │ o.n.A.
Nephritis
Nephropathie o.n.A. und Nierenkrankheit o.n.A. mit morphologischen Veränderungen, wie unter .0-.8 am Anfang dieser Krankheitsgruppe ausgewiesen

Exkl.: Nephropathie o.n.A. und ohne Angabe der morphologischen Veränderungen (N28.9)
Nierenkrankheit o.n.A. und ohne Angabe der morphologischen Veränderungen (N28.9)
Tubulointerstitielle Nephritis o.n.A. (N12)

N06.- Isolierte Proteinurie mit Angabe morphologischer Veränderungen
[4. Stellen siehe am Anfang dieser Krankheitsgruppe]

Inkl.: Proteinurie (isoliert) (orthostatisch) (persistierend) mit morphologischen Veränderungen, wie unter .0-.8 am Anfang dieser Krankheitsgruppe ausgewiesen

Exkl.: Proteinurie:
- Bence-Jones- (R80)
- isoliert o.n.A. (R80)
- orthostatisch o.n.A. (N39.2)
- persistierend o.n.A. (N39.1)
- Schwangerschafts- (O12.1)
- o.n.A. (R80)

N07.- Hereditäre Nephropathie, anderenorts nicht klassifiziert
[4. Stellen siehe am Anfang dieser Krankheitsgruppe]

Exkl.: Alport-Syndrom (Q87.8)
Hereditäre Amyloidnephropathie (E85.0)
Nagel-Patella-Syndrom (Q87.2)
Nichtneuropathische heredofamiliäre Amyloidose (E85.0)

N08.-* **Glomeruläre Krankheiten bei anderenorts klassifizierten Krankheiten**

Inkl.: Nephropathie bei anderenorts klassifizierten Krankheiten

Exkl.: Tubulointerstitielle Nierenkrankheiten bei anderenorts klassifizierten Krankheiten (N16.-*)

N08.0* **Glomeruläre Krankheiten bei anderenorts klassifizierten infektiösen und parasitären Krankheiten**

Glomeruläre Krankheiten bei:
- Malaria quartana (B52.0†)
- Mumps (B26.8†)
- Schistosomiasis [Bilharziose] (B65.-†)
- Sepsis (A40-A41†)
- Strongyloidiasis (B78.-†)
- Syphilis (A52.7†)

N08.1* **Glomeruläre Krankheiten bei Neubildungen**

Glomeruläre Krankheiten bei:
- Plasmozytom [Multiples Myelom] (C90.0-†)
- Makroglobulinämie Waldenström (C88.0-†)

N08.2* **Glomeruläre Krankheiten bei Blutkrankheiten und Störungen mit Beteiligung des Immunsystems**

Glomeruläre Krankheiten bei:
- disseminierter intravasaler Gerinnung [Defibrinationssyndrom] (D65.-†)
- hämolytisch-urämischem Syndrom (D59.3†)
- Kryoglobulinämie (D89.1†)
- Purpura Schoenlein-Henoch (D69.0†)
- Sichelzellenkrankheiten (D57.-†)

N08.3* **Glomeruläre Krankheiten bei Diabetes mellitus (E10-E14, vierte Stelle .2†)**

N08.4* **Glomeruläre Krankheiten bei sonstigen endokrinen, Ernährungs- und Stoffwechselkrankheiten**

Glomeruläre Krankheiten bei:
- Amyloidose (E85.-†)
- Fabry- (Anderson-) Krankheit (E75.2†)
- Lecithin-Cholesterin-Acyltransferase-Mangel (E78.6†)

N08.5* **Glomeruläre Krankheiten bei Systemkrankheiten des Bindegewebes**

Glomeruläre Krankheiten bei:
- Goodpasture-Syndrom (M31.0†)
- Granulomatose mit Polyangiitis (M31.3†)
- mikroskopischer Polyangiitis (M31.7†)
- systemischem Lupus erythematodes (M32.1†)
- thrombotischer thrombozytopenischer Purpura (M31.1†)
- Wegener-Granulomatose (M31.3†)

N08.8* **Glomeruläre Krankheiten bei sonstigen anderenorts klassifizierten Krankheiten**

Glomeruläre Krankheiten bei subakuter bakterieller Endokarditis (I33.0†)

Tubulointerstitielle Nierenkrankheiten (N10-N16)

Inkl.: Pyelonephritis

Soll eine chronische Nierenkrankheit angegeben werden, ist eine zusätzliche Schlüsselnummer (N18.-) zu benutzen.

Exkl.: Pyeloureteritis cystica (N28.8<u>8</u>)

N10 **Akute tubulointerstitielle Nephritis**

Inkl.: Akut:
- infektiöse interstitielle Nephritis
- Pyelitis
- Pyelonephritis

Soll der Infektionserreger angegeben werden, ist eine zusätzliche Schlüsselnummer (B95-B98) zu benutzen.

N11.- **Chronische tubulointerstitielle Nephritis**
Inkl.: Chronisch:
- infektiöse interstitielle Nephritis
- Pyelitis
- Pyelonephritis

Soll der Infektionserreger angegeben werden, ist eine zusätzliche Schlüsselnummer (B95-B98) zu benutzen.

N11.0 **Nichtobstruktive, mit Reflux verbundene chronische Pyelonephritis**
Pyelonephritis (chronisch) in Verbindung mit Reflux (vesikoureteral)
Exkl.: Vesikoureteraler Reflux o.n.A. (N13.7)

N11.1 **Chronische obstruktive Pyelonephritis**
Pyelonephritis (chronisch) in Verbindung
mit:
- Abknickung   pelviureteral
- Anomalie   pyelouretaral
- Obstruktion   Ureter
- Striktur

Exkl.: Obstruktive Uropathie (N13.-)

N11.8 **Sonstige chronische tubulointerstitielle Nephritis**
Nichtobstruktive chronische Pyelonephritis o.n.A.

N11.9 **Chronische tubulointerstitielle Nephritis, nicht näher bezeichnet**
Chronisch:
- interstitielle Nephritis o.n.A.
- Pyelitis o.n.A.
- Pyelonephritis o.n.A.

N12 **Tubulointerstitielle Nephritis, nicht als akut oder chronisch bezeichnet**
Inkl.: Interstitielle Nephritis o.n.A.
Pyelitis o.n.A.
Pyelonephritis o.n.A.

N13.- **Obstruktive Uropathie und Refluxuropathie**
Exkl.: Angeborene obstruktive Defekte des Nierenbeckens und des Ureters (Q62.0-Q62.3)
Nieren- und Ureterstein ohne Hydronephrose (N20.-)
Obstruktive Pyelonephritis (N11.1)

N13.0 **Hydronephrose bei ureteropelviner Obstruktion**
Exkl.: Mit Infektion (N13.6)

N13.1 **Hydronephrose bei Ureterstriktur, anderenorts nicht klassifiziert**
Exkl.: Mit Infektion (N13.6)

N13.2 **Hydronephrose bei Obstruktion durch Nieren- und Ureterstein**
Exkl.: Mit Infektion (N13.6)

N13.3 **Sonstige und nicht näher bezeichnete Hydronephrose**
Exkl.: Mit Infektion (N13.6)

N13.4 **Hydroureter**
Exkl.: Mit Infektion (N13.6)

N13.5 **Abknickung und Striktur des Ureters ohne Hydronephrose**
Soll die zugrunde liegende Krankheit angegeben werden, ist eine zusätzliche Schlüsselnummer zu benutzen.

Exkl.: Mit Infektion (N13.6)

N13.6 **Pyonephrose**
Obstruktive Uropathie mit Infektion
Zustände unter N13.0-N13.5 mit Infektion der Niere

Soll der Infektionserreger angegeben werden, ist eine zusätzliche Schlüsselnummer (B95-B98) zu benutzen.

N13.7 **Uropathie in Zusammenhang mit vesikoureteralem Reflux**
Vesikoureteraler Reflux:
• bei Narbenbildung
• o.n.A.

Exkl.: Pyelonephritis in Verbindung mit Reflux (N11.0)

N13.8 **Sonstige obstruktive Uropathie und Refluxuropathie**

N13.9 **Obstruktive Uropathie und Refluxuropathie, nicht näher bezeichnet**
Obstruktion der Harnwege o.n.A.

N14.- **Arzneimittel- und schwermetallinduzierte tubulointerstitielle und tubuläre Krankheitszustände**
Soll die toxische Substanz angegeben werden, ist eine zusätzliche Schlüsselnummer (Kapitel XX) zu benutzen.

N14.0 **Analgetika-Nephropathie**

N14.1 **Nephropathie durch sonstige Arzneimittel, Drogen und biologisch aktive Substanzen**

N14.2 **Nephropathie durch nicht näher bezeichnete(s) Arzneimittel, Droge oder biologisch aktive Substanz**

N14.3 **Nephropathie durch Schwermetalle**

N14.4 **Toxische Nephropathie, anderenorts nicht klassifiziert**

N15.- **Sonstige tubulointerstitielle Nierenkrankheiten**

N15.0 **Balkan-Nephropathie**
Chronische endemische Nephropathie

N15.1- **Nierenabszess und perinephritischer Abszess**

N15.10 Nierenabszess

N15.11 Perinephritischer Abszess

N15.8 **Sonstige näher bezeichnete tubulointerstitielle Nierenkrankheiten**

N15.9 **Tubulointerstitielle Nierenkrankheit, nicht näher bezeichnet**
Niereninfektion o.n.A.

Exkl.: Harnwegsinfektion o.n.A. (N39.0)

N16.-* **Tubulointerstitielle Nierenkrankheiten bei anderenorts klassifizierten Krankheiten**

N16.0* **Tubulointerstitielle Nierenkrankheiten bei anderenorts klassifizierten infektiösen und parasitären Krankheiten**
Tubulointerstitielle Nierenkrankheiten (durch) (bei):
• Brucellose (A23.-†)
• Diphtherie (A36.8†)
• Salmonelleninfektion (A02.2†)
• Sepsis (A40-A41†)
• Toxoplasmose (B58.8†)

N16.1* **Tubulointerstitielle Nierenkrankheiten bei Neubildungen**
Tubulointerstitielle Nierenkrankheiten bei:
• Leukämie (C91-C95†)
• Lymphom (C81-C85†, C96.-†)
• Plasmozytom [Multiples Myelom] (C90.0-†)

N16.2* **Tubulointerstitielle Nierenkrankheiten bei Blutkrankheiten und Störungen mit Beteiligung des Immunsystems**
Tubulointerstitielle Nierenkrankheiten bei:
• gemischter Kryoglobulinämie (D89.1†)
• Sarkoidose (D86.-†)

N16.3* **Tubulointerstitielle Nierenkrankheiten bei Stoffwechselkrankheiten**
Tubulointerstitielle Nierenkrankheiten bei:
• Glykogenspeicherkrankheit (E74.0†)
• Wilson-Krankheit (E83.0†)
• Zystinose (E72.0†)

N16.4* **Tubulointerstitielle Nierenkrankheiten bei systemischen Krankheiten des Bindegewebes**
Tubulointerstitielle Nierenkrankheiten bei:
• Sicca-Syndrom [Sjögren-Syndrom] (M35.0†)
• systemischem Lupus erythematodes (M32.1†)

N16.5* **Tubulointerstitielle Nierenkrankheiten bei Transplantatabstoßung (T86.-†)**

N16.8* **Tubulointerstitielle Nierenkrankheiten bei sonstigen anderenorts klassifizierten Krankheiten**

Niereninsuffizienz
(N17-N19)

Soll das exogene Agens angegeben werden, ist eine zusätzliche Schlüsselnummer (Kapitel XX) zu benutzen.

Exkl.: Angeborene Niereninsuffizienz (P96.0)
Arzneimittel- und schwermetallinduzierte tubulointerstitielle und tubuläre Krankheitszustände (N14.-)
Extrarenale Urämie (R39.2)
Hämolytisch-urämisches Syndrom (D59.3)
Hepatorenales Syndrom (K76.7)
Hepatorenales Syndrom, postpartal (O90.4)
Niereninsuffizienz:
• als Komplikation bei Abort, Extrauteringravidität oder Molenschwangerschaft (O00-O07, O08.4)
• nach medizinischen Maßnahmen (N99.0)
• nach Wehen und Entbindung (O90.4)
Prärenale Urämie (R39.2)

N17.- **Akutes Nierenversagen**
Inkl.: Acute Kidney Injury [AKI]
Akute Niereninsuffizienz
Akute Nierenschädigung
Akutes prärenales Nierenversagen

Nach den KDIGO-Leitlinien (Kidney Disease: Improving Global Outcomes, abgedruckt in Kidney International Supplements (2012) 2, 8-12) liegt ein akutes Nierenversagen vor, wenn mindestens eines der folgenden Kriterien erfüllt ist:

• Anstieg des Serum-Kreatinins über einen gemessenen Ausgangswert um mindestens 0,3 mg/dl innerhalb von 48 Stunden

• Anstieg des Serum-Kreatinins von einem gemessenen Ausgangswert oder anzunehmenden Grundwert des Patienten um mindestens 50 % innerhalb der vorangehenden 7 Tage

• Abfall der Urinausscheidung auf weniger als 0,5 ml/kg/h über mindestens 6 Stunden

Die o.g. Kriterien entsprechen mindestens dem Stadium 1 des akuten Nierenversagens, bei dem ein adäquater, dem klinischen Zustand angepasster Hydratationszustand zum Zeitpunkt der Messungen vorausgesetzt wird.

Bei histologisch gesicherter Diagnose sind die o.g. Kriterien als optional anzusehen, wenn eine Kodierung nur auf der vierten Stelle verpflichtend ist.

Die folgenden fünften Stellen sind bei den Kategorien N17.0-N17.9 zu benutzen, um das Stadium des akuten Nierenversagens anzugeben:

Für die Anwendung der Kriterien bei Stadium 1 ist ein adäquater, dem klinischen Zustand angepasster Hydratationszustand zum Zeitpunkt der Messungen Voraussetzung, bei Stadium 2 und 3 gilt diese Voraussetzung nicht.

Die fünfte Stelle 9 ist bei den Kategorien N17.0-N17.8 nur zu verwenden, wenn das Stadium des akuten Nierenversagens bei histologisch gesicherter Diagnose nicht bestimmt werden kann.

1   Stadium 1

Anstieg des Serum-Kreatinins um mindestens 50 % bis unter 100 % gegenüber dem Ausgangswert innerhalb von 7 Tagen oder um mindestens 0,3 mg/dl innerhalb von 48 Stunden oder Abfall der Diurese auf unter 0,5 ml/kg/h über 6 bis unter 12 Stunden

2   Stadium 2

Anstieg des Serum-Kreatinins um mindestens 100 % bis unter 200 % gegenüber dem Ausgangswert innerhalb von 7 Tagen oder Abfall der Diurese auf unter 0,5 ml/kg/h über mindestens 12 Stunden

3   Stadium 3

Anstieg des Serum-Kreatinins um mindestens 200 % gegenüber dem Ausgangswert innerhalb von 7 Tagen oder Anstieg des Serum-Kreatinins auf mindestens 4,0 mg/dl oder Einleitung einer Nierenersatztherapie oder Abfall der glomerulären Filtrationsrate auf unter 35 ml/min/1,73 m² Körperoberfläche bei Patienten bis zur Vollendung des 18. Lebensjahres oder Abfall der Diurese auf unter 0,3 ml/kg/h über mindestens 24 Stunden oder Vorliegen einer Anurie über mindestens 12 Stunden

9   Stadium nicht näher bezeichnet

N17.0-
[1-3,9]

Akutes Nierenversagen mit Tubulusnekrose

Tubulusnekrose:
• akut
• renal
• o.n.A.

N17.1-
[1-3,9]

Akutes Nierenversagen mit akuter Rindennekrose

Rindennekrose:
• akut
• renal
• o.n.A.

N17.2-
[1-3,9]

Akutes Nierenversagen mit Marknekrose

Papillen- [Mark-] Nekrose:
• akut
• renal
• o.n.A.

N17.8-
[1-3,9]

Sonstiges akutes Nierenversagen

Akutes Nierenversagen mit sonstigen histologischen Befunden

N17.9-
[1-3,9]

Akutes Nierenversagen, nicht näher bezeichnet

Akutes Nierenversagen ohne Vorliegen eines histologischen Befundes

N18.-   **Chronische Nierenkrankheit**

Inkl.: Chronisches Nierenversagen
       Renale Retinitis† (H32.8*)
       Urämisch:
       • Demenz† (F02.8*)
       • Neuropathie† (G63.8*)
       • Perikarditis† (I32.8*)

Soll die zugrunde liegende Krankheit angegeben werden, ist eine zusätzliche Schlüsselnummer zu benutzen.

Soll das Vorliegen einer hypertensiven Nierenkrankheit angegeben werden, ist eine zusätzliche Schlüsselnummer aus I12.- oder I13.- zu benutzen.

N18.1   **Chronische Nierenkrankheit, Stadium 1**
Glomeruläre Filtrationsrate 90 ml/min/1,73 m² Körperoberfläche oder höher

N18.2   **Chronische Nierenkrankheit, Stadium 2**
Glomeruläre Filtrationsrate 60 bis unter 90 ml/min/1,73 m² Körperoberfläche

N18.3   **Chronische Nierenkrankheit, Stadium 3**
Glomeruläre Filtrationsrate 30 bis unter 60 ml/min/1,73 m² Körperoberfläche

N18.4   **Chronische Nierenkrankheit, Stadium 4**
Glomeruläre Filtrationsrate 15 bis unter 30 ml/min/1,73 m² Körperoberfläche
Präterminale Niereninsuffizienz

N18.5   **Chronische Nierenkrankheit, Stadium 5**
Dialysepflichtige chronische Niereninsuffizienz
Glomeruläre Filtrationsrate unter 15 ml/min/1,73 m² Körperoberfläche
Terminale Niereninsuffizienz

N18.8- **Sonstige chronische Nierenkrankheit**

N18.80 Einseitige chronische Nierenfunktionsstörung
Der relative Funktionsanteil der betroffenen Niere liegt unter 35 %.

N18.89 Sonstige chronische Nierenkrankheit, Stadium nicht näher bezeichnet

N18.9 **Chronische Nierenkrankheit, nicht näher bezeichnet**
Chronische Urämie, nicht näher bezeichnet
Diffuse sklerosierende Glomerulonephritis, nicht näher bezeichnet

N19 **Nicht näher bezeichnete Niereninsuffizienz**
Inkl.: Niereninsuffizienz, nicht als akut oder chronisch bezeichnet
Niereninsuffizienz o.n.A.
Urämie o.n.A.

Soll das Vorliegen einer hypertensiven Nierenkrankheit angegeben werden, ist eine zusätzliche Schlüsselnummer aus I12.- oder I13.- zu benutzen.

Exkl.: Urämie beim Neugeborenen (P96.0)

Urolithiasis
(N20-N23)

N20.- **Nieren- und Ureterstein**
Exkl.: Mit Hydronephrose (N13.2)

N20.0 **Nierenstein**
Nephrolithiasis o.n.A.
Nierenausgussstein
Nierenkonkrement oder -stein
Parenchymstein

N20.1 **Ureterstein**
Harnleiterstein

N20.2 **Nierenstein und Ureterstein gleichzeitig**

N20.9 **Harnstein, nicht näher bezeichnet**

N21.- **Stein in den unteren Harnwegen**
Inkl.: Mit Zystitis und Urethritis

N21.0 **Stein in der Harnblase**
Blasenstein
Stein in Blasendivertikel
Exkl.: Nierenausgussstein (N20.0)

N21.1 **Urethrastein**

N21.8 **Stein in sonstigen unteren Harnwegen**

N21.9 **Stein in den unteren Harnwegen, nicht näher bezeichnet**

N22.-* **Harnstein bei anderenorts klassifizierten Krankheiten**

N22.0* **Harnstein bei Schistosomiasis [Bilharziose] (B65.0†)**

N22.8* **Harnstein bei sonstigen anderenorts klassifizierten Krankheiten**

N23 **Nicht näher bezeichnete Nierenkolik**

Sonstige Krankheiten der Niere und des Ureters (N25-N29)

Exkl.: Mit Urolithiasis (N20-N23)

N25.-   **Krankheiten infolge Schädigung der tubulären Nierenfunktion**
Exkl.: Stoffwechselstörungen, unter E70-E90 klassifizierbar

N25.0   **Renale Osteodystrophie**
Azotämische Osteodystrophie
Renale Rachitis
Renaler Kleinwuchs
Tubulusschäden mit Phosphatverlust

N25.1   **Renaler Diabetes insipidus**

N25.8   **Sonstige Krankheiten infolge Schädigung der tubulären Nierenfunktion**
Azidose, renale tubuläre, Typ 1 [Lightwood-Albright-Syndrom]
Renale tubuläre Azidose o.n.A.
Sekundärer Hyperparathyreoidismus renalen Ursprungs

N25.9   **Krankheit infolge Schädigung der tubulären Nierenfunktion, nicht näher bezeichnet**

N26   **Schrumpfniere, nicht näher bezeichnet**
Inkl.: Atrophie der Niere (terminal)
Nephrofibrose o.n.A.

Soll das Vorliegen einer hypertensiven Nierenkrankheit angegeben werden, ist eine zusätzliche Schlüsselnummer aus I12.- oder I13.- zu benutzen.

Exkl.: Diffuse sklerosierende Glomerulonephritis (N18.-)
Kleine Niere unbekannter Ursache (N27.-)

N27.-   **Kleine Niere unbekannter Ursache**

N27.0   **Kleine Niere unbekannter Ursache, einseitig**

N27.1   **Kleine Niere unbekannter Ursache, beidseitig**

N27.9   **Kleine Niere unbekannter Ursache, nicht näher bezeichnet**

N28.-   **Sonstige Krankheiten der Niere und des Ureters, anderenorts nicht klassifiziert**
Exkl.: Abknickung und Striktur des Ureters:
• mit Hydronephrose (N13.1)
• ohne Hydronephrose (N13.5)
Hydroureter (N13.4)
Nierenkrankheit:
• akut o.n.A. (N00.9)
• chronisch o.n.A. (N03.9)

N28.0   **Ischämie und Infarkt der Niere**
Nierenarterie:
• Embolie
• Obstruktion
• Thrombose
• Verschluss
Niereninfarkt

Exkl.: Goldblatt-Niere (I70.1)
Nierenarterie (extrarenaler Teil):
• angeborene Stenose (Q27.1)
• Atherosklerose (I70.1)

N28.1   **Zyste der Niere**
Zyste der Niere (erworben) (multipel) (solitär)

Exkl.: Zystische Nierenkrankheit, angeboren (Q61.-)

N28.8- **Sonstige näher bezeichnete Krankheiten der Niere und des Ureters**

N28.80 Ruptur eines Nierenkelches, nichttraumatisch [Fornixruptur]
Ruptur des Nierenbeckens, nichttraumatisch

N28.88 Sonstige näher bezeichnete Krankheiten der Niere und des Ureters
Hypertrophie der Niere
Megaureter
Nephroptose
Pyelitis
Pyeloureteritis │ cystica
Ureteritis │
Ureterozele │

N28.9 **Krankheit der Niere und des Ureters, nicht näher bezeichnet**
Nephropathie o.n.A.
Nierenkrankheit o.n.A.

Exkl.: Nephropathie o.n.A. und Nierenkrankheit o.n.A. mit morphologischen Veränderungen, wie
unter .0-.8 am Anfang der Krankheitsgruppe N00-N08 ausgewiesen (N05.-)

N29.-* **Sonstige Krankheiten der Niere und des Ureters bei anderenorts klassifizierten Krankheiten**

N29.0* **Spätsyphilis der Niere (A52.7†)**

N29.1* **Sonstige Krankheiten der Niere und des Ureters bei anderenorts klassifizierten infektiösen und parasitären Krankheiten**
Krankheiten der Niere und des Ureters bei:
• Schistosomiasis [Bilharziose] (B65.-†)
• Tuberkulose (A18.1†)

N29.8* **Sonstige Krankheiten der Niere und des Ureters bei sonstigen anderenorts klassifizierten Krankheiten**
Cystinspeicherkrankheit (E72.0†)

Sonstige Krankheiten des Harnsystems (N30-N39)

Exkl.: Harnwegsinfektion (als Komplikation bei):
• Abort, Extrauteringravidität oder Molenschwangerschaft (O00-O07, O08.8)
• bei Urolithiasis (N20-N23)
• Schwangerschaft, Geburt und Wochenbett (O23.-, O75.3, O86.2)

N30.- **Zystitis**
Soll der Infektionserreger (B95-B98) oder das verursachende exogene Agens (Kapitel XX) angegeben werden, ist eine zusätzliche Schlüsselnummer zu benutzen.

Exkl.: Prostatazystitis (N41.3)

N30.0 **Akute Zystitis**
Exkl.: Strahlenzystitis (N30.4)
Trigonumzystitis (N30.3)

N30.1 **Interstitielle Zystitis (chronisch)**

N30.2 **Sonstige chronische Zystitis**

N30.3 **Trigonumzystitis**
Urethrotrigonumzystitis

N30.4 **Strahlenzystitis**

N30.8 **Sonstige Zystitis**
Harnblasenabszess

N30.9 **Zystitis, nicht näher bezeichnet**

N31.- **Neuromuskuläre Dysfunktion der Harnblase, anderenorts nicht klassifiziert**
Exkl.: Durch Rückenmarkschädigung (G95.8-)
Enuresis:
• nichtorganisch (F98.0-)
• o.n.A. (R32)
Harninkontinenz:
• näher bezeichnet (N39.3-N39.4-)
• o.n.A. (R32)
Rückenmarkblase o.n.A. (G95.80)

N31.0 **Ungehemmte neurogene Blasenentleerung, anderenorts nicht klassifiziert**
Zerebral bedingte Instabilitäten des Detrusors
Zerebral enthemmte Harnblase

N31.1 **Neurogene Reflexblase, anderenorts nicht klassifiziert**
Harnblasenfunktionsstörung mit Detrusorinstabilität bei autonomer Neuropathie

N31.2 **Schlaffe neurogene Harnblase, anderenorts nicht klassifiziert**
Neurogene Harnblase:
• atonisch (motorisch) (sensorisch)
• autonom
• bei autonomer Neuropathie
• bei Frontalhirnsyndrom
• nach operativer Deafferenzierung
• nichtreflektorisch

N31.8- **Sonstige neuromuskuläre Dysfunktion der Harnblase**

N31.80 Neuromuskuläre Low-compliance-Blase, organisch fixiert

N31.81 Hypo- und Akontraktilität des Blasenmuskels ohne neurologisches Substrat
Lazy bladder

N31.82 Instabile Blase ohne neurologisches Substrat
Urgency

N31.88 Sonstige neuromuskuläre Dysfunktion der Harnblase

N31.9 **Neuromuskuläre Dysfunktion der Harnblase, nicht näher bezeichnet**
Neurogene Dysfunktion der Harnblase o.n.A.

N32.- **Sonstige Krankheiten der Harnblase**
Exkl.: Blasenhernie oder -prolaps bei der Frau (N81.1)
Blasenstein (N21.0)
Zystozele (N81.1)

N32.0 **Blasenhalsobstruktion**
Detrusor-Blasenhals-Dyssynergie
Harnblasenhalsstenose (erworben)

N32.1 **Vesikointestinalfistel**
Vesikorektalfistel

N32.2 **Harnblasenfistel, anderenorts nicht klassifiziert**
Exkl.: Fistel zwischen Harnblase und weiblichem Genitaltrakt (N82.0-N82.1)

N32.3 **Harnblasendivertikel**
Divertikulitis der Harnblase

Exkl.: Stein in Blasendivertikel (N21.0)

N32.4 **Harnblasenruptur, nichttraumatisch**

N32.8 **Sonstige näher bezeichnete Krankheiten der Harnblase**
Harnblase:
• kalzifiziert
• kontrahiert
• überaktiv

N32.9 **Krankheit der Harnblase, nicht näher bezeichnet**

N33.-*   **Krankheiten der Harnblase bei anderenorts klassifizierten Krankheiten**

N33.0*   Tuberkulöse Zystitis (A18.1†)

N33.8*   **Krankheiten der Harnblase bei sonstigen anderenorts klassifizierten Krankheiten**
Krankheit der Harnblase bei Schistosomiasis [Bilharziose] (B65.-†)

N34.-   **Urethritis und urethrales Syndrom**
Soll der Infektionserreger angegeben werden, ist eine zusätzliche Schlüsselnummer (B95-B98) zu benutzen.

Exkl.:   Reiter-Krankheit (M02.3-)
Urethritis bei Krankheiten, die vorwiegend durch Geschlechtsverkehr übertragen werden (A50-A64)
Urethrotrigonumzystitis (N30.3)

N34.0   **Harnröhrenabszess**
Abszess:
• Cowper-Drüse
• Littré-Drüsen
• periurethral
• urethral (Drüse)

Exkl.:   Harnröhrenkarunkel (N36.2)

N34.1   **Unspezifische Urethritis**
Urethritis:
• nicht durch Gonokokken
• nicht venerisch

N34.2   **Sonstige Urethritis**
Meatitis, urethral
Ulkus der Urethra (Meatus)
Urethritis:
• postmenopausal
• o.n.A.

N34.3   **Urethrales Syndrom, nicht näher bezeichnet**

N35.-   **Harnröhrenstriktur**
Exkl.:   Harnröhrenstriktur nach medizinischen Maßnahmen (N99.1)

N35.0   **Posttraumatische Harnröhrenstriktur**
Harnröhrenstriktur als Folge von:
• Geburt
• Verletzung

N35.1   **Postinfektiöse Harnröhrenstriktur, anderenorts nicht klassifiziert**

N35.8   **Sonstige Harnröhrenstriktur**

N35.9   **Harnröhrenstriktur, nicht näher bezeichnet**
Meatusstenose o.n.A.

N36.-   **Sonstige Krankheiten der Harnröhre**

N36.0   **Harnröhrenfistel**
Fistel:
• Harnwege o.n.A.
• urethroperineal
• urethrorektal
Via falsa, Harnröhre

Exkl.:   Fistel:
• urethroskrotal (N50.8)
• urethrovaginal (N82.1)

N36.1   **Harnröhrendivertikel**

N36.2   **Harnröhrenkarunkel**

N36.3 **Prolaps der Harnröhrenschleimhaut**
Harnröhrenprolaps
Urethrozele beim Mann

Exkl.: Urethrozele:
- angeboren (Q64.7)
- bei der Frau (N81.0)

N36.8 **Sonstige näher bezeichnete Krankheiten der Harnröhre**

N36.9 **Krankheit der Harnröhre, nicht näher bezeichnet**

N37.-* **Krankheiten der Harnröhre bei anderenorts klassifizierten Krankheiten**

N37.0* **Urethritis bei anderenorts klassifizierten Krankheiten**
Candida-Urethritis (B37.4†)

N37.8* **Sonstige Krankheiten der Harnröhre bei anderenorts klassifizierten Krankheiten**

N39.- **Sonstige Krankheiten des Harnsystems**
Exkl.: Hämaturie:
- mit näher bezeichneter morphologischer Veränderung (N02.-)
- rezidivierend und persistierend (N02.-)
- o.n.A. (R31)
Proteinurie o.n.A. (R80)

N39.0 **Harnwegsinfektion, Lokalisation nicht näher bezeichnet**
Soll der Infektionserreger angegeben werden, ist eine zusätzliche Schlüsselnummer (B95-B98) zu benutzen.

N39.1 **Persistierende Proteinurie, nicht näher bezeichnet**
Exkl.: Als Komplikation bei Schwangerschaft, Geburt und Wochenbett (O11-O15)
Mit Angabe morphologischer Veränderungen (N06.-)

N39.2 **Orthostatische Proteinurie, nicht näher bezeichnet**
Exkl.: Mit Angabe morphologischer Veränderungen (N06.-)

N39.3 **Belastungsinkontinenz [Stressinkontinenz]**
Soll eine damit verbundene hyperaktive Blase [overactive bladder] oder Detrusorüberaktivität angegeben werden, ist eine zusätzliche Schlüsselnummer (N32.8) zu benutzen.

Soll nach einer durchgeführten Harninkontinenzoperation das erneute Auftreten der ursprünglich diagnostizierten Inkontinenz (Rezidivinkontinenz) angegeben werden, ist eine zusätzliche Schlüsselnummer (N39.47!) zu benutzen.

N39.4- **Sonstige näher bezeichnete Harninkontinenz**
Soll eine damit verbundene hyperaktive Blase [overactive bladder] oder Detrusorüberaktivität angegeben werden, ist eine zusätzliche Schlüsselnummer (N32.8) zu benutzen.

Soll nach einer durchgeführten Harninkontinenzoperation das erneute Auftreten der ursprünglich diagnostizierten Inkontinenz (Rezidivinkontinenz) angegeben werden, ist eine zusätzliche Schlüsselnummer (N39.47!) zu benutzen.

Exkl.: Enuresis o.n.A. (R32)
Harninkontinenz:
- nichtorganischer Ursprung (F98.0-)
- o.n.A. (R32)

N39.40 Reflexinkontinenz

N39.41 Überlaufinkontinenz

N39.42 Dranginkontinenz

N39.43 Extraurethrale Harninkontinenz
Urinverlust aus anderen Öffnungen als der Urethra

N39.47! Rezidivinkontinenz

N39.48 Sonstige näher bezeichnete Harninkontinenz

N39.8- **Sonstige näher bezeichnete Krankheiten des Harnsystems**

N39.81 Flankenschmerz-Hämaturie-Syndrom

N39.88 Sonstige näher bezeichnete Krankheiten des Harnsystems

N39.9 **Krankheit des Harnsystems, nicht näher bezeichnet**

Krankheiten der männlichen Genitalorgane
(N40-N51)

N40 **Prostatahyperplasie**

Inkl.: Adenofibromatöse Prostatahypertrophie
Niedriggradige intraepitheliale Neoplasie der Prostata [low-grade PIN]
Prostatahypertrophie (gutartig)
Prostatavergrößerung (gutartig)
Querbarre am Harnblasenhals (Prostata)
Verschluss der prostatischen Harnröhre o.n.A.

Exkl.: Gutartige Neubildungen der Prostata (D29.1)
Hochgradige intraepitheliale Neoplasie der Prostata [high-grade PIN] (D07.5)

N41.- **Entzündliche Krankheiten der Prostata**

Soll der Infektionserreger angegeben werden, ist eine zusätzliche Schlüsselnummer (B95-B98) zu benutzen.

N41.0 **Akute Prostatitis**

N41.1 **Chronische Prostatitis**

N41.2 **Prostataabszess**

N41.3 **Prostatazystitis**

N41.8 **Sonstige entzündliche Krankheiten der Prostata**

N41.9 **Entzündliche Krankheit der Prostata, nicht näher bezeichnet**
Prostatitis o.n.A.

N42.- **Sonstige Krankheiten der Prostata**

N42.0 **Prostatastein**
Prostatakonkrement

N42.1 **Kongestion und Blutung der Prostata**

N42.2 **Prostataatrophie**

N42.3 **Prostatadysplasie**
Niedriggradige Prostatadysplasie

Exkl.: Hochgradige Prostatadysplasie (D07.5)

N42.8 **Sonstige näher bezeichnete Krankheiten der Prostata**

N42.9 **Krankheit der Prostata, nicht näher bezeichnet**

N43.- **Hydrozele und Spermatozele**

Inkl.: Hydrozele des Funiculus spermaticus, des Testis oder der Tunica vaginalis testis

Exkl.: Angeborene Hydrozele (P83.5)

N43.0 **Funikulozele**

N43.1 **Infizierte Hydrozele**
Soll der Infektionserreger angegeben werden, ist eine zusätzliche Schlüsselnummer (B95-B98) zu benutzen.

N43.2 **Sonstige Hydrozele**

N43.3 **Hydrozele, nicht näher bezeichnet**

N43.4 **Spermatozele**

N44.- **Hodentorsion und Hydatidentorsion**

N44.0 **Hodentorsion**
Torsion:
• Epididymis
• Funiculus spermaticus
• Nebenhoden
• Testis

N44.1 **Hydatidentorsion**

N45.- **Orchitis und Epididymitis**
Soll der Infektionserreger angegeben werden, ist eine zusätzliche Schlüsselnummer (B95-B98) zu benutzen.

N45.0 **Orchitis, Epididymitis und Epididymoorchitis mit Abszess**
Abszess der Nebenhoden oder Hoden

N45.9 **Orchitis, Epididymitis und Epididymoorchitis ohne Abszess**
Epididymitis o.n.A.
Orchitis o.n.A.

N46 **Sterilität beim Mann**
Inkl.: Azoospermie o.n.A.
Oligozoospermie o.n.A.

N47 **Vorhauthypertrophie, Phimose und Paraphimose**
Inkl.: Präputiale Adhäsion
Vorhautverengung

N48.- **Sonstige Krankheiten des Penis**

N48.0 **Leukoplakie des Penis**
Balanitis xerotica obliterans
Kraurosis des Penis

Exkl.: Carcinoma in situ des Penis (D07.4)

N48.1 **Balanoposthitis**
Balanitis

Soll der Infektionserreger angegeben werden, ist eine zusätzliche Schlüsselnummer (B95-B98) zu benutzen.

N48.2 **Sonstige entzündliche Krankheiten des Penis**
Abszess
Furunkel
Karbunkel ⎫ Corpus cavernosum und Penis
Phlegmone
Kavernitis (Penis)

Soll der Infektionserreger angegeben werden, ist eine zusätzliche Schlüsselnummer (B95-B98) zu benutzen.

N48.3- **Priapismus**
Schmerzhafte Dauererektion

N48.30 Priapismus vom Low-Flow-Typ

N48.31 Priapismus vom High-Flow-Typ

N48.38 Sonstiger Priapismus

N48.39 Priapismus, nicht näher bezeichnet

N48.4 **Impotenz organischen Ursprungs**
Soll die Ursache angegeben werden, ist eine zusätzliche Schlüsselnummer zu benutzen.

Exkl.: Psychogene Impotenz (F52.2)

N48.5 **Ulkus des Penis**

N48.6 **Induratio penis plastica**
Peyronie-Krankheit

N48.8 **Sonstige näher bezeichnete Krankheiten des Penis**
Atrophie
Hypertrophie ⎪ Corpus cavernosum und Penis
Thrombose

N48.9 **Krankheit des Penis, nicht näher bezeichnet**

N49.- **Entzündliche Krankheiten der männlichen Genitalorgane, anderenorts nicht klassifiziert**

Soll der Infektionserreger angegeben werden, ist eine zusätzliche Schlüsselnummer (B95-B98) zu benutzen.

Exkl.: Entzündung des Penis (N48.1-N48.2)
Orchitis und Epididymitis (N45.-)

N49.0 **Entzündliche Krankheiten der Vesicula seminalis**
Vesikulitis o.n.A.

N49.1 **Entzündliche Krankheiten des Funiculus spermaticus, der Tunica vaginalis testis und des Ductus deferens**
Samenleiterentzündung

N49.2 **Entzündliche Krankheiten des Skrotums**

N49.8- **Entzündliche Krankheiten sonstiger näher bezeichneter männlicher Genitalorgane**
Entzündung der männlichen Genitalorgane an mehreren Lokalisationen

N49.80 Fournier-Gangrän beim Mann

N49.88 Entzündliche Krankheiten sonstiger näher bezeichneter männlicher Genitalorgane

N49.9 **Entzündliche Krankheit eines nicht näher bezeichneten männlichen Genitalorgans**

Abszess
Furunkel
Karbunkel | nicht näher bezeichnetes männliches Genitalorgan
Phlegmone

N50.- **Sonstige Krankheiten der männlichen Genitalorgane**
Exkl.: Hodentorsion (N44.0)
Hydatidentorsion (N44.1)

N50.0 **Hodenatrophie**

N50.1 **Gefäßkrankheiten der männlichen Genitalorgane**
Blutung
Hämatozele o.n.A. | männliche Genitalorgane
Thrombose

N50.8 **Sonstige näher bezeichnete Krankheiten der männlichen Genitalorgane**
Atrophie
Hypertrophie | Vesicula seminalis, Funiculus spermaticus, Hoden [ausgenommen Atrophie],
Ödem | Skrotum, Tunica vaginalis testis und Ductus deferens
Ulkus
Chylozele, Tunica vaginalis testis (nicht durch Filarien) o.n.A.
Fistel, urethroskrotal
Striktur:
• Ductus deferens
• Funiculus spermaticus
• Tunica vaginalis testis

N50.9 **Krankheit der männlichen Genitalorgane, nicht näher bezeichnet**

N51.-* **Krankheiten der männlichen Genitalorgane bei anderenorts klassifizierten Krankheiten**

N51.0* **Krankheiten der Prostata bei anderenorts klassifizierten Krankheiten**
Prostatitis:
• durch Gonokokken (A54.2†)
• durch Trichomonas (vaginalis) (A59.0†)
• tuberkulös (A18.1†)

N51.1* **Krankheiten des Hodens und des Nebenhodens bei anderenorts klassifizierten Krankheiten**
Chlamydien-:
• Epididymitis (A56.1†)
• Orchitis (A56.1†)
Gonokokken-:
• Epididymitis (A54.2†)
• Orchitis (A54.2†)
Mumps-Orchitis (B26.0†)
Tuberkulose:
• Hoden (A18.1†)
• Nebenhoden (A18.1†)

N51.2* **Balanitis bei anderenorts klassifizierten Krankheiten**
Balanitis:
• durch Amöben (A06.8†)
• durch Candida (B37.4†)

N51.8* **Sonstige Krankheiten der männlichen Genitalorgane bei anderenorts klassifizierten Krankheiten**
Chylozele durch Filarien, Tunica vaginalis testis (B74.-†)
Infektion des männlichen Genitaltraktes durch Herpesviren [Herpes simplex] (A60.0†)
Tuberkulose der Vesicula seminalis (A18.1†)

Krankheiten der Mamma [Brustdrüse] (N60-N64)

Exkl.: Krankheiten der Mamma im Zusammenhang mit der Gestation (O91-O92)

N60.- **Gutartige Mammadysplasie [Brustdrüsendysplasie]**
Inkl.: Fibrozystische Mastopathie

N60.0 **Solitärzyste der Mamma**
Zyste der Mamma

N60.1 **Diffuse zystische Mastopathie**
Zystenmamma

Exkl.: Mit epithelialer Proliferation (N60.3)

N60.2 **Fibroadenose der Mamma**
Exkl.: Fibroadenom der Mamma (D24)

N60.3 **Fibrosklerose der Mamma**
Zystische Mastopathie mit epithelialer Proliferation

N60.4 **Ektasie der Ductus lactiferi**

N60.8 **Sonstige gutartige Mammadysplasien**

N60.9 **Gutartige Mammadysplasie, nicht näher bezeichnet**

N61 **Entzündliche Krankheiten der Mamma [Brustdrüse]**
Inkl.: Abszess (akut) (chronisch) (nichtpuerperal):
• Areola
• Mamma
Karbunkel der Mamma
Mastitis (akut) (subakut) (nichtpuerperal):
• infektiös
• o.n.A.

Exkl.: Infektiöse Mastitis beim Neugeborenen (P39.0)

N62 **Hypertrophie der Mamma [Brustdrüse]**
Inkl.: Gynäkomastie
Hypertrophie der Mamma:
• massiv, pubertätsbedingt
• o.n.A.

N63   **Nicht näher bezeichnete Knoten in der Mamma [Brustdrüse]**
Inkl.: Einer oder mehrere Knoten o.n.A. in der Mamma

N64.-   **Sonstige Krankheiten der Mamma [Brustdrüse]**

N64.0   **Fissur und Fistel der Brustwarze**

N64.1   **Fettgewebsnekrose der Mamma**
Fettgewebsnekrose (segmentär) der Mamma

N64.2   **Atrophie der Mamma**

N64.3   **Galaktorrhoe, nicht im Zusammenhang mit der Geburt**

N64.4   **Mastodynie**

N64.5   **Sonstige Symptome der Mamma**
Absonderung aus der Brustwarze
Induration der Mamma
Retraktion der Brustwarze

N64.8   **Sonstige näher bezeichnete Krankheiten der Mamma**
Galaktozele
Mangelhafte Rückbildung der Mamma (nach Laktation)

N64.9   **Krankheit der Mamma, nicht näher bezeichnet**

Entzündliche Krankheiten der weiblichen Beckenorgane (N70-N77)

Exkl.: Als Komplikation bei:
• Abort, Extrauteringravidität oder Molenschwangerschaft (O00-O07, O08.0)
• Schwangerschaft, Geburt und Wochenbett (O23.-, O75.3, O85, O86.-)

N70.-   **Salpingitis und Oophoritis**
Inkl.: Abszess:
• Ovar
• Tuba uterina
• tuboovarial
Pyosalpinx
Salpingo-Oophoritis
Tuboovarialentzündung

Soll der Infektionserreger angegeben werden, ist eine zusätzliche Schlüsselnummer (B95-B98) zu benutzen.

N70.0   **Akute Salpingitis und Oophoritis**

N70.1   **Chronische Salpingitis und Oophoritis**
Hydrosalpinx

N70.9   **Salpingitis und Oophoritis, nicht näher bezeichnet**

N71.-   **Entzündliche Krankheit des Uterus, ausgenommen der Zervix**
Inkl.: Endo(myo)metritis
Metritis
Myometritis
Pyometra
Uterusabszess

Soll der Infektionserreger angegeben werden, ist eine zusätzliche Schlüsselnummer (B95-B98) zu benutzen.

N71.0   **Akute entzündliche Krankheit des Uterus, ausgenommen der Zervix**

N71.1   **Chronische entzündliche Krankheit des Uterus, ausgenommen der Zervix**

N71.9   **Entzündliche Krankheit des Uterus, ausgenommen der Zervix, nicht näher bezeichnet**

N72 **Entzündliche Krankheit der Cervix uteri**

Inkl.: Endozervizitis
Exozervizitis | mit oder ohne Erosion oder Ektropium
Zervizitis |

Soll der Infektionserreger angegeben werden, ist eine zusätzliche Schlüsselnummer (B95-B98) zu benutzen.

Exkl.: Erosion und Ektropium der Cervix uteri ohne Zervizitis (N86)

N73.- **Sonstige entzündliche Krankheiten im weiblichen Becken**
Soll der Infektionserreger angegeben werden, ist eine zusätzliche Schlüsselnummer (B95-B98) zu benutzen.

N73.0 **Akute Parametritis und Entzündung des Beckenbindegewebes**
Abszess:
• Lig. latum uteri
• Parametrium | als akut bezeichnet
Bindegewebsentzündung im weiblichen Becken |

N73.1 **Chronische Parametritis und Entzündung des Beckenbindegewebes**
Jeder Zustand unter N73.0, als chronisch bezeichnet

N73.2 **Nicht näher bezeichnete Parametritis und Entzündung des Beckenbindegewebes**
Jeder Zustand unter N73.0 ohne Angabe, ob akut oder chronisch

N73.3 **Akute Pelveoperitonitis bei der Frau**

N73.4 **Chronische Pelveoperitonitis bei der Frau**

N73.5 **Pelveoperitonitis bei der Frau, nicht näher bezeichnet**

N73.6 **Peritoneale Adhäsionen im weiblichen Becken**
Exkl.: Peritoneale Adhäsionen im Becken nach medizinischen Maßnahmen (N99.4)

N73.8 **Sonstige näher bezeichnete entzündliche Krankheiten im weiblichen Becken**

N73.9 **Entzündliche Krankheit im weiblichen Becken, nicht näher bezeichnet**
Infektion oder Entzündung im weiblichen Becken o.n.A.

N74.-* **Entzündung im weiblichen Becken bei anderenorts klassifizierten Krankheiten**

N74.0* **Tuberkulöse Infektion der Cervix uteri (A18.1†)**

N74.1* **Tuberkulöse Entzündung im weiblichen Becken (A18.1†)**
Tuberkulöse Endometritis

N74.2* **Syphilitische Entzündung im weiblichen Becken (A51.4†, A52.7†)**

N74.3* **Entzündung im weiblichen Becken durch Gonokokken (A54.2†)**

N74.4* **Entzündung im weiblichen Becken durch Chlamydien (A56.1†)**

N74.8* **Entzündung im weiblichen Becken bei sonstigen anderenorts klassifizierten Krankheiten**

N75.- **Krankheiten der Bartholin-Drüsen**

N75.0 **Bartholin-Zyste**

N75.1 **Bartholin-Abszess**

N75.8 **Sonstige Krankheiten der Bartholin-Drüsen**
Bartholinitis

N75.9 **Krankheit der Bartholin-Drüsen, nicht näher bezeichnet**

N76.- **Sonstige entzündliche Krankheit der Vagina und Vulva**
Soll der Infektionserreger angegeben werden, ist eine zusätzliche Schlüsselnummer (B95-B98) zu benutzen.

Exkl.: Senile (atrophische) Kolpitis (N95.2)

N76.0 **Akute Kolpitis**
Kolpitis [Vaginitis] o.n.A.
Vulvovaginitis:
• akut
• o.n.A.

N76.1 **Subakute und chronische Kolpitis**
Vulvovaginitis:
• chronisch
• subakut

N76.2 **Akute Vulvitis**
Vulvitis o.n.A.

N76.3 **Subakute und chronische Vulvitis**

N76.4 **Abszess der Vulva**
Furunkel der Vulva

N76.5 **Ulzeration der Vagina**

N76.6 **Ulzeration der Vulva**

N76.8- **Sonstige näher bezeichnete entzündliche Krankheit der Vagina und Vulva**

N76.80 Fournier-Gangrän bei der Frau

N76.88 Sonstige näher bezeichnete entzündliche Krankheit der Vagina und Vulva

N77.-* **Vulvovaginale Ulzeration und Entzündung bei anderenorts klassifizierten Krankheiten**

N77.0* **Ulzeration der Vulva bei anderenorts klassifizierten infektiösen und parasitären Krankheiten**
Ulzeration der Vulva bei:
• Infektion durch Herpesviren [Herpes simplex] (A60.0†)
• Tuberkulose (A18.1†)

N77.1* **Vaginitis, Vulvitis oder Vulvovaginitis bei anderenorts klassifizierten infektiösen und parasitären Krankheiten**
Vaginitis, Vulvitis und Vulvovaginitis bei:
• Kandidose (B37.3†)
• Madenwurm-Infektion (B80†)
• Infektion durch Herpesviren [Herpes simplex] (A60.0†)

N77.2-* **Vulvovaginale Ulzerationen und Entzündungen bei der chronischer Graft-versus-Host-Krankheit**

N77.21* Stadium 1 der chronischen Vulvovaginal-Graft-versus-Host-Krankheit (T86.05†, T86.06†)

N77.22* Stadium 2 der chronischen Vulvovaginal-Graft-versus-Host-Krankheit (T86.06†)

N77.23* Stadium 3 der chronischen Vulvovaginal-Graft-versus-Host-Krankheit (T86.07†)

N77.8* **Vulvovaginale Ulzeration und Entzündung bei sonstigen anderenorts klassifizierten Krankheiten**
Ulzeration der Vulva bei Behçet-Krankheit (M35.2†)

Nichtentzündliche Krankheiten des weiblichen Genitaltraktes (N80-N98)

N80.- **Endometriose**

N80.0 **Endometriose des Uterus**
Adenomyosis uteri

N80.1 **Endometriose des Ovars**

N80.2 **Endometriose der Tuba uterina**

N80.3 **Endometriose des Beckenperitoneums**

N80.4 **Endometriose des Septum rectovaginale und der Vagina**

N80.5 **Endometriose des Darmes**

N80.6 **Endometriose in Hautnarbe**

N80.8 **Sonstige Endometriose**
Thorakale Endometriose

N80.9 **Endometriose, nicht näher bezeichnet**

N81.- **Genitalprolaps bei der Frau**
Exkl.: Genitalprolaps als Komplikation bei Schwangerschaft, Wehen oder Entbindung (O34.5)
Prolaps des Scheidenstumpfes nach Hysterektomie (N99.3)
Prolaps oder Hernie des Ovars und der Tuba uterina (N83.4)

N81.0 **Urethrozele bei der Frau**
Exkl.: Urethrozele (mit):
• angeboren (Q64.7)
• Uterusprolaps (N81.2-N81.4)
• Zystozele (N81.1)

N81.1 **Zystozele**
Prolaps der (vorderen) Scheidenwand o.n.A.
Zystozele mit Urethrozele

Exkl.: Zystozele mit Uterusprolaps (N81.2-N81.4)

N81.2 **Partialprolaps des Uterus und der Vagina**
Prolaps der Cervix uteri o.n.A.
Uterusprolaps 1. und 2. Grades

N81.3 **Totalprolaps des Uterus und der Vagina**
Procidentia uteri o.n.A.
Uterusprolaps 3. und 4. Grades

N81.4 **Uterovaginalprolaps, nicht näher bezeichnet**
Uterusprolaps o.n.A.

N81.5 **Vaginale Enterozele**
Exkl.: Enterozele mit Uterusprolaps (N81.2-N81.4)

N81.6 **Rektozele**
Prolaps der hinteren Scheidenwand

Exkl.: Rektozele mit Uterusprolaps (N81.2-N81.4)
Rektumprolaps (K62.3)

N81.8 **Sonstiger Genitalprolaps bei der Frau**
Alte Verletzung der Beckenbodenmuskulatur
Insuffizienz des Perineums

N81.9 **Genitalprolaps bei der Frau, nicht näher bezeichnet**

N82.- **Fisteln mit Beteiligung des weiblichen Genitaltraktes**
Exkl.: Vesikointestinalfisteln (N32.1)

N82.0 **Vesikovaginalfistel**

N82.1 **Sonstige Fisteln zwischen weiblichem Harn- und Genitaltrakt**
Fistel:
• ureterovaginal
• urethrovaginal
• uteroureterin
• vesikouterin
• vesikozervikal

N82.2 **Fistel zwischen Vagina und Dünndarm**

N82.3 **Fistel zwischen Vagina und Dickdarm**
Rektovaginalfistel

N82.4 **Sonstige Fisteln zwischen weiblichem Genital- und Darmtrakt**
Intestinouterine Fistel

N82.5 **Fisteln zwischen weiblichem Genitaltrakt und Haut**
Fistel:
- Uterus-Bauchwand-
- vaginoperineal

N82.8- **Sonstige Fisteln des weiblichen Genitaltraktes**

N82.80 Fistel zwischen Vagina und Pouch als Rektumersatz

N82.81 Fistel zwischen Vagina und Ersatzharnblase

N82.88 Sonstige Fisteln des weiblichen Genitaltraktes

N82.9 **Fistel des weiblichen Genitaltraktes, nicht näher bezeichnet**

N83.- **Nichtentzündliche Krankheiten des Ovars, der Tuba uterina und des Lig. latum uteri**
Exkl.: Hydrosalpinx (N70.1)

N83.0 **Follikelzyste des Ovars**
Hämorrhagische Follikelzyste (Ovar)
Zyste des Graaf-Follikels

N83.1 **Zyste des Corpus luteum**
Hämorrhagische Zyste des Corpus luteum

N83.2 **Sonstige und nicht näher bezeichnete Ovarialzysten**
Einfache Zyste $\Big|$ Ovar
Retentionszyste

Exkl.: Ovarialzyste:
- dysontogenetisch (Q50.1)
- neoplastisch (D27)
Syndrom polyzystischer Ovarien (E28.2)

N83.3 **Erworbene Atrophie des Ovars und der Tuba uterina**

N83.4 **Prolaps oder Hernie des Ovars und der Tuba uterina**

N83.5 **Torsion des Ovars, des Ovarstieles und der Tuba uterina**
Torsion:
- akzessorische Tube
- Morgagni-Hydatide

N83.6 **Hämatosalpinx**
Exkl.: Hämatosalpinx mit:
- Hämatokolpos (N89.7)
- Hämatometra (N85.7)

N83.7 **Hämatom des Lig. latum uteri**

N83.8 **Sonstige nichtentzündliche Krankheiten des Ovars, der Tuba uterina und des Lig. latum uteri**
Riss des Lig. latum uteri [Masters-Allen-Syndrom]

N83.9 **Nichtentzündliche Krankheit des Ovars, der Tuba uterina und des Lig. latum uteri, nicht näher bezeichnet**

N84.- **Polyp des weiblichen Genitaltraktes**
Exkl.: Adenomatöser Polyp (D28.-)
Plazentapolyp (O90.8)

N84.0 **Polyp des Corpus uteri**
Polyp:
- Endometrium
- Uterus o.n.A.

Exkl.: Polypoide Hyperplasie des Endometriums (N85.0)

N84.1 **Polyp der Cervix uteri**
Schleimhautpolyp der Zervix

N84.2 **Polyp der Vagina**

N84.3 **Polyp der Vulva**
Polyp der Labien

N84.8 **Polyp an sonstigen Teilen des weiblichen Genitaltraktes**

N84.9 **Polyp des weiblichen Genitaltraktes, nicht näher bezeichnet**

N85.- **Sonstige nichtentzündliche Krankheiten des Uterus, ausgenommen der Zervix**
Exkl.: Endometriose (N80.-)
Entzündliche Krankheiten des Uterus (N71.-)
Nichtentzündliche Krankheiten der Cervix uteri ohne Lageanomalien (N86-N88)
Polyp des Corpus uteri (N84.0)
Uterusprolaps (N81.-)

N85.0 **Glanduläre Hyperplasie des Endometriums**
Hyperplasie des Endometriums:
• glandulär-zystisch
• polypoid
• zystisch
• o.n.A.

N85.1 **Adenomatöse Hyperplasie des Endometriums**
Atypische (adenomatöse) Hyperplasie des Endometriums

N85.2 **Hypertrophie des Uterus**
Verdickter oder vergrößerter Uterus

Exkl.: Puerperale Hypertrophie des Uterus (O90.8)

N85.3 **Subinvolution des Uterus**
Exkl.: Puerperale Subinvolution des Uterus (O90.8)

N85.4 **Lageanomalie des Uterus**
Retroflexio uteri
Retroversio uteri
Verstärkte Anteversio uteri

Exkl.: Komplikation bei Schwangerschaft, Wehen oder Entbindung (O34.5, O65.5)

N85.5 **Inversio uteri**
Exkl.: Aktuelle Geburtsverletzung (O71.2)
Postpartale Inversio uteri (O71.2)

N85.6 **Intrauterine Synechien**

N85.7 **Hämatometra**
Hämatosalpinx mit Hämatometra

Exkl.: Hämatometra mit Hämatokolpos (N89.7)

N85.8 **Sonstige näher bezeichnete nichtentzündliche Krankheiten des Uterus**
Atrophie des Uterus, erworben
Fibrose des Uterus o.n.A.

N85.9 **Nichtentzündliche Krankheit des Uterus, nicht näher bezeichnet**
Krankheit des Uterus o.n.A.

N86 **Erosion und Ektropium der Cervix uteri**
Inkl.: Dekubitalgeschwür (trophisch) ⎤
Eversion ⎦ Zervix

Exkl.: Mit Zervizitis (N72)

N87.- **Dysplasie der Cervix uteri**
Exkl.: Carcinoma in situ der Cervix uteri (D06.-)

N87.0 **Niedriggradige Dysplasie der Cervix uteri**
Niedriggradige squamöse intraepitheliale Läsion [LSIL]
Zervikale intraepitheliale Neoplasie [CIN] I. Grades

N87.1 **Mittelgradige Dysplasie der Cervix uteri**
Zervikale intraepitheliale Neoplasie [CIN] II. Grades

N87.2 **Hochgradige Dysplasie der Cervix uteri, anderenorts nicht klassifiziert**
Hochgradige zervikale Dysplasie o.n.A.

Exkl.: Zervikale intraepitheliale Neoplasie [CIN] III. Grades, mit oder ohne Angabe einer
hochgradigen Dysplasie (D06.-)

N87.9 **Dysplasie der Cervix uteri, nicht näher bezeichnet**

N88.- **Sonstige nichtentzündliche Krankheiten der Cervix uteri**
Exkl.: Entzündliche Krankheit der Cervix uteri (N72)
Zervixpolyp (N84.1)

N88.0 **Leukoplakie der Cervix uteri**

N88.1 **Alter Riss der Cervix uteri**
Adhäsionen der Cervix uteri

Exkl.: Aktuelle Geburtsverletzung (O71.3)

N88.2 **Striktur und Stenose der Cervix uteri**
Exkl.: Als Geburtshindernis (O65.5)

N88.3 **Zervixinsuffizienz**
Untersuchung und Betreuung einer Nichtschwangeren bei (Verdacht auf) Zervixinsuffizienz

Exkl.: Schädigung des Fetus oder Neugeborenen durch Zervixinsuffizienz (P01.0)
Zervixinsuffizienz als Schwangerschaftskomplikation (O34.3-)

N88.4 **Elongatio cervicis uteri, hypertrophisch**

N88.8 **Sonstige näher bezeichnete nichtentzündliche Krankheiten der Cervix uteri**
Exkl.: Aktuelle Geburtsverletzung (O71.3)

N88.9 **Nichtentzündliche Krankheit der Cervix uteri, nicht näher bezeichnet**

N89.- **Sonstige nichtentzündliche Krankheiten der Vagina**
Exkl.: Carcinoma in situ der Vagina (D07.2)
Entzündung der Vagina (N76.-)
Leukorrhoe durch Trichomonaden (A59.0)
Senile (atrophische) Kolpitis (N95.2)

N89.0 **Niedriggradige Dysplasie der Vagina**
Vaginale intraepitheliale Neoplasie [VAIN] I. Grades

N89.1 **Mittelgradige Dysplasie der Vagina**
Vaginale intraepitheliale Neoplasie [VAIN] II. Grades

N89.2 **Hochgradige Dysplasie der Vagina, anderenorts nicht klassifiziert**
Hochgradige Dysplasie der Vagina o.n.A.

Exkl.: Vaginale intraepitheliale Neoplasie [VAIN] III. Grades, mit oder ohne Angabe einer
hochgradigen Dysplasie (D07.2)

N89.3 **Dysplasie der Vagina, nicht näher bezeichnet**

N89.4 **Leukoplakie der Vagina**

N89.5 **Striktur und Atresie der Vagina**
Adhäsionen der Vagina
Stenose der Vagina

Exkl.: Postoperative Adhäsionen der Vagina (N99.2)

N89.6 **Fester Hymenalring**
Enger Introitus vaginae
Rigider Hymen

Exkl.: Hymenalatresie (Q52.3)

N89.7 **Hämatokolpos**
Hämatokolpos mit Hämatometra oder Hämatosalpinx

N89.8 **Sonstige näher bezeichnete nichtentzündliche Krankheiten der Vagina**
Alter Scheidenriss
Leukorrhoe o.n.A.
Scheidenulkus durch Pessar

Exkl.: Aktuelle Geburtsverletzung (O70.-, O71.4, O71.7-O71.8)
Alte Verletzung der Beckenbodenmuskulatur (N81.8)

N89.9 **Nichtentzündliche Krankheit der Vagina, nicht näher bezeichnet**

N90.- **Sonstige nichtentzündliche Krankheiten der Vulva und des Perineums**
Exkl.: Aktuelle Geburtsverletzung (O70.-, O71.7-O71.8)
Carcinoma in situ der Vulva (D07.1)
Entzündung der Vulva (N76.-)

N90.0 **Niedriggradige Dysplasie der Vulva**
Intraepitheliale Neoplasie der Vulva [VIN] I. Grades

N90.1 **Mittelgradige Dysplasie der Vulva**
Intraepitheliale Neoplasie der Vulva [VIN] II. Grades

N90.2 **Hochgradige Dysplasie der Vulva, anderenorts nicht klassifiziert**
Hochgradige Dysplasie der Vulva o.n.A.

Exkl.: Intraepitheliale Neoplasie der Vulva [VIN] III. Grades, mit oder ohne Angabe einer hochgradigen Dysplasie (D07.1)

N90.3 **Dysplasie der Vulva, nicht näher bezeichnet**

N90.4 **Leukoplakie der Vulva**
Craurosis vulvae
Dystrophie der Vulva

N90.5 **Atrophie der Vulva**
Stenose der Vulva

N90.6 **Hypertrophie der Vulva**
Hypertrophie der Labien

N90.7 **Zyste der Vulva**

N90.8 **Sonstige näher bezeichnete nichtentzündliche Krankheiten der Vulva und des Perineums**
Adhäsionen der Vulva
Hypertrophie der Klitoris

Exkl.: Weibliche Genitalverstümmelung (Z91.7-)

N90.9 **Nichtentzündliche Krankheit der Vulva und des Perineums, nicht näher bezeichnet**

N91.- **Ausgebliebene, zu schwache oder zu seltene Menstruation**
Exkl.: Ovarielle Dysfunktion (E28.-)

N91.0 **Primäre Amenorrhoe**
Nichteintreten der Menarche im Pubertätsalter.

N91.1 **Sekundäre Amenorrhoe**
Ausbleiben der Menstruation nach bereits erfolgter Menarche

N91.2 **Amenorrhoe, nicht näher bezeichnet**
Ausbleiben der Menstruation o.n.A.

N91.3 **Primäre Oligomenorrhoe**
Zu schwache oder zu seltene Menstruation seit der Menarche.

N91.4 **Sekundäre Oligomenorrhoe**
Zu schwache oder zu seltene Menstruation nach vorangegangenen normalen Menstruationen.

N91.5 **Oligomenorrhoe, nicht näher bezeichnet**
Hypomenorrhoe o.n.A.

N92.- **Zu starke, zu häufige oder unregelmäßige Menstruation**
Exkl.: Postmenopausenblutung (N95.0)

N92.0 **Zu starke oder zu häufige Menstruation bei regelmäßigem Menstruationszyklus**
Hypermenorrhoe o.n.A.
Menorrhagie o.n.A.
Polymenorrhoe

N92.1 **Zu starke oder zu häufige Menstruation bei unregelmäßigem Menstruationszyklus**
Menometrorrhagie
Metrorrhagie
Unregelmäßige intermenstruelle Blutung
Unregelmäßige, verkürzte Intervalle zwischen den Menstruationsblutungen

N92.2   **Zu starke Menstruation im Pubertätsalter**
Pubertätsblutung
Pubertätsmenorrhagie
Zu starke Blutung bei Auftreten der Menstruationsblutungen

N92.3   **Ovulationsblutung**
Regelmäßige intermenstruelle Blutung

N92.4   **Zu starke Blutung in der Prämenopause**
Menorrhagie oder Metrorrhagie:
• klimakterisch
• menopausal
• präklimakterisch
• prämenopausal

N92.5   **Sonstige näher bezeichnete unregelmäßige Menstruation**

N92.6   **Unregelmäßige Menstruation, nicht näher bezeichnet**
Unregelmäßige:
• Blutung o.n.A.
• Menstruationszyklen o.n.A.

     Exkl.:   Unregelmäßige Menstruation mit:
            • verkürzten Intervallen oder zu starker Blutung (N92.1)
            • verlängerten Intervallen oder zu schwacher Blutung (N91.3-N91.5)

N93.-   **Sonstige abnorme Uterus- oder Vaginalblutung**
     Exkl.:   Blutung aus der Vagina beim Neugeborenen (P54.6)
            Pseudomenstruation (P54.6)

N93.0   **Postkoitale Blutung und Kontaktblutung**

N93.8   **Sonstige näher bezeichnete abnorme Uterus- oder Vaginalblutung**
Dysfunktionelle oder funktionelle Uterus- oder Vaginalblutung o.n.A.

N93.9   **Abnorme Uterus- oder Vaginalblutung, nicht näher bezeichnet**

N94.-   **Schmerz und andere Zustände im Zusammenhang mit den weiblichen Genitalorganen und dem Menstruationszyklus**

N94.0   **Mittelschmerz**

N94.1   **Dyspareunie**
     Exkl.:   Psychogene Dyspareunie (F52.6)

N94.2   **Vaginismus**
     Exkl.:   Psychogener Vaginismus (F52.5)

N94.3   **Prämenstruelle Beschwerden**

N94.4   **Primäre Dysmenorrhoe**

N94.5   **Sekundäre Dysmenorrhoe**

N94.6   **Dysmenorrhoe, nicht näher bezeichnet**

N94.8   **Sonstige näher bezeichnete Zustände im Zusammenhang mit den weiblichen Genitalorganen und dem Menstruationszyklus**

N94.9   **Nicht näher bezeichneter Zustand im Zusammenhang mit den weiblichen Genitalorganen und dem Menstruationszyklus**

N95.-   **Klimakterische Störungen**
     Exkl.:   Postmenopausal:
            • Osteoporose (M81.0-)
            • Osteoporose mit pathologischer Fraktur (M80.0-)
            • Urethritis (N34.2)
            Vorzeitige Menopause o.n.A. (E28.3)
            Zu starke Blutung in der Prämenopause (N92.4)

N95.0   **Postmenopausenblutung**
     Exkl.:   Im Zusammenhang mit artifizieller Menopause (N95.3)

N95.1 **Zustände im Zusammenhang mit der Menopause und dem Klimakterium**
Symptome, wie z.B. Hitzewallungen, Schlaflosigkeit, Kopfschmerz, Konzentrationsschwäche im Zusammenhang mit der Menopause

Exkl.: Im Zusammenhang mit artifizieller Menopause (N95.3)

N95.2 **Atrophische Kolpitis in der Postmenopause**
Senile (atrophische) Kolpitis

Exkl.: Im Zusammenhang mit artifizieller Menopause (N95.3)

N95.3 **Zustände im Zusammenhang mit artifizieller Menopause**
Postartifizielles Menopausensyndrom

N95.8 **Sonstige näher bezeichnete klimakterische Störungen**

N95.9 **Klimakterische Störung, nicht näher bezeichnet**

N96 **Neigung zu habituellem Abort**
Inkl.: Infertilität
Untersuchung oder Betreuung einer Frau mit Neigung zu habituellem Abort ohne bestehende Schwangerschaft

Exkl.: Bei ablaufendem Abort (O03-O06)
Bei gegenwärtiger Schwangerschaft (O26.2)

N97.- **Sterilität der Frau**
Inkl.: Nichteintreten einer Schwangerschaft
Sterilität o.n.A. bei der Frau

Exkl.: Infertilität (N96)

N97.0 **Sterilität der Frau in Verbindung mit fehlender Ovulation**

N97.1 **Sterilität tubaren Ursprungs bei der Frau**
Im Zusammenhang mit angeborener Anomalie der Tuba uterina
Tubenspasmus
Tubenstenose
Tubenverschluss

N97.2 **Sterilität uterinen Ursprungs bei der Frau**
Im Zusammenhang mit angeborener Anomalie des Uterus
Nichtimplantation einer Eizelle

N97.3 **Sterilität zervikalen Ursprungs bei der Frau**

N97.4 **Sterilität der Frau im Zusammenhang mit Faktoren des Partners**

N97.8 **Sterilität sonstigen Ursprungs bei der Frau**

N97.9 **Sterilität der Frau, nicht näher bezeichnet**

N98.- **Komplikationen im Zusammenhang mit künstlicher Befruchtung**

N98.0 **Infektion im Zusammenhang mit artifizieller Insemination**

N98.1 **Hyperstimulation der Ovarien**
Hyperstimulation der Ovarien:
• im Zusammenhang mit induzierter Ovulation
• o.n.A.

N98.2 **Komplikationen bei versuchter Einführung eines befruchteten Eies nach In-vitro-Fertilisation**

N98.3 **Komplikationen bei versuchter Implantation eines Embryos bei Embryotransfer**

N98.8 **Sonstige Komplikationen im Zusammenhang mit künstlicher Befruchtung**
Komplikationen bei artifizieller Insemination:
• Fremdsamen
• Samen des Ehemannes oder Partners

N98.9 **Komplikation im Zusammenhang mit künstlicher Befruchtung, nicht näher bezeichnet**

Sonstige Krankheiten des Urogenitalsystems
(N99-N99)

N99.- **Krankheiten des Urogenitalsystems nach medizinischen Maßnahmen, anderenorts nicht klassifiziert**

Exkl.: Krankheitszustände im Zusammenhang mit artifizieller Menopause (N95.3)
Osteoporose nach Ovarektomie (M81.1-)
Osteoporose nach Ovarektomie mit pathologischer Fraktur (M80.1-)
Strahlenzystitis (N30.4)

N99.0 **Nierenversagen nach medizinischen Maßnahmen**

N99.1 **Harnröhrenstriktur nach medizinischen Maßnahmen**
Harnröhrenstriktur nach Katheterisierung

N99.2 **Postoperative Adhäsionen der Vagina**

N99.3 **Prolaps des Scheidenstumpfes nach Hysterektomie**

N99.4 **Peritoneale Adhäsionen im Becken nach medizinischen Maßnahmen**

N99.5 **Funktionsstörung eines äußeren Stomas des Harntraktes**

N99.8 **Sonstige Krankheiten des Urogenitalsystems nach medizinischen Maßnahmen**
Residual ovary syndrome

N99.9 **Krankheit des Urogenitalsystems nach medizinischen Maßnahmen, nicht näher bezeichnet**

Kapitel XV:

Schwangerschaft, Geburt und Wochenbett (O00 - O99)

Hinw.: Gestation wird in diesem Kapitel als Oberbegriff für Schwangerschaft, Geburt und Wochenbett verwendet, Mutter als Oberbegriff für die Frau während dieser Gestationsabschnitte.

Exkl.: Osteomalazie im Wochenbett (M83.0-)
Postpartale Hypophysennekrose (E23.0)
Psychische und Verhaltensstörungen im Wochenbett (F53.-)
Tetanus während der Schwangerschaft, der Geburt und des Wochenbettes (A34)
Überwachung bei:
• normaler Schwangerschaft (Z34)
• Risikoschwangerschaft (Z35.-)
Verletzungen, Vergiftungen und bestimmte andere Folgen äußerer Ursachen (S00-T88.1, T88.6-T98)

Dieses Kapitel gliedert sich in folgende Gruppen:

O00-O08	Schwangerschaft mit abortivem Ausgang
O09-O09	Schwangerschaftsdauer
O10-O16	Ödeme, Proteinurie und Hypertonie während der Schwangerschaft, der Geburt und des Wochenbettes
O20-O29	Sonstige Krankheiten der Mutter, die vorwiegend mit der Schwangerschaft verbunden sind
O30-O48	Betreuung der Mutter im Hinblick auf den Fetus und die Amnionhöhle sowie mögliche Entbindungskomplikationen
O60-O75	Komplikationen bei Wehentätigkeit und Entbindung
O80-O82	Entbindung
O85-O92	Komplikationen, die vorwiegend im Wochenbett auftreten
O94-O99	Sonstige Krankheitszustände während der Gestationsperiode, die anderenorts nicht klassifiziert sind

Dieses Kapitel enthält die folgende(n) Ausrufezeichenschlüsselnummer(n)

O09.-!	Schwangerschaftsdauer

Schwangerschaft mit abortivem Ausgang (O00-O08)

Hinw.: Soll das Vorliegen einer Blutgerinnungsstörung angegeben werden, ist bei Zuständen, die mit O00-O07 und O08.1 verschlüsselt werden, eine zusätzliche Schlüsselnummer (D65-D69) zu benutzen.

Exkl.: Fortbestehen der Schwangerschaft bei Mehrlingsschwangerschaft nach Fehlgeburt eines oder mehrerer Feten (O31.1)

Die folgenden vierten Stellen sind bei den Kategorien O03-O06 zu benutzen:

Hinw.: Inkompletter Abort schließt Retention von Konzeptionsprodukten nach Abort ein.

.0 Inkomplett, kompliziert durch Infektion des Genitaltraktes und des Beckens
Mit Zuständen, die unter O08.0 aufgeführt sind

.1 Inkomplett, kompliziert durch Spätblutung oder verstärkte Blutung
Mit Zuständen, die unter O08.1 aufgeführt sind

.2 Inkomplett, kompliziert durch Embolie
Mit Zuständen, die unter O08.2 aufgeführt sind

.3 Inkomplett, mit sonstigen und nicht näher bezeichneten Komplikationen
Mit Zuständen, die unter O08.3-O08.9 aufgeführt sind

.4   Inkomplett, ohne Komplikation

.5   Komplett oder nicht näher bezeichnet, kompliziert durch Infektion des Genitaltraktes und des Beckens
Mit Zuständen, die unter O08.0 aufgeführt sind

.6   Komplett oder nicht näher bezeichnet, kompliziert durch Spätblutung oder verstärkte Blutung
Mit Zuständen, die unter O08.1 aufgeführt sind

.7   Komplett oder nicht näher bezeichnet, kompliziert durch Embolie
Mit Zuständen, die unter O08.2 aufgeführt sind

.8   Komplett oder nicht näher bezeichnet, mit sonstigen und nicht näher bezeichneten Komplikationen
Mit Zuständen, die unter O08.3-O08.9 aufgeführt sind

.9   Komplett oder nicht näher bezeichnet, ohne Komplikation

O00.-   Extrauteringravidität
Inkl.: Rupturierte Extrauteringravidität

Soll eine begleitende Komplikation angegeben werden, ist zusätzlich eine Schlüsselnummer aus O08.- zu benutzen.

O00.0   Abdominalgravidität
Exkl.: Betreuung der Mutter wegen eines lebensfähigen Fetus bei Abdominalgravidität (O36.7)

O00.1   Tubargravidität
Ruptur der Tuba (uterina) durch eine Schwangerschaft
Tubarabort
Tubenschwangerschaft

O00.2   Ovarialgravidität

O00.8   Sonstige Extrauteringravidität
Gravidität:
• im Uterushorn
• intraligamentär
• intramural
• zervikal

O00.9   Extrauteringravidität, nicht näher bezeichnet

O01.-   Blasenmole
Soll eine begleitende Komplikation angegeben werden, ist zusätzlich eine Schlüsselnummer aus O08.- zu benutzen.
Exkl.: Maligne Blasenmole (D39.2)

O01.0   Klassische Blasenmole
Komplette Blasenmole

O01.1   Partielle oder inkomplette Blasenmole

O01.9   Blasenmole, nicht näher bezeichnet
Traubenmole o.n.A.
Trophoblastkrankheit o.n.A.

O02.-   Sonstige abnorme Konzeptionsprodukte
Soll eine begleitende Komplikation angegeben werden, ist zusätzlich eine Schlüsselnummer aus O08.- zu benutzen.
Exkl.: Fetus papyraceus (O31.0)

O02.0   Abortivei und sonstige Molen
Mole:
• Blut-
• Fleisch-
• intrauterin o.n.A.
• Wind-
Pathologische Eizelle

O02.1   **Missed abortion [Verhaltene Fehlgeburt]**
Früher Fetaltod mit Retention des toten Fetus

Exkl.: Missed abortion mit:
  • Abortivei (O02.0)
  • Mole:
    • Blasen- (O01.-)
    • sonstige (O02.0)

O02.8   **Sonstige näher bezeichnete abnorme Konzeptionsprodukte**
Exkl.: Abnorme Konzeptionsprodukte mit:
  • Abortivei (O02.0)
  • Mole:
    • Blasen- (O01.-)
    • sonstige (O02.0)

O02.9   **Anomales Konzeptionsprodukt, nicht näher bezeichnet**

O03.-   **Spontanabort**
[4. Stellen siehe am Anfang dieser Krankheitsgruppe]

Inkl.: Fehlgeburt

O04.-   **Ärztlich eingeleiteter Abort**
[4. Stellen siehe am Anfang dieser Krankheitsgruppe]

Inkl.: Schwangerschaftsabbruch:
  • legal
  • therapeutisch
  Therapeutischer Abort

O05.-   **Sonstiger Abort**
[4. Stellen siehe am Anfang dieser Krankheitsgruppe]

O06.-   **Nicht näher bezeichneter Abort**
[4. Stellen siehe am Anfang dieser Krankheitsgruppe]

Inkl.: Eingeleiteter Abort o.n.A.

O07.-   **Misslungene Aborteinleitung**
Inkl.: Misslungene Abortinduktion

Exkl.: Inkompletter Abort (O03-O06)

O07.0   **Misslungene ärztliche Aborteinleitung, kompliziert durch Infektion des Genitaltraktes und des Beckens**
Mit Zuständen, die unter O08.0 aufgeführt sind

O07.1   **Misslungene ärztliche Aborteinleitung, kompliziert durch Spätblutung oder verstärkte Blutung**
Mit Zuständen, die unter O08.1 aufgeführt sind

O07.2   **Misslungene ärztliche Aborteinleitung, kompliziert durch Embolie**
Mit Zuständen, die unter O08.2 aufgeführt sind

O07.3   **Misslungene ärztliche Aborteinleitung mit sonstigen oder nicht näher bezeichneten Komplikationen**
Mit Zuständen, die unter O08.3-O08.9 aufgeführt sind

O07.4   **Misslungene ärztliche Aborteinleitung ohne Komplikation**
Misslungene ärztliche Aborteinleitung o.n.A.

O07.5   **Misslungene sonstige oder nicht näher bezeichnete Aborteinleitung, kompliziert durch Infektion des Genitaltraktes und des Beckens**
Mit Zuständen, die unter O08.0 aufgeführt sind

O07.6   **Misslungene sonstige oder nicht näher bezeichnete Aborteinleitung, kompliziert durch Spätblutung oder verstärkte Blutung**
Mit Zuständen, die unter O08.1 aufgeführt sind

O07.7   **Misslungene sonstige oder nicht näher bezeichnete Aborteinleitung, kompliziert durch Embolie**
Mit Zuständen, die unter O08.2 aufgeführt sind

O07.8   **Misslungene sonstige oder nicht näher bezeichnete Aborteinleitung mit sonstigen oder nicht näher bezeichneten Komplikationen**
Mit Zuständen, die unter O08.3-O08.9 aufgeführt sind

O07.9   **Misslungene sonstige oder nicht näher bezeichnete Aborteinleitung ohne Komplikation**
Misslungener Abortversuch o.n.A.

O08.-   **Komplikationen nach Abort, Extrauteringravidität und Molenschwangerschaft**
Hinw.: Diese Kategorie ist in erster Linie zur Verschlüsselung der Morbidität vorgesehen. Für den Gebrauch dieser Kategorie sollten die Regeln und Richtlinien zur Verschlüsselung der Morbidität und Mortalität in Band 2 (Regelwerk) herangezogen werden.

O08.0   **Infektion des Genitaltraktes und des Beckens nach Abort, Extrauteringravidität und Molenschwangerschaft**

Endometritis
Oophoritis
Parametritis
Pelveoperitonitis   nach Zuständen, die unter O00-O07 klassifizierbar sind
Salpingitis
Salpingo-Oophoritis
Sepsis

Soll das Vorliegen eines septischen Schocks angegeben werden, ist eine zusätzliche Schlüsselnummer (R57.2) zu benutzen.

Exkl.: Harnwegsinfektion (O08.8)
Septische oder septikopyämische Embolie (O08.2)

O08.1   **Spätblutung oder verstärkte Blutung nach Abort, Extrauteringravidität und Molenschwangerschaft**
Afibrinogenämie
Defibrinierungssyndrom   nach Zuständen, die unter O00-O07 klassifizierbar sind
Intravasale Gerinnung

O08.2   **Embolie nach Abort, Extrauteringravidität und Molenschwangerschaft**
Embolie:
• Fruchtwasser-
• Luft-
• Lungen-
• nach Seifenspülung   nach Zuständen, die unter O00-O07 klassifizierbar sind
• pyämisch
• septisch oder septikopyämisch
• Thrombo-
• o.n.A.

O08.3   **Schock nach Abort, Extrauteringravidität und Molenschwangerschaft**
Kreislaufkollaps
Schock (postoperativ)   nach Zuständen, die unter O00-O07 klassifizierbar sind

Exkl.: Septischer Schock (R57.2)

O08.4   **Niereninsuffizienz nach Abort, Extrauteringravidität und Molenschwangerschaft**
Nierenversagen (akut)
Oligurie
Renale tubuläre Nekrose   nach Zuständen, die unter O00-O07 klassifizierbar sind
Schockniere
Urämie

Soll das Stadium des akuten Nierenversagens angegeben werden, ist eine zusätzliche Schlüsselnummer aus N17.- zu benutzen.

O08.5   **Stoffwechselstörungen nach Abort, Extrauteringravidität und Molenschwangerschaft**
Störungen des Elektrolythaushaltes nach Zuständen, die unter O00-O07 klassifizierbar sind

O08.6 **Verletzung von Beckenorganen und -geweben nach Abort, Extrauteringravidität und Molenschwangerschaft**

Lazeration, Perforation, Riss oder chemische Verätzung:
- Cervix uteri
- Darm
- Harnblase
- Lig. latum uteri
- periurethrales Gewebe
- Uterus

nach Zuständen, die unter O00-O07 klassifizierbar sind

O08.7 **Sonstige Venenkrankheiten als Komplikation nach Abort, Extrauteringravidität und Molenschwangerschaft**

O08.8 **Sonstige Komplikationen nach Abort, Extrauteringravidität und Molenschwangerschaft**

Harnwegsinfektion
Herzstillstand | nach Zuständen, die unter O00-O07 klassifizierbar sind

O08.9 **Komplikation nach Abort, Extrauteringravidität und Molenschwangerschaft, nicht näher bezeichnet**

Nicht näher bezeichnete Komplikation nach Zuständen, die unter O00-O07 klassifizierbar sind

Schwangerschaftsdauer
(O09-O09)

O09.-! **Schwangerschaftsdauer**

O09.0! **Weniger als 5 vollendete Wochen**
Weniger als 35 vollendete Tage

O09.1! **5 bis 13 vollendete Wochen**
35 bis 91 vollendete Tage

O09.2! **14. Woche bis 19 vollendete Wochen**
92. Tag bis 133 vollendete Tage

O09.3! **20. Woche bis 25 vollendete Wochen**
134. Tag bis 175 vollendete Tage

O09.4! **26. Woche bis 33 vollendete Wochen**
176. Tag bis 231 vollendete Tage

O09.5! **34. Woche bis 36 vollendete Wochen**
232. Tag bis 252 vollendete Tage

O09.6! **37. Woche bis 41 vollendete Wochen**
253. Tag bis 287 vollendete Tage

O09.7! **Mehr als 41 vollendete Wochen**
Mehr als 287 vollendete Tage

O09.9! **Nicht näher bezeichnet**

Ödeme, Proteinurie und Hypertonie während der Schwangerschaft, der Geburt und des Wochenbettes (O10-O16)

O10.- **Vorher bestehende Hypertonie, die Schwangerschaft, Geburt und Wochenbett kompliziert**

Inkl.: Aufgeführte Zustände mit vorher bestehender Proteinurie

Exkl.: Aufgeführte Zustände mit aufgepfropfter Präeklampsie (O11)

O10.0 **Vorher bestehende essentielle Hypertonie, die Schwangerschaft, Geburt und Wochenbett kompliziert**
Jeder Zustand in I10 als Betreuungsgrund während der Schwangerschaft, der Geburt oder des Wochenbettes

O10.1 **Vorher bestehende hypertensive Herzkrankheit, die Schwangerschaft, Geburt und Wochenbett kompliziert**
Jeder Zustand in I11.- als Betreuungsgrund während der Schwangerschaft, der Geburt oder des Wochenbettes

O10.2 **Vorher bestehende hypertensive Nierenkrankheit, die Schwangerschaft, Geburt und Wochenbett kompliziert**
Jeder Zustand in I12.- als Betreuungsgrund während der Schwangerschaft, der Geburt oder des Wochenbettes

O10.3 **Vorher bestehende hypertensive Herz- und Nierenkrankheit, die Schwangerschaft, Geburt und Wochenbett kompliziert**
Jeder Zustand in I13.- als Betreuungsgrund während der Schwangerschaft, der Geburt oder des Wochenbettes

O10.4 **Vorher bestehende sekundäre Hypertonie, die Schwangerschaft, Geburt und Wochenbett kompliziert**
Jeder Zustand in I15.- als Betreuungsgrund während der Schwangerschaft, der Geburt oder des Wochenbettes

O10.9 **Nicht näher bezeichnete, vorher bestehende Hypertonie, die Schwangerschaft, Geburt und Wochenbett kompliziert**

O11 **Chronische Hypertonie mit aufgepfropfter Präeklampsie**
Inkl.: Aufgepfropfte Präeklampsie mit:
• Hypertonie o.n.A.
• vorher bestehender Hypertonie
Pfropf-Präeklampsie
Unter O10.- aufgeführte Zustände, kompliziert durch Präeklampsie

O12.- **Gestationsödeme und Gestationsproteinurie [schwangerschaftsinduziert] ohne Hypertonie**

O12.0 **Schwangerschaftsödeme**

O12.1 **Schwangerschaftsproteinurie**

O12.2 **Schwangerschaftsödeme mit Proteinurie**

O13 **Gestationshypertonie [schwangerschaftsinduzierte Hypertonie]**
Inkl.: Schwangerschaftsbedingte (transiente) Hypertonie o.n.A.

O14.- **Präeklampsie**
Exkl.: Pfropf-Präeklampsie (O11)

O14.0 **Leichte bis mäßige Präeklampsie**

O14.1 **Schwere Präeklampsie**

O14.2 **HELLP-Syndrom**
Kombination von Hämolyse, erhöhten Leberenzymen und verminderter Thrombozytenzahl

O14.9 **Präeklampsie, nicht näher bezeichnet**

O15.- **Eklampsie**
Inkl.: Eklampsie mit schwangerschaftsinduzierter oder vorher bestehender Hypertonie
Krämpfe, die bei den unter O10-O14 und O16 aufgeführten Zuständen auftreten

O15.0 **Eklampsie während der Schwangerschaft**

O15.1 **Eklampsie unter der Geburt**

O15.2 **Eklampsie im Wochenbett**

O15.9 **Eklampsie, bei der der zeitliche Bezug nicht angegeben ist**
Eklampsie o.n.A.

O16 **Nicht näher bezeichnete Hypertonie der Mutter**

Sonstige Krankheiten der Mutter, die vorwiegend mit der Schwangerschaft verbunden sind (O20-O29)

Hinw.: Die Schlüsselnummern O24.- und O25 gelten auch dann, wenn die aufgeführten Zustände unter der Geburt oder im Wochenbett auftreten.

Exkl.: Betreuung der Mutter im Hinblick auf den Fetus und die Amnionhöhle sowie mögliche Entbindungskomplikationen (O30-O48)
Krankheiten der Mutter, die anderenorts klassifizierbar sind, die jedoch Schwangerschaft, Wehen, Entbindung und Wochenbett komplizieren (O98-O99)

O20.- **Blutung in der Frühschwangerschaft**
Exkl.: Schwangerschaft mit abortivem Ausgang (O00-O08)

O20.0 **Drohender Abort**
Blutung mit der Angabe, dass sie durch drohenden Abort bedingt ist

O20.8 **Sonstige Blutung in der Frühschwangerschaft**

O20.9 **Blutung in der Frühschwangerschaft, nicht näher bezeichnet**

O21.- **Übermäßiges Erbrechen während der Schwangerschaft**

O21.0 **Leichte Hyperemesis gravidarum**
Hyperemesis gravidarum, leicht oder nicht näher bezeichnet, Beginn vor Beendigung der 20. Schwangerschaftswoche

O21.1 **Hyperemesis gravidarum mit Stoffwechselstörung**
Hyperemesis gravidarum, Beginn vor Beendigung der 20. Schwangerschaftswoche, mit Stoffwechselstörung, wie z.B.:
• Dehydratation
• Hypoglykämie
• Störung des Elektrolythaushaltes

O21.2 **Späterbrechen während der Schwangerschaft**
Übermäßiges Erbrechen, Beginn nach 20 vollendeten Schwangerschaftswochen

O21.8 **Sonstiges Erbrechen, das die Schwangerschaft kompliziert**
Erbrechen durch anderenorts klassifizierte Krankheiten, das die Schwangerschaft kompliziert

Soll die Ursache angegeben werden, ist eine zusätzliche Schlüsselnummer zu benutzen.

O21.9 **Erbrechen während der Schwangerschaft, nicht näher bezeichnet**

O22.- **Venenkrankheiten und Hämorrhoiden als Komplikationen in der Schwangerschaft**
Exkl.: Aufgeführte Zustände als Komplikationen von:
• Abort, Extrauteringravidität oder Molenschwangerschaft (O00-O07, O08.7)
• Geburt und Wochenbett (O87.-)
Lungenembolie während der Gestationsperiode (O88.-)

O22.0 **Varizen der unteren Extremitäten in der Schwangerschaft**
Varizen o.n.A. in der Schwangerschaft

O22.1   **Varizen der Genitalorgane in der Schwangerschaft**
Varizen des Perineums, der Vagina und der Vulva in der Schwangerschaft

O22.2   **Oberflächliche Thrombophlebitis in der Schwangerschaft**
Thrombophlebitis der Beine in der Schwangerschaft

O22.3   **Tiefe Venenthrombose in der Schwangerschaft**
Thrombophlebitis der Beckenvenen, präpartal
Tiefe Venenthrombose, präpartal

O22.4   **Hämorrhoiden in der Schwangerschaft**

O22.5   **Hirnvenenthrombose in der Schwangerschaft**
Zerebrovenöse Sinusthrombose in der Schwangerschaft

O22.8   **Sonstige Venenkrankheiten als Komplikation in der Schwangerschaft**

O22.9   **Venenkrankheit als Komplikation in der Schwangerschaft, nicht näher bezeichnet**
Schwangerschaftsbedingt:
• Phlebitis o.n.A.
• Phlebopathie o.n.A.
• Thrombose o.n.A.

O23.-   **Infektionen des Urogenitaltraktes in der Schwangerschaft**
Exkl.: Geschlechtskrankheit, nicht näher bezeichnet (O98.3)
      Gonorrhoe (O98.2)
      Infektionen, hauptsächlich durch Geschlechtsverkehr   die Schwangerschaft,
      übertragen, nicht näher bezeichnet (O98.3)   Geburt und Wochenbett
      Syphilis (O98.1)   komplizieren
      Tuberkulose des Urogenitalsystems (O98.0)

O23.0   **Infektionen der Niere in der Schwangerschaft**

O23.1   **Infektionen der Harnblase in der Schwangerschaft**

O23.2   **Infektionen der Urethra in der Schwangerschaft**

O23.3   **Infektionen von sonstigen Teilen der Harnwege in der Schwangerschaft**

O23.4   **Nicht näher bezeichnete Infektion der Harnwege in der Schwangerschaft**

O23.5   **Infektionen des Genitaltraktes in der Schwangerschaft**

O23.9   **Sonstige und nicht näher bezeichnete Infektion des Urogenitaltraktes in der Schwangerschaft**
Infektion des Urogenitaltraktes in der Schwangerschaft o.n.A.

O24.-   **Diabetes mellitus in der Schwangerschaft**
Inkl.: Bei Geburt und im Wochenbett

O24.0   **Vorher bestehender Diabetes mellitus, Typ 1**

O24.1   **Vorher bestehender Diabetes mellitus, Typ 2**

O24.2   **Vorher bestehender Diabetes mellitus durch Fehl- oder Mangelernährung [Malnutrition]**

O24.3   **Vorher bestehender Diabetes mellitus, nicht näher bezeichnet**

O24.4   **Diabetes mellitus, während der Schwangerschaft auftretend**
Gestationsbedingter Diabetes mellitus o.n.A.

O24.9   **Diabetes mellitus in der Schwangerschaft, nicht näher bezeichnet**

O25   **Fehl- und Mangelernährung in der Schwangerschaft**
Inkl.: Fehl- und Mangelernährung bei der Geburt und im Wochenbett

O26.-   **Betreuung der Mutter bei sonstigen Zuständen, die vorwiegend mit der Schwangerschaft verbunden sind**

O26.0   **Übermäßige Gewichtszunahme in der Schwangerschaft**
Exkl.: Schwangerschaftsödeme (O12.0, O12.2)

O26.1   **Geringe Gewichtszunahme in der Schwangerschaft**

O26.2   **Schwangerschaftsbetreuung bei Neigung zu habituellem Abort**
Exkl.: Habituelle Abortneigung:
      • mit ablaufendem Abort (O03-O06)
      • ohne bestehende Schwangerschaft (N96)

O26.3 **Schwangerschaft bei liegendem Intrauterinpessar**

O26.4 **Herpes gestationis**

O26.5 **Hypotonie-Syndrom der Mutter**
Vena-cava-Kompressionssyndrom

O26.6- **Leberkrankheiten während der Schwangerschaft, der Geburt und des Wochenbettes**
Exkl.: Hepatorenales Syndrom nach Wehen und Entbindung (O90.4)

O26.60 Schwangerschaftscholestase
Cholestase (intrahepatisch) in der Schwangerschaft

O26.68 Sonstige Leberkrankheiten während der Schwangerschaft, der Geburt und des Wochenbettes

O26.7 **Subluxation der Symphysis (pubica) während der Schwangerschaft, der Geburt und des Wochenbettes**
Exkl.: Traumatische Symphysensprengung (Symphysis pubica) unter der Geburt (O71.6)

O26.8- **Sonstige näher bezeichnete Zustände, die mit der Schwangerschaft verbunden sind**

O26.81 Nierenkrankheit, mit der Schwangerschaft verbunden

O26.82 Karpaltunnel-Syndrom während der Schwangerschaft

O26.83 Periphere Neuritis während der Schwangerschaft
Neuralgie

O26.88 Sonstige näher bezeichnete Zustände, die mit der Schwangerschaft verbunden sind
Erschöpfung und Ermüdung

O26.9 **Mit der Schwangerschaft verbundener Zustand, nicht näher bezeichnet**

O28.- **Abnorme Befunde bei der Screeninguntersuchung der Mutter zur pränatalen Diagnostik**
Exkl.: Anderenorts klassifizierte diagnostische Befunde - siehe Alphabetisches Verzeichnis
Betreuung der Mutter im Hinblick auf den Fetus und die Amnionhöhle sowie mögliche Entbindungskomplikationen (O30-O48)

O28.0 **Abnormer hämatologischer Befund bei der pränatalen Screeninguntersuchung der Mutter**

O28.1 **Abnormer biochemischer Befund bei der pränatalen Screeninguntersuchung der Mutter**

O28.2 **Abnormer zytologischer Befund bei der pränatalen Screeninguntersuchung der Mutter**

O28.3 **Abnormer Ultraschallbefund bei der pränatalen Screeninguntersuchung der Mutter**

O28.4 **Abnormer radiologischer Befund bei der pränatalen Screeninguntersuchung der Mutter**

O28.5 **Abnormer Chromosomen- oder genetischer Befund bei der pränatalen Screeninguntersuchung der Mutter**

O28.8 **Sonstige abnorme Befunde bei der pränatalen Screeninguntersuchung der Mutter**

O28.9 **Anomaler Befund bei der pränatalen Screeninguntersuchung der Mutter, nicht näher bezeichnet**

O29.- **Komplikationen bei Anästhesie in der Schwangerschaft**
Inkl.: Komplikationen bei der Mutter durch Verabreichung von Allgemein- oder Lokalanästhetikum, Analgetikum oder durch sonstige Beruhigungsmaßnahme während der Schwangerschaft

Exkl.: Komplikationen bei Anästhesie während:
• Abort, Extrauteringravidität oder Molenschwangerschaft (O00-O08)
• Wehentätigkeit und Entbindung (O74.-)
• Wochenbett (O89.-)

O29.0 **Pulmonale Komplikationen bei Anästhesie in der Schwangerschaft**
Aspirationspneumonie
Aspiration von Mageninhalt oder -sekret o.n.A.
Chemische Pneumonitis durch Aspiration │ durch Anästhesie in der Schwangerschaft
Mendelson-Syndrom
Pneumothorax

O29.1 **Kardiale Komplikationen bei Anästhesie in der Schwangerschaft**
Herz:
• Stillstand │ durch Anästhesie in der Schwangerschaft
• Versagen

O29.2 **Komplikationen des Zentralnervensystems bei Anästhesie in der Schwangerschaft**
Zerebrale Anoxie durch Anästhesie in der Schwangerschaft

O29.3 **Toxische Reaktion auf Lokalanästhesie in der Schwangerschaft**

O29.4 **Kopfschmerzen nach Spinal- oder Periduralanästhesie in der Schwangerschaft**

O29.5 **Sonstige Komplikationen nach Spinal- oder Periduralanästhesie in der Schwangerschaft**

O29.6 **Misslingen oder Schwierigkeiten bei der Intubation in der Schwangerschaft**

O29.8 **Sonstige Komplikationen bei Anästhesie in der Schwangerschaft**

O29.9 **Komplikation bei Anästhesie in der Schwangerschaft, nicht näher bezeichnet**

Betreuung der Mutter im Hinblick auf den Fetus und die Amnionhöhle sowie mögliche Entbindungskomplikationen (O30-O48)

`O30.-` **Mehrlingsschwangerschaft**
Exkl.: Komplikationen, die für eine Mehrlingsschwangerschaft spezifisch sind (O31.-)

O30.0 **Zwillingsschwangerschaft**

O30.1 **Drillingsschwangerschaft**

O30.2 **Vierlingsschwangerschaft**

O30.8 **Sonstige Mehrlingsschwangerschaft**

O30.9 **Mehrlingsschwangerschaft, nicht näher bezeichnet**
Mehrlingsschwangerschaft o.n.A.

`O31.-` **Komplikationen, die für eine Mehrlingsschwangerschaft spezifisch sind**
Exkl.: Doppelfehlbildung [zusammengewachsene Zwillinge] als Ursache für ein Missverhältnis zwischen Fetus und Becken (O33.7)
Geburtshindernis (O64-O66)
Lage- und Einstellungsanomalien eines oder mehrerer Feten (O32.5)
Protrahierte Geburt des zweiten Zwillings, Drillings usw. (O63.2)

O31.0 **Fetus papyraceus**
Fetus compressus

O31.1 **Fortbestehen der Schwangerschaft nach Fehlgeburt eines oder mehrerer Feten**

O31.2 **Fortbestehen der Schwangerschaft nach intrauterinem Absterben eines oder mehrerer Feten**

O31.8 **Sonstige Komplikationen, die für eine Mehrlingsschwangerschaft spezifisch sind**

`O32.-` **Betreuung der Mutter bei festgestellter oder vermuteter Lage- und Einstellungsanomalie des Fetus**
Inkl.: Aufgeführte Zustände als Grund für Beobachtung, stationäre Behandlung oder sonstige geburtshilfliche Betreuung der Mutter oder für Schnittentbindung vor Wehenbeginn

Exkl.: Aufgeführte Zustände im Zusammenhang mit Geburtshindernis (O64.-)

O32.0 **Betreuung der Mutter wegen wechselnder Kindslage**

O32.1 **Betreuung der Mutter wegen Beckenendlage**

O32.2 **Betreuung der Mutter bei Quer- und Schräglage**
Querlage
Schräglage

O32.3 **Betreuung der Mutter bei Gesichts-, Stirn- und Kinnlage**

O32.4 **Betreuung der Mutter bei Nichteintreten des Kopfes zum Termin**
Fehlender Eintritt des Kopfes in den Beckeneingang

O32.5 **Betreuung der Mutter bei Mehrlingsschwangerschaft mit Lage- und Einstellungsanomalie eines oder mehrerer Feten**

O32.6 **Betreuung der Mutter bei kombinierten Lage- und Einstellungsanomalien**

O32.8 **Betreuung der Mutter bei sonstigen Lage- und Einstellungsanomalien des Fetus**

O32.9 **Betreuung der Mutter bei Lage- und Einstellungsanomalie des Fetus, nicht näher bezeichnet**

O33.- **Betreuung der Mutter bei festgestelltem oder vermutetem Missverhältnis zwischen Fetus und Becken**

Inkl.: Aufgeführte Zustände als Grund für Beobachtung, stationäre Behandlung oder sonstige geburtshilfliche Betreuung der Mutter oder für Schnittentbindung vor Wehenbeginn

Exkl.: Aufgeführte Zustände im Zusammenhang mit Geburtshindernis (O65-O66)

O33.0 **Betreuung der Mutter bei Missverhältnis durch Deformität des mütterlichen knöchernen Beckens**
Beckendeformität o.n.A. als Ursache für ein Missverhältnis

O33.1 **Betreuung der Mutter bei Missverhältnis durch allgemein verengtes Becken**
Beckenverengung o.n.A. als Ursache für ein Missverhältnis

O33.2 **Betreuung der Mutter bei Missverhältnis durch Beckeneingangsverengung**
Verengung im Beckeneingang als Ursache für ein Missverhältnis

O33.3 **Betreuung der Mutter bei Missverhältnis durch Beckenausgangsverengung**
Verengung im
Beckenausgang   als Ursache für ein Missverhältnis
Verengung in Beckenmitte

O33.4 **Betreuung der Mutter wegen Missverhältnis bei kombinierter mütterlicher und fetaler Ursache**

O33.5 **Betreuung der Mutter bei Missverhältnis durch ungewöhnlich großen Fetus**
Fetales Missverhältnis o.n.A.
Missverhältnis fetaler Ursache bei normal ausgebildetem Fetus

O33.6 **Betreuung der Mutter bei Missverhältnis durch Hydrozephalus des Fetus**

O33.7 **Betreuung der Mutter bei Missverhältnis durch sonstige Deformitäten des Fetus**
Doppelfehlbildung [zusammengewachsene Zwillinge]
Fetal:
• Aszites
• Hydrops   als Ursache für ein Missverhältnis
• Myelomeningozele
• Steißteratom
• Tumor

O33.8 **Betreuung der Mutter bei Missverhältnis sonstigen Ursprungs**

O33.9 **Betreuung der Mutter bei Missverhältnis, nicht näher bezeichnet**
Missverhältnis zwischen Fet und Becken o.n.A.
Missverhältnis zwischen Kopf und Becken o.n.A.

O34.- **Betreuung der Mutter bei festgestellter oder vermuteter Anomalie der Beckenorgane**

Inkl.: Aufgeführte Zustände als Grund für Beobachtung, stationäre Behandlung oder sonstige geburtshilfliche Betreuung der Mutter oder für Schnittentbindung vor Wehenbeginn

Exkl.: Aufgeführte Zustände im Zusammenhang mit Geburtshindernis (O65.5)

O34.0 **Betreuung der Mutter bei angeborener Fehlbildung des Uterus**
Betreuung der Mutter bei:
• Uterus bicornis
• Uterus duplex

O34.1 **Betreuung der Mutter bei Tumor des Corpus uteri**
Betreuung der Mutter bei:
• Leiomyom des Uterus
• Polyp des Corpus uteri

Exkl.: Betreuung der Mutter bei Tumor der Cervix uteri (O34.4)

O34.2 **Betreuung der Mutter bei Uterusnarbe durch vorangegangenen chirurgischen Eingriff**
Betreuung der Mutter bei Narbe durch vorangegangene Schnittentbindung

Exkl.: Vaginale Entbindung nach vorangegangener Schnittentbindung o.n.A. (O75.7)

O34.3- **Betreuung der Mutter bei Zervixinsuffizienz**
Jeder Zustand mit vorzeitiger Zervixverkürzung oder -eröffnung in der Schwangerschaft, unabhängig von der Angabe von Wehen oder anderen Ursachen
Betreuung der Mutter bei:
- Cerclage
- Shirodkar-Naht

mit oder ohne Angabe von Zervixinsuffizienz

O34.30 Betreuung der Mutter bei vaginalsonographisch dokumentierter Zervixlänge unter 10 mm oder Trichterbildung

O34.31 Betreuung der Mutter bei Fruchtblasenprolaps

O34.38 Betreuung der Mutter bei sonstiger Zervixinsuffizienz

O34.39 Betreuung der Mutter bei Zervixinsuffizienz, nicht näher bezeichnet

O34.4 **Betreuung der Mutter bei sonstigen Anomalien der Cervix uteri**
Betreuung der Mutter bei:
- Polyp der Cervix uteri
- Striktur oder Stenose der Cervix uteri
- Tumor der Cervix uteri
- vorangegangenem chirurgischem Eingriff an der Cervix uteri

O34.5 **Betreuung der Mutter bei sonstigen Anomalien des graviden Uterus**
Betreuung der Mutter bei:
- Inkarzeration
- Prolaps
- Retroversion

des graviden Uterus

O34.6 **Betreuung der Mutter bei Anomalie der Vagina**
Betreuung der Mutter bei:
- Stenose der Vagina (erworben) (angeboren)
- Striktur der Vagina
- Tumor der Vagina
- Vaginalseptum
- vorangegangenem chirurgischem Eingriff an der Vagina

Exkl.: Betreuung der Mutter bei Varizen der Vagina in der Schwangerschaft (O22.1)

O34.7 **Betreuung der Mutter bei Anomalie der Vulva und des Perineums**
Betreuung der Mutter bei:
- Fibrose des Perineums
- Rigidität des Perineums
- Tumor der Vulva
- vorangegangenem chirurgischem Eingriff an Perineum oder Vulva

Exkl.: Betreuung der Mutter bei Varizen des Perineums und der Vulva in der Schwangerschaft (O22.1)

O34.8 **Betreuung der Mutter bei sonstigen Anomalien der Beckenorgane**
Betreuung der Mutter bei:
- Beckenbodenplastik (vorangegangen)
- Hängebauch
- Rektozele
- Rigidität des Beckenbodens
- Zystozele

O34.9 **Betreuung der Mutter bei Anomalie der Beckenorgane, nicht näher bezeichnet**

O35.- **Betreuung der Mutter bei festgestellter oder vermuteter Anomalie oder Schädigung des Fetus**

Inkl.: Aufgeführte Zustände beim Fetus als Grund für Beobachtung, stationäre Behandlung oder sonstige geburtshilfliche Betreuung der Mutter oder für Schwangerschaftsabbruch

Exkl.: Betreuung der Mutter bei festgestelltem oder vermutetem Missverhältnis zwischen Fetus und Becken (O33.-)

O35.0 **Betreuung der Mutter bei (Verdacht auf) Fehlbildung des Zentralnervensystems beim Fetus**
Betreuung der Mutter bei (Verdacht auf):
• Anenzephalus | beim Fetus
• Spina bifida

Exkl.: Chromosomenanomalie beim Fetus (O35.1)

O35.1 **Betreuung der Mutter bei (Verdacht auf) Chromosomenanomalie beim Fetus**

O35.2 **Betreuung der Mutter bei (Verdacht auf) hereditäre Krankheit beim Fetus**
Exkl.: Chromosomenanomalie beim Fetus (O35.1)

O35.3 **Betreuung der Mutter bei (Verdacht auf) Schädigung des Fetus durch Viruskrankheit der Mutter**
Betreuung der Mutter bei (Verdacht auf) Schädigung des Fetus durch mütterliche:
• Röteln
• Zytomegalie

O35.4 **Betreuung der Mutter bei (Verdacht auf) Schädigung des Fetus durch Alkohol**

O35.5 **Betreuung der Mutter bei (Verdacht auf) Schädigung des Fetus durch Arzneimittel oder Drogen**
Betreuung der Mutter bei (Verdacht auf) Schädigung des Fetus durch Arzneimittel- oder Drogenabhängigkeit

Exkl.: Fetaler Distress [fetal distress] bei Wehen und Entbindung durch Verabreichung von Arzneimitteln (O68.-)

O35.6 **Betreuung der Mutter bei (Verdacht auf) Schädigung des Fetus durch Strahleneinwirkung**

O35.7 **Betreuung der Mutter bei (Verdacht auf) Schädigung des Fetus durch sonstige medizinische Maßnahmen**
Betreuung der Mutter bei (Verdacht auf) Schädigung des Fetus durch:
• Amniozentese
• Biopsie
• hämatologische Untersuchung
• intrauterine Operation
• Intrauterinpessar

O35.8 **Betreuung der Mutter bei (Verdacht auf) sonstige Anomalie oder Schädigung des Fetus**
Betreuung der Mutter bei (Verdacht auf) Schädigung des Fetus durch mütterliche:
• Listeriose
• Toxoplasmose

O35.9 **Betreuung der Mutter bei (Verdacht auf) Anomalie oder Schädigung des Fetus, nicht näher bezeichnet**

O36.- **Betreuung der Mutter wegen sonstiger festgestellter oder vermuteter Komplikationen beim Fetus**

Inkl.: Aufgeführte Zustände beim Fetus als Grund für Beobachtung, stationäre Behandlung oder sonstige geburtshilfliche Betreuung der Mutter oder für Schwangerschaftsabbruch

Exkl.: Transplazentare Transfusionssyndrome (O43.0)
Wehen und Entbindung, kompliziert durch fetalen Distress [fetal distress] (O68.-)

O36.0 **Betreuung der Mutter wegen Rhesus-Isoimmunisierung**
Anti-D-Antikörper [Rh-Antikörper]
Rh-Inkompatibilität (mit Hydrops fetalis)

O36.1 **Betreuung der Mutter wegen sonstiger Isoimmunisierung**
AB0-Isoimmunisierung
Isoimmunisierung o.n.A. (mit Hydrops fetalis)

O36.2   **Betreuung der Mutter wegen Hydrops fetalis**
Hydrops fetalis:
• nicht in Verbindung mit Isoimmunisierung
• o.n.A.

O36.3   **Betreuung der Mutter wegen Anzeichen für fetale Hypoxie**

O36.4   **Betreuung der Mutter wegen intrauterinen Fruchttodes**
Exkl.: Missed abortion (O02.1)

O36.5   **Betreuung der Mutter wegen fetaler Wachstumsretardierung**
Betreuung der Mutter wegen festgestellter oder vermuteter fetaler Retardierung:
• Plazentainsuffizienz
• zu klein für das Gestationsalter [Small-for-dates]
• zu leicht für das Gestationsalter [Light-for-dates]

O36.6   **Betreuung der Mutter wegen fetaler Hypertrophie**
Betreuung der Mutter wegen festgestellter oder vermuteter fetaler Hypertrophie [zu groß für das Gestationsalter] [Large-for-dates]

O36.7   **Betreuung der Mutter wegen eines lebensfähigen Fetus bei Abdominalgravidität**

O36.8   **Betreuung der Mutter wegen sonstiger näher bezeichneter Komplikationen beim Fetus**

O36.9   **Betreuung der Mutter wegen Komplikation beim Fetus, nicht näher bezeichnet**

O40   **Polyhydramnion**
Inkl.: Hydramnion

O41.-   **Sonstige Veränderungen des Fruchtwassers und der Eihäute**
Exkl.: Vorzeitiger Blasensprung (O42.-)

O41.0   **Oligohydramnion**
Oligohydramnion ohne Angabe von Blasensprung

O41.1   **Infektion der Fruchtblase und der Eihäute**
Amnionitis
Chorioamnionitis
Entzündung der Eihäute
Plazentitis

O41.8   **Sonstige näher bezeichnete Veränderungen des Fruchtwassers und der Eihäute**

O41.9   **Veränderung des Fruchtwassers und der Eihäute, nicht näher bezeichnet**

O42.-   **Vorzeitiger Blasensprung**

O42.0   **Vorzeitiger Blasensprung, Wehenbeginn innerhalb von 24 Stunden**
Exkl.: Bei Wehenhemmung durch Therapie (O42.2-)

O42.1-   **Vorzeitiger Blasensprung, Wehenbeginn nach Ablauf von 24 Stunden**
Exkl.: Bei Wehenhemmung durch Therapie (O42.2-)

O42.11   Vorzeitiger Blasensprung, Wehenbeginn nach Ablauf von 1 bis 7 Tagen

O42.12   Vorzeitiger Blasensprung, Wehenbeginn nach Ablauf von mehr als 7 Tagen

O42.2-   **Vorzeitiger Blasensprung, Wehenhemmung durch Therapie**

O42.20   Vorzeitiger Blasensprung, Wehenhemmung durch Therapie, Wehenbeginn innerhalb von 24 Stunden

O42.21   Vorzeitiger Blasensprung, Wehenhemmung durch Therapie, Wehenbeginn nach Ablauf von 1 bis 7 Tagen

O42.22   Vorzeitiger Blasensprung, Wehenhemmung durch Therapie, Wehenbeginn nach Ablauf von mehr als 7 Tagen

O42.29   Vorzeitiger Blasensprung, Wehenhemmung durch Therapie, ohne Angabe des Wehenbeginns

O42.9   **Vorzeitiger Blasensprung, nicht näher bezeichnet**

O43.- **Pathologische Zustände der Plazenta**
Exkl.: Betreuung der Mutter wegen fetaler Wachstumsretardierung infolge Plazentainsuffizienz
(O36.5)
Placenta praevia (O44.-)
Vorzeitige Plazentalösung [Abruptio placentae] (O45.-)

O43.0 **Transplazentare Transfusionssyndrome**
Transfusion:
• fetofetal
• fetomaternal
• maternofetal

O43.1 **Fehlbildung der Plazenta**
Anomalie der Plazenta o.n.A.
Placenta circumvallata

O43.2- **Krankhaft anhaftende Plazenta**
Soll einer der folgenden Krankheitszustände angegeben werden, ist eine zusätzliche Schlüsselnummer zu benutzen:

• Blutung in der Nachgeburtsperiode (O72.0)

• Retention der Plazenta ohne Blutung (O73.0)

O43.20 Placenta accreta
Placenta adhaerens

O43.21 Placenta increta oder percreta

O43.8 **Sonstige pathologische Zustände der Plazenta**
Plazentainfarkt
Plazentare Dysfunktion

O43.9 **Pathologischer Zustand der Plazenta, nicht näher bezeichnet**

O44.- **Placenta praevia**
Hinw.: Als aktuelle Blutung gilt eine Blutung innerhalb der letzten 24 Stunden.

O44.0- **Placenta praevia und tiefer Sitz der Plazenta ohne (aktuelle) Blutung**
Placenta praevia und tiefer Sitz der Plazenta o.n.A.

O44.00 Tiefer Sitz der Plazenta ohne (aktuelle) Blutung

O44.01 Placenta praevia ohne (aktuelle) Blutung

O44.1- **Placenta praevia und tiefer Sitz der Plazenta mit aktueller Blutung**
Exkl.: Wehen und Entbindung, kompliziert durch Blutung bei Vasa praevia (O69.4)

O44.10 Tiefer Sitz der Plazenta mit aktueller Blutung

O44.11 Placenta praevia mit aktueller Blutung

O45.- **Vorzeitige Plazentalösung [Abruptio placentae]**

O45.0 **Vorzeitige Plazentalösung bei Gerinnungsstörung**
Abruptio [Ablatio] placentae mit (verstärkter) Blutung im Zusammenhang mit:
• Afibrinogenämie
• disseminierter intravasaler Gerinnung
• Hyperfibrinolyse
• Hypofibrinogenämie

Benutze eine zusätzliche Schlüsselnummer (D65-D69), um die Art der Blutgerinnungsstörung
anzugeben.

O45.8 **Sonstige vorzeitige Plazentalösung**

O45.9 **Vorzeitige Plazentalösung, nicht näher bezeichnet**
Abruptio placentae o.n.A.

O46.- **Präpartale Blutung, anderenorts nicht klassifiziert**
Exkl.: Blutung in der Frühschwangerschaft (O20.-)
Intrapartale Blutung, anderenorts nicht klassifiziert (O67.-)
Placenta praevia (O44.-)
Vorzeitige Plazentalösung [Abruptio placentae] (O45.-)

O46.0 **Präpartale Blutung bei Gerinnungsstörung**
Präpartale Blutung (verstärkt) im Zusammenhang mit:
• Afibrinogenämie
• disseminierter intravasaler Gerinnung
• Hyperfibrinolyse
• Hypofibrinogenämie

Benutze eine zusätzliche Schlüsselnummer (D65-D69), um die Art der Blutgerinnungsstörung anzugeben.

O46.8 **Sonstige präpartale Blutung**

O46.9 **Präpartale Blutung, nicht näher bezeichnet**

O47.- **Frustrane Kontraktionen [Unnütze Wehen]**

O47.0 **Frustrane Kontraktionen vor 37 vollendeten Schwangerschaftswochen**

O47.1 **Frustrane Kontraktionen ab 37 oder mehr vollendeten Schwangerschaftswochen**

O47.9 **Frustrane Kontraktionen, nicht näher bezeichnet**

O48 **Übertragene Schwangerschaft**
Inkl.: Tragzeitüberschreitung

Komplikationen bei Wehentätigkeit und Entbindung (O60-O75)

O60.- **Vorzeitige Wehen und Entbindung**
Wehenbeginn (spontan) vor 37 vollendeten Schwangerschaftswochen

O60.0 **Vorzeitige Wehen ohne Entbindung**
Vorzeitige Wehen:
• induziert
• spontan

O60.1 **Vorzeitige spontane Wehen mit vorzeitiger Entbindung**
Vorzeitige spontane Wehen mit vorzeitiger Entbindung durch Kaiserschnitt
Vorzeitige Wehen mit Entbindung o.n.A.

O60.2 **Vorzeitige Wehen mit termingerechter Entbindung**
Vorzeitige spontane Wehen mit termingerechter Entbindung durch Kaiserschnitt

O60.3 **Vorzeitige Entbindung ohne spontane Wehen**
Vorzeitige Entbindung (durch):
• induziert
• Kaiserschnitt, ohne spontane Wehen

O61.- **Misslungene Geburtseinleitung**

O61.0 **Misslungene medikamentöse Geburtseinleitung**
Misslungene Induktion (von Wehen) durch:
• Oxytozin [Ocytocin]
• Prostaglandine

O61.1 **Misslungene instrumentelle Geburtseinleitung**
Misslungene Geburtseinleitung:
• mechanisch
• operativ

O61.8 **Sonstige misslungene Geburtseinleitung**

O61.9 **Misslungene Geburtseinleitung, nicht näher bezeichnet**

O62.- **Abnorme Wehentätigkeit**

O62.0 **Primäre Wehenschwäche**
Ausbleiben der Eröffnung der Cervix uteri
Primäre hypotone uterine Dysfunktion
Wehenschwäche während der Latenzphase

O62.1 **Sekundäre Wehenschwäche**
Sekundäre hypotone uterine Dysfunktion
Unterbrochene aktive Wehenphase

O62.2 **Sonstige Wehenschwäche**
Geringe Kontraktionen
Hypotone uterine Dysfunktion o.n.A.
Sporadische Wehen
Unregelmäßige Wehen
Uterusatonie unter der Geburt
Wehenschwäche o.n.A.
Exkl.: Atonische postpartale Blutung (O72.1)

O62.3 **Überstürzte Geburt**

O62.4 **Hypertone, unkoordinierte und anhaltende Uteruskontraktionen**
Dyskoordinierte Wehentätigkeit
Hypertone uterine Dysfunktion
Pathologischer Retraktionsring
Sanduhrkontraktion des Uterus
Tetanus uteri
Unkoordinierte Wehentätigkeit
Uterine Dystokie o.n.A.
Exkl.: Dystokie (fetal) (mütterlich) o.n.A. (O66.9)

O62.8 **Sonstige abnorme Wehentätigkeit**

O62.9 **Abnorme Wehentätigkeit, nicht näher bezeichnet**

O63.- **Protrahierte Geburt**

O63.0 **Protrahiert verlaufende Eröffnungsperiode (bei der Geburt)**

O63.1 **Protrahiert verlaufende Austreibungsperiode (bei der Geburt)**

O63.2 **Protrahierte Geburt des zweiten Zwillings, Drillings usw.**

O63.9 **Protrahierte Geburt, nicht näher bezeichnet**
Protrahierte Geburt o.n.A.

O64.- **Geburtshindernis durch Lage-, Haltungs- und Einstellungsanomalien des Fetus**

O64.0 **Geburtshindernis durch unvollständige Drehung des kindlichen Kopfes**
Geburtshindernis durch persistierende Kindslage:
• hintere Hinterhauptslage
• okzipitoiliakal
• okzipitosakral
• okzipitotransversal
Tiefer Querstand

O64.1 **Geburtshindernis durch Beckenendlage**

O64.2 **Geburtshindernis durch Gesichtslage**
Geburtshindernis durch Kinnlage

O64.3 **Geburtshindernis durch Stirnlage**

O64.4 **Geburtshindernis durch Querlage**
Armvorfall
Exkl.: Eingekeilte Schultern (O66.0)
Schulterdystokie (O66.0)

O64.5 **Geburtshindernis durch kombinierte Einstellungsanomalien**

O64.8 **Geburtshindernis durch sonstige Lage-, Haltungs- und Einstellungsanomalien**

O64.9 **Geburtshindernis durch Lage-, Haltungs- und Einstellungsanomalien, nicht näher bezeichnet**

O65.- **Geburtshindernis durch Anomalie des mütterlichen Beckens**

O65.0 **Geburtshindernis durch Beckendeformität**

O65.1 **Geburtshindernis durch allgemein verengtes Becken**

O65.2 **Geburtshindernis durch Beckeneingangsverengung**

O65.3 **Geburtshindernis durch Beckenausgangsverengung und Verengung in Beckenmitte**

O65.4 **Geburtshindernis durch Missverhältnis zwischen Fetus und Becken, nicht näher bezeichnet**
Exkl.: Dystokie durch Anomalie des Fetus (O66.2-O66.3)

O65.5 **Geburtshindernis durch Anomalie der mütterlichen Beckenorgane**
Geburtshindernis durch Zustände, die unter O34.- aufgeführt sind

O65.8 **Geburtshindernis durch sonstige Anomalien des mütterlichen Beckens**

O65.9 **Geburtshindernis durch Anomalie des mütterlichen Beckens, nicht näher bezeichnet**

O66.- **Sonstiges Geburtshindernis**

O66.0 **Geburtshindernis durch Schulterdystokie**
Eingekeilte Schultern

O66.1 **Geburtshindernis durch verhakte Zwillinge**

O66.2 **Geburtshindernis durch ungewöhnlich großen Fetus**

O66.3 **Geburtshindernis durch sonstige Anomalien des Fetus**
Dystokie durch:
• Doppelfehlbildung [zusammengewachsene Zwillinge]
• fetal:
  • Aszites
  • Hydrops
  • Myelomeningozele
  • Steißteratom
  • Tumor
• Hydrozephalus beim Fetus

O66.4 **Misslungener Versuch der Geburtsbeendigung, nicht näher bezeichnet**
Misslungener Versuch der Geburtsbeendigung mit nachfolgender Schnittentbindung

O66.5 **Misslungener Versuch einer Vakuum- oder Zangenextraktion, nicht näher bezeichnet**
Misslungene Anwendung von Vakuumextraktor oder Zange mit nachfolgender Zangen- oder Schnittentbindung

O66.8 **Sonstiges näher bezeichnetes Geburtshindernis**

O66.9 **Geburtshindernis, nicht näher bezeichnet**
Dystokie:
• durch fetale Ursachen o.n.A.
• durch mütterliche Ursachen o.n.A.
• o.n.A.

O67.- **Komplikationen bei Wehen und Entbindung durch intrapartale Blutung, anderenorts nicht klassifiziert**
Exkl.: Placenta praevia (O44.-)
Postpartale Blutung (O72.-)
Präpartale Blutung, anderenorts nicht klassifiziert (O46.-)
Vorzeitige Plazentalösung [Abruptio placentae] (O45.-)

O67.0 **Intrapartale Blutung bei Gerinnungsstörung**
Intrapartale Blutung (verstärkt) im Zusammenhang mit:
• Afibrinogenämie
• disseminierter intravasaler Gerinnung
• Hyperfibrinolyse
• Hypofibrinogenämie

Benutze eine zusätzliche Schlüsselnummer (D65-D69), um die Art der Blutgerinnungsstörung anzugeben.

O67.8 **Sonstige intrapartale Blutung**
Verstärkte intrapartale Blutung

O67.9 **Intrapartale Blutung, nicht näher bezeichnet**

O68.- **Komplikationen bei Wehen und Entbindung durch fetalen Distress [fetal distress] [fetaler Gefahrenzustand]**
Inkl.: Fetaler Distress bei Wehen oder Entbindung durch Verabreichung von Arzneimitteln

O68.0 **Komplikationen bei Wehen und Entbindung durch abnorme fetale Herzfrequenz**
Fetal:
• Bradykardie
• Tachykardie
• unregelmäßige Herzfrequenz

Exkl.: Mit Mekonium im Fruchtwasser (O68.2)

O68.1 **Komplikationen bei Wehen und Entbindung durch Mekonium im Fruchtwasser**
Exkl.: Mit abnormer fetaler Herzfrequenz (O68.2)

O68.2 **Komplikationen bei Wehen und Entbindung durch abnorme fetale Herzfrequenz mit Mekonium im Fruchtwasser**

O68.3 **Komplikationen bei Wehen und Entbindung durch fetalen Distress, biochemisch nachgewiesen**
Azidose $\quad$ ⎫
Gestörter Säure-Basen-Haushalt ⎬ beim Fetus

O68.8 **Komplikationen bei Wehen und Entbindung durch fetalen Distress, mittels anderer Untersuchungsmethoden nachgewiesen**
Nachweis von fetalem Distress durch:
• Elektrokardiogramm
• Ultraschall

O68.9 **Komplikation bei Wehen und Entbindung durch fetalen Distress, nicht näher bezeichnet**

O69.- **Komplikationen bei Wehen und Entbindung durch Nabelschnurkomplikationen**

O69.0 **Komplikationen bei Wehen und Entbindung durch Nabelschnurvorfall**

O69.1 **Komplikationen bei Wehen und Entbindung durch Nabelschnurumschlingung des Halses mit Kompression der Nabelschnur**

O69.2 **Komplikationen bei Wehen und Entbindung durch sonstige Nabelschnurverschlingung, mit Kompression**
Nabelschnurknoten
Nabelschnurkompression o.n.A.
Nabelschnurverschlingung bei monoamniotischen Zwillingen

O69.3 **Komplikationen bei Wehen und Entbindung durch zu kurze Nabelschnur**

O69.4 **Komplikationen bei Wehen und Entbindung durch Vasa praevia**
Blutung bei Vasa praevia

O69.5 **Komplikationen bei Wehen und Entbindung durch Gefäßverletzung der Nabelschnur**
Nabelschnur:
• Hämatom
• Quetschung
Thrombose der Nabelschnurgefäße

O69.8 **Komplikationen bei Wehen und Entbindung durch sonstige Nabelschnurkomplikationen**
Nabelschnurumschlingung ohne Kompression

O69.9 **Komplikation bei Wehen und Entbindung durch Nabelschnurkomplikation, nicht näher bezeichnet**

O70.- **Dammriss unter der Geburt**

Inkl.: Episiotomie mit nachfolgendem Weiterreißen

Exkl.: Hoher Scheidenriss unter der Geburt (O71.4)

O70.0 **Dammriss 1. Grades unter der Geburt**
Verletzung, Ruptur oder Riss des Perineums (mit Beteiligung von):
- Frenulum labiorum pudendi
- geringfügig
- Haut
- Labien   unter der Geburt
- Vagina
- Vulva
Verletzung, Ruptur oder Riss des periurethralen Gewebes

Exkl.: Periurethraler Einriss mit Beteiligung der Urethra (O71.5)

O70.1 **Dammriss 2. Grades unter der Geburt**
Verletzung, Ruptur oder Riss des Perineums, wie unter O70.0 angegeben,
  außerdem mit Beteiligung von:
- Beckenboden
- Dammmuskulatur   unter der Geburt
- Vaginalmuskulatur

Exkl.: Dammriss mit Beteiligung des Sphincter ani (O70.2)

O70.2 **Dammriss 3. Grades unter der Geburt**
Verletzung, Ruptur oder Riss des Perineums, wie unter O70.1 angegeben,
  außerdem mit Beteiligung von:
- Septum rectovaginale
- Sphincter ani   unter der Geburt
- Sphinkter o.n.A.

Exkl.: Dammriss mit Beteiligung der Anal- oder Rektumschleimhaut (O70.3)

O70.3 **Dammriss 4. Grades unter der Geburt**
Verletzung, Ruptur oder Riss des Perineums, wie unter O70.2 angegeben,
  außerdem mit Beteiligung von:
- Analschleimhaut   unter der Geburt
- Rektumschleimhaut

O70.9 **Dammriss unter der Geburt, nicht näher bezeichnet**

O71.- **Sonstige Verletzungen unter der Geburt**

Inkl.: Schädigung durch Instrumente

O71.0 **Uterusruptur vor Wehenbeginn**

O71.1 **Uterusruptur während der Geburt**
Uterusruptur ohne Angabe, ob vor Wehenbeginn eingetreten

O71.2 **Inversio uteri, postpartal**

O71.3 **Zervixriss unter der Geburt**
Ringförmige Zervixabtrennung

O71.4 **Hoher Scheidenriss unter der Geburt**

O71.5 **Sonstige Verletzung von Beckenorganen unter der Geburt**
Verletzung unter der Geburt:
- Harnblase
- Urethra

Exkl.: Verletzung (geringfügig) mit ausschließlicher Beteiligung des periurethralen Gewebes
    (O70.0)

O71.6 **Schädigung von Beckengelenken und -bändern unter der Geburt**
Abriss des inneren Symphysenknorpels
Schädigung des Steißbeins   unter der Geburt
Traumatische Symphysensprengung

O71.7   **Beckenhämatom unter der Geburt**
Hämatom unter der Geburt:
• Perineum
• Vagina
• Vulva

O71.8   **Sonstige näher bezeichnete Verletzungen unter der Geburt**

O71.9   **Verletzung unter der Geburt, nicht näher bezeichnet**

O72.-   **Postpartale Blutung**
Inkl.: Blutung nach Ausstoßung des Fetus oder Geburt des Kindes

O72.0   **Blutung in der Nachgeburtsperiode**
Blutung, verbunden mit Plazentaretention oder Placenta adhaerens
Plazentaretention o.n.A.

Soll das Vorliegen einer krankhaft anhaftenden Plazenta angegeben werden, ist eine zusätzliche Schlüsselnummer (O43.2-) zu benutzen.

O72.1   **Sonstige unmittelbar postpartal auftretende Blutung**
Blutung nach Ausstoßung der Plazenta
Postpartale Blutung (atonisch) o.n.A.

O72.2   **Spätblutung und späte Nachgeburtsblutung**
Blutung in Verbindung mit Retention von Plazenta- oder Eihautresten
Retention von Konzeptionsprodukten o.n.A., nach Entbindung

O72.3   **Postpartale Gerinnungsstörungen**
Postpartal:
• Afibrinogenämie
• Fibrinolyse

Benutze eine zusätzliche Schlüsselnummer (D65-D69), um die Art der Blutgerinnungsstörung anzugeben.

O73.-   **Retention der Plazenta und der Eihäute ohne Blutung**

O73.0   **Retention der Plazenta ohne Blutung**
Soll das Vorliegen einer krankhaft anhaftenden Plazenta angegeben werden, ist eine zusätzliche Schlüsselnummer (O43.2-) zu benutzen.

O73.1   **Retention von Plazenta- oder Eihautresten ohne Blutung**
Retention von Konzeptionsprodukten nach Entbindung, ohne Blutung

O74.-   **Komplikationen bei Anästhesie während der Wehentätigkeit und bei der Entbindung**
Inkl.: Komplikationen bei der Mutter durch Verabreichung von Allgemein- oder
Lokalanästhetikum, Analgetikum oder durch sonstige Beruhigungsmaßnahme während der
Wehentätigkeit und bei der Entbindung

O74.0   **Aspirationspneumonie durch Anästhesie während der Wehentätigkeit und bei der Entbindung**
Aspiration von Mageninhalt oder -sekret o.n.A.

Chemische Pneumonitis durch Aspiration | durch Anästhesie während der Wehentätigkeit und bei der Entbindung
Mendelson-Syndrom

O74.1   **Sonstige pulmonale Komplikationen bei Anästhesie während der Wehentätigkeit und bei der Entbindung**
Pneumothorax durch Anästhesie während der Wehentätigkeit und bei der Entbindung

O74.2   **Kardiale Komplikationen bei Anästhesie während der Wehentätigkeit und bei der Entbindung**
Herz:
• Stillstand | durch Anästhesie während der Wehentätigkeit und bei der
• Versagen | Entbindung

O74.3   **Komplikationen des Zentralnervensystems bei Anästhesie während der Wehentätigkeit und bei der Entbindung**
Zerebrale Anoxie durch Anästhesie während der Wehentätigkeit und bei der Entbindung

O74.4   **Toxische Reaktion auf Lokalanästhesie während der Wehentätigkeit und bei der Entbindung**

O74.5   **Kopfschmerzen nach Spinal- oder Periduralanästhesie während der Wehentätigkeit und bei der Entbindung**

O74.6 **Sonstige Komplikationen bei Spinal- oder Periduralanästhesie während der Wehentätigkeit und bei der Entbindung**

O74.7 **Misslingen oder Schwierigkeiten bei der Intubation während der Wehentätigkeit und bei der Entbindung**

O74.8 **Sonstige Komplikationen bei Anästhesie während der Wehentätigkeit und bei der Entbindung**

O74.9 **Komplikation bei Anästhesie während der Wehentätigkeit und bei der Entbindung, nicht näher bezeichnet**

O75.- **Sonstige Komplikationen bei Wehentätigkeit und Entbindung, anderenorts nicht klassifiziert**
Exkl.: Puerperalsepsis (O85)
Wochenbettinfektion (O86.-)

O75.0 **Mütterlicher Gefahrenzustand während der Wehentätigkeit und bei der Entbindung**
Maternaler Distress

O75.1 **Schock während oder nach Wehentätigkeit und Entbindung**
Geburtsschock

O75.2 **Fieber unter der Geburt, anderenorts nicht klassifiziert**

O75.3 **Sonstige Infektion unter der Geburt**
Sepsis unter der Geburt

O75.4 **Sonstige Komplikationen bei geburtshilflichen Operationen und Maßnahmen**
Herz:
• Stillstand   nach Schnittentbindung oder anderen geburtshilflichen Operationen oder
• Versagen   Maßnahmen, einschließlich Entbindung o.n.A.
Zerebrale Anoxie

Exkl.: Geburtshilfliche Operationswunde:
• Dehiszenz (O90.0-O90.1)
• Hämatom (O90.2)
• Infektion (O86.0)
Komplikationen bei Anästhesie während der Wehentätigkeit und bei der Entbindung (O74.-)

O75.5 **Protrahierte Geburt nach Blasensprengung**

O75.6 **Protrahierte Geburt nach spontanem oder nicht näher bezeichnetem Blasensprung**
Exkl.: Spontaner vorzeitiger Blasensprung (O42.-)

O75.7 **Vaginale Entbindung nach vorangegangener Schnittentbindung**

O75.8 **Sonstige näher bezeichnete Komplikationen bei Wehentätigkeit und Entbindung**

O75.9 **Komplikation bei Wehentätigkeit und Entbindung, nicht näher bezeichnet**

Entbindung
(O80-O82)

O80 **Spontangeburt eines Einlings**
Inkl.: Keine oder minimale geburtshilfliche Maßnahmen
Normale Entbindung
Spontangeburt aus Schädellage
Spontane Vaginalgeburt eines Einlings

O81 **Geburt eines Einlings durch Zangen- oder Vakuumextraktion**
Hinw.: Diese Kategorie ist anzuwenden, wenn kein Zustand aus diesem Kapitel verschlüsselt werden kann, um den Grund für die Zangen- oder Vakuumextraktion anzugeben.
Exkl.: Misslungener Versuch einer Vakuum- oder Zangenextraktion (O66.5)

O82 **Geburt eines Einlings durch Schnittentbindung [Sectio caesarea]**
Hinw.: Diese Kategorie ist anzuwenden, wenn kein Zustand aus diesem Kapitel verschlüsselt werden kann, um den Grund für die Schnittentbindung anzugeben.

Komplikationen, die vorwiegend im Wochenbett auftreten (O85-O92)

Hinw.: Die Schlüsselnummern O88.-, O91.- und O92.- gelten auch dann, wenn die aufgeführten Zustände während der Schwangerschaft und bei der Entbindung auftreten.

Exkl.: Osteomalazie im Wochenbett (M83.0-)
Psychische und Verhaltensstörungen im Wochenbett (F53.-)
Tetanus während der Schwangerschaft, der Geburt und des Wochenbettes (A34)

O85 Puerperalfieber
Inkl.: Kindbettfieber
Puerperal:
• Endometritis
• Peritonitis
• Sepsis

Soll der Infektionserreger angegeben werden, ist eine zusätzliche Schlüsselnummer (B95-B98) zu benutzen.

Exkl.: Pyämische und septische Embolie während der Gestationsperiode (O88.3)
Sepsis unter der Geburt (O75.3)

O86.- Sonstige Wochenbettinfektionen
Soll der Infektionserreger angegeben werden, ist eine zusätzliche Schlüsselnummer (B95-B98) zu benutzen.

Exkl.: Infektion unter der Geburt (O75.3)

O86.0 **Infektion der Wunde nach operativem geburtshilflichem Eingriff**
Infiziert:
• Dammnaht ⎪ nach Entbindung
• Schnittentbindungswunde ⎪

O86.1 **Sonstige Infektion des Genitaltraktes nach Entbindung**
Vaginitis ⎪ nach Entbindung
Zervizitis ⎪

O86.2 **Infektion des Harntraktes nach Entbindung**
Krankheitszustände unter N10-N12, N15.-, N30.-, N34.-, N39.0 nach Entbindung

O86.3 **Sonstige Infektionen des Urogenitaltraktes nach Entbindung**
Wochenbettinfektion des Urogenitaltraktes o.n.A.

O86.4 **Fieber unbekannten Ursprungs nach Entbindung**
Fieber o.n.A. ⎪ im Wochenbett
Infektion o.n.A. ⎪

Exkl.: Fieber unter der Geburt (O75.2)
Puerperalfieber (O85)

O86.8 **Sonstige näher bezeichnete Wochenbettinfektionen**

O87.- Venenkrankheiten und Hämorrhoiden als Komplikationen im Wochenbett
Inkl.: Während der Wehentätigkeit, der Geburt und im Wochenbett

Exkl.: Embolie während der Gestationsperiode (O88.-)
Venenkrankheiten und Hämorrhoiden als Komplikationen in der Schwangerschaft (O22.-)

O87.0 **Oberflächliche Thrombophlebitis im Wochenbett**

O87.1 **Tiefe Venenthrombose im Wochenbett**
Thrombophlebitis der Beckenvenen, postpartal
Tiefe Venenthrombose, postpartal

O87.2 **Hämorrhoiden im Wochenbett**

O87.3 **Hirnvenenthrombose im Wochenbett**
Zerebrovenöse Sinusthrombose im Wochenbett

O87.8 **Sonstige Venenkrankheiten als Komplikation im Wochenbett**
Genitalvarizen im Wochenbett

O87.9 **Venenkrankheit als Komplikation im Wochenbett, nicht näher bezeichnet**
Puerperal:
- Phlebitis o.n.A.
- Phlebopathie o.n.A.
- Thrombose o.n.A.

O88.- **Embolie während der Gestationsperiode**
Inkl.: Lungenembolie während der Schwangerschaft, unter der Geburt oder im Wochenbett

Exkl.: Embolie als Komplikation von Abort, Extrauteringravidität oder Molenschwangerschaft
(O00-O07, O08.2)

O88.0 **Luftembolie während der Gestationsperiode**

O88.1 **Fruchtwasserembolie**
Anaphylaktoides Syndrom der Schwangerschaft

O88.2- **Thromboembolie während der Gestationsperiode**

O88.20 Lungenembolie während der Gestationsperiode
Lungenembolie im Wochenbett

O88.28 Sonstige Thromboembolie während der Gestationsperiode
Embolie o.n.A. im Wochenbett
Embolie o.n.A. während der Gestationsperiode

O88.3 **Pyämische und septische Embolie während der Gestationsperiode**

O88.8 **Sonstige Embolie während der Gestationsperiode**
Fettembolie während der Gestationsperiode

O89.- **Komplikationen bei Anästhesie im Wochenbett**
Inkl.: Komplikationen bei der Mutter durch Verabreichung von Allgemein- oder
Lokalanästhetikum, Analgetikum oder durch sonstige Beruhigungsmaßnahme während des
Wochenbettes

O89.0 **Pulmonale Komplikationen bei Anästhesie im Wochenbett**
Aspiration von Mageninhalt oder -sekret o.n.A.
Aspirationspneumonie
Chemische Pneumonitis durch Aspiration | durch Anästhesie im Wochenbett
Mendelson-Syndrom
Pneumothorax

O89.1 **Kardiale Komplikationen bei Anästhesie im Wochenbett**
Herz:
- Stillstand | durch Anästhesie im Wochenbett
- Versagen

O89.2 **Komplikationen des Zentralnervensystems bei Anästhesie im Wochenbett**
Zerebrale Anoxie durch Anästhesie im Wochenbett

O89.3 **Toxische Reaktion auf Lokalanästhesie im Wochenbett**

O89.4 **Kopfschmerzen nach Spinal- oder Periduralanästhesie im Wochenbett**

O89.5 **Sonstige Komplikationen nach Spinal- oder Periduralanästhesie im Wochenbett**

O89.6 **Misslingen oder Schwierigkeiten bei der Intubation im Wochenbett**

O89.8 **Sonstige Komplikationen bei Anästhesie im Wochenbett**

O89.9 **Komplikation bei Anästhesie im Wochenbett, nicht näher bezeichnet**

O90.- **Wochenbettkomplikationen, anderenorts nicht klassifiziert**

O90.0 **Dehiszenz einer Schnittentbindungswunde**

O90.1 **Dehiszenz einer geburtshilflichen Dammwunde**
Dehiszenz einer Wunde:
- Dammriss
- Episiotomie
Sekundärer Dammriss

O90.2 **Hämatom einer geburtshilflichen Wunde**

O90.3 **Kardiomyopathie im Wochenbett**
Krankheitszustände unter I42.-

O90.4   **Postpartales akutes Nierenversagen**
Hepatorenales Syndrom nach Wehen und Entbindung
Soll das Stadium des akuten Nierenversagens angegeben werden, ist eine zusätzliche Schlüssel-
nummer aus N17.- zu benutzen.

O90.5   **Postpartale Thyreoiditis**

O90.8   **Sonstige Wochenbettkomplikationen, anderenorts nicht klassifiziert**
Plazentapolyp

O90.9   **Wochenbettkomplikation, nicht näher bezeichnet**

O91.-   **Infektionen der Mamma [Brustdrüse] im Zusammenhang mit der Gestation**
Inkl.:   Aufgeführte Zustände während der Schwangerschaft, im Wochenbett oder während der
Laktation

Die folgenden fünften Stellen sind bei der Kategorie O91 zu benutzen:

0   Ohne Angabe von Schwierigkeiten beim Anlegen

1   Mit Angabe von Schwierigkeiten beim Anlegen

O91.0-   **Infektion der Brustwarze im Zusammenhang mit der Gestation**
Abszess der Brustwarze:
• im Wochenbett
• schwangerschaftsbedingt

O91.1-   **Abszess der Mamma im Zusammenhang mit der Gestation**
Eitrige Mastitis
Mammaabszess   schwangerschaftsbedingt oder im Wochenbett
Subareolarabszess

O91.2-   **Nichteitrige Mastitis im Zusammenhang mit der Gestation**
Lymphangitis der Mamma
Mastitis:
• interstitiell   schwangerschaftsbedingt oder im Wochenbett
• parenchymatös
• o.n.A.

O92.-   **Sonstige Krankheiten der Mamma [Brustdrüse] im Zusammenhang mit der
Gestation und Laktationsstörungen**
Inkl.:   Aufgeführte Zustände während der Schwangerschaft, im Wochenbett oder während der
Laktation

Die folgenden fünften Stellen sind bei der Kategorie O92 zu benutzen:

0   Ohne Angabe von Schwierigkeiten beim Anlegen

1   Mit Angabe von Schwierigkeiten beim Anlegen

O92.0-   **Hohlwarze im Zusammenhang mit der Gestation**

O92.1-   **Rhagade der Brustwarze im Zusammenhang mit der Gestation**
Fissur der Brustwarze, schwangerschaftsbedingt oder im Wochenbett

O92.2-   **Sonstige und nicht näher bezeichnete Krankheiten der Mamma im Zusammenhang mit der
Gestation**

O92.3-   **Agalaktie**
Ausbleibende Laktation
Primäre Agalaktie

O92.4-   **Hypogalaktie**

O92.5-   **Hemmung der Laktation**
Agalaktie:
• sekundär
• therapeutisch

O92.6-   **Galaktorrhoe**
Exkl.:   Galaktorrhoe, nicht im Zusammenhang mit der Geburt (N64.3)

O92.7-   **Sonstige und nicht näher bezeichnete Laktationsstörungen**
Puerperale Galaktozele

Sonstige Krankheitszustände während der Gestationsperiode, die anderenorts nicht klassifiziert sind (O94-O99)

O94   **Folgen von Komplikationen während Schwangerschaft, Geburt und Wochenbett**

Hinw.: Die Kategorie O94 ist nur zur Verschlüsselung der Morbidität vorgesehen, um bei vorangegangenen Zuständen aus O00-O75 und O85-O92 anzuzeigen, dass sie anderenorts klassifizierte Spätfolgen verursacht haben. Zu den "Folgen" zählen Zustände, die als Folgen oder Spätfolgen bezeichnet sind oder die ein Jahr oder länger seit Beginn des verursachenden Leidens bestehen.

Exkl.: Folgen, die zum Tod führen (O96.-, O97.-)

O95   **Sterbefall während der Gestationsperiode nicht näher bezeichneter Ursache**

Inkl.: Tod der Mutter infolge nicht näher bezeichneter Ursache während der Schwangerschaft, der Wehen und Geburt oder im Wochenbett

O96.-   **Tod infolge jeder gestationsbedingten Ursache nach mehr als 42 Tagen bis unter einem Jahr nach der Entbindung**

Hinw.: Die Kategorie O96 ist vorgesehen, um den Tod infolge jeder gestationsbedingten Ursache (Zustände aus O00-O75, O85-O92 und O98-O99) nach mehr als 42 Tagen bis unter einem Jahr nach der Entbindung anzuzeigen.

Soll die (direkt oder indirekt) gestationsbedingte Todesursache angegeben werden, ist eine zusätzliche Schlüsselnummer zu benutzen.

Exkl.: Folgen, die nicht zum Tod führen (O94)
Tod infolge von Zuständen, die als Folgen oder Spätfolgen gestationsbedingter Ursachen bezeichnet sind (O97.-)

O96.0   **Tod infolge direkt gestationsbedingter Ursachen nach mehr als 42 Tagen bis unter einem Jahr nach der Entbindung**

O96.1   **Tod infolge indirekt gestationsbedingter Ursachen nach mehr als 42 Tagen bis unter einem Jahr nach der Entbindung**

O96.9   **Tod infolge nicht näher bezeichneter gestationsbedingter Ursachen nach mehr als 42 Tagen bis unter einem Jahr nach der Entbindung**

O97.-   **Tod an den Folgen gestationsbedingter Ursachen**

Hinw.: Die Kategorie O97 ist vorgesehen, um den Tod infolge gestationsbedingter Ursache (Zustände aus O00-O75, O85-O92 und O98-O99) ein Jahr oder mehr nach der Entbindung anzuzeigen. Zu den "Folgen" zählen Zustände, die als Folgen oder Spätfolgen bezeichnet sind oder die ein Jahr oder mehr nach der Entbindung bestehen.

Soll die (direkt oder indirekt) gestationsbedingte Ursache angegeben werden, ist eine zusätzliche Schlüsselnummer zu benutzen.

Exkl.: Folgen, die nicht zum Tod führen (O94)

O97.0   **Tod an den Folgen direkt gestationsbedingter Ursachen**

O97.1   **Tod an den Folgen indirekt gestationsbedingter Ursachen**

O97.9   **Tod an den Folgen nicht näher bezeichneter gestationsbedingter Ursachen**

O98.- **Infektiöse und parasitäre Krankheiten der Mutter, die anderenorts klassifizierbar sind, die jedoch Schwangerschaft, Geburt und Wochenbett komplizieren**
Inkl.: Aufgeführte Zustände, wenn sie die Schwangerschaft komplizieren, durch die Schwangerschaft verschlechtert werden oder wenn sie der Grund für eine geburtshilfliche Betreuung sind

Soll der spezifische Krankheitszustand angegeben werden, ist eine zusätzliche Schlüsselnummer (Kapitel I) zu benutzen.

Exkl.: Asymptomatische HIV-Infektion (Z21)
Laborhinweis auf HIV (R75)
Puerperalsepsis (O85)
Tetanus während der Schwangerschaft, der Geburt und des Wochenbettes (A34)
Wenn die Betreuung der Mutter wegen einer Krankheit erfolgt, von der bekannt ist oder angenommen wird, dass sie den Fetus geschädigt hat (O35-O36)
Wochenbettinfektion (O86.-)

O98.0 **Tuberkulose, die Schwangerschaft, Geburt und Wochenbett kompliziert**
Krankheitszustände unter A15-A19

O98.1 **Syphilis, die Schwangerschaft, Geburt und Wochenbett kompliziert**
Krankheitszustände unter A50-A53

O98.2 **Gonorrhoe, die Schwangerschaft, Geburt und Wochenbett kompliziert**
Krankheitszustände unter A54.-

O98.3 **Sonstige Infektionen, hauptsächlich durch Geschlechtsverkehr übertragen, die Schwangerschaft, Geburt und Wochenbett komplizieren**
Krankheitszustände unter A55-A64

O98.4 **Virushepatitis, die Schwangerschaft, Geburt und Wochenbett kompliziert**
Krankheitszustände unter B15-B19

O98.5 **Sonstige Viruskrankheiten, die Schwangerschaft, Geburt und Wochenbett komplizieren**
Krankheitszustände unter A80-B09, B25-B34

O98.6 **Protozoenkrankheiten, die Schwangerschaft, Geburt oder Wochenbett komplizieren**
Krankheitszustände unter B50-B64

O98.7 **HIV-Krankheit [Humane Immundefizienz-Viruskrankheit], die Schwangerschaft, Geburt und Wochenbett kompliziert**
Krankheitszustände unter B20-B24

O98.8 **Sonstige infektiöse und parasitäre Krankheiten der Mutter, die Schwangerschaft, Geburt und Wochenbett komplizieren**

O98.9 **Nicht näher bezeichnete infektiöse oder parasitäre Krankheit der Mutter, die Schwangerschaft, Geburt und Wochenbett kompliziert**

O99.- **Sonstige Krankheiten der Mutter, die anderenorts klassifizierbar sind, die jedoch Schwangerschaft, Geburt und Wochenbett komplizieren**
Hinw.: Diese Kategorie schließt Zustände ein, die die Schwangerschaft komplizieren, durch diese Schwangerschaft verschlechtert werden oder den Hauptgrund für eine geburtshilfliche Betreuung darstellen, vorausgesetzt, das Alphabetische Verzeichnis verweist nicht auf eine spezifische Schlüsselnummer aus Kapitel XV.

Soll der spezifische Krankheitszustand angegeben werden, ist eine zusätzliche Schlüsselnummer zu benutzen.

Exkl.: Infektiöse und parasitäre Krankheiten (O98.-)
Verletzungen, Vergiftungen und bestimmte andere Folgen äußerer Ursachen (S00-T98)
Wenn die Betreuung der Mutter wegen eines Zustandes erfolgt, von dem bekannt ist oder angenommen wird, dass er den Fetus geschädigt hat (O35-O36)

O99.0 **Anämie, die Schwangerschaft, Geburt und Wochenbett kompliziert**
Krankheitszustände unter D50-D64

O99.1 **Sonstige Krankheiten des Blutes und der blutbildenden Organe sowie bestimmte Störungen mit Beteiligung des Immunsystems, die Schwangerschaft, Geburt und Wochenbett komplizieren**
Krankheitszustände unter D65-D89

Exkl.: Blutung bei Gerinnungsstörungen (O46.0, O67.0, O72.3)

O99.2 **Endokrine, Ernährungs- und Stoffwechselkrankheiten, die Schwangerschaft, Geburt und Wochenbett komplizieren**
Krankheitszustände unter E00-E90

Exkl.: Diabetes mellitus (O24.-)
Fehl- und Mangelernährung (O25)
Postpartale Thyreoiditis (O90.5)

O99.3 **Psychische Krankheiten sowie Krankheiten des Nervensystems, die Schwangerschaft, Geburt und Wochenbett komplizieren**
Krankheitszustände unter F00-F99 und G00-G99

Exkl.: Periphere Neuritis während der Schwangerschaft (O26.83)
Postpartale Depression (F53.0)
Wochenbettpsychose (F53.1)

O99.4 **Krankheiten des Kreislaufsystems, die Schwangerschaft, Geburt und Wochenbett komplizieren**
Krankheitszustände unter I00-I99

Exkl.: Embolie während der Gestationsperiode (O88.-)
Hypertonie (O10-O16)
Kardiomyopathie im Wochenbett (O90.3)
Venenkrankheiten und zerebrovenöse Sinusthrombose als Komplikation:
• in der Schwangerschaft (O22.-)
• während der Wehentätigkeit, der Geburt und im Wochenbett (O87.-)

O99.5 **Krankheiten des Atmungssystems, die Schwangerschaft, Geburt und Wochenbett komplizieren**
Krankheitszustände unter J00-J99

O99.6 **Krankheiten des Verdauungssystems, die Schwangerschaft, Geburt und Wochenbett komplizieren**
Krankheitszustände unter K00-K93

Exkl.: Hämorrhoiden in der Schwangerschaft (O22.4)
Leberkrankheiten während der Schwangerschaft, der Geburt und des Wochenbettes (O26.6-)

O99.7 **Krankheiten der Haut und des Unterhautgewebes, die Schwangerschaft, Geburt und Wochenbett komplizieren**
Krankheitszustände unter L00-L99

Exkl.: Herpes gestationis (O26.4)
Juckreiz in der Schwangerschaft (O26.88)

O99.8 **Sonstige näher bezeichnete Krankheiten und Zustände, die Schwangerschaft, Geburt und Wochenbett komplizieren**
Kombination von Krankheitszuständen klassifizierbar bei O99.0-O99.7
Krankheitszustände unter C00-D48, H00-H95, M00-M99, N00-N99 und Q00-Q99, anderenorts nicht klassifiziert

Exkl.: Betreuung der Mutter bei festgestellter oder vermuteter Anomalie der Beckenorgane (O34.-)
Infektion des Urogenitaltraktes nach Entbindung (O86.0-O86.3)
Infektionen der Urogenitalorgane in der Schwangerschaft (O23.-)
Postpartale Nephritis (O90.8)
Postpartales akutes Nierenversagen (O90.4)

Kapitel XVI:

Bestimmte Zustände, die ihren Ursprung in der Perinatalperiode haben (P00 - P96)

Inkl.: Zustände, die ihren Ursprung in der Perinatalperiode haben, auch wenn Tod oder Krankheit erst später eintreten

Exkl.: Angeborene Fehlbildungen, Deformitäten und Chromosomenanomalien (Q00-Q99)
Endokrine, Ernährungs- und Stoffwechselkrankheiten (E00-E90)
Keuchhusten (A37.-)
Neubildungen (C00-D48)
Tetanus neonatorum (A33)
Verletzungen, Vergiftungen und bestimmte andere Folgen äußerer Ursachen (S00-T98)

Dieses Kapitel gliedert sich in folgende Gruppen:

P00-P04 Schädigung des Fetus und Neugeborenen durch mütterliche Faktoren und durch Komplikationen bei Schwangerschaft, Wehentätigkeit und Entbindung
P05-P08 Störungen im Zusammenhang mit der Schwangerschaftsdauer und dem fetalen Wachstum
P10-P15 Geburtstrauma
P20-P29 Krankheiten des Atmungs- und Herz-Kreislaufsystems, die für die Perinatalperiode spezifisch sind
P35-P39 Infektionen, die für die Perinatalperiode spezifisch sind
P50-P61 Hämorrhagische und hämatologische Krankheiten beim Fetus und Neugeborenen
P70-P74 Transitorische endokrine und Stoffwechselstörungen, die für den Fetus und das Neugeborene spezifisch sind
P75-P78 Krankheiten des Verdauungssystems beim Fetus und Neugeborenen
P80-P83 Krankheitszustände mit Beteiligung der Haut und der Temperaturregulation beim Fetus und Neugeborenen
P90-P96 Sonstige Störungen, die ihren Ursprung in der Perinatalperiode haben

Dieses Kapitel enthält die folgende(n) Sternschlüsselnummer(n)
P75* Mekoniumileus bei zystischer Fibrose

Schädigung des Fetus und Neugeborenen durch mütterliche Faktoren und durch Komplikationen bei Schwangerschaft, Wehentätigkeit und Entbindung (P00-P04)

Inkl.: Aufgeführte Zustände der Mutter nur dann, wenn sie als Ursache von Tod oder Krankheit des Fetus oder Neugeborenen angegeben sind

P00.- **Schädigung des Fetus und Neugeborenen durch Zustände der Mutter, die zur vorliegenden Schwangerschaft keine Beziehung haben müssen**
Exkl.: Schädigung des Fetus und Neugeborenen durch:
• endokrine und Stoffwechselstörungen der Mutter (P70-P74)
• mütterliche Schwangerschaftskomplikationen (P01.-)
• Noxen, die transplazentar oder mit der Muttermilch übertragen werden (P04.-)

P00.0 **Schädigung des Fetus und Neugeborenen durch hypertensive Krankheiten der Mutter**
Schädigung des Fetus oder Neugeborenen durch Zustände der Mutter, die unter O10-O11 und O13-O16 klassifizierbar sind

P00.1 **Schädigung des Fetus und Neugeborenen durch Nieren- und Harnwegskrankheiten der Mutter**
Schädigung des Fetus oder Neugeborenen durch Zustände der Mutter, die unter N00-N39 klassifizierbar sind

P00.2 **Schädigung des Fetus und Neugeborenen durch infektiöse und parasitäre Krankheiten der Mutter**
Schädigung des Fetus oder Neugeborenen durch eine Infektionskrankheit der Mutter, die unter A00-B99 und J09-J11 klassifizierbar ist, aber ohne Manifestation dieser Krankheit beim Fetus oder Neugeborenen

Exkl.: Infektionen des Genitaltraktes der Mutter und mütterliche Infektionen an sonstigen Lokalisationen (P00.8)
Infektionen, die für die Perinatalperiode spezifisch sind (P35-P39)

P00.3 **Schädigung des Fetus und Neugeborenen durch sonstige Kreislauf- und Atemwegskrankheiten der Mutter**
Schädigung des Fetus oder Neugeborenen durch Zustände der Mutter, die unter I00-I99, J00-J99 und Q20-Q34 klassifizierbar sind und nicht in P00.0 und P00.2 enthalten sind

P00.4 **Schädigung des Fetus und Neugeborenen durch Ernährungsstörung der Mutter**
Fehl- und Mangelernährung der Mutter o.n.A.
Schädigung des Fetus oder Neugeborenen durch Krankheiten der Mutter, die unter E40-E64 klassifizierbar sind

P00.5 **Schädigung des Fetus und Neugeborenen durch Verletzung der Mutter**
Schädigung des Fetus oder Neugeborenen durch Zustände der Mutter, die unter S00-T79 klassifizierbar sind

P00.6 **Schädigung des Fetus und Neugeborenen durch chirurgischen Eingriff bei der Mutter**
Exkl.: Schädigung der Plazenta durch Amniozentese, Schnittentbindung oder durch operative Geburtseinleitung (P02.1)
Schwangerschaftsabbruch als Ursache von Zuständen beim Fetus und Neugeborenem (P96.4)
Sectio caesarea bei der gegenwärtigen Entbindung (P03.4)
Vorangegangener chirurgischer Eingriff am Uterus oder an den Beckenorganen (P03.8)

P00.7 **Schädigung des Fetus und Neugeborenen durch sonstige medizinische Maßnahmen bei der Mutter, anderenorts nicht klassifiziert**
Schädigung des Fetus oder Neugeborenen durch radiologische Maßnahmen bei der Mutter

Exkl.: Schädigung der Plazenta durch Amniozentese, Schnittentbindung oder durch operative Geburtseinleitung (P02.1)
Schädigung des Fetus oder Neugeborenen durch sonstige Komplikationen bei Wehen und Entbindung (P03.-)

P00.8 **Schädigung des Fetus und Neugeborenen durch sonstige Zustände der Mutter**
Schädigung des Fetus oder Neugeborenen durch:
• Infektionen des Genitaltraktes der Mutter und mütterliche Infektionen an sonstigen Lokalisationen
• systemischen Lupus erythematodes der Mutter
• Zustände, die unter T80-T88 klassifizierbar sind

Exkl.: Transitorische endokrine und Stoffwechselstörungen beim Neugeborenen (P70-P74)

P00.9 **Schädigung des Fetus und Neugeborenen durch nicht näher bezeichneten Zustand der Mutter**

P01.- **Schädigung des Fetus und Neugeborenen durch mütterliche Schwangerschaftskomplikationen**

P01.0 **Schädigung des Fetus und Neugeborenen durch Zervixinsuffizienz**

P01.1 **Schädigung des Fetus und Neugeborenen durch vorzeitigen Blasensprung**

P01.2 **Schädigung des Fetus und Neugeborenen durch Oligohydramnion**
Exkl.: Durch vorzeitigen Blasensprung (P01.1)

P01.3 **Schädigung des Fetus und Neugeborenen durch Polyhydramnion**
Hydramnion

P01.4 **Schädigung des Fetus und Neugeborenen bei Extrauteringravidität**
Abdominalgravidität

P01.5 **Schädigung des Fetus und Neugeborenen bei Mehrlingsschwangerschaft**
Drillingsschwangerschaft
Zwillingsschwangerschaft

P01.6 **Schädigung des Fetus und Neugeborenen durch Tod der Mutter**

P01.7 **Schädigung des Fetus und Neugeborenen durch Lageanomalie vor Wehenbeginn**
Äußere Wendung
Beckenendlage
Gesichtslage   vor Wehenbeginn
Querlage
Wechselnde Kindslage

P01.8 **Schädigung des Fetus und Neugeborenen durch sonstige mütterliche**
Schwangerschaftskomplikationen
Spontanabort, Fetus

P01.9 **Schädigung des Fetus und Neugeborenen durch mütterliche Schwangerschaftskomplikation,**
nicht näher bezeichnet

P02.- **Schädigung des Fetus und Neugeborenen durch Komplikationen von Plazenta,**
Nabelschnur und Eihäuten

P02.0 **Schädigung des Fetus und Neugeborenen durch Placenta praevia**

P02.1 **Schädigung des Fetus und Neugeborenen durch sonstige Formen der Plazentalösung und**
-blutung
Abruptio placentae
Akzidentelle Blutung
Blutverlust der Mutter
Präpartale Blutung
Schädigung der Plazenta durch Amniozentese, Schnittentbindung oder durch operative
Geburtseinleitung
Vorzeitige Plazentalösung

P02.2 **Schädigung des Fetus und Neugeborenen durch sonstige und nicht näher bezeichnete**
morphologische und funktionelle Plazentaanomalien
Plazenta-:
• Dysfunktion
• Infarkt
• Insuffizienz

P02.3 **Schädigung des Fetus und Neugeborenen durch transplazentare Transfusionssyndrome**
Fetofetale oder sonstige transplazentare Transfusion als Folge von Anomalien der Plazenta und der
Nabelschnur
Soll der beim Fetus oder Neugeborenen aufgetretene Zustand angegeben werden, ist eine zusätzliche
Schlüsselnummer zu benutzen.

P02.4 **Schädigung des Fetus und Neugeborenen durch Nabelschnurvorfall**

P02.5 **Schädigung des Fetus und Neugeborenen durch sonstige Formen der**
Nabelschnurkompression
Nabelschnur (straff) um den Hals
Nabelschnurknoten
Nabelschnurverschlingung

P02.6 **Schädigung des Fetus und Neugeborenen durch sonstige und nicht näher bezeichnete**
Zustände der Nabelschnur
Vasa praevia
Zu kurze Nabelschnur
Exkl.: Singuläre Nabelarterie (Q27.0)

P02.7 **Schädigung des Fetus und Neugeborenen durch Chorioamnionitis**
Amnionitis
Entzündung der Eihäute
Plazentitis

P02.8 **Schädigung des Fetus und Neugeborenen durch sonstige Anomalien der Eihäute**

P02.9 **Schädigung des Fetus und Neugeborenen durch Anomalie der Eihäute, nicht näher bezeichnet**

P03.- **Schädigung des Fetus und Neugeborenen durch sonstige Komplikationen bei Wehen und Entbindung**

P03.0 **Schädigung des Fetus und Neugeborenen durch Entbindung und Extraktion aus Beckenendlage**

P03.1 **Schädigung des Fetus und Neugeborenen durch sonstige Lage-, Haltungs- und Einstellungsanomalien sowie Missverhältnis während Wehen und Entbindung**
Beckenverengung
Persistierende hintere Hinterhauptslage
Querlage
Schädigung des Fetus oder Neugeborenen durch Zustände, die unter O64-O66 klassifizierbar sind

P03.2 **Schädigung des Fetus und Neugeborenen durch Zangenentbindung**

P03.3 **Schädigung des Fetus und Neugeborenen durch Entbindung mittels Vakuumextraktors [Saugglocke]**

P03.4 **Schädigung des Fetus und Neugeborenen durch Schnittentbindung**

P03.5 **Schädigung des Fetus und Neugeborenen durch überstürzte Geburt**
Verkürzte Austreibungsperiode

P03.6 **Schädigung des Fetus und Neugeborenen durch abnorme Uteruskontraktionen**
Hypertone Wehenform
Schädigung des Fetus oder Neugeborenen durch Zustände, die unter O62.-, ausgenommen O62.3, klassifizierbar sind
Wehenschwäche

P03.8 **Schädigung des Fetus und Neugeborenen durch sonstige näher bezeichnete Komplikationen bei Wehen und Entbindung**
Anomalie der Weichteile der Mutter
Geburtseinleitung
Schädigung des Fetus oder Neugeborenen durch Zustände, die unter O60-O75 klassifizierbar sind, sowie durch angewandte Maßnahmen bei Wehen und Entbindung, die nicht in P02.- und P03.0-P03.6 enthalten sind
Zerstückelnde Operation zur Geburtsermöglichung

P03.9 **Schädigung des Fetus und Neugeborenen durch Komplikation bei Wehen und Entbindung, nicht näher bezeichnet**

P04.- **Schädigung des Fetus und Neugeborenen durch Noxen, die transplazentar oder mit der Muttermilch übertragen werden**
Inkl.: Nichtteratogene Wirkungen von Substanzen, die durch die Plazenta übertragen werden

Exkl.: Angeborene Fehlbildungen (Q00-Q99)
Ikterus beim Neugeborenen durch verabreichte Arzneimittel oder Toxine, von der Mutter übertragen (P58.4)

P04.0 **Schädigung des Fetus und Neugeborenen durch Anästhesie und Analgesie bei der Mutter während Schwangerschaft, Wehen und Entbindung**
Reaktionen und Intoxikationen des Fetus oder Neugeborenen durch Opiate und Tranquilizer, die der Mutter während der Wehen und Entbindung verabreicht wurden

P04.1 **Schädigung des Fetus und Neugeborenen durch sonstige Medikation bei der Mutter**
Chemotherapie bei Krebs
Zytotoxische Arzneimittel

Exkl.: Einnahme von abhängigkeitserzeugenden Arzneimitteln oder Drogen durch die Mutter (P04.4)
Embryofetales Hydantoin-Syndrom (Q86.1)
Warfarin-Embryopathie (Q86.2)

P04.2 **Schädigung des Fetus und Neugeborenen durch Tabakkonsum der Mutter**

P04.3 **Schädigung des Fetus und Neugeborenen durch Alkoholkonsum der Mutter**
Exkl.: Alkohol-Embryopathie (Q86.0)

P04.4 **Schädigung des Fetus und Neugeborenen durch Einnahme von abhängigkeitserzeugenden Arzneimitteln oder Drogen durch die Mutter**
Exkl.: Entzugssymptome bei Einnahme von abhängigkeitserzeugenden Arzneimitteln oder Drogen durch die Mutter (P96.1)
Schädigung durch Anästhesie und Analgesie bei der Mutter (P04.0)

P04.5   **Schädigung des Fetus und Neugeborenen durch chemische Substanzen, die mit der Nahrung der Mutter aufgenommen wurden**

P04.6   **Schädigung des Fetus und Neugeborenen durch Exposition der Mutter gegenüber chemischen Substanzen aus der Umwelt**

P04.8   **Schädigungen des Fetus und Neugeborenen durch sonstige Noxen, von der Mutter übertragen**

P04.9   **Schädigung des Fetus und Neugeborenen durch nicht näher bezeichnete Noxen, von der Mutter übertragen**

Störungen im Zusammenhang mit der Schwangerschaftsdauer und dem fetalen Wachstum (P05-P08)

P05.-   **Intrauterine Mangelentwicklung und fetale Mangelernährung**

P05.0   **Für das Gestationsalter zu leichte Neugeborene**
Bezugsgrößen sind das Körpergewicht unterhalb der 10. Perzentile und die Körperlänge oberhalb der 10. Perzentile.

Zu leicht für das Gestationsalter [Light-for-dates]

P05.1   **Für das Gestationsalter zu kleine Neugeborene**
Bezugsgrößen sind das Körpergewicht und die Körperlänge unterhalb der 10. Perzentile.

Zu klein für das Gestationsalter [Small-for-dates]
Zu klein und zu leicht für das Gestationsalter [Small-and-light-for-dates]

P05.2   **Fetale Mangelernährung des Neugeborenen ohne Angabe von zu leicht oder zu klein für das Gestationsalter [light or small for gestational age]**
Neugeborene, die für ihr Gestationsalter nicht zu leicht oder zu klein sind, aber Zeichen einer fetalen Mangelernährung aufweisen, wie trockene, abschilfernde Haut und reduziertes subkutanes Fettgewebe.

Exkl.: Fetale Mangelernährung mit der Angabe:
• zu leicht für das Gestationsalter (P05.0)
• zu klein für das Gestationsalter (P05.1)

P05.9   **Intrauterine Mangelentwicklung, nicht näher bezeichnet**
Fetale Wachstumsretardierung o.n.A.

P07.-   **Störungen im Zusammenhang mit kurzer Schwangerschaftsdauer und niedrigem Geburtsgewicht, anderenorts nicht klassifiziert**
Hinw.: Liegen Angaben zum Geburtsgewicht und zum Gestationsalter vor, sollte primär nach dem Geburtsgewicht verschlüsselt werden.

Inkl.: Aufgeführte Zustände, ohne weitere Spezifizierung, als Ursache von Tod, Krankheit oder zusätzlicher Betreuung des Neugeborenen

Exkl.: Niedriges Geburtsgewicht infolge fetaler Wachstumsretardierung und fetaler Mangelernährung (P05.-)

P07.0-   **Neugeborenes mit extrem niedrigem Geburtsgewicht**
Geburtsgewicht von 999 Gramm oder weniger.

P07.00   Geburtsgewicht unter 500 Gramm

P07.01   Geburtsgewicht 500 bis unter 750 Gramm

P07.02   Geburtsgewicht 750 bis unter 1000 Gramm

P07.1-   **Neugeborenes mit sonstigem niedrigem Geburtsgewicht**
Geburtsgewicht von 1000 bis 2499 Gramm.

P07.10   Geburtsgewicht 1000 bis unter 1250 Gramm

P07.11   Geburtsgewicht 1250 bis unter 1500 Gramm

P07.12   Geburtsgewicht 1500 bis unter 2500 Gramm

P07.2　**Neugeborenes mit extremer Unreife**
Gestationsalter von weniger als 28 vollendeten Wochen (von weniger als 196 vollendeten Tagen).

P07.3　**Sonstige vor dem Termin Geborene**
Gestationsalter von 28 oder mehr vollendeten Wochen, jedoch weniger als 37 vollendeten Wochen (ab 196 vollendete Tage bis unter 259 vollendete Tage).

Frühgeburt o.n.A.

P08.-　**Störungen im Zusammenhang mit langer Schwangerschaftsdauer und hohem Geburtsgewicht**
Hinw.: Liegen Angaben zum Geburtsgewicht und zum Gestationsalter vor, sollte primär nach dem Geburtsgewicht verschlüsselt werden.

Inkl.: Aufgeführte Zustände, ohne weitere Spezifizierung, als Ursache von Tod, Krankheit oder zusätzlicher Betreuung des Fetus oder Neugeborenen

P08.0　**Übergewichtige Neugeborene**
Ein Kind mit einem Geburtsgewicht von 4500 Gramm oder mehr.

Exkl.: Syndrom des Kindes einer diabetischen Mutter (P70.1)
Syndrom des Kindes einer Mutter mit gestationsbedingtem Diabetes mellitus (P70.0)

P08.1　**Sonstige für das Gestationsalter zu schwere Neugeborene**
Sonstige Feten oder Neugeborene, die für das Gestationsalter zu schwer oder zu groß sind, ungeachtet der Schwangerschaftsdauer.

Sonstige Heavy-or-large-for-dates

Exkl.: Neugeborenes mit einem Geburtsgewicht von 4500 Gramm oder mehr (P08.0)
Syndrom des Kindes einer diabetischen Mutter (P70.1)
Syndrom des Kindes einer Mutter mit gestationsbedingtem Diabetes mellitus (P70.0)

P08.2　**Nach dem Termin Geborenes, nicht zu schwer für das Gestationsalter**
Fetus oder Neugeborenes mit einem Gestationsalter von 42 oder mehr vollendeten Wochen (294 Tage oder mehr), für sein Gestationsalter nicht zu schwer oder zu groß.

Übertragung o.n.A.

Geburtstrauma
(P10-P15)

P10.-　**Intrakranielle Verletzung und Blutung durch Geburtsverletzung**
Exkl.: Intrakranielle (nichttraumatische) Blutung beim Fetus oder Neugeborenen:
• durch Anoxie oder Hypoxie (P52.-)
• o.n.A. (P52.9)

P10.0　**Subdurale Blutung durch Geburtsverletzung**
Subdurales Hämatom (lokalisiert) durch Geburtsverletzung

Exkl.: Subdurale Blutung bei Tentoriumriss (P10.4)

P10.1　**Zerebrale Blutung durch Geburtsverletzung**

P10.2　**Intraventrikuläre Blutung durch Geburtsverletzung**

P10.3　**Subarachnoidale Blutung durch Geburtsverletzung**

P10.4　**Tentoriumriss durch Geburtsverletzung**

P10.8　**Sonstige intrakranielle Verletzungen und Blutungen durch Geburtsverletzung**

P10.9　**Nicht näher bezeichnete intrakranielle Verletzung und Blutung durch Geburtsverletzung**

P11.-　**Sonstige Geburtsverletzungen des Zentralnervensystems**

P11.0　**Hirnödem durch Geburtsverletzung**

P11.1　**Sonstige näher bezeichnete Hirnschädigung durch Geburtsverletzung**

P11.2　**Nicht näher bezeichnete Hirnschädigung durch Geburtsverletzung**

P11.3　**Geburtsverletzung des N. facialis [VII. Hirnnerv]**
Fazialislähmung durch Geburtsverletzung

P11.4   **Geburtsverletzung sonstiger Hirnnerven**

P11.5-   **Geburtsverletzung der Wirbelsäule und des Rückenmarkes**
               Wirbelsäulenfraktur durch Geburtsverletzung

P11.50   Mit akuter Querschnittlähmung

P11.51   Mit chronischer Querschnittlähmung

P11.59   Nicht näher bezeichnet
               Geburtsverletzung der Wirbelsäule und des Rückenmarkes ohne Querschnittlähmung

P11.9   **Geburtsverletzung des Zentralnervensystems, nicht näher bezeichnet**

P12.-   **Geburtsverletzung der behaarten Kopfhaut**

P12.0   **Kephalhämatom durch Geburtsverletzung**

P12.1   **Geburtsgeschwulst durch Geburtsverletzung**

P12.2   **Epikranielle subaponeurotische Blutung durch Geburtsverletzung**
               Subgaleales Hämatom durch Geburtsverletzung

P12.3   **Quetschwunde der behaarten Kopfhaut durch Geburtsverletzung**

P12.4   **Überwachungsbedingte Verletzung der behaarten Kopfhaut beim Neugeborenen**
               Probeinzision
               Verletzung durch Kopfschwartenklammer (Elektrode)

P12.8   **Sonstige Geburtsverletzungen der behaarten Kopfhaut**

P12.9   **Geburtsverletzung der behaarten Kopfhaut, nicht näher bezeichnet**

P13.-   **Geburtsverletzung des Skeletts**
               Exkl.: Geburtsverletzung der Wirbelsäule (P11.5-)

P13.0   **Fraktur des Schädels durch Geburtsverletzung**

P13.1   **Sonstige Geburtsverletzung des Schädels**
               Exkl.: Kephalhämatom (P12.0)

P13.2   **Geburtsverletzung des Femurs**

P13.3   **Geburtsverletzung sonstiger Röhrenknochen**

P13.4   **Klavikulafraktur durch Geburtsverletzung**

P13.8   **Geburtsverletzungen an sonstigen Teilen des Skeletts**

P13.9   **Geburtsverletzung des Skeletts, nicht näher bezeichnet**

P14.-   **Geburtsverletzung des peripheren Nervensystems**

P14.0   **Erb-Lähmung durch Geburtsverletzung**
               Obere Armplexuslähmung

P14.1   **Klumpke-Lähmung durch Geburtsverletzung**
               Untere Armplexuslähmung

P14.2   **Lähmung des N. phrenicus durch Geburtsverletzung**

P14.3   **Sonstige Geburtsverletzungen des Plexus brachialis**

P14.8   **Geburtsverletzungen sonstiger Teile des peripheren Nervensystems**

P14.9   **Geburtsverletzung des peripheren Nervensystems, nicht näher bezeichnet**

P15.-   **Sonstige Geburtsverletzungen**

P15.0   **Geburtsverletzung der Leber**
               Leberruptur durch Geburtsverletzung

P15.1   **Geburtsverletzung der Milz**
               Milzruptur durch Geburtsverletzung

P15.2   **Verletzung des M. sternocleidomastoideus durch Geburtsverletzung**

P15.3   **Geburtsverletzung des Auges**
               Subkonjunktivale Blutung ┐
               ├ durch Geburtsverletzung
               Traumatisches Glaukom   ┘

P15.4 **Geburtsverletzung des Gesichtes**
Blutstauung des Gesichtes durch Geburtsverletzung

P15.5 **Geburtsverletzung der äußeren Genitalorgane**

P15.6 **Adiponecrosis subcutanea neonatorum durch Geburtsverletzung**

P15.8 **Sonstige näher bezeichnete Geburtsverletzungen**

P15.9 **Geburtsverletzung, nicht näher bezeichnet**

Krankheiten des Atmungs- und Herz-Kreislaufsystems, die für die Perinatalperiode spezifisch sind (P20-P29)

P20.- **Intrauterine Hypoxie**
Inkl.: Abnorme fetale Herzfrequenz
Fetal oder intrauterin:
• Anoxie
• Asphyxie
• Azidose
• Distress
• Gefahrenzustand
• Hypoxie
Mekonium im Fruchtwasser
Mekoniumabgang

Exkl.: Intrakranielle Blutung durch Anoxie oder Hypoxie (P52.-)

P20.0 **Intrauterine Hypoxie, erstmals vor Wehenbeginn festgestellt**

P20.1 **Intrauterine Hypoxie, erstmals während Wehen und Entbindung festgestellt**

P20.9 **Intrauterine Hypoxie, nicht näher bezeichnet**

P21.- **Asphyxie unter der Geburt**
Hinw.: Diese Kategorie ist nicht zu benutzen bei niedrigem Apgarwert ohne Hinweis auf Asphyxie oder sonstige Atmungsprobleme

Exkl.: Intrauterine Hypoxie oder Asphyxie (P20.-)

P21.0 **Schwere Asphyxie unter der Geburt**
Pulsfrequenz weniger als 100 pro Minute bei Geburt und abfallend oder gleich bleibend, Schnappatmung oder fehlende Atmung, blasse Hautfarbe, fehlender Muskeltonus.

Asphyxia pallida [Weiße Asphyxie]
Asphyxie mit Apgar-Wert 1 Minute postnatal: 0-3

P21.1 **Leichte oder mäßige Asphyxie unter der Geburt**
Nichteinsetzen der normalen Atmung innerhalb einer Minute, Herzfrequenz 100 oder mehr, geringer Muskeltonus, geringe Reaktion auf Reize.

Asphyxia livida [Blaue Asphyxie]
Asphyxie mit Apgar-Wert 1 Minute postnatal: 4-7

P21.9 **Asphyxie unter der Geburt, nicht näher bezeichnet**
Anoxie
Asphyxie   o.n.A.
Hypoxie

P22.- **Atemnot [Respiratory distress] beim Neugeborenen**
Exkl.: Respiratorisches Versagen beim Neugeborenen (P28.5)

P22.0 **Atemnotsyndrom [Respiratory distress syndrome] des Neugeborenen**
Atemnotsyndrom [Respiratory distress syndrome] des Säuglings
Hyaline Membranenkrankheit

P22.1 **Transitorische Tachypnoe beim Neugeborenen**

P22.8 **Sonstige Atemnot [Respiratory distress] beim Neugeborenen**

P22.9 **Atemnot [Respiratory distress] beim Neugeborenen, nicht näher bezeichnet**

P23.- **Angeborene Pneumonie**
Inkl.: Infektionsbedingte Pneumonie, in utero oder unter der Geburt erworben

Exkl.: Pneumonie beim Neugeborenen durch Aspiration (P24.-)

P23.0 **Angeborene Pneumonie durch Viren**
Exkl.: Kongenitale Röteln-Pneumonie (P35.0)

P23.1 **Angeborene Pneumonie durch Chlamydien**

P23.2 **Angeborene Pneumonie durch Staphylokokken**

P23.3 **Angeborene Pneumonie durch Streptokokken, Gruppe B**

P23.4 **Angeborene Pneumonie durch Escherichia coli**

P23.5 **Angeborene Pneumonie durch Pseudomonasarten**

P23.6 **Angeborene Pneumonie durch sonstige Bakterien**
Haemophilus influenzae
Klebsiella pneumoniae
Mykoplasma
Streptokokkus, ausgenommen Gruppe B

P23.8 **Angeborene Pneumonie durch sonstige Erreger**

P23.9 **Angeborene Pneumonie, nicht näher bezeichnet**

P24.- **Aspirationssyndrome beim Neugeborenen**
Inkl.: Pneumonie beim Neugeborenen durch Aspiration

P24.0 **Mekoniumaspiration durch das Neugeborene**

P24.1 **Fruchtwasser- und Schleimaspiration durch das Neugeborene**
Aspiration von Liquor (amnii)

P24.2 **Blutaspiration durch das Neugeborene**

P24.3 **Aspiration von Milch und regurgitierter Nahrung durch das Neugeborene**

P24.8 **Sonstige Aspirationssyndrome beim Neugeborenen**

P24.9 **Aspirationssyndrom beim Neugeborenen, nicht näher bezeichnet**
Neonatale Aspirationspneumonie o.n.A.

P25.- **Interstitielles Emphysem und verwandte Zustände mit Ursprung in der Perinatalperiode**

P25.0 **Interstitielles Emphysem mit Ursprung in der Perinatalperiode**

P25.1 **Pneumothorax mit Ursprung in der Perinatalperiode**

P25.2 **Pneumomediastinum mit Ursprung in der Perinatalperiode**

P25.3 **Pneumoperikard mit Ursprung in der Perinatalperiode**

P25.8 **Sonstige Zustände in Verbindung mit interstitiellem Emphysem mit Ursprung in der Perinatalperiode**

P26.- **Lungenblutung mit Ursprung in der Perinatalperiode**

P26.0 **Tracheobronchiale Blutung mit Ursprung in der Perinatalperiode**

P26.1 **Massive Lungenblutung mit Ursprung in der Perinatalperiode**

P26.8 **Sonstige Lungenblutung mit Ursprung in der Perinatalperiode**

P26.9 **Nicht näher bezeichnete Lungenblutung mit Ursprung in der Perinatalperiode**

P27.- **Chronische Atemwegskrankheit mit Ursprung in der Perinatalperiode**

P27.0 **Mikity-Wilson-Syndrom**
Pulmonale Dysmaturität

P27.1 **Bronchopulmonale Dysplasie mit Ursprung in der Perinatalperiode**

P27.8 **Sonstige chronische Atemwegskrankheiten mit Ursprung in der Perinatalperiode**
Angeborene Lungenfibrose
Beatmungslunge beim Neugeborenen

P27.9 **Nicht näher bezeichnete chronische Atemwegskrankheit mit Ursprung in der Perinatalperiode**

P28.- **Sonstige Störungen der Atmung mit Ursprung in der Perinatalperiode**
Exkl.: Angeborene Fehlbildungen des Atmungssystems (Q30-Q34)

P28.0 **Primäre Atelektase beim Neugeborenen**
Fehlende Entfaltung der terminalen Lungenabschnitte
Pulmonale Hypoplasie verbunden mit kurzer Schwangerschaftsdauer
Unreife der Lungen o.n.A.

P28.1 **Sonstige und nicht näher bezeichnete Atelektase beim Neugeborenen**
Atelektase:
• partiell
• sekundär
• o.n.A.
Resorptionsatelektase ohne Atemnotsyndrom

P28.2 **Zyanoseanfälle beim Neugeborenen**
Exkl.: Apnoe beim Neugeborenen (P28.3, P28.4)

P28.3 **Primäre Schlafapnoe beim Neugeborenen**
Schlafapnoe beim Neugeborenen:
• obstruktiv
• o.n.A.
• zentral

P28.4 **Sonstige Apnoe beim Neugeborenen**
Apnoe bei Prämaturität
Obstruktive Apnoe beim Neugeborenen

Exkl.: Obstruktive Schlafapnoe beim Neugeborenen (P28.3)

P28.5 **Respiratorisches Versagen beim Neugeborenen**

P28.8 **Sonstige näher bezeichnete Störungen der Atmung beim Neugeborenen**
Schnupfen beim Neugeborenen
Stridor congenitus (laryngis) o.n.A.

Exkl.: Angeborene frühsyphilitische Rhinitis (A50.0)

P28.9 **Störung der Atmung beim Neugeborenen, nicht näher bezeichnet**

P29.- **Kardiovaskuläre Krankheiten mit Ursprung in der Perinatalperiode**
Exkl.: Angeborene Fehlbildungen des Kreislaufsystems (Q20-Q28)

P29.0 **Herzinsuffizienz beim Neugeborenen**

P29.1 **Herzrhythmusstörung beim Neugeborenen**

P29.2 **Hypertonie beim Neugeborenen**

P29.3 **Persistierender Fetalkreislauf**
(Persistierende) pulmonale Hypertonie beim Neugeborenen
Verzögerter Verschluss des Ductus arteriosus

P29.4 **Transitorische Myokardischämie beim Neugeborenen**

P29.8 **Sonstige kardiovaskuläre Krankheiten mit Ursprung in der Perinatalperiode**

P29.9 **Kardiovaskuläre Krankheit mit Ursprung in der Perinatalperiode, nicht näher bezeichnet**

Infektionen, die für die Perinatalperiode spezifisch sind (P35-P39)

Inkl.: Infektionen, die in utero oder unter der Geburt erworben wurden

Exkl.: Angeboren:
- Gonokokkeninfektion (A54.-)
- Pneumonie (P23.-)
- Syphilis (A50.-)
Asymptomatische HIV-Infektion (Z21)
HIV-Krankheit (B20-B24)
Infektiöse Darmkrankheiten (A00-A09)
Infektionskrankheit der Mutter als Ursache von Tod oder Krankheit des Fetus oder Neugeborenen ohne Manifestation dieser Krankheit beim Fetus oder Neugeborenen (P00.2)
Keuchhusten (A37.-)
Laborhinweis auf HIV (R75)
Nach der Geburt erworbene Infektionskrankheiten (A00-B99, J09-J11)
Tetanus neonatorum (A33)

P35.- **Angeborene Viruskrankheiten**

P35.0 **Rötelnembryopathie**
Kongenitale Röteln-Pneumonie

P35.1 **Angeborene Zytomegalie**

P35.2 **Angeborene Infektion durch Herpesviren [Herpes simplex]**

P35.3 **Angeborene Virushepatitis**

P35.4 **Angeborene Zika-Viruskrankheit**
Mikrozephalie durch kongenitale Zika-Viruskrankheit

P35.8 **Sonstige angeborene Viruskrankheiten**
Angeborene Varizellen [Windpocken]

P35.9 **Angeborene Viruskrankheit, nicht näher bezeichnet**

P36.- **Bakterielle Sepsis beim Neugeborenen**
Inkl.: Angeborene Sepsis

P36.0 **Sepsis beim Neugeborenen durch Streptokokken, Gruppe B**

P36.1 **Sepsis beim Neugeborenen durch sonstige und nicht näher bezeichnete Streptokokken**

P36.2 **Sepsis beim Neugeborenen durch Staphylococcus aureus**

P36.3 **Sepsis beim Neugeborenen durch sonstige und nicht näher bezeichnete Staphylokokken**

P36.4 **Sepsis beim Neugeborenen durch Escherichia coli**

P36.5 **Sepsis beim Neugeborenen durch Anaerobier**

P36.8 **Sonstige bakterielle Sepsis beim Neugeborenen**

P36.9 **Bakterielle Sepsis beim Neugeborenen, nicht näher bezeichnet**

P37.- **Sonstige angeborene infektiöse und parasitäre Krankheiten**
Exkl.: Diarrhoe beim Neugeborenen:
- infektiös (A09.0)
- nichtinfektiös (P78.3)
- o.n.A. (A09.9)
Enterocolitis necroticans beim Fetus und Neugeborenen (P77)
Keuchhusten (A37.-)
Ophthalmia neonatorum durch Gonokokken (A54.3)
Syphilis connata (A50.-)
Tetanus neonatorum (A33)

P37.0 **Angeborene Tuberkulose**

P37.1 **Angeborene Toxoplasmose**
Hydrozephalus durch angeborene Toxoplasmose

P37.2 **Neugeborenenlisteriose (disseminiert)**

P37.3	**Angeborene Malaria tropica**
P37.4	**Sonstige angeborene Malaria**
P37.5	**Kandidose beim Neugeborenen**
P37.8	**Sonstige näher bezeichnete angeborene infektiöse und parasitäre Krankheiten**
P37.9	**Angeborene infektiöse oder parasitäre Krankheit, nicht näher bezeichnet**

P38   **Omphalitis beim Neugeborenen mit oder ohne leichte Blutung**

P39.-   **Sonstige Infektionen, die für die Perinatalperiode spezifisch sind**

P39.0   **Infektiöse Mastitis beim Neugeborenen**
Exkl.: Brustdrüsenschwellung beim Neugeborenen (P83.4)
           Nichtinfektiöse Mastitis beim Neugeborenen (P83.4)

P39.1   **Konjunktivitis und Dakryozystitis beim Neugeborenen**
Konjunktivitis durch Chlamydien beim Neugeborenen
Ophthalmia neonatorum o.n.A.

Exkl.: Konjunktivitis durch Gonokokken (A54.3)

P39.2   **Intraamniale Infektion des Fetus, anderenorts nicht klassifiziert**

P39.3   **Harnwegsinfektion beim Neugeborenen**

P39.4   **Hautinfektion beim Neugeborenen**
Pyodermie beim Neugeborenen

Exkl.: Staphylococcal scalded skin syndrome [SSS-Syndrom] (L00.-)
           Pemphigus neonatorum (L00.-)

P39.8   **Sonstige näher bezeichnete Infektionen, die für die Perinatalperiode spezifisch sind**

P39.9   **Infektion, die für die Perinatalperiode spezifisch ist, nicht näher bezeichnet**

Hämorrhagische und hämatologische Krankheiten beim Fetus und Neugeborenen (P50-P61)

Exkl.: Angeborene Stenose und Striktur der Gallengänge (Q44.3)
           Crigler-Najjar-Syndrom (E80.5)
           Dubin-Johnson-Syndrom (E80.6)
           Gilbert-Meulengracht-Syndrom (E80.4)
           Hereditäre hämolytische Anämien (D55-D58)

P50.-   **Fetaler Blutverlust**
Exkl.: Angeborene Anämie durch fetalen Blutverlust (P61.3)

P50.0   **Fetaler Blutverlust bei Insertio velamentosa [Vasa praevia]**

P50.1   **Fetaler Blutverlust aus der rupturierten Nabelschnur**

P50.2   **Fetaler Blutverlust aus der Plazenta**

P50.3   **Blutung in den anderen Mehrling (fetofetal)**

P50.4   **Blutung in den Kreislauf der Mutter (fetomaternal)**

P50.5   **Fetaler Blutverlust aus dem durchtrennten Ende der Nabelschnur eines anderen Mehrlings**

P50.8   **Sonstiger fetaler Blutverlust**

P50.9   **Fetaler Blutverlust, nicht näher bezeichnet**
Fetale Blutung o.n.A.

P51.-   **Nabelblutung beim Neugeborenen**
Exkl.: Omphalitis mit leichter Blutung (P38)

P51.0   **Massive Nabelblutung beim Neugeborenen**

P51.8   **Sonstige Nabelblutungen beim Neugeborenen**
Sichlösen einer Nabelschnurligatur o.n.A.

P51.9   **Nabelblutung beim Neugeborenen, nicht näher bezeichnet**

P52.- **Intrakranielle nichttraumatische Blutung beim Fetus und Neugeborenen**
Inkl.: Intrakranielle Blutung durch Anoxie oder Hypoxie

Exkl.: Intrakranielle Blutung durch:
• Geburtsverletzung (P10.-)
• sonstige Verletzung (S06.-)
• Verletzung der Mutter (P00.5)

P52.0 **Intraventrikuläre (nichttraumatische) Blutung 1. Grades beim Fetus und Neugeborenen**
Subependymblutung (ohne intraventrikuläre Ausdehnung)

P52.1 **Intraventrikuläre (nichttraumatische) Blutung 2. Grades beim Fetus und Neugeborenen**
Subependymblutung mit intraventrikulärer Ausdehnung

P52.2 **Intraventrikuläre (nichttraumatische) Blutung 3. Grades beim Fetus und Neugeborenen**
Subependymblutung mit intraventrikulärer und intrazerebraler Ausdehnung gleichzeitig

P52.3 **Nicht näher bezeichnete intraventrikuläre (nichttraumatische) Blutung beim Fetus und Neugeborenen**

P52.4 **Intrazerebrale (nichttraumatische) Blutung beim Fetus und Neugeborenen**

P52.5 **Subarachnoidalblutung (nichttraumatisch) beim Fetus und Neugeborenen**

P52.6 **Kleinhirnblutung (nichttraumatisch) und Blutung in die Fossa cranii posterior beim Fetus und Neugeborenen**

P52.8 **Sonstige intrakranielle (nichttraumatische) Blutungen beim Fetus und Neugeborenen**

P52.9 **Intrakranielle (nichttraumatische) Blutung beim Fetus und Neugeborenen, nicht näher bezeichnet**

P53 **Hämorrhagische Krankheit beim Fetus und Neugeborenen**
Inkl.: Vitamin-K-Mangel beim Neugeborenen

Benutze für Zwecke der Abrechnung der Zusatzentgelte entsprechend Anlage 7 zur FPV eine zusätzliche Schlüsselnummer, um das Vorliegen einer "dauerhaft erworbenen" (U69.11!) oder "temporären" (U69.12!) Blutgerinnungsstörung anzuzeigen.

P54.- **Sonstige Blutungen beim Neugeborenen**
Exkl.: Fetaler Blutverlust (P50.-)
Lungenblutung mit Ursprung in der Perinatalperiode (P26.-)

P54.0 **Hämatemesis beim Neugeborenen**
Exkl.: Hämatemesis durch Verschlucken mütterlichen Blutes (P78.2)

P54.1 **Meläna beim Neugeborenen**
Exkl.: Meläna durch Verschlucken mütterlichen Blutes (P78.2)

P54.2 **Rektumblutung beim Neugeborenen**

P54.3 **Sonstige gastrointestinale Blutung beim Neugeborenen**

P54.4 **Nebennierenblutung beim Neugeborenen**

P54.5 **Hautblutung beim Neugeborenen**
Ekchymosen	
Oberflächliche Hämatome	beim Fetus oder Neugeborenen
Petechien	
Quetschwunde	

Exkl.: Kephalhämatom durch Geburtsverletzung (P12.0)
Quetschwunde der behaarten Kopfhaut durch Geburtsverletzung (P12.3)

P54.6 **Blutung aus der Vagina beim Neugeborenen**
Pseudomenstruation

P54.8 **Sonstige näher bezeichnete Blutungen beim Neugeborenen**

P54.9 **Blutung beim Neugeborenen, nicht näher bezeichnet**

P55.- **Hämolytische Krankheit beim Fetus und Neugeborenen**

P55.0 **Rh-Isoimmunisierung beim Fetus und Neugeborenen**

P55.1 **AB0-Isoimmunisierung beim Fetus und Neugeborenen**

P55.8 **Sonstige hämolytische Krankheiten beim Fetus und Neugeborenen**

P55.9 **Hämolytische Krankheit beim Fetus und Neugeborenen, nicht näher bezeichnet**

P56.- **Hydrops fetalis durch hämolytische Krankheit**
Exkl.: Hydrops fetalis o.n.A. (P83.2)
Hydrops fetalis o.n.A. nicht durch hämolytische Krankheit (P83.2)

P56.0 **Hydrops fetalis durch Isoimmunisierung**

P56.9 **Hydrops fetalis durch sonstige und nicht näher bezeichnete hämolytische Krankheit**

P57.- **Kernikterus**

P57.0 **Kernikterus durch Isoimmunisierung**

P57.8 **Sonstiger näher bezeichneter Kernikterus**
Exkl.: Crigler-Najjar-Syndrom (E80.5)

P57.9 **Kernikterus, nicht näher bezeichnet**

P58.- **Neugeborenenikterus durch sonstige gesteigerte Hämolyse**
Exkl.: Ikterus durch Isoimmunisierung (P55-P57)

P58.0 **Neugeborenenikterus durch Quetschwunde**

P58.1 **Neugeborenenikterus durch Blutung**

P58.2 **Neugeborenenikterus durch Infektion**

P58.3 **Neugeborenenikterus durch Polyglobulie**

P58.4 **Neugeborenenikterus durch Arzneimittel oder Toxine, die von der Mutter übertragen oder dem Neugeborenen verabreicht wurden**
Soll bei Arzneimittelinduktion die Substanz angegeben werden, ist eine zusätzliche Schlüssel-nummer (Kapitel XX) zu benutzen.

P58.5 **Neugeborenenikterus durch Verschlucken mütterlichen Blutes**

P58.8 **Neugeborenenikterus durch sonstige näher bezeichnete gesteigerte Hämolyse**

P58.9 **Neugeborenenikterus durch gesteigerte Hämolyse, nicht näher bezeichnet**

P59.- **Neugeborenenikterus durch sonstige und nicht näher bezeichnete Ursachen**
Exkl.: Durch angeborene Stoffwechselstörungen (E70-E90)
Kernikterus (P57.-)

P59.0 **Neugeborenenikterus in Verbindung mit vorzeitiger Geburt**
Hyperbilirubinämie bei Prämaturität
Ikterus infolge verzögerter Konjugation in Verbindung mit vorzeitiger Geburt

P59.1 **Gallepfropf-Syndrom**

P59.2 **Neugeborenenikterus durch sonstige und nicht näher bezeichnete Leberzellschädigung**
Fetale oder neonatale (idiopathische) Hepatitis
Fetale oder neonatale Riesenzellhepatitis

Exkl.: Angeborene Virushepatitis (P35.3)

P59.3 **Neugeborenenikterus durch Muttermilch-Inhibitor**

P59.8 **Neugeborenenikterus durch sonstige näher bezeichnete Ursachen**

P59.9 **Neugeborenenikterus, nicht näher bezeichnet**
Physiologischer Ikterus (verstärkt) (verlängert) o.n.A.

P60 **Disseminierte intravasale Gerinnung beim Fetus und Neugeborenen**
Inkl.: Defibrinationssyndrom beim Fetus oder Neugeborenen

Benutze für Zwecke der Abrechnung der Zusatzentgelte entsprechend Anlage 7 zur FPV eine zusätzliche Schlüsselnummer, um das Vorliegen einer "dauerhaft erworbenen" (U69.11!) oder "temporären" (U69.12!) Blutgerinnungsstörung anzuzeigen.

P61.- **Sonstige hämatologische Krankheiten in der Perinatalperiode**
Exkl.: Transitorische Hypogammaglobulinämie im Kindesalter (D80.7)

P61.0 **Transitorische Thrombozytopenie beim Neugeborenen**
Thrombozytopenie beim Neugeborenen durch:
• Austauschtransfusion
• idiopathische Thrombozytopenie der Mutter
• Isoimmunisierung

P61.1 **Polyglobulie beim Neugeborenen**

P61.2 **Anämie bei Prämaturität**

P61.3 **Angeborene Anämie durch fetalen Blutverlust**

P61.4 **Sonstige angeborene Anämien, anderenorts nicht klassifiziert**
Angeborene Anämie o.n.A.

P61.5 **Transitorische Neutropenie beim Neugeborenen**

P61.6 **Sonstige transitorische Gerinnungsstörungen beim Neugeborenen**

P61.8 **Sonstige näher bezeichnete hämatologische Krankheiten in der Perinatalperiode**

P61.9 **Hämatologische Krankheit in der Perinatalperiode, nicht näher bezeichnet**

Transitorische endokrine und Stoffwechselstörungen, die für den Fetus und das Neugeborene spezifisch sind (P70-P74)

Inkl.: Transitorische endokrine und Stoffwechselstörungen, die durch Reaktion des Kindes auf endokrine und Stoffwechselfaktoren der Mutter oder durch Anpassung an das extrauterine Leben verursacht werden

P70.- **Transitorische Störungen des Kohlenhydratstoffwechsels, die für den Fetus und das Neugeborene spezifisch sind**

P70.0 **Syndrom des Kindes einer Mutter mit gestationsbedingtem Diabetes mellitus**

P70.1 **Syndrom des Kindes einer diabetischen Mutter**
Diabetes mellitus der Mutter (vorher bestehend), der sich auf den Fetus oder das Neugeborene auswirkt (mit Hypoglykämie)

P70.2 **Diabetes mellitus beim Neugeborenen**

P70.3 **Iatrogene Hypoglykämie beim Neugeborenen**

P70.4 **Sonstige Hypoglykämie beim Neugeborenen**
Transitorische Hypoglykämie beim Neugeborenen

P70.8 **Sonstige transitorische Störungen des Kohlenhydratstoffwechsels beim Fetus und Neugeborenen**

P70.9 **Transitorische Störung des Kohlenhydratstoffwechsels beim Fetus und Neugeborenen, nicht näher bezeichnet**

P71.- **Transitorische Störungen des Kalzium- und Magnesiumstoffwechsels beim Neugeborenen**

P71.0 **Kuhmilch-Hypokalzämie beim Neugeborenen**

P71.1 **Sonstige Hypokalzämie beim Neugeborenen**
Exkl.: Hypoparathyreoidismus beim Neugeborenen (P71.4)

P71.2 **Hypomagnesiämie beim Neugeborenen**

P71.3 **Tetanie beim Neugeborenen, ohne Kalzium- oder Magnesiummangel**
Tetanie beim Neugeborenen o.n.A.

P71.4 **Transitorischer Hypoparathyreoidismus beim Neugeborenen**

P71.8 **Sonstige transitorische Störungen des Kalzium- und Magnesiumstoffwechsels beim Neugeborenen**

P71.9 **Transitorische Störung des Kalzium- und Magnesiumstoffwechsels beim Neugeborenen, nicht näher bezeichnet**

P72.- **Sonstige transitorische endokrine Krankheiten beim Neugeborenen**
Exkl.: Angeborene Hypothyreose mit oder ohne Struma (E03.0-E03.1)
Dyshormogene Struma (E07.1)
Pendred-Syndrom (E07.1)

P72.0 **Struma beim Neugeborenen, anderenorts nicht klassifiziert**
Transitorische Struma congenita mit normaler Funktion

P72.1 **Transitorische Hyperthyreose beim Neugeborenen**
Thyreotoxikose beim Neugeborenen

P72.2 **Sonstige transitorische Störungen der Schilddrüsenfunktion beim Neugeborenen, anderenorts nicht klassifiziert**
Transitorische Hypothyreose beim Neugeborenen

P72.8 **Sonstige näher bezeichnete transitorische endokrine Krankheiten beim Neugeborenen**

P72.9 **Transitorische endokrine Krankheit beim Neugeborenen, nicht näher bezeichnet**

P74.- **Sonstige transitorische Störungen des Elektrolythaushaltes und des Stoffwechsels beim Neugeborenen**

P74.0 **Metabolische Spätazidose beim Neugeborenen**

P74.1 **Dehydratation beim Neugeborenen**

P74.2 **Störungen des Natriumgleichgewichtes beim Neugeborenen**

P74.3 **Störungen des Kaliumgleichgewichtes beim Neugeborenen**

P74.4 **Sonstige transitorische Störungen des Elektrolythaushaltes beim Neugeborenen**

P74.5 **Transitorische Hypertyrosinämie beim Neugeborenen**

P74.8 **Sonstige transitorische Stoffwechselstörungen beim Neugeborenen**

P74.9 **Transitorische Stoffwechselstörung beim Neugeborenen, nicht näher bezeichnet**

Krankheiten des Verdauungssystems beim Fetus und Neugeborenen (P75-P78)

P75* Mekoniumileus bei zystischer Fibrose (E84.1†)

P76.- **Sonstiger Darmverschluss beim Neugeborenen**

P76.0 **Mekoniumpfropf-Syndrom**
Mekoniumileus in Fällen, bei denen eine zystische Fibrose ausgeschlossen ist
Exkl.: Mekoniumileus bei zystischer Fibrose (E84.1)

P76.1 **Transitorischer Ileus beim Neugeborenen**
Exkl.: Hirschsprung-Krankheit (Q43.1)

P76.2 **Darmverschluss beim Neugeborenen durch eingedickte Milch**

P76.8 **Sonstiger näher bezeichneter Darmverschluss beim Neugeborenen**

P76.9 **Darmverschluss beim Neugeborenen, nicht näher bezeichnet**

P77 **Enterocolitis necroticans beim Fetus und Neugeborenen**

P78.- **Sonstige Krankheiten des Verdauungssystems in der Perinatalperiode**
Exkl.: Gastrointestinale Blutungen beim Neugeborenen (P54.0-P54.3)

P78.0 **Darmperforation in der Perinatalperiode**
Mekoniumperitonitis

P78.1 **Sonstige Peritonitis beim Neugeborenen**
Neonatale Peritonitis o.n.A.

P78.2 **Hämatemesis und Meläna beim Neugeborenen durch Verschlucken mütterlichen Blutes**

P78.3 **Nichtinfektiöse Diarrhoe beim Neugeborenen**
Exkl.: Neonatale Diarrhoe:
- infektiös (A09.0)
- o.n.A. (A09.9)

P78.8 **Sonstige näher bezeichnete Krankheiten des Verdauungssystems in der Perinatalperiode**
Angeborene Zirrhose (der Leber)
Neonataler ösophagealer Reflux
Ulcus pepticum beim Neugeborenen

P78.9 **Krankheit des Verdauungssystems in der Perinatalperiode, nicht näher bezeichnet**

Krankheitszustände mit Beteiligung der Haut und der Temperaturregulation beim Fetus und Neugeborenen (P80-P83)

P80.- **Hypothermie beim Neugeborenen**

P80.0 **Kältesyndrom beim Neugeborenen**
Schwere und gewöhnlich chronische Hypothermie in Verbindung mit Rötung von Gesicht und Akren, Ödemen, neurologischen und biochemischen Auffälligkeiten.

Exkl.: Geringgradige Hypothermie beim Neugeborenen (P80.8)

P80.8 **Sonstige Hypothermie beim Neugeborenen**
Geringgradige Hypothermie beim Neugeborenen

P80.9 **Hypothermie beim Neugeborenen, nicht näher bezeichnet**

P81.- **Sonstige Störungen der Temperaturregulation beim Neugeborenen**

P81.0 **Umweltbedingte Hyperthermie beim Neugeborenen**

P81.8 **Sonstige näher bezeichnete Störungen der Temperaturregulation beim Neugeborenen**

P81.9 **Störung der Temperaturregulation beim Neugeborenen, nicht näher bezeichnet**
Fieber beim Neugeborenen o.n.A.

P83.- **Sonstige Krankheitszustände mit Beteiligung der Haut, die für den Fetus und das Neugeborene spezifisch sind**
Exkl.: Angeborene Fehlbildungen der Haut und des Integumentes (Q80-Q84)
Hautinfektion beim Neugeborenen (P39.4)
Hydrops fetalis durch hämolytische Krankheit (P56.-)
Milchschorf, seborrhoisch (L21.0)
Staphylococcal scalded skin syndrome [SSS-Syndrom] (L00.-)
Windeldermatitis (L22)

P83.0 **Sclerema neonatorum**

P83.1 **Erythema toxicum neonatorum**

P83.2 **Hydrops fetalis, nicht durch hämolytische Krankheit bedingt**
Hydrops fetalis o.n.A.

P83.3 **Sonstiges und nicht näher bezeichnetes Ödem, das für den Fetus und das Neugeborene spezifisch ist**

P83.4 **Brustdrüsenschwellung beim Neugeborenen**
Nichtinfektiöse Mastitis beim Neugeborenen

P83.5 **Angeborene Hydrozele**

P83.6 **Umbilikaler Polyp beim Neugeborenen**

P83.8 **Sonstige näher bezeichnete Krankheitszustände der Haut, die für den Fetus und das Neugeborene spezifisch sind**
Bronze-Baby
Sklerodermie beim Neugeborenen
Urticaria neonatorum

P83.9 **Krankheitszustand der Haut, der für den Fetus und das Neugeborene spezifisch ist, nicht näher bezeichnet**

Sonstige Störungen, die ihren Ursprung in der Perinatalperiode haben (P90-P96)

P90   **Krämpfe beim Neugeborenen**
Exkl.: Gutartige Neugeborenenkrämpfe (familiär) (G40.3)

P91.-   **Sonstige zerebrale Störungen beim Neugeborenen**

P91.0   **Zerebrale Ischämie beim Neugeborenen**

P91.1   **Erworbene periventrikuläre Zysten beim Neugeborenen**

P91.2   **Zerebrale Leukomalazie beim Neugeborenen**

P91.3   **Zerebrale Übererregbarkeit des Neugeborenen**

P91.4   **Zerebraler Depressionszustand des Neugeborenen**

P91.5   **Koma beim Neugeborenen**

P91.6   **Hypoxisch-ischämische Enzephalopathie beim Neugeborenen [HIE]**

P91.7   **Erworbener Hydrozephalus beim Neugeborenen**
Posthämorrhagischer Hydrozephalus beim Neugeborenen

P91.8-   **Sonstige näher bezeichnete zerebrale Störungen beim Neugeborenen**

P91.80   Locked-in-Syndrom und apallisches Syndrom beim Neugeborenen

P91.88   Sonstige näher bezeichnete zerebrale Störungen beim Neugeborenen

P91.9   **Zerebrale Störung beim Neugeborenen, nicht näher bezeichnet**

P92.-   **Ernährungsprobleme beim Neugeborenen**

P92.0   **Erbrechen beim Neugeborenen**

P92.1   **Regurgitation und Rumination beim Neugeborenen**

P92.2   **Trinkunlust beim Neugeborenen**

P92.3   **Unterernährung beim Neugeborenen**

P92.4   **Überernährung beim Neugeborenen**

P92.5   **Schwierigkeit beim Neugeborenen bei Brusternährung**

P92.8   **Sonstige Ernährungsprobleme beim Neugeborenen**

P92.9   **Ernährungsproblem beim Neugeborenen, nicht näher bezeichnet**

P93   **Reaktionen und Intoxikationen durch Arzneimittel oder Drogen, die dem Fetus und Neugeborenen verabreicht wurden**
Inkl.: Grey-Syndrom beim Neugeborenen durch Chloramphenicolgabe

Exkl.: Entzugssymptome:
• bei Einnahme von abhängigkeitserzeugenden Arzneimitteln oder Drogen durch die Mutter (P96.1)
• bei therapeutischer Anwendung von Arzneimitteln beim Neugeborenen (P96.2)
Ikterus durch Arzneimittel oder Toxine, die von der Mutter übertragen oder dem Neugeborenen verabreicht wurden (P58.4)
Reaktionen und Intoxikationen durch Opiate, Tranquilizer und andere Arzneimittel, die der Mutter verabreicht oder von ihr eingenommen wurden (P04.0-P04.1, P04.4)

P94.-   **Störungen des Muskeltonus beim Neugeborenen**

P94.0   **Transitorische Myasthenia gravis beim Neugeborenen**
Exkl.: Myasthenia gravis (G70.0)

P94.1   **Angeborene Muskelhypertonie**

P94.2   **Angeborene Muskelhypotonie**
Unspezifisches Floppy-Infant-Syndrom

P94.8   **Sonstige Störungen des Muskeltonus beim Neugeborenen**

P94.9   **Störung des Muskeltonus beim Neugeborenen, nicht näher bezeichnet**

P95 **Fetaltod nicht näher bezeichneter Ursache**
Inkl.: Totgeborener Fetus o.n.A.
Totgeburt o.n.A.

P96.- **Sonstige Zustände, die ihren Ursprung in der Perinatalperiode haben**

P96.0 **Angeborene Niereninsuffizienz**
Urämie beim Neugeborenen

P96.1 **Entzugssymptome beim Neugeborenen bei Einnahme von abhängigkeitserzeugenden Arzneimitteln oder Drogen durch die Mutter**
Drogenentzugssyndrom beim Kind einer abhängigen Mutter
Neonatales Abstinenzsyndrom

Exkl.: Reaktionen und Intoxikationen durch Opiate und Tranquilizer, die der Mutter während der Wehen und Entbindung verabreicht wurden (P04.0)

P96.2 **Entzugssymptome bei therapeutischer Anwendung von Arzneimitteln beim Neugeborenen**

P96.3 **Weite Schädelnähte beim Neugeborenen**
Kraniotabes beim Neugeborenen

P96.4 **Schwangerschaftsabbruch als Ursache von Zuständen beim Fetus und Neugeborenem**
Exkl.: Schwangerschaftsabbruch (Mutter) (O04.-)

P96.5 **Komplikationen bei intrauterinen Eingriffen, anderenorts nicht klassifiziert, als Ursache von Zuständen beim Fetus und Neugeborenem**

P96.8 **Sonstige näher bezeichnete Zustände, die ihren Ursprung in der Perinatalperiode haben**

P96.9 **Zustand, der seinen Ursprung in der Perinatalperiode hat, nicht näher bezeichnet**
Angeborene Schwäche o.n.A.

Kapitel XVII:

Angeborene Fehlbildungen, Deformitäten und Chromosomenanomalien (Q00 - Q99)

Exkl.: Angeborene Stoffwechselkrankheiten (E70-E90)

Dieses Kapitel gliedert sich in folgende Gruppen:

Q00-Q07	Angeborene Fehlbildungen des Nervensystems
Q10-Q18	Angeborene Fehlbildungen des Auges, des Ohres, des Gesichtes und des Halses
Q20-Q28	Angeborene Fehlbildungen des Kreislaufsystems
Q30-Q34	Angeborene Fehlbildungen des Atmungssystems
Q35-Q37	Lippen-, Kiefer- und Gaumenspalte
Q38-Q45	Sonstige angeborene Fehlbildungen des Verdauungssystems
Q50-Q56	Angeborene Fehlbildungen der Genitalorgane
Q60-Q64	Angeborene Fehlbildungen des Harnsystems
Q65-Q79	Angeborene Fehlbildungen und Deformitäten des Muskel-Skelett-Systems
Q80-Q89	Sonstige angeborene Fehlbildungen
Q90-Q99	Chromosomenanomalien, anderenorts nicht klassifiziert

Angeborene Fehlbildungen des Nervensystems (Q00-Q07)

Q00.-   **Anenzephalie und ähnliche Fehlbildungen**

Q00.0   **Anenzephalie**
Akranie
Amyelenzephalie
Azephalie
Hemienzephalie
Hemizephalie

Q00.1   **Kraniorhachischisis**

Q00.2   **Inienzephalie**

Q01.-   **Enzephalozele**
Inkl.: Enzephalomyelozele
Hydroenzephalozele
Hydromeningozele, kranial
Meningoenzephalozele
Meningozele, zerebral

Exkl.: Erworbene Enzephalozele (G93.5)
Meckel-Gruber-Syndrom (Q61.9)

Q01.0   **Frontale Enzephalozele**

Q01.1   **Nasofrontale Enzephalozele**

Q01.2   **Okzipitale Enzephalozele**

Q01.8   **Enzephalozele sonstiger Lokalisationen**

Q01.9   **Enzephalozele, nicht näher bezeichnet**

Q02 **Mikrozephalie**
Inkl.: Hydromikrozephalie
Mikrenzephalie

Exkl.: Meckel-Gruber-Syndrom (Q61.9)

Q03.- **Angeborener Hydrozephalus**
Inkl.: Hydrozephalus beim Neugeborenen

Exkl.: Arnold-Chiari-Syndrom (Q07.0)
Hydrozephalus:
• durch angeborene Toxoplasmose (P37.1)
• erworben, beim Neugeborenen (P91.7)
• erworben o.n.A. (G91.-)
• mit Spina bifida (Q05.0-Q05.4)

Q03.0 **Fehlbildungen des Aquaeductus cerebri**
Aquaeductus cerebri:
• Anomalie
• Obstruktion, angeboren
• Stenose

Q03.1 **Atresie der Apertura mediana [Foramen Magendii] oder der Aperturae laterales [Foramina Luschkae] des vierten Ventrikels**
Dandy-Walker-Syndrom

Q03.8 **Sonstiger angeborener Hydrozephalus**

Q03.9 **Angeborener Hydrozephalus, nicht näher bezeichnet**

Q04.- **Sonstige angeborene Fehlbildungen des Gehirns**
Exkl.: Makrozephalie (Q75.3)
Zyklopie (Q87.0)

Q04.0 **Angeborene Fehlbildungen des Corpus callosum**
Agenesie des Corpus callosum

Q04.1 **Arrhinenzephalie**

Q04.2 **Holoprosenzephalie-Syndrom**

Q04.3 **Sonstige Reduktionsdeformitäten des Gehirns**
Agenesie ┐
Aplasie │
Fehlen │ eines Gehirnteils
Hypoplasie ┘
Agyrie
Hydranenzephalie
Lissenzephalie
Mikrogyrie
Pachygyrie

Exkl.: Angeborene Fehlbildungen des Corpus callosum (Q04.0)

Q04.4 **Septooptische Dysplasie**

Q04.5 **Megalenzephalie**

Q04.6 **Angeborene Gehirnzysten**
Porenzephalie
Schizenzephalie

Exkl.: Erworbene porenzephalische Zyste (G93.0)

Q04.8 **Sonstige näher bezeichnete angeborene Fehlbildungen des Gehirns**
Makrogyrie

Q04.9 **Angeborene Fehlbildung des Gehirns, nicht näher bezeichnet**
Angeboren:
• Anomalie ┐
• Deformität │
• Krankheit oder Schädigung │ Gehirn o.n.A.
• multiple Anomalien ┘

Q05.- **Spina bifida**

Inkl.: Hydromeningozele (spinal)
Meningomyelozele
Meningozele (spinal)
Myelomeningozele
Myelozele
Rhachischisis
Spina bifida (aperta) (cystica)
Syringomyelozele

Exkl.: Arnold-Chiari-Syndrom (Q07.0)
Spina bifida occulta (Q76.0)

Q05.0 **Zervikale Spina bifida mit Hydrozephalus**

Q05.1 **Thorakale Spina bifida mit Hydrozephalus**
Spina bifida:
• dorsal ⎫ mit Hydrozephalus
• thorakolumbal ⎭

Q05.2 **Lumbale Spina bifida mit Hydrozephalus**
Lumbosakrale Spina bifida mit Hydrozephalus

Q05.3 **Sakrale Spina bifida mit Hydrozephalus**

Q05.4 **Nicht näher bezeichnete Spina bifida mit Hydrozephalus**

Q05.5 **Zervikale Spina bifida ohne Hydrozephalus**

Q05.6 **Thorakale Spina bifida ohne Hydrozephalus**
Spina bifida:
• dorsal o.n.A.
• thorakolumbal o.n.A.

Q05.7 **Lumbale Spina bifida ohne Hydrozephalus**
Lumbosakrale Spina bifida o.n.A.

Q05.8 **Sakrale Spina bifida ohne Hydrozephalus**
Exkl.: Sinus sacralis dermalis (L05.-)

Q05.9 **Spina bifida, nicht näher bezeichnet**

Q06.- **Sonstige angeborene Fehlbildungen des Rückenmarks**

Q06.0 **Amyelie**

Q06.1 **Hypoplasie und Dysplasie des Rückenmarks**
Atelomyelie
Myelatelie
Myelodysplasie des Rückenmarks

Q06.2 **Diastematomyelie**

Q06.3 **Sonstige angeborene Fehlbildungen der Cauda equina**

Q06.4 **Hydromyelie**
Hydrorrhachis

Q06.8 **Sonstige näher bezeichnete angeborene Fehlbildungen des Rückenmarks**

Q06.9 **Angeborene Fehlbildung des Rückenmarks, nicht näher bezeichnet**
Angeboren:
• Anomalie ⎫
• Deformität ⎬ Rückenmark oder Rückenmarkhäute o.n.A.
• Krankheit oder Schädigung ⎭

Q07.- **Sonstige angeborene Fehlbildungen des Nervensystems**
Exkl.: Familiäre Dysautonomie [Riley-Day-Syndrom] (G90.1)
Neurofibromatose (nicht bösartig) (Q85.0)

Q07.0 **Arnold-Chiari-Syndrom**

Q07.8   **Sonstige näher bezeichnete angeborene Fehlbildungen des Nervensystems**
Agenesie von Nerven
Kiefer-Lid-Syndrom
(Marcus-) Gunn-Syndrom
Verlagerung des Plexus brachialis

Q07.9   **Angeborene Fehlbildung des Nervensystems, nicht näher bezeichnet**
Angeboren:
• Anomalie
• Deformität   Nervensystem o.n.A.
• Krankheit oder Schädigung

Angeborene Fehlbildungen des Auges, des Ohres, des Gesichtes und des Halses (Q10-Q18)

Exkl.: Angeborene Fehlbildung:
• Halswirbelsäule (Q05.0, Q05.5, Q67.5, Q76.0-Q76.4)
• Larynx (Q31.-)
• Lippe, anderenorts nicht klassifiziert (Q38.0)
• Nase (Q30.-)
• Nebenschilddrüse (Q89.2)
• Schilddrüse (Q89.2)
Lippen-, Kiefer- und Gaumenspalte (Q35-Q37)

Q10.-   **Angeborene Fehlbildungen des Augenlides, des Tränenapparates und der Orbita**
Exkl.: Kryptophthalmus o.n.A. (Q11.2)
Kryptophthalmus-Syndrom (Q87.0)

Q10.0   **Angeborene Ptose**

Q10.1   **Angeborenes Ektropium**

Q10.2   **Angeborenes Entropium**

Q10.3   **Sonstige angeborene Fehlbildungen des Augenlides**
Ablepharie
Akzessorisch:
• Augenlid
• Augenmuskel
Angeborene Fehlbildung des Augenlides o.n.A.
Blepharophimose, angeboren
Fehlen oder Agenesie:
• Augenlid
• Augenwimpern
Lidkolobom

Q10.4   **Fehlen und Agenesie des Tränenapparates**
Fehlen des Punctum lacrimale

Q10.5   **Angeborene Stenose und Striktur des Canaliculus lacrimalis**

Q10.6   **Sonstige angeborene Fehlbildungen des Tränenapparates**
Angeborene Fehlbildung des Tränenapparates o.n.A.

Q10.7   **Angeborene Fehlbildung der Orbita**

Q11.-   **Anophthalmus, Mikrophthalmus und Makrophthalmus**

Q11.0   **Zystenauge [cystic eyeball]**

Q11.1   **Sonstiger Anophthalmus**
Agenesie
Aplasie   Auge

Q11.2   **Mikrophthalmus**
Dysplasie des Auges
Hypoplasie des Auges
Kryptophthalmus o.n.A.
Rudimentäres Auge
Exkl.: Kryptophthalmus-Syndrom (Q87.0)

Q11.3   **Makrophthalmus**
Exkl.: Makrophthalmus bei angeborenem Glaukom (Q15.0)

Q12.-   **Angeborene Fehlbildungen der Linse**

Q12.0   **Cataracta congenita**

Q12.1   **Angeborene Linsenverlagerung**

Q12.2   **Linsenkolobom**

Q12.3   **Angeborene Aphakie**

Q12.4   **Sphärophakie**

Q12.8   **Sonstige angeborene Fehlbildungen der Linse**

Q12.9   **Angeborene Fehlbildung der Linse, nicht näher bezeichnet**

Q13.-   **Angeborene Fehlbildungen des vorderen Augenabschnittes**

Q13.0   **Iriskolobom**
Kolobom o.n.A.

Q13.1   **Fehlen der Iris (angeboren)**
Aniridie

Q13.2   **Sonstige angeborene Fehlbildungen der Iris**
Angeborene Fehlbildung der Iris o.n.A.
Anisokorie, angeboren
Atresie der Pupille
Korektopie

Q13.3   **Angeborene Hornhauttrübung**

Q13.4   **Sonstige angeborene Fehlbildungen der Kornea**
Angeborene Fehlbildung der Kornea o.n.A.
Mikrokornea
Peters-Anomalie

Q13.5   **Blaue Sklera**

Q13.8   **Sonstige angeborene Fehlbildungen des vorderen Augenabschnittes**
Axenfeld-Rieger-Syndrom
Rieger-Anomalie

Q13.9   **Angeborene Fehlbildung des vorderen Augenabschnittes, nicht näher bezeichnet**

Q14.-   **Angeborene Fehlbildung des hinteren Augenabschnittes**

Q14.0   **Angeborene Fehlbildung des Glaskörpers**
Angeborene Glaskörpertrübung

Q14.1   **Angeborene Fehlbildung der Retina**
Angeborenes Aneurysma der Retina

Q14.2   **Angeborene Fehlbildung der Papille**
Kolobom der Papille

Q14.3   **Angeborene Fehlbildung der Chorioidea**

Q14.8   **Sonstige angeborene Fehlbildungen des hinteren Augenabschnittes**
Kolobom des Augenhintergrundes

Q14.9   **Angeborene Fehlbildung des hinteren Augenabschnittes, nicht näher bezeichnet**

Q15.- **Sonstige angeborene Fehlbildungen des Auges**
Exkl.: Angeborener Nystagmus (H55)
Okulärer Albinismus (E70.3)
Retinitis pigmentosa (H35.5)

Q15.0 **Angeborenes Glaukom**
Buphthalmus
Glaukom beim Neugeborenen
Hydrophthalmus
Keratoglobus, angeboren, mit Glaukom
Makrokornea mit Glaukom
Makrophthalmus bei angeborenem Glaukom
Megalokornea mit Glaukom

Q15.8 **Sonstige näher bezeichnete angeborene Fehlbildungen des Auges**

Q15.9 **Angeborene Fehlbildung des Auges, nicht näher bezeichnet**
Angeboren:
• Anomalie Auge o.n.A.
• Deformität

Q16.- **Angeborene Fehlbildungen des Ohres, die eine Beeinträchtigung des Hörvermögens verursachen**
Exkl.: Angeborene Schwerhörigkeit oder Taubheit (H90.-)

Q16.0 **Angeborenes Fehlen der Ohrmuschel**

Q16.1 **Angeborene(s) Fehlen, Atresie und Striktur des (äußeren) Gehörganges**
Atresie oder Striktur des knöchernen Gehörganges

Q16.2 **Fehlen der Tuba auditiva (angeboren)**

Q16.3 **Angeborene Fehlbildung der Gehörknöchelchen**
Verschmelzung der Gehörknöchelchen

Q16.4 **Sonstige angeborene Fehlbildungen des Mittelohres**
Angeborene Fehlbildung des Mittelohres o.n.A.

Q16.5 **Angeborene Fehlbildung des Innenohres**
Anomalie:
• Corti-Organ
• häutiges Labyrinth

Q16.9 **Angeborene Fehlbildung des Ohres als Ursache einer Beeinträchtigung des Hörvermögens, nicht näher bezeichnet**
Angeborenes Fehlen eines Ohres o.n.A.

Q17.- **Sonstige angeborene Fehlbildungen des Ohres**
Exkl.: Präaurikuläre Zyste (Q18.1)

Q17.0 **Akzessorische Ohrmuschel**
Akzessorischer Tragus
Aurikularanhang
Polyotie
Überzählig:
• Ohr
• Ohrläppchen

Q17.1 **Makrotie**

Q17.2 **Mikrotie**

Q17.3 **Sonstiges fehlgebildetes Ohr**
Spitzohr

Q17.4 **Lageanomalie des Ohres**
Ohrtiefstand

Exkl.: Halsanhang (Q18.2)

Q17.5 **Abstehendes Ohr**

Q17.8 **Sonstige näher bezeichnete angeborene Fehlbildungen des Ohres**
Angeborenes Fehlen des Ohrläppchens

Q17.9 **Angeborene Fehlbildung des Ohres, nicht näher bezeichnet**
Angeborene Anomalie des Ohres o.n.A.

Q18.- **Sonstige angeborene Fehlbildungen des Gesichtes und des Halses**
Exkl.: Angeborene Fehlbildung der Schädel- und Gesichtsschädelknochen (Q75.-)
Dentofaziale Anomalien [einschließlich fehlerhafter Okklusion] (K07.-)
Fehlbildungssyndrome mit vorwiegender Beteiligung des Gesichtes (Q87.0)
Lippen-, Kiefer- und Gaumenspalte (Q35-Q37)
Persistenz des Ductus thyreoglossus (Q89.2)
Zustände, die unter Q67.0-Q67.4 klassifiziert sind
Zyklopie (Q87.0)

Q18.0 **Branchiogene(r) Sinus, Fistel und Zyste**
Branchiogenes Überbleibsel

Q18.1 **Präaurikuläre(r) Sinus und Zyste**
Fistel:
• aurikulär, angeboren
• zervikoaurikulär
Prätragale(r) Sinus und Zyste

Q18.2 **Sonstige branchiogene Fehlbildungen**
Branchiogene Fehlbildung o.n.A.
Halsanhang
Otozephalie

Q18.3 **Flügelfell des Halses**
Pterygium colli

Q18.4 **Makrostomie**

Q18.5 **Mikrostomie**

Q18.6 **Makrocheilie**
Lippenverdickung, angeboren

Q18.7 **Mikrocheilie**

Q18.8 **Sonstige näher bezeichnete angeborene Fehlbildungen des Gesichtes und des Halses**
Medial:
• Fistel
• Sinus   an Gesicht und Hals
• Zyste

Q18.9 **Angeborene Fehlbildung des Gesichtes und des Halses, nicht näher bezeichnet**
Angeborene Anomalie o.n.A. an Gesicht und Hals

Angeborene Fehlbildungen des Kreislaufsystems (Q20-Q28)

Q20.- **Angeborene Fehlbildungen der Herzhöhlen und verbindender Strukturen**
Exkl.: Dextrokardie mit Situs inversus (Q89.3)
Spiegelbildliche Anordnung der Vorhöfe mit Situs inversus (Q89.3)

Q20.0 **Truncus arteriosus communis**
Persistierender Truncus arteriosus

Q20.1 **Rechter Doppelausstromventrikel [Double outlet right ventricle]**
Taussig-Bing-Syndrom

Q20.2 **Linker Doppelausstromventrikel [Double outlet left ventricle]**

Q20.3 **Diskordante ventrikuloarterielle Verbindung**
Dextrotransposition der Aorta
Transposition der großen Gefäße (vollständig)

Q20.4 **Doppeleinstromventrikel [Double inlet ventricle]**
Cor triloculare biatriatum
Gemeinsamer Ventrikel
Singulärer Ventrikel

Q20.5 **Diskordante atrioventrikuläre Verbindung**
Korrigierte Transposition der großen Gefäße
Lävotransposition
Ventrikelinversion

Q20.6 **Vorhofisomerismus**
Vorhofisomerismus mit Asplenie oder Polysplenie

Q20.8 **Sonstige angeborene Fehlbildungen der Herzhöhlen und verbindender Strukturen**

Q20.9 **Angeborene Fehlbildung der Herzhöhlen und verbindender Strukturen, nicht näher bezeichnet**

Q21.- **Angeborene Fehlbildungen der Herzsepten**
Exkl.: Erworbener Herzseptumdefekt (I51.0)

Q21.0 **Ventrikelseptumdefekt**

Q21.1 **Vorhofseptumdefekt**
Offen oder persistierend:
• Foramen ovale
• Ostium secundum
Ostium-secundum-Defekt (ASD II)
Sinus-coronarius-Defekt
Sinus-venosus-Defekt

Q21.2 **Defekt des Vorhof- und Kammerseptums**
Canalis atrioventricularis communis
Endokardkissendefekt
Ostium-primum-Defekt (ASD I)

Q21.3 **Fallot-Tetralogie**
Ventrikelseptumdefekt mit Pulmonalstenose oder -atresie, Dextroposition der Aorta und Hypertrophie des rechten Ventrikels

Q21.4 **Aortopulmonaler Septumdefekt**
Aortopulmonales Fenster
Defekt des Septum aorticopulmonale

Q21.8- **Sonstige angeborene Fehlbildungen der Herzsepten**

Q21.80 Fallot-Pentalogie

Q21.88 Sonstige angeborene Fehlbildungen der Herzsepten
Eisenmenger-Defekt

Exkl.: Eisenmenger:
• Komplex (I27.8)
• Syndrom (I27.8)

Q21.9 **Angeborene Fehlbildung des Herzseptums, nicht näher bezeichnet**
(Herz-) Septumdefekt o.n.A.

Q22.- **Angeborene Fehlbildungen der Pulmonal- und der Trikuspidalklappe**

Q22.0 **Pulmonalklappenatresie**

Q22.1 **Angeborene Pulmonalklappenstenose**

Q22.2 **Angeborene Pulmonalklappeninsuffizienz**
Regurgitation bei angeborener Pulmonalklappeninsuffizienz

Q22.3 **Sonstige angeborene Fehlbildungen der Pulmonalklappe**
Angeborene Fehlbildung der Pulmonalklappe o.n.A.

Q22.4 **Angeborene Trikuspidalklappenstenose**
Trikuspidalatresie

Q22.5 **Ebstein-Anomalie**

Q22.6 **Hypoplastisches Rechtsherzsyndrom**

Q22.8   **Sonstige angeborene Fehlbildungen der Trikuspidalklappe**

Q22.9   **Angeborene Fehlbildung der Trikuspidalklappe, nicht näher bezeichnet**

Q23.-   **Angeborene Fehlbildungen der Aorten- und der Mitralklappe**

Q23.0   **Angeborene Aortenklappenstenose**
Angeborene Aortenatresie
Angeborene Aortenstenose

> *Exkl.:*   Angeborene subvalvuläre Aortenstenose (Q24.4)
>   Bei hypoplastischem Linksherzsyndrom (Q23.4)

Q23.1   **Angeborene Aortenklappeninsuffizienz**
Angeborene Aorteninsuffizienz
Bikuspidale Aortenklappe

Q23.2   **Angeborene Mitralklappenstenose**
Angeborene Mitralatresie

Q23.3   **Angeborene Mitralklappeninsuffizienz**

Q23.4   **Hypoplastisches Linksherzsyndrom**
Atresie oder deutliche Hypoplasie des Aortenostiums oder der Aortenklappe, mit Hypoplasie der Aorta ascendens und fehlerhafter Entwicklung des linken Ventrikels (mit Mitralklappenstenose oder -atresie).

Q23.8   **Sonstige angeborene Fehlbildungen der Aorten- und Mitralklappe**

Q23.9   **Angeborene Fehlbildung der Aorten- und Mitralklappe, nicht näher bezeichnet**

Q24.-   **Sonstige angeborene Fehlbildungen des Herzens**
> *Exkl.:*   Endokardfibroelastose (I42.4)

Q24.0   **Dextrokardie**
> *Exkl.:*   Dextrokardie mit Situs inversus (Q89.3)
>   Spiegelbildliche Anordnung der Vorhöfe mit Situs inversus (Q89.3)
>   Vorhofisomerismus (mit Asplenie oder Polysplenie) (Q20.6)

Q24.1   **Lävokardie**

Das Herz befindet sich in der linken Thoraxhälfte, die Herzspitze zeigt nach links; aber diese Lage ist verbunden mit einem Situs inversus anderer Organe, mit anderen Fehlbildungen des Herzens oder einer korrigierten Transposition der großen Gefäße.

Q24.2   **Cor triatriatum**

Q24.3   **Infundibuläre Pulmonalstenose**

Q24.4   **Angeborene subvalvuläre Aortenstenose**

Q24.5   **Fehlbildung der Koronargefäße**
Angeborenes Koronar- (Arterien-) Aneurysma

Q24.6   **Angeborener Herzblock**

Q24.8   **Sonstige näher bezeichnete angeborene Fehlbildungen des Herzens**
Angeborene Fehlbildung:
• Myokard
• Perikard
Angeborenes Divertikel des linken Ventrikels
Malposition des Herzens
Uhl-Anomalie

Q24.9   **Angeborene Fehlbildung des Herzens, nicht näher bezeichnet**
Angeboren:
• Anomalie | Herz o.n.A.
• Krankheit |

Q25.-   **Angeborene Fehlbildungen der großen Arterien**

Q25.0   **Offener Ductus arteriosus**
Offener Ductus Botalli
Persistierender Ductus arteriosus

Q25.1   **Koarktation der Aorta**
Aortenisthmusstenose (präduktal) (postduktal)

Q25.2   **Atresie der Aorta**

Q25.3   **Stenose der Aorta (angeboren)**
Supravalvuläre Aortenstenose

Exkl.: Angeborene Aortenklappenstenose (Q23.0)

Q25.4   **Sonstige angeborene Fehlbildungen der Aorta**
Aneurysma des Sinus Valsalvae (rupturiert)
Angeboren:
• Aneurysma
• Dilatation | Aorta
Aplasie
Fehlen
Doppelter Aortenbogen [Gefäßring der Aorta]
Hypoplasie der Aorta
Persistenz:
• Gefäßkonvolute im Bereich des Aortenbogens
• rechter Aortenbogen

Exkl.: Hypoplasie der Aorta bei hypoplastischem Linksherzsyndrom (Q23.4)

Q25.5   **Atresie der A. pulmonalis**

Q25.6   **Stenose der A. pulmonalis (angeboren)**
Supravalvuläre Pulmonalarterienstenose

Q25.7   **Sonstige angeborene Fehlbildungen der A. pulmonalis**
Aberrierende A. pulmonalis
Agenesie
Aneurysma
Anomalie | A. pulmonalis, angeboren
Hypoplasie
Pulmonales arteriovenöses Aneurysma

Q25.8   **Sonstige angeborene Fehlbildungen der großen Arterien**

Q25.9   **Angeborene Fehlbildung der großen Arterien, nicht näher bezeichnet**

Q26.-   **Angeborene Fehlbildungen der großen Venen**

Q26.0   **Angeborene Stenose der V. cava**
Angeborene Stenose der V. cava (inferior) (superior)

Q26.1   **Persistenz der linken V. cava superior**

Q26.2   **Totale Fehleinmündung der Lungenvenen**

Q26.3   **Partielle Fehleinmündung der Lungenvenen**

Q26.4   **Fehleinmündung der Lungenvenen, nicht näher bezeichnet**

Q26.5   **Fehleinmündung der Pfortader**

Q26.6   **Fistel zwischen V. portae und A. hepatica (angeboren)**

Q26.8   **Sonstige angeborene Fehlbildungen der großen Venen**
Azygos-Kontinuation der V. cava inferior
Fehlen der V. cava (inferior) (superior)
Persistenz der linken V. cardinalis posterior
Scimitar-Anomalie

Q26.9   **Angeborene Fehlbildung einer großen Vene, nicht näher bezeichnet**
Anomalie der V. cava (inferior) (superior) o.n.A.

Q27.-   **Sonstige angeborene Fehlbildungen des peripheren Gefäßsystems**
Exkl.: Angeborenes Aneurysma der Retina (Q14.1)
Anomalien:
• A. pulmonalis (Q25.5-Q25.7)
• intrakranielle und extrakranielle hirnversorgende Gefäße (Q28.0-Q28.3)
• Koronargefäße (Q24.5)
Hämangiom und Lymphangiom (D18.-)

Q27.0   **Angeborenes Fehlen oder Hypoplasie der A. umbilicalis**
Singuläre A. umbilicalis

Q27.1   **Angeborene Nierenarterienstenose**

Q27.2   **Sonstige angeborene Fehlbildungen der Nierenarterie**
Angeborene Fehlbildung der Nierenarterie o.n.A.
Multiple Nierenarterien

Q27.3   **Arteriovenöse Fehlbildung der peripheren Gefäße**
Arteriovenöses Aneurysma

Exkl.: Erworbenes arteriovenöses Aneurysma (I77.0)

Q27.4   **Angeborene Phlebektasie**

Q27.8   **Sonstige näher bezeichnete angeborene Fehlbildungen des peripheren Gefäßsystems**
Aberrierende A. subclavia
Angeboren:
• Aneurysma (peripher)
• Striktur, Arterie
• Varix
Atresie | Arterie oder Vene, anderenorts nicht
Fehlen | klassifiziert

Q27.9   **Angeborene Fehlbildung des peripheren Gefäßsystems, nicht näher bezeichnet**
Anomalie einer Arterie oder Vene o.n.A.

Q28.-   **Sonstige angeborene Fehlbildungen des Kreislaufsystems**
Soll das Vorliegen einer Hirnblutung angegeben werden, ist zunächst eine Schlüsselnummer aus I60-I62 zu verwenden.

Exkl.: Angeborenes Aneurysma:
• koronar (Q24.5)
• peripher (Q27.8)
• pulmonal (Q25.7)
• retinal (Q14.1)
• o.n.A. (Q27.8)

Q28.0-   **Arteriovenöse Fehlbildung der präzerebralen Gefäße**

Q28.00   Angeborenes arteriovenöses Aneurysma der präzerebralen Gefäße

Q28.01   Angeborene arteriovenöse Fistel der präzerebralen Gefäße

Q28.08   Sonstige angeborene arteriovenöse Fehlbildungen der präzerebralen Gefäße

Q28.09   Angeborene arteriovenöse Fehlbildung der präzerebralen Gefäße, nicht näher bezeichnet

Q28.1-   **Sonstige Fehlbildungen der präzerebralen Gefäße**

Q28.10   Angeborenes Aneurysma der präzerebralen Gefäße

Q28.11   Angeborene Fistel der präzerebralen Gefäße

Q28.18   Sonstige angeborene Fehlbildungen der präzerebralen Gefäße

Q28.19   Angeborene Fehlbildung der präzerebralen Gefäße, nicht näher bezeichnet

Q28.2-   **Arteriovenöse Fehlbildung der zerebralen Gefäße**

Q28.20   Angeborenes arteriovenöses Aneurysma der zerebralen Gefäße

Q28.21   Angeborene arteriovenöse Fistel der zerebralen Gefäße

Q28.28   Sonstige angeborene arteriovenöse Fehlbildungen der zerebralen Gefäße

Q28.29   Angeborene arteriovenöse Fehlbildung der zerebralen Gefäße, nicht näher bezeichnet

Q28.3-   **Sonstige Fehlbildungen der zerebralen Gefäße**

Q28.30   Angeborenes Aneurysma der zerebralen Gefäße

Q28.31   Angeborene Fistel der zerebralen Gefäße

Q28.38   Sonstige angeborene Fehlbildungen der zerebralen Gefäße

Q28.39   Angeborene Fehlbildung der zerebralen Gefäße, nicht näher bezeichnet

Q28.8-   **Sonstige näher bezeichnete angeborene Fehlbildungen des Kreislaufsystems**

Q28.80   Sonstiges angeborenes Aneurysma

Q28.81   Sonstige angeborene Fistel des Kreislaufsystems

Q28.88   Sonstige näher bezeichnete angeborene Fehlbildungen des Kreislaufsystems

Q28.9   **Angeborene Fehlbildung des Kreislaufsystems, nicht näher bezeichnet**

Angeborene Fehlbildungen des Atmungssystems (Q30-Q34)

Q30.- **Angeborene Fehlbildungen der Nase**
Exkl.: Angeborene Deviation des Nasenseptums (Q67.4)

Q30.0 **Choanalatresie**
Angeborene Stenose
Atresie ⎱ Nasenöffnungen (vordere) (hintere)

Q30.1 **Agenesie und Unterentwicklung der Nase**
Angeborenes Fehlen der Nase

Q30.2 **Nasenfurche, Naseneinkerbung und Spaltnase**

Q30.3 **Angeborene Perforation des Nasenseptums**

Q30.8 **Sonstige angeborene Fehlbildungen der Nase**
Akzessorische Nase
Angeborene Anomalie der Nasennebenhöhlenwand

Q30.9 **Angeborene Fehlbildung der Nase, nicht näher bezeichnet**

Q31.- **Angeborene Fehlbildungen des Kehlkopfes**
Exkl.: Stridor congenitus (laryngis) o.n.A. (P28.8)

Q31.0 **Kehlkopfsegel**
Kehlkopfsegel:
• glottisch
• subglottisch
• o.n.A.

Q31.1 **Angeborene subglottische Stenose**

Q31.2 **Hypoplasie des Kehlkopfes**

Q31.3 **Laryngozele (angeboren)**

Q31.5 **Angeborene Laryngomalazie**

Q31.8 **Sonstige angeborene Fehlbildungen des Kehlkopfes**
Agenesie
Atresie ⎱ Ringknorpel, Epiglottis, Glottis, Kehlkopf, Schildknorpel
Fehlen
Angeborene Kehlkopfstenose, anderenorts nicht klassifiziert
Fissur der Epiglottis
Hintere Ringknorpelspalte
Schildknorpelspalte

Q31.9 **Angeborene Fehlbildung des Kehlkopfes, nicht näher bezeichnet**

Q32.- **Angeborene Fehlbildungen der Trachea und der Bronchien**
Exkl.: Angeborene Bronchiektasen (Q33.4)

Q32.0 **Angeborene Tracheomalazie**

Q32.1 **Sonstige angeborene Fehlbildungen der Trachea**
Angeboren:
• Dilatation der Trachea
• Fehlbildung der Trachea
• Stenose der Trachea
• Tracheozele
Anomalie des Trachealknorpels
Atresie der Trachea

Q32.2 **Angeborene Bronchomalazie**

Q32.3 **Angeborene Bronchusstenose**

Q32.4   **Sonstige angeborene Fehlbildungen der Bronchien**
Agenesie
Angeborene Fehlbildung o.n.A.
Atresie   Bronchus
Divertikel
Fehlen

Q33.-   **Angeborene Fehlbildungen der Lunge**

Q33.0   **Angeborene Zystenlunge**
Angeboren:
• Lungenkrankheit:
  • polyzystisch
  • zystisch
• Wabenlunge
Exkl.: Zystische Lungenkrankheit, erworben oder nicht näher bezeichnet (J98.4)

Q33.1   **Akzessorischer Lungenlappen**

Q33.2   **Lungensequestration (angeboren)**

Q33.3   **Agenesie der Lunge**
Fehlen der Lunge(n) (-Lappen)

Q33.4   **Angeborene Bronchiektasie**

Q33.5   **Ektopisches Gewebe in der Lunge (angeboren)**

Q33.6   **Hypoplasie und Dysplasie der Lunge**
Exkl.: Pulmonale Hypoplasie verbunden mit kurzer Schwangerschaftsdauer (P28.0)

Q33.8   **Sonstige angeborene Fehlbildungen der Lunge**

Q33.9   **Angeborene Fehlbildung der Lunge, nicht näher bezeichnet**

Q34.-   **Sonstige angeborene Fehlbildungen des Atmungssystems**

Q34.0   **Anomalie der Pleura**

Q34.1   **Angeborene Mediastinalzyste**

Q34.8   **Sonstige näher bezeichnete angeborene Fehlbildungen des Atmungssystems**
Atresie des Nasopharynx

Q34.9   **Angeborene Fehlbildung des Atmungssystems, nicht näher bezeichnet**
Angeboren:
• Anomalie o.n.A. │ Atmungsorgan
• Fehlen

Lippen-, Kiefer- und Gaumenspalte
(Q35-Q37)

Hinw.: Bei den folgenden Schlüsselnummern wird zur eindeutigen Definition der Inhalte der LAHS-Kode angeführt. Die Buchstaben bezeichnen den betroffenen anatomischen Teil: L = Lippenspalte, A = Kieferspalte (Alveolus), H = Hartgaumenspalte, S = Segelspalte; nicht betroffene anatomische Teile werden durch ein Minuszeichen dargestellt. Der linke Teil des Kodes bezeichnet die rechte Gesichtshälfte und umgekehrt.

[Kriens, O: LAHSHAL - A concise documentation system for cleft lip, alveolus and palate diagnoses. In: Kriens, O. (Hrsg.), What is a cleft lip and palate? Proceedings of an Advanced Workshop, Bremen 1987. Georg Thieme Verlag, Stuttgart 1989.]

Soll eine assoziierte Fehlbildung der Nase angegeben werden, ist eine zusätzliche Schlüsselnummer (Q30.2) zu benutzen.

Exkl.: Robin-Syndrom (Q87.0)

Q35.- Gaumenspalte
Inkl.: Gaumenfissur
Palatoschisis

Exkl.: Gaumenspalte mit Lippenspalte (Q37.-)

Q35.1 **Spalte des harten Gaumens**
LAHS-Kodes:

    - - H - - - -

    - - - - H - -

    - - H - H - -

Q35.3 **Spalte des weichen Gaumens**
LAHS-Kode:

    - - - S - - -

Gaumensegelspalte

Q35.5 **Spalte des harten und des weichen Gaumens**
LAHS-Kode:

    - - H S H - -

Q35.7 **Uvulaspalte**
LAHS-Kode:

    - - - S - - -

Q35.9 **Gaumenspalte, nicht näher bezeichnet**

Q36.- Lippenspalte
Inkl.: Angeborene Lippenfissur
Cheiloschisis

Exkl.: Lippenspalte mit Gaumenspalte (Q37.-)

Q36.0 **Lippenspalte, beidseitig**
LAHS-Kode:

    L - - - - L

Q36.1 **Lippenspalte, median**

Q36.9 **Lippenspalte, einseitig**
LAHS-Kodes:

    L - - - - -

    - - - - - L

Lippenspalte o.n.A.

Q37.- **Gaumenspalte mit Lippenspalte**

Q37.0 **Spalte des harten Gaumens mit beidseitiger Lippenspalte**
LAHS-Kode:

L A - - - A L

Lippen-Kieferspalte, beidseitig

Q37.1 **Spalte des harten Gaumens mit einseitiger Lippenspalte**
LAHS-Kodes:

L A - - - - -

- - - - - A L

Lippen-Kieferspalte, einseitig oder o.n.A.
Spalte des harten Gaumens mit Lippenspalte o.n.A.

Q37.2 **Spalte des weichen Gaumens mit beidseitiger Lippenspalte**
LAHS-Kode:

L - - S - - L

Q37.3 **Spalte des weichen Gaumens mit einseitiger Lippenspalte**
LAHS-Kodes:

L - - S - - -

- - - S - - L

Spalte des weichen Gaumens mit Lippenspalte o.n.A.

Q37.4 **Spalte des harten und des weichen Gaumens mit beidseitiger Lippenspalte**
LAHS-Kode:

L A H S H A L

Lippen-Kiefer-Gaumenspalte, beidseitig

Q37.5 **Spalte des harten und des weichen Gaumens mit einseitiger Lippenspalte**
LAHS-Kodes:

L A H S - - -

- - - S H A L

Lippen-Kiefer-Gaumenspalte, einseitig oder o.n.A.
Spalte des harten und des weichen Gaumens mit Lippenspalte o.n.A.

Q37.8 **Gaumenspalte, nicht näher bezeichnet, mit beidseitiger Lippenspalte**

Q37.9 **Gaumenspalte, nicht näher bezeichnet, mit einseitiger Lippenspalte**
Gaumenspalte mit Lippenspalte o.n.A.

Sonstige angeborene Fehlbildungen des Verdauungssystems (Q38-Q45)

Q38.- **Sonstige angeborene Fehlbildungen der Zunge, des Mundes und des Rachens**
Exkl.: Makrostomie (Q18.4)
Mikrostomie (Q18.5)

Q38.0 **Angeborene Fehlbildungen der Lippen, anderenorts nicht klassifiziert**
Angeboren:
• Fehlbildung der Lippe o.n.A.
• Fistel der Lippe
van-der-Woude-Syndrom

Exkl.: Lippenspalte (Q36.-)
Lippenspalte mit Gaumenspalte (Q37.-)
Makrocheilie (Q18.6)
Mikrocheilie (Q18.7)

Q38.1 **Ankyloglosson**
Verkürzung des Zungenbändchens

Q38.2   **Makroglossie (angeboren)**

Q38.3   **Sonstige angeborene Fehlbildungen der Zunge**
Aglossie
Angeboren:
• Adhäsion
• Fehlbildung o.n.A. } Zunge
• Fissur
Hypoglossie
Hypoplasie der Zunge
Mikroglossie
Spaltzunge

Q38.4   **Angeborene Fehlbildungen der Speicheldrüsen und Speicheldrüsenausführungsgänge**
Akzessorisch
Atresie } Speicheldrüse oder Speicheldrüsenausführungsgänge
Fehlen
Angeborene Fistel der Speicheldrüse

Q38.5   **Angeborene Fehlbildungen des Gaumens, anderenorts nicht klassifiziert**
Angeborene Fehlbildung des Gaumens o.n.A.
Fehlen der Uvula
Hoher Gaumen

Exkl.: Gaumenspalte (Q35.-)
Gaumenspalte mit Lippenspalte (Q37.-)

Q38.6   **Sonstige angeborene Fehlbildungen des Mundes**
Angeborene Fehlbildung des Mundes o.n.A.

Q38.7   **Schlundtasche**
Rachendivertikel

Exkl.: Syndrom des vierten Kiemenbogens (D82.1)

Q38.8   **Sonstige angeborene Fehlbildungen des Rachens**
Angeborene Fehlbildung des Rachens o.n.A.

Q39.-   **Angeborene Fehlbildungen des Ösophagus**

Q39.0   **Ösophagusatresie ohne Fistel**
Ösophagusatresie o.n.A.

Q39.1   **Ösophagusatresie mit Ösophagotrachealfistel**
Ösophagusatresie mit Ösophagobronchialfistel

Q39.2   **Angeborene Ösophagotrachealfistel ohne Atresie**
Angeborene Ösophagotrachealfistel o.n.A.

Q39.3   **Angeborene Ösophagusstenose und -striktur**

Q39.4   **Angeborene Ösophagusmembran**
Exkl.: Ösophagusmembran (erworben) (K22.2)

Q39.5   **Angeborene Dilatation des Ösophagus**

Q39.6   **Ösophagusdivertikel (angeboren)**
Ösophagustasche

Q39.8   **Sonstige angeborene Fehlbildungen des Ösophagus**
Angeborene
Verlagerung
Duplikatur } Ösophagus
Fehlen

Q39.9   **Angeborene Fehlbildung des Ösophagus, nicht näher bezeichnet**

Q40.-   **Sonstige angeborene Fehlbildungen des oberen Verdauungstraktes**

Q40.0   **Angeborene hypertrophische Pylorusstenose**
Angeboren oder infantil:
- Hypertrophie
- Konstriktion
- Spasmus   Pylorus
- Stenose
- Striktur

Q40.1   **Angeborene Hiatushernie**
Verlagerung der Kardia durch den Hiatus oesophageus
Exkl.: Angeborene Zwerchfellhernie (Q79.0)

Q40.2   **Sonstige näher bezeichnete angeborene Fehlbildungen des Magens**
Angeboren:
- Magendivertikel
- Sanduhrmagen
- Verlagerung des Magens
Duplikatur des Magens
Magenerweiterung
Mikrogastrie

Q40.3   **Angeborene Fehlbildung des Magens, nicht näher bezeichnet**

Q40.8   **Sonstige näher bezeichnete angeborene Fehlbildungen des oberen Verdauungstraktes**

Q40.9   **Angeborene Fehlbildung des oberen Verdauungstraktes, nicht näher bezeichnet**
Angeboren:
- Anomalie   oberer Verdauungstrakt
- Deformität   o.n.A.

Q41.-   **Angeborene(s) Fehlen, Atresie und Stenose des Dünndarmes**
Inkl.: Angeborene Obstruktion, Okklusion und Striktur des Dünndarmes oder des Darmes o.n.A.
Soll das Vorliegen einer Malabsorption angegeben werden, so ist eine zusätzliche Schlüsselnummer (K90.8, K91.2) zu benutzen.
Exkl.: Mekoniumileus (E84.1)

Q41.0   **Angeborene(s) Fehlen, Atresie und Stenose des Duodenums**

Q41.1   **Angeborene(s) Fehlen, Atresie und Stenose des Jejunums**
Hereditäre Jejunalatresie [Apple-peel-Syndrom]
Jejunum imperforatum

Q41.2   **Angeborene(s) Fehlen, Atresie und Stenose des Ileums**

Q41.8   **Angeborene(s) Fehlen, Atresie und Stenose sonstiger näher bezeichneter Teile des Dünndarmes**

Q41.9   **Angeborene(s) Fehlen, Atresie und Stenose des Dünndarmes, Teil nicht näher bezeichnet**
Angeborene(s) Fehlen, Atresie und Stenose des Darmes o.n.A.

Q42.-   **Angeborene(s) Fehlen, Atresie und Stenose des Dickdarmes**
Inkl.: Angeborene Obstruktion, Okklusion und Striktur des Dickdarmes

Q42.0   **Angeborene(s) Fehlen, Atresie und Stenose des Rektums mit Fistel**

Q42.1   **Angeborene(s) Fehlen, Atresie und Stenose des Rektums ohne Fistel**
Rectum imperforatum

Q42.2   **Angeborene(s) Fehlen, Atresie und Stenose des Anus mit Fistel**

Q42.3   **Angeborene(s) Fehlen, Atresie und Stenose des Anus ohne Fistel**
Anus imperforatus

Q42.8   **Angeborene(s) Fehlen, Atresie und Stenose sonstiger Teile des Dickdarmes**

Q42.9   **Angeborene(s) Fehlen, Atresie und Stenose des Dickdarmes, Teil nicht näher bezeichnet**

Q43.- **Sonstige angeborene Fehlbildungen des Darmes**

Q43.0 **Meckel-Divertikel**
Persistenz:
• Dottergang
• Ductus omphaloentericus

Q43.1 **Hirschsprung-Krankheit**
Aganglionose
Megacolon congenitum (aganglionär)

Q43.2 **Sonstige angeborene Funktionsstörungen des Kolons**
Angeborene Dilatation des Kolons

Q43.3 **Angeborene Fehlbildungen, die die Darmfixation betreffen**
Angeborene Adhäsionen [Bänder]:
• vom Netz ausgehend, anomal
• vom Peritoneum ausgehend
Jackson-Membran
Malrotation des Kolons
Mesenterium ileocolicum commune
Rotation:
• ausbleibend
• ungenügend   Zäkum und Kolon
• unvollständig

Q43.4- **Duplikatur des Darmes**

Q43.40   Duplikatur des Dünndarmes

Q43.41   Duplikatur des Kolons

Q43.42   Duplikatur des Rektums

Q43.49   Duplikatur des Darmes, nicht näher bezeichnet

Q43.5 **Ektopia ani**

Q43.6 **Angeborene Fistel des Rektums und des Anus**
Exkl.: Angeborene Fistel:
• rektovaginal (Q52.2)
• urethrorektal (Q64.7)
Mit Fehlen, Atresie und Stenose (Q42.0, Q42.2)
Pilonidalfistel oder Pilonidalsinus (L05.-)

Q43.7 **Kloakenpersistenz**
Kloake o.n.A.

Q43.8 **Sonstige näher bezeichnete angeborene Fehlbildungen des Darmes**
Angeboren:
• Divertikel des Darmes
• Divertikulitis des Kolons
• Syndrom der blinden Schlinge
Dolichokolon
Megaloappendix
Megaloduodenum
Mikrokolon
Transposition:
• Appendix
• Darm
• Kolon

Q43.9 **Angeborene Fehlbildung des Darmes, nicht näher bezeichnet**

Q44.- **Angeborene Fehlbildungen der Gallenblase, der Gallengänge und der Leber**

Q44.0 **Agenesie, Aplasie und Hypoplasie der Gallenblase**
Angeborenes Fehlen der Gallenblase

Q44.1 **Sonstige angeborene Fehlbildungen der Gallenblase**
Angeborene Fehlbildung der Gallenblase o.n.A.
Intrahepatische Gallenblase

Q44.2   **Atresie der Gallengänge**

Q44.3   **Angeborene Stenose und Striktur der Gallengänge**

Q44.4   **Choledochuszyste**

Q44.5   **Sonstige angeborene Fehlbildungen der Gallengänge**
Akzessorischer Ductus hepaticus
Angeborene Fehlbildung des Gallenganges o.n.A.
Duplikatur:
• Gallenblasengang
• Gallengang

Q44.6   **Zystische Leberkrankheit [Zystenleber]**
Fibrozystische Leberkrankheit

Q44.7   **Sonstige angeborene Fehlbildungen der Leber**
Akzessorische Leber
Alagille-Syndrom
Angeboren:
• Fehlbildung der Leber o.n.A.
• Fehlen der Leber
• Hepatomegalie

Q45.-   **Sonstige angeborene Fehlbildungen des Verdauungssystems**
Exkl.: Angeboren:
       • Hiatushernie (Q40.1)
       • Zwerchfellhernie (Q79.0)

Q45.0   **Agenesie, Aplasie und Hypoplasie des Pankreas**
Angeborenes Fehlen des Pankreas

Q45.1   **Pancreas anulare**

Q45.2   **Angeborene Pankreaszyste**

Q45.3   **Sonstige angeborene Fehlbildungen des Pankreas und des Ductus pancreaticus**
Akzessorisches Pankreas
Angeborene Fehlbildung des Pankreas oder des Ductus pancreaticus o.n.A.

       Exkl.: Diabetes mellitus:
              • angeboren (E10.-)
              • beim Neugeborenen (P70.2)
              Zystische Pankreasfibrose (E84.-)

Q45.8   **Sonstige näher bezeichnete angeborene Fehlbildungen des Verdauungssystems**
Fehlen (vollständig) (teilweise) des Verdauungskanals o.n.A.
Duplikatur   ⎞
Malposition, angeboren   ⎟ Verdauungsorgane o.n.A.

Q45.9   **Angeborene Fehlbildung des Verdauungssystems, nicht näher bezeichnet**
Angeboren:
• Anomalie   ⎞ Verdauungssystem o.n.A.
• Deformität   ⎟

Angeborene Fehlbildungen der Genitalorgane (Q50-Q56)

Exkl.: Androgenresistenz-Syndrom (E34.5-)
       Testikuläre Feminisierung (Syndrom) (E34.51)
       Syndrome in Verbindung mit numerischen und strukturellen Chromosomenanomalien (Q90-Q99)

Q50.-   **Angeborene Fehlbildungen der Ovarien, der Tubae uterinae und der Ligg. lata uteri**

Q50.0   **Angeborenes Fehlen des Ovars**
       Exkl.: Turner-Syndrom (Q96.-)

Q50.1   **Dysontogenetische Ovarialzyste**

Q50.2   **Angeborene Torsion des Ovars**

Q50.3 **Sonstige angeborene Fehlbildungen des Ovars**
Akzessorisches Ovar
Angeborene Fehlbildung des Ovars o.n.A.
Streak-Ovar

Q50.4 **Embryonale Zyste der Tuba uterina**
Fimbrienzyste

Q50.5 **Embryonale Zyste des Lig. latum uteri**
Zyste:
• Epoophoron
• Gartner-Gang
• Parovarial-

Q50.6 **Sonstige angeborene Fehlbildungen der Tuba uterina und des Lig. latum uteri**
Akzessorisch
Atresie   Tuba uterina und Lig. latum uteri
Fehlen
Angeborene Fehlbildung der Tuba uterina und des Lig. latum uteri o.n.A.

Q51.- **Angeborene Fehlbildungen des Uterus und der Cervix uteri**

Q51.0 **Agenesie und Aplasie des Uterus**
Angeborenes Fehlen des Uterus

Q51.1 **Uterus duplex mit Uterus bicollis und Vagina duplex**

Q51.2 **Sonstige Formen des Uterus duplex**
Uterus duplex o.n.A.

Q51.3 **Uterus bicornis**

Q51.4 **Uterus unicornis**

Q51.5 **Agenesie und Aplasie der Cervix uteri**
Angeborenes Fehlen der Cervix uteri

Q51.6 **Embryonale Zyste der Cervix uteri**

Q51.7 **Angeborene Fisteln zwischen Uterus und Verdauungs- oder Harntrakt**

Q51.8 **Sonstige angeborene Fehlbildungen des Uterus und der Cervix uteri**
Hypoplasie des Uterus und der Cervix uteri

Q51.9 **Angeborene Fehlbildung des Uterus und der Cervix uteri, nicht näher bezeichnet**

Q52.- **Sonstige angeborene Fehlbildungen der weiblichen Genitalorgane**

Q52.0 **Angeborenes Fehlen der Vagina**

Q52.1 **Vagina duplex**
Vagina septa

    Exkl.: Vagina duplex mit Uterus duplex und Uterus bicollis (Q51.1)

Q52.2 **Angeborene rektovaginale Fistel**
    Exkl.: Kloake (Q43.7)

Q52.3 **Hymenalatresie**

Q52.4 **Sonstige angeborene Fehlbildungen der Vagina**
Angeborene Fehlbildung der Vagina o.n.A.
Zyste:
• embryonal, vaginal
• Processus vaginalis peritonei [Nuck-Kanal], angeboren

Q52.5 **Verschmelzung der Labien**

Q52.6 **Angeborene Fehlbildungen der Klitoris**

Q52.7 **Sonstige angeborene Fehlbildungen der Vulva**
Angeboren:
• Fehlbildung o.n.A.
• Fehlen   Vulva
• Zyste

Q52.8 **Sonstige näher bezeichnete angeborene Fehlbildungen der weiblichen Genitalorgane**

Q52.9 **Angeborene Fehlbildung der weiblichen Genitalorgane, nicht näher bezeichnet**

Q53.-   **Nondescensus testis**

Q53.0   **Ektopia testis**
Ektopia testis, einseitig oder beidseitig

Q53.1   **Nondescensus testis, einseitig**

Q53.2   **Nondescensus testis, beidseitig**

Q53.9   **Nondescensus testis, nicht näher bezeichnet**
Kryptorchismus o.n.A.

Q54.-   **Hypospadie**
Exkl.: Epispadie (Q64.0)

Q54.0   **Glanduläre Hypospadie**
Hypospadia:
• coronaria
• glandularis

Q54.1   **Penile Hypospadie**

Q54.2   **Penoskrotale Hypospadie**

Q54.3   **Perineale Hypospadie**

Q54.4   **Angeborene Ventralverkrümmung des Penis**

Q54.8   **Sonstige Formen der Hypospadie**

Q54.9   **Hypospadie, nicht näher bezeichnet**

Q55.-   **Sonstige angeborene Fehlbildungen der männlichen Genitalorgane**
Exkl.: Angeborene Hydrozele (P83.5)
        Hypospadie (Q54.-)

Q55.0   **Fehlen und Aplasie des Hodens**
Monorchie

Q55.1   **Hypoplasie des Hodens und des Skrotums**
Hodenverschmelzung

Q55.2   **Sonstige angeborene Fehlbildungen des Hodens und des Skrotums**
Angeborene Fehlbildung des Hodens oder des Skrotums o.n.A.
Pendelhoden
Polyorchie
Wanderhoden

Q55.3   **Atresie des Ductus deferens**

Q55.4   **Sonstige angeborene Fehlbildungen des Ductus deferens, des Nebenhodens, der Vesiculae seminales und der Prostata**
Angeborene Fehlbildung des Ductus deferens, des Nebenhodens, der Vesiculae seminales oder der Prostata o.n.A.
Fehlen oder Aplasie:
• Funiculus spermaticus
• Prostata

Q55.5   **Angeborenes Fehlen und Aplasie des Penis**

Q55.6   **Sonstige angeborene Fehlbildungen des Penis**
Angeborene Fehlbildung des Penis o.n.A.
Hypoplasie des Penis
Penisverkrümmung (lateral)

Q55.8   **Sonstige näher bezeichnete angeborene Fehlbildungen der männlichen Genitalorgane**

Q55.9   **Angeborene Fehlbildung der männlichen Genitalorgane, nicht näher bezeichnet**
Angeboren:
• Anomalie | männliche Genitalorgane o.n.A.
• Deformität

Q56.- **Unbestimmtes Geschlecht und Pseudohermaphroditismus**
Exkl.: Pseudohermaphroditismus:
- femininus mit Störung der Nebennierenrinden-Funktion (E25.-)
- masculinus mit Androgenresistenz (E34.5-)
- mit näher bezeichneter Chromosomenanomalie (Q96-Q99)

Q56.0 **Hermaphroditismus, anderenorts nicht klassifiziert**
Ovotestis

Q56.1 **Pseudohermaphroditismus masculinus, anderenorts nicht klassifiziert**
Pseudohermaphroditismus masculinus o.n.A.

Q56.2 **Pseudohermaphroditismus femininus, anderenorts nicht klassifiziert**
Pseudohermaphroditismus femininus o.n.A.

Q56.3 **Pseudohermaphroditismus, nicht näher bezeichnet**

Q56.4 **Unbestimmtes Geschlecht, nicht näher bezeichnet**
Nicht eindeutig differenzierbare Genitalien

Angeborene Fehlbildungen des Harnsystems (Q60-Q64)

Q60.- **Nierenagenesie und sonstige Reduktionsdefekte der Niere**
Inkl.: Angeborenes Fehlen der Niere
Nierenatrophie:
- angeboren
- infantil

Q60.0 **Nierenagenesie, einseitig**

Q60.1 **Nierenagenesie, beidseitig**

Q60.2 **Nierenagenesie, nicht näher bezeichnet**

Q60.3 **Nierenhypoplasie, einseitig**

Q60.4 **Nierenhypoplasie, beidseitig**

Q60.5 **Nierenhypoplasie, nicht näher bezeichnet**

Q60.6 **Potter-Syndrom**

Q61.- **Zystische Nierenkrankheit**
Exkl.: Zyste der Niere (erworben) (N28.1)
Potter-Syndrom (Q60.6)

Q61.0 **Angeborene solitäre Nierenzyste**
Angeborene Zyste der Niere (solitär)

Q61.1 **Polyzystische Niere, autosomal-rezessiv**
Polyzystische Niere, infantiler Typ

Q61.2 **Polyzystische Niere, autosomal-dominant**
Polyzystische Niere, Erwachsenentyp

Q61.3 **Polyzystische Niere, nicht näher bezeichnet**

Q61.4 **Nierendysplasie**
Multizystisch:
- Nierendysplasie
- Nieren (entwicklungsbedingt)
- Nierenkrankheit
- Renale Dysplasie

Exkl.: Polyzystische Nierenkrankheit (Q61.1-Q61.3)

Q61.5 **Medulläre Zystenniere**
Schwammniere o.n.A.

Q61.8   **Sonstige zystische Nierenkrankheiten**
Fibrozystisch:
• Niere
• Nierendegeneration oder -krankheit

Q61.9   **Zystische Nierenkrankheit, nicht näher bezeichnet**
Meckel-Gruber-Syndrom

Q62.-   **Angeborene obstruktive Defekte des Nierenbeckens und angeborene Fehlbildungen des Ureters**

Q62.0   **Angeborene Hydronephrose**

Q62.1   **Atresie und (angeborene) Stenose des Ureters**
Angeborener Verschluss:
• Ureter
• Uretermündung
• ureteropelviner Übergang
Undurchgängigkeit des Ureters

Q62.2   **Angeborener Megaureter**
Angeborene Dilatation des Ureters

Q62.3   **Sonstige (angeborene) obstruktive Defekte des Nierenbeckens und des Ureters**
Angeborene Ureterozele

Q62.4   **Agenesie des Ureters**
Fehlen des Ureters

Q62.5   **Duplikatur des Ureters**
Ureter:
• akzessorisch
• doppelt

Q62.6   **Lageanomalie des Ureters**
Deviation
Ektopie
Implantation, anomal | Ureter oder Uretermündung
Verlagerung

Q62.7   **Angeborener vesiko-uretero-renaler Reflux**

Q62.8   **Sonstige angeborene Fehlbildungen des Ureters**
Anomalie des Ureters o.n.A.

Q63.-   **Sonstige angeborene Fehlbildungen der Niere**
Exkl.: Angeborenes nephrotisches Syndrom (N04.-)

Q63.0   **Akzessorische Niere**

Q63.1   **Gelappte Niere, verschmolzene Niere und Hufeisenniere**

Q63.2   **Ektope Niere**
Angeborene Nierenverlagerung
Malrotation der Niere

Q63.3   **Hyperplastische Niere und Riesenniere**

Q63.8   **Sonstige näher bezeichnete angeborene Fehlbildungen der Niere**
Angeborene Nierensteine

Q63.9   **Angeborene Fehlbildung der Niere, nicht näher bezeichnet**

Q64.-   **Sonstige angeborene Fehlbildungen des Harnsystems**

Q64.0   **Epispadie**
Exkl.: Hypospadie (Q54.-)

Q64.1   **Ekstrophie der Harnblase**
Ektopie der Harnblase
Extroversion der Harnblase

Q64.2   **Angeborene Urethralklappen im hinteren Teil der Harnröhre**

Q64.3 **Sonstige Atresie und (angeborene) Stenose der Urethra und des Harnblasenhalses**
Angeboren:
• Harnblasenhalsobstruktion
• Striktur:
    • Meatus urethrae
    • Urethra
    • Vesikourethrale Öffnung
Undurchgängigkeit der Urethra

Q64.4 **Fehlbildung des Urachus**
Prolaps des Urachus
Urachusfistel
Urachuszyste

Q64.5 **Angeborenes Fehlen der Harnblase und der Urethra**

Q64.6 **Angeborenes Divertikel der Harnblase**

Q64.7 **Sonstige angeborene Fehlbildungen der Harnblase und der Urethra**
Akzessorisch:
• Harnblase
• Urethra
Angeboren:
• Fehlbildung der Harnblase oder der Urethra o.n.A.
• Hernie der Harnblase
• Prolaps:
    • Harnblase (Schleimhaut)
    • Meatus
    • Urethra
• urethrorektale Fistel
Duplikatur:
• Meatus
• Urethra

Q64.8 **Sonstige näher bezeichnete angeborene Fehlbildungen des Harnsystems**

Q64.9 **Angeborene Fehlbildung des Harnsystems, nicht näher bezeichnet**
Angeboren:
• Anomalie | Harnsystem o.n.A.
• Deformität |

Angeborene Fehlbildungen und Deformitäten des Muskel-Skelett-Systems (Q65-Q79)

Q65.- **Angeborene Deformitäten der Hüfte**
Exkl.: Schnappende Hüfte (R29.4)

Q65.0 **Angeborene Luxation des Hüftgelenkes, einseitig**

Q65.1 **Angeborene Luxation des Hüftgelenkes, beidseitig**

Q65.2 **Angeborene Luxation des Hüftgelenkes, nicht näher bezeichnet**

Q65.3 **Angeborene Subluxation des Hüftgelenkes, einseitig**

Q65.4 **Angeborene Subluxation des Hüftgelenkes, beidseitig**

Q65.5 **Angeborene Subluxation des Hüftgelenkes, nicht näher bezeichnet**

Q65.6 **Instabiles Hüftgelenk (angeboren)**
Luxierbare Hüfte
Subluxierbare Hüfte

Q65.8 **Sonstige angeborene Deformitäten der Hüfte**
Angeborene Azetabulumdysplasie
Coxa:
• valga | congenita
• vara |
Vermehrte Antetorsion des Schenkelhalses

Q65.9 **Angeborene Deformität der Hüfte, nicht näher bezeichnet**

ICD-10-GM Version 2019

Q66.- **Angeborene Deformitäten der Füße**
Exkl.: Reduktionsdefekte der Füße (Q72.-)
Valgusdeformitäten (erworben) (M21.0-)
Varusdeformitäten (erworben) (M21.1-)

Q66.0 **Pes equinovarus congenitus**
Klumpfuß o.n.A.

Q66.1 **Pes calcaneovarus congenitus**

Q66.2 **Pes adductus (congenitus)**

Q66.3 **Sonstige angeborene Varusdeformitäten der Füße**
Hallux varus congenitus

Q66.4 **Pes calcaneovalgus congenitus**

Q66.5 **Pes planus congenitus**
Plattfuß:
• angeboren
• kontrakt
• spastisch (evertiert)

Q66.6 **Sonstige angeborene Valgusdeformitäten der Füße**
Metatarsus valgus

Q66.7 **Pes cavus**

Q66.8 **Sonstige angeborene Deformitäten der Füße**
Hammerzehe, angeboren
Talipes:
• asymmetrisch
• o.n.A.
Talus verticalis
Verschmelzung tarsaler Knochenkerne [tarsal coalition]

Q66.9 **Angeborene Deformität der Füße, nicht näher bezeichnet**

Q67.- **Angeborene Muskel-Skelett-Deformitäten des Kopfes, des Gesichtes, der Wirbelsäule und des Thorax**
Exkl.: Angeborene Fehlbildungssyndrome, die unter Q87.- klassifiziert sind
Potter-Syndrom (Q60.6)

Q67.0 **Gesichtsasymmetrie**

Q67.1 **Flach gedrücktes Gesicht [Compression facies]**

Q67.2 **Dolichozephalie**

Q67.3 **Plagiozephalie**

Q67.4 **Sonstige angeborene Deformitäten des Schädels, des Gesichtes und des Kiefers**
Deviation des Nasenseptums, angeboren
Eindellungen des Schädels
Hemiatrophie oder -hypertrophie des Gesichtes
Platt- oder Hakennase, angeboren

> *Exkl.:* Dentofaziale Anomalien [einschließlich fehlerhafter Okklusion] (K07.-)
> Syphilitische Sattelnase (A50.5)

Q67.5 **Angeborene Deformitäten der Wirbelsäule**
Angeborene Skoliose:
• lagebedingt
• o.n.A.

> *Exkl.:* Idiopathische Skoliose beim Kind (M41.0-)
> Skoliose durch angeborene Knochenfehlbildung (Q76.3)

Q67.6 **Pectus excavatum**
Angeborene Trichterbrust

Q67.7 **Pectus carinatum**
Angeborene Hühnerbrust

Q67.8 **Sonstige angeborene Deformitäten des Thorax**
Angeborene Deformität der Thoraxwand o.n.A.

Q68.- **Sonstige angeborene Muskel-Skelett-Deformitäten**
Exkl.: Reduktionsdefekte der Extremität(en) (Q71-Q73)

Q68.0 **Angeborene Deformitäten des M. sternocleidomastoideus**
Kontraktur des M. sternocleidomastoideus
Kopfnickerhämatom (angeboren)
Torticollis congenitus (muscularis)

Q68.1 **Angeborene Deformität der Hand**
Angeborene Klumpfinger
Löffelhand (angeboren)

Q68.2 **Angeborene Deformität des Knies**
Angeboren:
• Genu recurvatum
• Kniegelenkluxation

Q68.3 **Angeborene Verbiegung des Femurs**
Exkl.: Vermehrte Antetorsion des Schenkelhalses (Q65.8)

Q68.4 **Angeborene Verbiegung der Tibia und der Fibula**

Q68.5 **Angeborene Verbiegung der langen Beinknochen, nicht näher bezeichnet**

Q68.8 **Sonstige näher bezeichnete angeborene Muskel-Skelett-Deformitäten**
Angeboren:
• Deformität:
  • Ellenbogen
  • Klavikula
  • Skapula
  • Unterarm
• Luxation:
  • Ellenbogen
  • Schulter

Q69.- **Polydaktylie**

Q69.0 **Akzessorische(r) Finger**

Q69.1 **Akzessorische(r) Daumen**

Q69.2 **Akzessorische Zehe(n)**
Akzessorische Großzehe

Q69.9 **Polydaktylie, nicht näher bezeichnet**
Überzählige(r) Finger oder Zehe(n) o.n.A.

Q70.- **Syndaktylie**

Q70.0 **Miteinander verwachsene Finger**
Knöcherne Syndaktylie von Fingern

Q70.1 **Schwimmhautbildung an den Fingern**
Häutige Syndaktylie von Fingern

Q70.2 **Miteinander verwachsene Zehen**
Knöcherne Syndaktylie von Zehen

Q70.3 **Schwimmhautbildung an den Zehen**
Häutige Syndaktylie von Zehen

Q70.4 **Polysyndaktylie**

Q70.9 **Syndaktylie, nicht näher bezeichnet**
Symphalangie o.n.A.

Q71.- **Reduktionsdefekte der oberen Extremität**

Q71.0 **Angeborenes vollständiges Fehlen der oberen Extremität(en)**

Q71.1 **Angeborenes Fehlen des Ober- und Unterarmes bei vorhandener Hand**

Q71.2 **Angeborenes Fehlen sowohl des Unterarmes als auch der Hand**

Q71.3 **Angeborenes Fehlen der Hand oder eines oder mehrerer Finger**

Q71.4 **Longitudinaler Reduktionsdefekt des Radius**
Klumphand (angeboren)
Radiale Klumphand

Q71.5 **Longitudinaler Reduktionsdefekt der Ulna**

Q71.6 **Spalthand**

Q71.8 **Sonstige Reduktionsdefekte der oberen Extremität(en)**
Angeborene Verkürzung der oberen Extremität(en)

Q71.9 **Reduktionsdefekt der oberen Extremität, nicht näher bezeichnet**

Q72.- **Reduktionsdefekte der unteren Extremität**

Q72.0 **Angeborenes vollständiges Fehlen der unteren Extremität(en)**

Q72.1 **Angeborenes Fehlen des Ober- und Unterschenkels bei vorhandenem Fuß**

Q72.2 **Angeborenes Fehlen sowohl des Unterschenkels als auch des Fußes**

Q72.3 **Angeborenes Fehlen des Fußes oder einer oder mehrerer Zehen**

Q72.4 **Longitudinaler Reduktionsdefekt des Femurs**
Femur-Fibula-Ulna-Komplex [proximal femoral focal deficiency]

Q72.5 **Longitudinaler Reduktionsdefekt der Tibia**

Q72.6 **Longitudinaler Reduktionsdefekt der Fibula**

Q72.7 **Spaltfuß**

Q72.8 **Sonstige Reduktionsdefekte der unteren Extremität(en)**
Angeborene Verkürzung der unteren Extremität(en)

Q72.9 **Reduktionsdefekt der unteren Extremität, nicht näher bezeichnet**

Q73.- **Reduktionsdefekte nicht näher bezeichneter Extremität(en)**

Q73.0 **Angeborenes Fehlen nicht näher bezeichneter Extremität(en)**
Amelie o.n.A.

Q73.1 **Phokomelie nicht näher bezeichneter Extremität(en)**
Phokomelie o.n.A.

Q73.8 **Sonstige Reduktionsdefekte nicht näher bezeichneter Extremität(en)**
Longitudinale Reduktionsdeformität nicht näher bezeichneter Extremität(en)
Ektromelie o.n.A.
Hemimelie o.n.A.   Extremität(en) o.n.A.
Reduktionsdefekt

Q74.- **Sonstige angeborene Fehlbildungen der Extremität(en)**
Exkl.: Polydaktylie (Q69.-)
Reduktionsdefekt einer Extremität (Q71-Q73)
Syndaktylie (Q70.-)

Q74.0 **Sonstige angeborene Fehlbildungen der oberen Extremität(en) und des Schultergürtels**
Akzessorische Handwurzelknochen
Angeborene Pseudoarthrose der Klavikula
Dysostosis cleidocranialis
Madelung-Deformität
Makrodaktylie (Finger)
Sprengel-Deformität
Synostosis radioulnaris
Triphalangie des Daumens

Q74.1 **Angeborene Fehlbildung des Knies**
Angeboren:
• Fehlen der Patella
• Genu:
  • valgum
  • varum
• Luxation der Patella
Rudimentäre Patella

Exkl.: Angeboren:
  • Genu recurvatum (Q68.2)
  • Kniegelenkluxation (Q68.2)
  • Nagel-Patella-Syndrom (Q87.2)

Q74.2 **Sonstige angeborene Fehlbildungen der unteren Extremität(en) und des Beckengürtels**
Angeboren:
• Fehlbildung:
  • Knöchel (Sprunggelenk)
  • Iliosakralgelenk
• Verschmelzung des Iliosakralgelenkes

Exkl.: Vermehrte Antetorsion des Schenkelhalses (Q65.8)

Q74.3 **Arthrogryposis multiplex congenita**

Q74.8 **Sonstige näher bezeichnete angeborene Fehlbildungen der Extremität(en)**

Q74.9 **Nicht näher bezeichnete angeborene Fehlbildung der Extremität(en)**
Angeborene Anomalie der Extremität(en) o.n.A.

Q75.- **Sonstige angeborene Fehlbildungen der Schädel- und Gesichtsschädelknochen**
Exkl.: Angeborene Fehlbildung des Gesichtes o.n.A. (Q18.-)
Angeborene Fehlbildungssyndrome, die unter Q87.- klassifiziert sind
Dentofaziale Anomalien [einschließlich fehlerhafter Okklusion] (K07.-)
Muskel-Skelett-Deformitäten des Kopfes und des Gesichtes (Q67.0-Q67.4)
Schädeldefekte in Verbindung mit angeborenen Gehirnanomalien, wie z.B.:
• Anenzephalie (Q00.0)
• Enzephalozele (Q01.-)
• Hydrozephalus (Q03.-)
• Mikrozephalie (Q02)

Q75.0 **Kraniosynostose**
Akrozephalie
Oxyzephalie
Trigonozephalie
Unvollständige Verschmelzung von Schädelknochen

Q75.1 **Dysostosis craniofacialis**
Crouzon-Syndrom

Q75.2 **Hypertelorismus**

Q75.3 **Makrozephalie**

Q75.4 **Dysostosis mandibulofacialis**
Franceschetti-I-Syndrom [(Treacher-) Collins-Syndrom]

Q75.5 **Okulo-mandibulo-faziales Syndrom**

Q75.8 **Sonstige näher bezeichnete angeborene Fehlbildungen der Schädel- und Gesichtsschädelknochen**
Angeborene Stirndeformität
Fehlen von Schädelknochen, angeboren
Platybasie

Q75.9 **Angeborene Fehlbildung der Schädel- und Gesichtsschädelknochen, nicht näher bezeichnet**
Angeborene Anomalie:
• Gesichtsschädelknochen o.n.A.
• Schädel o.n.A.

Q76.- **Angeborene Fehlbildungen der Wirbelsäule und des knöchernen Thorax**
Exkl.: Angeborene Muskel-Skelett-Deformitäten der Wirbelsäule und des Thorax (Q67.5-Q67.8)

Q76.0 **Spina bifida occulta**
Exkl.: Meningozele (spinal) (Q05.-)
Spina bifida (aperta) (cystica) (Q05.-)

Q76.1 **Klippel-Feil-Syndrom**
Verschmelzung von Halswirbelkörpern

Q76.2- **Angeborene Spondylolisthesis und Spondylolyse**
Exkl.: Spondylolisthesis (erworben) (M43.1-)
Spondylolyse (erworben) (M43.0-)

Q76.21 Angeborene Spondylolisthesis

Q76.22 Angeborene Spondylolyse

Q76.3 **Angeborene Skoliose durch angeborene Knochenfehlbildung**
Halbwirbelverschmelzung oder Segmentationsfehler mit Skoliose

Q76.4 **Sonstige angeborene Fehlbildungen der Wirbelsäule ohne Skoliose**
Angeboren:
• Fehlbildung, lumbosakral (Gelenk) (Region)
• Fehlen von Wirbeln
• Kyphose
• Lordose   nicht näher bezeichnet oder ohne Skoliose
• Wirbelsäulenfusion
Fehlbildung der Wirbelsäule
Halbwirbel
Platyspondylie
Überzähliger Wirbel

Q76.5 **Halsrippe**
Überzählige Rippe in der Halsregion

Q76.6 **Sonstige angeborene Fehlbildungen der Rippen**
Akzessorische Rippe
Angeboren:
• Fehlen einer Rippe
• Rippenfehlbildung o.n.A.
• Verschmelzung von Rippen

Exkl.: Kurzripp-Polydaktylie-Syndrome (Q77.2)

Q76.7 **Angeborene Fehlbildung des Sternums**
Angeborenes Fehlen des Sternums
Sternumspalte

Q76.8 **Sonstige angeborene Fehlbildungen des knöchernen Thorax**

Q76.9 **Angeborene Fehlbildung des knöchernen Thorax, nicht näher bezeichnet**

Q77.- **Osteochondrodysplasie mit Wachstumsstörungen der Röhrenknochen und der Wirbelsäule**
Exkl.: Mukopolysaccharidose (E76.0-E76.3)

Q77.0 **Achondrogenesie**
Hypochondrogenesie

Q77.1 **Thanatophore Dysplasie**

Q77.2 **Kurzripp-Polydaktylie-Syndrome**
Asphyxierende Thoraxdysplasie [Jeune]

Q77.3 **Chondrodysplasia-punctata-Syndrome**

Q77.4 **Achondroplasie**
Hypochondroplasie

Q77.5 **Diastrophische Dysplasie**

Q77.6 **Chondroektodermale Dysplasie**
Ellis-van-Creveld-Syndrom

Q77.7 **Dysplasia spondyloepiphysaria**

Q77.8   **Sonstige Osteochondrodysplasien mit Wachstumsstörungen der Röhrenknochen und der Wirbelsäule**

Q77.9   **Osteochondrodysplasie mit Wachstumsstörungen der Röhrenknochen und der Wirbelsäule, nicht näher bezeichnet**

Q78.-   **Sonstige Osteochondrodysplasien**

Q78.0   **Osteogenesis imperfecta**
Fragilitas ossium
Osteopsathyrosis

Q78.1   **Polyostotische fibröse Dysplasie [Jaffé-Lichtenstein-Syndrom]**
McCune-Albright-Syndrom

Q78.2   **Marmorknochenkrankheit**
Albers-Schönberg-Syndrom

Q78.3   **Progrediente diaphysäre Dysplasie**
Camurati-Engelmann-Syndrom

Q78.4   **Enchondromatose**
Maffucci-Syndrom
Ollier-Krankheit

Q78.5   **Metaphysäre Dysplasie**
Pyle-Syndrom

Q78.6   **Angeborene multiple Exostosen**
Multiple kartilaginäre Exostosen

Q78.8   **Sonstige näher bezeichnete Osteochondrodysplasien**
Osteopoikilie

Q78.9   **Osteochondrodysplasie, nicht näher bezeichnet**
Chondrodystrophie o.n.A.
Osteodystrophie o.n.A.

Q79.-   **Angeborene Fehlbildungen des Muskel-Skelett-Systems, anderenorts nicht klassifiziert**
Exkl.:   Torticollis congenitus (muscularis) (Q68.0)

Q79.0   **Angeborene Zwerchfellhernie**
Exkl.:   Angeborene Hiatushernie (Q40.1)

Q79.1   **Sonstige angeborene Fehlbildungen des Zwerchfells**
Angeborene Fehlbildung des Zwerchfells o.n.A.
Eventratio diaphragmatica
Fehlen des Zwerchfells

Q79.2   **Exomphalus**
Omphalozele

         Exkl.:   Hernia umbilicalis (K42.-)

Q79.3   **Gastroschisis**

Q79.4   **Bauchdeckenaplasie-Syndrom**

Q79.5   **Sonstige angeborene Fehlbildungen der Bauchdecke**
Exkl.:   Hernia umbilicalis (K42.-)

Q79.6   **Ehlers-Danlos-Syndrom**

Q79.8   **Sonstige angeborene Fehlbildungen des Muskel-Skelett-Systems**
Akzessorischer Muskel
Amniotische Schnürfurchen
Angeborene Sehnenverkürzung
Fehlen:
• Muskel
• Sehne
Myatrophia congenita
Poland-Syndrom

Q79.9 **Angeborene Fehlbildung des Muskel-Skelett-Systems, nicht näher bezeichnet**
Angeboren:
• Anomalie o.n.A.	Muskel-Skelett-System o.n.A.
• Deformität o.n.A.	

Sonstige angeborene Fehlbildungen (Q80-Q89)

Q80.- **Ichthyosis congenita**
Exkl.: Refsum-Krankheit (G60.1)

Q80.0 **Ichthyosis vulgaris**

Q80.1 **X-chromosomal-rezessive Ichthyosis**

Q80.2 **Lamelläre Ichthyosis**
Kollodium-Baby

Q80.3 **Bullöse kongenitale ichthyosiforme Erythrodermie**

Q80.4 **Ichthyosis congenita gravis [Harlekinfetus]**

Q80.8 **Sonstige Ichthyosis congenita**

Q80.9 **Ichthyosis congenita, nicht näher bezeichnet**

Q81.- **Epidermolysis bullosa**

Q81.0 **Epidermolysis bullosa simplex**
Exkl.: Cockayne-Syndrom (Q87.1)

Q81.1 **Epidermolysis bullosa atrophicans gravis**
Herlitz-Syndrom

Q81.2 **Epidermolysis bullosa dystrophica**

Q81.8 **Sonstige Epidermolysis bullosa**

Q81.9 **Epidermolysis bullosa, nicht näher bezeichnet**

Q82.- **Sonstige angeborene Fehlbildungen der Haut**
Exkl.: Acrodermatitis enteropathica (E83.2)
Angeborene erythropoetische Porphyrie (E80.0)
Pilonidalzyste oder Pilonidalsinus (L05.-)
Sturge-Weber- (Dimitri-) Syndrom (Q85.8)

Q82.0- **Hereditäres Lymphödem**
Benutze zusätzliche Schlüsselnummern, um das Vorliegen einer kutanen Lymphfistel, einer subkutanen Lymphozele, einer dermalen Lymphzyste, eines chylösen Refluxes (I89.8) oder eines lymphogenen Ulkus (L97, L98.4) zu kodieren.

Ein gleichzeitig vorhandenes Lipödem ist gesondert zu kodieren (E88.2-).

Exkl.: Erworbenes Lymphödem (I89.0-)
Lymphödem nach (partieller) Mastektomie (I97.2-)
Lymphödem nach medizinischen Maßnahmen anderenorts nicht klassifiziert (I97.8-)

Q82.00 Hereditäres Lymphödem der oberen und unteren Extremität(en), Stadium I

Q82.01 Hereditäres Lymphödem der oberen und unteren Extremität(en), Stadium II

Q82.02 Hereditäres Lymphödem der oberen und unteren Extremität(en), Stadium III

Q82.03 Hereditäres Lymphödem, sonstige Lokalisation, Stadium I
Kopf, Hals, Thoraxwand, Genitalbereich

Q82.04 Hereditäres Lymphödem, sonstige Lokalisation, Stadium II
Kopf, Hals, Thoraxwand, Genitalbereich

Q82.05 Hereditäres Lymphödem, sonstige Lokalisation, Stadium III
Kopf, Hals, Thoraxwand, Genitalbereich

Q82.08 Sonstiges hereditäres Lymphödem

Q82.09 Hereditäres Lymphödem, nicht näher bezeichnet

Q82.1   **Xeroderma pigmentosum**

Q82.2   **Mastozytose (angeboren)**
Urticaria pigmentosa
Exkl.: Bösartige Mastozytose (C96.2)

Q82.3   **Incontinentia pigmenti**

Q82.4   **Ektodermale Dysplasie (anhidrotisch)**
Exkl.: Ellis-van-Creveld-Syndrom (Q77.6)

Q82.5   **Angeborener nichtneoplastischer Nävus**
Feuermal
Muttermal o.n.A.
Naevus:
• flammeus
• vasculosus o.n.A.
• verrucosus
Portweinfleck

Exkl.: Café-au-lait-Flecken (L81.3)
      Lentigo (L81.4)
      Naevus:
      • araneus (I78.1)
      • pigmentosus (D22.-)
      • stellatus (I78.1)
      Nävus:
      • Melanozyten- (D22.-)
      • o.n.A. (D22.-)
      Spinnennävus [Spider-Nävus] (I78.1)

Q82.8   **Sonstige näher bezeichnete angeborene Fehlbildungen der Haut**
Abnorme Handfurchen
Cutis laxa (hyperelastica)
Dyskeratosis follicularis vegetans [Darier]
Familiärer benigner chronischer Pemphigus [Gougerot-Hailey-Hailey-Syndrom]
Hautleistenanomalien
Hereditäre Palmoplantarkeratose
Zusätzliche Hautanhängsel

Exkl.: Ehlers-Danlos-Syndrom (Q79.6)

Q82.9   **Angeborene Fehlbildung der Haut, nicht näher bezeichnet**

Q83.-   **Angeborene Fehlbildungen der Mamma [Brustdrüse]**
Exkl.: Fehlen des M. pectoralis (Q79.8)

Q83.0   **Angeborenes Fehlen der Mamma verbunden mit fehlender Brustwarze**

Q83.1   **Akzessorische Mamma**
Überzählige Mamma

Q83.2   **Fehlen der Brustwarze (angeboren)**

Q83.3   **Akzessorische Brustwarze**
Überzählige Brustwarze

Q83.8-   **Sonstige angeborene Fehlbildungen der Mamma**

Q83.80   Tubuläre Brust

Q83.88   Sonstige angeborene Fehlbildungen der Mamma
Hypoplasie der Mamma

Q83.9   **Angeborene Fehlbildung der Mamma, nicht näher bezeichnet**

Q84.-   **Sonstige angeborene Fehlbildungen des Integumentes**

Q84.0   **Angeborene Alopezie**
Angeborene Atrichie

Q84.1 **Angeborene morphologische Störungen der Haare, anderenorts nicht klassifiziert**
Monilethrix
Pili anulati
Spindelhaare
Exkl.: Menkes-Syndrom [Kinky-hair-Syndrom] (E83.0)

Q84.2 **Sonstige angeborene Fehlbildungen der Haare**
Angeboren:
• Fehlbildung der Haare o.n.A.
• Hypertrichose
Persistierende Lanugobehaarung

Q84.3 **Anonychie**
Exkl.: Nagel-Patella-Syndrom (Q87.2)

Q84.4 **Angeborene Leukonychie**

Q84.5 **Vergrößerte und hypertrophierte Nägel (angeboren)**
Angeborene Onychauxis
Pachyonychie

Q84.6 **Sonstige angeborene Fehlbildungen der Nägel**
Angeboren:
• Fehlbildung des Nagels o.n.A.
• Klumpnägel
• Koilonychie

Q84.8 **Sonstige näher bezeichnete angeborene Fehlbildungen des Integumentes**
Aplasia cutis congenita

Q84.9 **Angeborene Fehlbildung des Integumentes, nicht näher bezeichnet**
Angeboren:
• Anomalie o.n.A. Integument o.n.A.
• Deformität o.n.A.

Q85.- **Phakomatosen, anderenorts nicht klassifiziert**
Exkl.: Ataxia teleangiectatica [Louis-Bar-Syndrom] (G11.3)
Familiäre Dysautonomie [Riley-Day-Syndrom] (G90.1)

Q85.0 **Neurofibromatose (nicht bösartig)**
von-Recklinghausen-Krankheit

Q85.1 **Tuberöse (Hirn-) Sklerose**
Bourneville- (Pringle-) Syndrom
Epiloia

Q85.8 **Sonstige Phakomatosen, anderenorts nicht klassifiziert**
Syndrom:
• von-Hippel-Lindau-
• Peutz-Jeghers-
• Sturge-Weber- (Dimitri-)
Exkl.: Meckel-Gruber-Syndrom (Q61.9)

Q85.9 **Phakomatose, nicht näher bezeichnet**
Hamartose o.n.A.

Q86.- **Angeborene Fehlbildungssyndrome durch bekannte äußere Ursachen, anderenorts nicht klassifiziert**
Exkl.: Jodmangelbedingte Hypothyreose (E00-E02)
Nichtteratogene Wirkungen von Substanzen, die transplazentar oder mit der Muttermilch übertragen werden (P04.-)

Q86.0 **Alkohol-Embryopathie (mit Dysmorphien)**

Q86.1 **Antiepileptika-Embryopathie**
Embryofetales Hydantoin-Syndrom

Q86.2 **Warfarin-Embryopathie**
Embryopathie durch Cumarine

Q86.8-   **Sonstige angeborene Fehlbildungssyndrome durch bekannte äußere Ursachen**

Q86.80   Thalidomid-Embryopathie

Q86.88   Sonstige angeborene Fehlbildungssyndrome durch bekannte äußere Ursachen

Q87.-   **Sonstige näher bezeichnete angeborene Fehlbildungssyndrome mit Beteiligung mehrerer Systeme**

Q87.0   **Angeborene Fehlbildungssyndrome mit vorwiegender Beteiligung des Gesichtes**
Akrozephalopolysyndaktylie-Syndrome
Akrozephalosyndaktylie-Syndrome [Apert]
Freeman-Sheldon-Syndrom [Whistling-face-Syndrom]
Goldenhar-Syndrom
Kryptophthalmus-Syndrom
Moebius-Syndrom
Orofaziodigitale Syndrome
Robin-Syndrom
Zyklopie

Q87.1   **Angeborene Fehlbildungssyndrome, die vorwiegend mit Kleinwuchs einhergehen**
Aarskog-Syndrom
Cockayne-Syndrom
(Cornelia-de-) Lange-I-Syndrom
Dubowitz-Syndrom
Noonan-Syndrom
Prader-Willi-Syndrom
Robinow- (Silverman-Smith-) Syndrom
Seckel-Syndrom
Silver-Russell-Syndrom
Smith-Lemli-Opitz-Syndrom

Exkl.:   Ellis-van-Creveld-Syndrom (Q77.6)

Q87.2   **Angeborene Fehlbildungssyndrome mit vorwiegender Beteiligung der Extremitäten**
Holt-Oram-Syndrom
Klippel-Trénaunay- (Weber-) Syndrom
Nagel-Patella-Syndrom
Rubinstein-Taybi-Syndrom
Sirenomelie
TAR-Syndrom [Radiusaplasie-Thrombozytopenie-Syndrom]
VATER-Syndrom

Q87.3   **Angeborene Fehlbildungssyndrome mit vermehrtem Gewebewachstum im frühen Kindesalter**
Sotos-Syndrom
Weaver-Syndrom
Wiedemann-Beckwith-Syndrom

Q87.4   **Marfan-Syndrom**

Q87.5   **Sonstige angeborene Fehlbildungssyndrome mit sonstigen Skelettveränderungen**

Q87.8   **Sonstige näher bezeichnete angeborene Fehlbildungssyndrome, anderenorts nicht klassifiziert**
Alport-Syndrom
Laurence-Moon-Biedl-Bardet-Syndrom
Zellweger-Syndrom

Q89.-   **Sonstige angeborene Fehlbildungen, anderenorts nicht klassifiziert**

Q89.0-   **Angeborene Fehlbildungen der Milz**
Exkl.:   Vorhofisomerismus (mit Asplenie oder Polysplenie) (Q20.6)

Q89.00   Angeborene Splenomegalie

Q89.01   Asplenie (angeboren)

Q89.08   Sonstige angeborene Fehlbildungen der Milz

Q89.1   **Angeborene Fehlbildungen der Nebenniere**
Exkl.:   Angeborene Nebennierenrindenhyperplasie (E25.0-)

Q89.2   **Angeborene Fehlbildungen sonstiger endokriner Drüsen**
Angeborene Fehlbildung der Nebenschilddrüse oder Schilddrüse
Persistenz des Ductus thyreoglossus
Thyreoglossuszyste

Q89.3   **Situs inversus**
Dextrokardie mit Situs inversus
Situs inversus sive transversus:
• abdominalis
• thoracalis
Spiegelbildliche Anordnung der Vorhöfe mit Situs inversus
Transpositio viscerum:
• abdominalis
• thoracalis

Exkl.: Dextrokardie o.n.A. (Q24.0)
Lävokardie (Q24.1)

Q89.4   **Siamesische Zwillinge**
Dizephalus
Doppelfehlbildung
Kraniopagus
Pygopagus
Thorakopagus

Q89.7   **Multiple angeborene Fehlbildungen, anderenorts nicht klassifiziert**
Multipel, angeboren:
• Anomalien o.n.A.
• Deformitäten o.n.A.

Exkl.: Angeborene Fehlbildungssyndrome mit Beteiligung mehrerer Systeme (Q87.-)

Q89.8   **Sonstige näher bezeichnete angeborene Fehlbildungen**

Q89.9   **Angeborene Fehlbildung, nicht näher bezeichnet**
Angeboren:
• Anomalie o.n.A.
• Deformität o.n.A.

Chromosomenanomalien, anderenorts nicht klassifiziert (Q90-Q99)

Q90.-   **Down-Syndrom**

Q90.0   **Trisomie 21, meiotische Non-disjunction**

Q90.1   **Trisomie 21, Mosaik (mitotische Non-disjunction)**

Q90.2   **Trisomie 21, Translokation**

Q90.9   **Down-Syndrom, nicht näher bezeichnet**
Trisomie 21 o.n.A.

Q91.-   **Edwards-Syndrom und Patau-Syndrom**

Q91.0   **Trisomie 18, meiotische Non-disjunction**

Q91.1   **Trisomie 18, Mosaik (mitotische Non-disjunction)**

Q91.2   **Trisomie 18, Translokation**

Q91.3   **Edwards-Syndrom, nicht näher bezeichnet**

Q91.4   **Trisomie 13, meiotische Non-disjunction**

Q91.5   **Trisomie 13, Mosaik (mitotische Non-disjunction)**

Q91.6   **Trisomie 13, Translokation**

Q91.7   **Patau-Syndrom, nicht näher bezeichnet**

Q92.- **Sonstige Trisomien und partielle Trisomien der Autosomen, anderenorts nicht klassifiziert**

Inkl.: Unbalancierte Translokationen und Insertionen

Exkl.: Trisomie der Chromosomen 13, 18, 21 (Q90-Q91)

Q92.0 **Vollständige Trisomie, meiotische Non-disjunction**

Q92.1 **Vollständige Trisomie, Mosaik (mitotische Non-disjunction)**

Q92.2 **Partielle Trisomie, Majorform**
Ein ganzer Arm oder mehr verdoppelt

Q92.3 **Partielle Trisomie, Minorform**
Weniger als ein ganzer Arm verdoppelt

Q92.4 **Chromosomenduplikationen, die nur in der Prometaphase sichtbar werden**

Q92.5 **Chromosomenduplikationen mit sonstigen komplexen Rearrangements**

Q92.6 **Überzählige Marker-Chromosomen**

Q92.7 **Triploidie und Polyploidie**

Q92.8 **Sonstige näher bezeichnete Trisomien und partielle Trisomien der Autosomen**

Q92.9 **Trisomie und partielle Trisomie der Autosomen, nicht näher bezeichnet**

Q93.- **Monosomien und Deletionen der Autosomen, anderenorts nicht klassifiziert**

Q93.0 **Vollständige Monosomie, meiotische Non-disjunction**

Q93.1 **Vollständige Monosomie, Mosaik (mitotische Non-disjunction)**

Q93.2 **Ringchromosomen und dizentrische Chromosomen**

Q93.3 **Deletion des kurzen Armes des Chromosoms 4**
Wolf-Hirschhorn-Syndrom

Q93.4 **Deletion des kurzen Armes des Chromosoms 5**

Q93.5 **Sonstige Deletionen eines Chromosomenteils**
Angelman-Syndrom

Q93.6 **Deletionen, die nur in der Prometaphase sichtbar werden**

Q93.7 **Deletionen mit sonstigen komplexen Rearrangements**

Q93.8 **Sonstige Deletionen der Autosomen**

Q93.9 **Deletion der Autosomen, nicht näher bezeichnet**

Q95.- **Balancierte Chromosomen-Rearrangements und Struktur-Marker, anderenorts nicht klassifiziert**

Inkl.: Robertsonsche und balancierte reziproke Translokationen und Insertionen

Q95.0 **Balancierte Translokation und Insertion beim normalen Individuum**

Q95.1 **Chromosomen-Inversion beim normalen Individuum**

Q95.2 **Balanciertes Rearrangement der Autosomen beim abnormen Individuum**

Q95.3 **Balanciertes Rearrangement zwischen Gonosomen und Autosomen beim abnormen Individuum**

Q95.4 **Individuen mit Marker-Heterochromatin**

Q95.5 **Individuen mit autosomaler Bruchstelle**

Q95.8 **Sonstige balancierte Chromosomen-Rearrangements und Struktur-Marker**

Q95.9 **Balanciertes Chromosomen-Rearrangement und Struktur-Marker, nicht näher bezeichnet**

Q96.- **Turner-Syndrom**
Exkl.: Noonan-Syndrom (Q87.1)

Q96.0 **Karyotyp 45,X**

Q96.1 **Karyotyp 46,X iso (Xq)**

Q96.2 **Karyotyp 46,X mit Gonosomenanomalie, ausgenommen iso (Xq)**

Q96.3	**Mosaik, 45,X/46,XX oder 45,X/46,XY**
Q96.4	**Mosaik, 45,X/sonstige Zelllinie(n) mit Gonosomenanomalie**
Q96.8	**Sonstige Varianten des Turner-Syndroms**
Q96.9	**Turner-Syndrom, nicht näher bezeichnet**

Q97.- **Sonstige Anomalien der Gonosomen bei weiblichem Phänotyp, anderenorts nicht klassifiziert**
Exkl.: Turner-Syndrom (Q96.-)

Q97.0	**Karyotyp 47,XXX**
Q97.1	**Weiblicher Phänotyp mit mehr als drei X-Chromosomen**
Q97.2	**Mosaik, Zelllinien mit unterschiedlicher Anzahl von X-Chromosomen**
Q97.3	**Weiblicher Phänotyp mit Karyotyp 46,XY**
Q97.8	**Sonstige näher bezeichnete Anomalien der Gonosomen bei weiblichem Phänotyp**
Q97.9	**Anomalie der Gonosomen bei weiblichem Phänotyp, nicht näher bezeichnet**

Q98.- **Sonstige Anomalien der Gonosomen bei männlichem Phänotyp, anderenorts nicht klassifiziert**

Q98.0	**Klinefelter-Syndrom, Karyotyp 47,XXY**
Q98.1	**Klinefelter-Syndrom, männlicher Phänotyp mit mehr als zwei X-Chromosomen**
Q98.2	**Klinefelter-Syndrom, männlicher Phänotyp mit Karyotyp 46,XX**
Q98.3	**Sonstiger männlicher Phänotyp mit Karyotyp 46,XX**
Q98.4	**Klinefelter-Syndrom, nicht näher bezeichnet**
Q98.5	**Karyotyp 47,XYY**
Q98.6	**Männlicher Phänotyp mit Strukturanomalie der Gonosomen**
Q98.7	**Männlicher Phänotyp mit Gonosomen-Mosaik**
Q98.8	**Sonstige näher bezeichnete Anomalien der Gonosomen bei männlichem Phänotyp**
Q98.9	**Anomalie der Gonosomen bei männlichem Phänotyp, nicht näher bezeichnet**

Q99.- **Sonstige Chromosomenanomalien, anderenorts nicht klassifiziert**

Q99.0	**Chimäre 46,XX/46,XY**
	Chimäre 46,XX/46,XY mit Hermaphroditismus verus
Q99.1	**Hermaphroditismus verus mit Karyotyp 46,XX**
	Reine Gonadendysgenesie
	46,XX mit Streak-Gonaden
	46,XY mit Streak-Gonaden
Q99.2	**Fragiles X-Chromosom**
	Syndrom des fragilen X-Chromosoms
Q99.8	**Sonstige näher bezeichnete Chromosomenanomalien**
Q99.9	**Chromosomenanomalie, nicht näher bezeichnet**

ICD-10-GM Version 2019

Kapitel XVIII:

Symptome und abnorme klinische und Laborbefunde die anderenorts nicht klassifiziert sind (R00 - R99)

Dieses Kapitel umfasst (subjektive und objektive) Symptome, abnorme Ergebnisse von klinischen oder sonstigen Untersuchungen sowie ungenau bezeichnete Zustände, für die an anderer Stelle keine klassifizierbare Diagnose vorliegt.

Diejenigen Symptome, die mit ziemlicher Sicherheit auf eine bestimmte Diagnose hindeuten, sind unter den entsprechenden Kategorien in anderen Kapiteln der Klassifikation aufgeführt. Die Kategorien dieses Kapitels enthalten im Allgemeinen weniger genau bezeichnete Zustände und Symptome, die ohne die zur Feststellung einer endgültigen Diagnose notwendigen Untersuchungen des Patienten mit etwa gleicher Wahrscheinlichkeit auf zwei oder mehr Krankheiten oder auf zwei oder mehr Organsysteme hindeuten. Im Grunde genommen könnten alle Kategorien in diesem Kapitel mit dem Zusatz "ohne nähere Angabe", "unbekannter Ätiologie" oder "vorübergehend" versehen werden. Um festzustellen, welche Symptome in dieses Kapitel und welche in die anderen Kapitel einzuordnen sind, sollte das Alphabetische Verzeichnis benutzt werden. Die übrigen, mit .8 bezifferten Subkategorien, sind im Allgemeinen für sonstige relevante Symptome vorgesehen, die an keiner anderen Stelle der Klassifikation eingeordnet werden können.

Die unter den Kategorien R00-R99 klassifizierten Zustände und Symptome betreffen:

a) Patienten, bei denen keine genauere Diagnose gestellt werden kann, obwohl alle für den Krankheitsfall bedeutungsvollen Fakten untersucht worden sind;

b) zum Zeitpunkt der Erstkonsultation vorhandene Symptome, die sich als vorübergehend erwiesen haben und deren Ursachen nicht festgestellt werden konnten;

c) vorläufige Diagnosen bei einem Patienten, der zur weiteren Diagnostik oder Behandlung nicht erschienen ist;

d) Patienten, die vor Abschluss der Diagnostik an eine andere Stelle zur Untersuchung oder zur Behandlung überwiesen wurden;

e) Patienten, bei denen aus irgendeinem anderen Grunde keine genauere Diagnose gestellt wurde;

f) bestimmte Symptome, zu denen zwar ergänzende Information vorliegt, die jedoch eigenständige, wichtige Probleme für die medizinische Betreuung darstellen.

Exkl.: Abnorme Befunde bei der pränatalen Screeninguntersuchung der Mutter (O28.-)
Bestimmte Zustände, die ihren Ursprung in der Perinatalperiode haben (P00-P96)

Dieses Kapitel gliedert sich in folgende Gruppen:

R00-R09 Symptome, die das Kreislaufsystem und das Atmungssystem betreffen
R10-R19 Symptome, die das Verdauungssystem und das Abdomen betreffen
R20-R23 Symptome, die die Haut und das Unterhautgewebe betreffen
R25-R29 Symptome, die das Nervensystem und das Muskel-Skelett-System betreffen
R30-R39 Symptome, die das Harnsystem betreffen
R40-R46 Symptome, die das Erkennungs- und Wahrnehmungsvermögen, die Stimmung und das Verhalten betreffen
R47-R49 Symptome, die die Sprache und die Stimme betreffen
R50-R69 Allgemeinsymptome
R70-R79 Abnorme Blutuntersuchungsbefunde ohne Vorliegen einer Diagnose
R80-R82 Abnorme Urinuntersuchungsbefunde ohne Vorliegen einer Diagnose
R83-R89 Abnorme Befunde ohne Vorliegen einer Diagnose bei der Untersuchung anderer Körperflüssigkeiten, Substanzen und Gewebe

R90-R94   Abnorme Befunde ohne Vorliegen einer Diagnose bei bildgebender Diagnostik und Funktionsprüfungen

R95-R99   Ungenau bezeichnete und unbekannte Todesursachen

Dieses Kapitel enthält die folgende(n) Ausrufezeichenschlüsselnummer(n)

R65.-!   Systemisches inflammatorisches Response-Syndrom [SIRS]

Symptome, die das Kreislaufsystem und das Atmungssystem betreffen (R00-R09)

R00.-   **Störungen des Herzschlages**
Exkl.: Näher bezeichnete Arrhythmien (I47-I49)
       Störungen, die ihren Ursprung in der Perinatalperiode haben (P29.1)

R00.0   **Tachykardie, nicht näher bezeichnet**
Beschleunigung des Herzschlages
Tachykardie:
• sinuaurikulär o.n.A.
• Sinus- o.n.A.

R00.1   **Bradykardie, nicht näher bezeichnet**
Verlangsamung des Herzschlages
Bradykardie:
• sinuatrial
• Sinus-
• vagal

Soll bei Arzneimittelinduktion die Substanz angegeben werden, ist eine zusätzliche Schlüsselnummer (Kapitel XX) zu benutzen.

R00.2   **Palpitationen**
Herzklopfen

R00.3   **Pulslose elektrische Aktivität, anderenorts nicht klassifiziert**
Exkl.: Herzstillstand (I46.-)

R00.8   **Sonstige und nicht näher bezeichnete Störungen des Herzschlages**

R01.-   **Herzgeräusche und andere Herz-Schallphänomene**
Exkl.: Mit Ursprung in der Perinatalperiode (P29.8)

R01.0   **Benigne und akzidentelle Herzgeräusche**
Funktionelles Herzgeräusch

R01.1   **Herzgeräusch, nicht näher bezeichnet**
Herzgeräusch (systolisch) o.n.A.

R01.2   **Sonstige Herz-Schallphänomene**
Herzdämpfung, verbreitert oder verringert
Präkordiales Reiben

R02.-   **Gangrän, anderenorts nicht klassifiziert**
Inkl.: Posttraumatische Nekrose der Haut und Unterhaut, anderenorts nicht klassifiziert

Exkl.: Dekubitalgeschwür (L89.-)
       Gangrän an bestimmten Lokalisationen - siehe Alphabetisches Verzeichnis
       Gangrän bei:
       • Atherosklerose (I70.25)
       • Diabetes mellitus (E10-E14, vierte Stelle .5)
       • sonstigen peripheren Gefäßkrankheiten (I73.-)
       Gasbrand (A48.0)
       Nekrose der Haut und Unterhaut bei Atherosklerose (I70.24)
       Pyoderma gangraenosum (L88)

R02.0-   **Nekrose der Haut und Unterhaut, anderenorts nicht klassifiziert**

R02.00   Kopf und Hals

R02.01   Schulterregion, Oberarm und Ellenbogen

R02.02   Unterarm und Handgelenk

R02.03   Hand und Finger

R02.04   Rumpf
             Bauchdecke
             Brustwand
             Rücken [jeder Teil, ausgenommen Gesäß]

R02.05   Beckenregion und Oberschenkel
             Gesäß
             Hüfte

R02.06   Unterschenkel und Knie

R02.07   Knöchelregion, Fuß und Zehen

R02.09   Lokalisation nicht näher bezeichnet

R02.8   **Sonstige und nicht näher bezeichnete Gangrän, anderenorts nicht klassifiziert**

R03.-   **Abnormer Blutdruckwert ohne Diagnose**

R03.0   **Erhöhter Blutdruckwert ohne Diagnose eines Bluthochdrucks**
             Hinw.: Diese Subkategorie dient zur Angabe einer kurzzeitigen Blutdruckerhöhung bei einem Patienten ohne ausdrückliche Hochdruckdiagnose oder zur Angabe eines isolierten Zufallsbefundes.

R03.1   **Unspezifischer niedriger Blutdruckwert**
             Exkl.: Hypotonie (I95.-)
                     Hypotonie-Syndrom der Mutter (O26.5)
                     Neurogene orthostatische Hypotonie (G23.8)

R04.-   **Blutung aus den Atemwegen**

R04.0   **Epistaxis**
             Blutung aus der Nase
             Nasenbluten

R04.1   **Blutung aus dem Rachen**
             Exkl.: Hämoptoe (R04.2)

R04.2   **Hämoptoe**
             Bluthusten
             Blut im Sputum

R04.8   **Blutung aus sonstigen Lokalisationen in den Atemwegen**
             Lungenblutung o.n.A.

             Exkl.: Lungenblutung in der Perinatalperiode (P26.-)

R04.9   **Blutung aus den Atemwegen, nicht näher bezeichnet**

R05   **Husten**
             Exkl.: Bluthusten (R04.2)
                     Psychogener Husten (F45.33)

R06.- **Störungen der Atmung**
Exkl.: Atemnot beim Neugeborenen (P22.-)
Atemnotsyndrom des Erwachsenen (J80.-)
Atemstillstand (R09.2)
Respiratorische Insuffizienz (J96.-)
Respiratorische Insuffizienz beim Neugeborenen (P28.5)

R06.0 **Dyspnoe**
Kurzatmigkeit
Orthopnoe

Exkl.: Transitorische Tachypnoe beim Neugeborenen (P22.1)

R06.1 **Stridor**
Exkl.: Stridor congenitus (laryngis) (P28.8)
Laryngismus (stridulus) (J38.5)

R06.2 **Ziehende Atmung**

R06.3 **Periodische Atmung**
Cheyne-Stokes-Atmung

R06.4 **Hyperventilation**
Exkl.: Psychogene Hyperventilation (F45.33)

R06.5 **Mundatmung**
Schnarchen

Exkl.: Mundtrockenheit o.n.A. (R68.2)

R06.6 **Singultus**
Exkl.: Psychogener Singultus (F45.33)

R06.7 **Niesen**

R06.8- **Sonstige und nicht näher bezeichnete Störungen der Atmung**
Exkl.: Apnoe beim Neugeborenen (P28.4)
Schlafapnoe (G47.3-)
Schlafapnoe beim Neugeborenen (primär) (P28.3)

R06.80 Akutes lebensbedrohliches Ereignis im Säuglingsalter
Apparent life-threatening event [ALTE]
Near-missed SIDS [sudden infant death syndrome]

R06.88 Sonstige und nicht näher bezeichnete Störungen der Atmung
Apnoe o.n.A.
Erstickungsgefühl
Respiratorische Affektkrämpfe
Seufzen

R07.- **Hals- und Brustschmerzen**
Exkl.: Dysphagie (R13.-)
Myalgia epidemica (B33.0)
Nackenschmerzen (M54.2)
Rachenentzündung (akut) o.n.A. (J02.9)
Schmerzen in der Mamma (N64.4)

R07.0 **Halsschmerzen**

R07.1 **Brustschmerzen bei der Atmung**
Schmerzhafte Atmung

R07.2 **Präkordiale Schmerzen**

R07.3 **Sonstige Brustschmerzen**
Schmerzen in der vorderen Brustwand o.n.A.

R07.4 **Brustschmerzen, nicht näher bezeichnet**

R09.- **Sonstige Symptome, die das Kreislaufsystem und das Atmungssystem betreffen**
Exkl.: Atemnotsyndrom:
• des Erwachsenen (J80.-)
• des Neugeborenen (P22.-)
Respiratorische Insuffizienz (J96.-)
Respiratorische Insuffizienz beim Neugeborenen (P28.5)

R09.0   **Asphyxie**
Exkl.: Asphyxie (durch):
- beim Neugeborenen (P21.-)
- Fremdkörper in den Atemwegen (T17.-)
- intrauterin (P20.-)
- Kohlenmonoxid (T58)
- traumatisch (T71)

R09.1   **Pleuritis**
Exkl.: Pleuritis mit Erguss (J90)

R09.2   **Atemstillstand**
Herz-Lungen-Versagen

R09.3   **Abnormes Sputum**
Abnorm:
- Farbe
- Geruch   Sputum
- Menge
Vermehrt

Exkl.: Blut im Sputum (R04.2)

R09.8   **Sonstige näher bezeichnete Symptome, die das Kreislaufsystem und das Atmungssystem betreffen**
Arteriengeräusch
Rasselgeräusche
Schwacher Puls
Thorax:
- Reibegeräusche
- Tympanitischer Klopfschall
- Veränderter Klopfschall

Symptome, die das Verdauungssystem und das Abdomen betreffen (R10-R19)

Exkl.: Gastrointestinale Blutung (K92.0-K92.2)
Gastrointestinale Blutung beim Neugeborenen (P54.0-P54.3)
Ileus (K56.-)
Ileus beim Neugeborenen (P76.-)
Pylorospasmus (K31.3)
Pylorospasmus angeboren oder infantil (Q40.0)
Symptome, die das Harnsystem betreffen (R30-R39)
Symptome, die die Genitalorgane betreffen:
- männlich (N48-N50)
- weiblich (N94.-)

R10.-   **Bauch- und Beckenschmerzen**
Exkl.: Flatulenz und verwandte Zustände (R14)
Nierenkolik (N23)
Rückenschmerzen (M54.-)

R10.0   **Akutes Abdomen**
Starke Bauchschmerzen (generalisiert) (lokalisiert) (mit Bauchdeckenspannung)

R10.1   **Schmerzen im Bereich des Oberbauches**
Dyspepsie o.n.A.
Schmerzen im Epigastrium

Exkl.: Funktionelle Dyspepsie (K30)

R10.2   **Schmerzen im Becken und am Damm**

R10.3   **Schmerzen mit Lokalisation in anderen Teilen des Unterbauches**

R10.4 **Sonstige und nicht näher bezeichnete Bauchschmerzen**
Druckschmerzhaftigkeit des Bauches o.n.A.
Kolik:
• beim Säugling und Kleinkind
• o.n.A.

R11 **Übelkeit und Erbrechen**
Exkl.: Erbrechen:
• beim Neugeborenen (P92.0)
• nach gastrointestinalem chirurgischem Eingriff (K91.0)
• psychogen (F50.5)
• übermäßig, während der Schwangerschaft (O21.-)
Hämatemesis (K92.0)
Hämatemesis beim Neugeborenen (P54.0)

R12 **Sodbrennen**
Exkl.: Dyspepsie:
• funktionell (K30)
• o.n.A. (R10.1)

R13.- **Dysphagie**

R13.0 **Dysphagie mit Beaufsichtigungspflicht während der Nahrungsaufnahme**

R13.1 **Dysphagie bei absaugpflichtigem Tracheostoma mit (teilweise) geblockter Trachealkanüle**

R13.9 **Sonstige und nicht näher bezeichnete Dysphagie**
Schluckbeschwerden o.n.A.

R14 **Flatulenz und verwandte Zustände**
Inkl.: Aufstoßen
Blähbauch
Blähungen
Meteorismus
Exkl.: Aerophagie, psychogen (F45.31)

R15 **Stuhlinkontinenz**
Inkl.: Enkopresis o.n.A.
Exkl.: Nichtorganische Enkopresis (F98.1)

R16.- **Hepatomegalie und Splenomegalie, anderenorts nicht klassifiziert**

R16.0 **Hepatomegalie, anderenorts nicht klassifiziert**
Hepatomegalie o.n.A.

R16.1 **Splenomegalie, anderenorts nicht klassifiziert**
Splenomegalie o.n.A.

R16.2 **Hepatomegalie verbunden mit Splenomegalie, anderenorts nicht klassifiziert**
Hepatosplenomegalie o.n.A.

R17.- **Hyperbilirubinämie, mit oder ohne Gelbsucht, anderenorts nicht klassifiziert**
Exkl.: Ikterus beim Neugeborenen (P55.-, P57-P59)

R17.0 **Hyperbilirubinämie mit Angabe von Gelbsucht, anderenorts nicht klassifiziert**
Gelbsucht o.n.A.

R17.9 **Hyperbilirubinämie ohne Angabe von Gelbsucht, anderenorts nicht klassifiziert**
Hyperbilirubinämie o.n.A.

R18 **Aszites**
Inkl.: Flüssigkeitsansammlung in der Bauchhöhle

R19.- **Sonstige Symptome, die das Verdauungssystem und das Abdomen betreffen**
Exkl.: Akutes Abdomen (R10.0)

R19.0 **Schwellung, Raumforderung und Knoten im Abdomen und Becken**
Diffuse oder generalisierte Schwellung oder Raumforderung:
- intraabdominal o.n.A.
- pelvin o.n.A.
- umbilikal

Exkl.: Aszites (R18)
Meteorismus (R14)

R19.1 **Abnorme Darmgeräusche**
Fehlende Darmgeräusche
Übermäßige Darmgeräusche

R19.2 **Sichtbare Peristaltik**
Hyperperistaltik

R19.3 **Bauchdeckenspannung**
Exkl.: Mit starken Bauchschmerzen (R10.0)

R19.4 **Veränderungen der Stuhlgewohnheiten**
Exkl.: Funktionelle Diarrhoe (K59.1)
Obstipation (K59.0-)

R19.5 **Sonstige Stuhlveränderungen**
Abnorme Stuhlfarbe
Erhöhte Stuhlmenge
Okkultes Blut im Stuhl
Schleimiger Stuhl

Exkl.: Meläna (K92.1)
Meläna beim Neugeborenen (P54.1)

R19.6 **Mundgeruch**

R19.8- **Sonstige näher bezeichnete Symptome, die das Verdauungssystem und das Abdomen betreffen**

R19.80 Abdominales Kompartmentsyndrom
Hinw.: Benutze zusätzliche Schlüsselnummern, um die zugrunde liegenden Zustände anzugeben.

R19.88 Sonstige näher bezeichnete Symptome, die das Verdauungssystem und das Abdomen betreffen

Symptome, die die Haut und das Unterhautgewebe betreffen (R20-R23)

R20.- **Sensibilitätsstörungen der Haut**
Exkl.: Dissoziative Sensibilitäts- und Empfindungsstörungen (F44.6)
Psychogene Störungen (F45.8)

R20.0 **Anästhesie der Haut**

R20.1 **Hypästhesie der Haut**

R20.2 **Parästhesie der Haut**
Ameisenlaufen
Kribbelgefühl
Nadelstichgefühl

Exkl.: Akroparästhesie (I73.8)

R20.3 **Hyperästhesie der Haut**

R20.8 **Sonstige und nicht näher bezeichnete Sensibilitätsstörungen der Haut**

R21 **Hautausschlag und sonstige unspezifische Hauteruptionen**

R22.- **Lokalisierte Schwellung, Raumforderung und Knoten der Haut und der Unterhaut**

Inkl.: Subkutane Knötchen (lokalisiert) (oberflächlich)

Exkl.: Abnorme Befunde bei der bildgebenden Diagnostik (R90-R93)
Geschwulst oder Knoten:
• Abdomen oder Becken (R19.0)
• Mamma (N63)
Lokalisierte Adipositas (E65)
Lymphknotenvergrößerung (R59.-)
Ödem (R60.-)
Schwellung:
• Abdomen oder Becken (R19.0)
• Gelenk- (M25.4-)

R22.0 **Lokalisierte Schwellung, Raumforderung und Knoten der Haut und der Unterhaut am Kopf**

R22.1 **Lokalisierte Schwellung, Raumforderung und Knoten der Haut und der Unterhaut am Hals**

R22.2 **Lokalisierte Schwellung, Raumforderung und Knoten der Haut und der Unterhaut am Rumpf**

R22.3 **Lokalisierte Schwellung, Raumforderung und Knoten der Haut und der Unterhaut an den oberen Extremitäten**

R22.4 **Lokalisierte Schwellung, Raumforderung und Knoten der Haut und der Unterhaut an den unteren Extremitäten**

R22.7 **Lokalisierte Schwellung, Raumforderung und Knoten der Haut und der Unterhaut an mehreren Lokalisationen**

R22.9 **Lokalisierte Schwellung, Raumforderung und Knoten der Haut und der Unterhaut, nicht näher bezeichnet**

R23.- **Sonstige Hautveränderungen**

R23.0 **Zyanose**
Exkl.: Akrozyanose (I73.8)
Zyanoseanfälle beim Neugeborenen (P28.2)

R23.1 **Blässe**
Feuchtkalte Haut

R23.2 **Gesichtsrötung [Flush]**
Übermäßiges Erröten

Exkl.: Zustände im Zusammenhang mit der Menopause und dem Klimakterium (N95.1)

R23.3 **Spontane Ekchymosen**
Petechien

Exkl.: Ekchymosen beim Fetus und Neugeborenen (P54.5)
Purpura (D69.-)

R23.4 **Veränderungen des Hautreliefs**
Abschuppung
Desquamation ⎪ Haut
Verhärtung ⎪

Exkl.: Epidermisverdickung o.n.A. (L85.9)

R23.8 **Sonstige und nicht näher bezeichnete Hautveränderungen**

Symptome, die das Nervensystem und das Muskel-Skelett-System betreffen (R25-R29)

R25.- **Abnorme unwillkürliche Bewegungen**
Exkl.: Spezifische Bewegungsstörungen (G20-G26)
Stereotype Bewegungsstörungen (F98.4-)
Ticstörungen (F95.-)

R25.0 **Abnorme Kopfbewegungen**

R25.1 **Tremor, nicht näher bezeichnet**
Exkl.: Chorea o.n.A. (G25.5)
Tremor:
• essentiell (G25.0)
• hysterisch (F44.4)
• Intentions- (G25.2)

R25.2 **Krämpfe und Spasmen der Muskulatur**
Exkl.: Karpopedalspasmen (R29.0)
Krämpfe im Kindesalter (G40.4)

R25.3 **Faszikulation**
Zuckungen o.n.A.

R25.8 **Sonstige und nicht näher bezeichnete abnorme unwillkürliche Bewegungen**

R26.- **Störungen des Ganges und der Mobilität**
Exkl.: Ataxie:
• hereditär (G11.-)
• lokomotorisch (syphilitisch) (A52.1)
• o.n.A. (R27.0)
Immobilitätssyndrom (paraplegisch) (M62.3-)

R26.0 **Ataktischer Gang**
Taumelnder Gang

R26.1 **Paretischer Gang**
Spastischer Gang

R26.2 **Gehbeschwerden, anderenorts nicht klassifiziert**

R26.3 **Immobilität**
Angewiesensein auf (Kranken-)Stuhl
Bettlägerigkeit

R26.8 **Sonstige und nicht näher bezeichnete Störungen des Ganges und der Mobilität**
Standunsicherheit o.n.A.

R27.- **Sonstige Koordinationsstörungen**
Exkl.: Ataktischer Gang (R26.0)
Hereditäre Ataxie (G11.-)
Vertigo o.n.A. (R42)

R27.0 **Ataxie, nicht näher bezeichnet**

R27.8 **Sonstige und nicht näher bezeichnete Koordinationsstörungen**

R29.- **Sonstige Symptome, die das Nervensystem und das Muskel-Skelett-System betreffen**

R29.0 **Tetanie**
Karpopedalspasmen
Exkl.: Tetanie:
• beim Neugeborenen (P71.3)
• hysterisch (F44.5)
• nach Thyreoidektomie (E89.2)
• parathyreogen (E20.9)

R29.1 **Meningismus**

R29.2   **Abnorme Reflexe**
Exkl.: Abnorme Pupillenreaktion (H57.0)
Übermäßiger Würgereflex (J39.2)
Vasovagale Reaktion oder Synkope (R55)

R29.3   **Abnorme Körperhaltung**

R29.4   **Schnappende Hüfte**
Ortolani-Phänomen

Exkl.: Angeborene Deformitäten der Hüfte (Q65.-)
Coxa saltans (M24.85)

R29.5   **Neurologischer Neglect**
Asomatognosie
Halbseitige Vernachlässigung
Hemiakinesie
Hemineglect
Linksseitiger Neglect
Sensorische Extinktion
Sensorischer Neglect
Visuell-räumlicher Neglect

R29.6   **Sturzneigung, anderenorts nicht klassifiziert**
Sturzneigung auf Grund sonstiger unklarer Krankheitszustände
Sturzneigung beim älteren Menschen

Exkl.: Gehbeschwerden (R26.2)
Schwindel und Taumel (R42)
Sturzneigung bei anderenorts klassifizierten Krankheiten
Synkope und Kollaps (R55)

R29.8   **Sonstige und nicht näher bezeichnete Symptome, die das Nervensystem und das Muskel-Skelett-System betreffen**

Symptome, die das Harnsystem betreffen (R30-R39)

R30.-   **Schmerzen beim Wasserlassen**
Exkl.: Psychogener Schmerz (F45.34)

R30.0   **Dysurie**
Strangurie

R30.1   **Tenesmus vesicae**

R30.9   **Schmerzen beim Wasserlassen, nicht näher bezeichnet**
Schmerzen beim Wasserlassen o.n.A.

R31   **Nicht näher bezeichnete Hämaturie**
Exkl.: Rezidivierende oder persistierende Hämaturie (N02.-)

R32   **Nicht näher bezeichnete Harninkontinenz**
Inkl.: Enuresis o.n.A.

Exkl.: Nichtorganische Enuresis (F98.0-)
Stressinkontinenz und sonstige näher bezeichnete Harninkontinenz (N39.3-N39.4-)

R33   **Harnverhaltung**

R34   **Anurie und Oligurie**
Exkl.: Als Komplikation bei:
• Abort, Extrauteringravidität oder Molenschwangerschaft (O00-O07, O08.4)
• Schwangerschaft, Geburt und Wochenbett (O26.88, O90.4)

R35 **Polyurie**
Inkl.: Häufige Miktion
Nykturie

Exkl.: Psychogene Polyurie (F45.34)

R36 **Ausfluss aus der Harnröhre**
Inkl.: Ausfluss aus dem Penis
Urethrorrhoe

R39.- **Sonstige Symptome, die das Harnsystem betreffen**

R39.0 **Urin-Extravasation**

R39.1 **Sonstige Miktionsstörungen**
Gespaltener Harnstrahl
Schwacher Harnstrahl
Verzögerte Miktion

R39.2 **Extrarenale Urämie**
Prärenale Urämie

R39.8 **Sonstige und nicht näher bezeichnete Symptome, die das Harnsystem betreffen**

Symptome, die das Erkennungs- und Wahrnehmungsvermögen, die Stimmung und das Verhalten betreffen (R40-R46)

Exkl.: Als Teil des Symptombildes einer psychischen Störung (F00-F99)

R40.- **Somnolenz, Sopor und Koma**
Exkl.: Koma:
• beim Neugeborenen (P91.5)
• bei Verletzungen des Kopfes, die in Kap. XIX klassifiziert sind (S06.7-!)
• diabetisch (E10-E14, vierte Stelle .0)
• hepatisch (K72.-)
• hypoglykämisch (nichtdiabetisch) (E15)
• urämisch (N19)

R40.0 **Somnolenz**
Benommenheit

R40.1 **Sopor**
Präkoma

Exkl.: Stupor:
• depressiv (F31-F33)
• dissoziativ (F44.2)
• kataton (F20.2)
• manisch (F30.2)

R40.2 **Koma, nicht näher bezeichnet**
Bewusstlosigkeit o.n.A.

R41.- **Sonstige Symptome, die das Erkennungsvermögen und das Bewusstsein betreffen**
Exkl.: Dissoziative Störungen [Konversionsstörungen] (F44.-)

R41.0 **Orientierungsstörung, nicht näher bezeichnet**
Verwirrtheit o.n.A.

Exkl.: Psychogene Orientierungsstörung (F44.88)

R41.1 **Anterograde Amnesie**

R41.2 **Retrograde Amnesie**

R41.3 **Sonstige Amnesie**
Amnesie o.n.A.

Exkl.: Amnestisches Syndrom:
- durch Einnahme psychotroper Substanzen (F10-F19, vierte Stelle .6)
- organisch (F04)
Transiente globale Amnesie (G45.4-)

R41.8 **Sonstige und nicht näher bezeichnete Symptome, die das Erkennungsvermögen und das Bewusstsein betreffen**

R42 **Schwindel und Taumel**
Inkl.: Vertigo o.n.A.

Exkl.: Schwindelsyndrome (H81.-)

R43.- **Störungen des Geruchs- und Geschmackssinnes**

R43.0 **Anosmie**

R43.1 **Parosmie**

R43.2 **Parageusie**

R43.8 **Sonstige und nicht näher bezeichnete Störungen des Geruchs- und Geschmackssinnes**
Kombinierte Störung des Geruchs- und Geschmackssinnes

R44.- **Sonstige Symptome, die die Sinneswahrnehmungen und das Wahrnehmungsvermögen betreffen**
Exkl.: Sensibilitätsstörungen der Haut (R20.-)

R44.0 **Akustische Halluzinationen**

R44.1 **Optische Halluzinationen**

R44.2 **Sonstige Halluzinationen**

R44.3 **Halluzinationen, nicht näher bezeichnet**

R44.8 **Sonstige und nicht näher bezeichnete Symptome, die die Sinneswahrnehmungen und das Wahrnehmungsvermögen betreffen**

R45.- **Symptome, die die Stimmung betreffen**

R45.0 **Nervosität**
Nervöser Spannungszustand

R45.1 **Ruhelosigkeit und Erregung**

R45.2 **Unglücklichsein**
Sorgen o.n.A.

R45.3 **Demoralisierung und Apathie**

R45.4 **Reizbarkeit und Wut**

R45.5 **Feindseligkeit**

R45.6 **Körperliche Gewalt**

R45.7 **Emotioneller Schock oder Stress, nicht näher bezeichnet**

R45.8 **Sonstige Symptome, die die Stimmung betreffen**
Suizidalität
Suizidgedanken

Exkl.: Im Rahmen einer psychischen oder Verhaltensstörung (F00-F99)

R46.- **Symptome, die das äußere Erscheinungsbild und das Verhalten betreffen**

R46.0 **Stark vernachlässigte Körperpflege**

R46.1 **Besonders auffälliges äußeres Erscheinungsbild**

R46.2 **Seltsames und unerklärliches Verhalten**

R46.3 **Hyperaktivität**

R46.4 **Verlangsamung und herabgesetztes Reaktionsvermögen**
Exkl.: Sopor (R40.1)

ICD-10-GM Version 2019

R46.5	**Misstrauen oder ausweichendes Verhalten**
R46.6	**Unangemessene Betroffenheit und Beschäftigung mit Stressereignissen**
R46.7	**Wortschwall oder umständliche Detailschilderung, die die Gründe für eine Konsultation oder Inanspruchnahme verschleiern**
R46.8	**Sonstige Symptome, die das äußere Erscheinungsbild und das Verhalten betreffen** Vernachlässigung der eigenen Person o.n.A. *Exkl.:* Ungenügende Aufnahme von Nahrung und Flüssigkeit (infolge Vernachlässigung der eigenen Person) (R63.6)

Symptome, die die Sprache und die Stimme betreffen (R47-R49)

R47.-	**Sprech- und Sprachstörungen, anderenorts nicht klassifiziert** *Exkl.:* Autismus (F84.0-F84.1) Poltern (F98.6) Stottern [Stammeln] (F98.5) Umschriebene entwicklungsbedingte Störungen des Sprechens und der Sprache (F80.-)
R47.0	**Dysphasie und Aphasie** *Exkl.:* Progressive isolierte Aphasie (G31.0)
R47.1	**Dysarthrie und Anarthrie**
R47.8	**Sonstige und nicht näher bezeichnete Sprech- und Sprachstörungen**
R48.-	**Dyslexie und sonstige Werkzeugstörungen, anderenorts nicht klassifiziert** *Exkl.:* Umschriebene Entwicklungsstörungen schulischer Fertigkeiten (F81.-)
R48.0	**Dyslexie und Alexie**
R48.1	**Agnosie**
R48.2	**Apraxie**
R48.8	**Sonstige und nicht näher bezeichnete Werkzeugstörungen** Agraphie Akalkulie
R49.-	**Störungen der Stimme** *Exkl.:* Psychogene Stimmstörung (F44.4)
R49.0	**Dysphonie** Heiserkeit
R49.1	**Aphonie** Stimmlosigkeit
R49.2	**Rhinophonia (aperta) (clausa)**
R49.8	**Sonstige und nicht näher bezeichnete Störungen der Stimme** Veränderung der Stimme o.n.A.

Allgemeinsymptome
(R50-R69)

R50.- **Fieber sonstiger und unbekannter Ursache**
Exkl.: Fieber unbekannter Ursache:
• beim Neugeborenen (P81.9)
• unter der Geburt (O75.2)
Fieber o.n.A. im Wochenbett (O86.4)

R50.2 **Medikamenten-induziertes Fieber [Drug fever]**
Soll die Substanz angegeben werden, ist eine zusätzliche Schlüsselnummer (Kapitel XX) zu benutzen.

R50.8- **Sonstiges näher bezeichnetes Fieber**

R50.80 Fieber unbekannter Ursache

R50.88 Sonstiges näher bezeichnetes Fieber
Anhaltendes Fieber
Fieber mit Schüttelfrost

R50.9 **Fieber, nicht näher bezeichnet**
Hyperpyrexie o.n.A.
Pyrexie o.n.A.

Exkl.: Maligne Hyperthermie durch Anästhesie (T88.3)

R51 **Kopfschmerz**
Inkl.: Gesichtsschmerz o.n.A.

Exkl.: Atypischer Gesichtsschmerz (G50.1)
Migräne und sonstige Kopfschmerzsyndrome (G43-G44)
Trigeminusneuralgie (G50.0)

R52.- **Schmerz, anderenorts nicht klassifiziert**
Inkl.: Schmerz, der keinem bestimmten Organ oder keiner bestimmten Körperregion zugeordnet werden kann

Exkl.: Chronisches Schmerzsyndrom mit andauernder Persönlichkeitsänderung (F62.80)
Kopfschmerz (R51)
Nierenkolik (N23)
Schmerzen:
• Abdomen (R10.-)
• Auge (H57.1)
• Becken und Damm (R10.2)
• Extremität (M79.6-)
• Gelenk (M25.5-)
• Hals (R07.0)
• Lumbalregion (M54.5)
• Mamma (N64.4)
• Ohr (H92.0)
• psychogen (F45.40)
• Rücken (M54.9-)
• Schulter (M25.51)
• Thorax (R07.1-R07.4)
• Wirbelsäule (M54.-)
• Zahn (K08.88)
• Zunge (K14.6)

R52.0 **Akuter Schmerz**

R52.1 **Chronischer unbeeinflussbarer Schmerz**

R52.2 **Sonstiger chronischer Schmerz**

R52.9 **Schmerz, nicht näher bezeichnet**
Diffuser Schmerz o.n.A.

R53

Unwohlsein und Ermüdung
Inkl.: Allgemeiner körperlicher Abbau
Asthenie o.n.A.
Lethargie
Müdigkeit
Schwäche:
• chronisch
• o.n.A.

Exkl.: Altersschwäche (R54)
Angeborene Schwäche (P96.9)
Ermüdungssyndrom (F48.0)
Erschöpfung und Ermüdung (durch) (bei):
• Hitze (T67.-)
• Kriegsneurose (F43.0)
• Neurasthenie (F48.0)
• Schwangerschaft (O26.88)
• übermäßige Anstrengung (T73.3)
• Witterungsunbilden (T73.2)
Postvirales Müdigkeitssyndrom (G93.3)

R54

Senilität
Inkl.: Altersschwäche
Frailty-Syndrom
Hohes Alter ⎱ ohne Angabe einer Psychose
Seneszenz ⎰

Exkl.: Sarkopenie (M62.5-)
Senile Psychose (F03)

R55

Synkope und Kollaps
Inkl.: Blackout
Ohnmacht

Exkl.: Adams-Stokes-Anfall [Morgagni-Adams-Stokes-Syndrom] (I45.9)
Bewusstlosigkeit o.n.A. (R40.2)
Neurozirkulatorische Asthenie (F45.30)
Orthostatische Hypotonie (I95.1)
Neurogene orthostatische Hypotonie (G23.8)
Schock:
• als Komplikation bei oder Folge von:
  • Abort, Extrauteringravidität oder Molenschwangerschaft (O00-O07, O08.3)
  • Wehen und Entbindung (O75.1)
• kardiogen (R57.0)
• postoperativ (T81.1)
• o.n.A. (R57.9)
Synkope (durch):
• Hitze (T67.1)
• Karotissinus (G90.00)
• psychogen (F48.8)

R56.-

Krämpfe, anderenorts nicht klassifiziert
Exkl.: Krämpfe und Anfälle:
  • beim Neugeborenen (P90)
  • dissoziativ (F44.5)
  • Epilepsie (G40-G41)

R56.0 **Fieberkrämpfe**

R56.8 **Sonstige und nicht näher bezeichnete Krämpfe**
Anfall o.n.A.
Krampfanfall o.n.A.

R57.- **Schock, anderenorts nicht klassifiziert**

Exkl.: Schock (durch):
- als Komplikation bei oder Folge von Abort, Extrauteringravidität oder Molenschwangerschaft (O00-O07, O08.3)
- Anästhesie (T88.2)
- anaphylaktisch (durch):
  - Nahrungsmittelunverträglichkeit (T78.0)
  - Serum (T80.5)
  - o.n.A. (T78.2)
- Blitzschlag (T75.0)
- elektrischen Strom (T75.4)
- Geburts- (O75.1)
- postoperativ (T81.1)
- psychisch (F43.0)
- traumatisch (T79.4)

Syndrom des toxischen Schocks (A48.3)

R57.0 **Kardiogener Schock**

R57.1 **Hypovolämischer Schock**

R57.2 **Septischer Schock**

R57.8 **Sonstige Formen des Schocks**
Endotoxinschock

R57.9 **Schock, nicht näher bezeichnet**
Peripheres Kreislaufversagen o.n.A.

R58 **Blutung, anderenorts nicht klassifiziert**
Inkl.: Blutung o.n.A.

R59.- **Lymphknotenvergrößerung**

Inkl.: Drüsenschwellung

Exkl.: Lymphadenitis:
- akut (L04.-)
- chronisch (I88.1)
- mesenterial (akut) (chronisch) (I88.0)
- o.n.A. (I88.9)

R59.0 **Lymphknotenvergrößerung, umschrieben**

R59.1 **Lymphknotenvergrößerung, generalisiert**
Lymphadenopathie o.n.A.

R59.9 **Lymphknotenvergrößerung, nicht näher bezeichnet**

R60.- **Ödem, anderenorts nicht klassifiziert**

Exkl.: Aszites (R18)
Hirnödem (G93.6)
Hirnödem durch Geburtstrauma (P11.0)
Hydrops fetalis o.n.A. (P83.2)
Hydrothorax (J94.8)
Ödem:
- angioneurotisch (T78.3)
- beim Neugeborenen (P83.3)
- durch Mangelernährung (E40-E46)
- hereditär (Q82.0-)
- Larynx- (J38.4)
- Lungen- (J81)
- Nasopharynx- (J39.2)
- Rachen- (J39.2)
- Schwangerschafts- (O12.0)

R60.0 **Umschriebenes Ödem**

R60.1 **Generalisiertes Ödem**

R60.9 **Ödem, nicht näher bezeichnet**
Flüssigkeitsretention o.n.A.

R61.-   **Hyperhidrose**

R61.0   **Hyperhidrose, umschrieben**

R61.1   **Hyperhidrose, generalisiert**

R61.9   **Hyperhidrose, nicht näher bezeichnet**
Nachtschweiß
Übermäßiges Schwitzen

R62.-   **Ausbleiben der erwarteten normalen physiologischen Entwicklung**
Exkl.: Verzögerte Pubertät (E30.0)

R62.0   **Verzögertes Erreichen von Entwicklungsstufen**
Spätes Laufenlernen
Spätes Sprechenlernen
Verzögertes Eintreten einer erwarteten physiologischen Entwicklungsstufe

R62.8   **Sonstiges Ausbleiben der erwarteten physiologischen Entwicklung**
Gedeihstörung
Infantilismus o.n.A.
Körperliches Zurückbleiben
Mangelhaftes Wachstum
Mangelnde Gewichtszunahme

         Exkl.: Körperliche Retardation durch Mangelernährung (E45)

R62.9   **Ausbleiben der erwarteten physiologischen Entwicklung, nicht näher bezeichnet**

R63.-   **Symptome, die die Nahrungs- und Flüssigkeitsaufnahme betreffen**
Exkl.: Bulimie o.n.A. (F50.2)
         Essstörungen nichtorganischen Ursprungs (F50.-)
         Mangelernährung (E40-E46)

R63.0   **Anorexie**
Appetitverlust

         Exkl.: Anorexia nervosa (F50.0-)
         Appetitverlust nichtorganischen Ursprungs (F50.8)

R63.1   **Polydipsie**
Übermäßiger Durst

R63.2   **Polyphagie**
Überernährung o.n.A.
Übermäßige Nahrungsaufnahme

R63.3   **Ernährungsprobleme und unsachgemäße Ernährung**
Ernährungsproblem o.n.A.

         Exkl.: Ernährungsprobleme beim Neugeborenen (P92.-)
         Fütterstörung nichtorganischen Ursprungs beim Kleinkind (F98.2)

R63.4   **Abnorme Gewichtsabnahme**

R63.5   **Abnorme Gewichtszunahme**
Exkl.: Adipositas (E66.-)
         Übermäßige Gewichtszunahme in der Schwangerschaft (O26.0)

R63.6   **Ungenügende Aufnahme von Nahrung und Flüssigkeit**
Ungenügende Aufnahme von Nahrung und Flüssigkeit infolge Vernachlässigung der eigenen Person

         Exkl.: Verhungern infolge Anorexie (R63.0)
         Verhungern infolge Nahrungsmittelmangels (T73.0)
         Verdursten infolge Flüssigkeitsmangels (T73.1)
         Vernachlässigung der eigenen Person o.n.A. (R46.8)

R63.8   **Sonstige Symptome, die die Nahrungs- und Flüssigkeitsaufnahme betreffen**

R64   **Kachexie**
Exkl.: Alimentärer Marasmus (E41)

R65.-! **Systemisches inflammatorisches Response-Syndrom [SIRS]**

Hinw.: Kodiere zunächst die Sepsis oder die ein SIRS nichtinfektiöser Genese auslösende Grundkrankheit. Zur Verwendung dieser Schlüsselnummern sind in der stationären Versorgung die Deutschen Kodierrichtlinien zu beachten.

Soll das Vorliegen von Organkomplikationen angegeben werden, sind zusätzliche Schlüsselnummern zu benutzen.

R65.0! **Systemisches inflammatorisches Response-Syndrom [SIRS] infektiöser Genese ohne Organkomplikationen**
Sepsis ohne Organkomplikationen
Sepsis o.n.A.
SIRS infektiöser Genese o.n.A.

R65.1! **Systemisches inflammatorisches Response-Syndrom [SIRS] infektiöser Genese mit Organkomplikationen**
Schwere Sepsis
Sepsis mit Organkomplikationen

R65.2! **Systemisches inflammatorisches Response-Syndrom [SIRS] nichtinfektiöser Genese ohne Organkomplikationen**
SIRS nichtinfektiöser Genese o.n.A.

R65.3! **Systemisches inflammatorisches Response-Syndrom [SIRS] nichtinfektiöser Genese mit Organkomplikationen**

R65.9! **Systemisches inflammatorisches Response-Syndrom [SIRS], nicht näher bezeichnet**

R68.- **Sonstige Allgemeinsymptome**

R68.0 **Hypothermie, nicht in Verbindung mit niedriger Umgebungstemperatur**
Exkl.: Hypothermie:
• beim Neugeborenen (P80.-)
• durch Anästhesie (T88.5)
• durch niedrige Umgebungstemperatur (T68)
• o.n.A. (akzidentell) (T68)

R68.1 **Unspezifische Symptome im Kleinkindalter**
Reizbares Kleinkind
Ungewöhnlich häufiges und starkes Schreien des Kleinkindes
Exkl.: Dentitionskrankheit (K00.7)
Zerebrale Übererregbarkeit des Neugeborenen (P91.3)

R68.2 **Mundtrockenheit, nicht näher bezeichnet**
Exkl.: Mundtrockenheit bei:
• Dehydration (E86)
• Sicca-Syndrom [Sjögren-Syndrom] (M35.0)
Unterfunktion der Speicheldrüsen (K11.7)

R68.3 **Trommelschlegelfinger**
Uhrglasnägel
Exkl.: Angeborene Klumpfinger (Q68.1)
Angeborene Klumpnägel (Q84.6)

R68.8 **Sonstige näher bezeichnete Allgemeinsymptome**

R69 **Unbekannte und nicht näher bezeichnete Krankheitsursachen**
Inkl.: Krankheit o.n.A.
Nichtdiagnostizierte Krankheit ohne Angabe der betroffenen Lokalisation oder des betroffenen Systems

Abnorme Blutuntersuchungsbefunde ohne Vorliegen einer Diagnose (R70-R79)

Exkl.: Abnorme Befunde:
- bei der pränatalen Screeninguntersuchung der Mutter (O28.-)
- Blutgerinnung (D65-D68)
- Leukozyten, anderenorts klassifiziert (D70-D72)
- Lipide (E78.-)
- Thrombozyten (D69.-)

Abnorme Befunde, anderenorts klassifiziert - siehe Alphabetisches Verzeichnis
Hämorrhagische und hämatologische Krankheiten beim Fetus und Neugeborenen (P50-P61)

R70.- **Beschleunigte Blutkörperchensenkungsreaktion und Veränderungen der Plasmaviskosität**

R70.0 **Beschleunigte Blutkörperchensenkungsreaktion**

R70.1 **Veränderte Plasmaviskosität**

R71 **Veränderung der Erythrozyten**
Inkl.: Anisozytose
Poikilozytose
Verändert:
- Erythrozytenmorphologie o.n.A.
- Erythrozytenvolumen o.n.A.

Exkl.: Anämien (D50-D64)
Polycythaemia vera (D45)
Polyglobulie:
- beim Neugeborenen (P61.1)
- o.n.A. (D75.1)
- Pseudo- (familiär) (D75.0)
- sekundär (D75.1)

R72 **Veränderung der Leukozyten, anderenorts nicht klassifiziert**
Inkl.: Auffälliges Differentialblutbild o.n.A.

Exkl.: Leukozytose (D72.8)

R73.- **Erhöhter Blutglukosewert**
Exkl.: Störungen beim Neugeborenen (P70.0-P70.2)
Diabetes mellitus (E10-E14)
Diabetes mellitus während der Schwangerschaft, der Geburt und des Wochenbettes (O24.-)
Postoperative Hypoinsulinämie, außer pankreopriver Diabetes mellitus (E89.1)

R73.0 **Abnormer Glukosetoleranztest**
Diabetes:
- subklinisch
- latent
Pathologische Glukosetoleranz
Prädiabetes

R73.9 **Hyperglykämie, nicht näher bezeichnet**

R74.- **Abnorme Serumenzymwerte**

R74.0 **Erhöhung der Transaminasenwerte und des Laktat-Dehydrogenase-Wertes [LDH]**

R74.8 **Sonstige abnorme Serumenzymwerte**
Abnormer Wert:
- alkalische Phosphatase
- Amylase
- Lipase [Triacylglyzerinlipase]
- saure Phosphatase

R74.9 **Abnormer Wert nicht näher bezeichneter Serumenzyme**

R75 **Laborhinweis auf Humanes Immundefizienz-Virus [HIV]**
Inkl.: Nicht eindeutiger Befund des HIV-Tests beim Kleinkind

Exkl.: Asymptomatische HIV-Infektion (Z21)
HIV-Krankheit (B20-B24)
HIV-Krankheit als Komplikation bei Schwangerschaft, Geburt und Wochenbett (O98.7)

R76.- **Sonstige abnorme immunologische Serumbefunde**

R76.0 **Erhöhter Antikörpertiter**
Exkl.: Isoimmunisierung während der Schwangerschaft (O36.0-O36.1)
Isoimmunisierung während der Schwangerschaft mit Auswirkung auf den Fetus oder das Neugeborene (P55.-)

R76.1 **Abnorme Reaktion auf Tuberkulintest**
Abnormes Ergebnis der Mendel-Mantoux-Tuberkulinprobe

R76.2 **Falsch-positiver serologischer Syphilistest**
Falsch-positive Wassermann-Reaktion

R76.8 **Sonstige näher bezeichnete abnorme immunologische Serumbefunde**
Erhöhter Immunglobulinwert o.n.A.

R76.9 **Abnormer immunologischer Serumbefund, nicht näher bezeichnet**

R77.- **Sonstige Veränderungen der Plasmaproteine**
Exkl.: Störungen des Plasmaprotein-Stoffwechsels (E88.0)

R77.0 **Veränderungen der Albumine**

R77.1 **Veränderungen der Globuline**
Hyperglobulinämie o.n.A.

R77.2 **Veränderungen des Alpha-Fetoproteins**

R77.8- **Sonstige näher bezeichnete Veränderungen der Plasmaproteine**

R77.80 Veränderung des prostataspezifischen Antigens [PSA]

R77.88 Sonstige näher bezeichnete Veränderungen der Plasmaproteine

R77.9 **Veränderung eines Plasmaproteins, nicht näher bezeichnet**

R78.- **Nachweis von Drogen und anderen Substanzen, die normalerweise nicht im Blut vorhanden sind**
Exkl.: Psychische und Verhaltensstörungen durch psychotrope Substanzen (F10-F19)

R78.0 **Nachweis von Alkohol im Blut**

R78.1 **Nachweis von Opiaten im Blut**

R78.2 **Nachweis von Kokain im Blut**

R78.3 **Nachweis von Halluzinogenen im Blut**

R78.4 **Nachweis sonstiger Drogen mit Abhängigkeitspotential im Blut**

R78.5 **Nachweis psychotroper Drogen im Blut**

R78.6 **Nachweis von Steroiden im Blut**

R78.7 **Nachweis eines abnormen Schwermetall-Blutwertes**

R78.8 **Nachweis sonstiger näher bezeichneter Substanzen, die normalerweise nicht im Blut vorhanden sind**
Nachweis eines abnormen Lithium-Blutwertes

R78.9 **Nachweis einer nicht näher bezeichneten Substanz, die normalerweise nicht im Blut vorhanden ist**

R79.- **Sonstige abnorme Befunde der Blutchemie**
Exkl.: Asymptomatische Hyperurikämie (E79.0)
Hyperglykämie o.n.A. (R73.9)
Hypoglykämie o.n.A. (E16.2)
Hypoglykämie o.n.A. beim Neugeborenen (P70.3-P70.4)
Spezifische Befunde mit Hinweis auf eine Störung des:
• Aminosäurestoffwechsels (E70-E72)
• Fettstoffwechsels (E75.-)
• Kohlenhydratstoffwechsels (E73-E74)
Störung des Wasser- und Elektrolythaushaltes oder des Säure-Basen-Gleichgewichtes (E86-E87)

R79.0 **Abnormer Mineral-Blutwert**
Abnormer Blutwert:
• Eisen
• Kobalt
• Kupfer
• Magnesium
• Minerale, anderenorts nicht klassifiziert
• Zink

Exkl.: Abnormer Lithiumwert (R78.8)
Alimentärer Mangel an Mineralstoffen (E58-E61)
Hypomagnesiämie beim Neugeborenen (P71.2)
Störungen des Mineralstoffwechsels (E83.-)

R79.8 **Sonstige näher bezeichnete abnorme Befunde der Blutchemie**
Abnormer Blutgaswert

R79.9 **Abnormer Befund der Blutchemie, nicht näher bezeichnet**

Abnorme Urinuntersuchungsbefunde ohne Vorliegen einer Diagnose (R80-R82)

Exkl.: Abnorme Befunde bei der Screeninguntersuchung der Mutter zur pränatalen Diagnostik (O28.-)
Abnorme diagnostische Befunde, anderenorts klassifiziert - siehe Alphabetisches Verzeichnis
Spezifische Befunde mit Hinweis auf eine Störung des:
• Aminosäurestoffwechsels (E70-E72)
• Kohlenhydratstoffwechsels (E73-E74)

R80 **Isolierte Proteinurie**
Inkl.: Albuminurie o.n.A.
Bence-Jones-Proteinurie
Proteinurie o.n.A.

Exkl.: Proteinurie:
• isoliert, mit Angabe morphologischer Veränderungen (N06.-)
• orthostatisch (N39.2)
• persistierend (N39.1)
• Schwangerschafts- (O12.1)

R81 **Glukosurie**
Exkl.: Renale Glukosurie (E74.8)

R82.- **Sonstige abnorme Urinbefunde**
Exkl.: Flankenschmerz-Hämaturie-Syndrom (N39.81)
Hämaturie (R31)

R82.0 **Chylurie**
Exkl.: Chylurie durch Filarien (B74.-)

R82.1 **Myoglobinurie**

R82.2 **Bilirubinurie**

R82.3	**Hämoglobinurie**

Exkl.: Hämoglobinurie:
- durch Hämolyse infolge äußerer Ursachen, anderenorts nicht klassifiziert (D59.6)
- paroxysmale nächtliche [Marchiafava-Micheli] (D59.5)

R82.4 **Azetonurie**
Ketonurie

R82.5 **Erhöhte Urinwerte für Drogen, Arzneimittel und biologisch aktive Substanzen**
Erhöhter Urinwert:
- Indolessigsäure
- Katecholamine
- 17-Ketosteroide
- Steroide

R82.6 **Abnorme Urinwerte für Substanzen vorwiegend nichtmedizinischer Herkunft**
Abnormer Urinwert für Schwermetalle

R82.7 **Abnorme Befunde bei der mikrobiologischen Urinuntersuchung**
Positive Kulturen

R82.8 **Abnorme Befunde bei der zytologischen und histologischen Urinuntersuchung**

R82.9 **Sonstige und nicht näher bezeichnete abnorme Urinbefunde**
Kristallurie
Melanurie
Zellen und Zylinder im Urin

Abnorme Befunde ohne Vorliegen einer Diagnose bei der Untersuchung anderer Körperflüssigkeiten, Substanzen und Gewebe (R83-R89)

Exkl.: Abnorme Befunde bei der:
- Screeninguntersuchung der Mutter zur pränatalen Diagnostik (O28.-)
- Untersuchung von:
  - Blut, ohne Vorliegen einer Diagnose (R70-R79)
  - Urin, ohne Vorliegen einer Diagnose (R80-R82)
  Abnorme diagnostische Befunde, anderenorts klassifiziert - siehe Alphabetisches Verzeichnis

Die folgenden vierten Stellen sind bei den Kategorien R83-R89 zu benutzen:

.0 **Abnormer Enzymwert**

.1 **Abnormer Hormonwert**

.2 **Abnormer Wert für sonstige Drogen, Arzneimittel und biologisch aktive Substanzen**

.3 **Abnormer Wert für Substanzen vorwiegend nichtmedizinischer Herkunft**

.4 **Abnorme immunologische Befunde**

.5 **Abnorme mikrobiologische Befunde**
Positive Kulturen

.6 **Abnorme zytologische Befunde**
Abnormer Papanicolaou-Abstrich

.7 **Abnorme histologische Befunde**

.8 **Sonstige abnorme Befunde**
Abnorme Chromosomenbefunde

.9 **Nicht näher bezeichneter abnormer Befund**

R83.- **Abnorme Liquorbefunde**
[4. Stellen siehe am Anfang dieser Gruppe]

R84.- **Abnorme Befunde in Untersuchungsmaterialien aus Atemwegen und Thorax**
[4. Stellen siehe am Anfang dieser Gruppe]

Inkl.: Abnorme Befunde in:
- Bronchiallavage
- Nasenschleimhautsekret
- Pleuraflüssigkeit
- Rachenabstrich
- Sputum

Exkl.: Blut im Sputum (R04.2)

R85.- **Abnorme Befunde in Untersuchungsmaterialien aus Verdauungsorganen und Bauchhöhle**
[4. Stellen siehe am Anfang dieser Gruppe]

Inkl.: Abnorme Befunde in:
- Peritonealflüssigkeit
- Speichel

Exkl.: Stuhlveränderungen (R19.5)

R86.- **Abnorme Befunde in Untersuchungsmaterialien aus den männlichen Genitalorganen**
[4. Stellen siehe am Anfang dieser Gruppe]

Inkl.: Abnorme Befunde in:
- Prostatasekret
- Sperma
  Veränderte Spermien

Exkl.: Azoospermie (N46)
Oligozoospermie (N46)

R87.- **Abnorme Befunde in Untersuchungsmaterialien aus den weiblichen Genitalorganen**
[4. Stellen siehe am Anfang dieser Gruppe]

Inkl.: Abnorme Befunde in Sekreten und Abstrichen aus:
- Cervix uteri
- Vagina
- Vulva

Exkl.: Carcinoma in situ (D05-D07.3)
Dysplasie:
- Cervix uteri (N87.-)
- Vagina (N89.0-N89.3)
- Vulva (N90.0-N90.3)

R89.- **Abnorme Befunde in Untersuchungsmaterialien aus anderen Körperorganen, -systemen und -geweben**
[4. Stellen siehe am Anfang dieser Gruppe]

Inkl.: Abnorme Befunde in:
- Absonderung der Brustwarze
- Synovialflüssigkeit
- Wundsekret

Abnorme Befunde ohne Vorliegen einer Diagnose bei bildgebender Diagnostik und Funktionsprüfungen (R90-R94)

Inkl.: Unspezifische abnorme Befunde bei der bildgebenden Diagnostik:
- Computertomographie [CT]
- Kernspintomographie [MRI] [MRT] [NMR]
- Positronen-Emissions-Tomographie [PET]
- Röntgenuntersuchung
- Thermographie
- Ultraschall [Sonographie]

Exkl.: Abnorme Befunde bei der Screeninguntersuchung der Mutter zur pränatalen Diagnostik (O28.-)
Abnorme diagnostische Befunde, anderenorts klassifiziert - siehe Alphabetisches Verzeichnis

R90.- **Abnorme Befunde bei der bildgebenden Diagnostik des Zentralnervensystems**

R90.0 **Intrakranielle Raumforderung**

R90.8 **Sonstige abnorme Befunde bei der bildgebenden Diagnostik des Zentralnervensystems**
Abnormes Echoenzephalogramm
Krankheit der weißen Substanz o.n.A. [White matter disease]

R91 **Abnorme Befunde bei der bildgebenden Diagnostik der Lunge**
Inkl.: Lungenraumforderung o.n.A.
Rundherd o.n.A.

R92 **Abnorme Befunde bei der bildgebenden Diagnostik der Mamma [Brustdrüse]**

R93.- **Abnorme Befunde bei der bildgebenden Diagnostik sonstiger Körperstrukturen**

R93.0 **Abnorme Befunde bei der bildgebenden Diagnostik des Schädels und des Kopfes, anderenorts nicht klassifiziert**
Exkl.: Intrakranielle Raumforderung (R90.0)

R93.1 **Abnorme Befunde bei der bildgebenden Diagnostik des Herzens und des Koronarkreislaufes**
Abnorm:
- Echokardiogramm o.n.A.
- Herzschatten

R93.2 **Abnorme Befunde bei der bildgebenden Diagnostik der Leber und der Gallenwege**
Nichtdarstellung der Gallenblase

R93.3 **Abnorme Befunde bei der bildgebenden Diagnostik sonstiger Teile des Verdauungstraktes**

R93.4 **Abnorme Befunde bei der bildgebenden Diagnostik der Harnorgane**
Füllungsdefekt:
- Harnblase
- Niere
- Ureter

Exkl.: Hypertrophie der Niere (N28.8̲8̲)

R93.5 **Abnorme Befunde bei der bildgebenden Diagnostik sonstiger Abdominalregionen, einschließlich des Retroperitoneums**

R93.6 **Abnorme Befunde bei der bildgebenden Diagnostik der Extremitäten**
Exkl.: Abnorme Befunde der Haut und des Unterhautgewebes (R93.8)

R93.7 **Abnorme Befunde bei der bildgebenden Diagnostik sonstiger Abschnitte des Muskel-Skelett-Systems**
Exkl.: Abnorme Befunde bei der bildgebenden Diagnostik des Schädels (R93.0)

R93.8 **Abnorme Befunde bei der bildgebenden Diagnostik an sonstigen näher bezeichneten Körperstrukturen**
Abnormer radiologischer Befund der Haut und des Unterhautgewebes
Mediastinalverlagerung

R94.- **Abnorme Ergebnisse von Funktionsprüfungen**
Inkl.: Abnorme Ergebnisse von:
• Szintigraphie
• Untersuchung durch Einbringen von Radionukliden [Radioisotopen]

R94.0 **Abnorme Ergebnisse von Funktionsprüfungen des Zentralnervensystems**
Abnormes Elektroenzephalogramm [EEG]

R94.1 **Abnorme Ergebnisse von Funktionsprüfungen des peripheren Nervensystems und bestimmter Sinnesorgane**
Abnorm:
• Elektromyogramm [EMG]
• Elektrookulogramm [EOG]
• Elektroretinogramm [ERG]
• Reaktion auf Nervenstimulation
• Visuell evozierte Potentiale [VEP]

R94.2 **Abnorme Ergebnisse von Lungenfunktionsprüfungen**
Vermindert:
• Ventilation
• Vitalkapazität

R94.3 **Abnorme Ergebnisse von kardiovaskulären Funktionsprüfungen**
Abnorm:
• Elektrokardiogramm [EKG]
• intrakardiale elektrophysiologische Untersuchungsergebnisse
• Phonokardiogramm
• Vektorkardiogramm

R94.4 **Abnorme Ergebnisse von Nierenfunktionsprüfungen**
Nierenfunktionstest mit abnormem Befund

R94.5 **Abnorme Ergebnisse von Leberfunktionsprüfungen**

R94.6 **Abnorme Ergebnisse von Schilddrüsenfunktionsprüfungen**

R94.7 **Abnorme Ergebnisse von sonstigen endokrinen Funktionsprüfungen**
Exkl.: Abnormer Glukosetoleranztest (R73.0)

R94.8 **Abnorme Ergebnisse von Funktionsprüfungen sonstiger Organe und Organsysteme**
Abnorm:
• Grundumsatzwert [GU]
• Harnblasenfunktionstest
• Milzfunktionstest

Ungenau bezeichnete und unbekannte Todesursachen (R95-R99)

Exkl.: Fetaltod nicht näher bezeichneter Ursache (P95)
Tod während der Gestationsperiode o.n.A. (O95)

R95.- **Plötzlicher Kindstod**
Inkl.: Plötzlicher ungeklärter Tod (Kindstod), vor Vollendung des ersten Lebensjahres
Sudden infant death syndrome [SIDS]
Exkl.: Plötzlicher ungeklärter Tod (Kindstod), nach Vollendung des ersten Lebensjahres (R96.0)

R95.0 **Plötzlicher Kindstod mit Angabe einer Obduktion**

R95.9 **Plötzlicher Kindstod ohne Angabe einer Obduktion**
Plötzlicher Kindstod o.n.A.

R96.-   **Sonstiger plötzlicher Tod unbekannter Ursache**
Exkl.: Plötzlicher:
- Herztod, so bezeichnet (I46.1)
- Kindstod (R95.-)

R96.0   **Plötzlich eingetretener Tod**
Plötzlicher ungeklärter Tod (Kindstod), nach Vollendung des ersten Lebensjahres

Exkl.: Plötzlicher Tod bekannter Ursache (A00.0-Q99.9, U04.9, V99-Y84.9)

R96.1   **Todeseintritt innerhalb von weniger als 24 Stunden nach Beginn der Symptome, ohne anderweitige Angabe**
Tod, der nachweislich weder gewaltsam noch plötzlich eintrat und dessen Ursache nicht festgestellt werden kann
Tod ohne Anhalt für eine Krankheit

R98   **Tod ohne Anwesenheit anderer Personen**
Inkl.: Aufgefundene Leiche
Aufgefundener Toter, dessen Todesursache nicht festgestellt werden konnte

R99   **Sonstige ungenau oder nicht näher bezeichnete Todesursachen**
Inkl.: Tod o.n.A.
Unbekannte Todesursache

Kapitel XIX:

Verletzungen, Vergiftungen und bestimmte andere Folgen äußerer Ursachen (S00 - T98)

Exkl.: Geburtstrauma beim Neugeborenen (P10-P15)
Frakturheilung in Fehlstellung (M84.0-)
Nichtvereinigung der Frakturenden [Pseudarthrose] (M84.1-)
Pathologische Fraktur (M84.4-)
Pathologische Fraktur bei Osteoporose (M80.-)
Stressfraktur (M84.3-)
Verletzungen der Mutter unter der Geburt (O70-O71)

Dieses Kapitel gliedert sich in folgende Gruppen:

S00-S09	Verletzungen des Kopfes
S10-S19	Verletzungen des Halses
S20-S29	Verletzungen des Thorax
S30-S39	Verletzungen des Abdomens, der Lumbosakralgegend, der Lendenwirbelsäule und des Beckens
S40-S49	Verletzungen der Schulter und des Oberarmes
S50-S59	Verletzungen des Ellenbogens und des Unterarmes
S60-S69	Verletzungen des Handgelenkes und der Hand
S70-S79	Verletzungen der Hüfte und des Oberschenkels
S80-S89	Verletzungen des Knies und des Unterschenkels
S90-S99	Verletzungen der Knöchelregion und des Fußes
T00-T07	Verletzungen mit Beteiligung mehrerer Körperregionen
T08-T14	Verletzungen nicht näher bezeichneter Teile des Rumpfes, der Extremitäten oder anderer Körperregionen
T15-T19	Folgen des Eindringens eines Fremdkörpers durch eine natürliche Körperöffnung
T20-T32	Verbrennungen oder Verätzungen
	T20-T25 Verbrennungen oder Verätzungen der äußeren Körperoberfläche, Lokalisation bezeichnet
	T26-T28 Verbrennungen oder Verätzungen, die auf das Auge und auf innere Organe begrenzt sind
	T29-T32 Verbrennungen oder Verätzungen mehrerer und nicht näher bezeichneter Körperregionen
T33-T35	Erfrierungen
T36-T50	Vergiftungen durch Arzneimittel, Drogen und biologisch aktive Substanzen
T51-T65	Toxische Wirkungen von vorwiegend nicht medizinisch verwendeten Substanzen
T66-T78	Sonstige und nicht näher bezeichnete Schäden durch äußere Ursachen
T79-T79	Bestimmte Frühkomplikationen eines Traumas
T80-T88	Komplikationen bei chirurgischen Eingriffen und medizinischer Behandlung, anderenorts nicht klassifiziert
T89-T89	Sonstige Komplikationen eines Traumas, anderenorts nicht klassifiziert
T90-T98	Folgen von Verletzungen, Vergiftungen und sonstigen Auswirkungen äußerer Ursachen

Dieses Kapitel enthält die folgende(n) Ausrufezeichenschlüsselnummer(n)

S01.83!	Offene Wunde (jeder Teil des Kopfes) mit Verbindung zu einer intrakraniellen Verletzung
S01.84!	Weichteilschaden I. Grades bei geschlossener Fraktur oder Luxation des Kopfes
S01.85!	Weichteilschaden II. Grades bei geschlossener Fraktur oder Luxation des Kopfes
S01.86!	Weichteilschaden III. Grades bei geschlossener Fraktur oder Luxation des Kopfes
S01.87!	Weichteilschaden I. Grades bei offener Fraktur oder Luxation des Kopfes
S01.88!	Weichteilschaden II. Grades bei offener Fraktur oder Luxation des Kopfes
S01.89!	Weichteilschaden III. Grades bei offener Fraktur oder Luxation des Kopfes
S06.7-!	Bewusstlosigkeit bei Schädel-Hirn-Trauma

S11.84!	Weichteilschaden I. Grades bei geschlossener Fraktur oder Luxation des Halses
S11.85!	Weichteilschaden II. Grades bei geschlossener Fraktur oder Luxation des Halses
S11.86!	Weichteilschaden III. Grades bei geschlossener Fraktur oder Luxation des Halses
S11.87!	Weichteilschaden I. Grades bei offener Fraktur oder Luxation des Halses
S11.88!	Weichteilschaden II. Grades bei offener Fraktur oder Luxation des Halses
S11.89!	Weichteilschaden III. Grades bei offener Fraktur oder Luxation des Halses
S14.7-!	Funktionale Höhe einer Verletzung des zervikalen Rückenmarkes
S21.83!	Offene Wunde (jeder Teil des Thorax) mit Verbindung zu einer intrathorakalen Verletzung
S21.84!	Weichteilschaden I. Grades bei geschlossener Fraktur oder Luxation des Thorax
S21.85!	Weichteilschaden II. Grades bei geschlossener Fraktur oder Luxation des Thorax
S21.86!	Weichteilschaden III. Grades bei geschlossener Fraktur oder Luxation des Thorax
S21.87!	Weichteilschaden I. Grades bei offener Fraktur oder Luxation des Thorax
S21.88!	Weichteilschaden II. Grades bei offener Fraktur oder Luxation des Thorax
S21.89!	Weichteilschaden III. Grades bei offener Fraktur oder Luxation des Thorax
S24.7-!	Funktionale Höhe einer Verletzung des thorakalen Rückenmarkes
S31.83!	Offene Wunde (jeder Teil des Abdomens, der Lumbosakralgegend und des Beckens) mit Verbindung zu einer intraabdominalen Verletzung
S31.84!	Weichteilschaden I. Grades bei geschlossener Fraktur oder Luxation der Lendenwirbelsäule und des Beckens
S31.85!	Weichteilschaden II. Grades bei geschlossener Fraktur oder Luxation der Lendenwirbelsäule und des Beckens
S31.86!	Weichteilschaden III. Grades bei geschlossener Fraktur oder Luxation der Lendenwirbelsäule und des Beckens
S31.87!	Weichteilschaden I. Grades bei offener Fraktur oder Luxation der Lendenwirbelsäule und des Beckens
S31.88!	Weichteilschaden II. Grades bei offener Fraktur oder Luxation der Lendenwirbelsäule und des Beckens
S31.89!	Weichteilschaden III. Grades bei offener Fraktur oder Luxation der Lendenwirbelsäule und des Beckens
S34.7-!	Funktionale Höhe einer Verletzung des lumbosakralen Rückenmarkes
S41.84!	Weichteilschaden I. Grades bei geschlossener Fraktur oder Luxation des Oberarmes
S41.85!	Weichteilschaden II. Grades bei geschlossener Fraktur oder Luxation des Oberarmes
S41.86!	Weichteilschaden III. Grades bei geschlossener Fraktur oder Luxation des Oberarmes
S41.87!	Weichteilschaden I. Grades bei offener Fraktur oder Luxation des Oberarmes
S41.88!	Weichteilschaden II. Grades bei offener Fraktur oder Luxation des Oberarmes
S41.89!	Weichteilschaden III. Grades bei offener Fraktur oder Luxation des Oberarmes
S51.84!	Weichteilschaden I. Grades bei geschlossener Fraktur oder Luxation des Unterarmes
S51.85!	Weichteilschaden II. Grades bei geschlossener Fraktur oder Luxation des Unterarmes
S51.86!	Weichteilschaden III. Grades bei geschlossener Fraktur oder Luxation des Unterarmes
S51.87!	Weichteilschaden I. Grades bei offener Fraktur oder Luxation des Unterarmes
S51.88!	Weichteilschaden II. Grades bei offener Fraktur oder Luxation des Unterarmes
S51.89!	Weichteilschaden III. Grades bei offener Fraktur oder Luxation des Unterarmes
S61.84!	Weichteilschaden I. Grades bei geschlossener Fraktur oder Luxation des Handgelenkes und der Hand
S61.85!	Weichteilschaden II. Grades bei geschlossener Fraktur oder Luxation des Handgelenkes und der Hand
S61.86!	Weichteilschaden III. Grades bei geschlossener Fraktur oder Luxation des Handgelenkes und der Hand
S61.87!	Weichteilschaden I. Grades bei offener Fraktur oder Luxation des Handgelenkes und der Hand
S61.88!	Weichteilschaden II. Grades bei offener Fraktur oder Luxation des Handgelenkes und der Hand
S61.89!	Weichteilschaden III. Grades bei offener Fraktur oder Luxation des Handgelenkes und der Hand
S71.84!	Weichteilschaden I. Grades bei geschlossener Fraktur oder Luxation der Hüfte und des Oberschenkels
S71.85!	Weichteilschaden II. Grades bei geschlossener Fraktur oder Luxation der Hüfte und des Oberschenkels
S71.86!	Weichteilschaden III. Grades bei geschlossener Fraktur oder Luxation der Hüfte und des Oberschenkels
S71.87!	Weichteilschaden I. Grades bei offener Fraktur oder Luxation der Hüfte und des Oberschenkels
S71.88!	Weichteilschaden II. Grades bei offener Fraktur oder Luxation der Hüfte und des Oberschenkels
S71.89!	Weichteilschaden III. Grades bei offener Fraktur oder Luxation der Hüfte und des Oberschenkels
S81.84!	Weichteilschaden I. Grades bei geschlossener Fraktur oder Luxation des Unterschenkels
S81.85!	Weichteilschaden II. Grades bei geschlossener Fraktur oder Luxation des Unterschenkels
S81.86!	Weichteilschaden III. Grades bei geschlossener Fraktur oder Luxation des Unterschenkels
S81.87!	Weichteilschaden I. Grades bei offener Fraktur oder Luxation des Unterschenkels

S81.88!	Weichteilschaden II. Grades bei offener Fraktur oder Luxation des Unterschenkels
S81.89!	Weichteilschaden III. Grades bei offener Fraktur oder Luxation des Unterschenkels
S91.84!	Weichteilschaden I. Grades bei geschlossener Fraktur oder Luxation des Fußes
S91.85!	Weichteilschaden II. Grades bei geschlossener Fraktur oder Luxation des Fußes
S91.86!	Weichteilschaden III. Grades bei geschlossener Fraktur oder Luxation des Fußes
S91.87!	Weichteilschaden I. Grades bei offener Fraktur oder Luxation des Fußes
S91.88!	Weichteilschaden II. Grades bei offener Fraktur oder Luxation des Fußes
S91.89!	Weichteilschaden III. Grades bei offener Fraktur oder Luxation des Fußes
T31.-!	Verbrennungen, klassifiziert nach dem Ausmaß der betroffenen Körperoberfläche
T32.-!	Verätzungen, klassifiziert nach dem Ausmaß der betroffenen Körperoberfläche

In diesem Kapitel wird Teil S zur Kodierung unterschiedlicher Verletzungen einzelner Körperregionen benutzt. Teil T dient zur Kodierung von Verletzungen mehrerer oder nicht näher bezeichneter Körperregionen, aber auch zur Verschlüsselung von Vergiftungen sowie von bestimmten anderen Folgen äußerer Ursachen.

In der Überschrift von Kategorien, die Verletzungen mehrerer Lokalisationen aufführen, bedeutet das Wort "mit", dass beide Regionen betroffen sind, während das Wort "und" bedeutet, dass eine der beiden oder beide Regionen betroffen sind.

Das Prinzip der multiplen Verschlüsselung von Verletzungen sollte befolgt werden, wo immer dies möglich ist. Kombinationskategorien für multiple Verletzungen sollen benutzt werden, wenn die einzelnen Zustände unzureichend bezeichnet sind oder wenn zur primären Klassifizierung die Angabe einer einzelnen Schlüsselnummer geeigneter erscheint. Ansonsten sollten die einzelnen Verletzungen getrennt verschlüsselt werden. Die Regeln und Richtlinien zur Verschlüsselung der Morbidität oder Mortalität in Band 2 (Regelwerk) sollten ebenfalls herangezogen werden.

Teil S und die Schlüsselnummern T00-T14 sowie T90-T98 enthalten auf der dreistelligen Ebene die Art der Verletzung, wie nachstehend aufgeführt:

Oberflächliche Verletzung, einschließlich:
Blasenbildung (nichtthermisch)
Insektenbiss oder -stich (ungiftig)
Prellung [Kontusion], einschließlich Quetschwunde und Hämatom
Schürfwunde
Verletzung durch oberflächlichen Fremdkörper (Splitter) ohne größere offene Wunde

Offene Wunde, einschließlich:
Risswunde
Schnittwunde
Stichwunde:
• mit (penetrierendem) Fremdkörper (außer bei Beteiligung tieferer Strukturen)
• o.n.A.
Tierbiss

Fraktur, einschließlich:
Dislokationsfraktur
Geschlossene:
• einfache Fraktur
• eingekeilte Fraktur
• Elevationsfraktur
• Fissur
• Grünholzfraktur ⎫
• Impressionsfraktur ⎬ mit oder ohne verzögerte Heilung
• Längsfraktur ⎪
• Spiralfraktur ⎪
• Torsionsfraktur ⎪
• traumatische Epiphysenlösung ⎪
• Trümmerfraktur ⎭
Knochenkontusion [bone bruise] - Für den Gebrauch der entsprechenden Kategorien sind in der stationären Versorgung die Deutschen Kodierrichtlinien heranzuziehen.

Luxationsfraktur
Offene:
• Durchspießungsfraktur
• Fraktur mit Fremdkörper
• infizierte Fraktur   mit oder ohne verzögerte Heilung
• komplizierte Fraktur
• Lochfraktur
• Schussfraktur

Exkl.:   Frakturheilung in Fehlstellung (M84.0-)
        Nichtvereinigung der Frakturenden [Pseudarthrose] (M84.1-)
        Pathologische Fraktur (M84.4-)
        Pathologische Fraktur bei Osteoporose (M80.-)
        Stressfraktur (M84.3-)

Luxation, Verstauchung und Zerrung, einschließlich:
Abriss
Distorsion
Riss
Traumatisch:
• Hämarthros   Gelenk (-Kapsel)
• Riss   Knorpel
• Ruptur   Ligament
• Subluxation
Verstauchung
Zerrung

Verletzung der Nerven und des Rückenmarkes, einschließlich:
Kontinuitätsverletzung des Rückenmarkes und der Nerven
Rückenmarkläsion, komplett oder inkomplett
Traumatisch:
• Hämatomyelie
• Lähmung (vorübergehend)
• Nervendurchtrennung
• Paraplegie
• Tetraplegie

Verletzung von Blutgefäßen, einschließlich:
Abriss
Riss
Schnittverletzung
Traumatisch: Blutgefäße
• Aneurysma oder Fistel (arteriovenös)
• arterielles Hämatom
• Ruptur

Verletzung von Muskeln und Sehnen, einschließlich:
Abriss
Riss
Schnittverletzung
Traumatische Ruptur   Sehne, Muskel oder Faszie
Verstauchung
Zerrung

Zerquetschung, einschließlich:
Crush-Verletzung
Zermalmung

Traumatische Amputation

Verletzung innerer Organe, einschließlich:
Explosionstrauma
Kontusion
Prellung
Rissverletzung
Traumatisch:
• Hämatom   innere Organe
• Riss
• Ruptur
• Stichverletzung
• Zerquetschung

Sonstige und nicht näher bezeichnete Verletzungen

Verletzungen des Kopfes (S00-S09)

Inkl.: Verletzungen:
  • Auge
  • behaarte Kopfhaut
  • Gaumen
  • Gesicht [jeder Teil]
  • Kiefer
  • Kiefergelenkregion
  • Mundhöhle
  • Ohr
  • Periokularregion
  • Zahn
  • Zahnfleisch
  • Zunge

Exkl.: Auswirkungen eines Fremdkörpers auf das äußere Auge (T15.-)
  Auswirkungen eines Fremdkörpers in:
  • Kehlkopf (T17.3)
  • Mund (T18.0)
  • Nase (T17.0-T17.1)
  • Ohr (T16)
  • Rachen (T17.2)
  Erfrierungen (T33-T35)
  Insektenbiss oder -stich, giftig (T63.4)
  Verbrennungen und Verätzungen (T20-T32)

S00.-   **Oberflächliche Verletzung des Kopfes**
  Exkl.: Hirnkontusion (diffus) (S06.21)
    Hirnkontusion, umschrieben (S06.31)
    Verletzung des Auges und der Orbita (S05.-)

  Die folgenden fünften Stellen sind bei der Kategorie S00 zu benutzen, um die Art der oberflächlichen Verletzung anzugeben:

  0   Art der Verletzung nicht näher bezeichnet

  1   Schürfwunde

  2   Blasenbildung (nichtthermisch)

  3   Insektenbiss oder -stich (ungiftig)

  4   Oberflächlicher Fremdkörper (Splitter)

  5   Prellung

  8   Sonstige

S00.0-
[0-5,8]
Oberflächliche Verletzung der behaarten Kopfhaut

S00.1
Prellung des Augenlides und der Periokularregion
Augenbraue
Blaues Auge

Exkl.: Prellung des Augapfels und des Orbitagewebes (S05.1)

S00.2-
[0-4,8]
Sonstige oberflächliche Verletzungen des Augenlides und der Periokularregion

Orbitaregion

Exkl.: Oberflächliche Verletzung der Konjunktiva und der Kornea (S05.0)

S00.3-
[0-5,8]
Oberflächliche Verletzung der Nase

S00.4-
[0-5,8]
Oberflächliche Verletzung des Ohres

S00.5-
[0-5,8]
Oberflächliche Verletzung der Lippe und der Mundhöhle

S00.7
Multiple oberflächliche Verletzungen des Kopfes

S00.8-
[0-5,8]
Oberflächliche Verletzung sonstiger Teile des Kopfes

S00.9-
[0-5,8]
Oberflächliche Verletzung des Kopfes, Teil nicht näher bezeichnet

S01.- **Offene Wunde des Kopfes**
Inkl.: Offene Wunde des Kopfes o.n.A.
Offene Wunde mit Verbindung zu einer Fraktur, einer Luxation oder einer intrakraniellen Verletzung

Benutze zusätzlich T89.0-, um das Vorliegen von Komplikationen wie Fremdkörper, Infektion oder verzögerte Heilung und Behandlung anzuzeigen.

Exkl.: Dekapitation (S18)
Traumatische Amputation von Teilen des Kopfes (S08.-)
Verletzung des Auges und der Orbita (S05.-)

S01.0
Offene Wunde der behaarten Kopfhaut
Augenbraue

Exkl.: Skalpierungsverletzung (S08.0)

S01.1
Offene Wunde des Augenlides und der Periokularregion
Offene Wunde des Augenlides und der Periokularregion mit oder ohne Beteiligung der Tränenwege

S01.2-
Offene Wunde der Nase

S01.20 Teil nicht näher bezeichnet

S01.21 Äußere Haut der Nase

S01.22 Nasenlöcher

S01.23 Nasenseptum

S01.29 Sonstige und mehrere Teile der Nase

S01.3-
Offene Wunde des Ohres und der Gehörstrukturen

S01.30 Teil nicht näher bezeichnet
Ohr o.n.A.

S01.31 Ohrmuschel

S01.33 Tragus

S01.34 Äußerer Gehörgang

S01.35 Tuba auditiva

S01.36 Gehörknöchelchen

S01.37 Trommelfell
Exkl.: Traumatische Trommelfellruptur (S09.2)

S01.38	Innenohr Kochlea
S01.39	Sonstige und mehrere Teile des Ohres und der Gehörstrukturen
S01.4-	**Offene Wunde der Wange und der Temporomandibularregion**
S01.41	Wange
S01.42	Oberkieferregion
S01.43	Unterkieferregion
S01.49	Sonstige und mehrere Teile der Wange und der Temporomandibularregion
S01.5-	**Offene Wunde der Lippe und der Mundhöhle** *Exkl.:* Zahnfraktur (S02.5) Zahnluxation (S03.2)
S01.50	Mund, Teil nicht näher bezeichnet
S01.51	Lippe
S01.52	Wangenschleimhaut
S01.53	Zahnfleisch (Processus alveolaris)
S01.54	Zunge und Mundboden
S01.55	Gaumen
S01.59	Sonstige und mehrere Teile der Lippe und der Mundhöhle
S01.7	**Multiple offene Wunden des Kopfes**
S01.8-	**Offene Wunde sonstiger Teile des Kopfes** *Hinw.:* Bei den Schlüsselnummern S01.84!-S01.89! erfolgt die Einteilung des Weichteilschadens nach Tscherne und Oestern. Kodiere jeweils zuerst die Fraktur (S02.-) oder die Luxation (S03.-).
S01.80	Nicht näher bezeichnete offene Wunde sonstiger Teile des Kopfes Gesicht o.n.A. Kinn Schädel Stirn o.n.A.
S01.83!	Offene Wunde (jeder Teil des Kopfes) mit Verbindung zu einer intrakraniellen Verletzung Kodiere zuerst die intrakranielle Verletzung (S06.-)
S01.84!	Weichteilschaden I. Grades bei geschlossener Fraktur oder Luxation des Kopfes Oberflächliche Schürfung, einfache bis mittelschwere Bruchform *Hinw.:* Geschlossene Frakturen oder Luxationen mit Weichteilschaden 0. Grades (geringer Weichteilschaden, einfache Bruchform) oder nicht näher bezeichneten Grades erhalten keine zusätzliche Schlüsselnummer.
S01.85!	Weichteilschaden II. Grades bei geschlossener Fraktur oder Luxation des Kopfes Tiefe kontaminierte Schürfung, lokalisierte Haut- und Muskelkontusion, alle Bruchformen
S01.86!	Weichteilschaden III. Grades bei geschlossener Fraktur oder Luxation des Kopfes Ausgedehnte Hautkontusion, Hautquetschung oder Zerstörung der Muskulatur, subkutanes Décollement, dekompensiertes Kompartmentsyndrom
S01.87!	Weichteilschaden I. Grades bei offener Fraktur oder Luxation des Kopfes Fehlende oder geringe Kontusion, unbedeutende bakterielle Kontamination, einfache bis mittelschwere Bruchformen Offene Fraktur oder Luxation nicht näher bezeichneten Grades
S01.88!	Weichteilschaden II. Grades bei offener Fraktur oder Luxation des Kopfes Umschrieben Haut- und Weichteilkontusion, mittelschwere Kontamination
S01.89!	Weichteilschaden III. Grades bei offener Fraktur oder Luxation des Kopfes Ausgedehnte Weichteildestruktion, häufig zusätzliche Gefäß- und Nervenverletzungen, starke Wundkontamination *Hinw.:* Offene Frakturen mit Weichteilschaden IV. Grades (subtotale und totale Amputation) werden als Amputation nach deren Lokalisation kodiert.
S01.9	**Offene Wunde des Kopfes, Teil nicht näher bezeichnet**

S02.- **Fraktur des Schädels und der Gesichtsschädelknochen**

Benutze eine zusätzliche Schlüsselnummer aus S01.84!-S01.89! zusammen mit S02.-, um den Schweregrad des Weichteilschadens bei einer Fraktur zu verschlüsseln. Dies gilt nicht, wenn die Fraktur mit einer intrakraniellen Verletzung einhergeht. In diesem Fall ist S01.83! zu verwenden.

Ein Bewusstseinsverlust bei einer Schädelfraktur ist mit einer zusätzlichen Schlüsselnummer aus S06.7-! zu verschlüsseln.

S02.0 **Schädeldachfraktur**
Os frontale
Os parietale
Os temporale, Pars squamosa

S02.1 **Schädelbasisfraktur**
Orbitadach
Os occipitale
Os sphenoidale
Os temporale mit Ausnahme der Pars squamosa
Schädelgrube:
• hintere
• mittlere
• vordere
Sinus:
• ethmoidalis
• frontalis

Exkl.: Orbita o.n.A. (S02.8)
Orbitaboden (S02.3)
Os temporale, Pars squamosa (S02.0)

S02.2 **Nasenbeinfraktur**

S02.3 **Fraktur des Orbitabodens**
Blow-out-Fraktur

Exkl.: Orbita o.n.A. (S02.8)
Orbitadach (S02.1)

S02.4 **Fraktur des Jochbeins und des Oberkiefers**
Maxilla
Oberkiefer (-Knochen)
Os zygomaticum

S02.5 **Zahnfraktur**
Gebrochener Zahn

Exkl.: Pathologische Zahnfraktur (K08.81)

S02.6- **Unterkieferfraktur**
Mandibula
Unterkiefer (-Knochen)

S02.60 Teil nicht näher bezeichnet

S02.61 Processus condylaris

S02.62 Subkondylär

S02.63 Processus coronoideus

S02.64 Ramus mandibulae, nicht näher bezeichnet

S02.65 Angulus mandibulae

S02.66 Symphysis mandibulae

S02.67 Pars alveolaris

S02.68 Corpus mandibulae, sonstige und nicht näher bezeichnete Teile

S02.69 Mehrere Teile

S02.7 **Multiple Frakturen der Schädel- und Gesichtsschädelknochen**

S02.8 **Frakturen sonstiger Schädel- und Gesichtsschädelknochen**
Alveolarfortsatz
Gaumen
Orbita o.n.A.
Exkl.: Orbitaboden (S02.3)
Orbitadach (S02.1)

S02.9 **Fraktur des Schädels und der Gesichtsschädelknochen, Teil nicht näher bezeichnet**
Gesicht o.n.A.

S03.- **Luxation, Verstauchung und Zerrung von Gelenken und Bändern des Kopfes**
Benutze eine zusätzliche Schlüsselnummer aus S01.84!-S01.89! zusammen mit S03.0-S03.3, um den Schweregrad des Weichteilschadens bei einer Luxation zu verschlüsseln.

S03.0 **Kieferluxation**
Kiefer (-Knorpel) (-Diskus)
Kiefergelenk
Mandibula

S03.1 **Luxation des knorpeligen Nasenseptums**

S03.2 **Zahnluxation**

S03.3 **Luxation sonstiger und nicht näher bezeichneter Teile des Kopfes**

S03.4 **Verstauchung und Zerrung des Kiefers**
Kiefer (-Gelenk) (-Band)

S03.5 **Verstauchung und Zerrung von Gelenken und Bändern sonstiger und nicht näher bezeichneter Teile des Kopfes**

S04.- **Verletzung von Hirnnerven**

S04.0 **Sehnerv- und Sehbahnenverletzung**
II. Hirnnerv
Chiasma opticum
Sehrinde

S04.1 **Verletzung des N. oculomotorius**
III. Hirnnerv

S04.2 **Verletzung des N. trochlearis**
IV. Hirnnerv

S04.3 **Verletzung des N. trigeminus**
V. Hirnnerv

S04.4 **Verletzung des N. abducens**
VI. Hirnnerv

S04.5 **Verletzung des N. facialis**
VII. Hirnnerv

S04.6 **Verletzung des N. vestibulocochlearis**
VIII. Hirnnerv
Hörnerv
N. acusticus [N. statoacusticus]

S04.7 **Verletzung des N. accessorius**
XI. Hirnnerv

S04.8 **Verletzung sonstiger Hirnnerven**
N. glossopharyngeus [IX. Hirnnerv]
N. hypoglossus [XII. Hirnnerv]
N. vagus [X. Hirnnerv]
Nn. olfactorii [I. Hirnnerv]

S04.9 **Verletzung eines nicht näher bezeichneten Hirnnervs**

S05.- **Verletzung des Auges und der Orbita**
Exkl.: Fraktur von Knochen der Orbita (S02.1, S02.3, S02.8)
Oberflächliche Verletzung des Augenlides (S00.1-S00.2)
Offene Wunde des Augenlides und der Periokularregion (S01.1)
Verletzung:
• N. oculomotorius [III. Hirnnerv] (S04.1)
• Sehnerv [II. Hirnnerv] (S04.0)

S05.0 **Verletzung der Konjunktiva und Abrasio corneae ohne Angabe eines Fremdkörpers**
Exkl.: Fremdkörper in:
• Konjunktivalsack (T15.1)
• Kornea (T15.0)

S05.1 **Prellung des Augapfels und des Orbitagewebes**
Hyphäma, traumatisch

Exkl.: Blaues Auge (S00.1)
Prellung des Augenlides und der Periokularregion (S00.1)

S05.2 **Rissverletzung und Ruptur des Auges mit Prolaps oder Verlust intraokularen Gewebes**

S05.3 **Rissverletzung des Auges ohne Prolaps oder Verlust intraokularen Gewebes**
Rissverletzung des Auges o.n.A.

S05.4 **Penetrierende Wunde der Orbita mit oder ohne Fremdkörper**
Exkl.: Verbliebener (alter) Fremdkörper nach perforierender Verletzung der Orbita (H05.5)

S05.5 **Penetrierende Wunde des Augapfels mit Fremdkörper**
Exkl.: Verbliebener (alter) intraokularer Fremdkörper (H44.6-H44.7)

S05.6 **Penetrierende Wunde des Augapfels ohne Fremdkörper**
Penetrierende Augenverletzung o.n.A.

S05.7 **Abriss des Augapfels**
Traumatische Enukleation

S05.8 **Sonstige Verletzungen des Auges und der Orbita**
Verletzung des Ductus nasolacrimalis

S05.9 **Verletzung des Auges und der Orbita, nicht näher bezeichnet**
Verletzung des Auges o.n.A.

S06.- **Intrakranielle Verletzung**
Benutze die zusätzliche Schlüsselnummer S01.83! zusammen mit S06.-, um eine offene intrakranielle Verletzung zu verschlüsseln.

Bei den Subkategorien S06.0-S06.6, S06.8 und S06.9 ist ein Bewusstseinsverlust mit einer zusätzlichen Schlüsselnummer aus S06.7-! zu verschlüsseln.

S06.0 **Gehirnerschütterung**
Commotio cerebri
Schädel-Hirn-Trauma 1. Grades

S06.1 **Traumatisches Hirnödem**

S06.2- **Diffuse Hirnverletzung**
Großer Hirngewebebereich betroffen

S06.20 Diffuse Hirn- und Kleinhirnverletzung, nicht näher bezeichnet

S06.21 Diffuse Hirnkontusionen

S06.22 Diffuse Kleinhirnkontusionen

S06.23 Multiple intrazerebrale und zerebellare Hämatome
Multiple intrazerebrale Blutungen

S06.28 Sonstige diffuse Hirn- und Kleinhirnverletzungen
Multiple Rissverletzungen des Groß- und Kleinhirns

S06.3- **Umschriebene Hirnverletzung**
Begrenzter oder umschriebener Hirngewebebereich betroffen

S06.30 Umschriebene Hirn- und Kleinhirnverletzung, nicht näher bezeichnet

S06.31 Umschriebene Hirnkontusion

S06.32	Umschriebene Kleinhirnkontusion
S06.33	Umschriebenes zerebrales Hämatom Intrazerebrale Blutung Intrazerebrales Hämatom
S06.34	Umschriebenes zerebellares Hämatom Kleinhirnblutung Zerebellare Blutung
S06.38	Sonstige umschriebene Hirn- und Kleinhirnverletzungen Rissverletzung des Groß- und Kleinhirns
S06.4	**Epidurale Blutung** Epidurales [extradurales] Hämatom Extradurale Blutung (traumatisch)
S06.5	**Traumatische subdurale Blutung**
S06.6	**Traumatische subarachnoidale Blutung**
S06.7-!	**Bewusstlosigkeit bei Schädel-Hirn-Trauma**
S06.70!	Weniger als 30 Minuten
S06.71!	30 Minuten bis 24 Stunden
S06.72!	Mehr als 24 Stunden, mit Rückkehr zum vorher bestehenden Bewusstseinsgrad
S06.73!	Mehr als 24 Stunden, ohne Rückkehr zum vorher bestehenden Bewusstseinsgrad
S06.79!	Dauer nicht näher bezeichnet
S06.8	**Sonstige intrakranielle Verletzungen** Traumatische Blutung, traumatisches Hämatom, Kontusion: • intrakraniell o.n.A. • Kleinhirn
S06.9	**Intrakranielle Verletzung, nicht näher bezeichnet** Hirnstammverletzung o.n.A. Hirnverletzung o.n.A. Intrakranielle Verletzung o.n.A. *Exkl.:* Verletzung des Kopfes o.n.A. (S09.9)
S07.-	**Zerquetschung des Kopfes** Verschlüssele gegebenenfalls auch Crush-Syndrom (T79.5). *Exkl.:* Wenn die Art der Verletzung bekannt ist (z.B. Prellung, Fraktur, Luxation, innere Verletzung), verschlüssele nur nach der Art der Verletzung
S07.0	**Zerquetschung des Gesichtes**
S07.1	**Zerquetschung des Schädels**
S07.8	**Zerquetschung sonstiger Teile des Kopfes**
S07.9	**Zerquetschung des Kopfes, Teil nicht näher bezeichnet**
S08.-	**Traumatische Amputation von Teilen des Kopfes**
S08.0	**Skalpierungsverletzung**
S08.1	**Traumatische Amputation des Ohres**
S08.8	**Traumatische Amputation sonstiger Teile des Kopfes**
S08.9	**Traumatische Amputation eines nicht näher bezeichneten Teiles des Kopfes** *Exkl.:* Dekapitation (S18)
S09.-	**Sonstige und nicht näher bezeichnete Verletzungen des Kopfes**
S09.0	**Verletzung von Blutgefäßen des Kopfes, anderenorts nicht klassifiziert** *Exkl.:* Verletzung: • extrakranielle hirnversorgende Gefäße (S15.-) • intrakranielle Gefäße (S06.-)
S09.1	**Verletzung von Muskeln und Sehnen des Kopfes**

S09.2   **Traumatische Trommelfellruptur**

S09.7   **Multiple Verletzungen des Kopfes**
Verletzungen, die in mehr als einer der Kategorien S00-S09.2 klassifizierbar sind

Bezüglich der Verschlüsselung multipler Verletzungen sind in der stationären Versorgung die Deutschen Kodierrichtlinien heranzuziehen.

S09.8   **Sonstige näher bezeichnete Verletzungen des Kopfes**

S09.9   **Nicht näher bezeichnete Verletzung des Kopfes**
Verletzung:
- Gesicht o.n.A.
- Nase o.n.A.
- Ohr o.n.A.

Verletzungen des Halses (S10-S19)

Inkl.:   Verletzungen:
- Nacken
- Rachen
- Supraklavikularregion

Exkl.:   Auswirkungen eines Fremdkörpers in:
- Kehlkopf (T17.3)
- Ösophagus (T18.1)
- Rachen (T17.2)
- Trachea (T17.4)
Erfrierungen (T33-T35)
Fraktur der Wirbelsäule o.n.A. (T08.-)
Insektenbiss oder -stich, giftig (T63.4)
Verbrennungen und Verätzungen (T20-T32)
Verletzung:
- Rückenmark o.n.A. (T09.3)
- Rumpf o.n.A. (T09.-)

S10.-   **Oberflächliche Verletzung des Halses**
Die folgenden fünften Stellen sind bei der Kategorie S10 zu benutzen, um die Art der oberflächlichen Verletzung anzugeben:

     0   Art der Verletzung nicht näher bezeichnet

     1   Schürfwunde

     2   Blasenbildung (nichtthermisch)

     3   Insektenbiss oder -stich (ungiftig)

     4   Oberflächlicher Fremdkörper (Splitter)

     5   Prellung

     8   Sonstige

S10.0   **Prellung des Rachens**
Kehlkopf
Ösophagus, Pars cervicalis
Rachen
Trachea

S10.1-
[0-4,8]   **Sonstige und nicht näher bezeichnete oberflächliche Verletzungen des Rachens**

S10.7   **Multiple oberflächliche Verletzungen des Halses**

S10.8-
[0-5,8]   **Oberflächliche Verletzung sonstiger Teile des Halses**

S10.9-
[0-5,8]   **Oberflächliche Verletzung des Halses, Teil nicht näher bezeichnet**

S11.- Offene Wunde des Halses

Inkl.: Offene Wunde des Halses o.n.A.
Offene Wunde mit Verbindung zu einer Fraktur oder einer Luxation

Benutze zusätzlich T89.0-, um das Vorliegen von Komplikationen wie Fremdkörper, Infektion oder verzögerte Heilung und Behandlung anzuzeigen.

Exkl.: Dekapitation (S18)

S11.0- **Offene Wunde mit Beteiligung des Kehlkopfes und der Trachea**

S11.01 Kehlkopf
Epiglottis

S11.02 Trachea, Pars cervicalis
Trachea o.n.A.

Exkl.: Trachea, Pars thoracica (S27.5)

S11.1 **Offene Wunde mit Beteiligung der Schilddrüse**

S11.2- **Offene Wunde mit Beteiligung des Rachens und des Ösophagus, Pars cervicalis**
Exkl.: Ösophagus o.n.A. (S27.83)

S11.21 Rachen

S11.22 Ösophagus, Pars cervicalis

S11.7 **Multiple offene Wunden des Halses**

S11.8- **Offene Wunde sonstiger Teile des Halses**
Hinw.: Bei den Schlüsselnummern S11.84-S11.89 erfolgt die Einteilung des Weichteilschadens nach Tscherne und Oestern. Kodiere jeweils zuerst die Fraktur (S12.-) oder die Luxation (S13.-).

S11.80 Nicht näher bezeichnete offene Wunde sonstiger Teile des Halses
Supraklavikularregion

S11.84! Weichteilschaden I. Grades bei geschlossener Fraktur oder Luxation des Halses
Oberflächliche Schürfung, einfache bis mittelschwere Bruchform

Hinw.: Geschlossene Frakturen oder Luxationen mit Weichteilschaden 0. Grades (geringer Weichteilschaden, einfache Bruchform) oder nicht näher bezeichneten Grades erhalten keine zusätzliche Schlüsselnummer.

S11.85! Weichteilschaden II. Grades bei geschlossener Fraktur oder Luxation des Halses
Tiefe kontaminierte Schürfung, lokalisierte Haut- und Muskelkontusion, alle Bruchformen

S11.86! Weichteilschaden III. Grades bei geschlossener Fraktur oder Luxation des Halses
Ausgedehnte Hautkontusion, Hautquetschung oder Zerstörung der Muskulatur, subkutanes Décollement, dekompensiertes Kompartmentsyndrom

S11.87! Weichteilschaden I. Grades bei offener Fraktur oder Luxation des Halses
Fehlende oder geringe Kontusion, unbedeutende bakterielle Kontamination, einfache bis mittelschwere Bruchformen
Offene Fraktur oder Luxation nicht näher bezeichneten Grades

S11.88! Weichteilschaden II. Grades bei offener Fraktur oder Luxation des Halses
Umschrieben Haut- und Weichteilkontusion, mittelschwere Kontamination

S11.89! Weichteilschaden III. Grades bei offener Fraktur oder Luxation des Halses
Ausgedehnte Weichteildestruktion, häufig zusätzliche Gefäß- und Nervenverletzungen, starke Wundkontamination

Hinw.: Offene Frakturen mit Weichteilschaden IV. Grades (subtotale und totale Amputation) werden als Amputation nach deren Lokalisation kodiert.

S11.9 **Offene Wunde des Halses, Teil nicht näher bezeichnet**

S12.- **Fraktur im Bereich des Halses**
Inkl.: Zervikal:
- Dornfortsatz
- Querfortsatz
- Wirbel
- Wirbelbogen
- Wirbelsäule

Benutze eine zusätzliche Schlüsselnummer aus S11.84!-S11.89! zusammen mit S12.-, um den Schweregrad des Weichteilschadens bei einer Fraktur zu verschlüsseln.

Benutze die zusätzliche Schlüsselnummer M96.6, um anzugeben, dass die Fraktur beim Einsetzen eines orthopädischen Implantates, einer Gelenkprothese oder einer Knochenplatte aufgetreten ist.

Benutze eine zusätzliche Schlüsselnummer aus Z96.6-, um anzugeben, dass es sich um eine Fraktur bei bereits vorhandenem orthopädischen Gelenkimplantat handelt.

Eine Verletzung des zervikalen Rückenmarks ist zusätzlich mit S14.- zu verschlüsseln.

Das Vorliegen einer Luxation bei einer Halswirbelfraktur ist zusätzlich mit S13.- zu verschlüsseln. Ist die Zahl der zusammen mit der Luxation gebrochenen Halswirbel nicht bekannt, so ist die Fraktur auf der höchsten Ebene zu verschlüsseln.

S12.0	**Fraktur des 1. Halswirbels**
	Atlas
S12.1	**Fraktur des 2. Halswirbels**
	Axis
S12.2-	**Fraktur eines sonstigen näher bezeichneten Halswirbels**
S12.21	Fraktur des 3. Halswirbels
S12.22	Fraktur des 4. Halswirbels
S12.23	Fraktur des 5. Halswirbels
S12.24	Fraktur des 6. Halswirbels
S12.25	Fraktur des 7. Halswirbels

S12.7 **Multiple Frakturen der Halswirbelsäule**
Exkl.: Multiple Frakturen der Halswirbelsäule bei Angabe der Höhe (S12.0, S12.1, S12.2-).
Kodiere jede Fraktur einzeln.

S12.8 **Fraktur sonstiger Teile im Bereich des Halses**
Kehlkopf
Ringknorpel
Schildknorpel
Trachea
Zungenbein

S12.9 **Fraktur im Bereich des Halses, Teil nicht näher bezeichnet**
Fraktur:
- Halswirbel o.n.A.
- Halswirbelsäule o.n.A.

S13.- **Luxation, Verstauchung und Zerrung von Gelenken und Bändern in Halshöhe**
Benutze eine zusätzliche Schlüsselnummer aus S11.84!-S11.89! zusammen mit S13.0-S13.3, um den Schweregrad des Weichteilschadens bei einer Luxation zu verschlüsseln.

Eine Verletzung des zervikalen Rückenmarks ist zusätzlich mit S14.- zu verschlüsseln.

Das Vorliegen von Halswirbelfrakturen bei einer Luxation ist zusätzlich mit S12.- zu verschlüsseln. Ist die Zahl der zusammen mit der Luxation gebrochenen Halswirbel nicht bekannt, so ist die Fraktur auf der höchsten Ebene zu verschlüsseln.

Exkl.: Ruptur oder Verlagerung (nichttraumatisch) einer zervikalen Bandscheibe (M50.-)
Verstauchung und Zerrung von Muskeln und Sehnen in Halshöhe (S16)

S13.0	**Traumatische Ruptur einer zervikalen Bandscheibe**
S13.1-	**Luxation eines Halswirbels**
S13.10	Höhe nicht näher bezeichnet
S13.11	C1/C2
S13.12	C2/C3

S13.13	C3/C4
S13.14	C4/C5
S13.15	C5/C6
S13.16	C6/C7
S13.17	C7/T1
S13.18	Sonstige

S13.2   Luxation sonstiger und nicht näher bezeichneter Teile im Bereich des Halses

S13.3   Multiple Luxationen im Bereich des Halses

S13.4   Verstauchung und Zerrung der Halswirbelsäule
Atlantoaxial (-Gelenk)
Atlantookzipital (-Gelenk)
Lig. longitudinale anterius, zervikal
Schleudertrauma der Halswirbelsäule

S13.5   Verstauchung und Zerrung in der Schilddrüsenregion
Krikoarytänoidal (-Gelenk) (-Band)
Krikothyreoidal (-Gelenk) (-Band)
Schildknorpel

S13.6   Verstauchung und Zerrung von Gelenken und Bändern sonstiger und nicht näher bezeichneter Teile des Halses

S14.-   Verletzung der Nerven und des Rückenmarkes in Halshöhe
Benutze zusätzlich die Schlüsselnummer S19.80, um eine Verletzung zervikaler Rückenmarkhäute anzugeben.

S14.0   Kontusion und Ödem des zervikalen Rückenmarkes

S14.1-   Sonstige und nicht näher bezeichnete Verletzungen des zervikalen Rückenmarkes
Verschlüssele auch die funktionale Höhe einer Verletzung des zervikalen Rückenmarks (S14.7-!)

S14.10   Verletzungen des zervikalen Rückenmarkes, nicht näher bezeichnet

S14.11   Komplette Querschnittverletzung des zervikalen Rückenmarkes

S14.12   Zentrale Halsmarkverletzung (inkomplette Querschnittverletzung)

S14.13   Sonstige inkomplette Querschnittverletzungen des zervikalen Rückenmarkes

S14.2   Verletzung von Nervenwurzeln der Halswirbelsäule

S14.3   Verletzung des Plexus brachialis

S14.4   Verletzung peripherer Nerven des Halses

S14.5   Verletzung zervikaler sympathischer Nerven

S14.6   Verletzung sonstiger und nicht näher bezeichneter Nerven des Halses

S14.7-!   Funktionale Höhe einer Verletzung des zervikalen Rückenmarkes
Diese Subkategorie dient zur Verschlüsselung der funktionalen Höhe einer Rückenmarksverletzung. Unter der funktionalen Höhe einer Rückenmarksverletzung wird das unterste intakte Rückenmarkssegment verstanden (so bedeutet z.B. "komplette C4-Läsion des Rückenmarks", dass die Funktionen des 4. und der höheren Zervikalnerven intakt sind und dass unterhalb C4 keine Funktion mehr vorhanden ist).

Kodiere zuerst die Art der zervikalen Rückenmarksverletzung.

S14.70!	Höhe nicht näher bezeichnet
	Halsmark o.n.A.
S14.71!	C1
S14.72!	C2
S14.73!	C3
S14.74!	C4
S14.75!	C5
S14.76!	C6
S14.77!	C7
S14.78!	C8

S15.- **Verletzung von Blutgefäßen in Halshöhe**

S15.0- **Verletzung der A. carotis**

S15.00 A. carotis, Teil nicht näher bezeichnet

S15.01 A. carotis communis

S15.02 A. carotis externa

S15.03 A. carotis interna

S15.1 **Verletzung der A. vertebralis**

S15.2 **Verletzung der V. jugularis externa**

S15.3 **Verletzung der V. jugularis interna**

S15.7 **Verletzung mehrerer Blutgefäße in Höhe des Halses**

S15.8- **Verletzung sonstiger Blutgefäße in Höhe des Halses**

S15.80 Verletzung epiduraler Blutgefäße in Höhe des Halses

S15.81 Verletzung subduraler Blutgefäße in Höhe des Halses

S15.82 Verletzung subarachnoidaler Blutgefäße in Höhe des Halses

S15.88 Verletzung sonstiger Blutgefäße in Höhe des Halses

S15.9 **Verletzung eines nicht näher bezeichneten Blutgefäßes in Höhe des Halses**

S16 **Verletzung von Muskeln und Sehnen in Halshöhe**
Inkl.: Verstauchung und Zerrung

S17.- **Zerquetschung des Halses**
Hinw.: Verschlüssele gegebenenfalls auch Crush-Syndrom (T79.5).
Exkl.: Wenn die Art der Verletzung bekannt ist (z.B. Prellung, Fraktur, Luxation, innere Verletzung), verschlüssele nur nach der Art der Verletzung

S17.0 **Zerquetschung des Kehlkopfes und der Trachea**

S17.8 **Zerquetschung sonstiger Teile des Halses**

S17.9 **Zerquetschung des Halses, Teil nicht näher bezeichnet**

S18 **Traumatische Amputation in Halshöhe**
Inkl.: Dekapitation

S19.- **Sonstige und nicht näher bezeichnete Verletzungen des Halses**

S19.7 **Multiple Verletzungen des Halses**
Verletzungen, die in mehr als einer der Kategorien S10-S18 klassifizierbar sind

Bezüglich der Verschlüsselung multipler Verletzungen sind in der stationären Versorgung die Deutschen Kodierrichtlinien heranzuziehen.

S19.8- **Sonstige näher bezeichnete Verletzungen des Halses**

S19.80 Verletzung zervikaler Rückenmarkhäute

S19.88 Sonstige näher bezeichnete Verletzungen des Halses

S19.9 **Nicht näher bezeichnete Verletzung des Halses**

Verletzungen des Thorax
(S20-S29)

Inkl.: Verletzungen:
- Interskapularregion
- Mamma
- Thorax (-Wand)

Exkl.: Auswirkungen eines Fremdkörpers in:
- Bronchus (T17.5)
- Lunge (T17.8)
- Ösophagus (T18.1)
- Trachea (T17.4)
Erfrierungen (T33-T35)
Fraktur der Wirbelsäule o.n.A. (T08.-)
Insektenbiss oder -stich, giftig (T63.4)
Verbrennungen und Verätzungen (T20-T32)
Verletzungen:
- Achselhöhle (S40-S49)
- Klavikula (S40-S49)
- Schulter (S40-S49)
- Skapularregion (S40-S49)
- Rückenmark o.n.A. (T09.3)
- Rumpf o.n.A. (T09.-)

S20.-   **Oberflächliche Verletzung des Thorax**

Die folgenden fünften Stellen sind bei der Kategorie S20.- zu benutzen, um die Art der oberflächlichen Verletzung anzugeben:

0   Art der Verletzung nicht näher bezeichnet

1   Schürfwunde

2   Blasenbildung (nichtthermisch)

3   Insektenbiss oder -stich (ungiftig)

4   Oberflächlicher Fremdkörper (Splitter)

5   Prellung

8   Sonstige

S20.0   **Prellung der Mamma [Brustdrüse]**

S20.1-   **Sonstige und nicht näher bezeichnete oberflächliche Verletzungen der Mamma [Brustdrüse]**
[0-4,8]

S20.2   **Prellung des Thorax**

S20.3-   **Sonstige oberflächliche Verletzungen der vorderen Thoraxwand**
[0-4,8]

S20.4-   **Sonstige oberflächliche Verletzungen der hinteren Thoraxwand**
[0-4,8]

S20.7   **Multiple oberflächliche Verletzungen des Thorax**

S20.8-   **Oberflächliche Verletzung sonstiger und nicht näher bezeichneter Teile des Thorax**
[0-5,8]

Brustwand o.n.A.
Rippenregion
Thoraxwand o.n.A.

S21.- **Offene Wunde des Thorax**

Inkl.: Offene Wunde des Thorax o.n.A.

Offene Wunde mit Verbindung zu einer Fraktur, einer Luxation oder einer intrathorakalen Verletzung

Benutze zusätzlich T89.0-, um das Vorliegen von Komplikationen wie Fremdkörper, Infektion oder verzögerte Heilung und Behandlung anzuzeigen.

Exkl.: Traumatisch:
- Hämatopneumothorax (S27.2)
- Hämatothorax (S27.1)
- Pneumothorax (S27.0)

S21.0 **Offene Wunde der Mamma [Brustdrüse]**

S21.1 **Offene Wunde der vorderen Thoraxwand**

S21.2 **Offene Wunde der hinteren Thoraxwand**

S21.7 **Multiple offene Wunden der Thoraxwand**

S21.8- **Offene Wunde sonstiger Teile des Thorax**

Hinw.: Bei den Schlüsselnummern S21.84!-S21.89! erfolgt die Einteilung des Weichteilschadens nach Tscherne und Oestern. Kodiere jeweils zuerst die Fraktur (S22.-) oder die Luxation (S23.-).

S21.80 Nicht näher bezeichnete offene Wunde sonstiger Teile des Thorax

S21.83! Offene Wunde (jeder Teil des Thorax) mit Verbindung zu einer intrathorakalen Verletzung
Kodiere zuerst die intrathorakale Verletzung (S26-S27)

S21.84! Weichteilschaden I. Grades bei geschlossener Fraktur oder Luxation des Thorax
Oberflächliche Schürfung, einfache bis mittelschwere Bruchform

Hinw.: Geschlossene Frakturen oder Luxationen mit Weichteilschaden 0. Grades (geringer Weichteilschaden, einfache Bruchform) oder nicht näher bezeichneten Grades erhalten keine zusätzliche Schlüsselnummer.

S21.85! Weichteilschaden II. Grades bei geschlossener Fraktur oder Luxation des Thorax
Tiefe kontaminierte Schürfung, lokalisierte Haut- und Muskelkontusion, alle Bruchformen

S21.86! Weichteilschaden III. Grades bei geschlossener Fraktur oder Luxation des Thorax
Ausgedehnte Hautkontusion, Hautquetschung oder Zerstörung der Muskulatur, subkutanes Décollement, dekompensiertes Kompartmentsyndrom

S21.87! Weichteilschaden I. Grades bei offener Fraktur oder Luxation des Thorax
Fehlende oder geringe Kontusion, unbedeutende bakterielle Kontamination, einfache bis mittelschwere Bruchformen
Offene Fraktur oder Luxation nicht näher bezeichneten Grades

S21.88! Weichteilschaden II. Grades bei offener Fraktur oder Luxation des Thorax
Umschrieben Haut- und Weichteilkontusion, mittelschwere Kontamination

S21.89! Weichteilschaden III. Grades bei offener Fraktur oder Luxation des Thorax
Ausgedehnte Weichteildestruktion, häufig zusätzliche Gefäß- und Nervenverletzungen, starke Wundkontamination

Hinw.: Offene Frakturen mit Weichteilschaden IV. Grades (subtotale und totale Amputation) werden als Amputation nach deren Lokalisation kodiert.

S21.9 **Offene Wunde des Thorax, Teil nicht näher bezeichnet**
(Äußere) Brustwand o.n.A.
Thoraxwand o.n.A.

ICD-10-GM Version 2019

S22.- **Fraktur der Rippe(n), des Sternums und der Brustwirbelsäule**

Inkl.: Thorakal:
- Dornfortsatz
- Querfortsatz
- Wirbel
- Wirbelbogen

Benutze eine zusätzliche Schlüsselnummer aus S21.84!-S21.89!, zusammen mit S22.-, um den Schweregrad des Weichteilschadens bei einer Fraktur zu verschlüsseln.

Benutze die zusätzliche Schlüsselnummer M96.6, um anzugeben, dass die Fraktur beim Einsetzen eines orthopädischen Implantates, einer Gelenkprothese oder einer Knochenplatte aufgetreten ist.

Benutze eine zusätzliche Schlüsselnummer aus Z96.6-, um anzugeben, dass es sich um eine Fraktur bei bereits vorhandenem orthopädischen Gelenkimplantat handelt.

Eine Verletzung des thorakalen Rückenmarks ist zusätzlich mit S24.- zu verschlüsseln.

Das Vorliegen einer Luxation bei einer Brustwirbelfraktur ist zusätzlich mit S23.- zu verschlüsseln. Ist die Zahl der zusammen mit der Luxation gebrochenen Brustwirbel nicht bekannt, so ist die Fraktur auf der höchsten Ebene zu verschlüsseln.

Exkl.: Fraktur:
- Klavikula (S42.0-)
- Skapula (S42.1-)

S22.0- **Fraktur eines Brustwirbels**

S22.00 Höhe nicht näher bezeichnet

S22.01 T1 und T2

S22.02 T3 und T4

S22.03 T5 und T6

S22.04 T7 und T8

S22.05 T9 und T10

S22.06 T11 und T12

S22.1 **Multiple Frakturen der Brustwirbelsäule**
Exkl.: Multiple Frakturen der Brustwirbelsäule bei Angabe der Höhe (S22.0-). Kodiere jede Fraktur einzeln.

S22.2- **Fraktur des Sternums**

S22.20 Nicht näher bezeichnet

S22.21 Manubrium sterni

S22.22 Corpus sterni

S22.23 Processus xiphoideus

S22.3- **Rippenfraktur**

S22.31 Fraktur der ersten Rippe
Exkl.: Beteiligung der ersten Rippe bei Rippenserienfraktur (S22.41)

S22.32 Fraktur einer sonstigen Rippe
Rippenfraktur o.n.A.

S22.4- **Rippenserienfraktur**

S22.40 Nicht näher bezeichnet

S22.41 Mit Beteiligung der ersten Rippe
Jede Fraktur multipler Rippen mit Beteiligung der ersten Rippe

S22.42 Mit Beteiligung von zwei Rippen
Exkl.: Fraktur multipler Rippen mit Beteiligung der ersten Rippe (S22.41)

S22.43 Mit Beteiligung von drei Rippen
Exkl.: Fraktur multipler Rippen mit Beteiligung der ersten Rippe (S22.41)

S22.44 Mit Beteiligung von vier und mehr Rippen
Exkl.: Fraktur multipler Rippen mit Beteiligung der ersten Rippe (S22.41)

S22.5   **Instabiler Thorax**
Kodiere zusätzlich:
• Fraktur der Rippen (S22.4-)
• Fraktur des Sternums (S22.2-)

S22.8   **Fraktur sonstiger Teile des knöchernen Thorax**

S22.9   **Fraktur des knöchernen Thorax, Teil nicht näher bezeichnet**

S23.-   **Luxation, Verstauchung und Zerrung von Gelenken und Bändern im Bereich des Thorax**
Benutze eine zusätzliche Schlüsselnummer aus S21.84!-S21.89! zusammen mit S23.0-S23.2, um den Schweregrad des Weichteilschadens bei einer Luxation zu verschlüsseln.

Eine Verletzung des thorakalen Rückenmarks ist zusätzlich mit S24.- zu verschlüsseln.

Das Vorliegen von Brustwirbelfrakturen bei einer Luxation ist zusätzlich mit S22.- zu verschlüsseln. Ist die Zahl der zusammen mit der Luxation gebrochenen Brustwirbel nicht bekannt, so ist die Fraktur auf der höchsten Ebene zu verschlüsseln.

Exkl.: Luxation, Verstauchung und Zerrung des Sternoklavikulargelenkes (S43.2, S43.6)
Ruptur oder Verlagerung (nichttraumatisch) einer thorakalen Bandscheibe (M51.-)
Verstauchung und Zerrung von Muskeln und Sehnen in Brusthöhe (S29.0)

S23.0   **Traumatische Ruptur einer thorakalen Bandscheibe**

S23.1-   **Luxation eines Brustwirbels**

S23.10   Höhe nicht näher bezeichnet
Brustwirbelsäule o.n.A.

S23.11   T1/T2 und T2/T3

S23.12   T3/T4 und T4/T5

S23.13   T5/T6 und T6/T7

S23.14   T7/T8 und T8/T9

S23.15   T9/T10 und T10/T11

S23.16   T11/T12

S23.17   T12/L1

S23.2   **Luxation sonstiger und nicht näher bezeichneter Teile des Thorax**

S23.3   **Verstauchung und Zerrung der Brustwirbelsäule**

S23.4   **Verstauchung und Zerrung der Rippen und des Sternums**

S23.5   **Verstauchung und Zerrung sonstiger und nicht näher bezeichneter Teile des Thorax**

S24.-   **Verletzung der Nerven und des Rückenmarkes in Thoraxhöhe**
Benutze zusätzlich die Schlüsselnummer S29.80, um eine Verletzung thorakaler Rückenmarkhäute anzugeben.

Exkl.: Verletzung des Plexus brachialis (S14.3)

S24.0   **Kontusion und Ödem des thorakalen Rückenmarkes**

S24.1-   **Sonstige und nicht näher bezeichnete Verletzungen des thorakalen Rückenmarkes**
Verschlüssele auch die funktionale Höhe einer Verletzung des thorakalen Rückenmarks (S24.7-!).

S24.10   Verletzung des thorakalen Rückenmarkes, nicht näher bezeichnet

S24.11   Komplette Querschnittverletzung des thorakalen Rückenmarkes

S24.12   Inkomplette Querschnittverletzung des thorakalen Rückenmarkes
Hinterhornsyndrom
Inkompletter thorakaler Querschnitt o.n.A.
Vorderhornsyndrom
Zentrales Rückenmarksyndrom

S24.2   **Verletzung von Nervenwurzeln der Brustwirbelsäule**

S24.3   **Verletzung peripherer Nerven des Thorax**

S24.4 **Verletzung thorakaler sympathischer Nerven**
Ganglia thoracica
Ganglion cervicothoracicum [Ganglion stellatum]
Plexus cardiacus
Plexus oesophageus
Plexus pulmonalis

S24.5 **Verletzung sonstiger Nerven des Thorax**

S24.6 **Verletzung eines nicht näher bezeichneten Nervs des Thorax**

S24.7-! **Funktionale Höhe einer Verletzung des thorakalen Rückenmarkes**
Diese Subkategorie dient zur Verschlüsselung der funktionalen Höhe einer Rückenmarksverletzung. Unter der funktionalen Höhe einer Rückenmarksverletzung wird das unterste intakte Rückenmarkssegment verstanden (so bedeutet z.B. "komplette T4-Läsion des Rückenmarks", dass die Funktionen des 4. und der höheren Thorakalnerven intakt sind und dass unterhalb T4 keine Funktion mehr vorhanden ist).
Kodiere zuerst die Art der thorakalen Rückenmarksverletzung.

S24.70! Höhe nicht näher bezeichnet
Brustmark o.n.A.

S24.71! T1

S24.72! T2/T3

S24.73! T4/T5

S24.74! T6/T7

S24.75! T8/T9

S24.76! T10/T11

S24.77! T12

S25.- **Verletzung von Blutgefäßen des Thorax**

S25.0 **Verletzung der Aorta thoracica**
Aorta o.n.A.

S25.1 **Verletzung des Truncus brachiocephalicus oder der A. subclavia**

S25.2 **Verletzung der V. cava superior**
V. cava o.n.A.

S25.3 **Verletzung der V. brachiocephalica oder der V. subclavia**

S25.4 **Verletzung von Pulmonalgefäßen**

S25.5 **Verletzung von Interkostalgefäßen**

S25.7 **Verletzung mehrerer Blutgefäße des Thorax**

S25.8- **Verletzung sonstiger Blutgefäße des Thorax**

S25.80 Verletzung epiduraler Blutgefäße in Höhe des Thorax

S25.81 Verletzung subduraler Blutgefäße in Höhe des Thorax

S25.82 Verletzung subarachnoidaler Blutgefäße in Höhe des Thorax

S25.88 Verletzung sonstiger Blutgefäße des Thorax
A. mammaria oder V. mammaria
V. azygos

S25.9 **Verletzung eines nicht näher bezeichneten Blutgefäßes des Thorax**

S26.- **Verletzung des Herzens**
Benutze die zusätzliche Schlüsselnummer S21.83! zusammen mit S26.-, um eine offene intrathorakale Verletzung zu verschlüsseln.

S26.0 **Traumatisches Hämoperikard**

S26.8- **Sonstige Verletzungen des Herzens**

S26.81 Prellung des Herzens

S26.82 Rissverletzung des Herzens ohne Eröffnung einer Herzhöhle

S26.83 Rissverletzung des Herzens mit Eröffnung einer Herzhöhle

S26.88 Sonstige Verletzungen des Herzens

S26.9 **Verletzung des Herzens, nicht näher bezeichnet**

S27.-   **Verletzung sonstiger und nicht näher bezeichneter intrathorakaler Organe**

Benutze die zusätzliche Schlüsselnummer S21.83! zusammen mit S27.-, um eine offene intrathorakale Verletzung zu verschlüsseln.

Exkl.: Verletzung:
- Ösophagus, Pars cervicalis (S10-S19)
- Trachea (Pars cervicalis) (S10-S19)

S27.0   **Traumatischer Pneumothorax**

S27.1   **Traumatischer Hämatothorax**

S27.2   **Traumatischer Hämatopneumothorax**

S27.3-   **Sonstige Verletzungen der Lunge**

S27.31   Prellung und Hämatom der Lunge

S27.32   Rissverletzung der Lunge

S27.38   Sonstige und nicht näher bezeichnete Verletzungen der Lunge

S27.4   **Verletzung eines Bronchus**

S27.5   **Verletzung der Trachea, Pars thoracica**

S27.6   **Verletzung der Pleura**

S27.7   **Multiple Verletzungen intrathorakaler Organe**

S27.8-   **Verletzung sonstiger näher bezeichneter intrathorakaler Organe und Strukturen**

S27.81   Zwerchfell

S27.82   Ductus thoracicus

S27.83   Ösophagus, Pars thoracica

S27.84   Thymus

S27.88   Sonstige näher bezeichnete intrathorakale Organe und Strukturen

S27.9   **Verletzung eines nicht näher bezeichneten intrathorakalen Organs**

S28.-   **Zerquetschung des Thorax und traumatische Amputation von Teilen des Thorax**

S28.0   **Brustkorbzerquetschung**

Verschlüssele gegebenenfalls auch Crush-Syndrom (T79.5).

Exkl.: Instabiler Thorax (S22.5)
Wenn die Art der Verletzung bekannt ist (z.B. Prellung, Fraktur, Luxation, innere Verletzung), verschlüssele nur nach der Art der Verletzung

S28.1   **Traumatische Amputation eines Teiles des Thorax**
Exkl.: Querschnittverletzung in Höhe des Thorax (T05.8)

S29.-   **Sonstige und nicht näher bezeichnete Verletzungen des Thorax**

S29.0   **Verletzung von Muskeln und Sehnen in Thoraxhöhe**

S29.7   **Multiple Verletzungen des Thorax**
Verletzungen, die in mehr als einer der Kategorien S20-S29.0 klassifizierbar sind

Bezüglich der Verschlüsselung multipler Verletzungen sind in der stationären Versorgung die Deutschen Kodierrichtlinien heranzuziehen.

S29.8-   **Sonstige näher bezeichnete Verletzungen des Thorax**

S29.80   Verletzung thorakaler Rückenmarkhäute

S29.88   Sonstige näher bezeichnete Verletzungen des Thorax

S29.9   **Nicht näher bezeichnete Verletzung des Thorax**

Verletzungen des Abdomens, der Lumbosakralgegend, der Lendenwirbelsäule und des Beckens (S30-S39)

Inkl.: Äußere Genitalorgane
Anus
Bauchdecke
Flanke
Gesäß
Leiste

Exkl.: Auswirkungen eines Fremdkörpers in:
• Anus und Rektum (T18.5)
• Magen, Dünndarm und Dickdarm (T18.2-T18.4)
• Urogenitaltrakt (T19.-)
Erfrierungen (T33-T35)
Fraktur der Wirbelsäule o.n.A. (T08.-)
Insektenbiss oder -stich, giftig (T63.4)
Verbrennungen und Verätzungen (T20-T32)
Verletzungen:
• Rücken o.n.A. (T09.-)
• Rückenmark o.n.A. (T09.3)
• Rumpf o.n.A. (T09.-)

S30.- **Oberflächliche Verletzung des Abdomens, der Lumbosakralgegend und des Beckens**
Exkl.: Oberflächliche Verletzung der Hüfte (S70.-)

Die folgenden fünften Stellen sind bei der Kategorie S30.- zu benutzen, um die Art der oberflächlichen Verletzung anzugeben:

0 Art der Verletzung nicht näher bezeichnet

1 Schürfwunde

2 Blasenbildung (nichtthermisch)

3 Insektenbiss oder -stich (ungiftig)

4 Oberflächlicher Fremdkörper (Splitter)

5 Prellung

8 Sonstige

S30.0 **Prellung der Lumbosakralgegend und des Beckens**
Gesäß
Lumbalgegend
Sakralgegend

S30.1 **Prellung der Bauchdecke**
Epigastrium
Flanke
Iliakalregion
Inguinalregion
Leiste

S30.2 **Prellung der äußeren Genitalorgane**
Labium (majus) (minus)
Penis
Perineum
Skrotum
Testis
Vulva
Exkl.: Vagina (S37.88)

S30.7 **Multiple oberflächliche Verletzungen des Abdomens, der Lumbosakralgegend und des Beckens**

S30.8- **Sonstige oberflächliche Verletzungen des Abdomens, der Lumbosakralgegend und des Beckens**

[0-5,8]

S30.9- **Oberflächliche Verletzung des Abdomens, der Lumbosakralgegend und des Beckens, Teil nicht näher bezeichnet**

[0-5,8]

S31.- Offene Wunde des Abdomens, der Lumbosakralgegend und des Beckens

Inkl.: Offene Wunde des Abdomens, der Lumbosakralgegend und des Beckens o.n.A.
Offene Wunde mit Verbindung zu einer Fraktur, einer Luxation oder einer intraabdominalen Verletzung

Benutze zusätzlich T89.0-, um das Vorliegen von Komplikationen wie Fremdkörper, Infektion oder verzögerte Heilung und Behandlung anzuzeigen.

Exkl.: Offene Wunde der Hüfte (S71.0)
Traumatische Amputation von Teilen des Abdomens, der Lumbosakralgegend und des Beckens (S38.2-S38.3)

S31.0 **Offene Wunde der Lumbosakralgegend und des Beckens**
Beckenboden
Gesäß
Perineum
Sakralgegend

S31.1 **Offene Wunde der Bauchdecke**
Epigastrium
Flanke
Iliakalregion
Inguinalregion
Leiste
Schambeinregion

S31.2 **Offene Wunde des Penis**

S31.3 **Offene Wunde des Skrotums und der Testes**

S31.4 **Offene Wunde der Vagina und der Vulva**

S31.5 **Offene Wunde sonstiger und nicht näher bezeichneter äußerer Genitalorgane**
Pudendum

Exkl.: Traumatische Amputation der äußeren Genitalorgane (S38.2)

S31.7 **Multiple offene Wunden des Abdomens, der Lumbosakralgegend und des Beckens**

S31.8- **Offene Wunde sonstiger und nicht näher bezeichneter Teile des Abdomens**
Hinw.: Bei den Schlüsselnummern S31.84!-S31.89! erfolgt die Einteilung des Weichteilschadens nach Tscherne und Oestern. Kodiere jeweils zuerst die Fraktur (S32.-) oder die Luxation (S33.-).

S31.80 Offene Wunde sonstiger und nicht näher bezeichneter Teile des Abdomens
Analsphinkter
Anus
Septum rectovaginale

S31.83! Offene Wunde (jeder Teil des Abdomens, der Lumbosakralgegend und des Beckens) mit Verbindung zu einer intraabdominalen Verletzung
Kodiere zuerst die intraabdominale Verletzung (S36-S37)

S31.84! Weichteilschaden I. Grades bei geschlossener Fraktur oder Luxation der Lendenwirbelsäule und des Beckens
Oberflächliche Schürfung, einfache bis mittelschwere Bruchform

Hinw.: Geschlossene Frakturen oder Luxationen mit Weichteilschaden 0. Grades (geringer Weichteilschaden, einfache Bruchform) oder nicht näher bezeichneten Grades erhalten keine zusätzliche Schlüsselnummer.

S31.85! Weichteilschaden II. Grades bei geschlossener Fraktur oder Luxation der Lendenwirbelsäule und des Beckens
Tiefe kontaminierte Schürfung, lokalisierte Haut- und Muskelkontusion, alle Bruchformen

S31.86! Weichteilschaden III. Grades bei geschlossener Fraktur oder Luxation der Lendenwirbelsäule und des Beckens
Ausgedehnte Hautkontusion, Hautquetschung oder Zerstörung der Muskulatur, subkutanes Décollement, dekompensiertes Kompartmentsyndrom

S31.87! Weichteilschaden I. Grades bei offener Fraktur oder Luxation der Lendenwirbelsäule und des Beckens
Fehlende oder geringe Kontusion, unbedeutende bakterielle Kontamination, einfache bis mittelschwere Bruchformen
Offene Fraktur oder Luxation nicht näher bezeichneten Grades

S31.88! Weichteilschaden II. Grades bei offener Fraktur oder Luxation der Lendenwirbelsäule und des Beckens
Umschriebene Haut- und Weichteilkontusion, mittelschwere Kontamination

S31.89! Weichteilschaden III. Grades bei offener Fraktur oder Luxation der Lendenwirbelsäule und des Beckens
Ausgedehnte Weichteildestruktion, häufig zusätzliche Gefäß- und Nervenverletzungen, starke Wundkontamination
Hinw.: Offene Frakturen mit Weichteilschaden IV. Grades (subtotale und totale Amputation) werden als Amputation nach deren Lokalisation kodiert.

S32.- **Fraktur der Lendenwirbelsäule und des Beckens**
Inkl.: Lumbosakral:
• Dornfortsatz
• Querfortsatz
• Wirbel
• Wirbelbogen
Benutze eine zusätzliche Schlüsselnummer aus S31.84!-S31.89! zusammen mit S32.-, um den Schweregrad des Weichteilschadens bei einer Fraktur zu verschlüsseln.
Benutze die zusätzliche Schlüsselnummer M96.6, um anzugeben, dass die Fraktur beim Einsetzen eines orthopädischen Implantates, einer Gelenkprothese oder einer Knochenplatte aufgetreten ist.
Benutze eine zusätzliche Schlüsselnummer aus Z96.6-, um anzugeben, dass es sich um eine Fraktur bei bereits vorhandenem orthopädischen Gelenkimplantat handelt.
Eine Verletzung des lumbalen Rückenmarks ist zusätzlich mit S34.- zu verschlüsseln.
Das Vorliegen einer Luxation bei einer Lendenwirbelfraktur ist zusätzlich mit S33.- zu verschlüsseln. Ist die Zahl der zusammen mit der Luxation gebrochenen Lendenwirbel nicht bekannt, so ist die Fraktur auf der höchsten Ebene zu verschlüsseln.
Exkl.: Fraktur der Hüfte o.n.A. (S72.08)

S32.0- **Fraktur eines Lendenwirbels**

S32.00 Höhe nicht näher bezeichnet
Lendenwirbelsäule o.n.A.

S32.01 L1

S32.02 L2

S32.03 L3

S32.04 L4

S32.05 L5

S32.1 **Fraktur des Os sacrum**

S32.2 **Fraktur des Os coccygis**

S32.3 **Fraktur des Os ilium**

S32.4 **Fraktur des Acetabulums**

S32.5 **Fraktur des Os pubis**

S32.7 **Multiple Frakturen mit Beteiligung der Lendenwirbelsäule und des Beckens**
Laterale Kompressionsfraktur
Malgaigne-Fraktur
Schmetterlingsbruch
Sonstige komplexe Beckenfrakturen
Vertikale Abscher-Fraktur [Vertical shear fracture]

S32.8-   **Fraktur sonstiger und nicht näher bezeichneter Teile der Lendenwirbelsäule und des Beckens**

S32.81   Os ischium

S32.82   Lendenwirbelsäule und Kreuzbein, Teil nicht näher bezeichnet

S32.89   Sonstige und nicht näher bezeichnete Teile des Beckens

S33.-   **Luxation, Verstauchung und Zerrung von Gelenken und Bändern der Lendenwirbelsäule und des Beckens**
Benutze eine zusätzliche Schlüsselnummer aus S31.84!-S31.89! zusammen mit S33.0-S33.3, um den Schweregrad des Weichteilschadens bei einer Luxation zu verschlüsseln.

Eine Verletzung des lumbalen Rückenmarks ist zusätzlich mit S34.- zu verschlüsseln.

Das Vorliegen von Lendenwirbelfrakturen bei einer Luxation ist zusätzlich mit S32.- zu verschlüsseln. Ist die Zahl der zusammen mit der Luxation gebrochenen Lendenwirbel nicht bekannt, so ist die Fraktur auf der höchsten Ebene zu verschlüsseln.

Exkl.:   Luxation, Verstauchung und Zerrung des Hüftgelenkes und von Bändern der Hüfte (S73.-)
Ruptur oder Verlagerung (nichttraumatisch) einer lumbalen Bandscheibe (M51.-)
Schädigung von Beckengelenken und -bändern unter der Geburt (O71.6)
Verstauchung und Zerrung von Muskeln und Sehnen des Abdomens, der Lumbosakralgegend und des Beckens (S39.0)

S33.0   **Traumatische Ruptur einer lumbalen Bandscheibe**

S33.1-   **Luxation eines Lendenwirbels**

S33.10   Höhe nicht näher bezeichnet
Luxation der Lendenwirbelsäule o.n.A.

S33.11   L1/L2

S33.12   L2/L3

S33.13   L3/L4

S33.14   L4/L5

S33.15   L5/S1

S33.2   **Luxation des Iliosakral- und des Sakro-Kokzygeal-Gelenkes**

S33.3   **Luxation sonstiger und nicht näher bezeichneter Teile der Lendenwirbelsäule und des Beckens**

S33.4   **Traumatische Symphysensprengung**

S33.5-   **Verstauchung und Zerrung der Lendenwirbelsäule**

S33.50   Verstauchung und Zerrung der Lendenwirbelsäule, nicht näher bezeichnet

S33.51   Verstauchung und Zerrung der Junctura lumbosacralis und ihrer Bänder

S33.6   **Verstauchung und Zerrung des Iliosakralgelenkes**

S33.7   **Verstauchung und Zerrung sonstiger und nicht näher bezeichneter Teile der Lendenwirbelsäule und des Beckens**

S34.-   **Verletzung der Nerven und des lumbalen Rückenmarkes in Höhe des Abdomens, der Lumbosakralgegend und des Beckens**
Benutze zusätzlich die Schlüsselnummer S39.81, um eine Verletzung lumbosakraler Rückenmarkhäute anzugeben.

S34.0   **Kontusion und Ödem des lumbalen Rückenmarkes [Conus medullaris]**

S34.1-   **Sonstige Verletzung des lumbalen Rückenmarkes**

S34.10   Komplette Querschnittverletzung des lumbalen Rückenmarkes

S34.11   Inkomplette Querschnittverletzung des lumbalen Rückenmarkes

S34.18   Sonstige Verletzung des lumbalen Rückenmarkes

S34.2   **Verletzung von Nervenwurzeln der Lendenwirbelsäule und des Kreuzbeins**

S34.3-   **Verletzung der Cauda equina**

S34.30   Komplettes traumatisches Cauda- (equina-) Syndrom

S34.31   Inkomplettes traumatisches Cauda- (equina-) Syndrom

S34.38   Sonstige und nicht näher bezeichnete Verletzungen der Cauda equina

S34.4   **Verletzung des Plexus lumbosacralis**

S34.5   **Verletzung sympathischer Nerven der Lendenwirbel-, Kreuzbein- und Beckenregion**
Ganglia coeliaca oder Plexus coeliacus
Nn. splanchnici
Plexus hypogastricus
Plexus mesentericus (inferior) (superior)

S34.6   **Verletzung eines oder mehrerer peripherer Nerven des Abdomens, der Lumbosakralgegend und des Beckens**

S34.7-!   **Funktionale Höhe einer Verletzung des lumbosakralen Rückenmarkes**
Diese Subkategorie dient zur Verschlüsselung der funktionalen Höhe einer Rückenmarksverletzung. Unter der funktionalen Höhe einer Rückenmarksverletzung wird das unterste intakte Rückenmarkssegment verstanden (so bedeutet z.B. "komplette L4-Läsion des Rückenmarks", dass die Funktionen des 4. und der höheren Lumbalnerven intakt sind und dass unterhalb L4 keine Funktion mehr vorhanden ist).

Kodiere zuerst die Art der lumbosakralen Rückenmarksverletzung.

S34.70!   Höhe nicht näher bezeichnet
Lumbalmark o.n.A.

S34.71!   L1

S34.72!   L2

S34.73!   L3

S34.74!   L4

S34.75!   L5

S34.76!   S1

S34.77!   S2-S5

S34.8   **Verletzung sonstiger und nicht näher bezeichneter Nerven in Höhe des Abdomens, der Lumbosakralgegend und des Beckens**

S35.-   **Verletzung von Blutgefäßen in Höhe des Abdomens, der Lumbosakralgegend und des Beckens**

S35.0   **Verletzung der Aorta abdominalis**
Exkl.: Aorta o.n.A. (S25.0)

S35.1   **Verletzung der V. cava inferior**
Vv. hepaticae

Exkl.: V. cava o.n.A. (S25.2)

S35.2   **Verletzung des Truncus coeliacus oder der A. mesenterica**
Arteria:
• gastrica
• gastroduodenalis
• hepatica
• lienalis
• mesenterica (inferior) (superior)

Exkl.: Abriss des Milzhilus (S36.04)

S35.3   **Verletzung der V. portae oder der V. lienalis**
V. mesenterica (inferior) (superior)

Exkl.: Abriss des Milzhilus (S36.04)

S35.4   **Verletzung von Blutgefäßen der Niere**
A. renalis oder V. renalis

S35.5   **Verletzung von Blutgefäßen der Iliakalregion**
Arteria oder Vena iliaca

S35.7 **Verletzung mehrerer Blutgefäße in Höhe des Abdomens, der Lumbosakralgegend und des Beckens**

S35.8- **Verletzung sonstiger Blutgefäße in Höhe des Abdomens, der Lumbosakralgegend und des Beckens**

S35.80 Verletzung epiduraler Blutgefäße in Höhe des Abdomens, der Lumbosakralgegend und des Beckens

S35.81 Verletzung subduraler Blutgefäße in Höhe des Abdomens, der Lumbosakralgegend und des Beckens

S35.82 Verletzung subarachnoidaler Blutgefäße in Höhe des Abdomens, der Lumbosakralgegend und des Beckens

S35.88 Verletzung sonstiger Blutgefäße in Höhe des Abdomens, der Lumbosakralgegend und des Beckens
Arteria oder Vena:
• hypogastrica
• ovarica
• uterina

S35.9 **Verletzung eines nicht näher bezeichneten Blutgefäßes in Höhe des Abdomens, der Lumbosakralgegend und des Beckens**

S36.- **Verletzung von intraabdominalen Organen**
Benutze die zusätzliche Schlüsselnummer S31.83! (Offene Wunde mit Verbindung zu einer intraabdominalen Verletzung) zusammen mit S36.-, um eine offene intraabdominale Verletzung zu verschlüsseln.

S36.0- **Verletzung der Milz**

S36.00 Verletzung der Milz, nicht näher bezeichnet

S36.01 Hämatom der Milz

S36.02 Kapselriss der Milz, ohne größeren Einriss des Parenchyms

S36.03 Rissverletzung der Milz mit Beteiligung des Parenchyms

S36.04 Massive Parenchymruptur der Milz
Abriss des Milzhilus

> *Exkl.:* Verletzung der A. lienalis (S35.2)
> Verletzung der V. lienalis (S35.3)

S36.08 Sonstige Verletzungen der Milz

S36.1- **Verletzung der Leber oder der Gallenblase**

S36.10 Verletzung der Leber, nicht näher bezeichnet

S36.11 Prellung und Hämatom der Leber

S36.12 Rissverletzung der Leber, nicht näher bezeichnet

S36.13 Leichte Rissverletzung der Leber
Rissverletzung, die nur die Kapsel betrifft oder ohne bedeutendere Beteiligung des Leberparenchyms (weniger als 1 cm tief)

S36.14 Mittelschwere Rissverletzung der Leber
Rissverletzung mit Beteiligung des Leberparenchyms, aber ohne größere Zerreißung des Parenchyms (weniger als 10 cm lang und weniger als 3 cm tief)

S36.15 Schwere Rissverletzung der Leber
Rissverletzung mit bedeutender Zerreißung des Leberparenchyms (mindestens 10 cm lang und mindestens 3 cm tief)
Multiple mittelschwere Rissverletzungen, mit oder ohne Hämatom

S36.16 Sonstige Verletzungen der Leber

S36.17 Gallenblase

S36.18 Gallengang

S36.2- **Verletzung des Pankreas**

S36.20 Teil nicht näher bezeichnet

S36.21 Kopf

S36.22 Körper

S36.23 Schwanz

S36.29 Sonstige und mehrere Teile

S36.3	**Verletzung des Magens**
S36.4-	**Verletzung des Dünndarmes**
S36.40	Dünndarm, Teil nicht näher bezeichnet
S36.41	Duodenum
S36.49	Sonstiger und mehrere Teile des Dünndarmes
S36.5-	**Verletzung des Dickdarmes**
S36.50	Dickdarm, Teil nicht näher bezeichnet
S36.51	Colon ascendens
S36.52	Colon transversum
S36.53	Colon descendens
S36.54	Colon sigmoideum
S36.59	Sonstige und mehrere Teile des Dickdarmes
S36.6	**Verletzung des Rektums**
S36.7	**Verletzung mehrerer intraabdominaler Organe**
S36.8-	**Verletzung sonstiger intraabdominaler Organe**
S36.81	Peritoneum
S36.82	Mesenterium
S36.83	Retroperitoneum
S36.88	Sonstige intraabdominale Organe
S36.9	**Verletzung eines nicht näher bezeichneten intraabdominalen Organs**

S37.-   **Verletzung der Harnorgane und der Beckenorgane**

Benutze die zusätzliche Schlüsselnummer S31.83! (Offene Wunde mit Verbindung zu einer intraabdominalen Verletzung) zusammen mit S37.-, um eine offene intraabdominale Verletzung zu verschlüsseln.

Exkl.:   Peritoneum (S36.81)
       Retroperitoneum (S36.83)

S37.0-	**Verletzung der Niere**
S37.00	Verletzung der Niere, nicht näher bezeichnet
S37.01	Prellung und Hämatom der Niere
S37.02	Rissverletzung der Niere Mit Beteiligung von Nierenkapsel und Nierenbecken Kapselriss
S37.03	Komplette Ruptur des Nierenparenchyms Nierenruptur
S37.1	**Verletzung des Harnleiters**
S37.2-	**Verletzung der Harnblase**
S37.20	Verletzung der Harnblase, nicht näher bezeichnet
S37.21	Prellung der Harnblase
S37.22	Ruptur der Harnblase Extraperitoneal Intraperitoneal
S37.28	Sonstige Verletzungen der Harnblase
S37.3-	**Verletzung der Harnröhre**
S37.30	Nicht näher bezeichnet
S37.31	Pars membranacea
S37.32	Pars spongiosa
S37.33	Pars prostatica
S37.38	Sonstige Teile

S37.4	**Verletzung des Ovars**
S37.5	**Verletzung der Tuba uterina**
S37.6	**Verletzung des Uterus**
S37.7	**Verletzung mehrerer Harnorgane und Beckenorgane**
S37.8-	**Verletzung sonstiger Harnorgane und Beckenorgane** *Exkl.:* Offene Wunde sonstiger und nicht näher bezeichneter äußerer Genitalorgane (S31.5)
S37.81	Nebenniere
S37.82	Prostata
S37.83	Bläschendrüse [Vesicula seminalis]
S37.84	Samenleiter
S37.88	Sonstige Beckenorgane
S37.9	**Verletzung eines nicht näher bezeichneten Harnorgans oder Beckenorgans**

S38.- **Zerquetschung und traumatische Amputation von Teilen des Abdomens, der Lumbosakralgegend und des Beckens**
Verschlüssele gegebenenfalls auch Crush-Syndrom (T79.5).

Exkl.: Wenn die Art der Verletzung bekannt ist (z.B. Prellung, Fraktur, Luxation, innere Verletzung), verschlüssele nur nach der Art der Verletzung

S38.0	**Zerquetschung der äußeren Genitalorgane**
S38.1	**Zerquetschung sonstiger und nicht näher bezeichneter Teile des Abdomens, der Lumbosakralgegend und des Beckens**
S38.2	**Traumatische Amputation der äußeren Genitalorgane** Labium (majus) (minus) Penis Skrotum Testis Vulva
S38.3	**Traumatische Abtrennung sonstiger und nicht näher bezeichneter Teile des Abdomens, der Lumbosakralgegend und des Beckens** *Exkl.:* Querschnittverletzung in Höhe des Abdomens (T05.8)

S39.- **Sonstige und nicht näher bezeichnete Verletzungen des Abdomens, der Lumbosakralgegend und des Beckens**

S39.0	**Verletzung von Muskeln und Sehnen des Abdomens, der Lumbosakralgegend und des Beckens**
S39.6	**Verletzung eines oder mehrerer intraabdominaler Organe mit Beteiligung eines oder mehrerer Beckenorgane**
S39.7	**Multiple Verletzungen des Abdomens, der Lumbosakralgegend und des Beckens** Verletzungen, die in mehr als einer der Kategorien S30-S39.6 klassifizierbar sind

Bezüglich der Verschlüsselung multipler Verletzungen sind in der stationären Versorgung die Deutschen Kodierrichtlinien heranzuziehen.

Exkl.: Verletzungen aus S36.- in Kombination mit Verletzungen aus S37.- (S39.6)

S39.8-	**Sonstige näher bezeichnete Verletzungen des Abdomens, der Lumbosakralgegend und des Beckens**
S39.80	Penisfraktur Verletzung der Tunica albuginea des Penisschwellkörpers
S39.81	Verletzung lumbosakraler Rückenmarkhäute
S39.88	Sonstige näher bezeichnete Verletzungen des Abdomens, der Lumbosakralgegend und des Beckens
S39.9	**Nicht näher bezeichnete Verletzung des Abdomens, der Lumbosakralgegend und des Beckens**

Verletzungen der Schulter und des Oberarmes (S40-S49)

Inkl.: Verletzung:
- Achselhöhle
- Oberarm
- Schulter
- Skapularregion

Exkl.: Beidseitige Beteiligung von Schulter und Oberarm (T00-T07)
Erfrierungen (T33-T35)
Insektenbiss oder -stich, giftig (T63.4)
Verbrennungen und Verätzungen (T20-T32)
Verletzungen:
- Arm, Höhe nicht näher bezeichnet (T10-T11)
- Ellenbogen (S50-S59)

S40.-   **Oberflächliche Verletzung der Schulter und des Oberarmes**

S40.0   **Prellung der Schulter und des Oberarmes**

S40.7   **Multiple oberflächliche Verletzungen der Schulter und des Oberarmes**

S40.8-   **Sonstige oberflächliche Verletzungen der Schulter und des Oberarmes**

S40.81   Schürfwunde

S40.82   Blasenbildung (nichtthermisch)

S40.83   Insektenbiss oder -stich (ungiftig)

S40.84   Oberflächlicher Fremdkörper (Splitter)

S40.88   Sonstige

S40.9   **Oberflächliche Verletzung der Schulter und des Oberarmes, nicht näher bezeichnet**

S41.-   **Offene Wunde der Schulter und des Oberarmes**
    Inkl.: Offene Wunde der Schulter und des Oberarmes o.n.A.
    Offene Wunde mit Verbindung zu einer Fraktur oder einer Luxation

    Benutze zusätzlich T89.0-, um das Vorliegen von Komplikationen wie Fremdkörper, Infektion oder verzögerte Heilung und Behandlung anzuzeigen.

    Exkl.: Traumatische Amputation an Schulter und Oberarm (S48.-)

S41.0   **Offene Wunde der Schulter**

S41.1   **Offene Wunde des Oberarmes**

S41.7   **Multiple offene Wunden der Schulter und des Oberarmes**

S41.8-   **Offene Wunde sonstiger und nicht näher bezeichneter Teile des Schultergürtels**
    Hinw.: Bei den Schlüsselnummern S41.84!-S41.89! erfolgt die Einteilung des Weichteilschadens nach Tscherne und Oestern. Kodiere jeweils zuerst die Fraktur (S42.-) oder die Luxation (S43.-).

S41.80   Nicht näher bezeichnete offene Wunde sonstiger und nicht näher bezeichneter Teile des Schultergürtels
Axilla
Schulterblattregion

S41.84!   Weichteilschaden I. Grades bei geschlossener Fraktur oder Luxation des Oberarmes
Oberflächliche Schürfung, einfache bis mittelschwere Bruchform

    Hinw.: Geschlossene Frakturen oder Luxationen mit Weichteilschaden 0. Grades (geringer Weichteilschaden, einfache Bruchform) oder nicht näher bezeichneten Grades erhalten keine zusätzliche Schlüsselnummer.

S41.85!   Weichteilschaden II. Grades bei geschlossener Fraktur oder Luxation des Oberarmes
Tiefe kontaminierte Schürfung, lokalisierte Haut- und Muskelkontusion, alle Bruchformen

S41.86!   Weichteilschaden III. Grades bei geschlossener Fraktur oder Luxation des Oberarmes
Ausgedehnte Hautkontusion, Hautquetschung oder Zerstörung der Muskulatur, subkutanes Décollement, dekompensiertes Kompartmentsyndrom

S41.87!	Weichteilschaden I. Grades bei offener Fraktur oder Luxation des Oberarmes Fehlende oder geringe Kontusion, unbedeutende bakterielle Kontamination, einfache bis mittelschwere Bruchformen Offene Fraktur oder Luxation nicht näher bezeichneten Grades
S41.88!	Weichteilschaden II. Grades bei offener Fraktur oder Luxation des Oberarmes Umschriebene Haut- und Weichteilkontusion, mittelschwere Kontamination
S41.89!	Weichteilschaden III. Grades bei offener Fraktur oder Luxation des Oberarmes Ausgedehnte Weichteildestruktion, häufig zusätzliche Gefäß- und Nervenverletzungen, starke Wundkontamination

> *Hinw.:* Offene Frakturen mit Weichteilschaden IV. Grades (subtotale und totale Amputation) werden als Amputation nach deren Lokalisation kodiert.

S42.- Fraktur im Bereich der Schulter und des Oberarmes

Benutze eine zusätzliche Schlüsselnummer aus S41.84!-S41.89! zusammen mit S42.-, um den Schweregrad des Weichteilschadens bei einer Fraktur zu verschlüsseln.

Benutze die zusätzliche Schlüsselnummer M96.6, um anzugeben, dass die Fraktur beim Einsetzen eines orthopädischen Implantates, einer Gelenkprothese oder einer Knochenplatte aufgetreten ist.

Benutze eine zusätzliche Schlüsselnummer aus Z96.6-, um anzugeben, dass es sich um eine Fraktur bei bereits vorhandenem orthopädischen Gelenkimplantat handelt.

S42.0-	**Fraktur der Klavikula**
S42.00	Teil nicht näher bezeichnet Klavikula o.n.A. Schlüsselbein o.n.A.
S42.01	Mediales Drittel
S42.02	Mittleres Drittel
S42.03	Laterales Drittel
S42.09	Multipel
S42.1-	**Fraktur der Skapula**
S42.10	Teil nicht näher bezeichnet Schulterblatt o.n.A. Skapula o.n.A.
S42.11	Korpus
S42.12	Akromion Spina scapulae
S42.13	Processus coracoideus
S42.14	Cavitas glenoidalis und Collum scapulae
S42.19	Multipel
S42.2-	**Fraktur des proximalen Endes des Humerus**
S42.20	Teil nicht näher bezeichnet
S42.21	Kopf Proximale Epiphyse Humeruskopffraktur mit zwei bis vier Fragmenten
S42.22	Collum chirurgicum
S42.23	Collum anatomicum
S42.24	Tuberculum majus
S42.29	Sonstige und multiple Teile Tuberculum minus
S42.3	**Fraktur des Humerusschaftes** Humerus o.n.A. Multiple Schaftfrakturen Oberarm o.n.A.

S42.4- **Fraktur des distalen Endes des Humerus**
Exkl.: Fraktur des Ellenbogens o.n.A. (S52.00)

S42.40 Teil nicht näher bezeichnet
Distales Ende o.n.A.

S42.41 Suprakondylär

S42.42 Epicondylus lateralis

S42.43 Epicondylus medialis

S42.44 Epicondylus, Epicondyli, nicht näher bezeichnet
Distale Epiphyse

S42.45 Transkondylär (T- oder Y-Form)

S42.49 Sonstige und multiple Teile
Trochlea

S42.7 **Multiple Frakturen der Klavikula, der Skapula und des Humerus**

S42.8 **Fraktur sonstiger Teile der Schulter und des Oberarmes**

S42.9 **Fraktur des Schultergürtels, Teil nicht näher bezeichnet**
Fraktur der Schulter o.n.A.

S43.- **Luxation, Verstauchung und Zerrung von Gelenken und Bändern des Schultergürtels**
Benutze eine zusätzliche Schlüsselnummer aus S41.84!-S41.89! zusammen mit S43.0-S43.3, um den Schweregrad des Weichteilschadens bei einer Luxation zu verschlüsseln.

S43.0- **Luxation des Schultergelenkes [Glenohumeralgelenk]**
Proximales Ende des Humerus

S43.00 Luxation des Schultergelenkes [Glenohumeralgelenk], nicht näher bezeichnet

S43.01 Luxation des Humerus nach vorne

S43.02 Luxation des Humerus nach hinten

S43.03 Luxation des Humerus nach unten

S43.08 Luxation sonstiger Teile der Schulter

S43.1 **Luxation des Akromioklavikulargelenkes**

S43.2 **Luxation des Sternoklavikulargelenkes**

S43.3 **Luxation sonstiger und nicht näher bezeichneter Teile des Schultergürtels**
Luxation der Skapula
Luxation des Schultergürtels o.n.A.

S43.4 **Verstauchung und Zerrung des Schultergelenkes**
Kapselanteil der Rotatorenmanschette
Lig. coracohumerale
Lig. glenohumerale (superius) (medius) (inferius)
Verletzung des Labrums des Schultergelenkes

S43.5 **Verstauchung und Zerrung des Akromioklavikulargelenkes**
Lig. acromioclaviculare

S43.6 **Verstauchung und Zerrung des Sternoklavikulargelenkes**

S43.7 **Verstauchung und Zerrung sonstiger und nicht näher bezeichneter Teile des Schultergürtels**
Verstauchung und Zerrung des Schultergürtels o.n.A.

S44.- **Verletzung von Nerven in Höhe der Schulter und des Oberarmes**
Exkl.: Verletzung des Plexus brachialis (S14.3)

S44.0 **Verletzung des N. ulnaris in Höhe des Oberarmes**
Exkl.: N. ulnaris o.n.A. (S54.0)

S44.1 **Verletzung des N. medianus in Höhe des Oberarmes**
Exkl.: N. medianus o.n.A. (S54.1)

S44.2 **Verletzung des N. radialis in Höhe des Oberarmes**
Exkl.: N. radialis o.n.A. (S54.2)

S44.3 **Verletzung des N. axillaris**

S44.4 **Verletzung des N. musculocutaneus**

S44.5	**Verletzung sensibler Hautnerven in Höhe der Schulter und des Oberarmes**
S44.7	**Verletzung mehrerer Nerven in Höhe der Schulter und des Oberarmes**
S44.8	**Verletzung sonstiger Nerven in Höhe der Schulter und des Oberarmes**
S44.9	**Verletzung eines nicht näher bezeichneten Nervs in Höhe der Schulter und des Oberarmes**

S45.- **Verletzung von Blutgefäßen in Höhe der Schulter und des Oberarmes**
Exkl.: Verletzung:
- A. subclavia (S25.1)
- V. subclavia (S25.3)

S45.0	**Verletzung der A. axillaris**
S45.1	**Verletzung der A. brachialis**
S45.2	**Verletzung der V. axillaris oder der V. brachialis**
S45.3	**Verletzung oberflächlicher Venen in Höhe der Schulter und des Oberarmes**
S45.7	**Verletzung mehrerer Blutgefäße in Höhe der Schulter und des Oberarmes**
S45.8	**Verletzung sonstiger Blutgefäße in Höhe der Schulter und des Oberarmes**
S45.9	**Verletzung eines nicht näher bezeichneten Blutgefäßes in Höhe der Schulter und des Oberarmes**

S46.- **Verletzung von Muskeln und Sehnen in Höhe der Schulter und des Oberarmes**
Inkl.: Verstauchung und Zerrung

Exkl.: Verletzung von Muskeln und Sehnen am Ellenbogen oder weiter distal (S56.-)
Verstauchung und Zerrung der Gelenkkapsel (Band) (S43.-)

S46.0	**Verletzung der Muskeln und der Sehnen der Rotatorenmanschette**
S46.1	**Verletzung des Muskels und der Sehne des Caput longum des M. biceps brachii**
S46.2	**Verletzung des Muskels und der Sehne an sonstigen Teilen des M. biceps brachii**
S46.3	**Verletzung des Muskels und der Sehne des M. triceps brachii**
S46.7	**Verletzung mehrerer Muskeln und Sehnen in Höhe der Schulter und des Oberarmes**
S46.8	**Verletzung sonstiger Muskeln und Sehnen in Höhe der Schulter und des Oberarmes**
S46.9	**Verletzung nicht näher bezeichneter Muskeln und Sehnen in Höhe der Schulter und des Oberarmes**

S47 **Zerquetschung der Schulter und des Oberarmes**
Verschlüssele gegebenenfalls auch Crush-Syndrom (T79.5).

Exkl.: Wenn die Art der Verletzung bekannt ist (z.B. Prellung, Fraktur, Luxation, innere Verletzung), verschlüssele nur nach der Art der Verletzung
Zerquetschung des Ellenbogens (S57.0)

S48.- **Traumatische Amputation an Schulter und Oberarm**
Exkl.: Traumatische Amputation:
- obere Extremität, Höhe nicht näher bezeichnet (T11.6)
- in Höhe des Ellenbogens (S58.0)

S48.0	**Traumatische Amputation im Schultergelenk**
S48.1	**Traumatische Amputation zwischen Schulter und Ellenbogen**
S48.9	**Traumatische Amputation an Schulter und Oberarm, Höhe nicht näher bezeichnet**

S49.- **Sonstige und nicht näher bezeichnete Verletzungen der Schulter und des Oberarmes**

S49.7 **Multiple Verletzungen der Schulter und des Oberarmes**
Verletzungen, die in mehr als einer der Kategorien S40-S48 klassifizierbar sind

Bezüglich der Verschlüsselung multipler Verletzungen sind in der stationären Versorgung die Deutschen Kodierrichtlinien heranzuziehen.

S49.8 **Sonstige näher bezeichnete Verletzungen der Schulter und des Oberarmes**

S49.9 **Nicht näher bezeichnete Verletzung der Schulter und des Oberarmes**

Verletzungen des Ellenbogens und des Unterarmes (S50-S59)

Exkl.: Beidseitige Beteiligung von Ellenbogen und Unterarm (T00-T07)
Erfrierungen (T33-T35)
Insektenbiss oder -stich, giftig (T63.4)
Verbrennungen und Verätzungen (T20-T32)
Verletzungen:
• Arm, Höhe nicht näher bezeichnet (T10-T11)
• Handgelenk und Hand (S60-S69)

S50.- **Oberflächliche Verletzung des Unterarmes**
Exkl.: Oberflächliche Verletzung des Handgelenkes und der Hand (S60.-)

S50.0 **Prellung des Ellenbogens**

S50.1 **Prellung sonstiger und nicht näher bezeichneter Teile des Unterarmes**

S50.7 **Multiple oberflächliche Verletzungen des Unterarmes**

S50.8- **Sonstige oberflächliche Verletzungen des Unterarmes**

S50.81 Schürfwunde

S50.82 Blasenbildung (nichtthermisch)

S50.83 Insektenbiss oder -stich (ungiftig)

S50.84 Oberflächlicher Fremdkörper (Splitter)

S50.88 Sonstige
Sonstige oberflächliche Verletzungen des Ellenbogens

S50.9 **Oberflächliche Verletzung des Unterarmes, nicht näher bezeichnet**
Oberflächliche Verletzung des Ellenbogens o.n.A.

S51.- **Offene Wunde des Unterarmes**
Inkl.: Offene Wunde des Unterarmes o.n.A.
Offene Wunde mit Verbindung zu einer Fraktur oder einer Luxation

Benutze zusätzlich T89.0-, um das Vorliegen von Komplikationen wie Fremdkörper, Infektion oder verzögerte Heilung und Behandlung anzuzeigen.

Exkl.: Traumatische Amputation am Unterarm (S58.-)
Offene Wunde des Handgelenkes und der Hand (S61.-)

S51.0 **Offene Wunde des Ellenbogens**

S51.7 **Multiple offene Wunden des Unterarmes**

S51.8- **Offene Wunde sonstiger Teile des Unterarmes**
Hinw.: Bei den Schlüsselnummern S51.84!-S51.89! erfolgt die Einteilung des Weichteilschadens nach Tscherne und Oestern. Kodiere jeweils zuerst die Fraktur (S52.-) oder die Luxation (S53.-).

S51.80 Nicht näher bezeichnete offene Wunde sonstiger Teile des Unterarmes

S51.84! Weichteilschaden I. Grades bei geschlossener Fraktur oder Luxation des Unterarmes
Oberflächliche Schürfung, einfache bis mittelschwere Bruchform

Hinw.: Geschlossene Frakturen oder Luxationen mit Weichteilschaden 0. Grades (geringer Weichteilschaden, einfache Bruchform) oder nicht näher bezeichneten Grades erhalten keine zusätzliche Schlüsselnummer.

S51.85! Weichteilschaden II. Grades bei geschlossener Fraktur oder Luxation des Unterarmes
Tiefe kontaminierte Schürfung, lokalisierte Haut- und Muskelkontusion, alle Bruchformen

S51.86! Weichteilschaden III. Grades bei geschlossener Fraktur oder Luxation des Unterarmes
Ausgedehnte Hautkontusion, Hautquetschung oder Zerstörung der Muskulatur, subkutanes Décollement, dekompensiertes Kompartmentsyndrom

S51.87! Weichteilschaden I. Grades bei offener Fraktur oder Luxation des Unterarmes
Fehlende oder geringe Kontusion, unbedeutende bakterielle Kontamination, einfache bis mittelschwere Bruchformen
Offene Fraktur oder Luxation nicht näher bezeichneten Grades

S51.88!	Weichteilschaden II. Grades bei offener Fraktur oder Luxation des Unterarmes Umschriebene Haut- und Weichteilkontusion, mittelschwere Kontamination
S51.89!	Weichteilschaden III. Grades bei offener Fraktur oder Luxation des Unterarmes Ausgedehnte Weichteildestruktion, häufig zusätzliche Gefäß- und Nervenverletzungen, starke Wundkontamination

> *Hinw.:* Offene Frakturen mit Weichteilschaden IV. Grades (subtotale und totale Amputation) werden als Amputation nach deren Lokalisation kodiert.

S51.9 **Offene Wunde des Unterarmes, Teil nicht näher bezeichnet**

S52.- **Fraktur des Unterarmes**

Benutze eine zusätzliche Schlüsselnummer aus S51.84!-S51.89! zusammen mit S52.-, um den Schweregrad des Weichteilschadens bei einer Fraktur zu verschlüsseln.

Benutze die zusätzliche Schlüsselnummer M96.6, um anzugeben, dass die Fraktur beim Einsetzen eines orthopädischen Implantates, einer Gelenkprothese oder einer Knochenplatte aufgetreten ist.

Benutze eine zusätzliche Schlüsselnummer aus Z96.6-, um anzugeben, dass es sich um eine Fraktur bei bereits vorhandenem orthopädischen Gelenkimplantat handelt.

Exkl.: Fraktur im Bereich des Handgelenkes und der Hand (S62.-)

S52.0-	**Fraktur des proximalen Endes der Ulna**
S52.00	Teil nicht näher bezeichnet Ellenbogen o.n.A. Proximales Ende der Ulna o.n.A.
S52.01	Olekranon
S52.02	Processus coronoideus ulnae
S52.09	Sonstige und multiple Teile
S52.1-	**Fraktur des proximalen Endes des Radius**
S52.10	Teil nicht näher bezeichnet Proximales Ende des Radius o.n.A.
S52.11	Kopf
S52.12	Kollum
S52.19	Sonstige und multiple Teile
S52.2-	**Fraktur des Ulnaschaftes**
S52.20	Fraktur des Ulnaschaftes, Teil nicht näher bezeichnet Ulna o.n.A.
S52.21	Fraktur des proximalen Ulnaschaftes mit Luxation des Radiuskopfes Monteggia-Fraktur
S52.3-	**Fraktur des Radiusschaftes**
S52.30	Fraktur des Radiusschaftes, Teil nicht näher bezeichnet Radius o.n.A.
S52.31	Fraktur des distalen Radiusschaftes mit Luxation des Ulnakopfes Galeazzi-Fraktur
S52.4	**Fraktur des Ulna- und Radiusschaftes, kombiniert**
S52.5-	**Distale Fraktur des Radius**
S52.50	Nicht näher bezeichnet Distales Ende o.n.A.
S52.51	Extensionsfraktur Colles-Fraktur
S52.52	Flexionsfraktur Barton-Fraktur Smith-Fraktur
S52.59	Sonstige und multiple Teile Intraartikuläre Fraktur

S52.6   **Distale Fraktur der Ulna und des Radius, kombiniert**

S52.7   **Multiple Frakturen des Unterarmes**
Exkl.: Fraktur von Ulna und Radius, kombiniert:
- distales Ende (S52.6)
- Schäfte (S52.4)

S52.8   **Fraktur sonstiger Teile des Unterarmes**
Caput ulnae
Distaler Unterarm o.n.A.
Distales Ende der Ulna
Processus styloideus ulnae
Proximaler Unterarm o.n.A.

S52.9   **Fraktur des Unterarmes, Teil nicht näher bezeichnet**

S53.-   **Luxation, Verstauchung und Zerrung des Ellenbogengelenkes und von Bändern des Ellenbogens**
Benutze eine zusätzliche Schlüsselnummer aus S51.84!-S51.89! zusammen mit S53.0-S53.1, um den Schweregrad des Weichteilschadens bei einer Luxation zu verschlüsseln.

Exkl.: Verstauchung und Zerrung von Muskeln und Sehnen in Höhe des Unterarmes (S56.-)

S53.0   **Luxation des Radiuskopfes**
Articulatio humeroradialis

Exkl.: Monteggia- (Luxations-) Fraktur (S52.21)

S53.1-   **Luxation sonstiger und nicht näher bezeichneter Teile des Ellenbogens**
Articulatio humeroulnaris

Exkl.: Galeazzi- (Luxations-) Fraktur (S52.31)
Luxation des Radiuskopfes, isoliert (S53.0)

S53.10   Nicht näher bezeichnet

S53.11   Nach vorne

S53.12   Nach hinten

S53.13   Nach medial

S53.14   Nach lateral

S53.18   Sonstige

S53.2   **Traumatische Ruptur des Lig. collaterale radiale**

S53.3   **Traumatische Ruptur des Lig. collaterale ulnare**

S53.4-   **Verstauchung und Zerrung des Ellenbogens**

S53.40   Teil nicht näher bezeichnet

S53.41   Lig. collaterale radiale

S53.42   Lig. collaterale ulnare

S53.43   Humeroradial (-Gelenk)

S53.44   Humeroulnar (-Gelenk)

S53.48   Sonstige Teile

S54.-   **Verletzung von Nerven in Höhe des Unterarmes**
Exkl.: Verletzungen von Nerven in Höhe des Handgelenkes und der Hand (S64.-)

S54.0   **Verletzung des N. ulnaris in Höhe des Unterarmes**
N. ulnaris o.n.A.

S54.1   **Verletzung des N. medianus in Höhe des Unterarmes**
N. medianus o.n.A.

S54.2   **Verletzung des N. radialis in Höhe des Unterarmes**
N. radialis o.n.A.

S54.3   **Verletzung sensibler Hautnerven in Höhe des Unterarmes**

S54.7   **Verletzung mehrerer Nerven in Höhe des Unterarmes**

S54.8   **Verletzung sonstiger Nerven in Höhe des Unterarmes**

S54.9   **Verletzung eines nicht näher bezeichneten Nervs in Höhe des Unterarmes**

S55.- **Verletzung von Blutgefäßen in Höhe des Unterarmes**
Exkl.: Verletzung:
- A. brachialis oder V. brachialis (S45.1-S45.2)
- Blutgefäße in Höhe des Handgelenkes und der Hand (S65.-)

S55.0 **Verletzung der A. ulnaris in Höhe des Unterarmes**

S55.1 **Verletzung der A. radialis in Höhe des Unterarmes**

S55.2 **Verletzung von Venen in Höhe des Unterarmes**

S55.7 **Verletzung mehrerer Blutgefäße in Höhe des Unterarmes**

S55.8 **Verletzung sonstiger Blutgefäße in Höhe des Unterarmes**

S55.9 **Verletzung eines nicht näher bezeichneten Blutgefäßes in Höhe des Unterarmes**

S56.- **Verletzung von Muskeln und Sehnen in Höhe des Unterarmes**
Inkl.: Verstauchungen und Zerrungen

Exkl.: Verletzung von Muskeln und Sehnen am Handgelenk oder weiter distal (S66.-)
Verstauchungen und Zerrungen der Gelenkkapsel (Band) (S53.4-)

S56.0 **Verletzung von Beugemuskeln und -sehnen des Daumens in Höhe des Unterarmes**

S56.1 **Verletzung von Beugemuskeln und -sehnen eines oder mehrerer sonstiger Finger in Höhe des Unterarmes**

S56.2 **Verletzung von sonstigen Beugemuskeln und -sehnen in Höhe des Unterarmes**

S56.3 **Verletzung von Streck- oder Abduktormuskeln und -sehnen des Daumens in Höhe des Unterarmes**

S56.4 **Verletzung von Streckmuskeln und -sehnen eines oder mehrerer sonstiger Finger in Höhe des Unterarmes**

S56.5 **Verletzung von sonstigen Streckmuskeln und -sehnen in Höhe des Unterarmes**

S56.7 **Verletzung mehrerer Muskeln und Sehnen in Höhe des Unterarmes**

S56.8 **Verletzung sonstiger und nicht näher bezeichneter Sehnen und Muskeln in Höhe des Unterarmes**

S57.- **Zerquetschung des Unterarmes**
Verschlüssele gegebenenfalls auch Crush-Syndrom (T79.5).

Exkl.: Wenn die Art der Verletzung bekannt ist (z.B. Prellung, Fraktur, Luxation, innere Verletzung), verschlüssele nur nach der Art der Verletzung
Zerquetschung des Handgelenkes und der Hand (S67.-)

S57.0 **Zerquetschung des Ellenbogens**

S57.8 **Zerquetschung sonstiger Teile des Unterarmes**

S57.9 **Zerquetschung des Unterarmes, Teil nicht näher bezeichnet**

S58.- **Traumatische Amputation am Unterarm**
Exkl.: Traumatische Amputation an Handgelenk und Hand (S68.-)

S58.0 **Traumatische Amputation im Ellenbogengelenk**

S58.1 **Traumatische Amputation zwischen Ellenbogen und Handgelenk**

S58.9 **Traumatische Amputation am Unterarm, Höhe nicht näher bezeichnet**

S59.- **Sonstige und nicht näher bezeichnete Verletzungen des Unterarmes**
Exkl.: Sonstige und nicht näher bezeichnete Verletzungen des Handgelenkes und der Hand (S69.-)

S59.7 **Multiple Verletzungen des Unterarmes**
Verletzungen, die in mehr als einer der Kategorien S50-S58 klassifizierbar sind

Bezüglich der Verschlüsselung multipler Verletzungen sind in der stationären Versorgung die Deutschen Kodierrichtlinien heranzuziehen.

S59.8 **Sonstige näher bezeichnete Verletzungen des Unterarmes**

S59.9 **Nicht näher bezeichnete Verletzung des Unterarmes**

Verletzungen des Handgelenkes und der Hand (S60-S69)

Exkl.: Beidseitige Beteiligung von Handgelenk und Hand (T00-T07)
Erfrierungen (T33-T35)
Insektenbiss oder -stich, giftig (T63.4)
Verbrennungen und Verätzungen (T20-T32)
Verletzungen des Armes, Höhe nicht näher bezeichnet (T10-T11)

S60.- **Oberflächliche Verletzung des Handgelenkes und der Hand**

S60.0 **Prellung eines oder mehrerer Finger ohne Schädigung des Nagels**
Prellung eines oder mehrerer Finger o.n.A.

Exkl.: Prellung mit Beteiligung des Nagels oder der Nagelmatrix (S60.1)

S60.1 **Prellung eines oder mehrerer Finger mit Schädigung des Nagels**

S60.2 **Prellung sonstiger Teile des Handgelenkes und der Hand**

S60.7 **Multiple oberflächliche Verletzungen des Handgelenkes und der Hand**

S60.8- **Sonstige oberflächliche Verletzungen des Handgelenkes und der Hand**

S60.81 Schürfwunde

S60.82 Blasenbildung (nichtthermisch)

S60.83 Insektenbiss oder -stich (ungiftig)

S60.84 Oberflächlicher Fremdkörper (Splitter)

S60.88 Sonstige

S60.9 **Oberflächliche Verletzung des Handgelenkes und der Hand, nicht näher bezeichnet**

S61.- **Offene Wunde des Handgelenkes und der Hand**
Inkl.: Offene Wunde des Handgelenkes und der Hand o.n.A.
Offene Wunde mit Verbindung zu einer Fraktur oder einer Luxation

Benutze zusätzlich T89.0-, um das Vorliegen von Komplikationen wie Fremdkörper, Infektion oder verzögerte Heilung und Behandlung anzuzeigen.

Exkl.: Traumatische Amputation an Handgelenk und Hand (S68.-)

S61.0 **Offene Wunde eines oder mehrerer Finger ohne Schädigung des Nagels**
Offene Wunde eines oder mehrerer Finger o.n.A.
Offene Wunde des Daumens

Exkl.: Offene Wunde mit Beteiligung des Nagels oder der Nagelmatrix (S61.1)

S61.1 **Offene Wunde eines oder mehrerer Finger mit Schädigung des Nagels**

S61.7 **Multiple offene Wunden des Handgelenkes und der Hand**

S61.8- **Offene Wunde sonstiger Teile des Handgelenkes und der Hand**
Hinw.: Bei den Schlüsselnummern S61.84!-S61.89! erfolgt die Einteilung des Weichteilschadens nach Tscherne und Oestern. Kodiere jeweils zuerst die Fraktur (S62.-) oder die Luxation (S63.-).

S61.80 Nicht näher bezeichnete offene Wunde sonstiger Teile des Handgelenkes und der Hand
Handfläche

S61.84! Weichteilschaden I. Grades bei geschlossener Fraktur oder Luxation des Handgelenkes und der Hand
Oberflächliche Schürfung, einfache bis mittelschwere Bruchform

Hinw.: Geschlossene Frakturen oder Luxationen mit Weichteilschaden 0. Grades (geringer Weichteilschaden, einfache Bruchform) oder nicht näher bezeichneten Grades erhalten keine zusätzliche Schlüsselnummer.

S61.85! Weichteilschaden II. Grades bei geschlossener Fraktur oder Luxation des Handgelenkes und der Hand
Tiefe kontaminierte Schürfung, lokalisierte Haut- und Muskelkontusion, alle Bruchformen

S61.86!	Weichteilschaden III. Grades bei geschlossener Fraktur oder Luxation des Handgelenkes und der Hand Ausgedehnte Hautkontusion, Hautquetschung oder Zerstörung der Muskulatur, subkutanes Décollement, dekompensiertes Kompartmentsyndrom
S61.87!	Weichteilschaden I. Grades bei offener Fraktur oder Luxation des Handgelenkes und der Hand Fehlende oder geringe Kontusion, unbedeutende bakterielle Kontamination, einfache bis mittelschwere Bruchformen Offene Fraktur oder Luxation nicht näher bezeichneten Grades
S61.88!	Weichteilschaden II. Grades bei offener Fraktur oder Luxation des Handgelenkes und der Hand Umschriebene Haut- und Weichteilkontusion, mittelschwere Kontamination
S61.89!	Weichteilschaden III. Grades bei offener Fraktur oder Luxation des Handgelenkes und der Hand Ausgedehnte Weichteildestruktion, häufig zusätzliche Gefäß- und Nervenverletzungen, starke Wundkontamination *Hinw.:* Offene Frakturen mit Weichteilschaden IV. Grades (subtotale und totale Amputation) werden als Amputation nach deren Lokalisation kodiert.

S61.9   **Offene Wunde des Handgelenkes und der Hand, Teil nicht näher bezeichnet**

S62.-   **Fraktur im Bereich des Handgelenkes und der Hand**
Benutze eine zusätzliche Schlüsselnummer aus S61.84!-S61.89! zusammen mit S62.-, um den Schweregrad des Weichteilschadens bei einer Fraktur zu verschlüsseln.

Benutze die zusätzliche Schlüsselnummer M96.6, um anzugeben, dass die Fraktur beim Einsetzen eines orthopädischen Implantates, einer Gelenkprothese oder einer Knochenplatte aufgetreten ist.

Benutze eine zusätzliche Schlüsselnummer aus Z96.6-, um anzugeben, dass es sich um eine Fraktur bei bereits vorhandenem orthopädischen Gelenkimplantat handelt.

Exkl.: Distale Fraktur der Ulna und des Radius (S52.-)

S62.0   **Fraktur des Os scaphoideum der Hand**
Os naviculare [Kahnbein]

S62.1-   **Fraktur eines oder mehrerer sonstiger Handwurzelknochen**

S62.10   Handwurzelknochen, nicht näher bezeichnet

S62.11   Os lunatum

S62.12   Os triquetrum

S62.13   Os pisiforme

S62.14   Os trapezium

S62.15   Os trapezoideum

S62.16   Os capitatum

S62.17   Os hamatum

S62.19   Fraktur sonstiger oder mehrerer Handwurzelknochen

S62.2-   **Fraktur des 1. Mittelhandknochens**

S62.20   Teil nicht näher bezeichnet

S62.21   Basis
Bennett-Fraktur

S62.22   Schaft

S62.23   Kollum

S62.24   Kopf

S62.3-   **Fraktur eines sonstigen Mittelhandknochens**

S62.30   Teil nicht näher bezeichnet

S62.31   Basis

S62.32   Schaft

S62.33   Kollum

S62.34   Kopf

S62.4	**Multiple Frakturen der Mittelhandknochen**
S62.5-	**Fraktur des Daumens**
S62.50	Teil nicht näher bezeichnet
S62.51	Proximale Phalanx
S62.52	Distale Phalanx
S62.6-	**Fraktur eines sonstigen Fingers**
S62.60	Teil nicht näher bezeichnet
S62.61	Proximale Phalanx
S62.62	Mittlere Phalanx
S62.63	Distale Phalanx
S62.7	**Multiple Frakturen der Finger**
S62.8	**Fraktur sonstiger und nicht näher bezeichneter Teile des Handgelenkes und der Hand**

S63.-   **Luxation, Verstauchung und Zerrung von Gelenken und Bändern in Höhe des Handgelenkes und der Hand**
Benutze eine zusätzliche Schlüsselnummer aus S61.84!-S61.89! zusammen mit S63.0-S63.3, um den Schweregrad des Weichteilschadens bei einer Luxation zu verschlüsseln.

Exkl.: Verstauchung und Zerrung von Muskeln und Sehnen in Höhe des Handgelenkes und der Hand (S66.-)

S63.0-	**Luxation des Handgelenkes**
S63.00	Teil nicht näher bezeichnet
S63.01	Radioulnar (-Gelenk)
S63.02	Radiokarpal (-Gelenk)
S63.03	Mediokarpal (-Gelenk)
S63.04	Karpometakarpal (-Gelenk)
S63.08	Sonstige
S63.1-	**Luxation eines Fingers**
S63.10	Teil nicht näher bezeichnet
S63.11	Metakarpophalangeal (-Gelenk)
S63.12	Interphalangeal (-Gelenk)
S63.2	**Multiple Luxationen der Finger**

S63.3   **Traumatische Ruptur von Bändern des Handgelenkes und der Handwurzel**
Lig. collaterale carpi (radiale) (ulnare)
Lig. radiocarpeum (dorsale) (palmare)
Lig. ulnocarpeum palmare
Triangulärer fibrokartilaginärer Komplex [TFCC]

S63.4   **Traumatische Ruptur von Bändern der Finger im Metakarpophalangeal- und Interphalangealgelenk**
Kollateral
Palmar
Volar

S63.5-	**Verstauchung und Zerrung des Handgelenkes**
S63.50	Teil nicht näher bezeichnet
S63.51	Karpal (-Gelenk)
S63.52	Radiokarpal (-Band) (-Gelenk)
S63.53	Karpometakarpal (-Gelenk)
S63.58	Sonstige Teile

S63.6-	**Verstauchung und Zerrung eines oder mehrerer Finger**
S63.60	Teil nicht näher bezeichnet
S63.61	Metakarpophalangeal (-Gelenk)
S63.62	Interphalangeal (-Gelenk)
S63.68	Sonstige Teile
S63.7	**Verstauchung und Zerrung sonstiger und nicht näher bezeichneter Teile der Hand**

S64.-	**Verletzung von Nerven in Höhe des Handgelenkes und der Hand**
S64.0	**Verletzung des N. ulnaris in Höhe des Handgelenkes und der Hand**
S64.1	**Verletzung des N. medianus in Höhe des Handgelenkes und der Hand**
S64.2	**Verletzung des N. radialis in Höhe des Handgelenkes und der Hand**
S64.3	**Verletzung der Nn. digitales des Daumens**
S64.4	**Verletzung der Nn. digitales sonstiger Finger**
S64.7	**Verletzung mehrerer Nerven in Höhe des Handgelenkes und der Hand**
S64.8	**Verletzung sonstiger Nerven in Höhe des Handgelenkes und der Hand**
S64.9	**Verletzung eines nicht näher bezeichneten Nervs in Höhe des Handgelenkes und der Hand**

S65.-	**Verletzung von Blutgefäßen in Höhe des Handgelenkes und der Hand**
S65.0	**Verletzung der A. ulnaris in Höhe des Handgelenkes und der Hand**
S65.1	**Verletzung der A. radialis in Höhe des Handgelenkes und der Hand**
S65.2	**Verletzung von Gefäßen des Arcus palmaris superficialis**
S65.3	**Verletzung von Gefäßen des Arcus palmaris profundus**
S65.4	**Verletzung eines oder mehrerer Blutgefäße des Daumens**
S65.5	**Verletzung eines oder mehrerer Blutgefäße sonstiger Finger**
S65.7	**Verletzung mehrerer Blutgefäße in Höhe des Handgelenkes und der Hand**
S65.8	**Verletzung sonstiger Blutgefäße in Höhe des Handgelenkes und der Hand**
S65.9	**Verletzung eines nicht näher bezeichneten Blutgefäßes im Bereich des Handgelenkes und der Hand**

S66.-	**Verletzung von Muskeln und Sehnen in Höhe des Handgelenkes und der Hand**
	Inkl.: Verstauchung und Zerrung
S66.0	**Verletzung der langen Beugemuskeln und -sehnen des Daumens in Höhe des Handgelenkes und der Hand**
S66.1	**Verletzung der Beugemuskeln und -sehnen sonstiger Finger in Höhe des Handgelenkes und der Hand**
S66.2	**Verletzung der Streckmuskeln und -sehnen des Daumens in Höhe des Handgelenkes und der Hand**
S66.3	**Verletzung der Streckmuskeln und -sehnen sonstiger Finger in Höhe des Handgelenkes und der Hand**
S66.4	**Verletzung der kurzen Muskeln und Sehnen des Daumens in Höhe des Handgelenkes und der Hand**
S66.5	**Verletzung der kurzen Muskeln und Sehnen sonstiger Finger in Höhe des Handgelenkes und der Hand**
S66.6	**Verletzung mehrerer Beugemuskeln und -sehnen in Höhe des Handgelenkes und der Hand**
S66.7	**Verletzung mehrerer Streckmuskeln und -sehnen in Höhe des Handgelenkes und der Hand**
S66.8	**Verletzung sonstiger Muskeln und Sehnen in Höhe des Handgelenkes und der Hand**
S66.9	**Verletzung eines nicht näher bezeichneten Muskels oder einer nicht näher bezeichneten Sehne in Höhe des Handgelenkes und der Hand**

ICD-10-GM Version 2019

S67.- **Zerquetschung des Handgelenkes und der Hand**
Verschlüssele gegebenenfalls auch Crush-Syndrom (T79.5).

Exkl.: Wenn die Art der Verletzung bekannt ist (z.B. Prellung, Fraktur, Luxation, innere Verletzung), verschlüssele nur nach der Art der Verletzung

S67.0 **Zerquetschung des Daumens und eines oder mehrerer sonstiger Finger**

S67.8 **Zerquetschung sonstiger und nicht näher bezeichneter Teile des Handgelenkes und der Hand**

S68.- **Traumatische Amputation an Handgelenk und Hand**

S68.0 **Traumatische Amputation des Daumens (komplett) (partiell)**

S68.1 **Traumatische Amputation eines sonstigen einzelnen Fingers (komplett) (partiell)**

S68.2 **Isolierte traumatische Amputation von zwei oder mehr Fingern (komplett) (partiell)**

S68.3 **Kombinierte traumatische Amputation (von Teilen) eines oder mehrerer Finger mit anderen Teilen des Handgelenkes und der Hand**

S68.4 **Traumatische Amputation der Hand in Höhe des Handgelenkes**

S68.8 **Traumatische Amputation sonstiger Teile des Handgelenkes und der Hand**

S68.9 **Traumatische Amputation an Handgelenk und Hand, Höhe nicht näher bezeichnet**

S69.- **Sonstige und nicht näher bezeichnete Verletzungen des Handgelenkes und der Hand**

S69.7 **Multiple Verletzungen des Handgelenkes und der Hand**
Verletzungen, die in mehr als einer der Kategorien S60-S68 klassifizierbar sind

Bezüglich der Verschlüsselung multipler Verletzungen sind in der stationären Versorgung die Deutschen Kodierrichtlinien heranzuziehen.

S69.8 **Sonstige näher bezeichnete Verletzungen des Handgelenkes und der Hand**

S69.9 **Nicht näher bezeichnete Verletzung des Handgelenkes und der Hand**

Verletzungen der Hüfte und des Oberschenkels (S70-S79)

Exkl.: Beidseitige Beteiligung von Hüfte und Oberschenkel (T00-T07)
Erfrierungen (T33-T35)
Insektenbiss oder -stich, giftig (T63.4)
Verbrennungen und Verätzungen (T20-T32)
Verletzungen des Beines, Höhe nicht näher bezeichnet (T12-T13)

S70.- **Oberflächliche Verletzung der Hüfte und des Oberschenkels**

S70.0 **Prellung der Hüfte**

S70.1 **Prellung des Oberschenkels**

S70.7 **Multiple oberflächliche Verletzungen der Hüfte und des Oberschenkels**

S70.8- **Sonstige oberflächliche Verletzungen der Hüfte und des Oberschenkels**

S70.81 Schürfwunde

S70.82 Blasenbildung (nichtthermisch)

S70.83 Insektenbiss oder -stich (ungiftig)

S70.84 Oberflächlicher Fremdkörper (Splitter)

S70.88 Sonstige

S70.9 **Oberflächliche Verletzung der Hüfte und des Oberschenkels, nicht näher bezeichnet**

S71.- **Offene Wunde der Hüfte und des Oberschenkels**
Inkl.: Offene Wunde der Hüfte und des Oberschenkels o.n.A.
Offene Wunde mit Verbindung zu einer Fraktur oder einer Luxation

Benutze zusätzlich T89.0-, um das Vorliegen von Komplikationen wie Fremdkörper, Infektion oder verzögerte Heilung und Behandlung anzuzeigen.

Exkl.: Traumatische Amputation an Hüfte und Oberschenkel (S78.-)

S71.0 **Offene Wunde der Hüfte**

S71.1 **Offene Wunde des Oberschenkels**

S71.7 **Multiple offene Wunden der Hüfte und des Oberschenkels**

S71.8- **Offene Wunde sonstiger und nicht näher bezeichneter Teile des Beckengürtels**
Hinw.: Bei den Schlüsselnummern S71.84!-S71.89! erfolgt die Einteilung des Weichteilschadens nach Tscherne und Oestern. Kodiere jeweils zuerst die Fraktur (S72.-) oder die Luxation (S73.-).

S71.80 Offene Wunde sonstiger und nicht näher bezeichneter Teile des Beckengürtels

S71.84! Weichteilschaden I. Grades bei geschlossener Fraktur oder Luxation der Hüfte und des Oberschenkels
Oberflächliche Schürfung, einfache bis mittelschwere Bruchform

Hinw.: Geschlossene Frakturen oder Luxationen mit Weichteilschaden 0. Grades (geringer Weichteilschaden, einfache Bruchform) oder nicht näher bezeichneten Grades erhalten keine zusätzliche Schlüsselnummer.

S71.85! Weichteilschaden II. Grades bei geschlossener Fraktur oder Luxation der Hüfte und des Oberschenkels
Tiefe kontaminierte Schürfung, lokalisierte Haut- und Muskelkontusion, alle Bruchformen

S71.86! Weichteilschaden III. Grades bei geschlossener Fraktur oder Luxation der Hüfte und des Oberschenkels
Ausgedehnte Hautkontusion, Hautquetschung oder Zerstörung der Muskulatur, subkutanes Décollement, dekompensiertes Kompartmentsyndrom

S71.87! Weichteilschaden I. Grades bei offener Fraktur oder Luxation der Hüfte und des Oberschenkels
Fehlende oder geringe Kontusion, unbedeutende bakterielle Kontamination, einfache bis mittelschwere Bruchformen
Offene Fraktur oder Luxation nicht näher bezeichneten Grades

S71.88! Weichteilschaden II. Grades bei offener Fraktur oder Luxation der Hüfte und des Oberschenkels
Umschriebene Haut- und Weichteilkontusion, mittelschwere Kontamination

S71.89! Weichteilschaden III. Grades bei offener Fraktur oder Luxation der Hüfte und des Oberschenkels
Ausgedehnte Weichteildestruktion, häufig zusätzliche Gefäß- und Nervenverletzungen, starke Wundkontamination

Hinw.: Offene Frakturen mit Weichteilschaden IV. Grades (subtotale und totale Amputation) werden als Amputation nach deren Lokalisation kodiert.

S72.- **Fraktur des Femur**
Benutze eine zusätzliche Schlüsselnummer aus S71.84!-S71.89! zusammen mit S72.-, um den Schweregrad des Weichteilschadens bei einer Fraktur zu verschlüsseln.

Benutze die zusätzliche Schlüsselnummer M96.6, um anzugeben, dass die Fraktur beim Einsetzen eines orthopädischen Implantates, einer Gelenkprothese oder einer Knochenplatte aufgetreten ist.

Benutze eine zusätzliche Schlüsselnummer aus Z96.6-, um anzugeben, dass es sich um eine Fraktur bei bereits vorhandenem orthopädischen Gelenkimplantat handelt.

S72.0- **Schenkelhalsfraktur**

S72.00 Teil nicht näher bezeichnet

S72.01 Intrakapsulär

S72.02 (Proximale) Epiphyse, Epiphysenlösung

S72.03 Subkapital

S72.04	Mediozervikal Transzervikal o.n.A.
S72.05	Basis Zervikotrochantärer Abschnitt
S72.08	Sonstige Teile Femurkopf o.n.A. Fraktur der Hüfte o.n.A.
S72.1-	**Pertrochantäre Fraktur**
S72.10	Trochantär, nicht näher bezeichnet Transtrochantär Trochanter major Trochanter minor
S72.11	Intertrochantär
S72.2	**Subtrochantäre Fraktur**
S72.3	**Fraktur des Femurschaftes**
S72.4-	**Distale Fraktur des Femurs**
S72.40	Teil nicht näher bezeichnet
S72.41	Condylus (lateralis) (medialis)
S72.42	Epiphyse, Epiphysenlösung
S72.43	Suprakondylär
S72.44	Interkondylär
S72.7	**Multiple Frakturen des Femurs**
S72.8	**Frakturen sonstiger Teile des Femurs**
S72.9	**Fraktur des Femurs, Teil nicht näher bezeichnet**

S73.- **Luxation, Verstauchung und Zerrung des Hüftgelenkes und von Bändern der Hüfte**

Benutze eine zusätzliche Schlüsselnummer aus S71.84!-S71.89! zusammen mit S73.0-, um den Schweregrad des Weichteilschadens bei einer Luxation zu verschlüsseln.

Exkl.: Verstauchung und Zerrung von Muskeln und Sehnen in Höhe der Hüfte und des Oberschenkels (S76.-)

S73.0-	**Luxation der Hüfte**
S73.00	Nicht näher bezeichnet
S73.01	Nach posterior
S73.02	Nach anterior
S73.08	Sonstige
S73.1-	**Verstauchung und Zerrung des Hüftgelenkes**
S73.10	Teil nicht näher bezeichnet
S73.11	Iliofemoral (Band)
S73.12	Ischiokapsulär (Band)
S73.18	Sonstige Teile

S74.- **Verletzung von Nerven in Höhe der Hüfte und des Oberschenkels**

S74.0	**Verletzung des N. ischiadicus in Höhe der Hüfte und des Oberschenkels**
S74.1	**Verletzung des N. femoralis in Höhe der Hüfte und des Oberschenkels**
S74.2	**Verletzung sensibler Hautnerven in Höhe der Hüfte und des Oberschenkels**
S74.7	**Verletzung mehrerer Nerven in Höhe der Hüfte und des Oberschenkels**
S74.8	**Verletzung sonstiger Nerven in Höhe der Hüfte und des Oberschenkels**
S74.9	**Verletzung eines nicht näher bezeichneten Nervs in Höhe der Hüfte und des Oberschenkels**

S75.- **Verletzung von Blutgefäßen in Höhe der Hüfte und des Oberschenkels**
Exkl.: A. poplitea (S85.0)

S75.0 **Verletzung der A. femoralis**

S75.1 **Verletzung der V. femoralis in Höhe der Hüfte und des Oberschenkels**

S75.2 **Verletzung der V. saphena magna in Höhe der Hüfte und des Oberschenkels**
Exkl.: V. saphena magna o.n.A. (S85.3)

S75.7 **Verletzung mehrerer Blutgefäße in Höhe der Hüfte und des Oberschenkels**

S75.8 **Verletzung sonstiger Blutgefäße in Höhe der Hüfte und des Oberschenkels**

S75.9 **Verletzung eines nicht näher bezeichneten Blutgefäßes in Höhe der Hüfte und des Oberschenkels**

S76.- **Verletzung von Muskeln und Sehnen in Höhe der Hüfte und des Oberschenkels**
Inkl.: Verstauchung und Zerrung

S76.0 **Verletzung von Muskeln und Sehnen der Hüfte**

S76.1 **Verletzung des Muskels und der Sehne des M. quadriceps femoris**
Lig. patellae

S76.2 **Verletzung von Muskeln und Sehnen der Adduktorengruppe des Oberschenkels**

S76.3 **Verletzung von Muskeln und Sehnen der posterioren Muskelgruppe in Höhe des Oberschenkels**

S76.4 **Verletzung sonstiger und nicht näher bezeichneter Muskeln und Sehnen in Höhe des Oberschenkels**

S76.7 **Verletzung mehrerer Muskeln und Sehnen in Höhe der Hüfte und des Oberschenkels**

S77.- **Zerquetschung der Hüfte und des Oberschenkels**
Verschlüssele gegebenenfalls auch Crush-Syndrom (T79.5).

Exkl.: Wenn die Art der Verletzung bekannt ist (z.B. Prellung, Fraktur, Luxation, innere Verletzung), verschlüssele nur nach der Art der Verletzung

S77.0 **Zerquetschung der Hüfte**

S77.1 **Zerquetschung des Oberschenkels**

S77.2 **Zerquetschung mit Beteiligung der Hüfte und des Oberschenkels**

S78.- **Traumatische Amputation an Hüfte und Oberschenkel**
Exkl.: Traumatische Amputation der unteren Extremität, Höhe nicht näher bezeichnet (T13.6)

S78.0 **Traumatische Amputation im Hüftgelenk**

S78.1 **Traumatische Amputation zwischen Hüfte und Knie**

S78.9 **Traumatische Amputation an Hüfte und Oberschenkel, Höhe nicht näher bezeichnet**

S79.- **Sonstige und nicht näher bezeichnete Verletzungen der Hüfte und des Oberschenkels**

S79.7 **Multiple Verletzungen der Hüfte und des Oberschenkels**
Verletzungen, die in mehr als einer der Kategorien S70-S78 klassifizierbar sind

Bezüglich der Verschlüsselung multipler Verletzungen sind in der stationären Versorgung die Deutschen Kodierrichtlinien heranzuziehen.

S79.8 **Sonstige näher bezeichnete Verletzungen der Hüfte und des Oberschenkels**

S79.9 **Nicht näher bezeichnete Verletzung der Hüfte und des Oberschenkels**

Verletzungen des Knies und des Unterschenkels (S80-S89)

Inkl.: Fraktur des oberen Sprunggelenkes und des Knöchels
Knie
Unterschenkel

Exkl.: Beidseitige Beteiligung von Knie und Unterschenkel (T00-T07)
Erfrierungen (T33-T35)
Insektenbiss oder -stich, giftig (T63.4)
Verbrennungen und Verätzungen (T20-T32)
Verletzungen:
• Bein, Höhe nicht näher bezeichnet (T12-T13)
• Knöchel und Fuß, ausgenommen Fraktur des oberen Sprunggelenkes und des Knöchels (S90-S99)

S80.-	**Oberflächliche Verletzung des Unterschenkels**

Exkl.: Oberflächliche Verletzung der Knöchelregion und des Fußes (S90.-)

S80.0 **Prellung des Knies**

S80.1 **Prellung sonstiger und nicht näher bezeichneter Teile des Unterschenkels**

S80.7 **Multiple oberflächliche Verletzungen des Unterschenkels**

S80.8- **Sonstige oberflächliche Verletzungen des Unterschenkels**

S80.81 Schürfwunde

S80.82 Blasenbildung (nichtthermisch)

S80.83 Insektenbiss oder -stich (ungiftig)

S80.84 Oberflächlicher Fremdkörper (Splitter)

S80.88 Sonstige

S80.9 **Oberflächliche Verletzung des Unterschenkels, nicht näher bezeichnet**

S81.-	**Offene Wunde des Unterschenkels**

Inkl.: Offene Wunde des Unterschenkels o.n.A.
Offene Wunde mit Verbindung zu einer Fraktur oder einer Luxation

Benutze zusätzlich T89.0-, um das Vorliegen von Komplikationen wie Fremdkörper, Infektion oder verzögerte Heilung und Behandlung anzuzeigen.

Exkl.: Offene Wunde der Knöchelregion und des Fußes (S91.-)
Traumatische Amputation am Unterschenkel (S88.-)

S81.0 **Offene Wunde des Knies**

S81.7 **Multiple offene Wunden des Unterschenkels**

S81.8- **Offene Wunde sonstiger Teile des Unterschenkels**
Hinw.: Bei den Schlüsselnummern S81.84!-S81.89! erfolgt die Einteilung des Weichteilschadens nach Tscherne und Oestern. Kodiere jeweils zuerst die Fraktur (S82.-) oder die Luxation (S83.-).

S81.80 Nicht näher bezeichnete offene Wunde sonstiger Teile des Unterschenkels

S81.84! Weichteilschaden I. Grades bei geschlossener Fraktur oder Luxation des Unterschenkels
Oberflächliche Schürfung, einfache bis mittelschwere Bruchform

Hinw.: Geschlossene Frakturen oder Luxationen mit Weichteilschaden 0. Grades (geringer Weichteilschaden, einfache Bruchform) oder nicht näher bezeichneten Grades erhalten keine zusätzliche Schlüsselnummer.

S81.85! Weichteilschaden II. Grades bei geschlossener Fraktur oder Luxation des Unterschenkels
Tiefe kontaminierte Schürfung, lokalisierte Haut- und Muskelkontusion, alle Bruchformen

S81.86! Weichteilschaden III. Grades bei geschlossener Fraktur oder Luxation des Unterschenkels
Ausgedehnte Hautkontusion, Hautquetschung oder Zerstörung der Muskulatur, subkutanes Décollement, dekompensiertes Kompartmentsyndrom

S81.87!	Weichteilschaden I. Grades bei offener Fraktur oder Luxation des Unterschenkels Fehlende oder geringe Kontusion, unbedeutende bakterielle Kontamination, einfache bis mittelschwere Bruchformen Offene Fraktur oder Luxation nicht näher bezeichneten Grades
S81.88!	Weichteilschaden II. Grades bei offener Fraktur oder Luxation des Unterschenkels Umschriebene Haut- und Weichteilkontusion, mittelschwere Kontamination
S81.89!	Weichteilschaden III. Grades bei offener Fraktur oder Luxation des Unterschenkels Ausgedehnte Weichteildestruktion, häufig zusätzliche Gefäß- und Nervenverletzungen, starke Wundkontamination

> *Hinw.:* Offene Frakturen mit Weichteilschaden IV. Grades (subtotale und totale Amputation) werden als Amputation nach deren Lokalisation kodiert.

S81.9 Offene Wunde des Unterschenkels, Teil nicht näher bezeichnet

S82.- Fraktur des Unterschenkels, einschließlich des oberen Sprunggelenkes
Inkl.: Knöchel

Benutze eine zusätzliche Schlüsselnummer aus S81.84!-S81.89! zusammen mit S82.-, um den Schweregrad des Weichteilschadens bei einer Fraktur zu verschlüsseln.

Benutze die zusätzliche Schlüsselnummer M96.6, um anzugeben, dass die Fraktur beim Einsetzen eines orthopädischen Implantates, einer Gelenkprothese oder einer Knochenplatte aufgetreten ist.

Benutze eine zusätzliche Schlüsselnummer aus Z96.6-, um anzugeben, dass es sich um eine Fraktur bei bereits vorhandenem orthopädischen Gelenkimplantat handelt.

Exkl.: Fraktur des Fußes, ausgenommen oberes Sprunggelenk (S92.-)

S82.0 Fraktur der Patella
Kniescheibe

S82.1- Fraktur des proximalen Endes der Tibia
Condylus lateralis tibiae oder Condylus medialis tibiae
Proximales Ende der Tibia
Tibiakopf
Tibiaplateau
Tuberositas tibiae

S82.11 Mit Fraktur der Fibula (jeder Teil)

S82.18 Sonstige
Proximales Ende der Tibia, isoliert
Proximales Ende der Tibia o.n.A.

S82.2- Fraktur des Tibiaschaftes

S82.21 Mit Fraktur der Fibula (jeder Teil)

S82.28 Sonstige
Tibia o.n.A.
Tibiaschaft, isoliert
Tibiaschaft o.n.A.

S82.3- Distale Fraktur der Tibia
Exkl.: Innenknöchel (S82.5)

S82.31 Mit Fraktur der Fibula (jeder Teil)

S82.38 Sonstige
Distale Tibiafraktur, isoliert
Distale Tibiafraktur o.n.A.

S82.4- Fraktur der Fibula, isoliert
Exkl.: Außenknöchel (S82.6)
Distale Fibula (S82.6)
Fraktur der Fibula mit Fraktur der Tibia, jeder Teil (S82.11, S82.21, S82.31)

S82.40 Teil nicht näher bezeichnet

S82.41 Proximales Ende
Kollum
Kopf

S82.42 Schaft

S82.49 Multipel

S82.5   **Fraktur des Innenknöchels**
Tibia, mit Beteiligung des:
• Knöchels
• oberen Sprunggelenkes

S82.6   **Fraktur des Außenknöchels**
Fibula, mit Beteiligung des:
• Knöchels
• oberen Sprunggelenkes

S82.7   **Multiple Frakturen des Unterschenkels**
Exkl.: Fraktur der Tibia und der Fibula, kombiniert:
• distales Ende (S82.31)
• proximales Ende (S82.11)
• Schäfte (S82.21)

S82.8-   **Frakturen sonstiger Teile des Unterschenkels**

S82.81   Bimalleolarfraktur

S82.82   Trimalleolarfraktur

S82.88   Frakturen sonstiger Teile des Unterschenkels
Knöchel o.n.A.
Malleolus o.n.A.

S82.9   **Fraktur des Unterschenkels, Teil nicht näher bezeichnet**

S83.-   **Luxation, Verstauchung und Zerrung des Kniegelenkes und von Bändern des Kniegelenkes**
Benutze eine zusätzliche Schlüsselnummer aus S81.84!-S81.89! zusammen mit S83.0-S83.3, um den Schweregrad des Weichteilschadens bei einer Luxation zu verschlüsseln.

    Exkl.: Binnenschädigung des Kniegelenkes (M23.-)
    Luxation des Kniegelenkes:
    • alt (M24.3-)
    • pathologisch (M24.3-)
    • rezidivierend (M24.4-)
    Patella-Schäden (M22.0-M22.3)
    Verstauchung und Zerrung von Muskeln und Sehen in Höhe des Unterschenkels (S86.-)

S83.0   **Luxation der Patella**

S83.1-   **Luxation des Kniegelenkes**
Articulatio tibiofibularis

S83.10   Nicht näher bezeichnet

S83.11   Luxation der proximalen Tibia nach anterior
Luxation des distalen Femur nach posterior

S83.12   Luxation der proximalen Tibia nach posterior

S83.13   Luxation der proximalen Tibia nach medial

S83.14   Luxation der proximalen Tibia nach lateral

S83.18   Sonstige

S83.2   **Meniskusriss, akut**
Korbhenkelriss:
• Außenmeniskus
• Innenmeniskus
• o.n.A.

    Exkl.: Alter Korbhenkelriss (M23.2-)

S83.3   **Riss des Kniegelenkknorpels, akut**

S83.4-   **Verstauchung und Zerrung des Kniegelenkes mit Beteiligung des (fibularen) (tibialen) Seitenbandes**

S83.40   Nicht näher bezeichnetes Seitenband
Seitenbandriss o.n.A.

S83.41   Distorsion des fibularen Seitenbandes [Außenband]

S83.42   Distorsion des tibialen Seitenbandes [Innenband]

S83.43	Riss des fibularen Seitenbandes [Außenband] Partieller oder kompletter Riss
S83.44	Riss des tibialen Seitenbandes [Innenband] Partieller oder kompletter Riss
S83.5-	**Verstauchung und Zerrung des Kniegelenkes mit Beteiligung des (vorderen) (hinteren) Kreuzbandes**
S83.50	Nicht näher bezeichnetes Kreuzband Kreuzbandriss o.n.A.
S83.51	Distorsion des vorderen Kreuzbandes
S83.52	Distorsion des hinteren Kreuzbandes
S83.53	Riss des vorderen Kreuzbandes Partieller oder kompletter Riss
S83.54	Riss des hinteren Kreuzbandes Partieller oder kompletter Riss
S83.6	**Verstauchung und Zerrung sonstiger und nicht näher bezeichneter Teile des Knies** Tibiofibular (-Gelenk) (-Band), proximal *Exkl.:* Zerrung des Lig. patellae (S76.1)
S83.7	**Verletzung mehrerer Strukturen des Knies** Verletzung des (Außen-) (Innen-) Meniskus in Kombination mit (Seiten-) (Kreuz-) Bändern

S84.- **Verletzung von Nerven in Höhe des Unterschenkels**
Exkl.: Verletzung von Nerven in Höhe des Knöchels und des Fußes (S94.-)

S84.0	**Verletzung des N. tibialis in Höhe des Unterschenkels**
S84.1	**Verletzung des N. peronaeus in Höhe des Unterschenkels**
S84.2	**Verletzung sensibler Hautnerven in Höhe des Unterschenkels**
S84.7	**Verletzung mehrerer Nerven in Höhe des Unterschenkels**
S84.8	**Verletzung sonstiger Nerven in Höhe des Unterschenkels**
S84.9	**Verletzung eines nicht näher bezeichneten Nervs in Höhe des Unterschenkels**

S85.- **Verletzung von Blutgefäßen in Höhe des Unterschenkels**
Exkl.: Verletzung von Blutgefäßen in Höhe des Knöchels und des Fußes (S95.-)

S85.0	**Verletzung der A. poplitea**
S85.1	**Verletzung der A. tibialis (anterior) (posterior)**
S85.2	**Verletzung der A. peronaea**
S85.3	**Verletzung der V. saphena magna in Höhe des Unterschenkels** V. saphena magna o.n.A.
S85.4	**Verletzung der V. saphena parva in Höhe des Unterschenkels**
S85.5	**Verletzung der V. poplitea**
S85.7	**Verletzung mehrerer Blutgefäße in Höhe des Unterschenkels**
S85.8	**Verletzung sonstiger Blutgefäße in Höhe des Unterschenkels**
S85.9	**Verletzung eines nicht näher bezeichneten Blutgefäßes in Höhe des Unterschenkels**

S86.- **Verletzung von Muskeln und Sehnen in Höhe des Unterschenkels**
Inkl.: Verstauchungen und Zerrungen

Exkl.: Verletzung von Muskeln und Sehnen in Höhe des Knöchels oder weiter distal (S96.-)
Verletzungen des Lig. patellae (S76.1)
Verstauchungen und Zerrungen der Gelenkkapsel (Band) (S83.-)

S86.0	**Verletzung der Achillessehne**
S86.1	**Verletzung sonstiger Muskeln und Sehnen der posterioren Muskelgruppe in Höhe des Unterschenkels**

S86.2   **Verletzung von Muskeln und Sehnen der anterioren Muskelgruppe in Höhe des Unterschenkels**

S86.3   **Verletzung von Muskeln und Sehnen der peronäalen Muskelgruppe in Höhe des Unterschenkels**

S86.7   **Verletzung mehrerer Muskeln und Sehnen in Höhe des Unterschenkels**

S86.8   **Verletzung sonstiger Muskeln und Sehnen in Höhe des Unterschenkels**

S86.9   **Verletzung eines nicht näher bezeichneten Muskels oder einer nicht näher bezeichneten Sehne in Höhe des Unterschenkels**

S87.-   **Zerquetschung des Unterschenkels**
Verschlüssele gegebenenfalls auch Crush-Syndrom (T79.5).

> *Exkl.:*   Wenn die Art der Verletzung bekannt ist (z.B. Prellung, Fraktur, Luxation, innere Verletzung), verschlüssele nur nach der Art der Verletzung
> Zerquetschung des oberen Sprunggelenkes und des Fußes (S97.-)

S87.0   **Zerquetschung des Knies**

S87.8   **Zerquetschung sonstiger und nicht näher bezeichneter Teile des Unterschenkels**

S88.-   **Traumatische Amputation am Unterschenkel**
> *Exkl.:*   Traumatische Amputation:
> • untere Extremität, Höhe nicht näher bezeichnet (T13.6)
> • oberes Sprunggelenk und Fuß (S98.-)

S88.0   **Traumatische Amputation im Kniegelenk**

S88.1   **Traumatische Amputation zwischen Knie und oberem Sprunggelenk**

S88.9   **Traumatische Amputation am Unterschenkel, Höhe nicht näher bezeichnet**

S89.-   **Sonstige und nicht näher bezeichnete Verletzungen des Unterschenkels**
> *Exkl.:*   Sonstige und nicht näher bezeichnete Verletzungen der Knöchelregion und des Fußes (S99.-)

S89.7   **Multiple Verletzungen des Unterschenkels**
Verletzungen, die in mehr als einer der Kategorien S80-S88 klassifizierbar sind

Bezüglich der Verschlüsselung multipler Verletzungen sind in der stationären Versorgung die Deutschen Kodierrichtlinien heranzuziehen.

S89.8   **Sonstige näher bezeichnete Verletzungen des Unterschenkels**

S89.9   **Nicht näher bezeichnete Verletzung des Unterschenkels**

Verletzungen der Knöchelregion und des Fußes (S90-S99)

> *Exkl.:*   Beidseitige Beteiligung von Knöchelregion und Fuß (T00-T07)
> Erfrierungen (T33-T35)
> Fraktur des oberen Sprunggelenkes und des Knöchels (S82.-)
> Insektenbiss oder -stich, giftig (T63.4)
> Verbrennungen und Verätzungen (T20-T32)
> Verletzungen des Beines, Höhe nicht näher bezeichnet (T12-T13)

S90.-   **Oberflächliche Verletzung der Knöchelregion und des Fußes**

S90.0   **Prellung der Knöchelregion**

S90.1   **Prellung einer oder mehrerer Zehen ohne Schädigung des Nagels**
Prellung einer oder mehrerer Zehen o.n.A.

S90.2   **Prellung einer oder mehrerer Zehen mit Schädigung des Nagels**

S90.3   **Prellung sonstiger und nicht näher bezeichneter Teile des Fußes**

S90.7   **Multiple oberflächliche Verletzungen der Knöchelregion und des Fußes**

S90.8-   **Sonstige oberflächliche Verletzungen der Knöchelregion und des Fußes**

S90.81   Schürfwunde

S90.82   Blasenbildung (nichtthermisch)

S90.83   Insektenbiss oder -stich (ungiftig)

S90.84   Oberflächlicher Fremdkörper (Splitter)

S90.88   Sonstige

S90.9   **Oberflächliche Verletzung der Knöchelregion und des Fußes, nicht näher bezeichnet**

S91.-   **Offene Wunde der Knöchelregion und des Fußes**
        Inkl.:   Offene Wunde der Knöchelregion und des Fußes o.n.A.
              Offene Wunde mit Verbindung zu einer Fraktur oder einer Luxation

        Benutze zusätzlich T89.0-, um das Vorliegen von Komplikationen wie Fremdkörper, Infektion oder verzögerte Heilung und Behandlung anzuzeigen.

        Exkl.:   Traumatische Amputation am oberen Sprunggelenk und Fuß (S98.-)

S91.0   **Offene Wunde der Knöchelregion**

S91.1   **Offene Wunde einer oder mehrerer Zehen ohne Schädigung des Nagels**
        Offene Wunde einer oder mehrerer Zehen o.n.A.

S91.2   **Offene Wunde einer oder mehrerer Zehen mit Schädigung des Nagels**

S91.3   **Offene Wunde sonstiger Teile des Fußes**
        Ferse
        Offene Wunde des Fußes o.n.A.

S91.7   **Multiple offene Wunden der Knöchelregion und des Fußes**

S91.8-   **Offene Wunde sonstiger Teile der Knöchelregion und des Fußes**
        Hinw.: Bei den Schlüsselnummern S91.84!-S91.89! erfolgt die Einteilung des Weichteilschadens nach Tscherne und Oestern. Kodiere jeweils zuerst die Fraktur (S92.-) oder die Luxation (S93.-).

S91.80   Offene Wunde sonstiger Teile der Knöchelregion und des Fußes

S91.84!   Weichteilschaden I. Grades bei geschlossener Fraktur oder Luxation des Fußes
        Oberflächliche Schürfung, einfache bis mittelschwere Bruchform

        Hinw.: Geschlossene Frakturen oder Luxationen mit Weichteilschaden 0. Grades (geringer Weichteilschaden, einfache Bruchform) oder nicht näher bezeichneten Grades erhalten keine zusätzliche Schlüsselnummer.

S91.85!   Weichteilschaden II. Grades bei geschlossener Fraktur oder Luxation des Fußes
        Tiefe kontaminierte Schürfung, lokalisierte Haut- und Muskelkontusion, alle Bruchformen

S91.86!   Weichteilschaden III. Grades bei geschlossener Fraktur oder Luxation des Fußes
        Ausgedehnte Hautkontusion, Hautquetschung oder Zerstörung der Muskulatur, subkutanes Décollement, dekompensiertes Kompartmentsyndrom

S91.87!   Weichteilschaden I. Grades bei offener Fraktur oder Luxation des Fußes
        Fehlende oder geringe Kontusion, unbedeutende bakterielle Kontamination, einfache bis mittelschwere Bruchformen
        Offene Fraktur oder Luxation nicht näher bezeichneten Grades

S91.88!   Weichteilschaden II. Grades bei offener Fraktur oder Luxation des Fußes
        Umschriebene Haut- und Weichteilkontusion, mittelschwere Kontamination

S91.89!   Weichteilschaden III. Grades bei offener Fraktur oder Luxation des Fußes
        Ausgedehnte Weichteildestruktion, häufig zusätzliche Gefäß- und Nervenverletzungen, starke Wundkontamination

        Hinw.: Offene Frakturen mit Weichteilschaden IV. Grades (subtotale und totale Amputation) werden als Amputation nach deren Lokalisation kodiert.

S92.- **Fraktur des Fußes [ausgenommen oberes Sprunggelenk]**

Benutze eine zusätzliche Schlüsselnummer aus S91.84!-S91.89! zusammen mit S92.-, um den Schweregrad des Weichteilschadens bei einer Fraktur zu verschlüsseln.

Benutze die zusätzliche Schlüsselnummer M96.6, um anzugeben, dass die Fraktur beim Einsetzen eines orthopädischen Implantates, einer Gelenkprothese oder einer Knochenplatte aufgetreten ist.

Benutze eine zusätzliche Schlüsselnummer aus Z96.6-, um anzugeben, dass es sich um eine Fraktur bei bereits vorhandenem orthopädischen Gelenkimplantat handelt.

Exkl.: Knöchel (S82.-)
Oberes Sprunggelenk (S82.-)

S92.0 **Fraktur des Kalkaneus**
Fersenbein

S92.1 **Fraktur des Talus**
Sprungbein

S92.2- **Fraktur eines oder mehrerer sonstiger Fußwurzelknochen**

S92.20 Ein oder mehrere sonstige Fußwurzelknochen, nicht näher bezeichnet

S92.21 Os naviculare pedis

S92.22 Os cuboideum

S92.23 Os cuneiforme (intermedium) (laterale) (mediale)

S92.28 Sonstige Fußwurzelknochen

S92.3 **Fraktur der Mittelfußknochen**

S92.4 **Fraktur der Großzehe**

S92.5 **Fraktur einer sonstigen Zehe**

S92.7 **Multiple Frakturen des Fußes**

S92.9 **Fraktur des Fußes, nicht näher bezeichnet**

S93.- **Luxation, Verstauchung und Zerrung der Gelenke und Bänder in Höhe des oberen Sprunggelenkes und des Fußes**

Benutze eine zusätzliche Schlüsselnummer aus S91.84!-S91.89! zusammen mit S93.0-S93.3, um den Schweregrad des Weichteilschadens bei einer Luxation zu verschlüsseln.

Exkl.: Verstauchung und Zerrung von Muskeln und Sehnen in Höhe des Knöchels und des Fußes (S96.-)

S93.0 **Luxation des oberen Sprunggelenkes**
Fibula, distales Ende
Talus
Tibia, distales Ende

S93.1- **Luxation einer oder mehrerer Zehen**

S93.10 Nicht näher bezeichnet

S93.11 Metatarsophalangeal (-Gelenk)

S93.12 Interphalangeal (-Gelenk)

S93.2 **Traumatische Ruptur von Bändern in Höhe des oberen Sprunggelenkes und des Fußes**

S93.3- **Luxation sonstiger und nicht näher bezeichneter Teile des Fußes**

S93.30 Teil nicht näher bezeichnet

S93.31 Fußwurzel (-Knochen), Gelenk nicht näher bezeichnet

S93.32 Mediotarsal (-Gelenk)

S93.33 Tarsometatarsal (-Gelenk)

S93.34 Metatarsal (-Knochen), Gelenk nicht näher bezeichnet

S93.38 Sonstige

S93.4- **Verstauchung und Zerrung des oberen Sprunggelenkes**
Exkl.: Verletzung der Achillessehne (S86.0)

S93.40 Teil nicht näher bezeichnet

S93.41 Lig. deltoideum

S93.42   Lig. calcaneofibulare

S93.43   Lig. tibiofibulare (anterius) (posterius), distal

S93.48   Sonstige Teile

S93.5   **Verstauchung und Zerrung einer oder mehrerer Zehen**
Interphalangeal (-Gelenk(e))
Metatarsophalangeal (-Gelenk(e))

S93.6   **Verstauchung und Zerrung sonstiger und nicht näher bezeichneter Teile des Fußes**
Tarsal (-Band)
Tarsometatarsal (-Band)

S94.-   **Verletzung von Nerven in Höhe des Knöchels und des Fußes**

S94.0   **Verletzung des N. plantaris lateralis**

S94.1   **Verletzung des N. plantaris medialis**

S94.2   **Verletzung des N. peronaeus profundus in Höhe des Knöchels und des Fußes**
Lateraler Endast des N. peronaeus profundus

S94.3   **Verletzung sensibler Hautnerven in Höhe des Knöchels und des Fußes**

S94.7   **Verletzung mehrerer Nerven in Höhe des Knöchels und des Fußes**

S94.8   **Verletzung sonstiger Nerven in Höhe des Knöchels und des Fußes**

S94.9   **Verletzung eines nicht näher bezeichneten Nervs in Höhe des Knöchels und des Fußes**

S95.-   **Verletzung von Blutgefäßen in Höhe des Knöchels und des Fußes**
Exkl.: Verletzung der A. tibialis posterior oder der V. tibialis posterior (S85.-)

S95.0   **Verletzung der A. dorsalis pedis**

S95.1   **Verletzung der A. plantaris pedis**

S95.2   **Verletzung von Venen des Fußrückens**

S95.7   **Verletzung mehrerer Blutgefäße in Höhe des Knöchels und des Fußes**

S95.8   **Verletzung sonstiger Blutgefäße in Höhe des Knöchels und des Fußes**

S95.9   **Verletzung eines nicht näher bezeichneten Blutgefäßes in Höhe des Knöchels und des Fußes**

S96.-   **Verletzung von Muskeln und Sehnen in Höhe des Knöchels und des Fußes**
Inkl.: Verstauchungen und Zerrungen

Exkl.: Verletzung der Achillessehne (S86.0)
Verstauchungen und Zerrungen der Gelenkkapsel (Band) (S93.-)

S96.0   **Verletzung von Muskeln und Sehnen der langen Beugemuskeln der Zehen in Höhe des Knöchels und des Fußes**

S96.1   **Verletzung von Muskeln und Sehnen der langen Streckmuskeln der Zehen in Höhe des Knöchels und des Fußes**

S96.2   **Verletzung von kurzen Muskeln und Sehnen in Höhe des Knöchels und des Fußes**

S96.7   **Verletzung mehrerer Muskeln und Sehnen in Höhe des Knöchels und des Fußes**

S96.8   **Verletzung sonstiger Muskeln und Sehnen in Höhe des Knöchels und des Fußes**

S96.9   **Verletzung eines nicht näher bezeichneten Muskels oder einer nicht näher bezeichneten Sehne in Höhe des Knöchels und des Fußes**

S97.-   **Zerquetschung des oberen Sprunggelenkes und des Fußes**
Verschlüssele gegebenenfalls auch Crush-Syndrom (T79.5).

Exkl.: Wenn die Art der Verletzung bekannt ist (z.B. Prellung, Fraktur, Luxation, innere Verletzung), verschlüssele nur nach der Art der Verletzung

S97.0   **Zerquetschung des oberen Sprunggelenkes**

S97.1   **Zerquetschung einer oder mehrerer Zehen**

S97.8   **Zerquetschung sonstiger Teile des oberen Sprunggelenkes und des Fußes**
Zerquetschung des Fußes o.n.A.

S98.- **Traumatische Amputation am oberen Sprunggelenk und Fuß**

S98.0 **Traumatische Amputation des Fußes in Höhe des oberen Sprunggelenkes**

S98.1 **Traumatische Amputation einer einzelnen Zehe**

S98.2 **Traumatische Amputation von zwei oder mehr Zehen**

S98.3 **Traumatische Amputation sonstiger Teile des Fußes**
Kombinierte traumatische Amputation einer oder mehrerer Zehen mit anderen Teilen des Fußes

S98.4 **Traumatische Amputation am Fuß, Höhe nicht näher bezeichnet**

S99.- **Sonstige und nicht näher bezeichnete Verletzungen der Knöchelregion und des Fußes**

S99.7 **Multiple Verletzungen der Knöchelregion und des Fußes**
Verletzungen, die in mehr als einer der Kategorien S90-S98 klassifizierbar sind

Bezüglich der Verschlüsselung multipler Verletzungen sind in der stationären Versorgung die Deutschen Kodierrichtlinien heranzuziehen.

S99.8 **Sonstige näher bezeichnete Verletzungen der Knöchelregion und des Fußes**

S99.9 **Nicht näher bezeichnete Verletzung der Knöchelregion und des Fußes**

Verletzungen mit Beteiligung mehrerer Körperregionen (T00-T07)

Inkl.: Beidseitige Beteiligung von Extremitäten derselben Körperregion
Verletzungen der unter S00-S99 klassifizierbaren Arten an zwei oder mehr Körperregionen

Exkl.: Erfrierungen (T33-T35)
Insektenbiss oder -stich, giftig (T63.4)
Multiple Verletzungen an nur einer Körperregion - siehe Teil S dieses Kapitels
Sonnenbrand (L55.-)
Verbrennungen und Verätzungen (T20-T32)

T00.- **Oberflächliche Verletzungen mit Beteiligung mehrerer Körperregionen**

T00.0 **Oberflächliche Verletzungen mit Beteiligung von Kopf und Hals**
Oberflächliche Verletzungen an Lokalisationen, die unter S00.- und S10.- klassifizierbar sind

Exkl.: Mit Beteiligung sonstiger Körperregion(en) (T00.8)

T00.1 **Oberflächliche Verletzungen mit Beteiligung von Thorax und Abdomen, von Thorax und Lumbosakralgegend oder von Thorax und Becken**
Oberflächliche Verletzungen an Lokalisationen, die unter S20.-, S30.- und T09.0- klassifizierbar sind

Exkl.: Mit Beteiligung sonstiger Körperregion(en) (T00.8)

T00.2 **Oberflächliche Verletzungen mit Beteiligung mehrerer Regionen der oberen Extremität(en)**
Oberflächliche Verletzungen an Lokalisationen, die unter S40.-, S50.-, S60.- und T11.0- klassifizierbar sind

Exkl.: Mit Beteiligung der unteren Extremität(en) (T00.6)
Mit Beteiligung des Thorax, des Abdomens, der Lumbosakralgegend oder des Beckens (T00.8)

T00.3 **Oberflächliche Verletzungen mit Beteiligung mehrerer Regionen der unteren Extremität(en)**
Oberflächliche Verletzungen an Lokalisationen, die unter S70.-, S80.-, S90.- und T13.0 klassifizierbar sind

Exkl.: Mit Beteiligung der oberen Extremität(en) (T00.6)
Mit Beteiligung des Thorax, des Abdomens, der Lumbosakralgegend oder des Beckens (T00.8)

T00.6 **Oberflächliche Verletzungen mit Beteiligung mehrerer Regionen der oberen Extremität(en) und mehrerer Regionen der unteren Extremität(en)**
Oberflächliche Verletzungen an Lokalisationen, die unter T00.2 und T00.3 klassifizierbar sind

Exkl.: Mit Beteiligung des Thorax, des Abdomens, der Lumbosakralgegend oder des Beckens (T00.8)

T00.8　　**Oberflächliche Verletzungen mit Beteiligung sonstiger Kombinationen von Körperregionen**

T00.9　　**Multiple oberflächliche Verletzungen, nicht näher bezeichnet**

Multiple:
• Blasenbildungen (nichtthermisch)	
• Hämatome	
• Insektenbisse oder -stiche (ungiftig)	o.n.A.
• Prellungen [Kontusionen]	
• Quetschwunden	
• Schürfwunden	

T01.-　　**Offene Wunden mit Beteiligung mehrerer Körperregionen**

Benutze zusätzlich T89.0- um das Vorliegen von Komplikationen wie Fremdkörper, Infektion oder verzögerte Heilung und Behandlung anzuzeigen.

Exkl.: Traumatische Amputationen mit Beteiligung mehrerer Körperregionen (T05.-)

T01.0　　**Offene Wunden mit Beteiligung von Kopf und Hals**

Offene Wunden an Lokalisationen, die unter S01.- und S11.- klassifizierbar sind

Exkl.: Mit Beteiligung sonstiger Körperregion(en) (T01.8)

T01.1　　**Offene Wunden mit Beteiligung von Thorax und Abdomen, von Thorax und Lumbosakralgegend oder von Thorax und Becken**

Offene Wunden an Lokalisationen, die unter S21.-, S31.- und T09.1 klassifizierbar sind

Exkl.: Mit Beteiligung sonstiger Körperregion(en) (T01.8)

T01.2　　**Offene Wunden mit Beteiligung mehrerer Regionen der oberen Extremität(en)**

Offene Wunden an Lokalisationen, die unter S41.-, S51.-, S61.- und T11.1 klassifizierbar sind

Exkl.: Mit Beteiligung der unteren Extremität(en) (T01.6)
Mit Beteiligung des Thorax, des Abdomens, der Lumbosakralgegend oder des Beckens (T01.8)

T01.3　　**Offene Wunden mit Beteiligung mehrerer Regionen der unteren Extremität(en)**

Offene Wunden an Lokalisationen, die unter S71.-, S81.-, S91.- und T13.1 klassifizierbar sind

Exkl.: Mit Beteiligung der oberen Extremität(en) (T01.6)
Mit Beteiligung des Thorax, des Abdomens, der Lumbosakralgegend oder des Beckens (T01.8)

T01.6　　**Offene Wunden mit Beteiligung mehrerer Regionen der oberen Extremität(en) und mehrerer Regionen der unteren Extremität(en)**

Offene Wunden an Lokalisationen, die unter T01.2 und T01.3 klassifizierbar sind

Exkl.: Mit Beteiligung des Thorax, des Abdomens, der Lumbosakralgegend oder des Beckens (T01.8)

T01.8　　**Offene Wunden an sonstigen Kombinationen von Körperregionen**

T01.9　　**Multiple offene Wunden, nicht näher bezeichnet**

Multiple:
• Risswunden	
• Schnittwunden	o.n.A.
• Stichwunden	
• Tierbisse	

T02.-　　**Frakturen mit Beteiligung mehrerer Körperregionen**

Die folgenden fünften Stellen sind bei der Kategorie T02 zu benutzen. Eine Fraktur, die nicht als geschlossen oder offen gekennzeichnet ist, sollte als geschlossene Fraktur klassifiziert werden.

0　　　geschlossen

1　　　offen

T02.0-　　**Frakturen mit Beteiligung von Kopf und Hals**
[0,1]

Frakturen an Lokalisationen, die unter S02.- und S12.- klassifizierbar sind

Exkl.: Mit Beteiligung sonstiger Körperregion(en) (T02.8-)

T02.1-
[0,1]

Frakturen mit Beteiligung von Thorax und Lumbosakralgegend oder von Thorax und Becken

Frakturen an Lokalisationen, die unter S22.-, S32.- und T08.- klassifizierbar sind

Exkl.: In Kombination mit Frakturen:
- der Extremität(en) (T02.7-)
- sonstiger Körperregionen (T02.8-)

T02.2-
[0,1]

Frakturen mit Beteiligung mehrerer Regionen einer oberen Extremität

Frakturen an Lokalisationen einer oberen Extremität, die unter S42.-, S52.-, S62.- und T10.- klassifizierbar sind

Exkl.: In Kombination mit Frakturen:
- der anderen oberen Extremität (T02.4-)
- der unteren Extremität(en) (T02.6-)
- des Thorax, der Lumbosakralgegend und des Beckens (T02.7-)

T02.3-
[0,1]

Frakturen mit Beteiligung mehrerer Regionen einer unteren Extremität

Frakturen an Lokalisationen einer unteren Extremität, die unter S72.-, S82.-, S92.- und T12.- klassifizierbar sind

Exkl.: In Kombination mit Frakturen:
- der anderen unteren Extremität (T02.5-)
- der oberen Extremität(en) (T02.6-)
- des Thorax, der Lumbosakralgegend und des Beckens (T02.7-)

T02.4-
[0,1]

Frakturen mit Beteiligung mehrerer Regionen beider oberer Extremitäten

Frakturen an Lokalisationen, die unter S42.-, S52.-, S62.- und T10.- klassifizierbar und als beidseitig bezeichnet sind

Exkl.: In Kombination mit Frakturen:
- der unteren Extremität(en) (T02.6-)
- des Thorax, der Lumbosakralgegend und des Beckens (T02.7-)

T02.5-
[0,1]

Frakturen mit Beteiligung mehrerer Regionen beider unterer Extremitäten

Frakturen an Lokalisationen, die unter S72.-, S82.-, S92.- und T12.- klassifizierbar und als beidseitig bezeichnet sind

Exkl.: In Kombination mit Frakturen:
- der oberen Extremität(en) (T02.6-)
- des Thorax, der Lumbosakralgegend und des Beckens (T02.7-)

T02.6-

[0,1]

Frakturen mit Beteiligung mehrerer Regionen der oberen Extremität(en) und mehrerer Regionen der unteren Extremität(en)

Exkl.: In Kombination mit Frakturen des Thorax, der Lumbosakralgegend und des Beckens (T02.7-)

T02.7-

[0,1]

Frakturen mit Beteiligung von Thorax, Lumbosakralgegend und Extremität(en) oder von Thorax, Becken und Extremität(en)

T02.8-
[0,1]

Frakturen mit Beteiligung sonstiger Kombinationen von Körperregionen

T02.9-
[0,1]

Multiple Frakturen, nicht näher bezeichnet

T03.- **Luxationen, Verstauchungen und Zerrungen mit Beteiligung mehrerer Körperregionen**

T03.0 **Luxationen, Verstauchungen und Zerrungen mit Beteiligung von Kopf und Hals**
Luxationen, Verstauchungen und Zerrungen an Lokalisationen, die unter S03.- und S13.- klassifizierbar sind

Exkl.: In Kombination mit Luxationen, Verstauchungen und Zerrungen sonstiger Körperregion(en) (T03.8)

T03.1   **Luxationen, Verstauchungen und Zerrungen mit Beteiligung von Thorax und Lumbosakralgegend oder von Thorax und Becken**
Luxationen, Verstauchungen und Zerrungen an Lokalisationen, die unter S23.-, S33.- und T09.2 klassifizierbar sind

Exkl.: In Kombination mit Luxationen, Verstauchungen und Zerrungen sonstiger Körperregion(en) (T03.8)

T03.2   **Luxationen, Verstauchungen und Zerrungen mit Beteiligung mehrerer Regionen der oberen Extremität(en)**
Luxationen, Verstauchungen und Zerrungen an Lokalisationen, die unter S43.-, S53.-, S63.- und T11.2 klassifizierbar sind

Exkl.: In Kombination mit Luxationen, Verstauchungen und Zerrungen:
  • der unteren Extremität(en) (T03.4)
  • des Thorax, der Lumbosakralgegend und des Beckens (T03.8)

T03.3   **Luxationen, Verstauchungen und Zerrungen mit Beteiligung mehrerer Regionen der unteren Extremität(en)**
Luxationen, Verstauchungen und Zerrungen an Lokalisationen, die unter S73.-, S83.-, S93.- und T13.2 klassifizierbar sind

Exkl.: In Kombination mit Luxationen, Verstauchungen und Zerrungen:
  • der oberen Extremität(en) (T03.4)
  • des Thorax, der Lumbosakralgegend und des Beckens (T03.8)

T03.4   **Luxationen, Verstauchungen und Zerrungen mit Beteiligung mehrerer Regionen der oberen Extremität(en) und mehrerer Regionen der unteren Extremität(en)**
Exkl.: In Kombination mit Luxationen, Verstauchungen und Zerrungen des Thorax, der Lumbosakralgegend und des Beckens (T03.8)

T03.8   **Luxationen, Verstauchungen und Zerrungen mit Beteiligung sonstiger Kombinationen von Körperregionen**

T03.9   **Multiple Luxationen, Verstauchungen und Zerrungen, nicht näher bezeichnet**

T04.-   **Zerquetschungen mit Beteiligung mehrerer Körperregionen**

T04.0   **Zerquetschungen mit Beteiligung von Kopf und Hals**
Zerquetschungen an Lokalisationen, die unter S07.- und S17.- klassifizierbar sind

Exkl.: Mit Beteiligung sonstiger Körperregion(en) (T04.8)

T04.1   **Zerquetschungen mit Beteiligung von Thorax und Abdomen, von Thorax und Lumbosakralgegend oder von Thorax und Becken**
Zerquetschungen:
  • Lokalisationen, die unter S28.- und S38.- klassifizierbar sind
  • Rumpf o.n.A.

Exkl.: Mit Beteiligung:
      • der Extremitäten (T04.7)
      • sonstiger Körperregionen (T04.8)

T04.2   **Zerquetschungen mit Beteiligung mehrerer Regionen der oberen Extremität(en)**
Zerquetschungen:
  • Lokalisationen, die unter S47,-, S57,- und S67.- klassifizierbar sind
  • obere Extremität o.n.A.

Exkl.: Mit Beteiligung:
      • der unteren Extremität(en) (T04.4)
      • des Thorax, des Abdomens, der Lumbosakralgegend und des Beckens (T04.7)

T04.3   **Zerquetschungen mit Beteiligung mehrerer Regionen der unteren Extremität(en)**
Zerquetschungen:
  • Lokalisationen, die unter S77.-, S87.- und S97.- klassifizierbar sind
  • untere Extremität o.n.A.

Exkl.: Mit Beteiligung:
      • der oberen Extremität(en) (T04.4)
      • des Thorax, des Abdomens, der Lumbosakralgegend und des Beckens (T04.7)

ICD-10-GM Version 2019

T04.4   **Zerquetschungen mit Beteiligung mehrerer Regionen der oberen Extremität(en) und mehrerer Regionen der unteren Extremität(en)**
Exkl.: Mit Beteiligung des Thorax, des Abdomens, der Lumbosakralgegend und des Beckens (T04.7)

T04.7   **Zerquetschungen mit Beteiligung von Thorax, Abdomen und Extremität(en), von Thorax, Lumbosakralgegend und Extremität(en) oder von Thorax, Becken und Extremität(en)**

T04.8   **Zerquetschungen mit Beteiligung sonstiger Kombinationen von Körperregionen**

T04.9   **Multiple Zerquetschungen, nicht näher bezeichnet**

T05.-   **Traumatische Amputationen mit Beteiligung mehrerer Körperregionen**
Inkl.: Abriss an mehreren Körperregionen

Exkl.: Dekapitation (S18)
Traumatische Amputation:
• obere Extremität o.n.A. (T11.6)
• Rumpf o.n.A. (T09.6)
• untere Extremität o.n.A. (T13.6)
Offene Wunden an mehreren Körperregionen (T01.-)

T05.0   **Traumatische Amputation beider Hände**

T05.1   **Traumatische Amputation einer Hand und des anderen Armes [jede Höhe, ausgenommen Hand]**

T05.2   **Traumatische Amputation beider Arme [jede Höhe]**

T05.3   **Traumatische Amputation beider Füße**

T05.4   **Traumatische Amputation eines Fußes und des anderen Beines [jede Höhe, ausgenommen Fuß]**

T05.5   **Traumatische Amputation beider Beine [jede Höhe]**

T05.6   **Traumatische Amputation der Arme und Beine, in jeder Kombination [jede Höhe]**

T05.8   **Traumatische Amputationen mit Beteiligung sonstiger Kombinationen von Körperregionen**
Querschnittverletzung in Höhe von:
• Abdomen
• Thorax

T05.9   **Multiple traumatische Amputationen, nicht näher bezeichnet**

T06.-   **Sonstige Verletzungen mit Beteiligung mehrerer Körperregionen, anderenorts nicht klassifiziert**

T06.0   **Verletzungen des Gehirns und der Hirnnerven kombiniert mit Verletzungen von Nerven und Rückenmark in Halshöhe**
Verletzungen, die unter S04.- und S06.- klassifizierbar sind, gemeinsam mit Verletzungen, die unter S14.- klassifizierbar sind

T06.1   **Verletzungen der Nerven und des Rückenmarkes mit Beteiligung mehrerer sonstiger Körperregionen**

T06.2   **Verletzungen von Nerven mit Beteiligung mehrerer Körperregionen**
Multiple Verletzungen von Nerven o.n.A.
Exkl.: Mit Beteiligung des Rückenmarkes (T06.0-T06.1)

T06.3   **Verletzungen von Blutgefäßen mit Beteiligung mehrerer Körperregionen**

T06.4   **Verletzungen von Muskeln und Sehnen mit Beteiligung mehrerer Körperregionen**

T06.5   **Verletzungen mit Beteiligung von intrathorakalen Organen und intraabdominalen Organen oder intrathorakalen Organen und Beckenorganen**

T06.8   **Sonstige näher bezeichnete Verletzungen mit Beteiligung mehrerer Körperregionen**

T07   **Nicht näher bezeichnete multiple Verletzungen**
Exkl.: Verletzung o.n.A. (T14.9)

Verletzungen nicht näher bezeichneter Teile des Rumpfes, der Extremitäten oder anderer Körperregionen (T08-T14)

Exkl.: Erfrierungen (T33-T35)
Insektenbiss oder -stich, giftig (T63.4)
Verbrennungen und Verätzungen (T20-T32)
Verletzungen mit Beteiligung mehrerer Körperregionen (T00-T07)

T08.- **Fraktur der Wirbelsäule, Höhe nicht näher bezeichnet**
[.0,.1]

>*Exkl.:* Multiple Frakturen der Wirbelsäule, Höhe nicht näher bezeichnet (T02.1-)
>
>Die folgenden vierten Stellen sind bei der Kategorie T08 zu benutzen. Eine Fraktur, die nicht als geschlossen oder offen gekennzeichnet ist, sollte als geschlossene Fraktur klassifiziert werden.
>
>**.0** **geschlossen**
>
>**.1** **offen**

T09.- **Sonstige Verletzungen der Wirbelsäule und des Rumpfes, Höhe nicht näher bezeichnet**
Exkl.: Multiple Verletzungen des Rumpfes (T00-T06)
Querschnittverletzung des Rumpfes (T05.8)
Zerquetschung des Rumpfes o.n.A. (T04.1)

T09.0- **Oberflächliche Verletzung des Rumpfes, Höhe nicht näher bezeichnet**

T09.00 Art der Verletzung nicht näher bezeichnet

T09.01 Schürfwunde

T09.02 Blasenbildung (nichtthermisch)

T09.03 Insektenbiss oder -stich (ungiftig)

T09.04 Oberflächlicher Fremdkörper (Splitter)

T09.05 Prellung

T09.08 Sonstige

T09.1 **Offene Wunde des Rumpfes, Höhe nicht näher bezeichnet**
Benutze zusätzlich T89.0- um das Vorliegen von Komplikationen wie Fremdkörper, Infektion oder verzögerte Heilung und Behandlung anzuzeigen.

T09.2 **Luxation, Verstauchung und Zerrung nicht näher bezeichneter Gelenke und Bänder des Rumpfes**

T09.3 **Verletzung des Rückenmarkes, Höhe nicht näher bezeichnet**

T09.4 **Verletzung nicht näher bezeichneter Nerven, Nervenwurzeln und Plexus im Bereich des Rumpfes**

T09.5 **Verletzung nicht näher bezeichneter Muskeln und Sehnen des Rumpfes**

T09.6 **Traumatische Amputation des Rumpfes, Höhe nicht näher bezeichnet**

T09.8 **Sonstige näher bezeichnete Verletzungen des Rumpfes, Höhe nicht näher bezeichnet**

T09.9 **Nicht näher bezeichnete Verletzung des Rumpfes, Höhe nicht näher bezeichnet**

T10.- **Fraktur der oberen Extremität, Höhe nicht näher bezeichnet**
[.0,.1]

>*Inkl.:* Gebrochener Arm o.n.A.
>Fraktur des Armes o.n.A.
>
>*Exkl.:* Multiple Frakturen der oberen Extremität, Höhe nicht näher bezeichnet (T02.-)
>
>Die folgenden vierten Stellen sind bei der Kategorie T10 zu benutzen. Eine Fraktur, die nicht als geschlossen oder offen gekennzeichnet ist, sollte als geschlossene Fraktur klassifiziert werden.
>
>**.0** **geschlossen**
>
>**.1** **offen**

T11.- **Sonstige Verletzungen der oberen Extremität, Höhe nicht näher bezeichnet**
Exkl.: Fraktur der oberen Extremität, Höhe nicht näher bezeichnet (T10.-)
Verletzungen mit Beteiligung mehrerer Körperregionen (T00-T06)
Zerquetschung der oberen Extremität o.n.A. (T04.2)

T11.0- **Oberflächliche Verletzung der oberen Extremität, Höhe nicht näher bezeichnet**

T11.00 Art der Verletzung nicht näher bezeichnet

T11.01 Schürfwunde

T11.02 Blasenbildung (nichtthermisch)

T11.03 Insektenbiss oder -stich (ungiftig)

T11.04 Oberflächlicher Fremdkörper (Splitter)

T11.05 Prellung

T11.08 Sonstige

T11.1 **Offene Wunde der oberen Extremität, Höhe nicht näher bezeichnet**

T11.2 **Luxation, Verstauchung und Zerrung von nicht näher bezeichnetem Gelenk und Band der oberen Extremität, Höhe nicht näher bezeichnet**

T11.3 **Verletzung eines nicht näher bezeichneten Nervs der oberen Extremität, Höhe nicht näher bezeichnet**

T11.4 **Verletzung eines nicht näher bezeichneten Blutgefäßes der oberen Extremität, Höhe nicht näher bezeichnet**

T11.5 **Verletzung von nicht näher bezeichnete(m)(r) Muskel und Sehne der oberen Extremität, Höhe nicht näher bezeichnet**

T11.6 **Traumatische Amputation der oberen Extremität, Höhe nicht näher bezeichnet**
Traumatische Amputation des Armes o.n.A.

T11.8 **Sonstige näher bezeichnete Verletzungen der oberen Extremität, Höhe nicht näher bezeichnet**

T11.9 **Nicht näher bezeichnete Verletzung der oberen Extremität, Höhe nicht näher bezeichnet**
Verletzung des Armes o.n.A.

T12.-
[.0,.1] **Fraktur der unteren Extremität, Höhe nicht näher bezeichnet**

Inkl.: Gebrochenes Bein o.n.A.
Fraktur des Beines o.n.A.

Exkl.: Multiple Frakturen der unteren Extremität, Höhe nicht näher bezeichnet (T02.-)

Die folgenden vierten Stellen sind bei der Kategorie T12 zu benutzen. Eine Fraktur, die nicht als geschlossen oder offen gekennzeichnet ist, sollte als geschlossene Fraktur klassifiziert werden.

.0 **geschlossen**

.1 **offen**

T13.- **Sonstige Verletzungen der unteren Extremität, Höhe nicht näher bezeichnet**
Exkl.: Fraktur der unteren Extremität, Höhe nicht näher bezeichnet (T12.-)
Verletzungen mit Beteiligung mehrerer Körperregionen (T00-T06)
Zerquetschung der unteren Extremität o.n.A. (T04.3)

T13.0- **Oberflächliche Verletzung der unteren Extremität, Höhe nicht näher bezeichnet**

T13.00 Art der Verletzung nicht näher bezeichnet

T13.01 Schürfwunde

T13.02 Blasenbildung (nichtthermisch)

T13.03 Insektenbiss oder -stich (ungiftig)

T13.04 Oberflächlicher Fremdkörper (Splitter)

T13.05 Prellung

T13.08 Sonstige

T13.1   **Offene Wunde der unteren Extremität, Höhe nicht näher bezeichnet**
Benutze zusätzlich T89.0- um das Vorliegen von Komplikationen wie Fremdkörper, Infektion oder verzögerte Heilung und Behandlung anzuzeigen.

T13.2   **Luxation, Verstauchung und Zerrung von nicht näher bezeichnetem Gelenk und Band der unteren Extremität, Höhe nicht näher bezeichnet**

T13.3   **Verletzung eines nicht näher bezeichneten Nervs der unteren Extremität, Höhe nicht näher bezeichnet**

T13.4   **Verletzung eines nicht näher bezeichneten Blutgefäßes der unteren Extremität, Höhe nicht näher bezeichnet**

T13.5   **Verletzung von nicht näher bezeichnete(m)(r) Muskel und Sehne der unteren Extremität, Höhe nicht näher bezeichnet**

T13.6   **Traumatische Amputation der unteren Extremität, Höhe nicht näher bezeichnet**
Traumatische Amputation des Beines o.n.A.

T13.8   **Sonstige näher bezeichnete Verletzungen der unteren Extremität, Höhe nicht näher bezeichnet**

T13.9   **Nicht näher bezeichnete Verletzung der unteren Extremität, Höhe nicht näher bezeichnet**
Verletzung des Beines o.n.A.

T14.-   **Verletzung an einer nicht näher bezeichneten Körperregion**
Exkl.: Verletzungen mit Beteiligung mehrerer Körperregionen (T00-T07)

T14.0-   **Oberflächliche Verletzung an einer nicht näher bezeichneten Körperregion**
Exkl.: Multiple oberflächliche Verletzungen o.n.A. (T00.9)

T14.00   Art der Verletzung nicht näher bezeichnet

T14.01   Schürfwunde

T14.02   Blasenbildung (nichtthermisch)

T14.03   Insektenbiss oder -stich (ungiftig)

T14.04   Oberflächlicher Fremdkörper (Splitter)

T14.05   Prellung

T14.08   Sonstige

T14.1   **Offene Wunde an einer nicht näher bezeichneten Körperregion**

Offene Wunde	
Risswunde	
Schnittwunde	o.n.A.
Stichwunde mit (penetrierendem) Fremdkörper	
Tierbiss	

Benutze zusätzlich T89.0- um das Vorliegen von Komplikationen wie Fremdkörper, Infektion oder verzögerte Heilung und Behandlung anzuzeigen.

Exkl.: Multiple:
  • offene Wunden o.n.A. (T01.9)
  • traumatische Amputationen o.n.A. (T05.9)
  Traumatische Amputation o.n.A. (T14.7)

T14.2-   **Fraktur an einer nicht näher bezeichneten Körperregion**
[0,1]

Fraktur:
  • disloziert o.n.A.
  • geschlossen o.n.A.
  • offen o.n.A.
  • verschoben o.n.A.
  • o.n.A.

Exkl.: Multiple Frakturen o.n.A. (T02.9-)

Die folgenden fünften Stellen sind bei der Subkategorie T14.2 zu benutzen. Eine Fraktur, die nicht als geschlossen oder offen gekennzeichnet ist, sollte als geschlossene Fraktur klassifiziert werden.

0   geschlossen

1   offen

T14.3   **Luxation, Verstauchung und Zerrung an einer nicht näher bezeichneten Körperregion**
Abriss
Traumatisch:
• Hämarthros
• Subluxation
• Riss   Gelenk (-Kapsel) o.n.A.
• Ruptur   Ligament o.n.A.
Verstauchung
Zerreißung
Zerrung

Exkl.: Multiple Luxationen, Verstauchungen und Zerrungen o.n.A. (T03.9)
Verstauchungen und Zerrungen von Muskeln und Sehnen o.n.A. (T14.6)

T14.4   **Verletzung eines oder mehrerer Nerven an einer nicht näher bezeichneten Körperregion**
Nervenverletzung
Traumatisch:
• Hämatomyelie   o.n.A.
• Lähmung (vorübergehend)
• Nervendurchtrennung

Exkl.: Multiple Verletzungen von Nerven o.n.A. (T06.2)

T14.5   **Verletzung eines oder mehrerer Blutgefäße an einer nicht näher bezeichneten Körperregion**
Abriss
Rissverletzung
Schnittverletzung
Traumatisch:
• Aneurysma oder Fistel (arteriovenös)   Blutgefäß(e) o.n.A.
• arterielles Hämatom
• Ruptur
Verletzung

Exkl.: Multiple Verletzungen von Blutgefäßen o.n.A. (T06.3)

T14.6   **Verletzung von Muskeln und Sehnen an einer nicht näher bezeichneten Körperregion**
Abriss
Riss
Schnittverletzung   Muskel(n) o.n.A.
Traumatische Ruptur   Sehne(n) o.n.A.
Verletzung
Verstauchung
Zerrung

Exkl.: Multiple Verletzungen von Muskeln und Sehnen o.n.A. (T06.4)

T14.7   **Zerquetschung und traumatische Amputation einer nicht näher bezeichneten Körperregion**
Traumatische Amputation o.n.A.
Zerquetschung o.n.A.

Exkl.: Multiple:
• Traumatische Amputationen o.n.A. (T05.9)
• Zerquetschungen o.n.A. (T04.9)
Wenn die Art der Verletzung bekannt ist (z.B. Prellung, Fraktur, Luxation, innere
Verletzung), verschlüssele nur nach der Art der Verletzung

T14.8   **Sonstige Verletzungen einer nicht näher bezeichneten Körperregion**

T14.9   **Verletzung, nicht näher bezeichnet**
Exkl.: Multiple Verletzungen o.n.A. (T07)

Folgen des Eindringens eines Fremdkörpers durch eine natürliche Körperöffnung (T15-T19)

Exkl.: Fremdkörper:
- in Stichwunde - siehe offene Wunde nach Körperregion
- verblieben, im Weichteilgewebe (M79.5-)
- versehentlich in einer Operationswunde zurückgeblieben (T81.5)

Splitter ohne größere offene Wunde - siehe oberflächliche Verletzung nach Körperregion

T15.- **Fremdkörper im äußeren Auge**
Exkl.: Fremdkörper in perforierender Verletzung:
- Orbita und Augapfel (S05.4-S05.5)
- Orbita und Augapfel, verblieben (alt) (H05.5, H44.6-H44.7)

Verbliebener Fremdkörper im Augenlid (H02.8)

T15.0 **Fremdkörper in der Kornea**

T15.1 **Fremdkörper im Konjunktivalsack**

T15.8 **Fremdkörper an sonstigen und mehreren Lokalisationen des äußeren Auges**
Fremdkörper im Punctum lacrimale

T15.9 **Fremdkörper im äußeren Auge, Teil nicht näher bezeichnet**

T16 **Fremdkörper im Ohr**
Inkl.: Gehörgang

T17.- **Fremdkörper in den Atemwegen**
Inkl.: Asphyxie durch Fremdkörper
Aspiration von Flüssigkeit oder Erbrochenem o.n.A.
Ersticken durch:
- Nahrung (regurgitiert)
- Schleim

T17.0 **Fremdkörper in einer Nasennebenhöhle**

T17.1 **Fremdkörper im Nasenloch**
Nase o.n.A.

T17.2 **Fremdkörper im Rachen**
Nasopharynx
Rachen o.n.A.

T17.3 **Fremdkörper im Kehlkopf**

T17.4 **Fremdkörper in der Trachea**

T17.5 **Fremdkörper im Bronchus**

T17.8 **Fremdkörper an sonstigen und mehreren Lokalisationen der Atemwege**
Bronchiolen
Lunge

T17.9 **Fremdkörper in den Atemwegen, Teil nicht näher bezeichnet**

T18.- **Fremdkörper im Verdauungstrakt**
Exkl.: Fremdkörper im Rachen (T17.2)

T18.0 **Fremdkörper im Mund**

T18.1 **Fremdkörper im Ösophagus**

T18.2 **Fremdkörper im Magen**

T18.3 **Fremdkörper im Dünndarm**

T18.4 **Fremdkörper im Dickdarm**

T18.5 **Fremdkörper in Anus und Rektum**
Rektosigmoid (Übergang)

T18.8 **Fremdkörper an sonstigen und mehreren Lokalisationen des Verdauungstraktes**

T18.9   **Fremdkörper im Verdauungstrakt, Teil nicht näher bezeichnet**
Verdauungssystem o.n.A.
Verschluckter Fremdkörper o.n.A.

T19.-   **Fremdkörper im Urogenitaltrakt**
Exkl.: Mechanische Komplikation durch mechanische Kontrazeptiva (intrauterin) (vaginal) (T83.3)
Vorhandensein eines Pessars (intrauterin) (vaginal) zur Kontrazeption (Z97.8)

T19.0   **Fremdkörper in der Harnröhre**

T19.1   **Fremdkörper in der Harnblase**

T19.2   **Fremdkörper in der Vulva und in der Vagina**

T19.3   **Fremdkörper im Uterus [jeder Teil]**

T19.8   **Fremdkörper an sonstigen und mehreren Lokalisationen des Urogenitaltraktes**

T19.9   **Fremdkörper im Urogenitaltrakt, Teil nicht näher bezeichnet**

Verbrennungen oder Verätzungen (T20-T32)

Hinw.: Verbrennungen und Verätzungen 4. Grades sind als Verbrennungen und Verätzungen 3. Grades zu kodieren

Inkl.: Chemische Verätzungen (äußere) (innere)
Verbrennungen (thermisch) durch:
• Blitzschlag
• elektrisches Heizgerät
• Elektrizität
• Flamme
• heiße Gegenstände
• Heißluft oder heiße Gase
• Reibungswärme
• Strahleneinwirkung
Verbrühungen

Exkl.: Erythema [Dermatitis] ab igne (L59.0)
Krankheiten der Haut und der Unterhaut durch Strahleneinwirkung (L55-L59)
Sonnenbrand (L55.-)

Verbrennungen oder Verätzungen der äußeren Körperoberfläche, Lokalisation bezeichnet (T20-T25)

Inkl.: Verbrennungen oder Verätzungen:
• 1. Grad [Erythem]
• Grad 2a [Blasenbildung]
• Grad 2b [Nekrosen der Oberhaut]
• 3. Grad [Nekrose des unter der Haut liegenden Gewebes] [Nekrose aller Hautschichten]

T20.-   **Verbrennung oder Verätzung des Kopfes und des Halses**
Inkl.: Auge mit Beteiligung anderer Teile des Gesichtes, des Kopfes und des Halses
behaarte Kopfhaut [jeder Teil]
Lippe
Nase (Septum)
Ohr [jeder Teil]
Schläfenregion

Exkl.: Verbrennung oder Verätzung:
• begrenzt auf das Auge und seine Anhangsgebilde (T26.-)
• Mund und Rachen (T28.0)

T20.0   **Verbrennung nicht näher bezeichneten Grades des Kopfes und des Halses**

T20.1	**Verbrennung 1. Grades des Kopfes und des Halses**	
T20.2-	**Verbrennung 2. Grades des Kopfes und des Halses**	
T20.20	Verbrennung Grad 2a des Kopfes und des Halses	
	Verbrennung nicht näher bezeichneten 2. Grades des Kopfes und des Halses	
T20.21	Verbrennung Grad 2b des Kopfes und des Halses	
T20.3	**Verbrennung 3. Grades des Kopfes und des Halses**	
T20.4	**Verätzung nicht näher bezeichneten Grades des Kopfes und des Halses**	
T20.5	**Verätzung 1. Grades des Kopfes und des Halses**	
T20.6-	**Verätzung 2. Grades des Kopfes und des Halses**	
T20.60	Verätzung Grad 2a des Kopfes und des Halses	
	Verätzung nicht näher bezeichneten 2. Grades des Kopfes und des Halses	
T20.61	Verätzung Grad 2b des Kopfes und des Halses	
T20.7	**Verätzung 3. Grades des Kopfes und des Halses**	

T21.- **Verbrennung oder Verätzung des Rumpfes**

Inkl.: Anus
Bauchdecke
Brustdrüse [Mamma]
Flanke
Gesäß
Interskapularregion
Labium (majus) (minus)
Leiste
Penis
Perineum
Rücken [jeder Teil]
Skrotum
Testis
Thoraxwand
Vulva

Exkl.: Verbrennung oder Verätzung:
• Achselhöhle (T22.-)
• Skapularregion (T22.-)

Die folgenden fünften Stellen sind bei der Kategorie T21 zu benutzen:

0	Rumpf, Teil nicht näher bezeichnet
1	Brustdrüse [Mamma]
2	Thoraxwand ausgenommen Brustdrüse und -warze
3	Bauchdecke
	Flanke
	Leiste
4	Rücken [jeder Teil]
	Gesäß
	Interskapularregion
5	(Äußeres) Genitale
	Hoden
	Labium (majus) (minus)
	Penis
	Perineum
	Skrotum
	Vulva
9	Sonstige Teile

T21.0-	**Verbrennung nicht näher bezeichneten Grades des Rumpfes**
T21.1-	**Verbrennung 1. Grades des Rumpfes**
T21.2-	**Verbrennung Grad 2a des Rumpfes**
	Verbrennung nicht näher bezeichneten 2. Grades des Rumpfes
T21.3-	**Verbrennung 3. Grades des Rumpfes**

T21.4-   **Verätzung nicht näher bezeichneten Grades des Rumpfes**

T21.5-   **Verätzung 1. Grades des Rumpfes**

T21.6-   **Verätzung Grad 2a des Rumpfes**
Verätzung nicht näher bezeichneten 2. Grades des Rumpfes

T21.7-   **Verätzung 3. Grades des Rumpfes**

T21.8-   **Verbrennung Grad 2b des Rumpfes**

T21.9-   **Verätzung Grad 2b des Rumpfes**

T22.-   **Verbrennung oder Verätzung der Schulter und des Armes, ausgenommen Handgelenk und Hand**
Inkl.:   Achselhöhle
Arm [jeder Teil, ausgenommen Handgelenk und Hand, isoliert]
Skapularregion

Exkl.:   Verbrennung oder Verätzung:
• Handgelenk und Hand, isoliert (T23.-)
• Interskapularregion (T21.-)

Die folgenden fünften Stellen sind bei der Kategorie T22 zu benutzen, um die Lokalisation anzugeben:

0   Teil nicht näher bezeichnet

1   Unterarm und Ellenbogen

2   (Ober-) Arm und Schulterregion
Schulter
Skapularregion

3   Achselhöhle

T22.0-   **Verbrennung nicht näher bezeichneten Grades der Schulter und des Armes, ausgenommen Handgelenk und Hand**

T22.1-   **Verbrennung 1. Grades der Schulter und des Armes, ausgenommen Handgelenk und Hand**

T22.2-   **Verbrennung Grad 2a der Schulter und des Armes, ausgenommen Handgelenk und Hand**
Verbrennung nicht näher bezeichneten 2. Grades der Schulter und des Armes, ausgenommen Handgelenk und Hand

T22.3-   **Verbrennung 3. Grades der Schulter und des Armes, ausgenommen Handgelenk und Hand**

T22.4-   **Verätzung nicht näher bezeichneten Grades der Schulter und des Armes, ausgenommen Handgelenk und Hand**

T22.5-   **Verätzung 1. Grades der Schulter und des Armes, ausgenommen Handgelenk und Hand**

T22.6-   **Verätzung Grad 2a der Schulter und des Armes, ausgenommen Handgelenk und Hand**
Verätzung nicht näher bezeichneten 2. Grades der Schulter und des Armes, ausgenommen Handgelenk und Hand

T22.7-   **Verätzung 3. Grades der Schulter und des Armes, ausgenommen Handgelenk und Hand**

T22.8-   **Verbrennung Grad 2b der Schulter und des Armes, ausgenommen Handgelenk und Hand**

T22.9-   **Verätzung Grad 2b der Schulter und des Armes, ausgenommen Handgelenk und Hand**

T23.-   **Verbrennung oder Verätzung des Handgelenkes und der Hand**
Inkl.:   Daumen (-Nagel)
Finger (-Nagel)
Handfläche

T23.0   **Verbrennung nicht näher bezeichneten Grades des Handgelenkes und der Hand**

T23.1   **Verbrennung 1. Grades des Handgelenkes und der Hand**

T23.2-   **Verbrennung 2. Grades des Handgelenkes und der Hand**

T23.20   Verbrennung Grad 2a des Handgelenkes und der Hand
Verbrennung nicht näher bezeichneten 2. Grades des Handgelenkes und der Hand

T23.21   Verbrennung Grad 2b des Handgelenkes und der Hand

T23.3   **Verbrennung 3. Grades des Handgelenkes und der Hand**

T23.4   **Verätzung nicht näher bezeichneten Grades des Handgelenkes und der Hand**

T23.5	**Verätzung 1. Grades des Handgelenkes und der Hand**
T23.6-	**Verätzung 2. Grades des Handgelenkes und der Hand**
T23.60	Verätzung Grad 2a des Handgelenkes und der Hand Verätzung nicht näher bezeichneten 2. Grades des Handgelenkes und der Hand
T23.61	Verätzung Grad 2b des Handgelenkes und der Hand
T23.7	**Verätzung 3. Grades des Handgelenkes und der Hand**

T24.- **Verbrennung oder Verätzung der Hüfte und des Beines, ausgenommen Knöchelregion und Fuß**
Inkl.: Bein [jeder Teil, ausgenommen Knöchelregion und Fuß, isoliert]

Exkl.: Verbrennung oder Verätzung der Knöchelregion und des Fußes, isoliert (T25.-)

T24.0	**Verbrennung nicht näher bezeichneten Grades der Hüfte und des Beines, ausgenommen Knöchelregion und Fuß**
T24.1	**Verbrennung 1. Grades der Hüfte und des Beines, ausgenommen Knöchelregion und Fuß**
T24.2-	**Verbrennung 2. Grades der Hüfte und des Beines, ausgenommen Knöchelregion und Fuß**
T24.20	Verbrennung Grad 2a der Hüfte und des Beines, ausgenommen Knöchelregion und Fuß Verbrennung nicht näher bezeichneten 2. Grades der Hüfte und des Beines, ausgenommen Knöchelregion und Fuß
T24.21	Verbrennung Grad 2b der Hüfte und des Beines, ausgenommen Knöchelregion und Fuß
T24.3	**Verbrennung 3. Grades der Hüfte und des Beines, ausgenommen Knöchelregion und Fuß**
T24.4	**Verätzung nicht näher bezeichneten Grades der Hüfte und des Beines, ausgenommen Knöchelregion und Fuß**
T24.5	**Verätzung 1. Grades der Hüfte und des Beines, ausgenommen Knöchelregion und Fuß**
T24.6-	**Verätzung 2. Grades der Hüfte und des Beines, ausgenommen Knöchelregion und Fuß**
T24.60	Verätzung Grad 2a der Hüfte und des Beines, ausgenommen Knöchelregion und Fuß Verätzung nicht näher bezeichneten 2. Grades der Hüfte und des Beines, ausgenommen Knöchelregion und Fuß
T24.61	Verätzung Grad 2b der Hüfte und des Beines, ausgenommen Knöchelregion und Fuß
T24.7	**Verätzung 3. Grades der Hüfte und des Beines, ausgenommen Knöchelregion und Fuß**

T25.- **Verbrennung oder Verätzung der Knöchelregion und des Fußes**
Inkl.: Zehe(n)

T25.0	**Verbrennung nicht näher bezeichneten Grades der Knöchelregion und des Fußes**
T25.1	**Verbrennung 1. Grades der Knöchelregion und des Fußes**
T25.2-	**Verbrennung 2. Grades der Knöchelregion und des Fußes**
T25.20	Verbrennung Grad 2a der Knöchelregion und des Fußes Verbrennung nicht näher bezeichneten 2. Grades der Knöchelregion und des Fußes
T25.21	Verbrennung Grad 2b der Knöchelregion und des Fußes
T25.3	**Verbrennung 3. Grades der Knöchelregion und des Fußes**
T25.4	**Verätzung nicht näher bezeichneten Grades der Knöchelregion und des Fußes**
T25.5	**Verätzung 1. Grades der Knöchelregion und des Fußes**
T25.6-	**Verätzung 2. Grades der Knöchelregion und des Fußes**
T25.60	Verätzung Grad 2a der Knöchelregion und des Fußes Verätzung nicht näher bezeichneten 2. Grades der Knöchelregion und des Fußes
T25.61	Verätzung Grad 2b der Knöchelregion und des Fußes
T25.7	**Verätzung 3. Grades der Knöchelregion und des Fußes**

Verbrennungen oder Verätzungen, die auf das Auge und auf innere Organe begrenzt sind (T26-T28)

T26.-   **Verbrennung oder Verätzung, begrenzt auf das Auge und seine Anhangsgebilde**

T26.0   Verbrennung des Augenlides und der Periokularregion

T26.1   Verbrennung der Kornea und des Konjunktivalsackes

T26.2   Verbrennung mit nachfolgender Ruptur und Destruktion des Augapfels

T26.3   Verbrennung sonstiger Teile des Auges und seiner Anhangsgebilde

T26.4   Verbrennung des Auges und seiner Anhangsgebilde, Teil nicht näher bezeichnet

T26.5   Verätzung des Augenlides und der Periokularregion

T26.6   Verätzung der Kornea und des Konjunktivalsackes

T26.7   Verätzung mit nachfolgender Ruptur und Destruktion des Augapfels

T26.8   Verätzung sonstiger Teile des Auges und seiner Anhangsgebilde

T26.9   Verätzung des Auges und seiner Anhangsgebilde, Teil nicht näher bezeichnet

T27.-   **Verbrennung oder Verätzung der Atemwege**

T27.0   Verbrennung des Kehlkopfes und der Trachea

T27.1   Verbrennung des Kehlkopfes und der Trachea mit Beteiligung der Lunge
         Exkl.: Explosionstrauma (T70.8)

T27.2   Verbrennung sonstiger Teile der Atemwege
         Thoraxhöhle

T27.3   Verbrennung der Atemwege, Teil nicht näher bezeichnet

T27.4   Verätzung des Kehlkopfes und der Trachea

T27.5   Verätzung des Kehlkopfes und der Trachea mit Beteiligung der Lunge

T27.6   Verätzung sonstiger Teile der Atemwege

T27.7   Verätzung der Atemwege, Teil nicht näher bezeichnet

T28.-   **Verbrennung oder Verätzung sonstiger innerer Organe**

T28.0   Verbrennung des Mundes und des Rachens

T28.1   Verbrennung des Ösophagus

T28.2   Verbrennung sonstiger Teile des Verdauungstraktes

T28.3   Verbrennung innerer Organe des Urogenitaltraktes

T28.4   Verbrennung sonstiger und nicht näher bezeichneter innerer Organe

T28.5   Verätzung des Mundes und des Rachens

T28.6   Verätzung des Ösophagus

T28.7   Verätzung sonstiger Teile des Verdauungstraktes

T28.8   Verätzung innerer Organe des Urogenitaltraktes

T28.9   Verätzung sonstiger und nicht näher bezeichneter innerer Organe

Verbrennungen oder Verätzungen mehrerer und nicht näher bezeichneter Körperregionen
(T29-T32)

T29.- **Verbrennungen oder Verätzungen mehrerer Körperregionen**
Inkl.: Verbrennungen oder Verätzungen, die unter mehr als einer Kategorie von T20-T28 klassifizierbar sind

T29.0 **Verbrennungen mehrerer Körperregionen nicht näher bezeichneten Grades**
Multiple Verbrennungen o.n.A.

T29.1 **Verbrennungen mehrerer Körperregionen, wobei höchstens Verbrennungen 1. Grades angegeben sind**

T29.2- **Verbrennungen mehrerer Körperregionen, wobei höchstens Verbrennungen 2. Grades angegeben sind**

T29.20 Verbrennungen mehrerer Körperregionen, wobei höchstens Verbrennungen des Grades 2a angegeben sind
Verbrennungen nicht näher bezeichneten 2. Grades mehrerer Körperregionen

T29.21 Verbrennungen mehrerer Körperregionen, wobei höchstens Verbrennungen des Grades 2b angegeben sind

T29.3 **Verbrennungen mehrerer Körperregionen, wobei mindestens eine Verbrennung 3. Grades angegeben ist**

T29.4 **Verätzungen mehrerer Körperregionen nicht näher bezeichneten Grades**
Multiple Verätzungen o.n.A.

T29.5 **Verätzungen mehrerer Körperregionen, wobei höchstens Verätzungen 1. Grades angegeben sind**

T29.6- **Verätzungen mehrerer Körperregionen, wobei höchstens Verätzungen 2. Grades angegeben sind**

T29.60 Verätzungen mehrerer Körperregionen, wobei höchstens Verätzungen des Grades 2a angegeben sind
Verätzungen nicht näher bezeichneten 2. Grades mehrerer Körperregionen

T29.61 Verätzungen mehrerer Körperregionen, wobei höchstens Verätzungen des Grades 2b angegeben sind

T29.7 **Verätzungen mehrerer Körperregionen, wobei mindestens eine Verätzung 3. Grades angegeben ist**

T30.- **Verbrennung oder Verätzung, Körperregion nicht näher bezeichnet**
Exkl.: Verbrennung oder Verätzung mit Angabe des Ausmaßes der betroffenen Körperoberfläche (T31-T32)

T30.0 **Verbrennung nicht näher bezeichneten Grades, Körperregion nicht näher bezeichnet**
Verbrennung o.n.A.

T30.1 **Verbrennung 1. Grades, Körperregion nicht näher bezeichnet**
Verbrennung 1. Grades o.n.A.

T30.2- **Verbrennung 2. Grades, Körperregion nicht näher bezeichnet**

T30.20 Verbrennung Grad 2a, Körperregion nicht näher bezeichnet
Verbrennung 2. Grades o.n.A.
Verbrennung nicht näher bezeichneten 2. Grades, Körperregion nicht näher bezeichnet

T30.21 Verbrennung Grad 2b, Körperregion nicht näher bezeichnet

T30.3 **Verbrennung 3. Grades, Körperregion nicht näher bezeichnet**
Verbrennung 3. Grades o.n.A.

T30.4 **Verätzung nicht näher bezeichneten Grades, Körperregion nicht näher bezeichnet**
Verätzung o.n.A.

T30.5 **Verätzung 1. Grades, Körperregion nicht näher bezeichnet**
Verätzung 1. Grades o.n.A.

T30.6-	**Verätzung 2. Grades, Körperregion nicht näher bezeichnet**
T30.60	Verätzung Grad 2a, Körperregion nicht näher bezeichnet
	Verätzung 2. Grades o.n.A.
	Verätzung nicht näher bezeichneten 2. Grades, Körperregion nicht näher bezeichnet
T30.61	Verätzung Grad 2b, Körperregion nicht näher bezeichnet
T30.7	**Verätzung 3. Grades, Körperregion nicht näher bezeichnet**
	Verätzung 3. Grades o.n.A.

T31.-! **Verbrennungen, klassifiziert nach dem Ausmaß der betroffenen Körperoberfläche**

Hinw.: Diese Kategorie ist zur ergänzenden Verschlüsselung bei den Kategorien T20-T25 und T29.- zu benutzen.

Die folgenden fünften Stellen sind bei der Kategorie T31 zu benutzen, um den Anteil der Gesamtkörperoberfläche anzugeben, der von Verbrennungen dritten Grades betroffen ist:

0!	Weniger als 10 % oder nicht näher bezeichneter Anteil von Verbrennungen 3. Grades
	Keine Verbrennungen 3. Grades
1!	10-19 % Verbrennungen 3. Grades
2!	20-29 % Verbrennungen 3. Grades
3!	30-39 % Verbrennungen 3. Grades
4!	40-49 % Verbrennungen 3. Grades
5!	50-59 % Verbrennungen 3. Grades
6!	60-69 % Verbrennungen 3. Grades
7!	70-79 % Verbrennungen 3. Grades
8!	80-89 % Verbrennungen 3. Grades
9!	90 % oder mehr Verbrennungen 3. Grades

T31.0-! [0]	**Verbrennungen von weniger als 10 % der Körperoberfläche**
T31.1-! [0,1]	**Verbrennungen von 10-19 % der Körperoberfläche**
T31.2-! [0-2]	**Verbrennungen von 20-29 % der Körperoberfläche**
T31.3-! [0-3]	**Verbrennungen von 30-39 % der Körperoberfläche**
T31.4-! [0-4]	**Verbrennungen von 40-49 % der Körperoberfläche**
T31.5-! [0-5]	**Verbrennungen von 50-59 % der Körperoberfläche**
T31.6-! [0-6]	**Verbrennungen von 60-69 % der Körperoberfläche**
T31.7-! [0-7]	**Verbrennungen von 70-79 % der Körperoberfläche**
T31.8-! [0-8]	**Verbrennungen von 80-89 % der Körperoberfläche**
T31.9-! [0-9]	**Verbrennungen von 90 % oder mehr der Körperoberfläche**

T32.-! **Verätzungen, klassifiziert nach dem Ausmaß der betroffenen Körperoberfläche**

Hinw.: Diese Kategorie ist zur ergänzenden Verschlüsselung bei den Kategorien T20-T25 und T29.-zu benutzen.

Die folgenden fünften Stellen sind bei der Kategorie T32 zu benutzen, um den Anteil der Gesamtkörperoberfläche anzugeben, der von Verätzungen dritten Grades betroffen ist:

0! Weniger als 10 % oder nicht näher bezeichneter Anteil von Verätzungen 3. Grades Keine Verätzungen 3. Grades

1! 10-19 % Verätzungen 3. Grades

2! 20-29 % Verätzungen 3. Grades

3! 30-39 % Verätzungen 3. Grades

4! 40-49 % Verätzungen 3. Grades

5! 50-59 % Verätzungen 3. Grades

6! 60-69 % Verätzungen 3. Grades

7! 70-79 % Verätzungen 3. Grades

8! 80-89 % Verätzungen 3. Grades

9! 90 % oder mehr Verätzungen 3. Grades

T32.0-! **Verätzungen von weniger als 10 % der Körperoberfläche**
[0]

T32.1-! **Verätzungen von 10-19 % der Körperoberfläche**
[0,1]

T32.2-! **Verätzungen von 20-29 % der Körperoberfläche**
[0-2]

T32.3-! **Verätzungen von 30-39 % der Körperoberfläche**
[0-3]

T32.4-! **Verätzungen von 40-49 % der Körperoberfläche**
[0-4]

T32.5-! **Verätzungen von 50-59 % der Körperoberfläche**
[0-5]

T32.6-! **Verätzungen von 60-69 % der Körperoberfläche**
[0-6]

T32.7-! **Verätzungen von 70-79 % der Körperoberfläche**
[0-7]

T32.8-! **Verätzungen von 80-89 % der Körperoberfläche**
[0-8]

T32.9-! **Verätzungen von 90 % oder mehr der Körperoberfläche**
[0-9]

Erfrierungen
(T33-T35)

Exkl.: Hypothermie und sonstige Schäden durch niedrige Umgebungstemperatur (T68-T69)

T33.- **Oberflächliche Erfrierung**

Inkl.: Erfrierung mit Nekrosen der Oberhaut

Exkl.: Oberflächliche Erfrierung mit Beteiligung mehrerer Körperregionen (T35.0)

T33.0 **Oberflächliche Erfrierung des Kopfes**

T33.1 **Oberflächliche Erfrierung des Halses**

T33.2 **Oberflächliche Erfrierung des Thorax**

T33.3 **Oberflächliche Erfrierung der Bauchdecke, der Lumbosakralgegend und des Beckens**

T33.4   **Oberflächliche Erfrierung des Armes**
Exkl.: Oberflächliche Erfrierung des Handgelenkes und der Hand, isoliert (T33.5)

T33.5   **Oberflächliche Erfrierung des Handgelenkes und der Hand**

T33.6   **Oberflächliche Erfrierung der Hüfte und des Oberschenkels**

T33.7   **Oberflächliche Erfrierung des Knies und des Unterschenkels**
Exkl.: Oberflächliche Erfrierung der Knöchelregion und des Fußes, isoliert (T33.8)

T33.8   **Oberflächliche Erfrierung der Knöchelregion und des Fußes**

T33.9   **Oberflächliche Erfrierung an sonstigen und nicht näher bezeichneten Lokalisationen**
Oberflächliche Erfrierung:
• Bein o.n.A.
• Rumpf o.n.A.
• o.n.A.

T34.-   **Erfrierung mit Gewebsnekrose**
Exkl.: Erfrierung mit Gewebsnekrose mit Beteiligung mehrerer Körperregionen (T35.1)

T34.0   **Erfrierung mit Gewebsnekrose des Kopfes**

T34.1   **Erfrierung mit Gewebsnekrose des Halses**

T34.2   **Erfrierung mit Gewebsnekrose des Thorax**

T34.3   **Erfrierung mit Gewebsnekrose der Bauchdecke, der Lumbosakralgegend und des Beckens**

T34.4   **Erfrierung mit Gewebsnekrose des Armes**
Exkl.: Erfrierung mit Gewebsnekrose des Handgelenkes und der Hand, isoliert (T34.5)

T34.5   **Erfrierung mit Gewebsnekrose des Handgelenkes und der Hand**

T34.6   **Erfrierung mit Gewebsnekrose der Hüfte und des Oberschenkels**

T34.7   **Erfrierung mit Gewebsnekrose des Knies und des Unterschenkels**
Exkl.: Erfrierung mit Gewebsnekrose der Knöchelregion und des Fußes, isoliert (T34.8)

T34.8   **Erfrierung mit Gewebsnekrose der Knöchelregion und des Fußes**

T34.9   **Erfrierung mit Gewebsnekrose an sonstigen und nicht näher bezeichneten Lokalisationen**
Erfrierung mit Gewebsnekrose:
• Bein o.n.A.
• Rumpf o.n.A.
• o.n.A.

T35.-   **Erfrierung mit Beteiligung mehrerer Körperregionen und nicht näher bezeichnete Erfrierung**

T35.0   **Oberflächliche Erfrierung mit Beteiligung mehrerer Körperregionen**
Multiple oberflächliche Erfrierungen o.n.A.

T35.1   **Erfrierung mit Gewebsnekrose mit Beteiligung mehrerer Körperregionen**
Multiple Erfrierungen mit Gewebsnekrose o.n.A.

T35.2   **Nicht näher bezeichnete Erfrierung des Kopfes und des Halses**

T35.3   **Nicht näher bezeichnete Erfrierung des Thorax, des Abdomens, der Lumbosakralgegend und des Beckens**
Erfrierung des Rumpfes o.n.A.

T35.4   **Nicht näher bezeichnete Erfrierung der oberen Extremität**

T35.5   **Nicht näher bezeichnete Erfrierung der unteren Extremität**

T35.6   **Nicht näher bezeichnete Erfrierung mit Beteiligung mehrerer Körperregionen**
Multiple Erfrierungen o.n.A.

T35.7   **Nicht näher bezeichnete Erfrierung an nicht näher bezeichneten Lokalisationen**
Erfrierung o.n.A.

Vergiftungen durch Arzneimittel, Drogen und biologisch aktive Substanzen (T36-T50)

Inkl.: Irrtümliche Verabreichung oder Einnahme falscher Substanzen
Überdosierung dieser Substanzen

Exkl.: Arzneimittelreaktion und -vergiftung beim Fetus und Neugeborenen (P00-P96)
Intoxikation im Sinne von Rausch (F10-F19)
Schädlicher Gebrauch von nichtabhängigkeitserzeugenden Substanzen (F55.-)
Pathologischer Rausch (F10-F19)
Unerwünschte Nebenwirkungen [Überempfindlichkeit, Reaktion usw.] indikationsgerechter Arzneimittel bei ordnungsgemäßer Verabreichung. Diese sind nach der Art der unerwünschten Nebenwirkung zu klassifizieren, wie z.B.:
• Blutkrankheiten (D50-D76)
• Dermatitis:
  • durch oral, enteral oder parenteral aufgenommene Substanzen (L27.-)
  • Kontakt- (L23-L25)
• Gastritis, verursacht durch Azetylsalizylsäure [Aspirin] (K29.-)
• Nephropathie (N14.0-N14.2)
• nicht näher bezeichnete unerwünschte Nebenwirkung eines Arzneimittels oder einer Droge (T88.7)

T36.- **Vergiftung durch systemisch wirkende Antibiotika**
Exkl.: Antibiotika:
• antineoplastisch (T45.1)
• bei lokaler Anwendung, anderenorts nicht klassifiziert (T49.0)
• bei topischer Anwendung:
  • Auge (T49.5)
  • Ohr, Nase und Rachen (T49.6)

T36.0 **Penicilline**

T36.1 **Cephalosporine und andere Beta-Laktam-Antibiotika**

T36.2 **Chloramphenicol-Gruppe**

T36.3 **Makrolide**

T36.4 **Tetrazykline**

T36.5 **Aminoglykoside**
Streptomycin

T36.6 **Rifamycine**

T36.7 **Antimykotika bei systemischer Anwendung**

T36.8 **Sonstige systemisch wirkende Antibiotika**

T36.9 **Systemisch wirkendes Antibiotikum, nicht näher bezeichnet**

T37.- **Vergiftung durch sonstige systemisch wirkende Antiinfektiva und Antiparasitika**
Exkl.: Antiinfektiva:
• bei lokaler Anwendung, anderenorts nicht klassifiziert (T49.0)
• bei topischer Anwendung:
  • Auge (T49.5)
  • Ohr, Nase und Rachen (T49.6)

T37.0 **Sulfonamide**

T37.1 **Antimykobakterielle Arzneimittel**
Exkl.: Rifamycine (T36.6)
Streptomycin (T36.5)

T37.2 **Antimalariamittel und Arzneimittel gegen andere Blutprotozoen**
Exkl.: Hydroxychinolin-Derivate (T37.8)

T37.3 **Sonstige Antiprotozoika**

T37.4 **Anthelminthika**

T37.5 **Virostatika**
Exkl.: Amantadin (T42.8)
Cytarabin (T45.1)

T37.8 **Sonstige näher bezeichnete systemisch wirkende Antiinfektiva und Antiparasitika**
Hydroxychinolin-Derivate
Exkl.: Antimalariamittel (T37.2)

T37.9 **Systemisch wirkendes Antiinfektivum und Antiparasitikum, nicht näher bezeichnet**

T38.- **Vergiftung durch Hormone und deren synthetische Ersatzstoffe und Antagonisten, anderenorts nicht klassifiziert**
Exkl.: Mineralokortikoide und deren Antagonisten (T50.0)
Oxytozin (T48.0)
Nebenschilddrüsenhormone und deren Derivate (T50.9)

T38.0 **Glukokortikoide und synthetische Analoga**
Exkl.: Glukokortikoide bei topischer Anwendung (T49.-)

T38.1 **Schilddrüsenhormone und Ersatzstoffe**

T38.2 **Thyreostatika**

T38.3 **Insulin und orale blutzuckersenkende Arzneimittel [Antidiabetika]**

T38.4 **Orale Kontrazeptiva**
Mono- und Kombinationspräparate

T38.5 **Sonstige Östrogene und Gestagene**
Mixturen und Ersatzstoffe

T38.6 **Antigonadotropine, Antiöstrogene und Antiandrogene, anderenorts nicht klassifiziert**
Tamoxifen

T38.7 **Androgene und verwandte Anabolika**

T38.8 **Sonstige und nicht näher bezeichnete Hormone und synthetische Ersatzstoffe**
Hypophysenvorderlappenhormone [Adenohypophysenhormone]

T38.9 **Sonstige und nicht näher bezeichnete Hormon-Antagonisten**

T39.- **Vergiftung durch nichtopioidhaltige Analgetika, Antipyretika und Antirheumatika**

T39.0 **Salizylate**

T39.1 **4-Aminophenol-Derivate**

T39.2 **Pyrazolon-Derivate**

T39.3 **Sonstige nichtsteroidale Antiphlogistika [NSAID]**

T39.4 **Antirheumatika, anderenorts nicht klassifiziert**
Exkl.: Glukokortikoide (T38.0)
Salizylate (T39.0)

T39.8 **Sonstige nichtopioidhaltige Analgetika und Antipyretika, anderenorts nicht klassifiziert**

T39.9 **Nichtopioidhaltige Analgetika, Antipyretika und Antirheumatika, nicht näher bezeichnet**

T40.- **Vergiftung durch Betäubungsmittel und Psychodysleptika [Halluzinogene]**
Exkl.: Intoxikation im Sinne von Rausch (F10-F19)

T40.0 **Opium**

T40.1 **Heroin**

T40.2 **Sonstige Opioide**
Kodein
Morphin

T40.3 **Methadon**

T40.4 **Sonstige synthetische Betäubungsmittel**
Pethidin

T40.5 **Kokain**

T40.6 **Sonstige und nicht näher bezeichnete Betäubungsmittel**

T40.7 **Cannabis (-Derivate)**

T40.8 **Lysergid [LSD]**

T40.9   **Sonstige und nicht näher bezeichnete Psychodysleptika [Halluzinogene]**
Mescalin
Psilocin
Psilocybin

T41.-   **Vergiftung durch Anästhetika und therapeutische Gase**
Exkl.: Benzodiazepine (T42.4)
        Kokain (T40.5)
        Opioide (T40.0-T40.2)

T41.0   **Inhalationsanästhetika**
Exkl.: Sauerstoff (T41.5)

T41.1   **Intravenöse Anästhetika**
Thiobarbiturate

T41.2   **Sonstige und nicht näher bezeichnete Allgemeinanästhetika**

T41.3   **Lokalanästhetika**

T41.4   **Anästhetikum, nicht näher bezeichnet**

T41.5   **Therapeutische Gase**
Kohlendioxid
Sauerstoff

T42.-   **Vergiftung durch Antiepileptika, Sedativa, Hypnotika und Antiparkinsonmittel**
Exkl.: Intoxikation im Sinne von Rausch (F10-F19)

T42.0   **Hydantoin-Derivate**

T42.1   **Iminostilbene**
Carbamazepin

T42.2   **Succinimide und Oxazolidine**

T42.3   **Barbiturate**
Exkl.: Thiobarbiturate (T41.1)

T42.4   **Benzodiazepine**

T42.5   **Gemischte Antiepileptika, anderenorts nicht klassifiziert**

T42.6   **Sonstige Antiepileptika, Sedativa und Hypnotika**
Methaqualon
Valproinsäure

Exkl.: Carbamazepin (T42.1)

T42.7   **Antiepileptika, Sedativa und Hypnotika, nicht näher bezeichnet**
Schlafmittel
Schlaftabletten | o.n.A.
Schlaftrunk

T42.8   **Antiparkinsonmittel und andere zentral wirkende Muskelrelaxanzien**
Amantadin

T43.-   **Vergiftung durch psychotrope Substanzen, anderenorts nicht klassifiziert**
Exkl.: Appetitzügler (T50.5)
        Barbiturate (T42.3)
        Benzodiazepine (T42.4)
        Intoxikation im Sinne von Rausch (F10-F19)
        Methaqualon (T42.6)
        Psychodysleptika [Halluzinogene] (T40.7-T40.9)

T43.0   **Tri- und tetrazyklische Antidepressiva**

T43.1   **Monoaminooxidase-hemmende Antidepressiva**

T43.2   **Sonstige und nicht näher bezeichnete Antidepressiva**

T43.3   **Antipsychotika und Neuroleptika auf Phenothiazin-Basis**

T43.4   **Neuroleptika auf Butyrophenon- und Thioxanthen-Basis**

T43.5	**Sonstige und nicht näher bezeichnete Antipsychotika und Neuroleptika** *Exkl.:* Rauwolfiaalkaloide (T46.5)
T43.6	**Psychostimulanzien mit Missbrauchspotential** *Exkl.:* Kokain (T40.5)
T43.8	**Sonstige psychotrope Substanzen, anderenorts nicht klassifiziert**
T43.9	**Psychotrope Substanz, nicht näher bezeichnet**

T44.- **Vergiftung durch primär auf das autonome Nervensystem wirkende Arzneimittel**

T44.0	**Cholinesterase-Hemmer**
T44.1	**Sonstige Parasympathomimetika [Cholinergika]**
T44.2	**Ganglienblocker, anderenorts nicht klassifiziert**
T44.3	**Sonstige Parasympatholytika [Anticholinergika und Antimuskarinika] und Spasmolytika, anderenorts nicht klassifiziert** Papaverin
T44.4	**Vorwiegend Alpha-Rezeptoren-Stimulanzien, anderenorts nicht klassifiziert** Metaraminol
T44.5	**Vorwiegend Beta-Rezeptoren-Stimulanzien, anderenorts nicht klassifiziert** *Exkl.:* Beta-Rezeptoren-Stimulanzien zur Asthmatherapie (T48.6)
T44.6	**Alpha-Rezeptorenblocker, anderenorts nicht klassifiziert** *Exkl.:* Mutterkorn-Alkaloide (T48.0)
T44.7	**Beta-Rezeptorenblocker, anderenorts nicht klassifiziert**
T44.8	**Zentral wirkende und adrenerge Neuronenblocker, anderenorts nicht klassifiziert** *Exkl.:* Clonidin (T46.5) Guanethidin (T46.5)
T44.9	**Sonstige und nicht näher bezeichnete, primär auf das autonome Nervensystem wirkende Arzneimittel** Kombinierte Alpha- und Beta-Rezeptoren-Stimulanzien

T45.- **Vergiftung durch primär systemisch und auf das Blut wirkende Mittel, anderenorts nicht klassifiziert**

T45.0	**Antiallergika und Antiemetika** *Exkl.:* Neuroleptika auf Phenothiazin-Basis (T43.3)
T45.1	**Antineoplastika und Immunsuppressiva** Antineoplastische Antibiotika Cytarabin *Exkl.:* Tamoxifen (T38.6)
T45.2	**Vitamine, anderenorts nicht klassifiziert** *Exkl.:* Nikotinsäure (-Derivate) (T46.7) Vitamin K (T45.7)
T45.3	**Enzyme, anderenorts nicht klassifiziert**
T45.4	**Eisen und dessen Verbindungen**
T45.5	**Antikoagulanzien**
T45.6	**Fibrinolytika und Fibrinolyse-Hemmer**
T45.7	**Antikoagulanzien-Antagonisten, Vitamin K und sonstige Koagulanzien**
T45.8	**Sonstige primär systemisch und auf das Blut wirkende Mittel, anderenorts nicht klassifiziert** Blut und Blutprodukte Leberextrakte und sonstige Antianämika Plasmaersatzmittel *Exkl.:* Eisen (T45.4) Immunglobulin (T50.9)
T45.9	**Primär systemisch und auf das Blut wirkendes Mittel, nicht näher bezeichnet**

T46.- **Vergiftung durch primär auf das Herz-Kreislaufsystem wirkende Mittel**
Exkl.: Metaraminol (T44.4)

T46.0 **Herzglykoside und Arzneimittel mit ähnlicher Wirkung**

T46.1 **Kalziumantagonisten**

T46.2 **Sonstige Antiarrhythmika, anderenorts nicht klassifiziert**
Exkl.: Beta-Rezeptorenblocker (T44.7)

T46.3 **Koronardilatatoren, anderenorts nicht klassifiziert**
Dipyridamol

Exkl.: Beta-Rezeptorenblocker (T44.7)
Kalziumantagonisten (T46.1)

T46.4 **Angiotensin-Konversionsenzym-Hemmer [ACE-Hemmer]**

T46.5 **Sonstige Antihypertensiva, anderenorts nicht klassifiziert**
Clonidin
Guanethidin
Rauwolfiaalkaloide

Exkl.: Beta-Rezeptorenblocker (T44.7)
Diuretika (T50.0-T50.2)
Kalziumantagonisten (T46.1)

T46.6 **Antihyperlipidämika und Arzneimittel gegen Arteriosklerose**

T46.7 **Periphere Vasodilatatoren**
Nikotinsäure (-Derivate)

Exkl.: Papaverin (T44.3)

T46.8 **Antivarikosa, einschließlich Verödungsmitteln**

T46.9 **Sonstige und nicht näher bezeichnete, primär auf das Herz-Kreislaufsystem wirkende Mittel**

T47.- **Vergiftung durch primär auf den Magen-Darm-Trakt wirkende Mittel**

T47.0 **Histamin-H$_2$-Rezeptorenblocker**

T47.1 **Sonstige Antazida und Magensekretionshemmer**

T47.2 **Stimulierende Laxanzien**

T47.3 **Salinische und osmotische Laxanzien**

T47.4 **Sonstige Laxanzien**
Arzneimittel gegen Darmatonie

T47.5 **Digestiva**

T47.6 **Antidiarrhoika**
Exkl.: Systemisch wirkende Antibiotika und sonstige Antiinfektiva (T36-T37)

T47.7 **Emetika**

T47.8 **Sonstige primär auf den Magen-Darm-Trakt wirkende Mittel**

T47.9 **Primär auf den Magen-Darm-Trakt wirkendes Arzneimittel, nicht näher bezeichnet**

T48.- **Vergiftung durch primär auf die glatte Muskulatur, die Skelettmuskulatur und das Atmungssystem wirkende Mittel**

T48.0 **Oxytozin [Ocytocin] und ähnlich wirkende Wehenmittel**
Exkl.: Östrogene, Gestagene und deren Antagonisten (T38.4-T38.6)

T48.1 **Muskelrelaxanzien [neuromuskuläre Blocker]**

T48.2 **Sonstige und nicht näher bezeichnete, primär auf die Muskulatur wirkende Mittel**

T48.3 **Antitussiva**

T48.4 **Expektoranzien**

T48.5 **Arzneimittel gegen Erkältungskrankheiten**

T48.6 **Antiasthmatika, anderenorts nicht klassifiziert**
Salbutamol
Exkl.: Beta-Rezeptoren-Stimulanzien nicht zur Asthmatherapie (T44.5)
Hypophysenvorderlappenhormone [Adenohypophysenhormone] (T38.8)

T48.7 **Sonstige und nicht näher bezeichnete, primär auf das Atmungssystem wirkende Mittel**

T49.- **Vergiftung durch primär auf Haut und Schleimhäute wirkende und in der Augen-, der Hals-Nasen-Ohren- und der Zahnheilkunde angewendete Mittel zur topischen Anwendung**
Inkl.: Glukokortikoide bei topischer Anwendung

T49.0 **Antimykotika, Antiinfektiva und Antiphlogistika zur lokalen Anwendung, anderenorts nicht klassifiziert**

T49.1 **Antipruriginosa**

T49.2 **Adstringenzien und Detergenzien zur lokalen Anwendung**

T49.3 **Hauterweichende [Emollienzien], hautpflegende [Demulzenzien] und hautschützende Mittel**

T49.4 **Keratolytika, Keratoplastika und sonstige Arzneimittel und Präparate zur Haarbehandlung**

T49.5 **Ophthalmika**
Antiinfektiva zur Anwendung am Auge

T49.6 **In der Hals-Nasen-Ohrenheilkunde angewendete Arzneimittel und Präparate**
Antiinfektiva zur Anwendung an Ohr, Nase und Rachen

T49.7 **Dentalpharmaka bei topischer Anwendung**

T49.8 **Sonstige Mittel zur topischen Anwendung**
Spermizide

T49.9 **Mittel zur topischen Anwendung, nicht näher bezeichnet**

T50.- **Vergiftung durch Diuretika und sonstige und nicht näher bezeichnete Arzneimittel, Drogen und biologisch aktive Substanzen**

T50.0 **Mineralokortikoide und deren Antagonisten**

T50.1 **Schleifendiuretika [High-ceiling-Diuretika]**

T50.2 **Carboanhydrase-Hemmer, Benzothiadiazin-Derivate und andere Diuretika**
Azetazolamid

T50.3 **Auf den Elektrolyt-, Kalorien- und Wasserhaushalt wirkende Mittel**
Salze zur oralen Rehydratation

T50.4 **Auf den Harnsäurestoffwechsel wirkende Arzneimittel**
Urikostatika
Urikosurika

T50.5 **Appetitzügler**

T50.6 **Antidote und Chelatbildner, anderenorts nicht klassifiziert**
Alkoholentwöhnungsmittel

T50.7 **Analeptika und Opioid-Rezeptor-Antagonisten**

T50.8 **Diagnostika**

T50.9 **Sonstige und nicht näher bezeichnete Arzneimittel, Drogen und biologisch aktive Substanzen**
Alkalisierende Arzneimittel
Ansäuernde Arzneimittel
Immunglobuline
Immunologisch wirksame Substanzen
Lipotrope Arzneimittel
Nebenschilddrüsenhormone und deren Derivate

Toxische Wirkungen von vorwiegend nicht medizinisch verwendeten Substanzen
(T51-T65)

Exkl.: Krankheitszustände der Atemwege durch exogene Substanzen (J60-J70)
Umschriebene toxische Wirkungen, die anderenorts klassifiziert sind (A00-R99)
Verätzungen (T20-T32)

T51.- **Toxische Wirkung von Alkohol**

T51.0 **Äthanol**
Äthylalkohol
Exkl.: Akuter Alkoholrausch oder Alkoholnachwirkungen, "Kater" (F10.0)
Pathologischer Rausch (F10.0)
Trunkenheit (F10.0)

T51.1 **Methanol**
Methylalkohol

T51.2 **2-Propanol**
Isopropylalkohol

T51.3 **Fuselöl**
Alkohol:
• Amyl-
• Butyl- [1-Butanol]
• Propyl- [1-Propanol]

T51.8 **Sonstige Alkohole**

T51.9 **Alkohol, nicht näher bezeichnet**

T52.- **Toxische Wirkung von organischen Lösungsmitteln**
Exkl.: Halogenierte aliphatische und aromatische Kohlenwasserstoffe (T53.-)

T52.0 **Erdölprodukte**
Benzin
Kerosin [Paraffinöl]
Paraffin
Petroläther

T52.1 **Benzol**
Exkl.: Benzol-Homologe (T52.2)
Nitro- und Aminoderivate von Benzol und dessen Homologen (T65.3)

T52.2 **Benzol-Homologe**
Toluol [Methylbenzol]
Xylol [Dimethylbenzol]

T52.3 **Glykole**

T52.4 **Ketone**

T52.8 **Sonstige organische Lösungsmittel**

T52.9 **Organisches Lösungsmittel, nicht näher bezeichnet**

T53.- **Toxische Wirkung von halogenierten aliphatischen und aromatischen Kohlenwasserstoffen**

T53.0 **Tetrachlorkohlenstoff**
Tetrachlormethan

T53.1 **Chloroform**
Trichlormethan

T53.2 **Trichloräthylen**
Trichloräthen

T53.3	**Tetrachloräthylen** Perchloräthylen Tetrachloräthen
T53.4	**Dichlormethan** Methylenchlorid
T53.5	**Fluorchlorkohlenwasserstoffe [FCKW]**
T53.6	**Sonstige halogenierte aliphatische Kohlenwasserstoffe**
T53.7	**Sonstige halogenierte aromatische Kohlenwasserstoffe**
T53.9	**Halogenierte aliphatische und aromatische Kohlenwasserstoffe, nicht näher bezeichnet**

T54.-   **Toxische Wirkung von ätzenden Substanzen**

T54.0	**Phenol und dessen Homologe**
T54.1	**Sonstige ätzende organische Verbindungen**
T54.2	**Ätzende Säuren und säureähnliche Substanzen** Salzsäure Schwefelsäure
T54.3	**Ätzalkalien und alkaliähnliche Substanzen** Kaliumhydroxid Natriumhydroxid
T54.9	**Ätzende Substanz, nicht näher bezeichnet**

T55   **Toxische Wirkung von Seifen und Detergenzien**

T56.-   **Toxische Wirkung von Metallen**
Inkl.:   Metalle jeder Herkunft, ausgenommen medizinische Substanzen
       Metallrauch und -dämpfe
Exkl.:   Arsen und dessen Verbindungen (T57.0)
       Mangan und dessen Verbindungen (T57.2)

T56.0	**Blei und dessen Verbindungen**
T56.1	**Quecksilber und dessen Verbindungen**
T56.2	**Chrom und dessen Verbindungen**
T56.3	**Kadmium und dessen Verbindungen**
T56.4	**Kupfer und dessen Verbindungen**
T56.5	**Zink und dessen Verbindungen**
T56.6	**Zinn und dessen Verbindungen**
T56.7	**Beryllium und dessen Verbindungen**
T56.8	**Sonstige Metalle** Thallium
T56.9	**Metall, nicht näher bezeichnet**

T57.-   **Toxische Wirkung von sonstigen anorganischen Substanzen**

T57.0	**Arsen und dessen Verbindungen**
T57.1	**Phosphor und dessen Verbindungen** *Exkl.:* Organophosphat-Insektizide (T60.0)
T57.2	**Mangan und dessen Verbindungen**
T57.3	**Blausäure**
T57.8	**Sonstige näher bezeichnete anorganische Substanzen**
T57.9	**Anorganische Substanz, nicht näher bezeichnet**

T58   **Toxische Wirkung von Kohlenmonoxid**
Inkl.:   Jede Herkunft

T59.- **Toxische Wirkung sonstiger Gase, Dämpfe oder sonstigen Rauches**
Inkl.: Aerosol-Treibgase

Exkl.: Fluorchlorkohlenwasserstoffe (T53.5)

T59.0 **Stickstoffoxide**

T59.1 **Schwefeldioxid**

T59.2 **Formaldehyd**

T59.3 **Tränengas**

T59.4 **Chlorgas**

T59.5 **Fluorgas und Fluorwasserstoff**

T59.6 **Schwefelwasserstoff**

T59.7 **Kohlendioxid**

T59.8 **Sonstige näher bezeichnete Gase, Dämpfe oder sonstiger näher bezeichneter Rauch**

T59.9 **Gase, Dämpfe oder Rauch, nicht näher bezeichnet**

T60.- **Toxische Wirkung von Schädlingsbekämpfungsmitteln [Pestiziden]**
Inkl.: Holzschutzmittel

T60.0 **Organophosphat- und Carbamat-Insektizide**

T60.1 **Halogenierte Insektizide**
Exkl.: Chlorierte Kohlenwasserstoffe (T53.-)

T60.2 **Sonstige und nicht näher bezeichnete Insektizide**

T60.3 **Herbizide und Fungizide**

T60.4 **Rodentizide**
Exkl.: Strychnin und dessen Salze (T65.1)

T60.8 **Sonstige Schädlingsbekämpfungsmittel**

T60.9 **Schädlingsbekämpfungsmittel, nicht näher bezeichnet**

T61.- **Toxische Wirkung schädlicher Substanzen, die mit essbaren Meerestieren aufgenommen wurden**
Exkl.: Allergische Reaktion auf Lebensmittel, wie z.B.:
• anaphylaktischer Schock durch Nahrungsmittelunverträglichkeit (T78.0)
• Dermatitis (L23.6, L25.4, L27.2)
• Gastroenteritis (nichtinfektiös) (K52.-)
Bakteriell bedingte Lebensmittelvergiftungen (A05.-)
Toxische Wirkung infolge Lebensmittel-Kontamination, wie z.B.:
• Aflatoxin und sonstige Mykotoxine (T64)
• Blausäure (T57.3)
• Quecksilber (T56.1)
• Zyanide (T65.0)

T61.0 **Ciguatera-Fischvergiftung**

T61.1 **Scombroid-Fischvergiftung**
Histamin-ähnliches Syndrom

T61.2 **Sonstige Vergiftung durch Fische und Schalentiere**

T61.8 **Toxische Wirkung sonstiger essbarer Meerestiere**

T61.9 **Toxische Wirkung eines nicht näher bezeichneten essbaren Meerestieres**

T62.- **Toxische Wirkung sonstiger schädlicher Substanzen, die mit der Nahrung aufgenommen wurden**

Exkl.: Allergische Reaktion auf Lebensmittel, wie z.b.:
- anaphylaktischer Schock durch Nahrungsmittelunverträglichkeit (T78.0)
- Dermatitis (L23.6, L25.4, L27.2)
- Gastroenteritis (nichtinfektiös) (K52.-)

Bakteriell bedingte Lebensmittelvergiftungen (A05.-)

Toxische Wirkung infolge Lebensmittel-Kontamination, wie z.B.:
- Aflatoxin und sonstige Mykotoxine (T64)
- Blausäure (T57.3)
- Quecksilber (T56.1)
- Zyanide (T65.0)

T62.0 **Verzehrte Pilze**

T62.1 **Verzehrte Beeren**

T62.2 **Sonstige verzehrte Pflanze(n) oder Teil(e) davon**

T62.8 **Sonstige näher bezeichnete schädliche Substanzen, die mit der Nahrung aufgenommen wurden**

T62.9 **Schädliche Substanz, die mit der Nahrung aufgenommen wurde, nicht näher bezeichnet**

T63.- **Toxische Wirkung durch Kontakt mit giftigen Tieren**

T63.0 **Schlangengift**
Gift von Seeschlangen

T63.1 **Gift anderer Reptilien**
Gift von Echsen

T63.2 **Skorpiongift**

T63.3 **Spinnengift**

T63.4 **Gift sonstiger Arthropoden**
Insektenbiss oder -stich, giftig

T63.5 **Toxische Wirkung durch Kontakt mit Fischen**
Exkl.: Vergiftung durch verzehrte Fische (T61.0-T61.2)

T63.6 **Toxische Wirkung durch Kontakt mit sonstigen Meerestieren**
Qualle
Schalentiere
Seeanemone
Seestern

Exkl.: Gift von Seeschlangen (T63.0)
Vergiftung durch verzehrte Schalentiere (T61.2)

T63.8 **Toxische Wirkung durch Kontakt mit sonstigen giftigen Tieren**
Amphibiengift

T63.9 **Toxische Wirkung durch Kontakt mit einem nicht näher bezeichneten giftigen Tier**

T64 **Toxische Wirkung von Aflatoxin und sonstigem Mykotoxin in kontaminierten Lebensmitteln**

T65.- **Toxische Wirkung sonstiger und nicht näher bezeichneter Substanzen**

T65.0 **Zyanide**
Exkl.: Blausäure (T57.3)

T65.1 **Strychnin und dessen Salze**

T65.2 **Tabak und Nikotin**

T65.3 **Nitro- und Aminoderivate von Benzol und dessen Homologen**
Anilin [Aminobenzol]
Nitrobenzol
Trinitrotoluol

T65.4 **Schwefelkohlenstoff**

T65.5 **Glyzeroltrinitrat, Sauerstoffsäuren des Stickstoffs und deren Ester**
1,2,3-Propantriol, Trinitrat

T65.6 **Farben und Farbstoffe, anderenorts nicht klassifiziert**

T65.8 **Toxische Wirkung sonstiger näher bezeichneter Substanzen**

T65.9 **Toxische Wirkung einer nicht näher bezeichneten Substanz**
Vergiftung o.n.A.

Sonstige und nicht näher bezeichnete Schäden durch äußere Ursachen (T66-T78)

T66 **Nicht näher bezeichnete Schäden durch Strahlung**
Inkl.: Strahlenkrankheit

Exkl.: Näher bezeichnete Schäden durch Strahlung, wie z.B.:
• durch Strahleneinwirkung hervorgerufene:
  • Gastroenteritis und Kolitis (K52.0)
  • Krankheiten der Haut und der Unterhaut (L55-L59)
  • Pneumonitis (J70.0)
• Leukämie (C91-C95)
• Sonnenbrand (L55.-)
• Verbrennungen (T20-T31)

T67.- **Schäden durch Hitze und Sonnenlicht**
Exkl.: Erythema [Dermatitis] ab igne (L59.0)
Krankheiten der Schweißdrüsen durch Hitze (L74-L75)
Maligne Hyperthermie durch Anästhesie (T88.3)
Sonnenbrand (L55.-)
Strahlenbedingte Störungen der Haut und der Unterhaut (L55-L59)
Verbrennungen (T20-T31)

T67.0 **Hitzschlag und Sonnenstich**
Insolation
Thermoplegie

T67.1 **Hitzesynkope**
Hitzekollaps

T67.2 **Hitzekrampf**

T67.3 **Hitzeerschöpfung durch Wasserverlust**
Exkl.: Hitzeerschöpfung durch Salzverlust (T67.4)

T67.4 **Hitzeerschöpfung durch Salzverlust**
Hitzeerschöpfung durch Salz- (und Wasser-) Verlust

T67.5 **Hitzeerschöpfung, nicht näher bezeichnet**
Hitzeerschöpfung o.n.A.

T67.6 **Passagere Hitzeermüdung**

T67.7 **Hitzeödem**

T67.8 **Sonstige Schäden durch Hitze und Sonnenlicht**

T67.9 **Schaden durch Hitze und Sonnenlicht, nicht näher bezeichnet**

T68 **Hypothermie**
Inkl.: Hypothermie durch Unfall

Exkl.: Erfrierungen (T33-T35)
Hypothermie:
• beim Neugeborenen (P80.-)
• nach Anästhesie (T88.5)
• nicht in Verbindung mit niedriger Umgebungstemperatur (R68.0)

T69.- **Sonstige Schäden durch niedrige Temperatur**
Exkl.: Erfrierungen (T33-T35)

T69.0 **Kälte-Nässe-Schaden der Hände oder Füße**
Schützengrabenfuß [Trench foot]

T69.1 **Frostbeulen**

T69.8 **Sonstige näher bezeichnete Schäden durch niedrige Temperatur**

T69.9 **Schaden durch niedrige Temperatur, nicht näher bezeichnet**

T70.- **Schäden durch Luft- und Wasserdruck**

T70.0 **Barotrauma des Ohres**
Aerootitis media
Ohrschäden durch Wechsel des Luft- oder Wasserdruckes

T70.1 **Barotrauma der Nasennebenhöhlen**
Aerosinusitis
Nasennebenhöhlen-Schäden durch Wechsel des Luftdruckes

T70.2 **Sonstige und nicht näher bezeichnete Schäden durch große Höhe**
Barotrauma o.n.A.
Bergkrankheit
Höhenkrankheit
Sauerstoffmangel in großer Höhe

Exkl.: Polyglobulie durch Aufenthalt in großer Höhe (D75.1)

T70.3 **Caissonkrankheit [Dekompressionskrankheit]**
Druckluftkrankheit
Taucherkrankheit

T70.4 **Schäden durch Hochdruckflüssigkeiten**
Sprühinjektion
Hochdruck-Spritzverletzung (industriell)

T70.8 **Sonstige Schäden durch Luft- und Wasserdruck**
Explosionstrauma

T70.9 **Schaden durch Luft- und Wasserdruck, nicht näher bezeichnet**

T71 **Erstickung**
Inkl.: Ersticken (durch Strangulation)
Systemischer Sauerstoffmangel durch:
• mechanische Behinderung der Atmung
• niedrigen Sauerstoffgehalt der Umgebungsluft

Exkl.: Asphyxie durch:
• Aspiration von Nahrungsmittel oder Fremdkörper (T17.-)
• Kohlenmonoxid (T58)
• sonstige Gase, Dämpfe oder sonstiger Rauch (T59.-)
Atemnot beim Neugeborenen (P22.-)
Atemnotsyndrom des Erwachsenen (J80.-)
Sauerstoffmangel in großer Höhe (T70.2)

T73.- **Schäden durch sonstigen Mangel**

T73.0 **Schäden durch Hunger**
Hungertod
Nahrungsmittelmangel

T73.1 **Schäden durch Durst**
Wassermangel

T73.2 **Erschöpfung durch Ausgesetztsein (gegenüber Witterungsunbilden)**

T73.3 **Erschöpfung durch übermäßige Anstrengung**
Überanstrengung

T73.8 **Sonstige Schäden durch Mangel**

T73.9 **Schaden durch Mangel, nicht näher bezeichnet**

T74.- **Missbrauch von Personen**
Kodiere zunächst die akute Verletzung, falls möglich.

T74.0 **Vernachlässigen oder Imstichlassen**

T74.1 **Körperlicher Missbrauch**
Ehegattenmisshandlung o.n.A.
Kindesmisshandlung o.n.A.

T74.2 **Sexueller Missbrauch**

T74.3 **Psychischer Missbrauch**

T74.8 **Sonstige Formen des Missbrauchs von Personen**
Mischformen

T74.9 **Missbrauch von Personen, nicht näher bezeichnet**
Schäden durch Missbrauch:
• eines Erwachsenen o.n.A.
• eines Kindes o.n.A.

T75.- **Schäden durch sonstige äußere Ursachen**
Exkl.: Unerwünschte Nebenwirkungen, anderenorts nicht klassifiziert (T78.-)
Verbrennungen (elektrisch) (T20-T31)

T75.0 **Schäden durch Blitzschlag**
Schock durch Blitzschlag

T75.1 **Ertrinken und nichttödliches Untertauchen**
Schwimmkrampf
Untertauchen

T75.2 **Schäden durch Vibration**
Presslufthammer-Syndrom
Schwindel durch Infraschall
Traumatisches Vasospasmus-Syndrom

T75.3 **Kinetose**
Luftkrankheit
Reisekrankheit
Seekrankheit

T75.4 **Schäden durch elektrischen Strom**
Schock durch elektrischen Strom
Stromtod

T75.8 **Sonstige näher bezeichnete Schäden durch sonstige äußere Ursachen**
Auswirkungen von:
• anomalen Gravitationskräften
• Schwerelosigkeit
Exkl.: Nicht näher bezeichnete Schäden durch äußere Ursachen (T76)

T76 **Nicht näher bezeichnete Schäden durch äußere Ursachen**
Hinw.: Diese Kategorie ist bei der Mortalitätsverschlüsselung zu benutzen, um nicht näher bezeichnete Schäden durch äußere Ursachen zu kennzeichnen, bei denen die äußere Ursache nicht angegeben ist bzw. keine Rückschlüsse auf die Art der Verletzung zulässt.

Inkl.: Nicht näher bezeichnete Schäden durch:
• Absichtliche Selbstbeschädigung (Selbsttötung) nicht näher bezeichneter Art und Weise
• Tätlicher Angriff nicht näher bezeichneter Art und Weise

Exkl.: Schäden durch:
• Sonstige äußere Ursachen (T75.-)
• Unerwünschte Nebenwirkungen, anderenorts nicht klassifiziert (T78.-)
• Vergiftung o.n.A. (T65.9)
• Verletzung o.n.A. (T14.9)

T78.- **Unerwünschte Nebenwirkungen, anderenorts nicht klassifiziert**

Hinw.: Diese Kategorie ist zur primären Verschlüsselung zu benutzen, um anderenorts nicht klassifizierbare Schäden durch unbekannte, nicht feststellbare oder ungenau bezeichnete Ursachen zu kennzeichnen. Bei der multiplen Verschlüsselung kann sie zusätzlich benutzt werden, um Auswirkungen von anderenorts klassifizierten Zuständen zu kennzeichnen.

Exkl.: Komplikationen chirurgischer und medizinischer Behandlung, anderenorts nicht klassifiziert (T80-T88)

T78.0 **Anaphylaktischer Schock durch Nahrungsmittelunverträglichkeit**

T78.1 **Sonstige Nahrungsmittelunverträglichkeit, anderenorts nicht klassifiziert**

Exkl.: Bakteriell bedingte Lebensmittelvergiftungen (A05.-)
Dermatitis durch aufgenommene Nahrungsmittel (L27.2)
Dermatitis durch Nahrungsmittel bei Hautkontakt (L23.6, L24.6, L25.4)

T78.2 **Anaphylaktischer Schock, nicht näher bezeichnet**

Allergischer Schock
Anaphylaktische Reaktion | o.n.A.
Anaphylaxie

Exkl.: Anaphylaktischer Schock durch:
• Nahrungsmittelunverträglichkeit (T78.0)
• Serum (T80.5)
• unerwünschte Nebenwirkung eines indikationsgerechten Arzneimittels bei ordnungsgemäßer Verabreichung (T88.6)

T78.3 **Angioneurotisches Ödem**

Quincke-Ödem
Urticaria gigantea

Exkl.: Urtikaria (L50.-)
Serumurtikaria (T80.6)

T78.4 **Allergie, nicht näher bezeichnet**

Allergische Reaktion o.n.A.
Idiosynkrasie o.n.A.
Überempfindlichkeit o.n.A.

Exkl.: Allergische Reaktion o.n.A. auf indikationsgerechtes Arzneimittel bei ordnungsgemäßer Verabreichung (T88.7)
Näher bezeichnete Formen einer allergischen Reaktion, wie z.B.:
• allergische Gastroenteritis und Kolitis (K52.2)
• Dermatitis (L23-L25, L27.-)
• Heuschnupfen (J30.1)

T78.8 **Sonstige unerwünschte Nebenwirkungen, anderenorts nicht klassifiziert**

T78.9 **Unerwünschte Nebenwirkung, nicht näher bezeichnet**
Exkl.: Nicht näher bezeichnete Schäden durch äußere Ursachen (T76)
Unerwünschte Nebenwirkung einer chirurgischen und medizinischen Behandlung o.n.A. (T88.9)

Bestimmte Frühkomplikationen eines Traumas (T79-T79)

T79.- **Bestimmte Frühkomplikationen eines Traumas, anderenorts nicht klassifiziert**

Exkl.: Atemnot beim Neugeborenen (P22.-)
Atemnotsyndrom des Erwachsenen (J80.-)
Komplikationen bei chirurgischen Eingriffen und medizinischer Behandlung, anderenorts nicht klassifiziert (T80-T88)
Während oder nach medizinischen Maßnahmen (T80-T88)

T79.0 **Luftembolie (traumatisch)**
Exkl.: Luftembolie als Komplikation bei:
• Abort, Extrauteringravidität oder Molenschwangerschaft (O00-O07, O08.2)
• Schwangerschaft, Geburt oder Wochenbett (O88.0)

T79.1   **Fettembolie (traumatisch)**
Exkl.: Fettembolie als Komplikation bei:
• Abort, Extrauteringravidität oder Molenschwangerschaft (O00-O07, O08.2)
• Schwangerschaft, Geburt oder Wochenbett (O88.8)

T79.2   **Traumatisch bedingte sekundäre oder rezidivierende Blutung**

T79.3   **Posttraumatische Wundinfektion, anderenorts nicht klassifiziert**
Soll der Infektionserreger angegeben werden, ist eine zusätzliche Schlüsselnummer (B95-B98) zu benutzen.

T79.4   **Traumatischer Schock**
Schock (unmittelbar) (protrahiert) nach Verletzung

Exkl.: Schock (durch):
• als Komplikation bei Abort, Extrauteringravidität oder Molenschwangerschaft (O00-O07, O08.3)
• Anästhesie (T88.2)
• anaphylaktisch (durch):
 • indikationsgerechtes Arzneimittel bei ordnungsgemäßer Verabreichung (T88.6)
 • Nahrungsmittelunverträglichkeit (T78.0)
 • Serum (T80.5)
 • o.n.A. (T78.2)
• Blitzschlag (T75.0)
• elektrischen Strom (T75.4)
• Geburts- (O75.1)
• nichttraumatisch, anderenorts nicht klassifiziert (R57.-)
• postoperativ (T81.1)

T79.5   **Traumatische Anurie**
Crush-Syndrom
Nierenversagen nach Zerquetschung

T79.6-   **Traumatische Muskelischämie**
Kompartmentsyndrom

Exkl.: Nichttraumatisches Kompartmentsyndrom (M62.2-)

T79.60   Traumatische Muskelischämie der oberen Extremität
Volkmann-Kontraktur [ischämische Muskelkontraktur]

T79.61   Traumatische Muskelischämie des Oberschenkels und der Hüfte

T79.62   Traumatische Muskelischämie des Unterschenkels

T79.63   Traumatische Muskelischämie des Fußes

T79.68   Traumatische Muskelischämie sonstiger Lokalisation

T79.69   Traumatische Muskelischämie nicht näher bezeichneter Lokalisation

T79.7   **Traumatisches subkutanes Emphysem**
Exkl.: Emphysem (subkutan) als Folge eines Eingriffes (T81.8)

T79.8   **Sonstige Frühkomplikationen eines Traumas**

T79.9   **Nicht näher bezeichnete Frühkomplikation eines Traumas**

Komplikationen bei chirurgischen Eingriffen und medizinischer Behandlung, anderenorts nicht klassifiziert (T80-T88)

Für den Gebrauch dieser Kategorien in der stationären Versorgung sind die Deutschen Kodierrichtlinien heranzuziehen.

Sollen die eingesetzten Hilfsmittel oder die näheren Umstände angegeben werden, sind zusätzliche Schlüsselnummern (Kapitel XX) zu benutzen.

Soll der Infektionserreger angegeben werden, ist eine zusätzliche Schlüsselnummer (B95-B98) zu benutzen.

Exkl.: Jede Inanspruchnahme medizinischer Betreuung wegen postoperativer Zustände, bei denen keine Komplikationen bestehen, wie z.B.:
- Anpassen und Einstellen von Ektoprothesen (Z44.-)
- Verschluss eines äußeren Stomas (Z43.-)
- Vorhandensein einer künstlichen Körperöffnung (Z93.-)

Komplikationen bei chirurgischen Eingriffen während der Schwangerschaft, der Geburt oder des Wochenbettes (O00-O99)

Näher bezeichnete Komplikationen, die anderenorts klassifiziert sind, wie z.B.:
- Austritt von Liquor cerebrospinalis nach Lumbalpunktion (G97.0)
- Funktionsstörung nach Kolostomie (K91.4)
- Funktionsstörungen nach kardiochirurgischem Eingriff (I97.0-I97.1)
- Lymphödem nach (partieller) Mastektomie (I97.2-)
- Postlaminektomie-Syndrom, anderenorts nicht klassifiziert (M96.1)
- Störungen des Wasser- und Elektrolythaushaltes (E86-E87)
- Syndrom der blinden Schlinge nach chirurgischem Eingriff (K91.2)
- Syndrome des operierten Magens (K91.1)

Unerwünschte Nebenwirkungen von Arzneimitteln und Drogen (A00-R99, T78.-)

Verbrennungen oder Verätzungen durch lokale Applikationen und Bestrahlung (T20-T32)

Vergiftung durch und toxische Wirkungen von Arzneimitteln, Drogen und chemischen Substanzen (T36-T65)

T80.- Komplikationen nach Infusion, Transfusion oder Injektion zu therapeutischen Zwecken

Inkl.: Perfusion

Exkl.: Abstoßung eines Knochenmarktransplantates (T86.00)

T80.0 Luftembolie nach Infusion, Transfusion oder Injektion zu therapeutischen Zwecken

T80.1 Gefäßkomplikationen nach Infusion, Transfusion oder Injektion zu therapeutischen Zwecken

Phlebitis
Thrombembolie | nach Infusion, Transfusion oder Injektion zu therapeutischen Zwecken
Thrombophlebitis

Exkl.: Aufgeführte Zustände mit der Angabe:
- durch Prothesen, Implantate und Transplantate (T82.8, T83.8, T84.8, T85.8-)
- nach medizinischen Maßnahmen (T81.7)

T80.2 Infektionen nach Infusion, Transfusion oder Injektion zu therapeutischen Zwecken

Infektion | nach Infusion, Transfusion oder Injektion zu therapeutischen Zwecken
Sepsis

Soll das Vorliegen eines septischen Schocks angegeben werden, ist eine zusätzliche Schlüsselnummer (R57.2) zu benutzen.

Exkl.: Aufgeführte Zustände mit der Angabe:
- durch Prothesen, Implantate und Transplantate (T82.6-T82.7, T83.5-T83.6, T84.5-T84.7, T85.7-)
- nach medizinischen Maßnahmen (T81.4)

Posttransfusionshepatitis (B16-B19)

T80.3 ABO-Unverträglichkeitsreaktion

Inkompatible Bluttransfusion

Reaktion durch Blutgruppenunverträglichkeit bei Infusion oder Transfusion

T80.4 **Rh-Unverträglichkeitsreaktion**
Reaktionen durch Rh-Faktor bei Infusion oder Transfusion

T80.5 **Anaphylaktischer Schock durch Serum**
Exkl.: Schock:
- allergisch o.n.A. (T78.2)
- anaphylaktisch:
  - durch unerwünschte Nebenwirkung eines indikationsgerechten Arzneimittels bei ordnungsgemäßer Verabreichung (T88.6)
  - o.n.A. (T78.2)

T80.6 **Sonstige Serumreaktionen**
Serumdermatitis
Serumintoxikation
Serumkrankheit
Serumurtikaria

Exkl.: Serumhepatitis (B16-B19)

T80.8 **Sonstige Komplikationen nach Infusion, Transfusion oder Injektion zu therapeutischen Zwecken**

T80.9 **Nicht näher bezeichnete Komplikation nach Infusion, Transfusion oder Injektion zu therapeutischen Zwecken**
Transfusionsreaktion o.n.A.

T81.- **Komplikationen bei Eingriffen, anderenorts nicht klassifiziert**
Exkl.: Komplikation nach:
- Impfung [Immunisierung] (T88.0-T88.1)
- Infusion, Transfusion oder Injektion zu therapeutischen Zwecken (T80.-)
  Näher bezeichnete, anderenorts klassifizierte Komplikationen, wie z.B.:
- Dermatitis durch Arzneimittel und Drogen (L23.3, L24.4, L25.1, L27.0-L27.1)
- Komplikation durch Prothesen, Implantate und Transplantate (T82-T85)
- Vergiftung durch und toxische Wirkung von Arzneimitteln, Drogen und chemischen Substanzen (T36-T65)
- Versagen und Abstoßung von transplantierten Organen und Geweben (T86.-)
  Unerwünschte Nebenwirkung von Arzneimitteln oder Drogen o.n.A. (T88.7)

T81.0 **Blutung und Hämatom als Komplikation eines Eingriffes, anderenorts nicht klassifiziert**
Blutung an jeder Lokalisation als Folge eines Eingriffes

Exkl.: Hämatom einer geburtshilflichen Wunde (O90.2)
Blutung durch Prothesen, Implantate und Transplantate (T82.8, T83.8, T84.8, T85.8-)

T81.1 **Schock während oder als Folge eines Eingriffes, anderenorts nicht klassifiziert**
Kollaps o.n.A.
Schock (endotoxisch) (hypovolämisch) | während oder als Folge eines Eingriffes
Postoperativer Schock o.n.A.

Soll das Vorliegen eines septischen Schocks angegeben werden, ist eine zusätzliche Schlüsselnummer (R57.2) zu benutzen.

Exkl.: Schock (durch):
- als Folge von Abort, Extrauteringravidität oder Molenschwangerschaft (O00-O07, O08.3)
- Anästhesie (T88.2)
- anaphylaktisch (durch):
  - indikationsgerechtes Arzneimittel bei ordnungsgemäßer Verabreichung (T88.6)
  - Serum (T80.5)
  - o.n.A. (T78.2)
- elektrischen Strom (T75.4)
- Geburts- (O75.1)
- traumatisch (T79.4)

T81.2   **Versehentliche Stich- oder Risswunde während eines Eingriffes, anderenorts nicht klassifiziert**

Versehentliche Perforation: • Blutgefäß • Nerv • Organ	durch	Endoskop Instrument Katheter Sonde	während eines Eingriffes

> *Exkl.:*   Instrumentelle Verletzung unter der Geburt (O70-O71)
> Näher bezeichnete, anderenorts klassifizierte Komplikationen, wie z.B. Masters-Allen-Syndrom (N83.8)
> Perforation, Stich- oder Risswunde, verursacht durch absichtlich im Operationsgebiet belassenes Gerät oder Implantat (T82-T85)

T81.3   **Aufreißen einer Operationswunde, anderenorts nicht klassifiziert**

Dehiszenz Ruptur	einer Operationswunde

> *Exkl.:*   Dehiszenz einer:
> • geburtshilflichen Dammwunde (O90.1)
> • Kaiserschnittwunde (O90.0)

T81.4   **Infektion nach einem Eingriff, anderenorts nicht klassifiziert**

Abszess: • intraabdominal • Naht- • subphrenisch • Wund- Sepsis	nach medizinischen Maßnahmen

> *Exkl.:*   Infektion (durch):
> • Infusion, Transfusion oder Injektion zu therapeutischen Zwecken (T80.2)
> • Prothesen, Implantate und Transplantate (T82.6-T82.7, T83.5-T83.6, T84.5-T84.7, T85.7-)
> Infektion der Wunde nach operativem geburtshilflichen Eingriff (O86.0)

T81.5   **Fremdkörper, der versehentlich nach einem Eingriff in einer Körperhöhle oder Operationswunde zurückgeblieben ist**

Adhäsionen Obstruktion Perforation	durch einen Fremdkörper, der versehentlich in einer Körperhöhle oder Operationswunde zurückgeblieben ist

> *Exkl.:*   Obstruktion oder Perforation, verursacht durch absichtlich im Körper belassene Prothesen und Implantate (T82.0-T82.5, T83.0-T83.4, T84.0- bis T84.4, T85.0-T85.6)

T81.6   **Akute Reaktion auf eine während eines Eingriffes versehentlich zurückgebliebene Fremdsubstanz**
Peritonitis:
• aseptisch
• durch chemische Substanzen

T81.7   **Gefäßkomplikationen nach einem Eingriff, anderenorts nicht klassifiziert**
Luftembolie nach einem Eingriff, anderenorts nicht klassifiziert

> *Exkl.:*   Embolie:
> • als Komplikation bei:
>   • Abort, Extrauteringravidität oder Molenschwangerschaft (O00-O07, O08.2)
>   • Schwangerschaft, Geburt oder Wochenbett (O88.-)
> • durch Prothesen, Implantate und Transplantate (T82.8, T83.8, T84.8, T85.8-)
> • nach Infusion, Transfusion und Injektion zu therapeutischen Zwecken (T80.0)
> • traumatisch (T79.0)

T81.8   **Sonstige Komplikationen bei Eingriffen, anderenorts nicht klassifiziert**
Emphysem (subkutan) als Folge eines Eingriffes
Komplikation bei Inhalationstherapie
Persistierende postoperative Fistel

> *Exkl.:*   Maligne Hyperthermie durch Anästhesie (T88.3)
> Hypothermie nach Anästhesie (T88.5)

T81.9   **Nicht näher bezeichnete Komplikation eines Eingriffes**

T82.- **Komplikationen durch Prothesen, Implantate oder Transplantate im Herzen und in den Gefäßen**
Exkl.: Versagen und Abstoßung von transplantierten Organen und Geweben (T86.-)

T82.0 **Mechanische Komplikation durch eine Herzklappenprothese**

Fehllage	
Leckage	
Obstruktion, mechanisch	
Perforation	durch Herzklappenprothese
Protrusion	
Verlagerung	
Versagen (mechanisch)	

T82.1 **Mechanische Komplikation durch ein kardiales elektronisches Gerät**
Unter T82.0 aufgeführte Zustände durch:
• Elektroden
• Impulsgenerator (Batterie)

T82.2 **Mechanische Komplikation durch Koronararterien-Bypass und Klappentransplantate**
Unter T82.0 aufgeführte Zustände durch Koronararterien-Bypass und Klappentransplantate

T82.3 **Mechanische Komplikation durch sonstige Gefäßtransplantate**
Unter T82.0 aufgeführte Zustände durch:
• Aorten- (Bifurkations-) Transplantat (Austausch)
• Arterientransplantat (Bypass) (A. carotis) (A. femoralis)

T82.4 **Mechanische Komplikation durch Gefäßkatheter bei Dialyse**
Unter T82.0 aufgeführte Zustände durch Gefäßkatheter bei Dialyse

Exkl.: Mechanische Komplikation durch Katheter zur Peritonealdialyse (T85.6)

T82.5 **Mechanische Komplikation durch sonstige Geräte und Implantate im Herzen und in den Gefäßen**
Unter T82.0 aufgeführte Zustände durch:
• arteriovenöse Fistel, operativ angelegt
• arteriovenösen Shunt, operativ angelegt
• Ballon- (Gegenpulsations-) Gerät
• Infusionskatheter
• künstliches Herz
• Vena-cava-Schirm

Exkl.: Mechanische Komplikation durch epiduralen oder subduralen Infusionskatheter (T85.6)

T82.6 **Infektion und entzündliche Reaktion durch eine Herzklappenprothese**

T82.7 **Infektion und entzündliche Reaktion durch sonstige Geräte, Implantate oder Transplantate im Herzen und in den Gefäßen**

T82.8 **Sonstige näher bezeichnete Komplikationen durch Prothesen, Implantate oder Transplantate im Herzen und in den Gefäßen**

Blutung	
Embolie	
Fibrose	
Schmerzen	durch Prothesen, Implantate oder Transplantate im Herzen und in den Gefäßen
Stenose	
Thrombose	

T82.9 **Nicht näher bezeichnete Komplikation durch Prothese, Implantat oder Transplantat im Herzen und in den Gefäßen**

T83.- **Komplikationen durch Prothesen, Implantate oder Transplantate im Urogenitaltrakt**
Exkl.: Versagen und Abstoßung von transplantierten Organen und Geweben (T86.-)

T83.0 **Mechanische Komplikation durch einen Harnwegskatheter (Verweilkatheter)**
Unter T82.0 aufgeführte Zustände durch:
• Transurethraler Verweilkatheter
• Zystostomiekatheter

T83.1 **Mechanische Komplikation durch sonstige Geräte oder Implantate im Harntrakt**
Unter T82.0 aufgeführte Zustände durch:
• elektronischen Stimulator
• Sphinkterimplantat   im Harntrakt
• Stent

T83.2 **Mechanische Komplikation durch ein Harnorgantransplantat**
Unter T82.0 aufgeführte Zustände durch ein Harnorgantransplantat

T83.3 **Mechanische Komplikation durch ein Intrauterinpessar**
Unter T82.0 aufgeführte Zustände durch ein Intrauterinpessar

T83.4 **Mechanische Komplikation durch sonstige Prothesen, Implantate oder Transplantate im Genitaltrakt**
Unter T82.0 aufgeführte Zustände durch (implantierte) Penisprothese

T83.5 **Infektion und entzündliche Reaktion durch Prothese, Implantat oder Transplantat im Harntrakt**

T83.6 **Infektion und entzündliche Reaktion durch Prothese, Implantat oder Transplantat im Genitaltrakt**

T83.8 **Sonstige Komplikationen durch Prothesen, Implantate oder Transplantate im Urogenitaltrakt**
Unter T82.8 aufgeführte Zustände durch Prothesen, Implantate oder Transplantate im Urogenitaltrakt

T83.9 **Nicht näher bezeichnete Komplikation durch Prothese, Implantat oder Transplantat im Urogenitaltrakt**

T84.- **Komplikationen durch orthopädische Endoprothesen, Implantate oder Transplantate**
Exkl.: Knochenfraktur nach Einsetzen eines orthopädischen Implantates, einer Gelenkprothese oder einer Knochenplatte (M96.6)
Versagen und Abstoßung von transplantierten Organen und Geweben (T86.-)

T84.0- **Mechanische Komplikation durch eine Gelenkendoprothese**
Unter T82.0 aufgeführte Zustände durch eine Gelenkprothese

T84.00 Schultergelenk

T84.01 Ellenbogengelenk

T84.02 Radiuskopfgelenk

T84.03 Handgelenk

T84.04 Hüftgelenk

T84.05 Kniegelenk

T84.06 Sprunggelenk

T84.07 Bandscheibe

T84.08 Sonstige näher bezeichnete Gelenke
Fingergelenk
Großzehengrundgelenk
Kiefergelenk

T84.1- **Mechanische Komplikation durch eine interne Osteosynthesevorrichtung an Extremitätenknochen**
Unter T82.0 aufgeführte Zustände durch eine interne Osteosynthesevorrichtung an Extremitätenknochen

T84.10 Schulterregion
Akromioklavikulargelenk
Klavikula
Schultergelenk
Skapula
Sternoklavikulargelenk

T84.11 Oberarm
Ellenbogengelenk

T84.12 Unterarm
Handgelenk

T84.13 Hand

T84.14   Beckenregion und Oberschenkel
          Hüftgelenk
          Iliosakralgelenk

T84.15   Unterschenkel
          Kniegelenk

T84.16   Knöchel und Fuß
          Sprunggelenk

T84.18   Sonstige näher bezeichnete Extremitätenknochen

T84.2-   Mechanische Komplikation durch eine interne Osteosynthesevorrichtung an sonstigen Knochen
          Unter T82.0 aufgeführte Zustände durch eine interne Osteosynthesevorrichtung an sonstigen Knochen

T84.20   Wirbelsäule

T84.28   Sonstige näher bezeichnete Knochen
          Rippen
          Schädelknochen
          Sternum

T84.3   Mechanische Komplikation durch sonstige Knochengeräte, -implantate oder -transplantate
          Unter T82.0 aufgeführte Zustände durch:
          • elektronischen Knochenstimulator
          • Knochentransplantat

T84.4   Mechanische Komplikation durch sonstige intern verwendete orthopädische Geräte, Implantate und Transplantate
          Unter T82.0 aufgeführte Zustände durch Muskel- oder Sehnentransplantat

T84.5   Infektion und entzündliche Reaktion durch eine Gelenkendoprothese
          Periimplantäre (implantatassoziierte) Infektion

          Benutze zusätzliche Schlüsselnummern, um das Vorliegen einer Arthritis (M00.-) oder einer Osteomyelitis (M86.-) im Rahmen einer periimplantären (implantatassoziierten) Infektion zu kodieren.

T84.6   Infektion und entzündliche Reaktion durch eine interne Osteosynthesevorrichtung [jede Lokalisation]
          Periimplantäre (implantatassoziierte) Infektion

          Benutze zusätzliche Schlüsselnummern, um das Vorliegen einer Arthritis (M00.-) oder einer Osteomyelitis (M86.-) im Rahmen einer periimplantären (implantatassoziierten) Infektion zu kodieren.

T84.7   Infektion und entzündliche Reaktion durch sonstige orthopädische Endoprothesen, Implantate oder Transplantate

T84.8   Sonstige Komplikationen durch orthopädische Endoprothesen, Implantate oder Transplantate
          Unter T82.8 aufgeführte Zustände durch orthopädische Endoprothesen, Implantate oder Transplantate

T84.9   Nicht näher bezeichnete Komplikation durch orthopädische Endoprothese, Implantat oder Transplantat

T85.-   Komplikationen durch sonstige interne Prothesen, Implantate oder Transplantate
          Exkl.: Versagen und Abstoßung von transplantierten Organen und Geweben (T86.-)

T85.0   Mechanische Komplikation durch einen ventrikulären, intrakraniellen Shunt
          Unter T82.0 aufgeführte Zustände durch einen ventrikulären, intrakraniellen Shunt

T85.1   Mechanische Komplikation durch einen implantierten elektronischen Stimulator des Nervensystems
          Unter T82.0 aufgeführte Zustände durch elektronischen Nervenstimulator (Elektrode):
          • Gehirn
          • periphere Nerven
          • Rückenmark

T85.2 **Mechanische Komplikation durch eine intraokulare Linse**
Unter T82.0 aufgeführte Komplikationen durch eine intraokulare Linse, einschließlich Eintrübung einer intraokularen Linse

T85.3 **Mechanische Komplikation durch sonstige Augenprothesen, -implantate oder -transplantate**
Unter T82.0 aufgeführte Zustände durch:
• Hornhauttransplantat
• Orbitaprothese

T85.4 **Mechanische Komplikation durch Mammaprothese oder -implantat**
Unter T82.0 aufgeführte Zustände durch Mammaprothese oder -implantat

T85.5₋ **Mechanische Komplikation durch gastrointestinale Prothesen, Implantate oder Transplantate**
Unter T82.0 aufgeführte Zustände durch:
• Gallengangsprothese
• ösophageale Antirefluxvorrichtung

T85.50   Mechanische Komplikation durch Prothesen, Implantate oder Transplantate im Ösophagus

T85.51   Mechanische Komplikation durch Prothesen, Implantate oder Transplantate im sonstigen oberen Gastrointestinaltrakt
Mechanische Komplikation durch perkutan-endoskopische Gastrostomie-Sonde [PEG-Sonde]

T85.52   Mechanische Komplikation durch Prothesen, Implantate oder Transplantate im unteren Gastrointestinaltrakt
Mechanische Komplikation durch perkutan-endoskopische Jejunostomie-Sonde [PEJ-Sonde]

T85.53   Mechanische Komplikation durch Prothesen, Implantate oder Transplantate in den Gallenwegen

T85.54   Mechanische Komplikation durch Prothesen, Implantate oder Transplantate im Pankreas

T85.59   Mechanische Komplikation durch gastrointestinale Prothesen, Implantate oder Transplantate, Lokalisation nicht näher bezeichnet

T85.6 **Mechanische Komplikation durch sonstige näher bezeichnete interne Prothesen, Implantate oder Transplantate**
Unter T82.0 aufgeführte Zustände durch:
• Dauernähte
• epiduralen und subduralen Infusionskatheter
• Katheter zur Peritonealdialyse
• nichtresorbierbares Operationsmaterial o.n.A.

Exkl.: Mechanische Komplikation durch Dauernähte (Draht) zur Fixierung von Knochen (T84.1- bis T84.2-)

T85.7- **Infektion und entzündliche Reaktion durch sonstige interne Prothesen, Implantate oder Transplantate**

T85.71   Infektion und entzündliche Reaktion durch Katheter zur Peritonealdialyse

T85.72   Infektion und entzündliche Reaktion durch interne Prothesen, Implantate oder Transplantate im Nervensystem

T85.73   Infektion und entzündliche Reaktion durch Mammaprothese oder -implantat
Exkl.: Kapselfibrose der Mamma durch Mammaprothese oder -implantat (T85.82)

T85.74   Infektion und entzündliche Reaktion durch perkutan-endoskopische Gastrostomie-Sonde [PEG-Sonde]
Infektion und entzündliche Reaktion durch perkutan-endoskopische Jejunostomie-Sonde [PEJ-Sonde]

T85.75   Infektion und entzündliche Reaktion durch interne Prothesen, Implantate oder Transplantate im hepatobiliären System und im Pankreas

T85.76   Infektion und entzündliche Reaktion durch sonstige interne Prothesen, Implantate oder Transplantate im sonstigen Gastrointestinaltrakt

T85.78   Infektion und entzündliche Reaktion durch sonstige interne Prothesen, Implantate oder Transplantate

T85.8-   **Sonstige Komplikationen durch interne Prothesen, Implantate oder Transplantate, anderenorts nicht klassifiziert**
Unter T82.8 aufgeführte Zustände durch interne Prothesen, Implantate oder Transplantate, anderenorts nicht klassifiziert

T85.81   Sonstige Komplikationen durch interne Prothesen, Implantate oder Transplantate im Nervensystem

T85.82   Kapselfibrose der Mamma durch Mammaprothese oder -implantat

T85.83   Sonstige Komplikationen durch Mammaprothese oder -implantat

T85.88   Sonstige Komplikationen durch interne Prothesen, Implantate oder Transplantate, anderenorts nicht klassifiziert

T85.9   **Nicht näher bezeichnete Komplikation durch interne Prothese, Implantat oder Transplantat**
Komplikation durch interne Prothese, Implantat oder Transplantat o.n.A.

T86.-   **Versagen und Abstoßung von transplantierten Organen und Geweben**
Hinw.: Das Versagen der abgestoßenen Organe und Gewebe (z.B. ein akutes Nierenversagen bei Abstoßung eines Nierentransplantates) ist in der Schlüsselnummer enthalten und daher nicht gesondert zu kodieren.

T86.0-   **Versagen eines Transplantates hämatopoetischer Stammzellen und Graft-versus-Host-Krankheit**
Benutze zusätzliche Schlüsselnummern bei den Subkategorien T86.01†, T86.02†, T86.05†, T86.06† und T86.07†, um jede einzelne Organbeteiligung bei Graft-versus-Host-Krankheit zu verschlüsseln.

Die Einteilung der Stadien und Grade der akuten Graft-versus-Host-Krankheit erfolgt nach Meeting Report der Consensus Conference on Acute GVHD Grading (1994), Houston (USA) (Meeting Report, Consensus Conference on Acute GVHD Grading, Przepiorka D, Weisdorf D, Martin P, Klingemann HG, Beatty P, Hows J, Thomas ED, abgedruckt in: Bone Marrow Transplant. 1995 Jun;15(6):825-8).

Die Einteilung der Grade der chronischen Graft-versus-Host-Krankheit erfolgt nach: National Institutes of Health consensus development project on criteria for clinical trials in chronic graft-versus-host disease: I. Diagnosis and staging working group report. Filipovich AH, Weisdorf D, Pavletic S, Socie G, Wingard JR, Lee SJ, Martin P, Chien J, Przepiorka D, Couriel D, Cowen EW, Dinndorf P, Farrell A, Hartzman R, Henslee-Downey J, Jacobsohn D, McDonald G, Mittleman B, Rizzo JD, Robinson M, Schubert M, Schultz K, Shulman H, Turner M, Vogelsang G, Flowers ME, abgedruckt in: Biol Blood Marrow Transplant. 2005 Dec;11(12):945-56.

T86.00   Versagen eines Transplantates hämatopoetischer Stammzellen

T86.01†   Akute Graft-versus-Host-Krankheit, Grad I und II
Hinw.: Der jeweilige Grad der akuten GVHD ist erreicht, wenn mindestens eines der zugeordneten Stadien der genannten akuten Organ-GVHD vorliegt.

Grad der akuten GVHD	Stadium der akuten Haut-GVHD	Stadium der akuten Leber-GVHD	Stadium der akuten Verdauungstrakt-GVHD
I	1 oder 2	Keine Beteiligung	Keine Beteiligung
II	3	1	1

Akute Haut-Graft-versus-Host-Krankheit, Stadium 1 bis 3 (L99.11*, L99.12*, L99.13*)
Akute Leber-Graft-versus-Host-Krankheit, Stadium 1 (K77.11*)
Akute Verdauungstrakt-Graft-versus-Host-Krankheit, Stadium 1 (K93.21*)

T86.02†   Akute Graft-versus-Host-Krankheit, Grad III und IV
Hinw.: Der jeweilige Grad der akuten GVHD ist erreicht, wenn mindestens eines der zugeordneten Stadien der genannten Organ-GVHD vorliegt. Das Stadium der akuten Haut-GVHD stellt kein Eingangskriterium für den Grad III der GVHD dar, es dient hier lediglich der Dokumentation.

Grad der akuten GVHD	Stadium der akuten Haut-GVHD	Stadium der akuten Leber-GVHD	Stadium der akuten Verdauungstrakt-GVHD
III	(1 bis 3)	2 oder 3	2 oder 3
IV	4	4	4

Akute Haut-Graft-versus-Host-Krankheit, Stadium 1 bis 4 (L99.11*, L99.12*, L99.13*, L99.14*)
Akute Leber-Graft-versus-Host-Krankheit, Stadium 2 bis 4 (K77.12*, K77.13*, K77.14*)
Akute Verdauungstrakt-Graft-versus-Host-Krankheit, Stadium 2 bis 4 (K93.22*, K93.23*, K93.24*)

T86.05†   Chronische Graft-versus-Host-Krankheit, mild
Hinw.: Die milde Form der chronischen GVHD ist erreicht, wenn mindestens eine oder höchstens zwei der genannten Organ-GVHD im Stadium 1 vorliegen. Eine Lungenbeteiligung darf nicht vorliegen.
Chronische Augen-Graft-versus-Host-Krankheit, Stadium 1 (H58.21*)
Chronische Bindegewebe-Graft-versus-Host-Krankheit, Stadium 1 (M36.51*)
Chronische Haut-Graft-versus-Host-Krankheit, Stadium 1 (L99.21*)
Chronische Leber-Graft-versus-Host-Krankheit, Stadium 1 (K77.21*)
Chronische Mundschleimhaut-Graft-versus-Host-Krankheit, Stadium 1 (K93.41*)
Chronische Verdauungstrakt-Graft-versus-Host-Krankheit, Stadium 1 (K93.31*)
Chronische Vulvovaginal-Graft-versus-Host-Krankheit, Stadium 1 (N77.21*)

T86.06†   Chronische Graft-versus-Host-Krankheit, moderat
Hinw.: Die moderate Form der chronischen GVHD ist erreicht, wenn eine Lungenbeteiligung im Stadium 1 oder mindestens eine der anderen genannten Organ-GVHD im Stadium 2 oder mindestens drei der anderen genannten Organ-GVHD im Stadium 1 vorliegen.
Chronische Augen-Graft-versus-Host-Krankheit, Stadium 1 und 2 (H58.21*, H58.22*)
Chronische Bindegewebe-Graft-versus-Host-Krankheit, Stadium 1 und 2 (M36.51*, M36.52*)
Chronische Haut-Graft-versus-Host-Krankheit, Stadium 1 und 2 (L99.21*, L99.22*)
Chronische Leber-Graft-versus-Host-Krankheit, Stadium 1 und 2 (K77.21*, K77.22*)
Chronische Lungen-Graft-versus-Host-Krankheit, Stadium 1 (J99.21*)
Chronische Mundschleimhaut-Graft-versus-Host-Krankheit, Stadium 1 und 2 (K93.41*, K93.42*)
Chronische Verdauungstrakt-Graft-versus-Host-Krankheit, Stadium 1 und 2 (K93.31*, K93.32*)
Chronische Vulvovaginal-Graft-versus-Host-Krankheit, Stadium 1 und 2 (N77.21*, N77.22*)

T86.07†   Chronische Graft-versus-Host-Krankheit, schwer
Hinw.: Die schwere Form der chronischen GVHD ist erreicht, wenn eine Lungenbeteiligung im Stadium 2 oder 3 oder mindestens eine der anderen genannten Organ-GVHD im Stadium 3 vorliegen.
Chronische Augen-Graft-versus-Host-Krankheit, Stadium 3 (H58.23*)
Chronische Bindegewebe-Graft-versus-Host-Krankheit, Stadium 3 (M36.53*)
Chronische Haut-Graft-versus-Host-Krankheit, Stadium 3 (L99.23*)
Chronische Leber-Graft-versus-Host-Krankheit, Stadium 3 (K77.23*)
Chronische Lungen-Graft-versus-Host-Krankheit, Stadium 2 und 3 (J99.22*, J99.23*)
Chronische Mundschleimhaut-Graft-versus-Host-Krankheit, Stadium 3 (K93.43*)
Chronische Verdauungstrakt-Graft-versus-Host-Krankheit, Stadium 3 (K93.33*)
Chronische Vulvovaginal-Graft-versus-Host-Krankheit, Stadium 3 (N77.23*)

T86.09   Graft-versus-Host-Krankheit, nicht näher bezeichnet

T86.1-   Funktionsstörung, Versagen und Abstoßung eines Nierentransplantates

T86.10   Akute Funktionsverschlechterung eines Nierentransplantates
Akute Abstoßung eines Nierentransplantates
Akute Funktionsverschlechterung ohne Nachweis einer Abstoßung
Soll die Ursache der akuten Funktionsverschlechterung angegeben werden, ist eine zusätzliche Schlüsselnummer zu benutzen.

T86.11   Chronische Funktionsverschlechterung eines Nierentransplantates
Chronische Abstoßung eines Nierentransplantates

Soll die Ursache der chronischen Funktionsverschlechterung angegeben werden, ist eine zusätzliche Schlüsselnummer zu benutzen.

T86.12   Verzögerte Aufnahme der Transplantatfunktion

T86.19   Sonstige und nicht näher bezeichnete Funktionsstörung, Versagen und Abstoßung eines Nierentransplantates

T86.2   Versagen und Abstoßung eines Herztransplantates
Exkl.: Komplikation durch:
- Herz-Lungen-Transplantat (T86.3)
- Künstliches Herzgerät (T82.-)

T86.3   Versagen und Abstoßung eines Herz-Lungen-Transplantates

T86.4-   Funktionsstörung, Versagen und Abstoßung eines Lebertransplantates

T86.40   Akute Funktionsverschlechterung eines Lebertransplantates
Abstoßung
Funktionsverschlechterung | innerhalb der ersten 28 Tage nach Transplantation

T86.41   Chronische Funktionsverschlechterung eines Lebertransplantates
Abstoßung
Funktionsverschlechterung | 29 Tage nach Transplantation und später

T86.49   Sonstige und nicht näher bezeichnete Funktionsstörung, Versagen und Abstoßung eines Lebertransplantates

T86.5-   Versagen und Abstoßung eines Hauttransplantates

T86.50   Durchblutungsstörung eines Hauttransplantates

T86.51   Nekrose eines Hauttransplantates

T86.52   Verlust eines Hauttransplantates

T86.59   Sonstiges und nicht näher bezeichnetes Versagen und Abstoßung eines Hauttransplantates

T86.8-   Versagen und Abstoßung sonstiger transplantierter Organe und Gewebe

T86.81   Lungentransplantat

T86.82   Pankreastransplantat

T86.83   Hornhauttransplantat des Auges

T86.88   Sonstige transplantierte Organe und Gewebe
Transplantatversagen oder -abstoßung von:
- Darm
- Knochen

T86.9   Versagen und Abstoßung eines nicht näher bezeichneten transplantierten Organs und Gewebes

T87.-   Komplikationen, die für Replantation und Amputation bezeichnend sind

T87.0   Komplikationen durch replantierte (Teile der) obere(n) Extremität

T87.1   Komplikationen durch replantierte (Teile der) untere(n) Extremität

T87.2   Komplikationen durch sonstigen replantierten Körperteil

T87.3   Neurom des Amputationsstumpfes

T87.4   Infektion des Amputationsstumpfes

T87.5   Nekrose des Amputationsstumpfes

T87.6   Sonstige und nicht näher bezeichnete Komplikationen am Amputationsstumpf
Amputationsstumpf:
- (Flexions-) Kontraktur (des benachbarten proximalen Gelenkes)
- Hämatom
- Ödem

Exkl.: Phantomglied (G54.6-G54.7)

T88.- **Sonstige Komplikationen bei chirurgischen Eingriffen und medizinischer Behandlung, anderenorts nicht klassifiziert**
Exkl.: Komplikationen nach:
- Eingriffen, anderenorts nicht klassifiziert (T81.-)
- Infusion, Transfusion oder Injektion zu therapeutischen Zwecken (T80.-)
Näher bezeichnete, anderenorts klassifizierte Komplikationen, wie z.B.:
- Dermatitis durch Arzneimittel und Drogen (L23.3, L24.4, L25.1, L27.0-L27.1)
- Komplikation bei:
  - geburtshilfliche Operationen und Maßnahmen (O75.4)
  - Geräte, Implantate und Transplantate (T82-T85)
- Komplikationen bei Anästhesie:
  - im Wochenbett (O89.-)
  - in der Schwangerschaft (O29.-)
  - während der Wehentätigkeit und bei der Entbindung (O74.-)
- Vergiftung durch und toxische Wirkung von Arzneimitteln, Drogen und chemischen Substanzen (T36-T65)
Versehentliche Stich- oder Risswunde während eines Eingriffes (T81.2)

T88.0 **Infektion nach Impfung [Immunisierung]**
Sepsis nach Impfung [Immunisierung]

T88.1 **Sonstige Komplikationen nach Impfung [Immunisierung], anderenorts nicht klassifiziert**
Hautausschlag nach Impfung

Exkl.: Anaphylaktischer Schock durch Serum (T80.5)
Arthritis nach Impfung [Immunisierung] (M02.2-)
Enzephalitis nach Impfung [Immunisierung] (G04.0)
Sonstige Serumreaktionen (T80.6)

T88.2 **Schock durch Anästhesie**
Schock durch Anästhesie bei ordnungsgemäßer Verabreichung eines indikationsgerechten Arzneimittels

Exkl.: Komplikationen bei Anästhesie:
- durch Überdosis oder Verabreichung einer falschen Substanz (T36-T50)
- im Wochenbett (O89.-)
- in der Schwangerschaft (O29.-)
- während der Wehentätigkeit und bei der Entbindung (O74.-)
Postoperativer Schock o.n.A. (T81.1)

T88.3 **Maligne Hyperthermie durch Anästhesie**

T88.4 **Misslungene oder schwierige Intubation**

T88.5 **Sonstige Komplikationen infolge Anästhesie**
Hypothermie nach Anästhesie

T88.6 **Anaphylaktischer Schock als unerwünschte Nebenwirkung eines indikationsgerechten Arzneimittels oder einer indikationsgerechten Droge bei ordnungsgemäßer Verabreichung**
Exkl.: Anaphylaktischer Schock durch Serum (T80.5)

T88.7 **Nicht näher bezeichnete unerwünschte Nebenwirkung eines Arzneimittels oder einer Droge**

Allergische Reaktion	
Idiosynkrasie	durch indikationsgerechtes Arzneimittel oder indikationsgerechte
Überempfindlichkeit	Droge bei ordnungsgemäßer Verabreichung
Unerwünschte Nebenwirkung	

Arzneimittel-:
- Reaktion o.n.A.
- Überempfindlichkeit o.n.A.

Exkl.: Näher bezeichnete unerwünschte Nebenwirkungen von Arzneimitteln und Drogen (A00-R99, T80-T88.6, T88.8)

T88.8 **Sonstige näher bezeichnete Komplikationen bei chirurgischen Eingriffen und medizinischer Behandlung, anderenorts nicht klassifiziert**

T88.9 **Komplikation bei chirurgischen Eingriffen und medizinischer Behandlung, nicht näher bezeichnet**
Exkl.: Unerwünschte Nebenwirkung o.n.A. (T78.9)

Sonstige Komplikationen eines Traumas, anderenorts nicht klassifiziert (T89-T89)

T89.-   **Sonstige näher bezeichnete Komplikationen eines Traumas**

T89.0-   **Komplikationen einer offenen Wunde**
Soll der Infektionserreger angegeben werden, ist eine zusätzliche Schlüsselnummer (B95-B98) zu benutzen.

T89.00   Nicht näher bezeichnet

T89.01   Fremdkörper (mit oder ohne Infektion)

T89.02   Infektion

T89.03   Sonstige
Verzögerte Behandlung
Verzögerte Wundheilung

Folgen von Verletzungen, Vergiftungen und sonstigen Auswirkungen äußerer Ursachen (T90-T98)

Hinw.: Die Kategorien T90-T98 sind zu benutzen, um bei Zuständen aus S00-S99 und T00-T88 anzuzeigen, dass sie anderenorts klassifizierte Spätfolgen verursacht haben. Zu den "Folgen" zählen Zustände, die als Folgen oder Spätfolgen bezeichnet sind oder die ein Jahr oder länger nach der akuten Verletzung bestehen.

T90.-   **Folgen von Verletzungen des Kopfes**

T90.0   **Folgen einer oberflächlichen Verletzung des Kopfes**
Folgen einer Verletzung, die unter S00.- klassifizierbar ist

T90.1   **Folgen einer offenen Wunde des Kopfes**
Folgen einer Verletzung, die unter S01.- klassifizierbar ist

T90.2   **Folgen einer Fraktur des Schädels und der Gesichtsschädelknochen**
Folgen einer Verletzung, die unter S02.- klassifizierbar ist

T90.3   **Folgen einer Verletzung der Hirnnerven**
Folgen einer Verletzung, die unter S04.- klassifizierbar ist

T90.4   **Folgen einer Verletzung des Auges und der Orbita**
Folgen einer Verletzung, die unter S05.- klassifizierbar ist

T90.5   **Folgen einer intrakraniellen Verletzung**
Folgen einer Verletzung, die unter S06.- klassifizierbar ist

T90.8   **Folgen sonstiger näher bezeichneter Verletzungen des Kopfes**
Folgen einer Verletzung, die unter S03.-, S07-S08 und S09.0-S09.8 klassifizierbar ist

T90.9   **Folgen einer nicht näher bezeichneten Verletzung des Kopfes**
Folgen einer Verletzung, die unter S09.9 klassifizierbar ist

T91.-   **Folgen von Verletzungen des Halses und des Rumpfes**

T91.0   **Folgen einer oberflächlichen Verletzung und einer offenen Wunde des Halses und des Rumpfes**
Folgen einer Verletzung, die unter S10-S11, S20-S21, S30-S31 und T09.0-T09.1 klassifizierbar ist

T91.1   **Folgen einer Fraktur der Wirbelsäule**
Folgen einer Verletzung, die unter S12.-, S22.0-, S22.1, S32.0-, S32.7 und T08.- klassifizierbar ist

T91.2   **Folgen einer sonstigen Fraktur des Thorax und des Beckens**
Folgen einer Verletzung, die unter S22.2-S22.9, S32.1-S32.5 und S32.8- klassifizierbar ist

T91.3   **Folgen einer Verletzung des Rückenmarkes**
Folgen einer Verletzung, die unter S14.0-S14.1-, S24.0-S24.1-, S34.0-S34.1 und T09.3 klassifizierbar ist

T91.4 **Folgen einer Verletzung der intrathorakalen Organe**
Folgen einer Verletzung, die unter S26-S27 klassifizierbar ist

T91.5 **Folgen einer Verletzung der intraabdominalen Organe und der Beckenorgane**
Folgen einer Verletzung, die unter S36-S37 klassifizierbar ist

T91.8 **Folgen sonstiger näher bezeichneter Verletzungen des Halses und des Rumpfes**
Folgen einer Verletzung, die unter S13.-, S14.2-S14.6, S15-S18, S19.7-S19.8-, S23.-, S24.2-S24.6, S25.-, S28.-, S29.0-S29.8-, S33.-, S34.2-S34.8, S35.-, S38.-, S39.0-S39.8, T09.2 und T09.4-T09.8 klassifizierbar ist

T91.9 **Folgen einer nicht näher bezeichneten Verletzung des Halses und des Rumpfes**
Folgen einer Verletzung, die unter S19.9, S29.9, S39.9 und T09.9 klassifizierbar ist

T92.- **Folgen von Verletzungen der oberen Extremität**

T92.0 **Folgen einer offenen Wunde der oberen Extremität**
Folgen einer Verletzung, die unter S41.-, S51.-, S61.- und T11.1 klassifizierbar ist

T92.1 **Folgen einer Fraktur des Armes**
Folgen einer Verletzung, die unter S42.-, S52.- und T10.- klassifizierbar ist

T92.2 **Folgen einer Fraktur in Höhe des Handgelenkes und der Hand**
Folgen einer Verletzung, die unter S62.- klassifizierbar ist

T92.3 **Folgen einer Luxation, Verstauchung oder Zerrung der oberen Extremität**
Folgen einer Verletzung, die unter S43.-, S53.-, S63.- und T11.2 klassifizierbar ist

T92.4 **Folgen einer Verletzung von Nerven der oberen Extremität**
Folgen einer Verletzung, die unter S44.-, S54.-, S64.- und T11.3 klassifizierbar ist

T92.5 **Folgen einer Verletzung von Muskeln und Sehnen der oberen Extremität**
Folgen einer Verletzung, die unter S46.-, S56.-, S66.- und T11.5 klassifizierbar ist

T92.6 **Folgen einer Zerquetschung oder einer traumatischen Amputation der oberen Extremität**
Folgen einer Verletzung, die unter S47-S48, S57-S58, S67-S68 und T11.6 klassifizierbar ist

T92.8 **Folgen sonstiger näher bezeichneter Verletzungen der oberen Extremität**
Folgen einer Verletzung, die unter S40.-, S45.-, S49.7-S49.8, S50.-, S55.-, S59.7-S59.8, S60.-, S65.-, S69.7-S69.8, T11.0-, T11.4 und T11.8 klassifizierbar ist

T92.9 **Folgen einer nicht näher bezeichneten Verletzung der oberen Extremität**
Folgen einer Verletzung, die unter S49.9, S59.9, S69.9 und T11.9 klassifizierbar ist

T93.- **Folgen von Verletzungen der unteren Extremität**

T93.0 **Folgen einer offenen Wunde der unteren Extremität**
Folgen einer Verletzung, die unter S71.-, S81.-, S91.- und T13.1 klassifizierbar ist

T93.1 **Folgen einer Fraktur des Femurs**
Folgen einer Verletzung, die unter S72.- klassifizierbar ist

T93.2 **Folgen sonstiger Frakturen der unteren Extremität**
Folgen einer Verletzung, die unter S82.-, S92.- und T12.- klassifizierbar ist

T93.3 **Folgen einer Luxation, Verstauchung oder Zerrung der unteren Extremität**
Folgen einer Verletzung, die unter S73.-, S83.-, S93.- und T13.2 klassifizierbar ist

T93.4 **Folgen einer Verletzung von Nerven der unteren Extremität**
Folgen einer Verletzung, die unter S74.-, S84.-, S94.- und T13.3 klassifizierbar ist

T93.5 **Folgen einer Verletzung von Muskeln und Sehnen der unteren Extremität**
Folgen einer Verletzung, die unter S76.-, S86.-, S96.- und T13.5 klassifizierbar ist

T93.6 **Folgen einer Zerquetschung oder einer traumatischen Amputation der unteren Extremität**
Folgen einer Verletzung, die unter S77-S78, S87-S88, S97-S98 und T13.6 klassifizierbar ist

T93.8 **Folgen sonstiger näher bezeichneter Verletzungen der unteren Extremität**
Folgen einer Verletzung, die unter S70.-, S75.-, S79.7-S79.8, S80.-, S85.-, S89.7-S89.8, S90.-, S95.-, S99.7-S99.8, T13.0-, T13.4 und T13.8 klassifizierbar ist

T93.9 **Folgen einer nicht näher bezeichneten Verletzung der unteren Extremität**
Folgen einer Verletzung, die unter S79.9, S89.9, S99.9 und T13.9 klassifizierbar ist

T94.- **Folgen von Verletzungen mehrerer oder nicht näher bezeichneter Körperregionen**

T94.0 **Folgen von Verletzungen mehrerer Körperregionen**
Folgen einer Verletzung, die unter T00-T07 klassifizierbar ist

T94.1 **Folgen von Verletzungen nicht näher bezeichneter Körperregionen**
Folgen einer Verletzung, die unter T14.- klassifizierbar ist

T95.- **Folgen von Verbrennungen, Verätzungen oder Erfrierungen**

T95.0 **Folgen einer Verbrennung, Verätzung oder Erfrierung des Kopfes oder des Halses**
Folgen einer Verletzung, die unter T20.-, T33.0-T33.1, T34.0-T34.1 und T35.2 klassifizierbar ist

T95.1 **Folgen einer Verbrennung, Verätzung oder Erfrierung des Rumpfes**
Folgen einer Verletzung, die unter T21.-, T33.2-T33.3, T34.2-T34.3 und T35.3 klassifizierbar ist

T95.2 **Folgen einer Verbrennung, Verätzung oder Erfrierung der oberen Extremität**
Folgen einer Verletzung, die unter T22-T23, T33.4-T33.5, T34.4-T34.5 und T35.4 klassifizierbar ist

T95.3 **Folgen einer Verbrennung, Verätzung oder Erfrierung der unteren Extremität**
Folgen einer Verletzung, die unter T24-T25, T33.6-T33.8, T34.6-T34.8 und T35.5 klassifizierbar ist

T95.4 **Folgen einer Verbrennung oder Verätzung, die nur nach der Größe der betroffenen Körperoberfläche klassifizierbar ist**
Folgen einer Verletzung, die unter T31-T32 klassifizierbar ist

T95.8 **Folgen einer sonstigen näher bezeichneten Verbrennung, Verätzung oder Erfrierung**
Folgen einer Verletzung, die unter T26-T29, T35.0-T35.1 und T35.6 klassifizierbar ist

T95.9 **Folgen einer nicht näher bezeichneten Verbrennung, Verätzung oder Erfrierung**
Folgen einer Verletzung, die unter T30.-, T33.9, T34.9 und T35.7 klassifizierbar ist

T96 **Folgen einer Vergiftung durch Arzneimittel, Drogen und biologisch aktive Substanzen**
Inkl.: Folgen einer Vergiftung, die unter T36-T50 klassifizierbar ist

T97 **Folgen toxischer Wirkungen von vorwiegend nicht medizinisch verwendeten Substanzen**
Inkl.: Folgen toxischer Wirkungen, die unter T51-T65 klassifizierbar sind

T98.- **Folgen sonstiger und nicht näher bezeichneter Wirkungen äußerer Ursachen**

T98.0 **Folgen der Auswirkungen von Fremdkörpern in natürlichen Körperöffnungen**
Folgen von Auswirkungen, die unter T15-T19 klassifizierbar sind

T98.1 **Folgen sonstiger und nicht näher bezeichneter Schäden durch äußere Ursachen**
Folgen von Schäden, die unter T66-T78 klassifizierbar sind

T98.2 **Folgen bestimmter Frühkomplikationen eines Traumas**
Folgen von Komplikationen, die unter T79.- klassifizierbar sind

T98.3 **Folgen von Komplikationen bei chirurgischen Eingriffen und medizinischer Behandlung, anderenorts nicht klassifiziert**
Folgen von Komplikationen, die unter T80-T88 klassifizierbar sind

Kapitel XX:

Äußere Ursachen von Morbidität und Mortalität (V01 - Y84)

Dieses Kapitel, das in den vorangegangenen Revisionen der ICD als ergänzende Klassifikation bestand, ermöglicht die Klassifizierung von Umweltereignissen und Umständen als Ursache von Verletzungen, Vergiftungen und anderen schädlichen Wirkungen. In Fällen, in denen eine Schlüsselnummer aus diesem Kapitel anwendbar ist, soll diese zusätzlich zu einer die Art des Zustandes bezeichnenden Schlüsselnummer aus einem anderen Kapitel der Klassifikation benutzt werden. Meistens wird der Zustand mit einer Schlüsselnummer aus dem Kapitel XIX "Verletzungen, Vergiftungen und bestimmte andere Folgen äußerer Ursachen (S00-T98)" zu klassifizieren sein.

Dieses Kapitel gliedert sich in folgende Gruppen:

V01-X59	Unfälle
X60-X84	Vorsätzliche Selbstbeschädigung
X85-Y09	Tätlicher Angriff
Y10-Y34	Ereignis, dessen nähere Umstände unbestimmt sind
Y35-Y36	Gesetzliche Maßnahmen und Kriegshandlungen
Y40-Y84	Komplikationen bei der medizinischen und chirurgischen Behandlung

Dieses Kapitel enthält die folgende(n) Ausrufezeichenschlüsselnummer(n)

V99!	Transportmittelunfall
W49.-!	Exposition gegenüber mechanischen Kräften unbelebter Objekte
W64.-!	Exposition gegenüber mechanischen Kräften belebter Objekte
W87.-!	Exposition gegenüber elektrischem Strom
W91.-!	Exposition gegenüber Strahlung
W92.-!	Exposition gegenüber übermäßiger, künstlich erzeugter Hitze
W93.-!	Exposition gegenüber übermäßiger, künstlich erzeugter Kälte
W94.-!	Exposition gegenüber hohem oder niedrigem Luftdruck oder Luftdruckwechsel
X19.-!	Verbrennung oder Verbrühung durch Hitze oder heiße Substanzen
X29.-!	Kontakt mit giftigen Tieren und Pflanzen
X49.-!	Akzidentelle Vergiftung durch und Exposition gegenüber schädliche(n) Substanzen
X59.-!	Akzidentelle Exposition gegenüber sonstigen und nicht näher bezeichneten Faktoren
X84.-!	Absichtliche Selbstbeschädigung
Y09.-!	Tätlicher Angriff
Y34.-!	Nicht näher bezeichnetes Ereignis, Umstände unbestimmt
Y35.-!	Verletzungen bei gesetzlichen Maßnahmen
Y36.-!	Verletzungen durch Kriegshandlungen
Y57.-!	Unerwünschte Nebenwirkungen bei therapeutischer Anwendung von Arzneimitteln und Drogen
Y59.-!	Unerwünschte Nebenwirkungen bei therapeutischer Anwendung von Impfstoffen oder biologisch aktiven Substanzen
Y69!	Zwischenfälle bei chirurgischem Eingriff und medizinischer Behandlung
Y82.-!	Medizintechnische Geräte und Produkte im Zusammenhang mit Zwischenfällen bei diagnostischer und therapeutischer Anwendung
Y84.-!	Chirurgische und sonstige medizinische Maßnahmen als Ursache einer abnormen Reaktion eines Patienten oder einer späteren Komplikation, ohne Angabe eines Zwischenfalls zum Zeitpunkt der Durchführung der Maßnahme

Unfälle
(V01-X59)

V99! **Transportmittelunfall**
Inkl.: Busunfall
Eisenbahnunfall
Fahrradunfall
Fußgängerunfall
Lieferwagenunfall
LKW-Unfall
Luftverkehrsunfall
Motorradunfall
PKW-Unfall
Reitunfall oder Unfall eines tierbespannten Fahrzeuges
Straßenbahnunfall
Unfall mit einem Spezialfahrzeug
Wasserfahrzeugunfall

Exkl.: Ereignis, dessen Umstände unbestimmt sind (Y34.9)
Ertrinken und Untergehen durch freiwilligen Sprung von einem Boot, das nicht an einem Unfall beteiligt ist (X59.9)
Exposition gegenüber Luftdruckwechsel beim Aufsteigen oder Landen (W94.9)
Spezialfahrzeug bei Benutzung im Stand oder bei Instandhaltung (W49.9)
Tätlicher Angriff durch vorsätzlich verursachten Kraftfahrzeugunfall (Y09.9)
Unfälle mit Beteiligung von Fahrzeugen, aber ohne Bezug zu den typischen Risiken der Fortbewegung, z.B. Zerquetschung eines Fingers beim Schließen der Fahrzeugtür (W49.9)
Unfälle von Personen bei der Instandhaltung oder Reparatur von Transportmitteln (nicht in Bewegung), es sei denn, sie werden durch ein anderes sich bewegendes Transportmittel verletzt (W49.9)
Vorsätzliche Selbstbeschädigung (X84.9)
Zusammenstoß eines Fußgängers (oder eines von ihm benutzten Beförderungsmittels) mit anderem Fußgänger (oder von diesem benutzten Beförderungsmittel) (X59.9)

W49.-! **Exposition gegenüber mechanischen Kräften unbelebter Objekte**
W49.9! **Unfall durch Exposition gegenüber mechanischen Kräften unbelebter Objekte**
Exposition gegenüber:
• Lärm
• Vibration
Unfall durch:
• Eindringen eines Fremdkörpers durch die Haut
• (fallende) (geworfene) Gegenstände
• Feuerwaffen
• Feuerwerkskörper
• Injektionsnadel
• Kesselexplosion
• Maschinen
• Messerstich
• Werkzeuge

Exkl.: Ätzende Flüssigkeit (X49.9)
Aspiration oder Verschlucken eines Fremdkörpers mit Verschluss der Atemwege (X59.9)
Einsturz eines brennenden Gebäudes (X59.9)
Exposition gegenüber elektrischem Strom (W87.9)
Fallender Gegenstand bei Naturkatastrophe (X59.9)
Kontakt oder Zusammenstoß mit Tieren oder Personen (W64.9)
Sturz im Zusammenhang mit Glas (X59.9)
Tätlicher Angriff (Y09.9)
Vorsätzliche Selbstbeschädigung (X84.9)

W64.-! Exposition gegenüber mechanischen Kräften belebter Objekte

W64.9! **Unfall durch Exposition gegenüber mechanischen Kräften belebter Objekte**
Gequetscht- oder Gestoßenwerden bei Menschenansammlung oder von in Panik geratener Menschenmenge
Insektenstich, nichtgiftig
Tierbiss (nichtgiftig)
Verletzung an Pflanzen (nichtgiftig)

Exkl.: Bisse, giftig (X29.9)
Getroffenwerden von Gegenständen (W49.9)
Stiche (giftig) (X29.9)
Sturz durch Zusammenstoß eines Fußgängers (oder eines von ihm benutzten Beförderungsmittels) mit anderem Fußgänger (oder von diesem benutzten Beförderungsmittel) (X59.9)
Tätlicher Angriff (Y09.9)

W87.-! Exposition gegenüber elektrischem Strom

W87.9! **Unfall durch elektrischen Strom**
Elektrischer Schlag
Verbrennung durch elektrischen Strom

Exkl.: Abnorme Reaktion auf eine Komplikation bei medizinischer Behandlung, ohne Angabe eines Zwischenfalls (Y84.9)
Zwischenfall während chirurgischer oder sonstiger medizinischer Maßnahmen (Y69)

W91.-! Exposition gegenüber Strahlung

W91.9! **Strahlenunfall**
Exposition gegenüber:
• ionisierende Strahlung
• Isotopenstrahlung
• künstliches sichtbares Licht
• künstliches ultraviolettes Licht
• Röntgenstrahlung

Exkl.: Abnorme Reaktion auf eine Komplikation bei medizinischer Behandlung, ohne Angabe eines Zwischenfalls (Y84.9)
Zwischenfall während chirurgischer oder sonstiger medizinischer Maßnahmen (Y69)

W92.-! Exposition gegenüber übermäßiger, künstlich erzeugter Hitze

W92.9! **Unfall durch künstliche Hitze**
Exposition gegenüber übermäßiger, künstlich erzeugter Hitze

Exkl.: Abnorme Reaktion auf eine Komplikation bei medizinischer Behandlung, ohne Angabe eines Zwischenfalls (Y84.9)
Zwischenfall während chirurgischer oder sonstiger medizinischer Maßnahmen (Y69)

W93.-! Exposition gegenüber übermäßiger, künstlich erzeugter Kälte

W93.9! **Unfall durch künstliche Kälte**
Exposition gegenüber übermäßiger, künstlich erzeugter Kälte

Exkl.: Abnorme Reaktion auf eine Komplikation bei medizinischer Behandlung, ohne Angabe eines Zwischenfalls (Y84.9)
Zwischenfall während chirurgischer oder sonstiger medizinischer Maßnahmen (Y69)

W94.-! Exposition gegenüber hohem oder niedrigem Luftdruck oder Luftdruckwechsel

W94.9! **Unfall durch Luftdruckwechsel**
Exposition gegenüber (nicht wetterbedingtem) hohem oder niedrigem Luftdruck

Exkl.: Abnorme Reaktion auf eine Komplikation bei medizinischer Behandlung, ohne Angabe eines Zwischenfalls (Y84.9)
Zwischenfall während chirurgischer oder sonstiger medizinischer Maßnahmen (Y69)

X19.-! **Verbrennung oder Verbrühung durch Hitze oder heiße Substanzen**

X19.9! **Verbrennung oder Verbrühung durch Hitze oder heiße Substanzen**
Verbrennung oder Verbrühung durch heiße:
- Dämpfe
- Flüssigkeiten
- Gase
- Gegenstände
- Nahrungsmittel
- sonstige Materialien

Exkl.: Exposition gegenüber:
- Feuer und Flammen (X59.9)
- übermäßige natürliche Hitze (X59.9)
  Gegenstände, die üblicherweise nicht heiß sind, z.B. ein Gegenstand, der durch einen Hausbrand erhitzt wurde (X59.9)

X29.-! **Kontakt mit giftigen Tieren und Pflanzen**

X29.9! **Unfall durch Kontakt mit giftigen Pflanzen oder Tieren**
Giftiger Tierbiss oder Insektenstich
Verletzung an giftigen Pflanzen

Exkl.: Verzehr von giftigen Tieren oder Pflanzen (X49.9)
Echse (nichtgiftig) (W64.9)
Schlange, nichtgiftig (W64.9)
Meerestiere, nichtgiftig (W64.9)
Stichwunde o.n.A. durch Pflanzendornen oder -stacheln (W64.9)

X49.-! **Akzidentelle Vergiftung durch und Exposition gegenüber schädliche(n) Substanzen**

X49.9! **Akzidentelle Vergiftung**
Akzidentelle Überdosierung eines Arzneimittels oder einer Droge
Irrtümliche Verabreichung oder Einnahme eines falschen Arzneimittels
Vergiftung (akzidentell) durch und Exposition gegenüber:
- Alkohol
- Arzneimittel, Drogen und sonstige biologisch aktive Substanzen
- ätzende Flüssigkeit
- halogenierte Kohlenwasserstoffe
- organische Lösungsmittel
- Schädlingsbekämpfungsmittel
Verzehr von giftigen Tieren und Pflanzen

Exkl.: Anwendung in suizidaler Absicht oder zum Zwecke der Tötung oder Schädigung oder bei sonstigen, unter X84.9, Y09.9, Y34.9 klassifizierbaren Sachverhalten
Kontakt mit giftigen Tieren und Pflanzen (X29.9)
Unerwünschte Nebenwirkung durch indikationsgerecht angewendete und in therapeutischer oder prophylaktischer Dosierung korrekt verabreichte Arzneimittel (Y57.9, Y59.9)

X59.-! **Akzidentelle Exposition gegenüber sonstigen und nicht näher bezeichneten Faktoren**

X59.9! **Sonstiger und nicht näher bezeichneter Unfall**
(Akzidentelle) Exposition gegenüber sonstigen Faktoren
Aspiration
Einsturz eines brennenden Gebäudes
Ersticken im Bett
Ertrinken und Untergehen
Exposition gegenüber:
• Feuer und Flammen
• Rauch
• Sonnenlicht
• übermäßige natürliche Hitze und Kälte
Fallende Gegenstände bei Naturkatastrophen
Opfer von :
• Blitzschlag
• Erdbeben
• Lawine
• Sturmkatastrophe
• Tsunami
• Verschüttung oder Verletzung durch zusammenfallende Gebäude oder Strukturen infolge Erdbebens
• Überschwemmung
Strangulierung
Unfall durch Sturz (ins Wasser)
Verletzung oder Krankheit durch Überanstrengung sowie durch anstrengende oder wiederholte Bewegungen, auch beim Sport

Exkl.: Berührung mit oder Inhalation von:
• Flüssiggas (W93.9)
• Trockeneis (W93.9)
Brandstiftung (Y09.9)
Durch Explosion entstandener Brand (W49.9)
Ertrinken und Untergehen durch:
• Transportmittelunfälle (V99)
• Wasserfahrzeugunfall (V99)
Gequetscht- oder Gestoßenwerden bei Menschenansammlung oder von in Panik geratener Menschenmenge (W64.9)
Künstlich erzeugte Kälte (W93.9)
Obstruktion des Ösophagus durch Nahrungsmittel, Fremdkörper oder Erbrochenes, ohne Angabe von Asphyxie oder Obstruktion der Atemwege (W49.9)
Sturz (aus) (in) (von):
• im Zusammenhang mit Geräten und Anlagen für Freizeitgestaltung (W49.9)
• Maschinen (in Betrieb) (W49.9)
• Transportfahrzeug (V99)
Tätlicher Angriff (Y09.9)
Transportmittelunfälle, bei denen das Transportmittel zur Fortbewegung genutzt wird (V99)
Übermäßige, künstlich erzeugte Hitze (W92.9)
Verletzung, ausgenommen Asphyxie oder Obstruktion der Atemwege, durch Nahrungsmittel, Fremdkörper oder Erbrochenes (W49.9)
Verletzung durch Umstürzen von Bäumen oder sonstigen Objekten durch Blitzschlag (W49.9)
Vernachlässigung oder Verlassen (Y09.9)
Verschüttetwerden ohne Asphyxie oder Ersticken (W49.9)

Vorsätzliche Selbstbeschädigung
(X60-X84)

X84.-! **Absichtliche Selbstbeschädigung**

X84.9! **Absichtliche Selbstbeschädigung**
Absichtlich selbstzugefügte Vergiftung oder Verletzung
Selbsttötung (Versuch)

Tätlicher Angriff
(X85-Y09)

Y09.-! **Tätlicher Angriff**

Y09.9! **Tätlicher Angriff**
Misshandlung
Vergewaltigung
Tätlicher Angriff mit:
• Arzneimittel
• Chemikalien
• Waffen
Tötung
Verletzungen durch eine andere Person in Verletzungs- oder Tötungsabsicht auf jede Art und Weise
Vernachlässigung
Vorsätzlich verursachter Kraftfahrzeugunfall

Exkl.: Verletzungen durch:
• gesetzliche Maßnahme (Y35.7)
• Kriegshandlungen (Y36.9)

Ereignis, dessen nähere Umstände unbestimmt sind
(Y10-Y34)

Y34.-! **Nicht näher bezeichnetes Ereignis, Umstände unbestimmt**

Y34.9! **Nicht näher bezeichnetes Ereignis, Umstände unbestimmt**
Selbstzugefügte Verletzung, Exposition und jegliche Gewalteinwirkung, bei der wegen
unzureichender Informationen keine Unterscheidung zwischen Unfall, Selbstbeschädigung oder
tätlichem Angriff möglich ist

Exkl.: Selbstzugefügte Vergiftung, bei der nicht angegeben ist, ob sie durch Unfall oder in
Schädigungsabsicht zustande gekommen ist (X49.9)

Gesetzliche Maßnahmen und Kriegshandlungen
(Y35-Y36)

Y35.-! **Verletzungen bei gesetzlichen Maßnahmen**

Y35.7! **Verletzung bei gesetzlichen Maßnahmen**
Verletzung bei gesetzlichen Maßnahmen durch Tränengas, Knüppelschlag oder Feuerwaffe

Y36.-! **Verletzungen durch Kriegshandlungen**

Y36.9! **Verletzungen durch Kriegshandlungen**
Verletzung bei Unruhen

Komplikationen bei der medizinischen und chirurgischen Behandlung (Y40-Y84)

Inkl.: Chirurgische und medizinische Maßnahmen als Ursache einer abnormen Reaktion eines Patienten oder einer späteren Komplikation, ohne Angabe eines Zwischenfalls zum Zeitpunkt der Durchführung der Maßnahme
Indikationsgerecht angewendetes und in therapeutischer oder prophylaktischer Dosierung korrekt verabreichtes Arzneimittel als Ursache einer unerwünschten Nebenwirkung
Komplikationen durch medizintechnische Geräte und Produkte
Zwischenfälle bei der medizinischen und chirurgischen Behandlung

Exkl.: Akzidentelle Überdosierung eines Arzneimittels oder einer Droge, irrtümliche Verabreichung oder Einnahme eines falschen Arzneimittels (X49.9)

Y57.-! Unerwünschte Nebenwirkungen bei therapeutischer Anwendung von Arzneimitteln und Drogen

Y57.9! **Komplikationen durch Arzneimittel oder Drogen**
Unerwünschte Nebenwirkung von Arzneimitteln und Drogen bei indikationsgerechter Anwendung und in korrekter therapeutischer oder prophylaktischer Dosierung

> ***Exkl.:*** Unfälle bei der Verabreichungsmethode von Arzneimitteln, Drogen oder biologisch aktiven Substanzen bei medizinischen und chirurgischen Maßnahmen (Y69)

Y59.-! Unerwünschte Nebenwirkungen bei therapeutischer Anwendung von Impfstoffen oder biologisch aktiven Substanzen

Y59.9! **Komplikationen durch Impfstoffe oder biologisch aktive Substanzen**
Unerwünschte Nebenwirkung von Impfstoffen und sonstigen biologisch aktiven Substanzen bei indikationsgerechter Anwendung und in korrekter therapeutischer oder prophylaktischer Dosierung

> ***Exkl.:*** Unfälle bei der Verabreichungsmethode von Arzneimitteln, Drogen oder biologisch aktiven Substanzen bei medizinischen und chirurgischen Maßnahmen (Y69)

Y69! Zwischenfälle bei chirurgischem Eingriff und medizinischer Behandlung

Inkl.: Dosierungsfehler
Kontaminierte Substanzen
Unzulängliche aseptische Kautelen
Versehentlich im Körper zurückgelassener Fremdkörper
Versehentliche(r) Schnitt, Punktion, Perforation oder Blutung
Vorzeitiger Behandlungsabbruch

Exkl.: Chirurgische und medizinische Maßnahmen als Ursache einer abnormen Reaktion eines Patienten oder einer späteren Komplikation, ohne Angabe eines Zwischenfalls zum Zeitpunkt der Durchführung der Maßnahme (Y84.9)
Versagen oder Fehlfunktion medizintechnischer Geräte und Produkte (während eines Eingriffes) (nach Implantation) (unter der Anwendung) (Y82.8)

Y82.-! Medizintechnische Geräte und Produkte im Zusammenhang mit Zwischenfällen bei diagnostischer und therapeutischer Anwendung

Y82.8! **Zwischenfälle durch medizintechnische Geräte und Produkte**
Versagen oder Fehlfunktion medizintechnischer Geräte und Produkte (während eines Eingriffes) (nach Implantation) (unter der Anwendung)

> ***Exkl.:*** Zwischenfälle bei chirurgischem Eingriff und medizinischer Behandlung, die unter Y69! klassifizierbar sind (Y69!)
> Spätkomplikationen nach der Anwendung medizintechnischer Geräte und Produkte ohne Angabe eines Versagens oder einer Fehlfunktion (Y84.9!)

Y84.-! **Chirurgische und sonstige medizinische Maßnahmen als Ursache einer abnormen Reaktion eines Patienten oder einer späteren Komplikation, ohne Angabe eines Zwischenfalls zum Zeitpunkt der Durchführung der Maßnahme**

Y84.9! **Zwischenfälle durch medizinische Maßnahmen, nicht näher bezeichnet**
Chirurgische und sonstige medizinische Maßnahmen als Ursache einer abnormen Reaktion eines Patienten oder einer späteren Komplikation, ohne Angabe eines Zwischenfalls zum Zeitpunkt der Durchführung der Maßnahme

Exkl.: Zwischenfälle bei chirurgischem Eingriff und medizinischer Behandlung, die unter Y69! klassifizierbar sind (Y69!)
Versagen oder Fehlfunktion medizintechnischer Geräte und Produkte (während eines Eingriffes) (nach Implantation) (unter der Anwendung) (Y82.8!)

Kapitel XXI:

Faktoren, die den Gesundheitszustand beeinflussen und zur Inanspruchnahme des Gesundheitswesens führen (Z00 - Z99)

Hinw.: Dieses Kapitel sollte nicht für internationale Vergleiche oder für die unikausale Mortalitätsverschlüsselung benutzt werden.

Die Kategorien Z00-Z99 sind für Fälle vorgesehen, in denen Sachverhalte als "Diagnosen" oder "Probleme" angegeben sind, die nicht als Krankheit, Verletzung oder äußere Ursache unter den Kategorien A00-Y89 klassifizierbar sind. Dies kann hauptsächlich auf zweierlei Art vorkommen:

a) Wenn eine Person, wegen einer Krankheit oder ohne krank zu sein, das Gesundheitswesen zu einem speziellen Zweck in Anspruch nimmt, z.B. um eine begrenzte Betreuung oder Grundleistung wegen eines bestehenden Zustandes zu erhalten, um ein Organ oder Gewebe zu spenden, sich prophylaktisch impfen zu lassen oder Rat zu einem Problem einzuholen, das an sich keine Krankheit oder Schädigung ist.

b) Wenn irgendwelche Umstände oder Probleme vorliegen, die den Gesundheitszustand einer Person beeinflussen, an sich aber keine bestehende Krankheit oder Schädigung sind. Solche Faktoren können bei Reihenuntersuchungen der Bevölkerung festgestellt werden, wobei eine Person krank sein kann oder nicht, oder sie werden als ein Zusatzfaktor dokumentiert, der dann berücksichtigt werden muss, wenn die Person wegen irgendeiner Krankheit oder Schädigung behandelt wird.

Dieses Kapitel gliedert sich in folgende Gruppen:

Z00-Z13	Personen, die das Gesundheitswesen zur Untersuchung und Abklärung in Anspruch nehmen
Z20-Z29	Personen mit potentiellen Gesundheitsrisiken hinsichtlich übertragbarer Krankheiten
Z30-Z39	Personen, die das Gesundheitswesen im Zusammenhang mit Problemen der Reproduktion in Anspruch nehmen
Z40-Z54	Personen, die das Gesundheitswesen zum Zwecke spezifischer Maßnahmen und zur medizinischen Betreuung in Anspruch nehmen
Z55-Z65	Personen mit potentiellen Gesundheitsrisiken aufgrund sozioökonomischer oder psychosozialer Umstände
Z70-Z76	Personen, die das Gesundheitswesen aus sonstigen Gründen in Anspruch nehmen
Z80-Z99	Personen mit potentiellen Gesundheitsrisiken aufgrund der Familien- oder Eigenanamnese und bestimmte Zustände, die den Gesundheitszustand beeinflussen

Dieses Kapitel enthält die folgende(n) Ausrufezeichenschlüsselnummer(n)

Z33!	Schwangerschaftsfeststellung als Nebenbefund
Z37.-!	Resultat der Entbindung
Z50.-!	Rehabilitationsmaßnahmen
Z54.-!	Rekonvaleszenz

Personen, die das Gesundheitswesen zur Untersuchung und Abklärung in Anspruch nehmen (Z00-Z13)

Hinw.: Unspezifische abnorme Befunde, die bei diesen Untersuchungen erhoben werden, sind unter den Kategorien R70-R94 zu klassifizieren.

Exkl.: Untersuchungen im Zusammenhang mit Schwangerschaft und Reproduktion (Z30-Z36, Z39.-)

Z00.- **Allgemeinuntersuchung und Abklärung bei Personen ohne Beschwerden oder angegebene Diagnose**
Exkl.: Spezielle Screeninguntersuchungen (Z11-Z13)
Untersuchung aus administrativen Gründen (Z02)

Z00.0 **Ärztliche Allgemeinuntersuchung**
Ärztliche Gesundheitsuntersuchung
Check-up
Periodische Untersuchung (jährlich) (körperlich)
Vorsorgeuntersuchung o.n.A.

Exkl.: Allgemeine Reihenuntersuchung bestimmter Bevölkerungsgruppen (Z10)
Vorsorgeuntersuchung eines Säuglings oder Kindes (Z00.1)

Z00.1 **Gesundheitsvorsorgeuntersuchung eines Kindes**
Prüfung des Entwicklungsstandes eines Säuglings oder Kindes

Exkl.: Gesundheitsüberwachung eines Findelkindes oder anderen gesunden Säuglings oder Kindes (Z76.1-Z76.2)

Z00.2 **Untersuchung aufgrund eines Wachstumsschubes in der Kindheit**

Z00.3 **Untersuchung aufgrund des Entwicklungsstandes während der Adoleszenz**
Pubertätsstadium

Z00.4 **Allgemeine psychiatrische Untersuchung, anderenorts nicht klassifiziert**
Exkl.: Psychiatrische Untersuchung aus rechtsmedizinischen Gründen (Z04.8)

Z00.5 **Untersuchung eines potentiellen Organ- oder Gewebespenders**

Z00.6 **Untersuchung von Personen zu Vergleichs- und Kontrollzwecken im Rahmen klinischer Forschungsprogramme**

Z00.8 **Sonstige Allgemeinuntersuchungen**
Untersuchung des Gesundheitszustandes bei Bevölkerungsstichproben

Z01.- **Sonstige spezielle Untersuchungen und Abklärungen bei Personen ohne Beschwerden oder angegebene Diagnose**
Inkl.: Routineuntersuchung eines bestimmten Körpersystems

Exkl.: Spezielle Screeninguntersuchungen (Z11-Z13)
Untersuchung:
• aus administrativen Gründen (Z02)
• bei Verdacht auf Krankheitszustände, Verdacht ausgeschlossen (Z03.-)

Z01.0 **Visusprüfung und Untersuchung der Augen**
Exkl.: Untersuchung zur Erlangung des Führerscheines (Z02)

Z01.1 **Hörprüfung und Untersuchung der Ohren**

Z01.2 **Untersuchung der Zähne**

Z01.3 **Messung des Blutdrucks**

Z01.4 **Gynäkologische Untersuchung (allgemein) (routinemäßig)**
Gynäkologische Untersuchung (jährlich) (periodisch)
Papanicolaou-Zellabstrich aus der Cervix uteri

Exkl.: Kontrolluntersuchung bei Weiterführung kontrazeptiver Maßnahmen (Z30.4-Z30.5)
Untersuchung und Test zur Feststellung einer Schwangerschaft (Z32)

Z01.5   **Diagnostische Haut- und Sensibilisierungstestung**
Allergentestung
Hauttests auf:
• bakterielle Krankheit
• Hypersensitivität

Z01.6   **Röntgenuntersuchung, anderenorts nicht klassifiziert**
Routinemäßig:
• Mammogramm
• Röntgenuntersuchung des Thorax

Z01.7   **Laboruntersuchung**

Z01.8-   **Sonstige näher bezeichnete spezielle Untersuchungen**
Hinw.: Die Subkategorien Z01.80 und Z01.81 sind nur als Hauptdiagnose zu verwenden, d.h. wenn
sie ursächlich für den stationären Aufenthalt sind.

Z01.80   Abklärung einer Disposition für maligne Herzrhythmusstörungen

Z01.81   Abklärung einer Disposition für Kardiomyopathien

Z01.88   Sonstige näher bezeichnete spezielle Untersuchungen

Z01.9   **Spezielle Untersuchung, nicht näher bezeichnet**

Z02   **Untersuchung und Konsultation aus administrativen Gründen**
Inkl.:   Ausstellung einer ärztlichen Bescheinigung
Einstellungsuntersuchung
Musterungsuntersuchung
Untersuchung wegen:
• Adoption
• Aufnahme in:
  • Bildungseinrichtung
  • Ferienlager
  • Haftanstalt
  • Wohneinrichtung
• Eheschließung
• Einbürgerung
• Einwanderung
• Erlangung des Führerscheines
• Teilnahme am Sport
• Versicherungszwecke

Exkl.:   Alkohol- oder Drogenbestimmung im Blut (Z04.8)
Allgemeine Reihenuntersuchung von:
• Angehörige der Streitkräfte (Z10)
• Bewohner institutioneller Einrichtungen (Z10)
• Sportmannschaften (Z10)
Arbeitsmedizinische Untersuchung (Z10)
Gesundheitsüberwachung eines Findelkindes oder anderen gesunden Säuglings oder Kindes
(Z76.1-Z76.2)
Konsultation wegen ärztlicher Allgemeinuntersuchung (Z00-Z01, Z10)

Z03.-   **Ärztliche Beobachtung und Beurteilung von Verdachtsfällen, Verdacht
ausgeschlossen**
Inkl.:   Personen mit vorhandenen, untersuchungsbedürftigen Symptomen oder Anzeichen für einen
abnormen Zustand, die jedoch nach Untersuchung und Beobachtung nicht
behandlungsbedürftig sind

Exkl.:   Person mit Furcht vor Krankheit, bei der keine Diagnose gestellt wird (Z71)

Z03.0   **Beobachtung bei Verdacht auf Tuberkulose**

Z03.1   **Beobachtung bei Verdacht auf bösartige Neubildung**

Z03.2   **Beobachtung bei Verdacht auf psychische Krankheiten oder Verhaltensstörungen**
Beobachtung wegen:
• Bandenaktivität
• Brandstiftung
• dissozialem   ohne manifeste psychische Störung
   Verhalten
• Ladendiebstahl

Z03.3   **Beobachtung bei Verdacht auf neurologische Krankheit**

Z03.4   **Beobachtung bei Verdacht auf Herzinfarkt**

Z03.5   **Beobachtung bei Verdacht auf sonstige kardiovaskuläre Krankheiten**

Z03.6   **Beobachtung bei Verdacht auf toxische Wirkung von aufgenommenen Substanzen**
Beobachtung bei Verdacht auf:
• unerwünschte Nebenwirkung von Arzneimitteln
• Vergiftung

Z03.8   **Beobachtung bei sonstigen Verdachtsfällen**

Z03.9   **Beobachtung bei Verdachtsfall, nicht näher bezeichnet**

Z04.-   **Untersuchung und Beobachtung aus sonstigen Gründen**
Inkl.: Untersuchung aus rechtsmedizinischen Gründen

Z04.1   **Untersuchung und Beobachtung nach Transportmittelunfall**
Exkl.: Nach Arbeitsunfall (Z04.2)

Z04.2   **Untersuchung und Beobachtung nach Arbeitsunfall**

Z04.3   **Untersuchung und Beobachtung nach anderem Unfall**

Z04.5   **Untersuchung und Beobachtung nach durch eine Person zugefügter Verletzung**
Untersuchung von Opfer oder Beschuldigtem nach angegebener Vergewaltigung oder sexuellem Missbrauch
Untersuchung von Opfer oder Beschuldigtem nach sonstiger durch eine Person zugefügter Verletzung

Z04.8   **Untersuchung und Beobachtung aus sonstigen näher bezeichneten Gründen**
Alkohol- oder Drogenbestimmung im Blut
Allgemeine psychiatrische Untersuchung auf behördliche Anforderung
Anforderung eines Expertengutachtens

Exkl.: Vorhandensein von:
• Alkohol im Blut (R78.0)
• Drogen im Blut (R78.-)

Z04.9   **Untersuchung und Beobachtung aus nicht näher bezeichnetem Grund**
Beobachtung o.n.A.

Z08.-   **Nachuntersuchung nach Behandlung wegen bösartiger Neubildung**
Inkl.: Medizinische Überwachung im Anschluss an die Behandlung

Exkl.: Medizinische Nachbetreuung und Rekonvaleszenz (Z42-Z51, Z54.-)

Z08.0   **Nachuntersuchung nach chirurgischem Eingriff wegen bösartiger Neubildung**

Z08.1   **Nachuntersuchung nach Strahlentherapie wegen bösartiger Neubildung**
Exkl.: Strahlentherapie-Sitzung (Z51.0)

Z08.2   **Nachuntersuchung nach Chemotherapie wegen bösartiger Neubildung**
Exkl.: Chemotherapie-Sitzung (Z51.1)

Z08.7   **Nachuntersuchung nach Kombinationstherapie wegen bösartiger Neubildung**
Exkl.: Kombinierte Strahlen- und Chemotherapie-Sitzung (Z51.82)

Z08.8   **Nachuntersuchung nach sonstiger Behandlung wegen bösartiger Neubildung**

Z08.9   **Nachuntersuchung nach nicht näher bezeichneter Behandlung wegen bösartiger Neubildung**

Z09.- **Nachuntersuchung nach Behandlung wegen anderer Krankheitszustände außer bösartigen Neubildungen**
Inkl.: Medizinische Überwachung nach Behandlung
Exkl.: Medizinische Nachbetreuung und Rekonvaleszenz (Z42-Z51, Z54.-)
Medizinische Überwachung nach Behandlung wegen bösartiger Neubildung (Z08.-)
Überwachung bei:
• Kontrazeption (Z30.4-Z30.5)
• Prothesen und sonstigen medizinischen Geräten oder Hilfsmitteln (Z44-Z46)

Z09.0 **Nachuntersuchung nach chirurgischem Eingriff wegen anderer Krankheitszustände**
Exkl.: Nachuntersuchung nach Organtransplantation (Z09.80)

Z09.1 **Nachuntersuchung nach Strahlentherapie wegen anderer Krankheitszustände**
Exkl.: Strahlentherapie-Sitzung (Z51.0)

Z09.2 **Nachuntersuchung nach Chemotherapie wegen anderer Krankheitszustände**
Exkl.: Erhaltungschemotherapie (Z51.1-Z51.2)

Z09.3 **Nachuntersuchung nach Psychotherapie**

Z09.4 **Nachuntersuchung nach Frakturbehandlung**

Z09.7 **Nachuntersuchung nach Kombinationsbehandlung wegen anderer Krankheitszustände**

Z09.8- **Nachuntersuchung nach sonstiger Behandlung wegen anderer Krankheitszustände**

Z09.80 Nachuntersuchung nach Organtransplantation

Z09.88 Nachuntersuchung nach sonstiger Behandlung wegen anderer Krankheitszustände

Z09.9 **Nachuntersuchung nach nicht näher bezeichneter Behandlung wegen anderer Krankheitszustände**

Z10 **Allgemeine Reihenuntersuchung bestimmter Bevölkerungsgruppen**
Inkl.: Allgemeine Reihenuntersuchung von:
• Angehörige der Streitkräfte
• Bewohner institutioneller Einrichtungen
• Schulkinder
• Sportmannschaften
• Studenten
Arbeitsmedizinische Untersuchung

Exkl.: Ärztliche Untersuchung aus administrativen Gründen (Z02)

Z11 **Spezielle Verfahren zur Untersuchung auf infektiöse und parasitäre Krankheiten**
Inkl.: Spezielle Verfahren zur Untersuchung auf:
• infektiöse Darmkrankheiten
• Lungentuberkulose und andere bakterielle Krankheiten
• Infektionen, die vorwiegend durch Geschlechtsverkehr übertragen werden
• HIV [Humanes Immundefizienz-Virus] und andere Viruskrankheiten
• Protozoenkrankheiten und Helminthosen

Z12.- **Spezielle Verfahren zur Untersuchung auf Neubildungen**

Z12.0 **Spezielle Verfahren zur Untersuchung auf Neubildung des Magens**

Z12.1 **Spezielle Verfahren zur Untersuchung auf Neubildung des Darmtraktes**

Z12.2 **Spezielle Verfahren zur Untersuchung auf Neubildung der Atmungsorgane**

Z12.3 **Spezielle Verfahren zur Untersuchung auf Neubildung der Mamma [Brustdrüse]**
Exkl.: Routinemäßiges Mammogramm (Z01.6)

Z12.4 **Spezielle Verfahren zur Untersuchung auf Neubildung der Cervix uteri**
Exkl.: Routinemäßiger Test oder Teil einer allgemeinen gynäkologischen Untersuchung (Z01.4)

Z12.5 **Spezielle Verfahren zur Untersuchung auf Neubildung der Prostata**

Z12.6 **Spezielle Verfahren zur Untersuchung auf Neubildung der Harnblase**

Z12.8 **Spezielle Verfahren zur Untersuchung auf Neubildungen sonstiger Lokalisationen**

Z12.9 **Spezielle Verfahren zur Untersuchung auf Neubildung, nicht näher bezeichnet**

Z13.- **Spezielle Verfahren zur Untersuchung auf sonstige Krankheiten oder Störungen**

Z13.0 **Spezielle Verfahren zur Untersuchung auf Krankheiten des Blutes und der blutbildenden Organe und bestimmte Störungen mit Beteiligung des Immunsystems**

Z13.1 **Spezielle Verfahren zur Untersuchung auf Diabetes mellitus**

Z13.2 **Spezielle Verfahren zur Untersuchung auf Ernährungsstörungen**

Z13.4 **Spezielle Verfahren zur Untersuchung auf bestimmte Entwicklungsstörungen in der Kindheit**
Exkl.: Routinemäßige Prüfung des Entwicklungsstandes eines Säuglings oder Kindes (Z00.1)

Z13.5 **Spezielle Verfahren zur Untersuchung auf Augen- oder Ohrenkrankheiten**

Z13.6 **Spezielle Verfahren zur Untersuchung auf kardiovaskuläre Krankheiten**

Z13.7 **Spezielle Verfahren zur Untersuchung auf angeborene Fehlbildungen, Deformitäten und Chromosomenanomalien**

Z13.8 **Spezielle Verfahren zur Untersuchung auf sonstige näher bezeichnete Krankheiten oder Störungen**
Endokrine oder Stoffwechselstörungen
Psychische Krankheiten und Verhaltensstörungen
Zahnkrankheiten

Exkl.: Diabetes mellitus (Z13.1)

Z13.9 **Spezielle Verfahren zur Untersuchung, nicht näher bezeichnet**

Personen mit potentiellen Gesundheitsrisiken hinsichtlich übertragbarer Krankheiten (Z20-Z29)

Z20.- **Kontakt mit und Exposition gegenüber übertragbaren Krankheiten**

Z20.0 **Kontakt mit und Exposition gegenüber infektiösen Darmkrankheiten**

Z20.1 **Kontakt mit und Exposition gegenüber Tuberkulose**

Z20.2 **Kontakt mit und Exposition gegenüber Infektionen, die vorwiegend durch Geschlechtsverkehr übertragen werden**

Z20.3 **Kontakt mit und Exposition gegenüber Tollwut**

Z20.4 **Kontakt mit und Exposition gegenüber Röteln**

Z20.5 **Kontakt mit und Exposition gegenüber Virushepatitis**

Z20.6 **Kontakt mit und Exposition gegenüber HIV [Humanes Immundefizienz-Virus]**
Exkl.: Asymptomatische HIV-Infektion (Z21)

Z20.7 **Kontakt mit und Exposition gegenüber Pedikulose [Läusebefall], Akarinose [Milbenbefall] oder anderem Parasitenbefall**

Z20.8 **Kontakt mit und Exposition gegenüber sonstigen übertragbaren Krankheiten**

Z20.9 **Kontakt mit und Exposition gegenüber nicht näher bezeichneter übertragbarer Krankheit**

Z21 **Asymptomatische HIV-Infektion [Humane Immundefizienz-Virusinfektion]**
Inkl.: HIV-positiv o.n.A.

Exkl.: HIV-Krankheit (B20-B24)
HIV-Krankheit als Komplikation bei Schwangerschaft, Geburt und Wochenbett (O98.7)
Kontakt mit und Exposition gegenüber HIV (Z20.6)
Laborhinweis auf HIV (R75)

Z22.- **Keimträger von Infektionskrankheiten**
Inkl.: Verdachtsfälle

Z22.0 **Keimträger von Typhus abdominalis**

Z22.1 **Keimträger anderer infektiöser Darmkrankheiten**

Z22.2 **Keimträger der Diphtherie**

Z22.3 **Keimträger anderer näher bezeichneter bakterieller Krankheiten**
Keimträger bakterieller Krankheit durch:
- Meningokokken
- Staphylokokken
- Streptokokken

Z22.4 **Keimträger von Infektionskrankheiten, die vorwiegend durch Geschlechtsverkehr übertragen werden**
Keimträger von:
- Gonorrhoe
- Syphilis

Z22.6 **Keimträger von humaner T-Zell-lymphotroper Viruskrankheit, Typ I [HTLV-1]**

Z22.7 **Latente Tuberkulose**
Exkl.: Abnormes Ergebnis der Mendel-Mantoux-Tuberkulinprobe (R76.1)

Z22.8 **Keimträger sonstiger Infektionskrankheiten**

Z22.9 **Keimträger von Infektionskrankheit, nicht näher bezeichnet**

Z23.- **Notwendigkeit der Impfung [Immunisierung] gegen einzelne bakterielle Krankheiten**
Exkl.: Impfung:
- gegen Krankheitskombinationen (Z27.-)
- nicht durchgeführt (Z28)

Z23.0 **Notwendigkeit der Impfung gegen Cholera, nicht kombiniert**

Z23.1 **Notwendigkeit der Impfung gegen Typhus-Paratyphus [TAB], nicht kombiniert**

Z23.2 **Notwendigkeit der Impfung gegen Tuberkulose [BCG]**

Z23.3 **Notwendigkeit der Impfung gegen Pest**

Z23.4 **Notwendigkeit der Impfung gegen Tularämie**

Z23.5 **Notwendigkeit der Impfung gegen Tetanus, nicht kombiniert**

Z23.6 **Notwendigkeit der Impfung gegen Diphtherie, nicht kombiniert**

Z23.7 **Notwendigkeit der Impfung gegen Keuchhusten [Pertussis], nicht kombiniert**

Z23.8 **Notwendigkeit der Impfung gegen sonstige einzelne bakterielle Krankheiten**

Z24.- **Notwendigkeit der Impfung [Immunisierung] gegen bestimmte einzelne Viruskrankheiten**
Exkl.: Impfung:
- gegen Krankheitskombinationen (Z27.-)
- nicht durchgeführt (Z28)

Z24.0 **Notwendigkeit der Impfung gegen Poliomyelitis**

Z24.1 **Notwendigkeit der Impfung gegen Virusenzephalitis, durch Arthropoden übertragen**

Z24.2 **Notwendigkeit der Impfung gegen Tollwut**

Z24.3 **Notwendigkeit der Impfung gegen Gelbfieber**

Z24.4 **Notwendigkeit der Impfung gegen Masern, nicht kombiniert**

Z24.5 **Notwendigkeit der Impfung gegen Röteln, nicht kombiniert**

Z24.6 **Notwendigkeit der Impfung gegen Virushepatitis**

Z25.- **Notwendigkeit der Impfung [Immunisierung] gegen andere einzelne Viruskrankheiten**
Exkl.: Impfung:
- gegen Krankheitskombinationen (Z27.-)
- nicht durchgeführt (Z28)

Z25.0 **Notwendigkeit der Impfung gegen Mumps, nicht kombiniert**

Z25.1 **Notwendigkeit der Impfung gegen Grippe [Influenza]**

Z25.8 **Notwendigkeit der Impfung gegen sonstige näher bezeichnete einzelne Viruskrankheiten**

Z26.- **Notwendigkeit der Impfung [Immunisierung] gegen andere einzelne Infektionskrankheiten**
Exkl.: Impfung:
- gegen Krankheitskombinationen (Z27.-)
- nicht durchgeführt (Z28)

Z26.0 **Notwendigkeit der Impfung gegen Leishmaniose**

Z26.8 **Notwendigkeit der Impfung gegen sonstige näher bezeichnete einzelne Infektionskrankheiten**

Z26.9 **Notwendigkeit der Impfung gegen nicht näher bezeichnete Infektionskrankheit**
Notwendigkeit der Impfung o.n.A.

Z27.- **Notwendigkeit der Impfung [Immunisierung] gegen Kombinationen von Infektionskrankheiten**
Exkl.: Impfung nicht durchgeführt (Z28)

Z27.0 **Notwendigkeit der Impfung gegen Cholera mit Typhus-Paratyphus [Cholera+TAB]**

Z27.1 **Notwendigkeit der Impfung gegen Diphtherie-Pertussis-Tetanus [DPT]**

Z27.2 **Notwendigkeit der Impfung gegen Diphtherie-Pertussis-Tetanus mit Typhus-Paratyphus [DPT+TAB]**

Z27.3 **Notwendigkeit der Impfung gegen Diphtherie-Pertussis-Tetanus mit Poliomyelitis [DPT+Polio]**

Z27.4 **Notwendigkeit der Impfung gegen Masern-Mumps-Röteln [MMR]**

Z27.8 **Notwendigkeit der Impfung gegen sonstige Kombinationen von Infektionskrankheiten**

Z27.9 **Notwendigkeit der Impfung gegen nicht näher bezeichnete Kombinationen von Infektionskrankheiten**

Z28 **Nicht durchgeführte Impfung [Immunisierung]**
Inkl.: Impfung nicht durchgeführt wegen:
- Glaubensgründe
- Gruppendruck
- Kontraindikation
- vom Patienten unabhängige Gründe

Z29.- **Notwendigkeit von anderen prophylaktischen Maßnahmen**
Exkl.: Desensibilisierung gegenüber Allergenen (Z51.6)
Prophylaktische Operation (Z40.-)

Z29.0 **Isolierung als prophylaktische Maßnahme**
Stationäre Aufnahme zur Abschirmung einer Person vor ihrer Umgebung oder zur Isolierung einer Person nach Kontakt mit Infektionskrankheiten

Z29.1 **Immunprophylaxe**
Verabreichung von Immunglobulin

Z29.2- **Sonstige prophylaktische Chemotherapie**
Chemoprophylaxe
Prophylaktische Antibiotikaverabreichung

Z29.20 Lokale prophylaktische Chemotherapie

Z29.21 Systemische prophylaktische Chemotherapie

Z29.28 Sonstige prophylaktische Chemotherapie

Z29.8 **Sonstige näher bezeichnete prophylaktische Maßnahmen**

Z29.9 **Prophylaktische Maßnahme, nicht näher bezeichnet**

Personen, die das Gesundheitswesen im Zusammenhang mit Problemen der Reproduktion in Anspruch nehmen (Z30-Z39)

Z30.- **Kontrazeptive Maßnahmen**

Z30.0 **Allgemeine Beratung zu Fragen der Kontrazeption**
Beratung zu Fragen der Familienplanung o.n.A.
Erstverordnung von Kontrazeptiva

Z30.1 **Einsetzen eines Pessars (intrauterin) zur Kontrazeption**

Z30.2 **Sterilisierung**
Stationäre Aufnahme zur Tubensterilisation oder Vasektomie

Z30.3 **Auslösung der Menstruation**
Interzeption
Regulierung der Menstruation

Z30.4 **Überwachung bei medikamentöser Kontrazeption**
Kontrolluntersuchung bei Weiterführung kontrazeptiver Maßnahmen
Wiederverordnung oraler oder sonstiger kontrazeptiver Arzneimittel

Z30.5 **Überwachung von Patientinnen mit Pessar (intrauterin) zur Kontrazeption**
Kontrolle, Wiedereinsetzen oder Entfernen eines Pessars (intrauterin)

Z30.8 **Sonstige kontrazeptive Maßnahmen**
Spermienzählung nach Vasektomie

Z30.9 **Kontrazeptive Maßnahme, nicht näher bezeichnet**

Z31.- **Fertilisationsfördernde Maßnahmen**
Exkl.: Komplikationen im Zusammenhang mit künstlicher Befruchtung (N98.-)

Z31.0 **Tuben- oder Vasoplastik nach früherer Sterilisierung**

Z31.1 **Künstliche Insemination**

Z31.2 **In-vitro-Fertilisation**
Stationäre Aufnahme zur Eizell-Entnahme oder -Implantation

Z31.3 **Andere Methoden, die die Fertilisation unterstützen**

Z31.4 **Untersuchung und Test im Zusammenhang mit Fertilisation**
Pertubation
Spermatogramm

Exkl.: Spermienzählung nach Vasektomie (Z30.8)

Z31.5 **Genetische Beratung**

Z31.6 **Allgemeine Beratung im Zusammenhang mit Fertilisation**

Z31.8 **Sonstige fertilisationsfördernde Maßnahmen**

Z31.9 **Fertilisationsfördernde Maßnahme, nicht näher bezeichnet**

Z32 **Untersuchung und Test zur Feststellung einer Schwangerschaft**

Z33! **Schwangerschaftsfeststellung als Nebenbefund**
Inkl.: Schwangerschaft o.n.A.

Z34 **Überwachung einer normalen Schwangerschaft**

Z35.- **Überwachung einer Risikoschwangerschaft**
Z35.0 **Überwachung einer Schwangerschaft bei Infertilitätsanamnese**

Z35.1 **Überwachung einer Schwangerschaft bei Abortanamnese**
Überwachung einer Schwangerschaft bei:
* Blasenmole | in der Anamnese
* Traubenmole |

Exkl.: Neigung zu habituellem Abort:
  • Betreuung während der Schwangerschaft (O26.2)
  • ohne bestehende Schwangerschaft (N96)

Z35.2 **Überwachung einer Schwangerschaft bei sonstiger ungünstiger geburtshilflicher oder Reproduktionsanamnese**
Überwachung einer Schwangerschaft bei:
* Tod des Neugeborenen |
* Totgeburt in der Anamnese | in der Anamnese
* Zuständen, die unter O10-O92 klassifizierbar sind |

Z35.3 **Überwachung einer Schwangerschaft mit ungenügender pränataler Betreuung in der Anamnese**
Schwangerschaft:
* verborgen
* verheimlicht

Z35.4 **Überwachung einer Schwangerschaft bei ausgeprägter Multiparität**
Exkl.: Multiparität ohne bestehende Schwangerschaft (Z64.1)

Z35.5 **Überwachung einer älteren Erstschwangeren**

Z35.6 **Überwachung einer sehr jungen Erstschwangeren**

Z35.8 **Überwachung sonstiger Risikoschwangerschaften**
Risikoschwangerschaft, durch soziale Probleme bedingt

Z35.9 **Überwachung einer Risikoschwangerschaft, nicht näher bezeichnet**

Z36.- **Pränatales Screening**
Exkl.: Abnorme Befunde bei der Screeninguntersuchung der Mutter zur pränatalen Diagnostik (O28.-)
  Schwangerschaftsüberwachung (Z34-Z35)

Z36.0 **Pränatales Screening auf Chromosomenanomalien**
Amniozentese
Plazentagewebeprobe (vaginal entnommen)

Z36.1 **Pränatales Screening auf erhöhten Alpha-Fetoproteinspiegel**

Z36.2 **Anderes pränatales Screening mittels Amniozentese**

Z36.3 **Pränatales Screening auf Fehlbildungen mittels Ultraschall oder anderer physikalischer Verfahren**

Z36.4 **Pränatales Screening auf fetale Wachstumsretardierung mittels Ultraschall oder anderer physikalischer Verfahren**

Z36.5 **Pränatales Screening auf Isoimmunisierung**

Z36.8 **Sonstiges pränatales Screening**
Screening auf Hämoglobinopathie

Z36.9 **Pränatales Screening, nicht näher bezeichnet**

Z37.-! **Resultat der Entbindung**
Hinw.: Diese Kategorie dient der zusätzlichen Verschlüsselung des Entbindungsresultates in der medizinischen Dokumentation der Mutter.

Z37.0! **Lebendgeborener Einling**

Z37.1! **Totgeborener Einling**

Z37.2! **Zwillinge, beide lebendgeboren**

Z37.3! **Zwillinge, ein Zwilling lebend-, der andere totgeboren**

Z37.4! **Zwillinge, beide totgeboren**

Z37.5! **Andere Mehrlinge, alle lebendgeboren**

Z37.6!	**Andere Mehrlinge, einige lebendgeboren**
Z37.7!	**Andere Mehrlinge, alle totgeboren**
Z37.9!	**Resultat der Entbindung, nicht näher bezeichnet**
	Einling o.n.A.
	Mehrling o.n.A.

Z38.-	**Lebendgeborene nach dem Geburtsort**
Z38.0	**Einling, Geburt im Krankenhaus**
Z38.1	**Einling, Geburt außerhalb des Krankenhauses**
Z38.2	**Einling, Geburtsort nicht näher bezeichnet**
	Gesundes Neugeborenes o.n.A.
	Lebendgeborenes o.n.A.
Z38.3	**Zwilling, Geburt im Krankenhaus**
Z38.4	**Zwilling, Geburt außerhalb des Krankenhauses**
Z38.5	**Zwilling, Geburtsort nicht näher bezeichnet**
Z38.6	**Anderer Mehrling, Geburt im Krankenhaus**
Z38.7	**Anderer Mehrling, Geburt außerhalb des Krankenhauses**
Z38.8	**Anderer Mehrling, Geburtsort nicht näher bezeichnet**

Z39.-	**Postpartale Betreuung und Untersuchung der Mutter**
Z39.0	**Betreuung und Untersuchung der Mutter unmittelbar nach einer Entbindung**
	Betreuung und Beobachtung bei komplikationslosem Verlauf
	Exkl.: Betreuung bei postpartalen Komplikationen - siehe Alphabetisches Verzeichnis
Z39.1	**Betreuung und Untersuchung der stillenden Mutter**
	Überwachung der Laktation
	Exkl.: Laktationsstörungen (O92.-)
Z39.2	**Routinemäßige postpartale Nachuntersuchung der Mutter**

Personen, die das Gesundheitswesen zum Zwecke spezifischer Maßnahmen und zur medizinischen Betreuung in Anspruch nehmen (Z40-Z54)

Hinw.: Die Kategorien Z40-Z54 dienen der Angabe eines Betreuungsgrundes. Sie können bei Patienten benutzt werden, die bereits wegen einer Krankheit oder Verletzung behandelt wurden, aber nachsorgende oder prophylaktische Betreuung, Betreuung während der Rekonvaleszenz oder zur Konsolidierung des Behandlungsergebnisses, zur Behandlung von Restzuständen, zur Absicherung, dass kein Rezidiv aufgetreten ist oder zur Verhütung eines Rezidivs erhalten.

Exkl.: Nachuntersuchung zur medizinischen Überwachung nach einer Behandlung (Z08-Z09)

Z40.-	**Prophylaktische Operation**
Z40.0-	**Prophylaktische Operation wegen Risikofaktoren in Verbindung mit bösartigen Neubildungen**
	Aufnahme wegen prophylaktischer Organentfernung
Z40.00	Prophylaktische Operation an der Brustdrüse [Mamma]
Z40.01	Prophylaktische Operation am Ovar
Z40.08	Prophylaktische Operation an sonstigen Organen
Z40.8	**Sonstige prophylaktische Operation**
Z40.9	**Prophylaktische Operation, nicht näher bezeichnet**

Z41.- **Maßnahmen aus anderen Gründen als der Wiederherstellung des Gesundheitszustandes**

Z41.1 **Plastische Chirurgie aus kosmetischen Gründen**
Mammaimplantat

Exkl.: Plastische und rekonstruktive Chirurgie nach abgeheilter Verletzung oder Operation (Z42.-)

Z41.2 **Zirkumzision als Routinemaßnahme oder aus rituellen Gründen**

Z41.8 **Sonstige Maßnahmen aus anderen Gründen als der Wiederherstellung des Gesundheitszustandes**
Haartransplantation
Ohrlochstechen

Z41.9 **Maßnahme aus anderen Gründen als der Wiederherstellung des Gesundheitszustandes, nicht näher bezeichnet**

Z42.- **Nachbehandlung unter Anwendung plastischer Chirurgie**
Inkl.: Narbengewebeplastik
Plastische und rekonstruktive Chirurgie nach abgeheilter Verletzung oder Operation

Exkl.: Plastische Chirurgie:
• aus kosmetischen Gründen (Z41.1)
• Behandlung einer frischen Verletzung - Verschlüsselung der Verletzung - siehe Alphabetisches Verzeichnis

Z42.0 **Nachbehandlung unter Anwendung plastischer Chirurgie des Kopfes oder des Halses**

Z42.1 **Nachbehandlung unter Anwendung plastischer Chirurgie der Mamma [Brustdrüse]**

Z42.2 **Nachbehandlung unter Anwendung plastischer Chirurgie an anderen Teilen des Rumpfes**

Z42.3 **Nachbehandlung unter Anwendung plastischer Chirurgie der oberen Extremität**

Z42.4 **Nachbehandlung unter Anwendung plastischer Chirurgie der unteren Extremität**

Z42.8 **Nachbehandlung unter Anwendung plastischer Chirurgie an sonstigen Körperteilen**

Z42.9 **Nachbehandlung unter Anwendung plastischer Chirurgie, nicht näher bezeichnet**

Z43.- **Versorgung künstlicher Körperöffnungen**
Inkl.: Einführung von Sonden oder Bougies
Katheterentfernung
Toilette oder Reinigung
Umbildung
Verschluss

Exkl.: Komplikationen an äußerem Stoma (J95.0, K91.4, N99.5)
Künstliche Körperöffnungen ohne Versorgungsnotwendigkeit (Z93.-)
Versorgen mit und Anpassen von Prothesen und sonstigen Geräten oder Hilfsmitteln (Z44-Z46)

Z43.0 **Versorgung eines Tracheostomas**

Z43.1 **Versorgung eines Gastrostomas**

Z43.2 **Versorgung eines Ileostomas**

Z43.3 **Versorgung eines Kolostomas**

Z43.4 **Versorgung anderer künstlicher Körperöffnungen des Verdauungstraktes**

Z43.5 **Versorgung eines Zystostomas**

Z43.6 **Versorgung sonstiger künstlicher Körperöffnungen des Harntraktes**
Nephrostoma
Ureterostoma
Urethrostoma

Z43.7 **Versorgung einer künstlichen Vagina**

Z43.8- **Versorgung sonstiger künstlicher Körperöffnungen**

Z43.80 Versorgung eines Thorakostomas

Z43.88 Versorgung sonstiger künstlicher Körperöffnungen

Z43.9 **Versorgung einer nicht näher bezeichneten künstlichen Körperöffnung**

Z44.- **Versorgen mit und Anpassen einer Ektoprothese**
Exkl.: Vorhandensein einer Prothese (Z97.-)

Z44.0 **Versorgen mit und Anpassen eines künstlichen Armes (komplett) (partiell)**

Z44.1 **Versorgen mit und Anpassen eines künstlichen Beines (komplett) (partiell)**

Z44.2 **Versorgen mit und Anpassen einer Augenprothese**
Exkl.: Mechanische Komplikation durch Augenprothese (T85.3)

Z44.3 **Versorgen mit und Anpassen einer extrakorporalen Mammaprothese**

Z44.8 **Versorgen mit und Anpassen von sonstigen Ektoprothesen**

Z44.9 **Versorgen mit und Anpassen einer nicht näher bezeichneten Ektoprothese**

Z45.- **Anpassung und Handhabung eines implantierten medizinischen Gerätes**
Exkl.: Funktionsstörung oder andere Komplikationen eines medizinischen Gerätes oder
Hilfsmittels - siehe Alphabetisches Verzeichnis
Vorhandensein von Prothesen und anderen medizinischen Geräten oder Hilfsmitteln (Z95-
Z97)

Z45.0- **Anpassung und Handhabung eines kardialen (elektronischen) Geräts**
Kontrolle und Prüfung eines kardialen (elektronischen) Geräts

Z45.00 Anpassung und Handhabung eines implantierten Herzschrittmachers

Z45.01 Anpassung und Handhabung eines implantierten Kardiodefibrillators

Z45.02 Anpassung und Handhabung eines herzunterstützenden Systems
Kunstherz
Pumpe:
• extrakorporal
• intrakorporal
• parakorporal

Z45.08 Anpassung und Handhabung von sonstigen kardialen (elektronischen) Geräten

Z45.1 **Anpassung und Handhabung einer Infusionspumpe**

Z45.2- **Anpassung und Handhabung eines vaskulären Zugangs**

Z45.20 Anpassung und Handhabung eines operativ implantierten vaskulären Katheterverweilsystems
Broviac®-Katheter
Port-System

Z45.29 Anpassung und Handhabung eines sonstigen und nicht näher bezeichneten vaskulären Zugangs

Z45.3 **Anpassung und Handhabung eines implantierten Hörgerätes**
Gerät für das Innenohr
Gerät für Knochenleitung

Z45.8- **Anpassung und Handhabung von sonstigen implantierten medizinischen Geräten**

Z45.80 Anpassung und Handhabung eines Neurostimulators
Vorderwurzelstimulator

Z45.81 Anpassung und Handhabung eines Zwerchfellschrittmachers

Z45.82 Überprüfung der Funktionsparameter einer Medikamentenpumpe

Z45.84 Anpassung und Handhabung eines Bronchialstents

Z45.85 Anpassung und Handhabung eines Trachealstents

Z45.88 Anpassung und Handhabung von sonstigen implantierten medizinischen Geräten

Z45.9 **Anpassung und Handhabung eines implantierten medizinischen Gerätes, nicht näher
bezeichnet**

Z46.- **Versorgen mit und Anpassen von anderen medizinischen Geräten oder Hilfsmitteln**
Exkl.: Funktionsstörung oder andere Komplikationen eines medizinischen Gerätes oder
Hilfsmittels - siehe Alphabetisches Verzeichnis
Lediglich Ausstellung wiederholter Verordnung (Z76.0)
Vorhandensein von Prothesen und anderen medizinischen Geräten oder Hilfsmitteln (Z95-
Z97)

Z46.0 **Versorgen mit und Anpassen von Brillen oder Kontaktlinsen**

Z46.1 **Versorgen mit und Anpassen eines Hörgerätes**

Z46.2 **Versorgen mit und Anpassen von anderen medizinischen Geräten oder Hilfsmitteln für das Nervensystem oder für spezielle Sinnesorgane**

Z46.3 **Versorgen mit und Anpassen einer Zahnprothese**

Z46.4 **Versorgen mit und Anpassen von kieferorthopädischen Geräten**

Z46.5 **Versorgen mit und Anpassen eines Ileostomas oder von sonstigen Vorrichtungen im Magen-Darm-Trakt**
Gastrostoma

Z46.6 **Versorgen mit und Anpassen eines Gerätes im Harntrakt**

Z46.7 **Versorgen mit und Anpassen eines orthopädischen Hilfsmittels**
Orthopädisch:
• Gipsverband
• Korsett
• Schuhe
• Stützapparat

Z46.8 **Versorgen mit und Anpassen von sonstigen näher bezeichneten medizinischen Geräten oder Hilfsmitteln**
Rollstuhl

Z46.9 **Versorgen mit und Anpassen eines nicht näher bezeichneten medizinischen Gerätes oder Hilfsmittels**

Z47.- **Andere orthopädische Nachbehandlung**
Exkl.: Komplikation durch orthopädische Endoprothesen, Implantate oder Transplantate (T84.-)
Nachuntersuchung nach Frakturbehandlung (Z09.4)
Rehabilitationsmaßnahmen (Z50.-)

Z47.0 **Entfernung einer Metallplatte oder einer anderen inneren Fixationsvorrichtung**
Entfernung:
• Drähte
• Nägel
• Platten
• Schrauben
• Stäbe

Exkl.: Entfernung einer äußeren Fixationsvorrichtung (Z47.8)

Z47.8 **Sonstige näher bezeichnete orthopädische Nachbehandlung**
Wechsel, Kontrolle oder Entfernung:
• äußere Fixations- oder Extensionsvorrichtung
• Gipsverband

Z47.9 **Orthopädische Nachbehandlung, nicht näher bezeichnet**

Z48.- **Andere Nachbehandlung nach chirurgischem Eingriff**
Exkl.: Nachuntersuchung nach:
• chirurgischem Eingriff (Z09.0)
• Frakturbehandlung (Z09.4)
Orthopädische Nachbehandlung (Z47.-)
Versorgung künstlicher Körperöffnungen (Z43.-)
Versorgen mit und Anpassen von Prothesen und sonstigen medizinischen Geräten oder Hilfsmitteln (Z44-Z46)

Z48.0 **Kontrolle von Verbänden und Nähten**
Entfernung von Nahtmaterial
Verbandwechsel

Z48.8 **Sonstige näher bezeichnete Nachbehandlung nach chirurgischem Eingriff**

Z48.9 **Nachbehandlung nach chirurgischem Eingriff, nicht näher bezeichnet**

Z49.- **Dialysebehandlung**
Inkl.: Vorbereitung und Durchführung der Dialyse

Z49.0 **Vorbereitung auf die Dialyse**
Shuntanlage

Z49.1   **Extrakorporale Dialyse**
Dialyse bei Niereninsuffizienz o.n.A.

Z49.2   **Sonstige Dialyse**
Peritonealdialyse

Z50.-!   **Rehabilitationsmaßnahmen**
Exkl.: Beratung (Z70-Z71)

Z50.0!   **Rehabilitationsmaßnahmen bei Herzkrankheit**

Z50.1!   **Sonstige Physiotherapie**
Krankengymnastik

Z50.2!   **Rehabilitationsmaßnahmen bei Alkoholismus**

Z50.3!   **Rehabilitationsmaßnahmen bei Arzneimittel- oder Drogenabhängigkeit**

Z50.4!   **Psychotherapie, anderenorts nicht klassifiziert**

Z50.5!   **Logopädische Behandlung [Therapie von Stimm-, Sprech- und Sprachstörungen]**

Z50.6!   **Orthoptische Übungen [Sehschule]**

Z50.7!   **Arbeitstherapie und berufliche Rehabilitationsmaßnahmen, anderenorts nicht klassifiziert**

Z50.8!   **Sonstige Rehabilitationsmaßnahmen**
Rehabilitationsmaßnahmen bei Tabakmissbrauch
Training der Fertigkeiten des täglichen Lebens [ADL, activities of daily living], anderenorts nicht klassifiziert

Z50.9!   **Rehabilitationsmaßnahme, nicht näher bezeichnet**
Rehabilitation o.n.A.

Z51.-   **Sonstige medizinische Behandlung**
Exkl.: Nachuntersuchung nach Behandlung (Z08-Z09)

Z51.0   **Strahlentherapie-Sitzung**
Therapeutische Applikation radioaktiver Substanzen

Z51.1   **Chemotherapie-Sitzung wegen bösartiger Neubildung**

Z51.2   **Andere Chemotherapie**
Erhaltungschemotherapie o.n.A.
Zytostatische Therapie bei nichtmalignen Erkrankungen
Exkl.: Chemoprophylaxe hinsichtlich übertragbarer Krankheiten (Z23-Z27, Z29.-)

Z51.3   **Bluttransfusion ohne angegebene Diagnose**

Z51.4   **Vorbereitung auf eine nachfolgende Behandlung, anderenorts nicht klassifiziert**
Exkl.: Vorbereitung auf die Dialyse (Z49.0)

Z51.5   **Palliativbehandlung**

Z51.6   **Desensibilisierung gegenüber Allergenen**

Z51.8-   **Sonstige näher bezeichnete medizinische Behandlung**
Exkl.: Betreuung einer pflegebedürftigen Person während des Urlaubs der Angehörigen (Z75.8)

Z51.81   Apherese

Z51.82   Kombinierte Strahlen- und Chemotherapiesitzung wegen bösartiger Neubildung

Z51.83   Opiatsubstitution
Methadonsubstitution

Z51.88   Sonstige näher bezeichnete medizinische Behandlung

Z51.9   **Medizinische Behandlung, nicht näher bezeichnet**

Z52.-   **Spender von Organen oder Geweben**
Exkl.: Untersuchung eines potentiellen Spenders (Z00.5)

Z52.0-   **Blutspender**

Z52.00   Vollblutspender

Z52.01   Stammzellenspender

Z52.08	Spender sonstiger Blutbestandteile Lymphozyten Thrombozyten
Z52.1	**Hautspender**
Z52.2	**Knochenspender**
Z52.3	**Knochenmarkspender**
Z52.4	**Nierenspender**
Z52.5	**Korneaspender**
Z52.6	**Leberspender**
Z52.7	**Herzspender**
Z52.8-	**Spender sonstiger Organe oder Gewebe**
Z52.80	Lungenspender
Z52.88	Spender sonstiger Organe oder Gewebe Spermienspender
Z52.9	**Spender eines nicht näher bezeichneten Organs oder Gewebes** Spender o.n.A.

Z53   **Personen, die Einrichtungen des Gesundheitswesens wegen spezifischer Maßnahmen aufgesucht haben, die aber nicht durchgeführt wurden**
Inkl.:   Maßnahme nicht durchgeführt wegen:
- Glaubensgründe
- Gruppendruck
- Kontraindikation
- vom Patienten unabhängige Gründe

Exkl.:   Nicht durchgeführte Impfung (Z28)

Z54.-!   **Rekonvaleszenz**

Z54.0!	**Rekonvaleszenz nach chirurgischem Eingriff**
Z54.1!	**Rekonvaleszenz nach Strahlentherapie**
Z54.2!	**Rekonvaleszenz nach Chemotherapie**
Z54.3!	**Rekonvaleszenz nach Psychotherapie**
Z54.4!	**Rekonvaleszenz nach Frakturbehandlung**
Z54.7!	**Rekonvaleszenz nach kombinierter Behandlung** Rekonvaleszenz nach jeder Kombination der unter Z54.0-Z54.4 klassifizierten Behandlungen
Z54.8!	**Rekonvaleszenz nach sonstiger Behandlung**
Z54.9!	**Rekonvaleszenz nach nicht näher bezeichneter Behandlung**

Personen mit potentiellen Gesundheitsrisiken aufgrund sozioökonomischer oder psychosozialer Umstände (Z55-Z65)

Z55 **Kontaktanlässe mit Bezug auf die Ausbildung**
Inkl.: Analphabetentum
Geringes Niveau des Lese-Schreib-Vermögens
Inadäquater Unterricht
Mangelnde Anpassung an schulische Anforderungen
Nicht bestandene Prüfungen
Schulunterricht nicht verfügbar oder nicht erreichbar
Unstimmigkeiten mit Lehrern und Mitschülern
Unzulängliche schulische Leistungen
Exkl.: Störungen der psychischen Entwicklung (F80-F89)

Z56 **Kontaktanlässe mit Bezug auf das Berufsleben**
Inkl.: Arbeitslosigkeit o.n.A.
Arbeitsplatzwechsel
Belastende Einteilung der Arbeitszeit
Drohender Arbeitsplatzverlust
Nicht zusagende Arbeit
Schichtarbeit
Schwierige Arbeitsbedingungen
Unstimmigkeiten mit Vorgesetzten oder Arbeitskollegen
Exkl.: Berufliche Exposition gegenüber Risikofaktoren (Z57)
Probleme mit Bezug auf die Wohnbedingungen oder die wirtschaftlichen Verhältnisse (Z59)

Z57 **Berufliche Exposition gegenüber Risikofaktoren**
Inkl.: Extreme Temperatur
Lärm
Mechanische Schwingungen [Vibration]
Staub und andere luftverunreinigende Stoffe
Strahlung
Toxische Substanzen in der Landwirtschaft und in der Industrie

Z58 **Kontaktanlässe mit Bezug auf die physikalische Umwelt**
Inkl.: Bodenverschmutzung
Lärm
Luftverschmutzung
Strahlung
Unzulängliche Trinkwasserversorgung
Wasserverschmutzung
Exkl.: Berufliche Exposition (Z57)

Z59 **Kontaktanlässe mit Bezug auf das Wohnumfeld oder die wirtschaftliche Lage**
Inkl.: Äußerste Armut
Inadäquate Unterkunft
Mangel an adäquater Nahrung
Niedriges Einkommen
Obdachlosigkeit
Probleme mit Bezug auf das Leben in einer Wohneinrichtung
Ungenügende soziale Sicherung und Fürsorgeunterstützung
Unstimmigkeit mit Nachbarn, Mietern oder Vermieter
Exkl.: Institutionelle(r) Aufenthalt und Erziehung (Z62)
Mangelernährung (E40-E46)
Probleme mit Bezug auf die physikalische Umwelt (Z58)
Schäden durch Hunger (T73.0)
Ungeeignete Ernährungs- oder Essgewohnheiten (Z72.8)
Unzulängliche Trinkwasserversorgung (Z58)

Z60 **Kontaktanlässe mit Bezug auf die soziale Umgebung**
Inkl.: Alleinlebende Person
Anpassungsprobleme an die Übergangsphasen im Lebenszyklus
Atypische familiäre Situation
Empty nest syndrome
Schwierigkeiten bei der kulturellen Eingewöhnung
Soziale Ausgrenzung oder Ablehnung
Zielscheibe feindlicher Diskriminierung und Verfolgung

Z61 **Kontaktanlässe mit Bezug auf Kindheitserlebnisse**
Inkl.: Ereignisse, die den Verlust des Selbstwertgefühls in der Kindheit zur Folge haben
Herauslösen aus dem Elternhaus in der Kindheit
Persönliches angsterregendes Erlebnis in der Kindheit
Probleme mit Bezug auf vermutete körperliche Misshandlung eines Kindes
Probleme mit Bezug auf vermuteten sexuellen Missbrauch eines Kindes
Veränderung der Struktur der Familienbeziehungen in der Kindheit
Verlust einer nahen Bezugsperson in der Kindheit
Exkl.: Missbrauch von Personen (T74.-)

Z62 **Andere Kontaktanlässe mit Bezug auf die Erziehung**
Inkl.: Elterliche Überprotektion
Emotionale und andere Formen der Vernachlässigung eines Kindes
Feindseligkeit gegenüber dem Kind und ständige Schuldzuweisung an das Kind
Institutionelle(r) Aufenthalt und Erziehung
Unangebrachter elterlicher Druck oder andere abnorme Erziehungsmerkmale
Ungenügende elterliche Überwachung und Kontrolle
Exkl.: Missbrauch von Personen (T74.-)

Z63 **Andere Kontaktanlässe mit Bezug auf den engeren Familienkreis**
Inkl.: Abwesenheit eines Familienangehörigen
Familienzerrüttung durch Trennung oder Scheidung
Probleme in der Beziehung zu den Eltern oder angeheirateten Verwandten
Probleme in der Beziehung zum Ehepartner oder Partner
Ungenügende familiäre Unterstützung
Unselbständiger Verwandter, der häusliche Betreuung benötigt
Verschwinden oder (vermuteter) Tod eines Familienangehörigen
Exkl.: Missbrauch von Personen (T74.-)
Probleme mit Bezug auf:
• Erziehung (Z62)
• negative Kindheitserlebnisse (Z61)

Z64.- **Kontaktanlässe mit Bezug auf bestimmte psychosoziale Umstände**

Z64.0 **Kontaktanlässe mit Bezug auf eine unerwünschte Schwangerschaft**
Exkl.: Überwachung einer durch soziale Probleme bedingten Risikoschwangerschaft (Z35.8)

Z64.1 **Kontaktanlässe mit Bezug auf Multiparität**
Exkl.: Überwachung einer Schwangerschaft bei ausgeprägter Multiparität (Z35.4)

Z64.8 **Sonstige Kontaktanlässe mit Bezug auf bestimmte psychosoziale Umstände**
Suchen und Akzeptieren von körperlichen, chemischen oder Ernährungsmaßnahmen, die bekanntermaßen gefährlich und schädlich sind
Suchen und Akzeptieren von verhaltenspsychologischen Maßnahmen, die bekanntermaßen gefährlich und schädlich sind
Unstimmigkeit mit Beratungspersonen, z.B. mit Bewährungshelfer oder Sozialarbeiter
Exkl.: Suchtstoffabhängigkeit - siehe Alphabetisches Verzeichnis

Z65 **Kontaktanlässe mit Bezug auf andere psychosoziale Umstände**

Inkl.: Betroffensein von einer Katastrophe, einem Krieg oder anderen Feindseligkeiten
Gefängnisstrafe oder andere Formen der Freiheitsstrafe
Inhaftierung
Kindessorgerechts- oder Unterhaltsverfahren
Opfer von Verbrechen, Terrorismus oder Folterung
Probleme im Zusammenhang mit der Entlassung aus dem Gefängnis
Prozess
Strafverfolgung
Verurteilung in Zivil- oder Strafverfahren, ohne Freiheitsstrafe

Exkl.: Aktuelle Schädigung - siehe Alphabetisches Verzeichnis
Zielscheibe feindlicher Diskriminierung und Verfolgung (Z60)

Personen, die das Gesundheitswesen aus sonstigen Gründen in Anspruch nehmen (Z70-Z76)

Z70 **Beratung in Bezug auf Sexualeinstellung, -verhalten oder -orientierung**

Inkl.: Beratung in Bezug auf Sexualverhalten oder -orientierung Dritter

Exkl.: Beratung zur Kontrazeption oder Fertilisation (Z30-Z31)

Z71 **Personen, die das Gesundheitswesen zum Zwecke anderer Beratung oder ärztlicher Konsultation in Anspruch nehmen, anderenorts nicht klassifiziert**

Inkl.: Beratung:
• bei Konsanguinität
• in Bezug auf HIV [Humanes Immundefizienz-Virus]
• wegen Tabakmissbrauch
Beratung und Überwachung wegen:
• Alkoholmissbrauch
• Arzneimittel- oder Drogenmissbrauch
Ernährungsberatung und -überwachung
Medizinische Beratung o.n.A.
Konsultation zur Erläuterung von Untersuchungsbefunden
Person, die sich im Namen einer anderen Person beraten lässt
Person mit Furcht vor Krankheit, bei der keine Diagnose gestellt wird

Exkl.: Ärztliche Beobachtung und Beurteilung von Verdachtsfällen, Verdacht ausgeschlossen (Z03.-)
Beratung zur Kontrazeption oder Fertilisation (Z30-Z31)
Besorgnis (normal) wegen einer kranken Person in der Familie (Z63)
Rehabilitationsmaßnahmen bei:
• Alkoholismus (Z50.2)
• Arzneimittel- oder Drogenabhängigkeit (Z50.3)
• Tabakmissbrauch (Z50.8)
Sexualberatung (Z70)

Z72.- **Probleme mit Bezug auf die Lebensführung**

Exkl.: Probleme mit Bezug auf:
• Schwierigkeiten bei der Lebensbewältigung (Z73)
• sozioökonomische oder psychosoziale Umstände (Z55-Z65)

Z72.0 **Konsum von Alkohol, Tabak, Arzneimitteln oder Drogen**

Exkl.: Alkoholabhängigkeit (F10.2)
Arzneimittel- oder Drogenabhängigkeit (F11-F16, F19 mit vierter Stelle .2)
Missbrauch von nichtabhängigkeitserzeugenden Substanzen (F55.-)
Nikotinabhängigkeit (F17.2)

Z72.8 **Sonstige Probleme mit Bezug auf die Lebensführung**
Beteiligung an Glücksspielen oder Wetten
Mangel an körperlicher Bewegung
Riskantes Sexualverhalten
Selbstschädigendes Verhalten
Ungeeignete Ernährungs- oder Essgewohnheiten

Exkl.: Essstörungen (F50.-)
Fütterstörungen im Säuglings- und Kleinkindalter (F98.2-F98.3)
Mangel an adäquater Nahrung (Z65)
Mangelernährung oder sonstige alimentäre Mangelzustände (E40-E64)
Zwanghaftes und pathologisches Spielen (F63.0)

Z72.9 **Problem mit Bezug auf die Lebensführung, nicht näher bezeichnet**

Z73 **Probleme mit Bezug auf Schwierigkeiten bei der Lebensbewältigung**
Inkl.: Akzentuierung von Persönlichkeitszügen
Ausgebranntsein [Burn-out]
Einschränkung von Aktivitäten durch Behinderung
Körperliche oder psychische Belastung o.n.A.
Mangel an Entspannung oder Freizeit
Sozialer Rollenkonflikt, anderenorts nicht klassifiziert
Stress, anderenorts nicht klassifiziert
Unzulängliche soziale Fähigkeiten, anderenorts nicht klassifiziert
Zustand der totalen Erschöpfung

Exkl.: Probleme mit Bezug auf Pflegebedürftigkeit (Z74.-)
Probleme mit Bezug auf sozioökonomische oder psychosoziale Umstände (Z55-Z65)

Z74.- **Probleme mit Bezug auf Pflegebedürftigkeit**
Exkl.: Abhängigkeit von unterstützenden Apparaten, medizinischen Geräten oder Hilfsmitteln, anderenorts nicht klassifiziert (Z99.-)

Z74.0 **Hilfsbedürftigkeit wegen eingeschränkter Mobilität**

Z74.1 **Notwendigkeit der Hilfestellung bei der Körperpflege**

Z74.2 **Notwendigkeit der Hilfeleistung im Haushalt, wenn kein anderer Haushaltsangehöriger die Betreuung übernehmen kann**

Z74.3 **Notwendigkeit der ständigen Beaufsichtigung**

Z74.8 **Sonstige Probleme mit Bezug auf Pflegebedürftigkeit**

Z74.9 **Problem mit Bezug auf Pflegebedürftigkeit, nicht näher bezeichnet**

Z75.- **Probleme mit Bezug auf medizinische Betreuungsmöglichkeiten oder andere Gesundheitsversorgung**
Exkl.: Erfolgte Registrierung zur Herztransplantation (U55.1-)
Erfolgte Registrierung zur Herz-Lungen-Transplantation (U55.3-)
Erfolgte Registrierung zur Lungentransplantation (U55.2-)

Die folgenden fünften Stellen sind bei den Subkategorien Z75.6 und Z75.7 zu benutzen:

0 Niere

4 Niere-Pankreas

5 Pankreas

6 Dünndarm

7 Leber

8 Sonstige Organe

9 Nicht näher bezeichnetes Organ

Z75.2 **Wartezeit auf eine Untersuchung oder Behandlung**

Z75.6- **Erfolgte Registrierung zur Organtransplantation ohne Dringlichkeitsstufe HU (High Urgency)**

Z75.7- **Erfolgte Registrierung zur Organtransplantation mit Dringlichkeitsstufe HU (High Urgency)**

Z75.8 **Sonstige Probleme mit Bezug auf medizinische Betreuungsmöglichkeiten oder andere Gesundheitsversorgung**
Betreuung einer pflegebedürftigen Person während des Urlaubs der Angehörigen
Hauspflege nicht verfügbar
Nichtverfügbarkeit oder Nichtzugänglichkeit von Gesundheitseinrichtungen und sonstigen Hilfsangeboten
Person, die auf Aufnahme in eine angemessene Betreuungseinrichtung wartet

Exkl.: Unmöglichkeit der Übernahme der Betreuung durch einen anderen Haushaltsangehörigen (Z74.2)

Z75.9 **Nicht näher bezeichnetes Problem mit Bezug auf medizinische Betreuungsmöglichkeiten oder andere Gesundheitsversorgung**

Z76.- **Personen, die das Gesundheitswesen aus sonstigen Gründen in Anspruch nehmen**

Z76.0 **Ausstellung wiederholter Verordnung**
Wiederverordnung:
• Apparat
• Arzneimittel
• Brille

Exkl.: Ausstellung einer ärztlichen Bescheinigung (Z02)
Wiederverordnung von Kontrazeptiva (Z30.4)

Z76.1 **Gesundheitsüberwachung und Betreuung eines Findelkindes**

Z76.2 **Gesundheitsüberwachung und Betreuung eines anderen gesunden Säuglings und Kindes**
Medizinische oder pflegerische Betreuung oder Überwachung eines gesunden Säuglings bei Umständen wie z.B.:
• Anzahl der im Haushalt lebenden Kinder erschwert die normale Pflege oder macht sie unmöglich
• Krankheit der Mutter
• ungünstige häusliche sozioökonomische Bedingungen
• Warten auf eine Pflegestelle oder Adoption

Z76.3 **Gesunde Begleitperson einer kranken Person**

Z76.4 **Andere in eine Gesundheitsbetreuungseinrichtung aufgenommene Person**
Exkl.: Obdachlosigkeit (Z59)

Z76.8 **Personen, die das Gesundheitswesen aus sonstigen näher bezeichneten Gründen in Anspruch nehmen**

Z76.9 **Person, die das Gesundheitswesen aus nicht näher bezeichneten Gründen in Anspruch nimmt**

Personen mit potentiellen Gesundheitsrisiken aufgrund der Familien- oder Eigenanamnese und bestimmte Zustände, die den Gesundheitszustand beeinflussen (Z80-Z99)

Exkl.: Beobachtung oder Eingriff während der Schwangerschaft aufgrund vermuteter Schädigung des Fetus (O35.-)
Medizinische Nachbetreuung und Rekonvaleszenz (Z42-Z51, Z54.-)
Nachuntersuchung (Z08-Z09)
Spezielles Screening oder andere Untersuchung und Abklärung aufgrund der Familien- oder Eigenanamnese (Z00-Z13)

Z80.- **Bösartige Neubildung in der Familienanamnese**

Z80.0 **Bösartige Neubildung der Verdauungsorgane in der Familienanamnese**
Zustände, klassifizierbar unter C15-C26

Z80.1 **Bösartige Neubildung der Trachea, der Bronchien oder der Lunge in der Familienanamnese**
Zustände, klassifizierbar unter C33-C34

Z80.2 **Bösartige Neubildung anderer Atmungs- und intrathorakaler Organe in der Familienanamnese**
Zustände, klassifizierbar unter C30-C32, C37-C39

Z80.3 **Bösartige Neubildung der Brustdrüse [Mamma] in der Familienanamnese**
Zustände, klassifizierbar unter C50.-

Z80.4 **Bösartige Neubildung der Genitalorgane in der Familienanamnese**
Zustände, klassifizierbar unter C51-C63

Z80.5 **Bösartige Neubildung der Harnorgane in der Familienanamnese**
Zustände, klassifizierbar unter C64-C68

Z80.6 **Leukämie in der Familienanamnese**
Zustände, klassifizierbar unter C91-C95

Z80.7 **Andere bösartige Neubildungen des lymphatischen, blutbildenden oder verwandten Gewebes in der Familienanamnese**
Zustände, klassifizierbar unter C81-C90, C96.-

Z80.8 **Bösartige Neubildung sonstiger Organe und Systeme in der Familienanamnese**
Zustände, klassifizierbar unter C00-C14, C40-C49, C69-C79, C97!

Z80.9 **Bösartige Neubildung in der Familienanamnese, nicht näher bezeichnet**
Zustände, klassifizierbar unter C80.-

Z81 **Psychische Krankheiten oder Verhaltensstörungen in der Familienanamnese**
Inkl.: Zustände, klassifizierbar unter F00-F99

Z82 **Bestimmte Behinderungen oder chronische Krankheiten in der Familienanamnese, die zu Schädigung oder Behinderung führen**
Inkl.: Angeborene Fehlbildungen, Deformitäten und Chromosomenanomalien (Zustände, klassifizierbar unter Q00-Q99)
Blindheit oder Visusverlust (Zustände, klassifizierbar unter H54.-)
Chronische Krankheiten der unteren Atemwege (Zustände, klassifizierbar unter J40-J47)
Krankheiten des Kreislaufsystems (Zustände, klassifizierbar unter I00-I99)
Krankheiten des Muskel-Skelett-Systems und des Bindegewebes (Zustände, klassifizierbar unter M00-M99)
Krankheiten des Nervensystems (Zustände, klassifizierbar unter G00-G99)
Taubheit oder Hörverlust (Zustände, klassifizierbar unter H90-H91)

Z83.- **Andere spezifische Krankheiten in der Familienanamnese**
Exkl.: Kontakt mit und Exposition gegenüber übertragbarer Krankheit in der Familie (Z20.-)

Z83.1 **Infektiöse oder parasitäre Krankheiten in der Familienanamnese**
Zustände, klassifizierbar unter A00-B94, B99

Z83.2 **Krankheiten des Blutes und der blutbildenden Organe sowie bestimmte Störungen mit Beteiligung des Immunsystems in der Familienanamnese**
Zustände, klassifizierbar unter D50-D89

Z83.3 **Diabetes mellitus in der Familienanamnese**
Zustände, klassifizierbar unter E10-E14, O24

Z83.4 **Andere endokrine, Ernährungs- oder Stoffwechselkrankheiten in der Familienanamnese**
Zustände, klassifizierbar unter E00-E07, E15-E90

Z83.5 **Augen- oder Ohrenkrankheiten in der Familienanamnese**
Zustände, klassifizierbar unter H00-H53, H55-H83, H92-H95

Exkl.: Familienanamnese:
• Blindheit oder Visusverlust (Z82)
• Taubheit oder Hörverlust (Z82)

Z83.6 **Krankheiten der Atemwege in der Familienanamnese**
Zustände, klassifizierbar unter J00-J39, J60-J99

Exkl.: Chronische Krankheiten der unteren Atemwege in der Familienanamnese (Z82)

Z83.7 **Krankheiten des Verdauungssystems in der Familienanamnese**
Zustände, klassifizierbar unter K00-K93

Z84.- **Andere Krankheiten oder Zustände in der Familienanamnese**

Z84.0 **Krankheiten der Haut und der Unterhaut in der Familienanamnese**
Zustände, klassifizierbar unter L00-L99

Z84.1 **Krankheiten der Niere oder des Ureters in der Familienanamnese**
Zustände, klassifizierbar unter N00-N29

Z84.2 **Andere Krankheiten des Urogenitalsystems in der Familienanamnese**
Zustände, klassifizierbar unter N30-N99

Z84.3 **Konsanguinität in der Familienanamnese**

Z84.8 **Sonstige näher bezeichnete Krankheiten oder Zustände in der Familienanamnese**

Z85.- **Bösartige Neubildung in der Eigenanamnese**
Exkl.: Medizinische Nachbetreuung und Rekonvaleszenz (Z42-Z51, Z54.-)
Nachuntersuchung nach Behandlung wegen bösartiger Neubildung (Z08.-)

Z85.0 **Bösartige Neubildung der Verdauungsorgane in der Eigenanamnese**
Zustände, klassifizierbar unter C15-C26

Z85.1 **Bösartige Neubildung der Trachea, der Bronchien oder der Lunge in der Eigenanamnese**
Zustände, klassifizierbar unter C33-C34

Z85.2 **Bösartige Neubildung anderer Atmungs- und intrathorakaler Organe in der Eigenanamnese**
Zustände, klassifizierbar unter C30-C32, C37-C39

Z85.3 **Bösartige Neubildung der Brustdrüse [Mamma] in der Eigenanamnese**
Zustände, klassifizierbar unter C50.-

Z85.4 **Bösartige Neubildung der Genitalorgane in der Eigenanamnese**
Zustände, klassifizierbar unter C51-C63

Z85.5 **Bösartige Neubildung der Harnorgane in der Eigenanamnese**
Zustände, klassifizierbar unter C64-C68

Z85.6 **Leukämie in der Eigenanamnese**
Zustände, klassifizierbar unter C91-C95

Z85.7 **Andere bösartige Neubildungen des lymphatischen, blutbildenden oder verwandten Gewebes in der Eigenanamnese**
Zustände, klassifizierbar unter C81-C90, C96.-

Z85.8 **Bösartige Neubildungen sonstiger Organe oder Systeme in der Eigenanamnese**
Zustände, klassifizierbar unter C00-C14, C40-C49, C69-C79, C97!

Z85.9 **Bösartige Neubildung in der Eigenanamnese, nicht näher bezeichnet**
Zustände, klassifizierbar unter C80.-

Z86.- **Bestimmte andere Krankheiten in der Eigenanamnese**
Exkl.: Medizinische Nachbetreuung und Rekonvaleszenz (Z42-Z51, Z54.-)

Z86.0 **Andere Neubildungen in der Eigenanamnese**
Zustände, klassifizierbar unter D00-D48

Exkl.: Bösartige Neubildungen (Z85.-)

Z86.1 **Infektiöse oder parasitäre Krankheiten in der Eigenanamnese**
Zustände, klassifizierbar unter A00-B89, B99

Exkl.: Folgezustände von infektiösen oder parasitären Krankheiten (B90-B94)

Z86.2 **Krankheiten des Blutes und der blutbildenden Organe sowie bestimmte Störungen mit Beteiligung des Immunsystems in der Eigenanamnese**
Zustände, klassifizierbar unter D50-D89

Z86.3 **Endokrine, Ernährungs- oder Stoffwechselkrankheiten in der Eigenanamnese**
Zustände, klassifizierbar unter E00-E90

Z86.4 **Missbrauch einer psychotropen Substanz in der Eigenanamnese**
Zustände, klassifizierbar unter F10-F19

Exkl.: Gegenwärtig bestehende Abhängigkeit (F10-F19 mit vierter Stelle .2)
Probleme im Zusammenhang mit dem Konsum von:
• Alkohol (Z72.0)
• Arzneimittel oder Drogen (Z72.0)
• Tabak (Z72.0)

Z86.5 **Andere psychische Krankheiten oder Verhaltensstörungen in der Eigenanamnese**
Zustände, klassifizierbar unter F00-F09, F20-F99

Z86.6 **Krankheiten des Nervensystems oder der Sinnesorgane in der Eigenanamnese**
Zustände, klassifizierbar unter G00-G99, H00-H95

Z86.7 **Krankheiten des Kreislaufsystems in der Eigenanamnese**
Zustände, klassifizierbar unter I00-I99

Exkl.: Alter Myokardinfarkt (I25.2-)
Folgezustände einer zerebrovaskulären Krankheit (I69.-)
Postmyokardinfarkt-Syndrom (I24.1)

Z87.- **Andere Krankheiten oder Zustände in der Eigenanamnese**
Exkl.: Medizinische Nachbetreuung und Rekonvaleszenz (Z42-Z51, Z54.-)

Z87.0 **Krankheiten des Atmungssystems in der Eigenanamnese**
Zustände, klassifizierbar unter J00-J99

Z87.1 **Krankheiten des Verdauungssystems in der Eigenanamnese**
Zustände, klassifizierbar unter K00-K93

Z87.2 **Krankheiten der Haut und der Unterhaut in der Eigenanamnese**
Zustände, klassifizierbar unter L00-L99

Z87.3 **Krankheiten des Muskel-Skelett-Systems und des Bindegewebes in der Eigenanamnese**
Zustände, klassifizierbar unter M00-M99

Z87.4 **Krankheiten des Urogenitalsystems in der Eigenanamnese**
Zustände, klassifizierbar unter N00-N99

Z87.5 **Komplikationen der Schwangerschaft, der Geburt und des Wochenbettes in der Eigenanamnese**
Eigenanamnese mit Hinweisen auf Trophoblasten-Krankheit
Zustände, klassifizierbar unter O00-O99

Exkl.: Neigung zu habituellem Abort (N96)
Überwachung einer Schwangeren mit ungünstiger geburtshilflicher Anamnese (Z35.-)

Z87.6 **Bestimmte in der Perinatalperiode entstandene Zustände in der Eigenanamnese**
Zustände, klassifizierbar unter P00-P96

Z87.7 **Angeborene Fehlbildungen, Deformitäten oder Chromosomenanomalien in der Eigenanamnese**
Zustände, klassifizierbar unter Q00-Q99

Z87.8 **Sonstige näher bezeichnete Krankheiten oder Zustände in der Eigenanamnese**
Zustände, klassifizierbar unter S00-T98

Exkl.: Selbstbeschädigung in der Eigenanamnese (Z91.8)

Z88.- **Allergie gegenüber Arzneimitteln, Drogen oder biologisch aktiven Substanzen in der Eigenanamnese**

Z88.0 **Allergie gegenüber Penicillin in der Eigenanamnese**

Z88.1 **Allergie gegenüber anderen Antibiotika in der Eigenanamnese**

Z88.2 **Allergie gegenüber Sulfonamiden in der Eigenanamnese**

Z88.3 **Allergie gegenüber anderen Antiinfektiva in der Eigenanamnese**

Z88.4 **Allergie gegenüber Anästhetikum in der Eigenanamnese**

Z88.5 **Allergie gegenüber Betäubungsmittel in der Eigenanamnese**

Z88.6 **Allergie gegenüber Analgetikum in der Eigenanamnese**

Z88.7 **Allergie gegenüber Serum oder Impfstoff in der Eigenanamnese**

Z88.8 **Allergie gegenüber sonstigen Arzneimitteln, Drogen oder biologisch aktiven Substanzen in der Eigenanamnese**

Z88.9 **Allergie gegenüber nicht näher bezeichneten Arzneimitteln, Drogen oder biologisch aktiven Substanzen in der Eigenanamnese**

Z89.- Extremitätenverlust

Inkl.: Extremitätenverlust:
- postoperativ
- posttraumatisch

Exkl.: Angeborenes Fehlen von Extremitäten (Q71-Q73)
Erworbene Deformitäten der Extremitäten (M20-M21)

Z89.0 **Verlust eines oder mehrerer Finger [einschließlich Daumen], einseitig**

Z89.1 **Verlust der Hand und des Handgelenkes, einseitig**

Z89.2 **Verlust der oberen Extremität oberhalb des Handgelenkes, einseitig**
Arm o.n.A.

Z89.3 **(Teilweiser) Verlust der oberen Extremität, beidseitig**
Verlust beider Arme
Verlust eines oder mehrerer Finger, auch des Daumens, beidseitig

Z89.4 **Verlust des Fußes und des Knöchels, einseitig**
Zehe(n), auch beidseitig

Z89.5 **Verlust der unteren Extremität unterhalb oder bis zum Knie, einseitig**

Z89.6 **Verlust der unteren Extremität oberhalb des Knies, einseitig**
Bein o.n.A.

Z89.7 **(Teilweiser) Verlust der unteren Extremität, beidseitig**
Exkl.: Isolierter Verlust der Zehen, beidseitig (Z89.4)

Z89.8 **Verlust von oberen und unteren Extremitäten [jede Höhe]**

Z89.9 **Extremitätenverlust, nicht näher bezeichnet**

Z90.- Verlust von Organen, anderenorts nicht klassifiziert

Inkl.: Postoperativer oder posttraumatischer Verlust eines Körperteils, anderenorts nicht klassifiziert

Exkl.: Angeborenes Fehlen von Organen - siehe Alphabetisches Verzeichnis
Postoperatives Fehlen:
- endokrine Drüsen, außer Pankreas (E89.-)
- Milz (D73.0)
- Pankreas (E13.-)

Z90.0 **Verlust von Teilen des Kopfes oder des Halses**
Auge
Larynx
Nase

Exkl.: Zähne (K08.1)

Z90.1 **Verlust der Mamma(e) [Brustdrüse]**

Z90.2 **Verlust der Lunge [Teile der Lunge]**

Z90.3 **Verlust von Teilen des Magens**

Z90.4 **Verlust anderer Teile des Verdauungstraktes**

Z90.5 **Verlust der Niere(n)**

Z90.6 **Verlust anderer Teile des Harntraktes**

Z90.7 **Verlust eines oder mehrerer Genitalorgane**

Z90.8 **Verlust sonstiger Organe**

Z91.- Risikofaktoren in der Eigenanamnese, anderenorts nicht klassifiziert

Exkl.: Berufliche Exposition gegenüber Risikofaktoren (Z57)
Exposition gegenüber Verunreinigung oder andere Probleme mit Bezug auf die physikalische Umwelt (Z58)
Missbrauch einer psychotropen Substanz in der Eigenanamnese (Z86.4)

Z91.0 **Allergie, ausgenommen Allergie gegenüber Arzneimitteln, Drogen oder biologisch aktiven Substanzen, in der Eigenanamnese**
Exkl.: Allergie gegenüber Arzneimitteln, Drogen oder biologisch aktiven Substanzen in der Eigenanamnese (Z88.-)

Z91.1 **Nichtbefolgung ärztlicher Anordnungen [Non-compliance] in der Eigenanamnese**

Z91.7- **Weibliche Genitalverstümmelung in der Eigenanamnese**
Hinw.: Die Schlüsselnummern dieser Kategorie sind bei aktuellen Zuständen weiblicher Genitalverstümmelung anzugeben, wenn diese Anlass der Behandlung sind oder die Behandlung anderer Zustände beeinflussen.

Ausgeschlossen sind Zustände nach vorausgegangenen Eingriffen aus medizinischen und kosmetischen Gründen und anderen ästhetischen Maßnahmen, wie z.B. Tattoos und Piercings.

Z91.70 Weibliche Genitalverstümmelung in der Eigenanamnese, Typ nicht näher bezeichnet
Female genital mutilation [FGM], Typ nicht näher bezeichnet
Weibliche Genitalverstümmelung, plastisch korrigiert
Weibliche Genitalverstümmelung o.n.A.

Z91.71 Weibliche Genitalverstümmelung in der Eigenanamnese, Typ 1
Teilweise oder vollständige Entfernung des äußerlich sichtbaren Teils der Klitoris und/oder der Klitorisvorhaut
Female genital mutilation [FGM], type 1

Z91.72 Weibliche Genitalverstümmelung in der Eigenanamnese, Typ 2
Teilweise oder vollständige Entfernung des äußerlich sichtbaren Teils der Klitoris und der inneren Schamlippen mit oder ohne Beschneidung der äußeren Schamlippen
Female genital mutilation [FGM], type 2

Z91.73 Weibliche Genitalverstümmelung in der Eigenanamnese, Typ 3
Verengung der Vaginalöffnung mit Herstellung eines bedeckenden, narbigen Hautverschlusses nach Entfernen der inneren und/oder äußeren Schamlippen durch Zusammenheften oder -nähen der Wundränder, mit oder ohne Entfernung der Klitoris [Infibulation]
Female genital mutilation [FGM], type 3

Z91.74 Weibliche Genitalverstümmelung in der Eigenanamnese, Typ 4
Alle schädigenden Eingriffe, die nicht den Typen 1 bis 3 der Genitalverstümmelung zuzuordnen sind, die weiblichen Genitalien verletzen und keinem medizinischen Zweck dienen, z.B. Einstechen, Durchbohren, Einschneiden, Ausschaben, Ausbrennen, Verätzen oder Dehnen
Female genital mutilation [FGM], type 4

Z91.8 **Sonstige näher bezeichnete Risikofaktoren in der Eigenanamnese, anderenorts nicht klassifiziert**
Mangelhafte persönliche Hygiene
Missbrauch o.n.A.
Misshandlung o.n.A.
Parasuizid
Psychisches Trauma
Selbstbeschädigung und andere Körperverletzung
Selbstvergiftung
Ungesunder Schlaf-Wach-Rhythmus
Versuchte Selbsttötung
Exkl.: Schlafstörungen (G47.-)

Z92.- **Medizinische Behandlung in der Eigenanamnese**

Z92.1 **Dauertherapie (gegenwärtig) mit Antikoagulanzien in der Eigenanamnese**
Exkl.: Blutung bei Dauertherapie mit Antikoagulanzien (D68.3-)

Z92.2 **Dauertherapie (gegenwärtig) mit anderen Arzneimitteln in der Eigenanamnese**
Azetylsalizylsäure

Z92.3 **Bestrahlung in der Eigenanamnese**
Therapeutische Bestrahlung

Exkl.: Berufliche Exposition gegenüber Strahlung (Z65)
Exposition gegenüber Strahlung in der kommunalen Umwelt (Z65)

Z92.4 **Größerer operativer Eingriff in der Eigenanamnese, anderenorts nicht klassifiziert**
Exkl.: Vorhandensein einer künstlichen Körperöffnung (Z93.-)
Vorhandensein von funktionellen Implantaten oder Transplantaten (Z95-Z96)
Zustände nach chirurgischem Eingriff (Z98.-)
Zustand nach Organ- oder Gewebetransplantation (Z94.-)

Z92.6 **Zytostatische Chemotherapie wegen bösartiger Neubildung in der Eigenanamnese**

Z92.8   **Sonstige medizinische Behandlung in der Eigenanamnese**
Kontrazeption in der Eigenanamnese
Rehabilitationsmaßnahmen in der Eigenanamnese

Exkl.:   Beratung oder Behandlung mit Bezug auf laufende kontrazeptive Maßnahmen (Z30.-)
Vorhandensein eines Pessars (intrauterin) zur Kontrazeption (Z97.8)

Z92.9   **Medizinische Behandlung, nicht näher bezeichnet, in der Eigenanamnese**

Z93.-   **Vorhandensein einer künstlichen Körperöffnung**
Exkl.:   Komplikationen eines externen Stomas (J95.0, K91.4, N99.5)
Künstliche Körperöffnungen, die der Beobachtung oder Versorgung bedürfen (Z43.-)

Z93.0   **Vorhandensein eines Tracheostomas**

Z93.1   **Vorhandensein eines Gastrostomas**

Z93.2   **Vorhandensein eines Ileostomas**

Z93.3   **Vorhandensein eines Kolostomas**

Z93.4   **Vorhandensein anderer künstlicher Körperöffnungen des Magen-Darm-Trakts**

Z93.5   **Vorhandensein eines Zystostomas**

Z93.6   **Vorhandensein anderer künstlicher Körperöffnungen der Harnwege**
Nephrostoma
Ureterostoma
Urethrostoma

Z93.8-   **Vorhandensein sonstiger künstlicher Körperöffnungen**

Z93.80   Vorhandensein eines Thorakostomas

Z93.88   Vorhandensein sonstiger künstlicher Körperöffnungen

Z93.9   **Vorhandensein einer künstlichen Körperöffnung, nicht näher bezeichnet**

Z94.-   **Zustand nach Organ- oder Gewebetransplantation**
Inkl.:   Organ- oder Gewebeersatz durch heterogenes oder homogenes Transplantat

Exkl.:   Komplikationen bei transplantiertem Organ oder Gewebe - siehe Alphabetisches
Verzeichnis
Vorhandensein:
• vaskuläres Implantat (Z95.-)
• xenogene Herzklappe (Z95.3)

Z94.0   **Zustand nach Nierentransplantation**

Z94.1   **Zustand nach Herztransplantation**
Exkl.:   Zustand nach Herzklappenersatz (Z95.2-Z95.4)

Z94.2   **Zustand nach Lungentransplantation**

Z94.3   **Zustand nach Herz-Lungen-Transplantation**

Z94.4   **Zustand nach Lebertransplantation**

Z94.5   **Zustand nach Hauttransplantation**
Zustand nach autogener Hauttransplantation

Z94.6   **Zustand nach Knochentransplantation**

Z94.7   **Zustand nach Keratoplastik**

Z94.8-   **Zustand nach sonstiger Organ- oder Gewebetransplantation**

Z94.80   Zustand nach hämatopoetischer Stammzelltransplantation ohne gegenwärtige Immunsuppression

Z94.81   Zustand nach hämatopoetischer Stammzelltransplantation mit gegenwärtiger Immunsuppression

Z94.88   Zustand nach sonstiger Organ- oder Gewebetransplantation
Darm
Pankreas

Z94.9   **Zustand nach Organ- oder Gewebetransplantation, nicht näher bezeichnet**

Z95.- **Vorhandensein von kardialen oder vaskulären Implantaten oder Transplantaten**
Exkl.: Komplikationen durch Prothesen, Implantate oder Transplantate im Herzen und in den Gefäßen (T82.-)

Z95.0 **Vorhandensein eines kardialen elektronischen Geräts**
Vorhandensein:
• Herzschrittmacher
• Kardialer Resynchronisationstherapie-Defibrillator
• Kardialer Resynchronisationstherapie-Schrittmacher
• Kardiodefibrillator

Exkl.: Anpassung und Handhabung eines kardialen (elektronischen) Geräts (Z45.0-)
Langzeitige Abhängigkeit vom Kunstherz (Z99.4)

Z95.1 **Vorhandensein eines aortokoronaren Bypasses**

Z95.2 **Vorhandensein einer künstlichen Herzklappe**

Z95.3 **Vorhandensein einer xenogenen Herzklappe**

Z95.4 **Vorhandensein eines anderen Herzklappenersatzes**

Z95.5 **Vorhandensein eines Implantates oder Transplantates nach koronarer Gefäßplastik**
Vorhandensein einer koronaren Gefäßprothese
Zustand nach koronarer Gefäßplastik o.n.A.

Z95.8- **Vorhandensein von sonstigen kardialen oder vaskulären Implantaten oder Transplantaten**

Z95.80 Vorhandensein eines herzunterstützenden Systems
Kunstherz
Pumpe:
• extrakorporal
• intrakorporal
• parakorporal

Z95.81 Vorhandensein eines operativ implantierten vaskulären Katheterverweilsystems
Broviac®-Katheter
Port-System

Z95.88 Vorhandensein von sonstigen kardialen oder vaskulären Implantaten oder Transplantaten
Vorhandensein einer Gefäßprothese, anderenorts nicht klassifiziert
Vorhandensein eines transjugulären intrahepatischen portosystemischen Shunts [TIPS]
Zustand nach peripherer Gefäßplastik o.n.A.

Z95.9 **Vorhandensein von kardialem oder vaskulärem Implantat oder Transplantat, nicht näher bezeichnet**

Z96.- **Vorhandensein von anderen funktionellen Implantaten**
Exkl.: Versorgen mit und Anpassen von Prothesen und anderen medizinischen Geräten oder Hilfsmitteln (Z44-Z46)
Komplikationen durch interne Prothesen, Implantate oder Transplantate (T82-T85)

Z96.0 **Vorhandensein von urogenitalen Implantaten**

Z96.1 **Vorhandensein eines intraokularen Linsenimplantates**
Pseudophakie

Z96.2 **Vorhandensein von Implantaten im Gehörorgan**
Hörgerät für Knochenleitung
Kochlearimplantat
Parazentese-Röhrchen
Stapesersatz
Tuba-Eustachii-Plastik

Z96.3 **Vorhandensein eines künstlichen Larynx**

Z96.4 **Vorhandensein von endokrinen Implantaten**
Insulinpumpe

Z96.5 **Vorhandensein von Zahnwurzel- oder Unterkieferimplantaten**

ICD-10-GM Version 2019

Z96.6- **Vorhandensein von orthopädischen Gelenkimplantaten**
Vorhandensein von (partiellen) (totalen) orthopädischen Gelenkimplantaten

Z96.60 Vorhandensein einer Schulterprothese

Z96.61 Vorhandensein einer Ellenbogenprothese

Z96.62 Vorhandensein einer Radiuskopfprothese

Z96.63 Vorhandensein einer Handgelenkprothese

Z96.64 Vorhandensein einer Hüftgelenkprothese

Z96.65 Vorhandensein einer Kniegelenkprothese

Z96.66 Vorhandensein einer Sprunggelenkprothese

Z96.67 Vorhandensein einer Bandscheibenprothese

Z96.68 Vorhandensein von sonstigen näher bezeichneten orthopädischen Gelenkimplantaten
Fingergelenkersatz
Großzehengrundgelenkersatz
Kiefergelenkersatz

Z96.7 **Vorhandensein von anderen Knochen- und Sehnenimplantaten**
Schädelplatte

Z96.8- **Vorhandensein von sonstigen näher bezeichneten funktionellen Implantaten**

Z96.80 Vorhandensein eines Bronchialstents

Z96.81 Vorhandensein eines Trachealstents

Z96.88 Vorhandensein von sonstigen näher bezeichneten funktionellen Implantaten

Z96.9 **Vorhandensein eines funktionellen Implantates, nicht näher bezeichnet**

Z97.- **Vorhandensein anderer medizinischer Geräte oder Hilfsmittel**
Exkl.: Versorgen mit und Anpassen von Prothesen und anderen medizinischen Geräten oder
Hilfsmitteln (Z44-Z46)
Komplikationen durch interne Prothesen, Implantate oder Transplantate (T82-T85)
Vorhandensein einer Drainage des Liquor cerebrospinalis (Z98.2)

Z97.1 **Vorhandensein einer künstlichen Extremität (komplett) (partiell)**

Z97.8 **Vorhandensein sonstiger und nicht näher bezeichneter medizinischer Geräte oder Hilfsmittel**
Äußeres Hörgerät
Brille
Kontaktlinsen
Künstliches Auge
Pessar (intrauterin) zur Kontrazeption
Zahnprothese (komplett) (partiell)

Exkl.: Einsetzen eines Pessars (intrauterin) zur Kontrazeption (Z30.1)
Kontrolle, Wiedereinsetzen oder Entfernen eines Pessars (intrauterin) zur Kontrazeption
(Z30.5)

Z98.- **Sonstige Zustände nach chirurgischem Eingriff**
Exkl.: Medizinische Nachbetreuung und Rekonvaleszenz (Z42-Z51, Z54.-)
Postoperative Komplikation oder Komplikation nach anderen Behandlungsmethoden - siehe
Alphabetisches Verzeichnis

Z98.0 **Zustand nach intestinalem Bypass oder intestinaler Anastomose**

Z98.1 **Zustand nach Arthrodese**

Z98.2 **Vorhandensein einer Drainage des Liquor cerebrospinalis**
Liquor-cerebrospinalis-Shunt

Z98.8 **Sonstige näher bezeichnete Zustände nach chirurgischen Eingriffen**

Z99.- **Abhängigkeit (langzeitig) von unterstützenden Apparaten, medizinischen Geräten oder Hilfsmitteln, anderenorts nicht klassifiziert**
Hinw.: Eine langzeitige Abhängigkeit beträgt mindestens 3 vollendete Monate.

Z99.0 **Abhängigkeit (langzeitig) vom Aspirator**
Hinw.: Die Versorgung eines Tracheostomas ist zusätzlich mit Z43.0 zu kodieren.

Im Geltungsbereich des § 17b KHG ist der Kode nur zu verwenden bei Patienten, bei denen eine langzeitige Abhängigkeit besteht.

Abhängigkeit (langzeitig) von:
• Absauggerät
• Aspirator, nicht näher bezeichnet
• Geräten zum Sekretmanagement
• In-/Exsufflator (Hustenunterstützungsgerät)

Z99.1 **Abhängigkeit (langzeitig) vom Respirator**
Hinw.: Die Versorgung eines Tracheostomas ist zusätzlich mit Z43.0 zu kodieren.

Im Geltungsbereich des § 17b KHG ist der Kode nur zu verwenden bei Patienten, bei denen eine langzeitige Abhängigkeit besteht.

Abhängigkeit (langzeitig) vom Beatmungsgerät

Z99.2 **Langzeitige Abhängigkeit von Dialyse bei Niereninsuffizienz**
Langzeitdialyse bei Niereninsuffizienz

Z99.3 **Langzeitige Abhängigkeit vom Rollstuhl**

Z99.4 **Langzeitige Abhängigkeit vom Kunstherz**

Z99.8 **Langzeitige Abhängigkeit von sonstigen unterstützenden Apparaten, medizinischen Geräten oder Hilfsmitteln**

Z99.9 **Langzeitige Abhängigkeit von einem nicht näher bezeichneten unterstützenden Apparat, medizinischen Gerät oder Hilfsmittel**

Kapitel XXII:

Schlüsselnummern für besondere Zwecke (U00 - U99)

Dieses Kapitel gliedert sich in folgende Gruppen:

U00-U49	Vorläufige Zuordnungen für Krankheiten mit unklarer Ätiologie und nicht belegte Schlüsselnummern
U50-U52	Funktionseinschränkung
U55-U55	Erfolgte Registrierung zur Organtransplantation
U60-U61	Stadieneinteilung der HIV-Infektion
U69-U69	Sonstige sekundäre Schlüsselnummern für besondere Zwecke
U80-U85	Infektionserreger mit Resistenzen gegen bestimmte Antibiotika oder Chemotherapeutika
U99-U99	Nicht belegte Schlüsselnummern

Dieses Kapitel enthält die folgende(n) Ausrufezeichenschlüsselnummer(n)

U60.-!	Klinische Kategorien der HIV-Krankheit
U61.-!	Anzahl der T-Helferzellen bei HIV-Krankheit
U69.-!	Sonstige sekundäre Schlüsselnummern für besondere Zwecke
U80.-!	Grampositive Erreger mit bestimmten Antibiotikaresistenzen, die besondere therapeutische oder hygienische Maßnahmen erfordern
U81.-!	Gramnegative Erreger mit bestimmten Antibiotikaresistenzen, die besondere therapeutische oder hygienische Maßnahmen erfordern
U82.-!	Mykobakterien mit Resistenz gegen Antituberkulotika (Erstrangmedikamente)
U83!	Candida mit Resistenz gegen Fluconazol oder Voriconazol
U84!	Herpesviren mit Resistenz gegen Virustatika
U85!	Humanes Immundefizienz-Virus mit Resistenz gegen Virustatika oder Proteaseinhibitoren
U99.-!	Nicht belegte Schlüsselnummer U99

Vorläufige Zuordnungen für Krankheiten mit unklarer Ätiologie und nicht belegte Schlüsselnummern (U00-U49)

U04.- **Schweres akutes respiratorisches Syndrom [SARS]**

U04.9 **Schweres akutes respiratorisches Syndrom [SARS], nicht näher bezeichnet**

U07.- **Nicht belegte Schlüsselnummer U07**

Hinw.: Die Verwendung der Schlüsselnummern U00-U49 ist der WHO vorbehalten, um eine provisorische Zuordnung von Krankheiten unklarer Genese zu ermöglichen. Im Bedarfsfall können notwendige Schlüsselnummern in EDV-Systemen nicht immer ad hoc bereitgestellt werden. Die vorliegende Spezifikation der Kategorie U07 stellt sicher, dass diese Kategorie und die Subkategorien in EDV-Systemen jederzeit verfügbar sind und ihre Nutzung, nach Vorgabe durch die WHO, umgehend erfolgen kann.

U07.0 **Nicht belegte Schlüsselnummer U07.0**

U07.1 **Nicht belegte Schlüsselnummer U07.1**

U07.2 **Nicht belegte Schlüsselnummer U07.2**

U07.3 **Nicht belegte Schlüsselnummer U07.3**

U07.4 **Nicht belegte Schlüsselnummer U07.4**

U07.5 **Nicht belegte Schlüsselnummer U07.5**

U07.6 **Nicht belegte Schlüsselnummer U07.6**

U07.7 **Nicht belegte Schlüsselnummer U07.7**

U07.8 **Nicht belegte Schlüsselnummer U07.8**

U07.9 **Nicht belegte Schlüsselnummer U07.9**

Funktionseinschränkung (U50-U52)

U50.- **Motorische Funktionseinschränkung**

Hinw.: Einmalige Kodierung der motorischen Funktionseinschränkung innerhalb der ersten fünf stationären Behandlungstage; bei veränderten Werten innerhalb dieser Zeit ist der höchste Punktwert zu verschlüsseln. Bei geriatrischer oder frührehabilitativer Behandlung erfolgt die Kodierung analog zu Beginn dieser Behandlung. Die Kodierung erfordert den Einsatz eines der aufgeführten standardisierten Testverfahren (FIM: Functional Independence Measure™).

U50.0- **Keine oder geringe motorische Funktionseinschränkung**

U50.00 Barthel-Index: 100 Punkte

U50.01 Motorischer FIM: 85-91 Punkte

U50.1- **Leichte motorische Funktionseinschränkung**

U50.10 Barthel-Index: 80-95 Punkte

U50.11 Motorischer FIM: 69-84 Punkte

U50.2- **Mittlere motorische Funktionseinschränkung**

U50.20 Barthel-Index: 60-75 Punkte

U50.21 Motorischer FIM: 59-68 Punkte

U50.3- **Mittelschwere motorische Funktionseinschränkung**

U50.30 Barthel-Index: 40-55 Punkte

U50.31 Motorischer FIM: 43-58 Punkte

U50.4-   **Schwere motorische Funktionseinschränkung**

U50.40   Barthel-Index: 20-35 Punkte

U50.41   Motorischer FIM: 31-42 Punkte

U50.5-   **Sehr schwere motorische Funktionseinschränkung**

U50.50   Barthel-Index: 0-15 Punkte

U50.51   Motorischer FIM: 13-30 Punkte

U51.-   **Kognitive Funktionseinschränkung**

> *Hinw.:* Einmalige Kodierung der kognitiven Funktionseinschränkung innerhalb der ersten fünf stationären Behandlungstage; bei veränderten Werten innerhalb dieser Zeit ist der höchste Punktwert zu verschlüsseln. Bei geriatrischer oder frührehabilitativer Behandlung erfolgt die Kodierung analog zu Beginn dieser Behandlung. Die Kodierung erfordert den Einsatz eines der aufgeführten standardisierten Testverfahren (FIM: Functional Independence Measure ™, MMSE: Mini Mental State Examination).

U51.0-   **Keine oder leichte kognitive Funktionseinschränkung**

U51.00   Erweiterter Barthel-Index: 70-90 Punkte

U51.01   Kognitiver FIM: 30-35 Punkte

U51.02   MMSE: 24-30 Punkte

U51.1-   **Mittlere kognitive Funktionseinschränkung**

U51.10   Erweiterter Barthel-Index: 20-65 Punkte

U51.11   Kognitiver FIM: 11-29 Punkte

U51.12   MMSE: 17-23 Punkte

U51.2-   **Schwere kognitive Funktionseinschränkung**

U51.20   Erweiterter Barthel-Index: 0-15 Punkte

U51.21   Kognitiver FIM: 5-10 Punkte

U51.22   MMSE: 0-16 Punkte

U52.-   **Frührehabilitations-Barthel-Index [FRB]**

> *Hinw.:* Einmalige Kodierung des Frührehabilitations-Barthel-Index zur Schweregradbeurteilung innerhalb der ersten fünf stationären Behandlungstage; bei veränderten Werten innerhalb dieser Zeit ist der höchste Punktwert zu verschlüsseln. Die Berechnung der Punktzahl erfolgt nach dem Frührehabilitations-Barthel-Index nach Schönle.

U52.0   **Frührehabilitations-Barthel-Index: 31 und mehr Punkte**

U52.1   **Frührehabilitations-Barthel-Index: -75 bis 30 Punkte**

U52.2   **Frührehabilitations-Barthel-Index: -200 bis -76 Punkte**

U52.3   **Frührehabilitations-Barthel-Index: weniger als -200 Punkte**

Erfolgte Registrierung zur Organtransplantation (U55-U55)

U55.-   **Erfolgte Registrierung zur Organtransplantation**

> *Exkl.:* Erfolgte Registrierung zur:
> - Nieren-, Nieren-Pankreas-, Pankreas-, Dünndarm- oder Lebertransplantation (Z75.6-, Z75.7-)
> - Transplantation sonstiger oder nicht näher bezeichneter Organe (Z75.6-, Z75.7-)

U55.1-   **Erfolgte Registrierung zur Herztransplantation**

U55.10   Ohne Dringlichkeitsstufe U [Urgency] oder HU [High Urgency]

U55.11   Mit Dringlichkeitsstufe U [Urgency]

U55.12   Mit Dringlichkeitsstufe HU [High Urgency]

U55.2-   **Erfolgte Registrierung zur Lungentransplantation**

U55.20   Ohne Dringlichkeitsstufe U [Urgency] oder HU [High Urgency]

U55.21   Mit Dringlichkeitsstufe U [Urgency]

U55.22   Mit Dringlichkeitsstufe HU [High Urgency]

U55.3-   **Erfolgte Registrierung zur Herz-Lungen-Transplantation**

U55.30   Ohne Dringlichkeitsstufe U [Urgency] oder HU [High Urgency]

U55.31   Mit Dringlichkeitsstufe U [Urgency]

U55.32   Mit Dringlichkeitsstufe HU [High Urgency]

Stadieneinteilung der HIV-Infektion (U60-U61)

Hinw.: Die Stadieneinteilung erfolgt nach der international gebräuchlichen Klassifikation (1993) der CDC (Centers for Disease Control and Prevention, Atlanta, USA). Sie ergibt sich durch Kombination einer klinischen Kategorie und einer Kategorie für die Anzahl der T-Helferzellen.

Dazu ist jeweils ein Kode aus U60.-! sowie U61.-! auszuwählen. Bei Auswahl von U60.9! ist analog der Kode U61.9! auszuwählen und umgekehrt.

U60.-!   **Klinische Kategorien der HIV-Krankheit**
   Hinw.: Die Einteilung der klinischen Kategorien ist analog der international gebräuchlichen Klassifikation (1993) der CDC vorzunehmen.

U60.1!   **Kategorie A**
   Asymptomatische Infektion oder akute HIV-Krankheit oder (persistierende) generalisierte Lymphadenopathie [PGL]

U60.2!   **Kategorie B**
   Symptomatische HIV-Krankheit, nicht Kategorie A oder C

U60.3!   **Kategorie C**
   Vorhandensein von AIDS-Indikatorkrankheiten (AIDS-definierende Erkrankungen)

U60.9!   **Klinische Kategorie der HIV-Krankheit nicht näher bezeichnet**

U61.-!   **Anzahl der T-Helferzellen bei HIV-Krankheit**
   Hinw.: Die Einteilung nach der Anzahl der (CD4$^+$-)T-Helferzellen pro Mikroliter Blut ist analog der international gebräuchlichen Klassifikation (1993) der CDC vorzunehmen. Demnach ist hier der niedrigste je gemessene Wert (Nadir) heranzuziehen.

U61.1!   **Kategorie 1**
   500 und mehr (CD4$^+$-)T-Helferzellen/Mikroliter Blut

U61.2!   **Kategorie 2**
   200 bis 499 (CD4$^+$-)T-Helferzellen/Mikroliter Blut

U61.3!   **Kategorie 3**
   Weniger als 200 (CD4$^+$-)T-Helferzellen/Mikroliter Blut

U61.9!   **Anzahl der (CD4$^+$-)T-Helferzellen nicht näher bezeichnet**

Sonstige sekundäre Schlüsselnummern für besondere Zwecke (U69-U69)

U69.-!   **Sonstige sekundäre Schlüsselnummern für besondere Zwecke**

U69.0-!   **Anderenorts klassifizierte, im Krankenhaus erworbene Pneumonie**
Hinw.: Unter einer im Krankenhaus erworbenen Pneumonie versteht man eine Pneumonie, deren Symptome und Befunde die KISS-Definitionen (Definitionen nosokomialer Infektionen für die Surveillance im Krankenhaus-Infektions-Surveillance-System) erfüllen.

Die Einstufung als im Krankenhaus erworbene Pneumonie bedeutet nicht automatisch, dass ein kausaler Zusammenhang zwischen der medizinischen Behandlung und dem Auftreten der Infektion existiert, es ist auch kein Synonym für ärztliches oder pflegerisches Verschulden.

Die Schlüsselnummern sind nur von Krankenhäusern, die zur externen Qualitätssicherung nach § 137 SGB V verpflichtet sind, und nur für vollstationär behandelte erwachsene Patienten (18 Jahre und älter) anzugeben.

Die Schlüsselnummern dienen in der Qualitätssicherung zur Abgrenzung ambulant erworbener Pneumonien von im Krankenhaus erworbenen Pneumonien.

U69.01!   Anderenorts klassifizierte, im Krankenhaus erworbene Pneumonie, die mehr als 48 Stunden nach Aufnahme auftritt

U69.02!   Anderenorts klassifizierte, im Krankenhaus erworbene Pneumonie, die entweder bei Aufnahme besteht oder innerhalb von 48 Stunden nach Aufnahme auftritt, bei bekannter, bis zu 28 Tage zurückliegender Hospitalisierung

U69.03!   Anderenorts klassifizierte, im Krankenhaus erworbene Pneumonie, die entweder bei Aufnahme besteht oder innerhalb von 48 Stunden nach Aufnahme auftritt, bei bekannter, 29 bis zu 90 Tage zurückliegender Hospitalisierung

U69.1-!   **Sekundäre Schlüsselnummern für besondere administrative Zwecke**

U69.10!   Anderenorts klassifizierte Krankheit, für die der Verdacht besteht, dass sie Folge einer medizinisch nicht indizierten ästhetischen Operation, einer Tätowierung oder eines Piercings ist
Hinw.: Die Schlüsselnummer dient der Umsetzung des § 52 SGB V (Leistungsbeschränkung bei Selbstverschulden) und ist verpflichtend anzugeben.

U69.11!   Dauerhaft erworbene Blutgerinnungsstörung
Hinw.: Dieser Zusatzkode ist nur von Einrichtungen im Geltungsbereich des § 17b KHG zu verwenden. Die Schlüsselnummer darf nur in Verbindung mit einer vorangestellten primären Schlüsselnummer aus der Anlage 7 zur FPV verwendet werden, um dadurch das abrechenbare Zusatzentgelt über die Kodierung eindeutig zu bestimmen.

U69.12!   Temporäre Blutgerinnungsstörung
Hinw.: Dieser Zusatzkode ist nur von Einrichtungen im Geltungsbereich des § 17b KHG zu verwenden. Die Schlüsselnummer darf nur in Verbindung mit einer vorangestellten primären Schlüsselnummer aus der Anlage 7 zur FPV verwendet werden, um dadurch das abrechenbare Zusatzentgelt über die Kodierung eindeutig zu bestimmen.

U69.13!   Herz-Kreislauf-Stillstand vor Aufnahme in das Krankenhaus
Diese Schlüsselnummer ist bei Vorliegen eines Herzstillstandes mit erfolgreicher Wiederbelebung (I46.0) oder eines Herzstillstandes ohne erfolgreiche Wiederbelebung (I46.9) anzugeben, wenn der Herzstillstand in unmittelbarem kausalen Zusammenhang mit der aktuellen stationären Behandlung steht und innerhalb von 24 Stunden vor stationärer Aufnahme außerhalb eines Krankenhauses aufgetreten ist.

U69.2-!   **Sekundäre Schlüsselnummern für besondere epidemiologische Zwecke**
Hinw.: Die Schlüsselnummern dieser Kategorie dienen der Spezifizierung besonderer epidemiologischer Ereignisse. Das DIMDI wird eine Einschränkung des Anwendungszeitraums der Schlüsselnummern bei Bedarf bekannt geben.

U69.20!   Influenza A/H1N1 Pandemie 2009 [Schweinegrippe]

U69.21!   Influenza A/H5N1 Epidemie [Vogelgrippe]

U69.3-! **Sekundäre Schlüsselnummern für die Art des Konsums psychotroper Substanzen bei durch diese verursachten psychischen und Verhaltensstörungen**
Hinw.: Die Schlüsselnummern dieser Kategorie sind nur von Einrichtungen im Geltungsbereich des § 17d KHG zu verwenden. Sie sind nur in Kombination mit Schlüsselnummern aus Kap. V, Bereich F10-F19 Psychische und Verhaltensstörungen durch psychotrope Substanzen für die Kodierung der Art des Konsums dieser Substanzen anzugeben, siehe auch die Hinweise bei den entsprechenden Schlüsselnummern.

U69.30! Intravenöser Konsum von Heroin

U69.31! Nichtintravenöser Konsum von Heroin

U69.32! Intravenöser Konsum sonstiger psychotroper Substanzen
Exkl.: Intravenöser Konsum (Meth-)Amphetamin-haltiger Stoffe (U69.33!)
Intravenöser Konsum sonstiger Stimulanzien (U69.35!)

U69.33! Intravenöser Konsum (Meth-)Amphetamin-haltiger Stoffe

U69.34! Nichtintravenöser Konsum (Meth-)Amphetamin-haltiger Stoffe

U69.35! Intravenöser Konsum sonstiger Stimulanzien, außer Koffein
Exkl.: Intravenöser Konsum (Meth-)Amphetamin-haltiger Stoffe (U69.33!)

U69.36! Nichtintravenöser Konsum sonstiger Stimulanzien, außer Koffein
Exkl.: Nichtintravenöser Konsum (Meth-)Amphetamin-haltiger Stoffe (U69.34!)

U69.4-! **Sekundäre Schlüsselnummern für die Spezifizierung von Infektionen**

U69.40! Rekurrente Infektion mit Clostridium difficile
Hinw.: Die Schlüsselnummer dient der Spezifizierung einer Infektion mit Clostridium difficile als rekurrente Infektion. Der jeweilige Zeitraum, in dem eine wieder aufgetretene Infektion als rekurrent zu bezeichnen ist, richtet sich nach den Empfehlungen des Robert Koch-Instituts (RKI).

Infektionserreger mit Resistenzen gegen bestimmte Antibiotika oder Chemotherapeutika (U80-U85)

Hinw.: Die folgenden Schlüsselnummern sind zu benutzen, wenn der jeweilige Erreger gegen bestimmte Substanzgruppen resistent ist oder eine Multiresistenz aufweist.

U80.-! **Grampositive Erreger mit bestimmten Antibiotikaresistenzen, die besondere therapeutische oder hygienische Maßnahmen erfordern**

U80.0-! **Staphylococcus aureus mit Resistenz gegen Oxacillin, Glykopeptid-Antibiotika, Chinolone, Streptogramine oder Oxazolidinone**
Staphylococcus aureus mit Resistenz gegen Methicillin

U80.00! Staphylococcus aureus mit Resistenz gegen Oxacillin oder Methicillin [MRSA]
Staphylococcus aureus mit Resistenz gegen Oxacillin oder Methicillin und ggf. gegen Glykopeptid-Antibiotika, Chinolone, Streptogramine oder Oxazolidinone

U80.01! Staphylococcus aureus mit Resistenz gegen Glykopeptid-Antibiotika, Chinolone, Streptogramine oder Oxazolidinone und ohne Resistenz gegen Oxacillin oder Methicillin

U80.1-! **Streptococcus pneumoniae mit Resistenz gegen Penicillin, Oxacillin, Makrolid-Antibiotika, Oxazolidinone oder Streptogramine**

U80.10! Streptococcus pneumoniae mit Resistenz gegen Penicillin oder Oxacillin
Streptococcus pneumoniae mit Resistenz gegen Penicillin oder Oxacillin und ggf. gegen Makrolid-Antibiotika, Oxazolidinone oder Streptogramine

U80.11! Streptococcus pneumoniae mit Resistenz gegen Makrolid-Antibiotika, Oxazolidinone oder Streptogramine und ohne Resistenz gegen Penicillin oder Oxacillin

U80.2-! **Enterococcus faecalis mit Resistenz gegen Glykopeptid-Antibiotika oder Oxazolidinone oder mit High-Level-Aminoglykosid-Resistenz**

U80.20! Enterococcus faecalis mit Resistenz gegen Glykopeptid-Antibiotika
Enterococcus faecalis mit Resistenz gegen Glykopeptid-Antibiotika und gegen Oxazolidinone oder Streptogramine
Enterococcus faecalis mit Resistenz gegen Glykopeptid-Antibiotika und mit High-Level-Aminoglykosid-Resistenz

U80.21! Enterococcus faecalis mit Resistenz gegen Oxazolidinone oder mit High-Level-Aminoglykosid-Resistenz und ohne Resistenz gegen Glykopeptid-Antibiotika

U80.3-! **Enterococcus faecium mit Resistenz gegen Glykopeptid-Antibiotika, Oxazolidinone oder Streptogramine oder mit High-Level-Aminoglykosid-Resistenz**

U80.30! Enterococcus faecium mit Resistenz gegen Glykopeptid-Antibiotika
Enterococcus faecium mit Resistenz gegen Glykopeptid-Antibiotika und gegen Oxazolidinone oder Streptogramine
Enterococcus faecium mit Resistenz gegen Glykopeptid-Antibiotika und mit High-Level-Aminoglykosid-Resistenz

U80.31! Enterococcus faecium mit Resistenz gegen Oxazolidinone oder Streptogramine oder mit High-Level-Aminoglykosid-Resistenz und ohne Resistenz gegen Glykopeptid-Antibiotika

U80.8! **Sonstige grampositive Bakterien mit Multiresistenz gegen Antibiotika**
Hinw.: Es ist nur noch eine Sensitivität gegen nicht mehr als zwei der Antibiotika-Substanzgruppen nachweisbar, gegen die die Erreger typischerweise empfindlich sind.
Exkl.: Mykobakterien (U82.-!)

U81.-! **Gramnegative Erreger mit bestimmten Antibiotikaresistenzen, die besondere therapeutische oder hygienische Maßnahmen erfordern**
Hinw.: Die Einstufung der Resistenz bei multiresistenten gramnegativen Erregern (MRGN) erfolgt gemäß den Empfehlungen der KRINKO, abgedruckt in: Bundesgesundheitsblatt 2012, 55: 1311-1354 bzw. in: Epidemiologisches Bulletin 2013: 423 (2MRGN NeoPäd).

U81.0-! **Enterobakterien mit Multiresistenz 2MRGN NeoPäd**
Hinw.: Die Kodes U81.0- sind nur bei Patienten bis zur Vollendung des 14. Lebensjahres anwendbar.

U81.00! Escherichia coli mit Multiresistenz 2MRGN NeoPäd

U81.01! Klebsiella pneumoniae mit Multiresistenz 2MRGN NeoPäd

U81.02! Klebsiella oxytoca mit Multiresistenz 2MRGN NeoPäd

U81.03! Sonstige Klebsiellen mit Multiresistenz 2MRGN NeoPäd

U81.04! Enterobacter-cloacae-Komplex mit Multiresistenz 2MRGN NeoPäd

U81.05! Citrobacter-freundii-Komplex mit Multiresistenz 2MRGN NeoPäd

U81.06! Serratia marcescens mit Multiresistenz 2MRGN NeoPäd

U81.07! Proteus mirabilis mit Multiresistenz 2MRGN NeoPäd

U81.08! Sonstige Enterobakterien mit Multiresistenz 2MRGN NeoPäd

U81.1-! **Pseudomonas und Acinetobacter mit Multiresistenz 2MRGN NeoPäd**
Hinw.: Die Kodes U81.1- sind nur bei Patienten bis zur Vollendung des 14. Lebensjahres anwendbar.

U81.10! Pseudomonas aeruginosa mit Multiresistenz 2MRGN NeoPäd

U81.11! Acinetobacter-baumannii-Gruppe mit Multiresistenz 2MRGN NeoPäd

U81.2-! **Enterobakterien mit Multiresistenz 3MRGN**

U81.20! Escherichia coli mit Multiresistenz 3MRGN

U81.21! Klebsiella pneumoniae mit Multiresistenz 3MRGN

U81.22! Klebsiella oxytoca mit Multiresistenz 3MRGN

U81.23! Sonstige Klebsiellen mit Multiresistenz 3MRGN

U81.24! Enterobacter-cloacae-Komplex mit Multiresistenz 3MRGN

U81.25!	Citrobacter-freundii-Komplex mit Multiresistenz 3MRGN
U81.26!	Serratia marcescens mit Multiresistenz 3MRGN
U81.27!	Proteus mirabilis mit Multiresistenz 3MRGN
U81.28!	Sonstige Enterobakterien mit Multiresistenz 3MRGN
U81.3-!	**Pseudomonas und Acinetobacter mit Multiresistenz 3MRGN**
U81.30!	Pseudomonas aeruginosa mit Multiresistenz 3MRGN
U81.31!	Acinetobacter-baumannii-Gruppe mit Multiresistenz 3MRGN
U81.4-!	**Enterobakterien mit Multiresistenz 4MRGN**
U81.40!	Escherichia coli mit Multiresistenz 4MRGN
U81.41!	Klebsiella pneumoniae mit Multiresistenz 4MRGN
U81.42!	Klebsiella oxytoca mit Multiresistenz 4MRGN
U81.43!	Sonstige Klebsiellen mit Multiresistenz 4MRGN
U81.44!	Enterobacter-cloacae-Komplex mit Multiresistenz 4MRGN
U81.45!	Citrobacter-freundii-Komplex mit Multiresistenz 4MRGN
U81.46!	Serratia marcescens mit Multiresistenz 4MRGN
U81.47!	Proteus mirabilis mit Multiresistenz 4MRGN
U81.48!	Sonstige Enterobakterien mit Multiresistenz 4MRGN
U81.5-!	**Pseudomonas und Acinetobacter mit Multiresistenz 4MRGN**
U81.50!	Pseudomonas aeruginosa mit Multiresistenz 4MRGN
U81.51!	Acinetobacter-baumannii-Gruppe mit Multiresistenz 4MRGN

U81.6!   **Burkholderia, Stenotrophomonas und andere Nonfermenter mit Resistenz gegen Chinolone, Amikacin, Ceftazidim, Piperacillin/Tazobactam oder Cotrimoxazol**
Exkl.: Acinetobacter-baumannii-Gruppe 2MRGN NeoPäd (U81.11!)
        Acinetobacter-baumannii-Gruppe 3MRGN (U81.31!)
        Acinetobacter-baumannii-Gruppe 4MRGN (U81.51!)
        Pseudomonas aeruginosa 2MRGN NeoPäd (U81.10!)
        Pseudomonas aeruginosa 3MRGN (U81.30!)
        Pseudomonas aeruginosa 4MRGN (U81.50!)

U81.8!   **Sonstige gramnegative Bakterien mit Multiresistenz gegen Antibiotika**
Hinw.: Es ist nur noch eine Sensitivität gegen nicht mehr als zwei der Antibiotika-Substanzgruppen nachweisbar, gegen die die Erreger typischerweise empfindlich sind.

U82.-!   **Mykobakterien mit Resistenz gegen Antituberkulotika (Erstrangmedikamente)**

U82.0!   **Mycobacterium tuberculosis mit Resistenz gegen ein oder mehrere Erstrangmedikamente**
Exkl.: Resistenz sowohl gegen Isoniazid als auch gegen Rifampicin sowie gegebenenfalls gegen weitere Erstrangmedikamente (U82.1!)

U82.1!   **Multi-Drug Resistant Tuberculosis [MDR-TB]**
Hinw.: Resistenz sowohl gegen Isoniazid als auch gegen Rifampicin sowie gegebenenfalls gegen weitere Erstrangmedikamente

U82.2!   **Atypische Mykobakterien oder Nocardia mit Resistenz gegen ein oder mehrere Erstrangmedikamente**

U83!   **Candida mit Resistenz gegen Fluconazol oder Voriconazol**

U84!   **Herpesviren mit Resistenz gegen Virustatika**

U85!   **Humanes Immundefizienz-Virus mit Resistenz gegen Virustatika oder Proteinaseinhibitoren**
Inkl.: HIV-1
       HIV-2

ICD-10-GM Version 2019

Nicht belegte Schlüsselnummern
(U99-U99)

U99.-! **Nicht belegte Schlüsselnummer U99**

Hinw.: Die Schlüsselnummern dieser Kategorie sollen ein schnelles Reagieren auf aktuelle Anforderungen ermöglichen. Sie dürfen nur zusätzlich belegt werden, um einen anderenorts klassifizierten Zustand besonders zu kennzeichnen. Die Schlüsselnummern dieser Kategorie dürfen nur über das Deutsche Institut für Medizinische Dokumentation und Information (DIMDI) mit Inhalten belegt werden; eine Anwendung für andere Zwecke ist nicht erlaubt. Das DIMDI wird den Anwendungszeitraum solcher Schlüsselnummern bei Bedarf bekannt geben.

U99.0! **Nicht belegte Schlüsselnummer U99.0**

U99.1! **Nicht belegte Schlüsselnummer U99.1**

U99.2! **Nicht belegte Schlüsselnummer U99.2**

U99.3! **Nicht belegte Schlüsselnummer U99.3**

U99.4! **Nicht belegte Schlüsselnummer U99.4**

U99.5! **Nicht belegte Schlüsselnummer U99.5**

U99.6! **Nicht belegte Schlüsselnummer U99.6**

U99.7! **Nicht belegte Schlüsselnummer U99.7**

U99.8! **Nicht belegte Schlüsselnummer U99.8**

U99.9! **Nicht belegte Schlüsselnummer U99.9**

Morphologie der Neubildungen

Morphologie der Neubildungen

Für die Kodierung der Morphologie von Neubildungen wird die Internationale Klassifikation der Krankheiten für die Onkologie (ICD-O) verwendet. Die Liste der Morphologie der Neubildungen war bisher in der ICD-10 enthalten, sie ist wegen der Aktualisierungen der ICD-O jedoch überholt. Aus diesem Grund wurde entschieden, die ICD-O-Schlüsselnummern aus der ICD-10, mit der Version 2016, zu entfernen. Interessierte Anwender können die ICD-O (in deutscher Sprache) von den Webseiten des DIMDI herunterladen.

Die ICD-O findet hauptsächlich Anwendung in Tumor- oder Krebsregistern, um die Lokalisation (Topographie) und Histologie (Morphologie) von Neubildungen zu verschlüsseln, üblicherweise auf der Basis eines Pathologiebefundes.

Die ICD-O ist eine multiaxiale Klassifikation für die Verschlüsselung der Lokalisation, der Morphologie, des Malignitätsgrads und des Differenzierungsgrads (Grading) von Neubildungen.

Die Topographieachse nutzt die ICD-10-Klassifikation der malignen Neubildungen (abgesehen von den Kategorien, die für sekundäre Neubildungen und Neubildungen mit spezifischer Morphologie vorgesehen sind) für alle Arten von Tumoren.

Die Morphologieachse stellt einen fünfstelligen Kodebereich von 8000/0 bis 9992/3 bereit. Die ersten vier Stellen stehen für die spezifische histologische Entität. Die fünfte Stelle nach dem Schrägstrich (/) ist für den Malignitätsgrad vorgesehen, der ausdrückt, ob eine Neubildung bösartig, gutartig, in situ oder unbekannten Verhaltens (ob gutartig oder bösartig) ist.

Eine weitere, separate Stelle ist für die Verschlüsselung des Differenzierungsgrades (Grading) vorgesehen.

Der einstellige Schlüssel für den Malignitätsgrad lautet wie folgt:

/0 Gutartig [benigne]

/1 Unsicher, ob gutartig oder bösartig
Borderline-Malignität[1]
geringes Malignitätspotential[1]

/2 Carcinoma in situ
intraepithelial
nichtinfiltrierend
nichtinvasiv

/3 Bösartig [maligne], Primärsitz

/6 Bösartig [maligne], Metastase
bösartig [maligne], Sekundärsitz

/9 Bösartig [maligne], unsicher, ob Primärsitz oder Metastase

Die ICD-O enthält bei den Morphologie-Schlüsselnummern entsprechend dem histologischen Typ auch die Schlüsselnummern für den Malignitätsgrad der Neubildung.

Die folgende Tabelle zeigt eine Gegenüberstellung des Schlüssels für den Malignitätsgrad und der entsprechenden Krankheitsgruppen des Kapitels II:

Schlüssel für den Malignitätsgrad	Bezeichnung	Kategorien des Kapitels II
/0	gutartige Neubildungen	D10-D36
/1	Neubildungen mit unsicherem oder unbekanntem Charakter	D37-D48
/2	In-situ-Neubildungen	D00-D09
/3	bösartige Neubildungen, als primär festgestellt oder vermutet	C00-C76, C80-C97
/6	bösartige Neubildungen, als sekundär festgestellt oder vermutet	C77-C79

---

1 Ausgenommen sind Zystadenome des Ovars in 844-849, die als bösartig angesehen werden.

Die Schlüsselnummer /9 für den Malignitätsgrad ist im Zusammenhang mit der ICD nicht anwendbar, da angenommen wird, dass bei allen bösartigen Neubildungen aufgrund zusätzlicher Informationen im Krankenbericht zu ersehen ist, ob sie primär (/3) oder metastatisch (/6) sind.

Einige Neubildungen sind spezifisch für bestimmte Lokalisationen oder Gewebetypen. Z.B.: Das Nephroblastom entsteht nach seiner Definition stets in der Niere; das hepatozelluläre Karzinom hat seinen Primärsitz stets in der Leber; das Basaliom entsteht gewöhnlich in der Haut. Bei solchen Krankheitsbegriffen ist in der ICD-O die entsprechende Schlüsselnummer aus Kapitel II jeweils in Klammern dem Morphologiekode hinzugefügt. Hier sollte jene vierte Stelle eingesetzt werden, die für die angegebene Lokalisation zutrifft. Die den morphologischen Begriffen der ICD-O zugeordneten Schlüsselnummern des Kapitels II können benutzt werden, wenn die Lokalisation der Neubildungen in der Diagnose nicht angegeben ist. Die Schlüsselnummern des Kapitels II konnten nicht durchgängig den morphologischen Begriffen der ICD-O zugeordnet werden, weil gewisse histologische Typen in mehr als einem Organ oder Gewebetyp auftreten können.

Bezüglich weiterer Informationen über die Verschlüsselung der Morphologie siehe ICD-O-3, Erste Revision.

Nomenklatur mit Schlüsselnummern für die Morphologie der Neubildungen

Die vormals hier aufgeführte Tabelle wird, beginnend mit der Version 2016 der ICD-10, nicht mehr unterstützt (s.a. Anmerkungen oben und am Anfang des Kapitels II).

Anhang

Barthel-Index

Die folgende Übersicht entspricht der Kurzfassung des Hamburger Manuals. Die Langfassung findet sich im Internet unter https://www.dimdi.de/static/.downloads/deutsch/hamburger-manual-nov2004.pdf.

Der Barthel-Index dient der **Bewertung von Alltagsfunktionen** nach Punkten. Für jede der 10 zu bewertenden Alltagsfunktionen gibt es 2, 3 oder 4 Bewertungsmöglichkeiten und deren jeweilige Punktzahl.

Die maximal erreichbare Punktzahl beträgt 100 Punkte.

Wird aus Gründen der Sicherheit oder wegen fehlenden eigenen Antriebs für die ansonsten selbständige Durchführung einer Aktivität Aufsicht oder Fremdstimulation benötigt, ist nur die zweithöchste Punktzahl zu wählen. Sollten (z.B. je nach Tagesform) stets unterschiedliche Einstufungskriterien zutreffen, ist die niedrigere Einstufung zu wählen.

Essen	
• komplett selbständig oder selbständige PEG[2]-Beschickung/-Versorgung	10
• Hilfe bei mundgerechter Vorbereitung, aber selbständiges Einnehmen oder Hilfe bei PEG-Beschickung/-Versorgung	5
• kein selbständiges Einnehmen und keine MS/PEG[3]-Ernährung	0

Aufsetzen und Umsetzen	
• komplett selbständig aus liegender Position in (Roll-)Stuhl und zurück	15
• Aufsicht oder geringe Hilfe (ungeschulte Laienhilfe)	10
• erhebliche Hilfe (geschulte Laienhilfe oder professionelle Hilfe)	5
• wird faktisch nicht aus dem Bett transferiert	0

Sich waschen	
• vor Ort komplett selbständig inkl. Zähneputzen, Rasieren und Frisieren	5
• erfüllt „5" nicht	0

Toilettenbenutzung	
• vor Ort komplett selbständige Nutzung von Toilette oder Toilettenstuhl inkl. Spülung / Reinigung	10
• vor Ort Hilfe oder Aufsicht bei Toiletten- oder Toilettenstuhlbenutzung oder deren Spülung / Reinigung erforderlich	5
• benutzt faktisch weder Toilette noch Toilettenstuhl	0

Baden / Duschen	
• selbständiges Baden oder Duschen inkl. Ein-/Ausstieg, sich reinigen und abtrocknen	5
• erfüllt „5" nicht	0

2   perkutane endoskopische Gastrostomie
3   Ernährung durch Magensonde/perkutane endoskopische Gastrostomie

Aufstehen und Gehen

• ohne Aufsicht oder personelle Hilfe vom Sitz in den Stand kommen und mindestens 50 m ohne Gehwagen (aber ggf. mit Stöcken/Gehstützen) gehen	15
• ohne Aufsicht oder personelle Hilfe vom Sitz in den Stand kommen und mindestens 50 m mit Hilfe eines Gehwagens gehen	10
• mit Laienhilfe oder Gehwagen vom Sitz in den Stand kommen und Strecken im Wohnbereich bewältigen alternativ: im Wohnbereich komplett selbständig im Rollstuhl	5
• erfüllt „5" nicht	0

Treppensteigen

• ohne Aufsicht oder personelle Hilfe (ggf. inkl. Stöcken/Gehstützen) mindestens ein Stockwerk hinauf- und hinuntersteigen	10
• mit Aufsicht oder Laienhilfe mind. ein Stockwerk hinauf und hinunter	5
• erfüllt „5" nicht	0

An- und Auskleiden

• zieht sich in angemessener Zeit selbständig Tageskleidung, Schuhe (und ggf. benötigte Hilfsmittel z.B. Antithrombose-Strümpfe, Prothesen) an und aus	10
• kleidet mindestens den Oberkörper in angemessener Zeit selbständig an und aus, sofern die Utensilien in greifbarer Nähe sind	5
• erfüllt „5" nicht	0

Stuhlkontinenz

• ist stuhlkontinent, ggf. selbständig bei rektalen Abführmaßnahmen oder AP-Versorgung	10
• ist durchschnittlich nicht mehr als 1x/Woche stuhlinkontinent oder benötigt Hilfe bei rektalen Abführmaßnahmen / Anus-praeter(AP)-Versorgung	5
• ist durchschnittlich mehr als 1x/Woche stuhlinkontinent	0

Harninkontinenz

• ist harnkontinent oder kompensiert seine Harninkontinenz / versorgt seinen Dauerkatheter (DK) komplett selbständig und mit Erfolg (kein Einnässen von Kleidung oder Bettwäsche)	10
• kompensiert seine Harninkontinenz selbständig und mit überwiegendem Erfolg (durchschnittlich nicht mehr als 1x/Tag Einnässen von Kleidung oder Bettwäsche) oder benötigt Hilfe bei der Versorgung seines Harnkathetersystems	5
• ist durchschnittlich mehr als 1x/Tag harninkontinent	0

Erstveröffentlichungsnachweis:

Mahoney FI, Barthel DW. Functional Evaluation. The Barthel Index. MD State Med J 1965;14: 61-65.

Erweiterter Barthel-Index

Der Erweiterte Barthel-Index dient der **Bewertung kognitiver Funktionen** nach Punkten. Für jede der 6 zu bewertenden kognitiven Funktionen gibt es 3 oder 4 Bewertungsmöglichkeiten und deren jeweilige Punktzahl.

Die maximal erreichbare Punktzahl beträgt 90 Punkte.

Verstehen	
• ungestört (nicht Patienten, die nur Geschriebenes verstehen)	15
• versteht komplexe Sachverhalte, aber nicht immer	10
• versteht einfache Aufforderungen	5
• Verstehen nicht vorhanden	0

Sich verständlich machen	
• kann sich über fast alles verständlich machen	15
• kann einfache Sachverhalte ausdrücken	5
• kann sich nicht oder fast nicht verständlich machen	0

Soziale Interaktion	
• ungestört	15
• gelegentlich unkooperativ, aggressiv, distanzlos oder zurückgezogen	5
• immer oder fast immer unkooperativ	0

Lösen von Alltagsproblemen	
Planung von Handlungsabläufen, Umstellungsfähigkeit, Einhalten von Terminen, pünktliche Medikamenteneinnahme, Einsicht in Defizite und deren Konsequenzen im Alltag	
• im Wesentlichen ungestört	15
• benötigt geringe Hilfestellung	5
• benötigt erhebliche Hilfestellung	0

Gedächtnis, Lernen und Orientierung	
• im Wesentlichen ungestört (kein zusätzlicher Pflegeaufwand erforderlich)	15
• muss gelegentlich erinnert werden oder verwendet externe Gedächtnishilfen	10
• muss häufig erinnert werden	5
• desorientiert, mit oder ohne Tendenz zum Weglaufen	0

Sehen und Neglect	
• im Wesentlichen ungestört	15
• schwere Lesestörung, findet sich aber (ggf. mit Hilfsmitteln) in bekannter und unbekannter Umgebung zurecht	10
• findet sich in bekannter, aber nicht in unbekannter Umgebung zurecht	5
• findet sich auch in bekannter Umgebung nicht ausreichend zurecht (findet z.B. eigenes Zimmer oder Station nicht / übersieht oder stößt an Hindernisse oder Personen)	0

Erstveröffentlichungsnachweis:

Prosiegel M, Böttger S, Schenk T, König N, Marolf M, Vaney C et al. Der Erweiterte Barthel-Index (EBI) - eine neue Skala zur Erfassung von Fähigkeitsstörungen bei neurologischen Patienten. Neurol Rehabil 1996;2:7-13.

Frührehabilitations-Barthel-Index (FRB) nach Schönle

Die folgende Übersicht enthält die Kriterien des Teils A (FR-Index) des FRB nach Schönle.

Für die Ermittlung der Punktzahl des Barthel-Index (Teil B des FRB nach Schönle) sind - in Abweichung zur Originalarbeit - die Kriterien (mit Punktzahlen) des weiter oben aufgeführten Barthel-Index nach dem Hamburger Manual heranzuziehen.

Die Langfassung (Originalarbeit) findet sich im Internet unter
https://www.dimdi.de/static/.downloads/deutsch/fruehreha.pdf

FR-Index-Kriterien	Punkte
Intensivmedizinisch überwachungspflichtiger Zustand	-50
Absaugpflichtiges Tracheostoma	-50
Intermittierende Beatmung	-50
Beaufsichtigungspflichtige Orientierungsstörung (Verwirrtheit)	-50
Beaufsichtigungspflichtige Verhaltensstörung (mit Eigen- und/oder Fremdgefährdung)	-50
Schwere Verständigungsstörung	-25
Beaufsichtigungspflichtige Schluckstörung	-50

Erstveröffentlichungsnachweis:

Schönle PW. Der Frühreha-Barthelindex (FRB) - eine frührehabilitationsorientierte Erweiterung des Barthelindex. Rehabilitation (Stuttg) 1995;34:69-73.

FIM (Functional Independence Measure)

Hier kann nur eine grobe Übersicht gegeben werden.

Der FIM besteht aus dem **motorischen FIM** und dem **kognitiven FIM** und dient der Bewertung der motorischen und kognitiven Unabhängigkeit von Patienten bei der Durchführung von Alltagsfunktionen.

Einstufung auf der Punkteskala von 1 bis 7 für den Grad der Selbstständigkeit siehe Tabelle unten.

Motorischer FIM

Die rechte Spalte enthält für jede der genannten **motorischen Funktionen** die mögliche **Punktzahl 1 bis 7**, die maximal erreichbare Punktzahl beträgt **91**.

Selbstversorgung	
• Essen und Trinken	1/2/3/4/5/6/7
• Körperpflege	1/2/3/4/5/6/7
• Baden, Duschen und Waschen	1/2/3/4/5/6/7
• Ankleiden Oberkörper	1/2/3/4/5/6/7
• Ankleiden Unterkörper	1/2/3/4/5/6/7
• Intimpflege	1/2/3/4/5/6/7
Kontinenz	
• Harnkontinenz	1/2/3/4/5/6/7
• Stuhlkontinenz	1/2/3/4/5/6/7
Transfer	
• ins Bett, auf Stuhl oder Rollstuhl	1/2/3/4/5/6/7
• auf Toilettensitz	1/2/3/4/5/6/7
• in Dusche oder Badewanne	1/2/3/4/5/6/7
Fortbewegung	
• Gehen oder Rollstuhlfahren	1/2/3/4/5/6/7
• Treppensteigen	1/2/3/4/5/6/7

Kognitiver FIM

Die rechte Spalte enthält für jede der genannten **kognitiven Funktionen** die mögliche **Punktzahl 1 bis 7**, die maximal erreichbare Punktzahl beträgt **35**.

Kommunikation	
• Verstehen	1/2/3/4/5/6/7
• Sich-Ausdrücken	1/2/3/4/5/6/7
Soziales	
• soziales Verhalten	1/2/3/4/5/6/7
• Problemlösen	1/2/3/4/5/6/7
• Gedächtnis	1/2/3/4/5/6/7

Einstufung auf der Punkteskala

Grad der Selbständigkeit	Punkte
Vollständige Unabhängigkeit	7
Unabhängigkeit nur bei Gebrauch von Hilfsmitteln oder erhöhtem Zeitaufwand	6
Hilfestellung ohne körperlichen Kontakt oder nur zur Vorbereitung	5
Hilfestellung bei minimalem Kontakt; Patient/-in führt die Aktivität zu 75–99 % selbständig aus	4
Mäßige Hilfestellung; Patient/-in führt die Aktivität zu 50–74 % selbständig aus	3
Erhebliche Hilfestellung; Patient/-in führt die Aktivität zu 25–49 % selbständig aus	2
Vollständige Hilfestellung; Patient/-in ist an der Ausführung der Aktivität zu weniger als 25 % beteiligt oder Anteil nicht beurteilbar	1

Erstveröffentlichungsnachweis:

Granger CV, Hamilton BB, Linacre JM, Heinemann AW, Wright BD. Performance profiles of the functional independence measure. Am.J Phys Med Rehabil 1993;72:84-9.

Mini Mental State Examination (MMSE)

Die rechte Spalte der Tabelle enthält für jede der genannten **Funktionen** die möglichen **Punkte**, die maximal erreichbare Punktzahl ist **30**.

I. Orientierung

Frage 1-5: Zuerst nach dem Datum fragen, dann gezielt nach den noch fehlenden Punkten (z. B. "Können Sie mir auch sagen, welche Jahreszeit jetzt ist?").

Frage 6-10: Zuerst nach dem Namen der Klinik fragen, dann nach Station/Stockwerk, Stadt/Stadtteil usw. fragen. In Großstädten sollte nicht nach Stadt und Landkreis, sondern nach Stadt und Stadtteil gefragt werden. Gefragt wird in jedem Fall nach dem aktuellen Aufenthaltsort und nicht nach dem Wohnort.

1.	Datum	**1 / 0**
2.	Jahreszeit	**1 / 0**
3.	Jahr	**1 / 0**
4.	Wochentag	**1 / 0**
5.	Monat	**1 / 0**
6.	Bundesland	**1 / 0**
7.	Landkreis/Stadt	**1 / 0**
8.	Stadt/Stadtteil	**1 / 0**
9.	Krankenhaus	**1 / 0**
10.	Station/Stockwerk	**1 / 0**

II. Merkfähigkeit

Der Untersuchte muss zuerst gefragt werden, ob er mit einem kleinen Gedächtnistest einverstanden ist. Er wird darauf hingewiesen, dass er sich 3 Begriffe merken soll. Die Begriffe langsam und deutlich - im Abstand von jeweils ca. 1 Sekunde - nennen. Direkt danach die 3 Begriffe wiederholen lassen, der erste Versuch bestimmt die Punktzahl. Ggf. wiederholen, bis der Untersuchte alle 3 Begriffe gelernt hat. Die Anzahl der notwendigen Versuche zählen und notieren (max. 6 Versuche zulässig). Wenn nicht alle 3 Begriffe gelernt wurden, kann der Gedächtnistest nicht durchgeführt werden.

11.	Apfel	**1 / 0**
12.	Pfennig	**1 / 0**
13.	Tisch	**1 / 0**

III. Aufmerksamkeit und Rechenfertigkeit

Beginnend bei 100 muss fünfmal jeweils 7 subtrahiert werden. Jeden einzelnen Rechenschritt unabhängig vom vorangehenden beurteilen, damit ein Fehler nicht mehrfach gewertet wird. Alternativ (z. B. wenn der Untersuchte nicht rechnen kann oder will) kann in Ausnahmefällen das Wort "STUHL" rückwärts buchstabiert werden. Das Wort sollte zunächst vorwärts buchstabiert und wenn nötig korrigiert werden. Die Punktzahl ergibt sich dann aus der Anzahl der Buchstaben, die in der richtigen Reihenfolge genannt werden (z. B. "LHTUS" = 3 Punkte).

14.	< 93 >	**1 / 0**
15.	< 86 >	**1 / 0**
16.	< 79 >	**1 / 0**
17.	< 72 >	**1 / 0**
18.	< 65 >	**1 / 0**
19.	alternativ: "STUHL" rückwärts buchstabieren LHUTS	**5/4/3/2/1/0**

IV. Erinnerungsfähigkeit

Der Untersuchte muss die 3 Begriffe nennen, die er sich merken sollte.

20.	Apfel	**1 / 0**
21.	Pfennig	**1 / 0**
22.	Tisch	**1 / 0**

V. Sprache

Eine Uhr und ein Stift werden gezeigt, der Untersuchte muss diese richtig benennen.

23.	Armbanduhr benennen	**1 / 0**
24.	Bleistift benennen	**1 / 0**
25.	Nachsprechen des Satzes *"Kein wenn und oder aber."* (max. 3 Wiederholungen) Der Satz muss unmittelbar nachgesprochen werden, nur 1 Versuch ist erlaubt. Es ist nicht zulässig, die Redewendung "Kein wenn und aber" zu benutzen.	**1 / 0**
26.	Kommandos befolgen: Der Untersuchte erhält ein Blatt Papier, der dreistufige Befehl wird nur einmal erteilt. 1 Punkt für jeden Teil, der korrekt befolgt wird.	
	• *Nehmen Sie bitte das Papier in die Hand.*	**1 / 0**
	• *Falten Sie es in der Mitte.*	**1 / 0**
	• *Lassen Sie es auf den Boden fallen.*	**1 / 0**
27.	Schriftliche Anweisungen befolgen *"AUGEN ZU":* Die Buchstaben ("AUGEN ZU") müssen so groß sein, dass sie auch bei eingeschränktem Visus noch lesbar sind. 1 Punkt wird nur dann gegeben, wenn die Augen wirklich geschlossen sind.	**1 / 0**
28.	Schreiben Sie bitte irgendeinen Satz: Es darf kein Satz diktiert werden, die Ausführung muss spontan erfolgen. Der Satz muss Subjekt und Prädikat enthalten und sinnvoll sein. Korrekte Grammatik und Interpunktion ist nicht gefordert. Das Schreiben von Namen und Anschrift ist nicht ausreichend.	**1 / 0**
29.	Fünfecke nachzeichnen: Auf einem Blatt Papier sind 2 sich überschneidende Fünfecke dargestellt, der Untersuchte soll diese so exakt wie möglich abzeichnen. Alle 10 Ecken müssen wiedergegeben sein und 2 davon sich überschneiden, nur dann wird 1 Punkt gegeben.	**1 / 0**

Erstveröffentlichungsnachweis:

Folstein MF, Folstein SE, Mc Mugh PR. „Mini-mental state": a practical method for grading the cognitive state of patients for the clinician. J Psychiatr Res 1975; 12:189-198.

BMI-Grenzwerte Kinder und Jugendliche

Die Tabelle der BMI-Grenzwerte für Kinder und Jugendliche von 3 Jahren bis unter 18 Jahren für Adipositas und extreme Adipositas dient der Zuordnung der fünften Stellen 4 und 5 der Kategorie E66.- Adipositas.

Hinweis: Eine Adipositas bzw. eine extreme Adipositas liegt vor, wenn der jeweilige alters- und geschlechtsspezifische Grenzwert überschritten ist.

BMI-Grenzwerte für Deutschland				
Lebensjahr*	**Jungen**		**Mädchen**	
(Jahre)	**Grenzwert für Adipositas (≙P97)**	**Grenzwert für extreme Adipositas (≙P99,5)**	**Grenzwert für Adipositas (≙P97)**	**Grenzwert für extreme Adipositas (≙P99,5)**
3 bis <4	18,8	20,6	18,8	20,6
4 bis <5	18,9	20,9	19,0	21,0
5 bis <6	19,2	21,5	19,4	21,7
6 bis <7	19,8	22,4	20,0	22,8
7 bis <8	20,6	23,8	20,9	24,3
8 bis <9	21,6	25,5	22,0	26,0
9 bis <10	22,8	27,4	23,0	27,5
10 bis <11	23,9	29,2	24,0	28,8
11 bis <12	25,0	30,7	25,0	29,9
12 bis <13	25,9	31,8	25,9	30,8
13 bis <14	26,6	32,5	26,7	31,5
14 bis <15	27,3	32,8	27,3	31,8
15 bis <16	27,8	33,0	27,8	32,2
16 bis <17	28,2	33,1	28,3	32,8
17 bis <18	28,8	33,6	29,3	34,3

* Bei Erstellung der Tabelle wurde der Wert für die Mitte des jeweiligen Lebensjahres ermittelt, dieser gilt für das komplette Lebensjahr.

Anwendungsbeispiel:

Ein 6-jähriger Junge hat mit einem BMI-Wert von über 19,8 (z.B. 19,81) eine Adipositas und mit einem BMI-Wert von über 22,4 (z.B. 22,41) eine extreme Adipositas.

In Anlehnung an:

K. Kromeyer-Hauschild, M. Wabitsch, D. Kunze et al.: Monatsschr. Kinderheilk. (2001) 149:807-818.
K. Kromeyer-Hauschild, A. Moss, M. Wabitsch: Adipositas (2015) 9:123-127.

Im Altersbereich von 15 bis 18 Jahren erfolgte eine Interpolation mit den Daten des Bundes-Gesundheitssurveys 1998 (BGS98) (Katrin Kromeyer-Hauschild für die Arbeitsgemeinschaft Adipositas im Kindes- und Jugendalter: http://www.aga.adipositas-gesellschaft.de).

Alphabetisches Register unter anatomisch-funktionellen Gesichtspunkten

Abdomen, oberflächliche Verletzung, S30.-
Abdomen, offene Wunde, S31.-
Abdomen, sonstige Symptome, R19.-
Abdomen, sonstige und nicht näher bez. Verletzungen, S39.-
Abdomen, Symptome, das Verdauungssystem betreffend, R10-R19
Abdomen, Verletzung v. lumbalem Rückenmark u. Nerven, S34.-
Abdomen, Verletzung von Blutgefäßen in dieser Höhe, S35.-
Abdomen, Verletzungen des, S30-S39
Abdomen, Zerquetschung und traumatische Amputation, S38.-
Abdominale Hernien, nicht näher bez., K46.-
Abdominale Hernien, Sonstige, K45.-
Abdominaler Typhus und Paratyphus, A01.-
Abhängigkeit, langzeitig, von unterstützenden Apparaten, medizinischen Geräten od. Hilfsmitteln, and.orts nicht klassifiziert, Z99.-
Abklärung, Allgemeinuntersuchung und Abklärung bei Personen ohne Beschwerden oder angegebene Diagnose, Z00.-
Abklärung, bei Personen ohne Beschwerden oder angegebene Diagnose, Z01.-
Abklärung, Personen, die das Gesundheitswesen zur Untersuchung und Abklärung in Anspruch nehmen, Z00-Z13
Abnorme Augenbewegungen, H55
Abnorme Befunde, bildgebende Diagnostik Lunge, R91
Abnorme Befunde, bildgebende Diagnostik Mamma, R92
Abnorme Befunde, bildgebende Diagnostik sonst. Körperstrukturen, R93.-
Abnorme Befunde, bildgebende Diagnostik ZNS, R90.-
Abnorme Befunde, in Untersuchungsmaterialien aus anderen Körperorganen, -systemen und -geweben, R89.-
Abnorme Befunde, in Untersuchungsmaterialien aus Atemwegen und Thorax, R84.-
Abnorme Befunde, in Untersuchungsmaterialien aus den männlichen Genitalorganen, R86.-
Abnorme Befunde, in Untersuchungsmaterialien aus den weiblichen Genitalorganen, R87.-
Abnorme Befunde, in Untersuchungsmaterialien aus Verdauungsorganen und Bauchhöhle, R85.-
Abnorme Befunde, ohne Vorliegen einer Diagnose bei bildgebender Diagnostik und Funktionsprüfungen, R90-R94
Abnorme Befunde, ohne Vorliegen einer Diagnose bei der Untersuchung anderer Körperflüssigkeiten, Substanzen und Gewebe, R83-R89
Abnorme Befunde, Screeninguntersuchung der Mutter zur pränatalen Diagnostik, O28.-
Abnorme Blutuntersuchungsbefunde ohne Vorliegen einer Diagnose, R70-R79
Abnorme Ergebnisse von Funktionsprüfungen, R94.-
Abnorme Gewohnheiten und Störungen der Impulskontrolle, F63.-
Abnorme Konzeptionsprodukte, Sonstige, O02.-
Abnorme Liquorbefunde, R83.-
Abnorme Serumenzymwerte, R74.-
Abnorme unwillkürliche Bewegungen, R25.-
Abnorme Urinuntersuchungsbefunde ohne Vorliegen einer Diagnose, R80-R82
Abnorme Uterus- oder Vaginalblutung, Sonstige, N93.-
Abnorme Wehentätigkeit, O62.-
Abnormer Blutdruckwert ohne Diagnose, R03.-
Abort, Ärztlich eingeleitet, O04.-
Abort, Komplikationen nach, O08.-
Abort, Neigung zu habituellem, N96
Abort, Nicht näher bez., O06.-

Abort, Sonstiger, O05.-
Abort, Spontanabort, O03.-
Aborteinleitung, Misslungene, O07.-
abortiver Ausgang, Schwangerschaft mit, O00-O08
Abruptio placentae, Vorzeitige Plazentalösung, O45.-
Abstoßung, transplantierte Organe und Gewebe, T86.-
Abszess der Lunge und des Mediastinums, J85.-
Abszess in der Anal- und Rektalregion, K61.-
Abszess, Chromomykose und chromomykotischer A., B43.-
Abszess, Intrakraniell und intraspinal, G06.-
Abszess, Intrakranielle und intraspinale Abszesse und Granulome bei anderenorts klassifiz. Krankheiten, G07*
Abszess, Peritonsillar, J36
Acanthosis nigricans, L83
Aderhaut und Netzhaut, Affektionen, H30-H36
Aderhaut, Sonstige Affektionen, H31.-
Adipositas und sonstige Überernährung, E65-E68
Adipositas, E66.-
Adipositas, Lokalisierte, E65
Administrative Gründe, Untersuchung und Konsultation, Z02
Adrenogenitale Störungen, E25.-
Affektionen, Aderhaut, H30-H36
Affektionen, Aderhaut, Sonstige, H31.-
Affektionen, Augapfel, bei anderenorts klassifiz. Krankh., H45.-*
Affektionen, Augapfel, H43-H45
Affektionen, Augapfel, H44.-
Affektionen, Auge und Augenanhangsgebilde bei anderenorts klassifiz. Krankheiten, Sonstige, H58.-*
Affektionen, Auge und Augenanhangsgebilde nach medizinischen Maßnahmen, anderenorts nicht klassifiziert, H59.-
Affektionen, Auge und Augenanhangsgebilde, Sonstige, H57.-
Affektionen, Auge, Sonstige, H55-H59
Affektionen, Augenanhangsgebilde, Sonstige, H55-H59
Affektionen, Augenlid bei anderenorts klassifiz. Krankh., H03.-*
Affektionen, Augenlid, H00-H06
Affektionen, Augenlid, Sonstige, H02.-
Affektionen, Augenmuskeln, H49-H52
Affektionen, Chorioretinale Affektionen bei anderenorts klassifiz. Krankheiten, H32.-*
Affektionen, Glaskörper, bei anderenorts klassifiz. Krankh., H45.-*
Affektionen, Glaskörper, H43.-
Affektionen, Glaskörper, H43-H45
Affektionen, Hornhaut, bei anderenorts klassifiz. Krankh., H19.-*
Affektionen, Hornhaut, H15-H22
Affektionen, Hornhaut, Sonstige, H18.-
Affektionen, Iris, bei anderenorts klassifiz. Krankh., H22.-*
Affektionen, Iris, H15-H22
Affektionen, Iris, Sonstige, H21.-
Affektionen, Konjunktiva bei and.orts klassifiz. Krankh., H13.-*
Affektionen, Konjunktiva, H10-H13
Affektionen, Konjunktiva, Sonstige, H11.-
Affektionen, Linse, anderenorts klassifiz. Krankheiten, Katarakt und sonstige, H28.-*
Affektionen, Linse, H25-H28
Affektionen, Linse, Sonstige, H27.-
Affektionen, N. opticus [II. Hirnnerv] und Sehbahn bei anderenorts klassifiz. Krankheiten, H48.-*
Affektionen, N. opticus [II. Hirnnerv] und Sehbahn, Sonstige, H47.-
Affektionen, N. opticus, H46-H48
Affektionen, Netzhaut, bei anderenorts klassifiz. Krankh., H36.-*

Affektionen, Netzhaut, H30-H36
Affektionen, Netzhaut, Sonstige, H35.-
Affektionen, Orbita, H00-H06
Affektionen, Orbita, H05.-
Affektionen, Sehbahn, H46-H48
Affektionen, Sklera, bei anderenorts klassifiz. Krankheiten, H19.-*
Affektionen, Sklera, H15.-
Affektionen, Sklera, H15-H22
Affektionen, Tränenapparat und Orbita bei anderenorts klassifiz. Krankheiten, H06.-*
Affektionen, Tränenapparat, H00-H06
Affektionen, Tränenapparat, H04.-
Affektionen, Ziliarkörper, H15-H22
Affektionen, Ziliarkörper, Sonstige, H21.-
Affektive Störungen, Andere, F38.-
Affektive Störungen, Anhaltende, F34.-
Affektive Störungen, Bipolar, F31.-
Affektive Störungen, F30-F39
Affektive Störungen, Nicht näher bez., F39
Affenpocken, B04
Afrikanische Trypanosomiasis, B56.-
Agranulozytose, D70.-
Akarinose [Milbenbefall] und sonstiger Parasitenbefall der Haut, Pedikulose [Läusebefall], B85-B89
Akkommodationsstörungen und Refraktionsfehler, Affektionen der Augenmuskeln, Störungen der Blickbewegungen, H49-H52
Akkommodationsstörungen und Refraktionsfehler, H52.-
Akne, L70.-
Aktinomykose, A42.-
Akute Appendizitis, K35.-
Akute Blutungsanämie, D62
Akute Bronchiolitis, J21.-
Akute Bronchitis, J20.-
Akute disseminierte Demyelinisation, Sonstige, G36.-
Akute Hautveränderungen durch Ultraviolettstrahlen, Sonst., L56.-
Akute Infektionen, obere Atemwege, an mehreren oder nicht näher bez. Lokalisationen, J06.-
Akute Infektionen, obere Atemwege, J00-J06
Akute Infektionen, untere Atemwege, nicht näher bez., J22
Akute Infektionen, untere Atemwege, Sonstige, J20-J22
Akute ischämische Herzkrankheit, Sonstige, I24.-
Akute Komplikationen nach akutem Myokardinfarkt, I23.-
Akute Laryngitis und Tracheitis, J04.-
Akute Lymphadenitis, L04.-
Akute Myokarditis, I40.-
Akute obstruktive Laryngitis [Krupp] und Epiglottitis, J05.-
Akute Pankreatitis, K85.-
Akute Perikarditis, I30.-
Akute Pharyngitis, J02.-
Akute Poliomyelitis [Spinale Kinderlähmung], A80.-
Akute Rhinopharyngitis [Erkältungsschnupfen], J00
Akute Sinusitis, J01.-
Akute Tonsillitis, J03.-
Akute tubulointerstitielle Nephritis, N10
Akute und subakute Endokarditis, I33.-
Akute Virushepatitis A, B15.-
Akute Virushepatitis B, B16.-
Akute Virushepatitis, Sonstige, B17.-
Akute vorübergehende psychotische Störungen, F23.-
Akuter Myokardinfarkt, Best. akute Komplikationen nach, I23.-
Akuter Myokardinfarkt, I21.-
Akutes nephritisches Syndrom, N00.-
Akutes Nierenversagen, N17.-
Akutes rheumatisches Fieber, I00-I02
Alimentäre Anämien, D50-D53
Alimentäre Anämien, Sonstige, D53.-
Alimentäre Mangelzustände, Folgen von Mangelernährung, E64.-
Alimentäre Mangelzustände, Sonstige, E50-E64

Alimentärer Kalziummangel, E58
Alimentärer Marasmus, E41
Alimentärer Selenmangel, E59
Alimentärer Zinkmangel, E60
Alkohol, Psychische und Verhaltensstörungen durch, F10.-
Alkohol, Toxische Wirkung von Alkohol, T51.-
Alkoholische Leberkrankheit, K70.-
Allergie gegenüber Arzneimitteln, Drogen oder biologisch aktiven Substanzen in der Eigenanamnese, Z88.-
Allergische Alveolitis durch organischen Staub, J67.-
Allergische Kontaktdermatitis, L23.-
Allergische und vasomotorische Rhinopathie, J30.-
Allgemeinsymptome, R50-R69
Allgemeinuntersuchung und Abklärung bei Personen ohne Beschwerden oder angegebene Diagnose, Z00.-
Alopecia androgenetica, L64.-
Alopecia areata, L63.-
Alopezie [Haarausfall mit Narbenbildung], Narbige, L66.-
Alveolarkamm, Sonstige Krankheiten, K06.-
Alveolitis, allergische durch organischen Staub, J67.-
Alzheimer-Krankheit, Demenz bei, F00.-*
Alzheimer-Krankheit, G30.-
Aminosäuren, aromatische, Störungen des Stoffwechsels, E70.-
Aminosäuren, Störungen des Stoffwechsel, E71.-
Aminosäurestoffwechsel, Sonstige Störungen des, E72.-
Amnestisches Syndrom, Organisches, nicht durch Alkohol oder andere psychotrope Substanzen bedingt, F04
Amöbiasis, A06.-
Amputation, Handgelenk und Hand, traumatisch, S68.-
Amputation, Hüfte und Oberschenkel, traumatisch, S78.-
Amputation, in Halshöhe, traumatisch, S18
Amputation, Komplikationen, die für Replantation und Amputation bezeichnend sind, T87.-
Amputation, oberes Sprunggelenk und Fuß, traumatisch, S98.-
Amputation, Schulter und Oberarm, traumatisch, S48.-
Amputation, Teile des Kopfes, traumatisch, S08.-
Amputation, Traumatische Amputationen mit Beteiligung mehrerer Körperregionen, T05.-
Amputation, Unterarm, traumatisch, S58.-
Amputation, Unterschenkel, traumatisch, S88.-
Amputation, Zerquetschung der Lumbosakralgegend und des Beckens oder von Teilen des Abdomens, traumatisch, S38.-
Amputation, Zerquetschung des Thorax oder von Teilen des Thorax, traumatisch, S28.-
Amyloidose, E85.-
Anal- und Rektalregion, Abszess, K61.-
Anal- und Rektalregion, Fissur und Fistel, K60.-
Analkanal, Gutartige Neubildung, D12.-
Analkanals, Bösartige Neubildung, C21.-
Anämie bei chronischen, anderenorts klassifiz. Krankheiten, D63.-*
Anämie, Akute Blutungsanämie, D62
Anämie, Enzymdefekte, D55.-
Anämie, Erworbene hämolytische, D59.-
Anämie, Erworbene isolierte aplastische Anämie, D60.-
Anämie, Folsäure-Mangelanämie, D52.-
Anämie, Sonstige alimentäre, D53.-
Anämie, Sonstige aplastische, D61.-
Anämie, Sonstige hereditäre hämolytische, D58.-
Anämie, Sonstige, D64.-
Anämie, Vitamin-B12-Mangelanämie, D51.-
Anämien, Alimentäre, D50-D53
Anämien, Aplastische und sonstige, D60-D64
Anämien, Hämolytische, D55-D59
Anästhesie im Wochenbett, Komplikationen bei, O89.-
Anästhesie in der Schwangerschaft, Komplikationen bei, O29.-
Anästhesie, Komplikationen bei, während der Wehentätigkeit und bei der Entbindung, O74.-

Andauernde Persönlichkeitsänderungen, nicht Folge einer Schädigung oder Krankheit des Gehirns, F62.-
Anenzephalie, Q00.-
Aneurysma, Sonstiges, I72.-
Angeborene Deformitäten, Füße, Q66.-
Angeborene Deformitäten, Hüfte, Q65.-
Angeborene Fehlbildungen, Aorten- und Mitralklappe, Q23.-
Angeborene Fehlbildungen, Atmungssystem, Q30-Q34
Angeborene Fehlbildungen, Atmungssystem, sonstige, Q34.-
Angeborene Fehlbildungen, Auge, Q10-Q18
Angeborene Fehlbildungen, Auge, sonstige, Q15.-
Angeborene Fehlbildungen, Augenabschnitt, hinterer , Q14.-
Angeborene Fehlbildungen, Augenlid, Tränenapparat und der Orbita, Q10.-
Angeborene Fehlbildungen, Darm, sonstige, Q43.-
Angeborene Fehlbildungen, Deformitäten des Muskel-Skelett-Systems, Q65-Q79
Angeborene Fehlbildungen, Deformitäten und Chromosomenanomalien, Kap. XVII (Q00-Q99)
Angeborene Fehlbildungen, Extremität(en), sonstige, Q74.-
Angeborene Fehlbildungen, Gallenblase, Gallengänge, Leber, Q44.-
Angeborene Fehlbildungen, Gehirn, sonstige, Q04.-
Angeborene Fehlbildungen, Genitalorgane, Q50-Q56
Angeborene Fehlbildungen, Gesicht und Hals, sonstige, Q18.-
Angeborene Fehlbildungen, große Arterien, Q25.-
Angeborene Fehlbildungen, große Venen, Q26.-
Angeborene Fehlbildungen, Harnsystem, Q60-Q64
Angeborene Fehlbildungen, Harnsystem, sonstige, Q64.-
Angeborene Fehlbildungen, Haut, sonstige, Q82.-
Angeborene Fehlbildungen, Herz, sonstige, Q24.-
Angeborene Fehlbildungen, Herzhöhle und verbindender Strukturen, Q20.-
Angeborene Fehlbildungen, Herzsepten, Q21.-
Angeborene Fehlbildungen, Integumentes, sonstige, Q84.-
Angeborene Fehlbildungen, Kehlkopf, Q31.-
Angeborene Fehlbildungen, Kreislaufsystem, Q20-Q28
Angeborene Fehlbildungen, Kreislaufsystem, sonstige, Q28.-
Angeborene Fehlbildungen, Linse, Q12.-
Angeborene Fehlbildungen, Lunge, Q33.-
Angeborene Fehlbildungen, Mamma [Brustdrüse], Q83.-
Angeborene Fehlbildungen, männl. Genitalorgane, sonstige, Q55.-
Angeborene Fehlbildungen, Muskel-Skelett-System, anderenorts nicht klassifiziert, Q79.-
Angeborene Fehlbildungen, Nase, Q30.-
Angeborene Fehlbildungen, Nervensystem, Q00-Q07
Angeborene Fehlbildungen, Nervensystem, sonstige, Q07.-
Angeborene Fehlbildungen, Niere, sonstige, Q63.-
Angeborene Fehlbildungen, oberer Verdauungstrakt, Q40.-
Angeborene Fehlbildungen, Ohr, die eine Beeinträchtigung des Hörvermögens verursachen, Q16.-
Angeborene Fehlbildungen, Ohr, sonstige, Q17.-
Angeborene Fehlbildungen, Ösophagus, Q39.-
Angeborene Fehlbildungen, Ovarien, Tubae uterinae und Ligg. lata uteri, Q50.-
Angeborene Fehlbildungen, peripheres Gefäßsystem, sonstige, Q27.-
Angeborene Fehlbildungen, Pulmonal- u. Trikuspidalklappe, Q22.-
Angeborene Fehlbildungen, Rückenmark, sonstige, Q06.-
Angeborene Fehlbildungen, Schädel- und Gesichtsschädelknochen, sonstige, Q75.-
Angeborene Fehlbildungen, Sonstige, Q80-Q89
Angeborene Fehlbildungen, Trachea und Bronchien, Q32.-
Angeborene Fehlbildungen, Uterus und der Cervix uteri, Q51.-
Angeborene Fehlbildungen, Verdauungssystem, Sonst., Q38-Q45
Angeborene Fehlbildungen, Verdauungssystem, sonstige, Q45.-
Angeborene Fehlbildungen, vorderer Augenabschnitt, Q13.-
Angeborene Fehlbildungen, weibl. Genitalorgane, sonstige, Q52.-

Angeborene Fehlbildungen, Wirbelsäule u. knöcherner Thorax, Q76.-
Angeborene Fehlbildungen, Zunge, Mund, Rachen, sonstige, Q38.-
Angeborene Fehlbildungssyndrome, bekannte äußere Ursachen, anderenorts nicht klassifiziert, Q86.-
Angeborene infektiöse und parasitäre Krankheiten, Sonstige, P37.-
Angeborene Muskel-Skelett-Deformitäten des Kopfes, des Gesichtes, der Wirbelsäule und des Thorax, Q67.-
Angeborene Muskel-Skelett-Deformitäten, sonstige, Q68.-
Angeborene obstruktive Defekte des Nierenbeckens und angeborene Fehlbildungen des Ureters, Q62.-
Angeborene Pneumonie, P23.-
Angeborene Viruskrankheiten, P35.-
Angeborene(s) Fehlen, Atresie und Stenose des Dickdarmes, Q42.-
Angeborene(s) Fehlen, Atresie und Stenose des Dünndarmes, Q41.-
Angeborener Hydrozephalus, Q03.-
Angeborenes Jodmangelsyndrom, E00.-
Angina pectoris, I20.-
Angriff, tätlicher Angriff, Y09
Angriff, Tätlicher, X85-Y09
Angststörungen, Andere, F41.-
Anhaltende affektive Störungen, F34.-
Anhaltende wahnhafte Störungen, F22.-
Anogenitalbereich, Infektionen durch Herpesviren [Herpes simplex], A60.-
Anomalie der Beckenorgane, festgestellt oder vermutet, Betreuung der Mutter, O34.-
Anomalie des Fetus, festgestellt oder vermutet, Betreuung der Mutter, O35.-
Anomalie des mütterlichen Beckens, Geburtshindernis durch, O65.-
Anomalie, Geburtshindernis durch Lage-, Haltungs- und Einstellungsanomalien des Fetus, O64.-
Anomalien der Gonosomen bei männlichem Phänotyp, anderenorts nicht klassifiziert, sonstige, Q98.-
Anomalien der Gonosomen bei weiblichem Phänotyp, anderenorts nicht klassifiziert, sonstige, Q97.-
Anomalien der Haarfarbe und des Haarschaftes, L67.-
Anomalien, dentofaziale, K07.-
Anophthalmus, Mikrophthalmus und Makrophthalmus, Q11.-
Anorganische Fasern, Pneumokoniose durch anorganische Fasern und Asbest, J61
Anorganische Stäube, Pneumokoniose durch sonst. anorganische Stäube, J63.-
Anpassung, eines implantierten medizinischen Gerätes, Z45.-
Anpassungsstörungen, Reaktionen, F43.-
Anthrax, A22.-
Antibiotika, Gramnegative Erreger mit bestimmten Antibiotikaresistenzen, U81.-
Antibiotika, Grampositive Erreger mit bestimmten Antibiotikaresistenzen, U80.-
Antikörpermangel, Immundefekt mit vorherrschendem Antikörpermangel, D80.-
Antituberkulotika, Mykobakterien mit Resistenz gegen Antituberkulotika (Erstrangmedikamente), U82.-
Anurie und Oligurie, R34
Anus, Bösartige Neubildung des A. und des Analkanals, C21.-
Anus, Gutartige Neubildung, D12.-
Anus, Sonstige Krankheiten, K62.-
Anwendung plastischer Chirurgie, Nachbehandlung, Z42.-
Aorten- und Mitralklappe, angeborene Fehlbildungen, Q23.-
Aortenaneurysma und -dissektion, I71.-
Aortenklappenkrankheiten, Nichtrheumatische, I35.-
Aortenklappenkrankheiten, Rheumatische, I06.-
Aplastische Anämie, Erworbene isolierte, D60.-
Aplastische Anämien, Sonstige, D61.-
Aplastische und sonstige Anämien, D60-D64
Apokrinen Schweißdrüsen, Krankheiten, L75.-
Apparate, langzeitige Abhängigkeit, Z99.-

Appendix, Krankheiten, K35-K38
Appendix, Sonstige Krankheiten, K38.-
Appendizitis, Akute, K35.-
Appendizitis, Nicht näher bez., K37
Appendizitis, Sonstige, K36
ARDS, [Atemnotsyndrom des Erwachsenen], J80.-
Arenaviren, Hämorrhagisches Fieber, A96.-
Arm, Verbrennung oder Verätzung, T22.-
Aromatische Aminosäuren, Störungen des Stoffwechsels, E70.-
Arrhythmien, Sonstige kardiale, I49.-
Arterielle Embolie und Thrombose, I74.-
Arterien, bei anderenorts klassifiz. Krankheiten, I79.-*
Arterien, Krankheiten I70-I79
Arterien, Sonstige Krankheiten, I77.-
Arterien, Verschluß und Stenose präzerebraler Arterien ohne resultierenden Hirninfarkt, I65.-
Arterien, Verschluß und Stenose zerebraler Arterien ohne resultierenden Hirninfarkt, I66.-
Arteriolen, bei anderenorts klassifiz. Krankheiten, I79.-*
Arteriolen, Krankheiten, I70-I79
Arteriolen, Sonstige Krankheiten der Arterien und Arteriolen, I77.-
Arthritiden bei anderenorts klassifiz. Krankheiten, Postinfektiöse und reaktive, M03.-*
Arthritiden und Arthritis psoriatica bei gastrointestinalen Grundkrankheiten, M07.-*
Arthritiden, Reaktive, M02.-
Arthritis psoriatica und Arthritiden bei gastrointestinalen Grundkrankheiten, M07.-*
Arthritis, Eitrige, M00.-
Arthritis, Juvenile, bei anderenorts klassifiz. Krankheiten, M09.-*
Arthritis, Juvenile, M08.-
Arthritis, Sonstige, M13.-
Arthropathien bei sonst. anderenorts klassifiz. Krankheiten, M14.-*
Arthropathien, Infektiöse, M00-M25
Arthropathien, Sonstige näher bez., M12.-
Arthropoden, Durch Arthropoden übertragene Viruskrankheit, nicht näher bez., A94
Arthropoden, Sonstige durch A. übertragene Viruskrankheiten, anderenorts nicht klassifiziert, A93.-
Arthropoden, übertragene Viruskrankheiten und virale hämorrhagische Fieber, A92-A99
Arthrose des Daumensattelgelenkes [Rhizarthrose], M18.-
Arthrose des Hüftgelenkes [Koxarthrose], M16.-
Arthrose des Kniegelenkes [Gonarthrose], M17.-
Arthrose, M15-M19
Arthrose, Sonstige, M19.-
Arzneimittel- und schwermetallinduzierte tubulointerstitielle und tubuläre Krankheitszustände, N14.-
Arzneimittel, die dem Fetus und Neugeborenen verabreicht wurden, Reaktionen und Intoxikationen, P93
Arzneimittel, Drogen und biologisch aktive Substanzen, Vergiftungen, T36-T50
Ärztlich eingeleiteter Abort, O04.-
Ärztliche Beobachtung und Beurteilung von Verdachtsfällen, Verdacht ausgeschlossen, Z03.-
Asbest und sonstige anorganische Fasern, Pneumokoniose, J61
Ascorbinsäuremangel, E54
Askaridose, B77.-
Aspergillose, B44.-
Asphyxie unter der Geburt, P21.-
Aspirationssyndrome beim Neugeborenen, P24.-
Asthma bronchiale, J45.-
Asymptomatische HIV-Infektion, Z21
Aszites, R18
Ataxie, Hereditäre, G11.-
Atemnot [Respiratory distress] beim Neugeborenen, P22.-
Atemnotsyndrom des Erwachsenen [ARDS], J80.-
Atemwege, abnorme Befunde in Untersuchungsmaterialien, R84.-

Atemwege, Akute Infektionen der oberen Atemwege, J00-J06
Atemwege, Chronische Krankheiten untere Atemwege, J40-J47
Atemwege, Fremdkörper in den Atemwegen, T17.-
Atemwege, Krankheit durch spezifischen organischen Staub, J66.-
Atemwege, Krankheiten bei and.orts klassifiz. Krankheiten, J99.-*
Atemwege, Krankheiten nach medizinischen Maßnahmen, anderenorts nicht klassifiziert, J95.-
Atemwege, obere, Sonstige Krankheiten, J30-J39
Atemwege, obere, sonstige Krankheiten, J39.-
Atemwege, Sonstige Krankheiten, J98.-
Atemwege, untere, akute Infektion nicht näher bez., J22
Atemwege, untere, Purulente und nekrotisierende Krankheitszustände, J85-J86
Atemwege, untere, Sonstige akute Infektionen, J20-J22
Atemwege, Verbrennung oder Verätzung, T27.-
Atemwegsblutung, R04.-
Atemwegskrankheit, Chronisch, Ursprung in der Perinatalperiode, P27.-
Atherosklerose, I70.-
Ätiologie, vorläufige Zuordnung für Krankheiten mit unklarer Ätiologie, U00-U49
Atmung, gestört, R06.-
Atmung, Sonstige Störungen der Atmung mit Ursprung in der Perinatalperiode, P28.-
Atmungs- und Herz-Kreislaufsystem, Krankheiten die für die Perinatalperiode spezifisch sind, P20-P29
Atmungs- und Verdauungsorgane, Sekundäre bösartige Neubildung, C78.-
Atmungsorgane und sonstige intrathorakale Organe, Bösartige Neubildungen, C30-C39
Atmungsorgane, die hauptsächlich das Interstitium betreffen, Sonstige Krankheiten, J80-J84
Atmungsorgane, Krankheiten durch Einatmen von chemischen Substanzen, Gasen, Rauch und Dämpfen, J68.-
Atmungsorgane, Krankheiten durch sonstige exogene Substanzen, J70.-
Atmungsorgane, Neubildung unsicheren oder unbekannten Verhaltens des Mittelohres, der A. und der intrathorakalen Organe, D38.-
Atmungsorgane, Tuberkulose der Atmungsorgane bakteriologisch, molekularbiologisch oder histologisch gesichert, A15.-
Atmungsorgane, Tuberkulose der Atmungsorgane weder bakteriologisch, molekularbiologisch noch histologisch gesichert, A16.-
Atmungssystem und Kreislaufsystem, sonstige Symptome, R09.-*
Atmungssystem, Bösartige Neubildung sonstiger und ungenau bez. Lokalisationen, C39.-
Atmungssystem, Carcinoma in situ, D02.-
Atmungssystem, Gutartige Neubildung, D14.-
Atmungssystems, sonstige angeborene Fehlbildungen, Q34.-
Atmungssystem, Symptome, die das Kreislaufsystem und das Atmungssytem betreffen, R00-R09
Atmungssytem, Vergiftung, T48.-
Atmungssystems, Angeborene Fehlbildungen, Q30-Q34
Atmungssystems, Krankheiten, Kap. X (J00-J99)
Atmungssystems, Sonstige Krankheiten, J95-J99
Atopisches [endogenes] Ekzem, L20.-
Atresie, Fehlen und Stenose des Dickdarmes, angeboren, Q42.-
Atresie, Fehlen und Stenose des Dünndarmes, angeboren, Q41.-
Atrioventrikulärer Block und Linksschenkelblock, I44.-
Atrophische Hautkrankheiten, L90.-
Atypische Virus-Infektionen des Zentralnervensystems, A81.-
Ätzende Substanzen, Toxische Wirkung, T54.-
Augapfel, Affektionen b. anderenorts klassifiz. Krankheiten, H45.-*
Augapfel, Affektionen, H44.-
Auge, Affektionen nach medizinischen Maßnahmen, anderenorts nicht klassifiziert, H59.-
Auge, Angeborene Fehlbildungen, Q10-Q18
Auge, Bösartige Neubildung, C69.-

Auge, Fremdkörper im äußeren Auge, T15.-
Auge, Gutartige Neubildung, D31.-
Auge, hinterer Abschnitt, angeborene Fehlbildungen, Q14.-
Auge, Krankheiten, Kap. VII (H00-H59)
Auge, Sonstige Affektionen b. and.orts klassif. Krankheiten, H58.-*
Auge, Sonstige Affektionen, H55-H59
Auge, Sonstige Affektionen, H57.-
Auge, sonstige angeborene Fehlbildungen, Q15.-
Auge, Verbrennung oder Verätzung, begrenzt auf das Auge und seine Anhangsgebilde, T26.-
Auge, Verbrennungen oder Verätzungen, die auf das Auge und auf innere Organe begrenzt sind, T26-T28
Auge, Vergiftung durch primär auf Haut und Schleimhäute wirkende Mittel zur topischen Anwendung, T49.-
Auge, Verletzung, S05.-
Auge, vorderer Abschnitt, angeborene Fehlbildungen, Q13.-
Augenanhangsgebilde, Affektionen nach medizinischen Maßnahmen, anderenorts nicht klassifiziert, H59.-
Augenanhangsgebilde, Bösartige Neubildung, C69.-
Augenanhangsgebilde, Gutartige Neubildung, D31.-
Augenanhangsgebilde, Krankheiten der Augenanhangsgebilde, Kap. VII (H00-H59)
Augenanhangsgebilde, Sonstige Affektionen bei anderenorts klassifiz. Krankheiten, H58.-*
Augenanhangsgebilde, Sonstige Affektionen, H57.-
Augenbewegungen, Nystagmus, H55
Augenlid, Affektionen bei anderenorts klassifiz. Krankheiten, H03.-
Augenlid, Affektionen, H00-H06
Augenlid, angeborene Fehlbildungen, Q10.-
Augenlid, Sonstige Affektionen, H02.-
Augenlid, Sonstige Entzündung, H01.-
Augenmuskeln, Affektionen der Augenmuskeln, Störungen der Blickbewegungen sowie Akkommodationsstörungen und Refraktionsfehler, H49-H52
Ausbildung, Kontaktanlässe mit Bezug auf die Ausbildung, Z55
Ausfluß aus der Harnröhre, R36
Ausgebliebene, zu schwache oder zu seltene Menstruation, N91.-
Aussatz, Lepra, A30.-
Äußeres Ohr, Krankheiten bei anderenorts klassifiz. Krankheiten, H62.-*
Äußeres Ohr, Sonstige Krankheiten, H61.-
Autonomes Nervensystem, Krankheiten, G90.-
Autosomale Monosomien und Deletionen, anderenorts nicht klassifiziert, Q93.-
Autosomale sonstige Trisomien und partielle Trisomien, anderenorts nicht klassifiziert, Q92.-
Bakterielle Darminfektionen, Sonstige, A04.-
Bakterielle Infektion nicht näher bez. Lokalisation, A49.-
Bakterielle Krankheiten, Notwendigkeit der Impfung [Immunisierung] gegen einzelne bakterielle Krankheiten, Z23.-
Bakterielle Krankheiten, Sonstige, A30-A49
Bakterielle Krankheiten, Sonstige, and.orts nicht klassifiziert, A48.-
Bakterielle Meningitis, anderenorts nicht klassifiziert, G00.-
Bakterielle Ruhr, Shigellose, A03.-
Bakterielle Sepsis beim Neugeborenen, P36.-
Bakterielle Vergiftungen, Sonstige bakteriell bedingte Lebensmittelvergiftungen, A05.-
Bakterielle Zoonosen, Bestimmte, A20-A28
Bakterielle Zoonosen, Sonstige, and.orts nicht klassifiziert, A28.-
Bakteriellen Krankheiten, Meningitis anderenorts klassif., G01*
Bakterien, Pneumonie d. Bakterien, and.orts nicht klassifiziert, J15.-
Bakterien, Sonstige näher bez., als Ursache von Krankheiten, die in anderen Kapiteln klassifiziert sind, B96.-!
Bakterien, Viren und sonstige Infektionserreger als Ursache von Krankheiten, die in anderen Kapiteln klassifiziert sind, B95-B98
Bakteriologisch gesicherte Tuberkulose der Atmungsorgane, A15.-

Bakteriologisch nicht gesicherte Tuberkulose der Atmungsorgane, A16.-
Balancierte Chromosomen-Rearrangements und Struktur-Marker, anderenorts nicht klassifiziert, Q95.-
Bänder, Luxation, Verstauchung und Zerrung der Bänder in Höhe des oberen Sprunggelenkes und des Fußes, S93.-
Bänder, Luxation, Verstauchung und Zerrung von Bändern der Hüfte, S73.-
Bänder, Luxation, Verstauchung und Zerrung von Bändern des Ellenbogens und Ellenbogengelenks, S53.-
Bänder, Luxation, Verstauchung und Zerrung von Bändern des Kniegelenkes, S83.-
Bänder, Luxation, Verstauchung und Zerrung von Bändern in Höhe des Handgelenkes und der Hand, S63.-
Bandscheibenschäden, Sonstige, M51.-
Bandscheibenschäden, Zervikale, M50.-
Barthel-Index, Frührehabilitation, [FRB], U52.-
Bartholin-Drüsen, Krankheiten, N75.-
Bartonellose, A44.-
Basalganglien, Sonstige degenerative Krankheiten, G23.-
Bauch- und Beckenschmerzen, R10.-
Bauchhöhle und Verdauungsorgane, abnorme Befunde in Untersuchungsmaterialien, R85.-
Becken- und Bauchschmerzen, R10.-
Becken, Betreuung der Mutter bei festgestelltem oder vermutetem Missverhältnis zwischen Fetus und Becken, O33.-
Becken, Fraktur, S32.-
Becken, Juvenile Osteochondrose, M91.-
Becken, Luxation, Verstauchung und Zerrung von Gelenken und Bändern in diesem Bereich, S33.-
Becken, mütterliches, Geburtshindernis durch Anomalie des Beckens, O65.-
Becken, oberflächliche Verletzung, S30.-
Becken, offene Wunde, S31.-
Becken, sonstige und nicht näher bez. Verletzungen in dieser Höhe, S39.-
Becken, Verletzung von Blutgefäßen in dieser Höhe, S35.-
Becken, Verletzung von lumbalem Rückenmark und Nerven in dieser Höhe, S34.-
Becken, Verletzungen, S30-S39
Becken, weibliches, Entzündung, bei anderenorts klassifiz. Krankheiten, N74.-*
Becken, weibliches, Sonstige entzündliche Krankheiten, N73.-
Becken, Zerquetschung und traumatische Amputation von Teilen in dieser Höhe, S38.-
Beckenanomalie, Betreuung der Mutter bei festgestellter oder vermuteter Beckenanomalie, O34.-
Beckenorgane, Entzündl. Krankheiten weibl. Beckenorgane, N70-N77
Beckenorgane, Verletzung, S37.-
Befall durch sonstige Trematoden [Egel], B66.-
Befall durch sonstige Zestoden, B71.-
Befruchtung, Komplikationen im Zusammenhang mit künstlicher Befruchtung, N98.-
Behandlung, Medizinische Behandlung Eigenanamnese, Z92.-
Behandlung, Nachuntersuchung nach Behandlung wegen anderer Krankheitszustände außer bösartigen Neubildungen, Z09.-
Behandlung, Nachuntersuchung nach Behandlung wegen bösartiger Neubildung, Z08.-
Behandlung, Sonstige medizinische, Z51.-
Behinderungen, Bestimmte Behinderungen oder chronische Krankheiten in der Familienanamnese, die zu Schädigung oder Behinderung führen, Z82
Bein, Verbrennung oder Verätzung der Hüfte und des Beines, ausgenommen Knöchelregion und Fuß, T24.-
Belastungen und Anpassungsstörungen, Reaktionen auf schwere Belastungen und Anpassungsstörungen, F43.-
Belastungs- und somatoforme Störungen, Neurotisch, F40-F48

Beobachtung, Ärztliche Beobachtung und Beurteilung von Verdachtsfällen, Verdacht ausgeschlossen, Z03.-

Beobachtung, Untersuchung und Beobachtung aus sonstigen Gründen, Z04.-

Beratung in Bezug auf Sexualeinstellung, -verhalten oder -orientierung, Z70

Beratung, Personen, die das Gesundheitswesen zum Zwecke anderer Beratung oder ärztlicher Konsultation in Anspruch nehmen, anderenorts nicht klassifiziert, Z71

Berufliche Exposition gegenüber Risikofaktoren, Z57

Berufsleben, Kontaktanlässe mit Bezug auf das Berufsleben, Z56

Beschleunigte Blutkörperchensenkungsreaktion und Veränderungen der Plasmaviskosität, R70.-

Beschwerden, Allgemeinuntersuchung und Abklärung bei Personen ohne Beschwerden oder angegebene Diagnose, Z00.-

Beschwerden, Sonstige spezielle Untersuchungen und Abklärungen bei Personen ohne Beschwerden, Z01.-

Bestimmte akute Komplikationen n. akutem Myokardinfarkt, I23.-

Bestimmte andere Krankheiten in der Eigenanamnese, Z86.-

Bestimmte bakterielle Zoonosen, A20-A28

Bestimmte Frühkomplikationen eines Traumas, anderenorts nicht klassifiziert, T79.-

Bestimmte Frühkomplikationen eines Traumas, T79

Bestimmte infektiöse und parasitäre Krankheiten, Kap. I (A00-B99)

Bestimmte Störungen mit Beteiligung des Immunsystems, D80-D90

Bestrahlung, Immunkompromittierung nach B., Chemotherapie und sonstigen immunsuppressiven Maßnahmen, D90

Betreuung der Mutter bei festgestelltem oder vermutetem Missverhältnis zwischen Fetus und Becken, O33.-

Betreuung der Mutter bei festgestellter oder vermuteter Anomalie der Beckenorgane, O34.-

Betreuung der Mutter bei festgestellter oder vermuteter Anomalie oder Schädigung des Fetus, O35.-

Betreuung der Mutter bei festgestellter oder vermuteter Lage- und Einstellungsanomalie des Fetus, O32.-

Betreuung der Mutter bei sonstigen Zuständen, die vorwiegend mit der Schwangerschaft verbunden sind, O26.-

Betreuung der Mutter im Hinblick auf den Fetus und die Amnionhöhle sowie mögliche Entbindungskomplikationen, O30-O48

Betreuung der Mutter wegen sonstiger festgestellter oder vermuteter Komplikationen beim Fetus, O36.-

Betreuung und Untersuchung der Mutter, Postpartale, Z39.-

Betreuungsmöglichkeiten, Probleme mit Bezug auf medizinische Betreuungsmöglichkeiten, Z75

Beurteilung von Verdachtsfällen, Ärztliche Beobachtung und Beurteilung, Verdacht ausgeschlossen, Z03.-

Bevölkerungsgruppen, Allgemeine Reihenuntersuchung, Z10

Bewegungen, abnorme unwillkürliche, R25.-

Bewegungsstörungen anderenorts nicht klassifiz. Krankheiten, Extrapyramidale Krankheiten und, G26*

Bewegungsstörungen, Extrapyramidale Krankheiten und, G20-G26

Bewegungsstörungen, G25.-

Bewußtsein und Erkennungsvermögen, sonstige Symptome, R41.-

Bildgebende Diagnostik, Abnorme Befunde ohne Vorliegen einer Diagnose, R90-R94

Bilharziose, Schistosomiasis, B65.-

Bilirubinstoffwechsel, Störungen des Porphyrin- und Bilirubinstoffwechsels, E80.-

Bindegewebe, Bösartige Neubildung, C49.-

Bindegewebe, erworbene Deformitäten, sonstige, M95.-

Bindegewebe, Krankheiten, Kap. XIII (M00-M99)

Bindegewebe, Sonstige gutartige Neubildungen des Bindegewebes und anderer Weichteilgewebe, D21.-

Bindegewebe, Sonstige Krankheiten des Muskel-Skelett-Systems und des B., M95-M99

Bindegewebe, Sonstige Krankheiten mit Systembeteiligung., M35.-

Bindegewebe, Sonstige lokalisierte Krankheiten, L94.-

Bindegewebe, Systemkrankheiten, M30-M36

Bindegewebe, Systemkrankheiten, bei anderenorts klassifiz. Krankheiten, M36.-*

Binnenschädigung des Kniegelenkes [internal derangement], M23.-

Biologisch aktive Substanzen, Allergie in der Eigenanamnese, Z88.-

Biologisch aktive Substanzen, Vergiftungen durch Arzneimittel, Drogen und biologisch aktive Substanzen, T36-T50

Biomechanische Funktionsstörungen, anderenorts nicht klassifiziert, M99.-

Bipolare affektive Störung, F31.-

Blasenmole, O01.-

Blasensprung, Vorzeitiger, O42.-

Blastomykose, B40.-

Blickbewegungen, Sonstige Störungen, H51.-

Blickbewegungen, Störungen, H49-H52

Blindheit und Sehschwäche, H54.-

Blindheit, Sehstörungen und Blindheit, H53-H54

Block und Linksschenkelblock, Atrioventrikulärer, I44.-

Blut und blutbildende Organe, Krankheiten des Blutes und der blutbildenden Organe sowie bestimmte Störungen mit Beteiligung des Immunsystems, Kap. III (D50-D90)

Blut und blutbildende Organe, Sonstige, Krankheiten, D70-D77

Blut, Sonstige Krankheiten bei anderenorts klassifiz. Krankh., D77*

Blut, Sonstige Krankheiten, D75.-

Blutbildende Organe, Krankheiten sowie bestimmte Störungen mit Beteiligung des Immunsystems, Kap. III (D50-D90)

Blutbildende Organe, Sonstige Krankheiten bei anderenorts klassifiz. Krankheiten, D77*

Blutbildende Organe, Sonstige Krankheiten des Blutes und der blutbildenden Organe, D75.-

Blutbildendes Gewebe, Bösartige Neubildungen, C81-C96

Blutbildendes Gewebe, Sonstige Neubildungen unsicheren oder unbekannten Verhaltens, D47.-

Blutbildendes Gewebe, Sonstige und nicht näher bez. bösartige Neubildungen, C96.-

Blutchemie, sonstige abnorme Befunde, R79.-

Blutdruckwert, abnorm ohne Diagnose, R03.-

Blutgefäße, Verletzung von Blutgefäßen in Höhe der Hüfte und des Oberschenkels, S75.-

Blutgefäße, Verletzung von Blutgefäßen in Höhe des Abdomens, der Lumbosakralgegend und des Beckens, S35.-

Blutgefäße, Verletzung von Blutgefäßen in Höhe des Abdomens, der Lumbosakralgegend und des Beckens, S35.-

Blutgefäße, Verletzung von Blutgefäßen in Höhe des Handgelenkes und der Hand, S65.-

Blutgefäße, Verletzung von Blutgefäßen in Höhe des Knöchels und des Fußes, S95.-

Blutgefäße, Verletzung von Blutgefäßen in Höhe des Unterschenkels, S85.-

Blutgefäßverletzung in Halshöhe, S15.-

Blutgefäßverletzung in Höhe Schulter und Oberarm, S45.-

Blutgefäßverletzung in Höhe Unterarm, S55.-

Blutgefäßverletzung in Thoraxhöhe, S25.-

Blutglukose-Regulation, Sonstige Störungen der Blutglukose-Regulation und der inneren Sekretion des Pankreas, E15-E16

Blutglukosewert, erhöht, R73.-

Blutkörperchensenkungsreaktion, beschleunigt und Veränderungen der Plasmaviskosität, R70.-

Blutung aus den Atemwegen, R04.-

Blutung beim Fetus und Neugeborenen, Intrakranielle nichttraumatische, P52.-

Blutung in der Frühschwangerschaft, O20.-

Blutung, anderenorts nicht klassifiziert, R58

Blutung, intrakraniell, durch Geburtsverletzung, P10.-

Blutung, Intrazerebrale, I61.-

Blutung, Komplikationen bei Wehen und Entbindung durch intrapartale Blutung, anderenorts nicht klassifiziert, O67.-

Blutung, Postpartal, O72.-
Blutung, Präpartal, anderenorts nicht klassifiziert, O46.-
Blutung, Retention d. Plazenta und d. Eihäute ohne Blutung, O73.-
Blutung, Sonstige nichttraumatische intrakranielle, I62.-
Blutungen beim Neugeborenen, Sonstige, P54.-
Blutungsanämie, Akute, D62
Blutuntersuchungsbefunde, Abnorme Blutuntersuchungsbefunde
    ohne Vorliegen einer Diagnose, R70-R79
Blutverlust, Fetal, P50.-
Bösartige immunproliferative Krankheiten, C88.-
Bösartige Neubildungen, C00-C97
Bösartige Neubildungen, infolge HIV-Krankheit [Humane Immun-
    defizienz-Viruskrankheit], B21
Bösartige Neubildungen, Primärtumore an mehreren
    Lokalisationen, C97!
Bösartige Neubildungen, vgl. Organ/Region
Bronchiektasen, J47
Bronchien und Trachea, angeborene Fehlbildungen, Q32.-
Bronchien, Bösartige Neubildung der B. und der Lunge, C34.-
Bronchiolitis, akute, J21.-
Bronchitis, akute, J20.-
Bronchitis, chronische, einfache und schleimig-eitrige, J41.-
Bronchitis, nicht als akut oder chronisch bez., J40
Brucellose, A23.-
Brustdrüse, abnorme Befunde bei d. bildgebenden Diagnostik, R92
Brustdrüse, angeborene Fehlbildungen, Q83.-
Brustdrüse, Bösartige Neubildungen, C50
Brustdrüse, Carcinoma in situ, D05.-
Brustdrüse, Entzündliche Krankheiten, N61
Brustdrüse, Gutartige Neubildung, D24
Brustdrüse, Hypertrophie der Mamma, N62
Brustdrüse, Infektionen im Zsh. mit der Gestation, O91.-
Brustdrüse, Krankheiten, N60-N64
Brustdrüse, Nicht näher bez. Knoten in der Mamma, N63
Brustdrüse, Sonstige Krankheiten der Mamma, N64.-
Brustdrüse, Sonstige Krankheiten, im Zusammenhang mit der
    Gestation und Laktationsstörungen, O92.-
Brustdrüsendysplasie, Gutartige Mammadysplasie, N60.-
Brustschmerzen, R07.-
Brustwirbelsäule, Fraktur, S22.-
Bullöse Dermatosen bei anderenorts klassifiz. Krankheiten, L14*
Bullöse Dermatosen, L10-L14
Bullöse Dermatosen, Sonstige, L13.-
Bullöse Epidermolysis, Q81.-
Bursopathien, Sonstige, M71.-
Candida, Resistenz gegen Fluconazol oder Voriconazol, U83!
Cannabinoide, Psychische und Verhaltensstörungen durch, F12.-
Carate, Pinta, A67.-
Carcinoma in situ, Brustdrüse [Mamma], D05.-
Carcinoma in situ, Cervix uteri, D06.-
Carcinoma in situ, Haut, D04.-
Carcinoma in situ, Mittelohr und Atmungssystem, D02.-
Carcinoma in situ, Mundhöhle, Ösophagus und Magen, D00.-
Carcinoma in situ, sonstige und nicht näher bez. Genitalorg., D07.-
Carcinoma in situ, sonstige und nicht näher bez. Lokalisat., D09.-
Carcinoma in situ, sonstige und nicht näher bez.
    Verdauungsorgane, D01.-
Cataracta senilis, H25.-
Cervix uteri, angeborene Fehlbildungen, Q51.-
Cervix uteri, Bösartige Neubildung, C53.-
Cervix uteri, Carcinoma in situ, D06.-
Cervix uteri, Dysplasie, N87.-
Cervix uteri, Entzündliche Krankheit, N72
Cervix uteri, Erosion und Ektropium, N86
Cervix uteri, Sonstige nichtentzündliche Krankheiten, N88.-
Chagas-Krankheit, B57.-
Chalazion, H00.-

Chemische Substanzen, Krankheiten der Atmungsorgane durch
    Einatmen, J68.-
Chemotherapeutika, Infektionserreger mit Resistenzen gegen,
    U80-U85
Chemotherapie, Immunkompromittierung nach, D90
Chirurgie, Nachbehandlung unter Anwendung plastischer, Z42.-
chirurgische Behandlung, Komplikationen, Y40-Y84
chirurgische Eingriffe, Komplikationen, anderenorts nicht
    klassifiziert, T80-T88
chirurgischer Eingriff, Andere Nachbehandlung, Z48.-
chirurgischer Eingriff, Sonstige Zustände nach, Z98.-
chirurgischer Eingriff, Zwischenfälle, Y69!
Chlamydia psittaci, Infektionen durch, A70
Chlamydien, Lymphogranuloma inguinale (venereum) durch, A55
Chlamydien, Sonstige Krankheiten durch, A70-A74
Chlamydien, Sonstige Krankheiten durch, A74.-
Chlamydienkrankheiten, Sonstige durch Geschlechtsverkehr
    übertragene, A56.-
Cholelithiasis, K80.-
Cholera, A00.-
Cholesteatom des Mittelohres, H71
Cholezystitis, K81.-
Chondropathien, M91-M94
Chorea Huntington, G10
Chorea, Rheumatische, I02.-
Chorioretinale Affektionen b. and.orts klassifiz. Krankh., H32.-*
Chorioretinitis, H30.-
Chromomykose, B43.-
chromomykotischer Abszess, B43.-
Chromosomenanomalien, anderenorts nicht klassifiz., Q90-Q99
Chromosomenanomalien, anderenorts nicht klassifiz., sonst., Q99.-
Chromosomenanomalien, Kap. XVII (Q00-Q99)
Chromosomen-Rearrangements, balanciert, anderenorts nicht
    klassifiziert, Q95.-
Chronische Atemwegskrankheit, Urspr. i. d. Perinatalperiode, P27.-
Chronische Bronchitis, einfache und schleimig-eitrige, J41.-
Chronische Bronchitis, Nicht näher bez., J42
Chronische Exposition gegenüber nichtionisierender Strahlung,
    Hautveränderungen durch, L57.-
Chronische Hepatitis, anderenorts nicht klassifiziert, K73.-
Chronische ischämische Herzkrankheit, I25.-
Chronische Krankheiten, Gaumenmandeln, Rachenmandel, J35.-
Chronische Krankheiten, untere Atemwege, J40-J47
Chronische Laryngitis, J37.-
Chronische Niereninsuffizienz, N18.-
Chronische obstruktive Lungenkrankheit, Sonstige, J44.-
Chronische Polyarthritis, Seropositive, M05.-
Chronische Polyarthritis, Sonstige, M06.-
Chronische rheumatische Herzkrankheiten, I05-I09
Chronische Rhinitis, J31.-
Chronische Sinusitis, J32.-
Chronische tubulointerstitielle Nephritis, N11.-
Chronische Virushepatitis, B18.-
Chronisches nephritisches Syndrom, N03.-
Colitis ulcerosa, K51.-
connata, Syphilis, A50.-
Corpus uteri, Bösartige Neubildung, C54.-
Crohn-Krankheit [Enteritis regionalis] [Morbus Crohn], K50.-
Cushing-Syndrom, E24.-
Dammriss unter der Geburt, O70.-
Dämpfe, Krankheiten der Atmungsorgane durch Einatmen, J68.-
Dämpfe, Toxische Wirkung, T59.-
Darm, Gefäßkrankheiten, K55.-
Darm, sonstige angeborene Fehlbildungen, Q43.-
Darm, Sonstige Krankheiten, K55-K63
Darm, Sonstige Krankheiten, K63.-
Darmes, Divertikulose, K57.-
Darminfektionen, Sonstige bakterielle, A04.-

Darminfektionen, virusbedingt und sonstige näher bez., A08.-
Darmkrankheiten, Infektiöse, A00-A09
Darmkrankheiten, Sonstige, durch Protozoen, A07.-
Darmstörungen, Sonstige funktionelle, K59.-
Darmverschluß, Sonstiger, beim Neugeborenen, P76.-
Daumensattelgelenk, Arthrose des [Rhizarthrose], M18.-
Defibrinationssyndrom, Disseminierte intravasale Gerinnung, D65.-
Deformitäten der Extremitäten, Sonstige erworbene, M21.-
Deformitäten der Finger und Zehen, Erworbene, M20.-
Deformitäten der Füße, angeboren, Q66.-
Deformitäten der Hüfte, angeboren, Q65.-
Deformitäten der Wirbelsäule und des Rückens, M40-M54
Deformitäten der Wirbelsäule und des Rückens, Sonstige, M43.-
Deformitäten des Muskel-Skelett-Systems, angeboren, Q65-Q79
Deformitäten, angeboren, Kap. XVII (Q00-Q99)
degenerative Krankheiten, Basalganglien, Sonstige, G23.-
degenerative Krankheiten, Nervensystem, anderenorts nicht
   klassifiziert, Sonstige, G31.-
degenerative Krankheiten, Nervensystem, bei anderenorts klassifiz.
   Krankheiten, Sonstige, G32.-*
degenerative Krankheiten, Nervensystem, Sonstige, G30-G32
Dekubitalgeschwür, L89.-
Deletionen und Monosomien der Autosomen, anderenorts nicht
   klassifiziert, Q93.-
Delir, nicht durch Alkohol oder andere psychotrope Substanzen
   bedingt, F05.-
Demenz bei Alzheimer-Krankheit, F00.-*
Demenz bei anderenorts klassifiz. Krankheiten, F02.-*
Demenz, Nicht näher bez., F03
Demenz, Vaskuläre, F01.-
Demyelinisation, Sonstige akute disseminierte, G36.-
Demyelinisierende Krankheiten des Zentralnervensystems,
   G35-G37
demyelinisierende Krankheiten des Zentralnervensystems,
   Sonstige, G37.-
Dengue, A97
Dentofaziale Anomalien, einschl. fehlerhafter Okklusion, K07.-
Depressive Episode, F32.-
depressive Störung, Rezidivierende, F33.-
Dermatitis, durch oral, enteral oder parenteral aufgenommene
   Substanzen, L27.-
Dermatitis, Exfoliative, L26
Dermatitis, L20-L30
Dermatitis, solaris acuta, L55.-
Dermatitis, Sonstige, L30.-
Dermatomyositis-Polymyositis, M33.-
Dermatophytose [Tinea], B35.-
Dermatosen, bullöse, bei anderenorts klassifiz. Krankheiten, L14*
Dermatosen, Bullöse, L10-L14
Dermatosen, Sonstige bullöse, L13.-
Dermatosen, Sonstige kantholytische, L11.-
Diabetes mellitus, E10-E14
Diabetes mellitus, Fehl- oder Mangelernährung, E12.-
Diabetes mellitus, Nicht näher bez., E14.-
Diabetes mellitus, Schwangerschaft, O24.-
Diabetes mellitus, Sonstiger näher bez., E13.-
Diabetes mellitus, Typ 1, E10.-
Diabetes mellitus, Typ 2, E11.-
Dialysebehandlung, Z49.-
Diathesen, Purpura und sonstige hämorrhagische, D69.-
Diathesen, sonstige hämorrhagische, D65-D69
Dickdarm, angeborene(s) Fehlen, Atresie und Stenose, Q42.-
Diphtherie, A36.-
Diphyllobothriose und Sparganose, B70.-
Direkte Gelenkinfektionen, M01.-*
disseminierte Demyelinisation, Sonstige akute, G36.-
Disseminierte intravasale Gerinnung, Fetus u. Neugeborene, P60
Disseminierte intravasale Gerinnung, D65.-

Dissoziative Störungen [Konversionsstörungen], F44.-
Dissoziierte Intelligenz, F74.-
Divertikulose des Darmes, K57.-
Down-Syndrom, Q90.-
Drakunkulose, B72
Drogen, Allergie, in der Eigenanamnese, Z88.-
Drogen, die dem Fetus und Neugeborenen verabreicht wurden,
   Reaktionen und Intoxikationen durch, P93
Drogen, normalerweise nicht im Blut vorhanden, Nachweis, R78.-
Drogen, Vergiftungen, T36-T50
Drüsen, Bösartige Neubildung sonstiger endokriner D. und
   verwandter Strukturen, C75.-
Drüsen, Bösartige Neubildungen der Schilddrüse und sonstiger
   endokriner, C73-C75
Drüsen, Gutartige Neubildung sonstiger und nicht näher bez.
   endokriner, D35.-
Drüsen, Krankheiten der Bartholin-Drüsen, N75.-
Drüsen, Krankheiten sonstiger endokriner, E20-E35
Drüsen, Neubildung unsicheren oder unbekannten Verhaltens der
   endokrinen, D44.-
Dünndarm, angeborene(s) Fehlen, Atresie und Stenose, Q41.-
Dünndarm, Bösartige Neubildung, C17.-
Duodenitis, K29.-
Duodenum, Sonstige Krankheiten, K31.-
Duodenums, Krankheiten, K20-K31
Dysfunktion, Harnblase, Neuromuskulär, anderenorts nicht
   klassifiziert, N31.-
Dysfunktion, Ovarielle, E28.-
Dysfunktion, Polyglanduläre, E31.-
Dysfunktion, Testikuläre, E29.-
Dyslexie, anderenorts nicht klassifiziert, R48.-
Dyspepsie, funktionelle, K30
Dysphagie, R13
Dysplasie, Cervix uteri, N87.-
Dystonie, G24.-
Echinokokkose, B67.-
Edwards-Syndrom und Patau-Syndrom, Q91.-
Egel, Befall durch sonstige Trematoden, B66.-
Eigenanamnese, Allergie gegenüber Arzneimitteln, Drogen oder
   biologisch aktiven Substanzen in der E., Z88.-
Eigenanamnese, and.orts nicht klassifiziert, Risikofaktoren, Z91.-
Eigenanamnese, Andere Krankheiten oder Zustände, Z87.-
Eigenanamnese, Bestimmte andere Krankheiten in der E., Z86.-
Eigenanamnese, Bösartige Neubildung in der E., Z85.-
Eigenanamnese, Medizinische Behandlung in der E., Z92.-
Eigenanamnese, Personen mit potentiellen Gesundheitsrisiken
   aufgrund der E., Z80-Z99
Eihäute, Retention, ohne Blutung, O73.-
Eihäute, Schädigung des Fetus und Neugeborenen durch
   Komplikationen und, P02.-
Eihäute, Sonstige Veränderungen der Eihäute, O41.-
Eingriff, Andere Nachbehandlung nach chirurgischem, Z48.-
Eingriff, Sonstige Zustände nach chirurgischem, Z98.-
Einling, Geburt eines Einlings durch Schnittentbindung, O82
Einling, Geburt eines Einlings durch Zangen- oder
   Vakuumextraktion, O81
Einling, Spontangeburt, O80
Einstellungsanomalie des Fetus, Betreuung der Mutter bei fest-
   gestellter oder vermuteter, O32.-
Einstellungsanomalie des Fetus, Geburtshindernis durch, O64.-
Eisenmangelanämie, D50.-
Eitrige Arthritis, M00.-
Eitrige und nicht näher bez. Otitis media, H66.-
Eiweißmangelernährung, Energie- und E. mäßigen und leichten
   Grades, E44.-
Eiweißmangelernährung, Entwicklungsverzögerung, E45
Eiweißmangelernährung, Nicht näher bez., E46
Eiweißmangelernährung, Nicht näher bez., erhebliche, E43

Ekkrine Schweißdrüsen, Krankheiten, L74.-
Eklampsie, O15.-
Ektoprothese, Versorgen mit und Anpassen einer, Z44.-
Ektropium der Cervix uteri, N86
Ekzem, atopisches [endogenes], L20.-
Ekzem, L20-L30
Ekzem, Seborrhoisches, L21.-
Elektrolythaushalt, Sonstige Störungen, E87.-
Elektrolythaushalt, Sonstige transitorische Störungen beim Neuge-
  borenen, P74.-
Elimination, Störungen der transepidermalen, L87.-
Ellenbogen, Luxation, Verstauchung und Zerrung, S53.-
Ellenbogen, Verletzungen, S50-S59
Embolie und Thrombose, Arterielle, I74.-
Embolie während der Gestationsperiode, O88.-
Embolie, Sonstige venöse, I82.-
Emotionale Störungen des Kindesalters, F93.-
emotionale Störungen mit Beginn in der Kindh. und Jugend, F98.-
emotionale Störungen mit Beginn in der Kindheit und Jugend,
  F90-F98
Emotionen, Kombinierte Störung Sozialverhalten und E., F92.-
Emphysem, Interstitiell, und verwandte Zustände mit Ursprung in
  der Perinatalperiode, P25.-
Emphysem, J43.-
Encephalomyelitis disseminata, Multiple Sklerose, G35
Endogenes [atopisches] Ekzem, L20.-
Endokarditis und Herzklappenkrankheiten bei anderenorts klassifiz.
  Krankheiten, I39.-*
Endokarditis, Akute und subakute, I33.-
Endokarditis, Herzklappe, nicht näher bez., I38
endokrine Drüsen, bösartige Neubildung, sonstiger, und verwandter
  Strukturen, C75.-
endokrine Drüsen, bösartige Neubildungen, C73-C75
endokrine Drüsen, gutartige Neubildung, sonstiger und nicht näher
  bez., D35.-
endokrine Drüsen, Krankheiten sonstiger, E20-E35
endokrine Drüsen, Neubildung unsicheren oder unbekannten
  Verhaltens, D44.-
endokrine Drüsen, Störungen, bei anderenorts klassifiz. Krankheiten, E35.-*
Endokrine Krankheiten, Kap. IV (E00-E90)
endokrine Krankheiten, Sonstige transitorische, beim Neugeborenen, P72.-
endokrine Störungen, für den Fetus und das Neugeborene spezifisch, transitorisch, P70-P74
Endokrine Störungen, nach medizinischen Maßnahmen, anderenorts nicht klassifiziert, E89.-
endokrine Störungen, Sonstige, E34.-
Endometriose, N80.-
Endoprothese, orthopädisch , Komplikationen, T84.-
Energiemangelernährung, Entwicklungsverzögerung durch, E45
Energiemangelernährung, mäßigen und leichten Grades, E44.-
Energiemangelernährung, Nicht näher bez. erhebliche, E43
Energiemangelernährung, Nicht näher bez., E46
Entbindung, Komplikationen bei Anästhesie während der Wehen-
  tätigkeit und bei der Entbindung, O74.-
Entbindung, Komplikationen, durch fetalen Distreß, O68.-
Entbindung, Komplikationen, durch intrapartale Blutung, anderen-
  orts nicht klassifiziert, O67.-
Entbindung, Komplikationen, durch Nabelschnur, O69.-
Entbindung, Komplikationen, O60-O75
Entbindung, O80-O82
Entbindung, Resultat, Z37.-!
Entbindung, Schädigung des Fetus und Neugeborenen durch
  sonstige Komplikationen, P03.-
Entbindung, Sonstige Komplikationen, anderenorts nicht klassifi-
  ziert, O75.-

Entbindung, Tod an den Folgen direkt gestationsbedingter
  Ursachen, O97
Entbindung, Tod infolge jeder gestationsbedingten Ursache nach
  mehr als 42 Tagen bis unter einem Jahr danach, O96
Entbindungskomplikationen, Betreuung der Mutter, O30-O48
Enteritis regionalis [Morbus Crohn] [Crohn-Krankheit], K50.-
Enteritis, nichtinfektiös, K50-K52
Enterobiasis, B80
Enterocolitis necroticans beim Fetus und Neugeborenen, P77
Enthesopathien der unteren Extremität mit Ausnahme des Fußes,
  M76.-
Enthesopathien, Sonstige, M77.-
Entwicklung, sexuelle, Psychische und Verhaltensstörungen, F66.-
Entwicklungsstörung, Andere, F88
Entwicklungsstörung, des Sprechens und der Sprache,
  Umschriebene, F80.-
Entwicklungsstörung, F80-F89
Entwicklungsstörung, Kombinierte umschriebene, F83
Entwicklungsstörung, motorische Funktionen, Umschriebene, F82.-
Entwicklungsstörung, Nicht näher bez., F89
Entwicklungsstörung, R62.-
Entwicklungsstörung, schulische Fertigkeiten, Umschriebene, F81.-
Entwicklungsstörung, Tief greifend, F84.-
Entwicklungsverzögerung durch Energie- und Eiweißmangel-
  ernährung, E45
Entzündliche Krankheiten, Cervix uteri, N72
Entzündliche Krankheiten, Mamma [Brustdrüse], N61
Entzündliche Krankheiten, männliche Genitalorgane, anderenorts
  nicht klassifiziert, N49.-
Entzündliche Krankheiten, Prostata, N41.-
Entzündliche Krankheiten, Uterus, ausgenommen der Zervix, N71.-
Entzündliche Krankheiten, weibliche Beckenorgane, N70-N77
Entzündliche Krankheiten, Zentralnervensystem, G00-G09
entzündliche Leberkrankheiten, Sonstige, K75.-
Entzündliche Polyarthropathien, M05-M14
Entzündliche Spondylopathien, Sonstige, M46.-
entzündlicher Krankheiten des Zentralnervensystems, Folgen, G09
Entzündung, Augenlid, Sonstige, H01.-
Entzündung, Tuba auditiva, H68.-
Entzündung, vulvovaginal, bei and.orts klassifiz. Krankh., N77.-*
Entzündung, weibliches Becken bei and.orts klassifiz. Krankh.,
  N74.-*
Enzephalitis, bei anderenorts klassifiz. Krankheiten, G05.-*
Enzephalitis, G04.-
Enzephalomyelitis, bei anderenorts klassifiz. Krankheiten, G05.-*
Enzephalomyelitis, G04.-
Enzephalopathie, Toxische, G92
Enzephalozele, Q01.-
Enzymdefekte, Anämie durch, D55.-
Eosinophiles Lungeninfiltrat, anderenorts nicht klassifiziert, J82
Epidemiologie, Schlüsselnr. f. aktuelle epidemiol. Zwecke, U99.-
Epidermisverdickung, Sonstige, L85.-
Epidermolysis bullosa, Q81.-
Epididymitis, Orchitis und, N45.-
Epiglottitis, akut, J05.-
Epilepsie, G40.-
epilepticus, Status, G41.-
Episode, Depressive, F32.-
Episode, Manische, F30.-
Episodische Krankheiten des Nervensystems, G40-G47
Erbrechen, R11
Erbrechen, Übermäßiges, während der Schwangerschaft, O21.-
Ereignis, nähere Umstände unbestimmt, Y10-Y34
Ereignis, nicht näher bez., unbestimmt, Y34
Erfrierung, Beteiligung mehrerer Körperregionen, T35.-
Erfrierung, Folgen, T95.-
Erfrierung, Gewebsnekrose, T34.-
Erfrierung, nicht näher bez., T35.-

Fehlbildungen, Venen, angeborene, Q26.-
Fehlbildungen, Verdauungssystem, sonst. angeborene, Q38-Q45
Fehlbildungen, Verdauungssystem, sonst. angeborene, Q45.-
Fehlbildungen, weibliche Genitalorgane, sonst. angeborene, Q52.-
Fehlbildungen, Wirbelsäule u. knöcherner Thorax, angeb., Q76.-
Fehlbildungen, Zunge, sonstige angeborene, Q38.-
Fehlbildungssyndrome, bekannte äußere Ursachen, anderenorts
    nicht klassifiziert, angeboren, Q86.-
Fehlbildungssyndrome, Beteiligung mehrerer Systeme, sonstige
    näher bez. angeborene, Q87.-
Fehlernährung, Diabetes mellitus, E12.-
Femoralhernie, K41.-
Femur, Fraktur des Femurs, S72.-
Fertilisationsfördernde Maßnahmen, Z31.-
fetale Mangelernährung, P05.-
Fetaler Blutverlust, P50.-
fetaler Distreß, Komplikationen bei Wehen und Entbindung durch,
    O68.-
fetalis, Hydrops fetalis durch hämolytische Krankheit, P56.-
Fetaltod nicht näher bez. Ursache, P95
Fettgewebe, Gutartige Neubildung des, D17.-
Fettsäurestoffwechsel, Störungen des Stoffwechsels verzweigter
    Aminosäuren und des, E71.-
Fetus, Betreuung der Mutter bei festgestelltem oder vermutetem
    Missverhältnis zwischen Fetus und Becken, O33.-
Fetus, Betreuung der Mutter bei festgestellter oder vermuteter
    Anomalie oder Schädigung des, O35.-
Fetus, Betreuung der Mutter bei festgestellter oder vermuteter Lage-
    und Einstellungsanomalie des, O32.-
Fetus, Betreuung der Mutter wegen sonstiger festgestellter oder
    vermuteter Komplikationen beim Fetus, O36.-
Fetus, Disseminierte intravasale Gerinnung bei, P60
Fetus, durch mütterliche Faktoren und durch Komplikationen bei
    Schwangerschaft, Wehentätigkeit und Entbindung, Schädigung
    des F., P00-P04
Fetus, Enterocolitis necroticans beim, P77
Fetus, Geburtshindernis durch Lage-, Haltungs- und Einstellungs-
    anomalien des, O64.-
Fetus, Hämolytische Krankheit beim, P55.-
Fetus, Hämorrhagische Krankheit beim, P53
Fetus, Hämorrhagische und hämatologische Krankheiten beim F.,
    P50-P61
Fetus, Intrakranielle nichttraumatische Blutung beim, P52.-
Fetus, Komplikationen bei Wehen und Entbindung durch fetalen
    Distreß [fetal distress], O68.-
Fetus, Krankheiten des Verdauungssystems beim F., P75-P78
Fetus, Krankheitszustände mit Beteiligung der Haut und der
    Temperaturregulation beim F., P80-P83
Fetus, Reaktionen und Intoxikationen durch Arzneimittel oder
    Drogen, P93
Fetus, Schädigung durch Komplikationen von Plazenta, Nabel-
    schnur und Eihäuten, P02.-
Fetus, Schädigung durch mütterliche Schwangerschafts-
    komplikationen, P01.-
Fetus, Schädigung durch Noxen, die transplazentar oder mit der
    Muttermilch übertragen werden, P04.-
Fetus, Schädigung durch sonstige Komplikationen bei Wehen und
    Entbindung, P03.-
Fetus, Schädigung durch Zustände der Mutter, die zur vorliegenden
    Schwangerschaft keine Beziehung haben müssen, P00.-
Fetus, Sonstige Krankheitszustände mit Beteiligung der Haut, P83.-
Fetus, spezifische transitorische Störungen des Kohlenhydratstoff-
    wechsels, P70.-
Fetus, Transitorische endokrine und Stoffwechselstörungen, die für
    den F. spezifisch sind, P70-P74
Fibromatosen, M72.-
Fibrose, Leber, K74.-
Fibrose, Mekoniumileus bei zystischer Fibrose, P75

Fibrose, Zystische, E84.-
Fieber, Akutes rheumatisches, I00-I02
Fieber, Dengue, A97
Fieber, Hämorrhagisches, durch Arenaviren, A96.-
Fieber, Puerperalfieber, O85
Fieber, Rheumatisches, Herzbeteiligung, I01.-
Fieber, Rheumatisches, ohne Angabe einer Herzbeteiligung, I00
Fieber, sonstige Ursache, R50.-
Fieber, unbekannte Ursache, R50.-
Filariose, B74.-
Filzläusebefall, B85.-
Finger, Erworbene Deformitäten, M20.-
Fissur, Anal- und Rektalregion, K60.-
Fistel, Anal- und Rektalregion, K60.-
Fisteln, Beteiligung des weiblichen Genitaltraktes, N82.-
Flatulenz, R14
Fleckfieber, A75.-
Folliküläres Lymphom, C82.-
Folsäure-Mangelanämie, D52.-
Fraktur, Beteiligung mehrerer Körperregionen, T02.-
Fraktur, Femur, S72.-
Fraktur, Fuß [ausgenommen oberes Sprunggelenk], S92.-
Fraktur, Hals, S12.-
Fraktur, Handgelenk und Hand, S62.-
Fraktur, Lendenwirbelsäule und Becken, S32.-
Fraktur, obere Extremität, Höhe nicht näher bez., T10.-
Fraktur, Osteoporose mit pathologischer, M80.-
Fraktur, Rippe(n), Sternum und Brustwirbelsäule, S22.-
Fraktur, Schädel und Gesichtsschädelknochen, S02.-
Fraktur, Schulter und Oberarm, S42.-
Fraktur, Unterarm, S52.-
Fraktur, untere Extremität, Höhe nicht näher bez., T12.-
Fraktur, Unterschenkel, einschl. des oberen Sprunggelenkes, S82.-
Fraktur, Wirbelsäule, Höhe nicht näher bez., T08.-
Frambösie, A66.-
Fremdkörper, Atemwege, T17.-
Fremdkörper, äußeres Auge, T15.-
Fremdkörper, Ohr, T16
Fremdkörper, Urogenitaltrakt, T19.-
Fremdkörper, Verdauungstrakt, T18.-
Fremdkörpers, Folgen des Eindringens in natürliche Körper-
    öffnung, T15-T19
Fruchtwasser, Sonstige Veränderungen des, O41.-
Frühkomplikationen eines Traumas, Bestimmte, T79
Frühkomplikationen, Bestimmte Frühkomplikationen eines
    Traumas, anderenorts nicht klassifiziert, T79.-
Frührehabilitations-Barthel-Index [FRB], U52.-
Frühschwangerschaft, Blutung, O20.-
Frühsyphilis, A51.-
Frustrane Kontraktionen [Unnütze Wehen], O47.-
Funktionelle Darmstörungen, Sonstige, K59.-
funktionelle Implantate, Vorhandensein von anderen, Z96.-
Funktionen, Entwicklungsstörung der motorischen, F82.-
Funktionen, Störungen sozialer, mit Beginn in der Kindheit und
    Jugend, F94.-
Funktionseinschränkung, kognitiv, U51.-!
Funktionseinschränkung, motorisch, U50.-!
Funktionseinschränkung, U50-U52
Funktionsprüfungen abnorme Ergebnisse, R94.-
Funktionsprüfungen, Abnorme Befunde ohne Vorliegen einer
    Diagnose, R90-R94
Funktionsstörung des Gehirns oder einer körperlichen Krankheit,
    Andere psychische Störungen, F06.-
Funktionsstörung, biomechanisch, and.orts nicht klassifiziert, M99.-
Funktionsstörung, Gehirn, Verhalten und Persönlichkeit, F07.-
Furunkel, L02.-
Fuß, angeborene Deformitäten, Q66.-
Fuß, Fraktur, ausgenommen oberes Sprunggelenk, S92.-

Fuß, Luxation, Verstauchung u. Zerrung Gelenke u. Bänder, S93.-
Fuß, Oberflächliche Verletzung, S90.-
Fuß, Offene Wunde, S91.-
Fuß, Sonstige und nicht näher bez. Verletzungen, S99.-
Fuß, Traumatische Amputation, S98.-
Fuß, Verbrennung oder Verätzung, T25.-
Fuß, Verletzung von Blutgefäßen, S95.-
Fuß, Verletzung von Muskeln und Sehnen, S96.-
Fuß, Verletzung von Nerven, S94.-
Fuß, Verletzungen, S90-S99
Fuß, Zerquetschung, S97.-
Gallenblase, angeborene Fehlbildungen, Q44.-
Gallenblase, Bösartige Neubildung, C23
Gallenblase, Krankheiten bei and.orts klassifiz. Krankh., K87.-*
Gallenblase, Krankheiten, K80-K87
Gallenblase, Sonstige Krankheiten, K82.-
Gallengang, angeborene Fehlbildungen, Q44.-
Gallenwege, Bösartige Neubildung sonstiger und nicht näher bez. Teile, C24.-
Gallenwege, Krankheiten bei and.orts klassifiz. Krankh., K87.-*
Gallenwege, Krankheiten, K80-K87
Gallenwege, Sonstige Krankheiten, K83.-
Gangrän, anderenorts nicht klassifiziert, R02.-
Gangstörungen, R26.-
Gas, Krankheiten der Atmungsorgane durch Einatmen von, J68.-
Gas, Toxische Wirkung, T59.-
Gastritis, K29.-
Gastroenteritis, Sonstige nichtinfektiöse, K52.-
Gastroenteritis, sonstige und nicht näher bez., A09
Gastroösophageale Refluxkrankheit, K21.-
Gaumen, Bösartige Neubildung, C05.-
Gaumenmandeln, Chronische Krankheiten, J35.-
Gaumenspalte, mit Lippenspalte, Q37.-
Gaumenspalte, Q35.-
Gaumenspalte, Q35-Q37
Geburt, Asphyxie, P21.-
Geburt, Dammriss, O70.-
Geburt, Einling durch Schnittentbindung [Sectio caesarea], O82
Geburt, Einling durch Zangen- oder Vakuumextraktion, O81
Geburt, Folgen von Komplikationen während, O94
Geburt, Geburtshindernis durch Lage-, Haltungs- und Einstellungsanomalien des Fetus, O64.-
Geburt, Kap. XV (O00-O99)
Geburt, komplzierende Hypertonie, O10.-
Geburt, Protrahiert, O63.-
Geburt, Sonstige Verletzungen, O71.-
Geburt, Spontageburt eines Einlings, O80
Geburt, Tetanus, A34
Geburtseinleitung, Misslungen, O61.-
Geburtsgewicht, hoch, Störungen, P08.-
Geburtsgewicht, niedrig, Störungen, P07.-
Geburtshindernis, Anomalie des mütterlichen Beckens, O65.-
Geburtshindernis, Lage-, Haltungs- und Einstellungsanomalien des Fetus, O64.-
Geburtshindernis, Sonstiges, O66.-
Geburtsort, Lebendgeborene, Z38.-
Geburtstrauma, P10-P15
Geburtsverletzung, behaarte Kopfhaut, P12.-
Geburtsverletzung, Intrakranielle Verletzung und Blutung, P10.-
Geburtsverletzung, peripheres Nervensystem, P14.-
Geburtsverletzung, Skelett, P13.-
Geburtsverletzung, Sonstige, P15.-
Geburtsverletzung, Zentralnervensystem, Sonstige, P11.-
Gefäße, Komplikationen Proth., Impl. oder Transplantate, T82.-
Gefäßkrankheiten, Darm, K55.-
Gefäßkrankheiten, Sonstige periphere, I73.-
Gefäßsyndrome, zerebrovaskuläre Krankheiten, G46.-*
Gefäßsystem, peripher, sonstige angeborene Fehlbildungen, Q27.-

Gehirn, Andere psychische Störungen aufgrund einer Schädigung oder Funktionsstörung, F06.-
Gehirn, Bösartige Neubildung, C71.-
Gehirn, Bösartige Neubildungen, C69-C72
Gehirn, Gutartige Neubildung, D33.-
Gehirn, Neubildung unsicheren oder unbekannten Verhaltens, D43.-
Gehirn, Sonstige angeborene Fehlbildungen, Q04.-
Gehirn, Sonstige Krankheiten, bei anderenorts klassifiz. Krankheiten, G94.-*
Gehirn, Sonstige Krankheiten, G93.-
Gehirn, Verhaltens- und Persönlichkeitsstörung aufgrund Krankheit, Schädigung oder Funktionsstörung des G., F07.-
Gelbfieber, A95.-
Gelbsucht, Hyperbilirubinämie, mit oder ohne Gelbsucht, R17.-
Gelenke, Luxation, Verstauchung und Zerrung, Handgelenk und Hand, S63.-
Gelenke, Luxation, Verstauchung und Zerrung, oberes Sprunggelenk und Fuß, S93.-
Gelenkinfektionen, Direkte, bei anderenorts klassifiz. infektiösen und parasitären Krankheiten, M01.-*
Gelenkknorpel, Bösartige Neubildung, Knochen, C40.-
Gelenkknorpel, Bösartige Neubildung, sonstige und nicht näher bez. Lokalisationen, C41.-
Gelenkknorpel, Gutartige Neubildung, D16.-
Gelenkknorpels, Bösartige Neubildungen, C40-C41
Gelenkkrankheiten, anderenorts nicht klassifiziert, Sonstige, M25.-
Gelenkkrankheiten, Sonstige, M20-M25
Gelenkschädigungen, Sonstige näher bez., M24.-
Genitalorgane, Angeborene Fehlbildungen, Q50-Q56
Genitalorgane, Bösartige Neubildung sonstiger und nicht näher bez. männlicher, C63.-
Genitalorgane, Bösartige Neubildung sonstiger und nicht näher bez. weiblicher, C57.-
Genitalorgane, Bösartige Neubildungen der männlichen, C60-C63
Genitalorgane, Bösartige Neubildungen der weiblichen, C51-C58
Genitalorgane, Carcinoma in situ sonstiger und nicht näher bez., D07.-
Genitalorgane, Gutartige Neubildung der männlichen, D29.-
Genitalorgane, Gutartige Neubildung sonstiger und nicht näher bez. weiblicher, D28.-
Genitalorgane, Krankheiten der männlichen, N40-N51
Genitalorgane, männlich, abnorme Befunde in Untersuchungsmaterialien, R86.-
Genitalorgane, männliche, Entzündliche Krankheiten der, anderenorts nicht klassifiziert, N49.-
Genitalorgane, männliche, Krankheiten der, bei anderenorts klassifiz. Krankheiten, N51.-*
Genitalorgane, männliche, sonst. angeborene Fehlbildungen, Q55.-
Genitalorgane, männliche, Sonstige Krankheiten der, N50.-
Genitalorgane, Neubildung unsicheren oder unbekannten Verhaltens der männlichen, D40.-
Genitalorgane, Neubildung unsicheren oder unbekannten Verhaltens der weiblichen, D39.-
Genitalorgane, weiblich, abnorme Befunde in Untersuchungsmaterialien, R87.-
Genitalorgane, weibliche, Schmerz und andere Zustände, N94.-
Genitalorgane, weibliche, sonst. angeborene Fehlbildungen, Q52.-
Genitalprolaps bei der Frau, N81.-
Genitaltrakt, weiblich, Fisteln mit Beteiligung des, N82.-
Genitaltrakt, weiblich, Nichtentzündliche Krankheiten, N80-N98
Genitaltrakt, weiblich, Polyp, N84.-
Gerinnung, Disseminiert intravasal, D65.-
Gerinnung, intravasal, Disseminiert, Fetus und Neugeborene, P60
Geruchssinn, Störungen, R43.-
Geschlechtsidentität, Störungen, F64.-
Geschlechtsverkehr, Infektionen, A50-A64

Geschlechtsverkehr, Sonstige übertragene Chlamydienkrankh., A56.-
Geschlechtsverkehr, Sonstige übertragene Krankheiten, anderenorts nicht klassifiziert, A63.-
Geschlechtsverkehr, übertragene Krankheiten, nicht näher bez., A64
Geschmackssinn, Störungen, R43.-
Gesetzliche Maßnahmen, Y35-Y36
Gesicht, Angeborene Fehlbildungen, Q10-Q18
Gesicht, Muskel-Skelett-Deformitäten, angeboren, Q67.-
Gesicht, sonstige angeborene Fehlbildungen, Q18.-
Gesichtsschädelknochen, Fraktur, S02.-
Gestation, O91.-
Gestation, Sonstige Krankheiten der Mamma, O92.-
Gestation, Tod an den Folgen gestationsbedingter Ursachen, O97
Gestation, Tod infolge jeder gestationsbedingten Ursache nach mehr als 42 Tagen bis unter einem Jahr nach Entbindung, O96
Gestationshypertonie [schwangerschaftsind. Hypertonie], O13
Gestationsödeme ohne Hypertonie, O12.-
Gestationsperiode, Embolie, O88.-
Gestationsperiode, Sonstige Krankheitszustände, anderenorts nicht klassifiziert sind, O94-O99
Gestationsperiode, Sterbefall, nicht näher bez. Ursache, O95
Gestationsproteinurie [schwangerschaftsinduziert] ohne Hypertonie, O12.-
gesteigerte Hämolyse, Neugeborenenikterus durch sonstige, P58.-
Gewebe, Gutartige Neubildung des mesothelialen, D19.-
Gewebe, Spender von, Z52.-
Gewebetransplantation, Zustand nach, Z94.-
Gicht, M10.-
giftige Tiere, Toxische Wirkung durch Kontakt, T63.-
Gingiva, Sonstige Krankheiten, K06.-
Gingivitis, K05.-
Glaskörper, Affektionen, H43-H45
Glaskörpers, Affektionen, bei anderenorts klassifiz. Krankheiten, H45.-*
Glaskörpers, Affektionen, H43.-
Glaukom, bei anderenorts klassifiz. Krankheiten, H42.-*
Glaukom, H40.-
Glaukom, H40-H42
Glomeruläre Krankheiten, bei and.orts klassifiz. Krankh., N08.-*
Glomeruläre Krankheiten, N00-N08
Glukosurie, R81
Glykoproteinstoffwechsel, Störungen des, E77.-
Glykosaminoglykan-Stoffwechsel, Störungen des, E76.-
Gonarthrose, M17.-
Gonokokkeninfektion, A54.-
Gonosomen, männlicher Phänotyp, sonstige Anomalien, anderenorts nicht klassifiziert, Q98.-
Gonosomen, weiblicher Phänotyp, sonstige Anomalien, anderenorts nicht klassifiziert, Q97.-
Gramnegative Erreger, U81.-
Grampositive Erreger, U80.-
Granuloma venereum (inguinale), A58
Granulomatöse Krankheiten der Haut und der Unterhaut, L92.-
Granulome bei anderenorts klassifiz. Krankheiten, G07*
Granulome, G06.-
Granulozyten, Funktionelle Störungen der neutrophilen, D71
Grippe, Influenzaviren nachgewiesen, zoonotisch, pandemisch, J09
Grippe, Influenzaviren nachgewiesen, saisonal, J10.-
Grippe, J09-J18
Grippe, Viren nicht nachgewiesen, J11.-
Gutartige Neubildungen, vgl. Organ/Region
Haarausfall, mit Narbenbildung [Narbige Alopezie], L66.-
Haarausfall, ohne Narbenbildung, Sonstiger, L65.-
Haarfarbe, Anomalien, L67.-
Haarfollikel, Sonstige Krankheiten, L73.-
Haarschaft, Anomalien, L67.-

habitueller Abort, Neigung, N96
Haemophilus influenzae, Pneumonie durch, J14
Hakenwurm-Krankheit, B76.-
Halluzinogene, Psychische und Verhaltensstörungen, F16.-
Hals, Angeborene Fehlbildungen, Q10-Q18
Hals, Folgen von Verletzungen des Halses und des Rumpfes, T91.-
Hals, Luxation, Verstauchung und Zerrung von Gelenken und Bändern in Halshöhe, S13.-
Hals, oberflächliche Verletzung, S10.-
Hals, offene Wunde, S11.-
Hals, sonstige angeborene Fehlbildungen, Q18.-
Hals, sonstige und nicht näher bez. Verletzungen, S19.-
Hals, Traumatische Amputation in Halshöhe, S18
Hals, Verbrennung oder Verätzung, T20.-
Hals, Verletzung Nerven und Rückenmark in Halshöhe, S14.-
Hals, Verletzung Nerven und Rückenmark in Thoraxhöhe, S24.-
Hals, Verletzung von Blutgefäßen in Halshöhe, S15.-
Hals, Verletzung von Muskeln und Sehnen in Halshöhe, S16
Hals, Verletzungen, S10-S19
Hals, Zerquetschung, S17.-
Halsbereich, Fraktur, S12.-
Hals-Nasen-Ohren, Vergiftung durch Mittel zur topischen Anwendung, T49.-
Halsschmerzen, R07.-
Haltungsanomalie des Fetus, Geburtshindernis durch, O64.-
Hämangiom und Lymphangiom, D18.-
hämatologische Krankheiten, Sonstige, in der Perinatalperiode, P61.-
Hämaturie, nicht näher bez., R31
Hämaturie, Rezidivierend und persistierend, N02.-
Hämolyse, gesteigert, Neugeborenenikterus durch sonstige, P58.-
Hämolytische Anämien, D55-D59
hämolytische Anämien, Erworbene, D59.-
hämolytische Anämien, Sonstige hereditäre, D58.-
Hämolytische Krankheit beim Fetus und Neugeborenen, P55.-
hämorrhagische Diathesen, Purpura und sonstige, D69.-
hämorrhagische Fieber, Durch Arthropoden übertragene Viruskrankheiten und virale, A92-A99
Hämorrhagische Krankheit beim Fetus und Neugeborenen, P53
Hämorrhagische und hämatologische Krankheiten beim Fetus und Neugeborenen, P50-P61
Hämorrhagische Viruskrankheit, Nicht näher bez., A99
hämorrhagische, Sonstige h. Viruskrankheiten, anderenorts nicht klassifiziert, A98.-
Hämorrhagisches Dengue-Fieber, A97
Hämorrhagisches Fieber durch Arenaviren, A96.-
Hämorrhoiden, K64.-
Hand, Fraktur, S62.-
Hand, Luxation, Verstauchung und Zerrung von Gelenken und Bändern, S63.-
Hand, oberflächliche Verletzung, S60.-
Hand, Offene Wunde, S61.-
Hand, Sonstige und nicht näher bez. Verletzungen, S69.-
Hand, Traumatische Amputation, S68.-
Hand, Verbrennung oder Verätzung, T23.-
Hand, Verletzung von Blutgefäßen, S65.-
Hand, Verletzung von Muskeln und Sehnen, S66.-
Hand, Verletzung von Nerven, S64.-
Hand, Verletzungen, S60-S69
Hand, Zerquetschung, S67.-
Handgelenk, Fraktur, S62.-
Handgelenk, Luxation, Verstauchung und Zerrung, S63.-
Handgelenk, oberflächliche Verletzung, S60.-
Handgelenk, Offene Wunde, S61.-
Handgelenk, Sonstige und nicht näher bez. Verletzungen, S69.-
Handgelenk, Traumatische Amputation, S68.-
Handgelenk, Verbrennung oder Verätzung, T23.-
Handgelenk, Verletzung von Blutgefäßen, S65.-

Handgelenk, Verletzung von Muskeln und Sehnen, S66.-
Handgelenk, Verletzung von Nerven, S64.-
Handgelenk, Verletzung, S60-S69
Handgelenk, Zerquetschung, S67.-
Harnblase, Bösartige Neubildung der, C67.-
Harnblase, Krankheiten der, bei and.orts klassifiz. Krankh., N33.-*
Harnblase, Neuromuskuläre Dysfunktion, anderenorts nicht klassifiziert, N31.-
Harnblase, Sonstige Krankheiten der, N32.-
Harninkontinenz, nicht näher bez., R32
Harnorgane, Bösartige Neubildung sonstiger und nicht näher bez., C68.-
Harnorgane, Bösartige Neubildungen der, C64-C68
Harnorgane, Gutartige Neubildung der, D30.-
Harnorgane, Neubildung unsicheren oder unbekannten Verhaltens, D41.-
Harnorgane, Verletzung, S37.-
Harnröhre, Krankheiten der, bei and.orts klassifiz. Krankh., N37.-*
Harnröhre, Sonstige Krankheiten der, N36.-
Harnröhrenausfluß, R36
Harnröhrenstriktur, N35.-
Harnstein bei anderenorts klassifiz. Krankheiten, N22.-*
Harnsystem, Angeborene Fehlbildungen, Q60-Q64
Harnsystem, sonstige angeborene Fehlbildungen, Q64.-
Harnsystem, Sonstige Krankheiten des, N39.-
Harnsystem, Sonstige Krankheiten, N30-N39
Harnsystem, sonstige Symptome, R39.-
Harnsystem, Symptome, R30-R39
Harnverhaltung, R33
Harnwegsstein, in den unteren Harnwegen, N21.-
Haut, Akarinose, B85-B89
Haut, Bösartiges Melanom, C43.-
Haut, Carcinoma in situ, D04.-
Haut, Follikuläre Zysten, L72.-
Haut, Granulomatöse Krankheiten, L92.-
Haut, Infektionen, L00-L08
Haut, Krankheiten, Kap. XII (L00-L99)
Haut, Krankheiten, L55-L59
Haut, Krankheitszustände mit Beteiligung der Haut, P80-P83
Haut, Lokalisierte Schwellung, Raumforderung und Knoten, R22.-
Haut, Melanom und sonstige bösartige Neubildungen, C43-C44
Haut, Parasitenbefall, B85-B89
Haut, Pedikulose, B85-B89
Haut, Sensibilitätsstörungen, R20.-
Haut, sonstige angeborene Fehlbildungen, Q82.-
Haut, Sonstige bösartige Neubildung, C44.-
Haut, Sonstige für den Fetus und das Neugeborene spezifische Krankheitszustände mit Beteiligung der Haut, P83.-
Haut, Sonstige gutartige Neubildung, D23.-
Haut, Sonstige Krankheiten, anderenorts nicht klassifiziert, L98.-
Haut, Sonstige Krankheiten, bei and.orts klassifiz. Krankh., L99.-*
Haut, Sonstige Krankheiten, L59.-
Haut, Sonstige Krankheiten, L80-L99
Haut, Sonstige lokale Infektionen, L08.-
Haut, Sonstiger Parasitenbefall, B88.-
Haut, Symptome, R20-R23
Haut, Vergiftung durch Mittel zur topischen Anwendung, T49.-
Hautabszess, Furunkel und Karbunkel, L02.-
Hautanhangsgebilde, Krankheiten, L60-L75
Hautausschlag, R21
Hauteruptionen, sonstige unspezifische, R21
Hautkrankheiten, Atrophische, L90.-
Hautkrankheiten, Hypertrophe, L91.-
Hautkrankheiten, papulosquamös, bei anderenorts klassifiz. Krankheiten, L45*
Hautkrankheiten, Papulosquamöse, L40-L45
Hautläsionen, durch Virusinfektionen gekennzeichnet, B00-B09
Hautpigmentierung, Sonstige Störungen, L81.-

Hautschwielen, L84
Hautveränderungen, durch chronische Exposition gegenüber nichtionisierender Strahlung, L57.-
Hautveränderungen, durch Ultraviolettstrahlen, Sonst. akute, L56.-
Helminthosen, B65-B83
Helminthosen, Sonstige intestinale, anderenorts nicht klassif., B81.-
Helminthosen, Sonstige, B83.-
Hemiparese, G81.-
Hemiplegie, G81.-
Hepatitis, Chronisch, anderenorts nicht klassifiziert, K73.-
Hepatomegalie und Splenomegalie, and.orts nicht klassifiz., R16.-
Hereditäre Ataxie, G11.-
hereditäre hämolytische Anämien, Sonstige, D58.-
Hereditäre Nephropathie, anderenorts nicht klassifiziert, N07.-
Hereditäre und idiopathische Neuropathie, G60.-
Hereditärer Faktor-IX-Mangel, D67
Hereditärer Faktor-VIII-Mangel, D66
Hernia diaphragmatica, K44.-
Hernia femoralis, K41.-
Hernia inguinalis, K40.-
Hernia umbilicalis, K42.-
Hernia ventralis, K43.-
Hernien, K40-K46
Hernien, Nicht näher bez. abdominale, K46.-
Hernien, Sonstige abdominale, K45.-
Herpes simplex, Infektionen des Anogenitalbereiches, A60.-
Herpes simplex, Infektionen durch Herpesviren, B00.-
Herpes zoster, B02.-
Herpesviren mit Resistenz gegen Virustatika, U84!
Herpesviren, Infektionen des Anogenitalbereiches, A60.-
Herpesviren, Infektionen, B00.-
Herz- und Nierenkrankheit, Hypertensive, I13.-
Herz, Bösartige Neubildung, C38.-
Herz, Komplikationen durch Prothesen, Implantate oder Transplantate im Herzen und in den Gefäßen, T82.-
Herz, sonstige angeborene Fehlbildungen, Q24.-
Herzbeteiligung, Rheumatisches Fieber mit, I01.-
Herzgeräusche, R01.-
Herzinsuffizienz, I50.-
Herzklappe, Endokarditis, nicht näher bez., I38
Herzklappe, Krankheiten, I08.-
Herzklappenkrankheiten bei anderenorts klassifiz. Krankh., I39.-*
Herzkrankheit, bei anderenorts klassifiz. Krankheiten, I52.-*
Herzkrankheit, Chronische ischämische, I25.-
Herzkrankheit, Chronische rheumatische, I05-I09
Herzkrankheit, Hypertensive, I11.-
Herzkrankheit, Ischämische, I20-I25
Herzkrankheit, Komplikationen, I51.-
Herzkrankheit, Pulmonale, I26-I28
Herzkrankheit, Sonstige akute ischämische, I24.-
Herzkrankheit, Sonstige Formen der, I30-I52
Herzkrankheit, Sonstige pulmonale, I27.-
Herzkrankheit, Sonstige rheumatische, I09.-
Herz-Kreislaufsystem, Perinatalperiode, P20-P29
Herz-Schallphänomene, R01.-
Herzschlag, gestört, R00.-
Herzsepten, angeborene Fehlbildungen, Q21.-
Herzstillstand, I46.-
Herzverletzung, S26.-
Hilfsmittel, langzeitige Abhängigkeit, and.orts nicht klassif., Z99.-
Hilfsmittel, Versorgen mit und Anpassen von anderen, Z46.-
Hilfsmittel, Vorhandensein, Z97.-
hinterer Augenabschnitt, angeborene Fehlbildungen, Q14.-
Hirninfarkt, I63.-
Hirnnerven, Bösartige Neubildung, C72.-
Hirnnerven, Krankheiten bei anderenorts klassifiz. Krankh., G53.-*
Hirnnerven, Krankheiten sonstiger, G52.-
Hirnnervenverletzung, S04.-

Histoplasmose, B39.-
Hitze, Exposition, W92
Hitze, Schäden durch Hitze und Sonnenlicht, T67.-
HIV, Laborhinweis, R75
HIV, Resistenz gegen Virustatika oder Proteinaseinhibitoren, U85!
HIV-Infektion, Asymptomatisch, Z21
HIV-Infektion, Stadieneinteilung, U60-U61
HIV-Krankheit, Anzahl der T-Helferzellen, U61.-!
HIV-Krankheit, B20-B24
HIV-Krankheit, Bösartige Neubildungen infolge HIV, B21
HIV-Krankheit, Infektiöse u. parasitäre Krankheiten inf. HIV, B20
HIV-Krankheit, Klinische Kategorien, U60.-!
HIV-Krankheit, Nicht näher bez., B24
HIV-Krankheit, Sonstige Krankheitszustände infolge, B23.-
HIV-Krankheit, Sonstige näher bez. Krankheiten infolge, B22
Hochdruckkrankheit, Hypertonie, I10-I15
Hoden, Bösartige Neubildung des, C62.-
Hoden, Nondescensus testis, Q53.-
Hodentorsion und Hydatidentorsion, N44.-
Hodgkin-Lymphom, C81.-
Hordeolum und Chalazion, H00.-
Horn- (Haut-) Schwielen und Hühneraugen, L84
Hornhaut, Affektion bei anderenorts klassifiz. Krankheiten, H19.-*
Hornhaut, Affektionen der, H15-H22
Hornhaut, Sonstige Affektionen der, H18.-
Hornhautnarben und -trübungen, H17.-
Hörverlust, Schallleitungs- oder Schallempfindungsstörung, H90.-
Hörverlust, Sonstiger, H91.-
Hörvermögen, beeinträchtigt durch angeborene Fehlbildungen des Ohres, Q16.-
Hüfte, angeborene Deformitäten, Q65.-
Hüfte, Juvenile Osteochondrose, M91.-
Hüfte, Luxation, Verstauchung und Zerrung, S73.-
Hüfte, Oberflächliche Verletzung, S70.-
Hüfte, Offene Wunde, S71.-
Hüfte, Sonstige und nicht näher bez. Verletzungen, S79.-
Hüfte, Traumatische Amputation, S78.-
Hüfte, Verbrennung oder Verätzung, T24.-
Hüfte, Verletzung von Blutgefäßen, S75.-
Hüfte, Verletzung von Muskeln und Sehnen, S76.-
Hüfte, Verletzung von Nerven, S74.-
Hüfte, Verletzung, S70-S79
Hüfte, Zerquetschung, S77.-
Hüftgelenk, Luxation, Verstauchung und Zerrung, S73.-
Hüftgelenksarthrose, M16.-
Hühneraugen, L84
Humane Immundefizienz-Virusinfektion, Asympt. HIV-Infektion, Z21
Humane Immundefizienz-Viruskrankheit, Bösartige Neubildungen infolge HIV-Krankheit, B21
Humane Immundefizienz-Viruskrankheit, Infektiöse und parasitäre Krankheiten infolge HIV-Krankheit, B20
Humane Immundefizienz-Viruskrankheit, Nicht näher bez., B24
Humane Immundefizienz-Viruskrankheit, Sonstige Krankheitszustände infolge HIV-Krankheit, B23.-
Humane Immundefizienz-Viruskrankheit, Sonstige näher bez. Krankheiten infolge HIV-Krankheit, B22
Humanes Immundefizienz-Virus, Laborhinweis auf, R75
Humanes Immundefizienz-Virus, mit Resistenz gegen Virustatika oder Proteinaseinhibitoren, U85!
Huntington, Chorea, G10
Husten, R05
Hydatidentorsion und Hodentorsion, N44.-
Hydrops fetalis durch hämolytische Krankheit, P56.-
Hydrozele und Spermatozele, N43.-
Hydrozephalus, Angeborener, Q03.-
Hydrozephalus, G91.-
Hyperaldosteronismus, E26.-

Hyperbilirubinämie, mit oder ohne Gelbsucht, R17.-
Hyperhidrose, R61.-
Hyperkinetische Störungen, F90.-
Hyperparathyreoidismus und sonstige Krankheiten der Nebenschilddrüse, E21.-
Hypertensive Herz- und Nierenkrankheit, I13.-
Hypertensive Herzkrankheit, I11.-
Hypertensive Nierenkrankheit, I12.-
Hyperthyreose [Thyreotoxikose], E05.-
Hypertonie [Hochdruckkrankheit], I10-I15
Hypertonie, Essentielle (primäre), I10.-
Hypertonie, Gestationshypertonie [schwangerschaftsind.], O13
Hypertonie, Mutter, Nicht näher bez., O16
Hypertonie, chronisch, mit aufgepfropfter Präeklampsie, O11
Hypertonie, Schwangerschaft, Geburt und Wochenbett komplizierend, vorher bestehend, O10.-
Hypertonie, Schwangerschaft, Geburt und Wochenbett, O10-O16
Hypertonie, Sekundäre, I15.-
Hypertrichose, L68.-
Hypertrophe Hautkrankheiten, L91.-
Hypertrophie der Mamma [Brustdrüse], N62
Hypnotika, Psychische und Verhaltensstörungen durch, F13.-
Hypoglykämisches Koma, nichtdiabetisch, E15
Hypoparathyreoidismus, E20.-
Hypopharynx, Bösartige Neubildung des, C13.-
Hypophyse, Überfunktion der, E22.-
Hypophyse, Unterfunktion und andere Störungen der, E23.-
Hypospadie, Q54.-
Hypothermie, Neugeborene, P80.-
Hypothermie, T68
Hypothyreose, Jodmangel-Hypothyreose, Subklinische, E02
Hypothyreose, Sonstige, E03.-
Hypotonie, I95.-
Hypoxie, Intrauterin, P20.-
Ichthyosis congenita, Q80.-
idiopathische Neuropathie, G60.-
Ikterus, Neugeborenenikterus durch sonst. gesteigerte Hämolyse, P58.-
Ikterus, Neugeborenenikterus durch sonstige und nicht näher bez. Ursachen, P59.-
Ileus, Mekoniumileus bei zystischer Fibrose, P75*
Ileus, paralytisch, ohne Hernie, K56.-
Immundefekt, in Verbindung mit and. schweren Defekten, D82.-
Immundefekt, Kombinierter, D81.-
Immundefekt, mit vorherrschendem Antikörpermangel, D80.-
Immundefekt, Sonstiger, D84.-
Immundefekt, Variabler, D83.-
Immundefizienz-Virusinfektion, Asymptomat. HIV-Infektion, Z21
Immundefizienz-Viruskrankheit, Bösartige Neubildungen infolge HIV-Krankheit, B21
Immundefizienz-Viruskrankheit, Infektiöse und parasitäre Krankheiten infolge HIV-Krankheit, B20
Immundefizienz-Viruskrankheit, Nicht näher bez. HIV-Krankheit, B24
Immundefizienz-Viruskrankheit, Sonstige Krankheitszustände infolge HIV-Krankheit, B23.-
Immundefizienz-Viruskrankheit, Sonstige näher bez. Krankheiten infolge HIV-Krankheit, B22
Immunkompromittierung nach Bestrahlung, Chemotherapie und sonstigen immunsuppressiven Maßnahmen, D90
Immunologische Serumbefunde, sonstige abnorme, R76.-
immunproliferative Krankheiten, Bösartige, C88.-
immunsuppressive Maßnahmen, Immunkompromittierung, D90
Immunsystem [Bestimmte Störungen mit Beteiligung, D80-D90
Immunsystem, Krankheiten des Blutes und der blutbildenden Organe mit Beteiligung des, D50-D90
Immunsystem, Sonstige Störungen mit Beteiligung des Immunsystems., anderenorts nicht klassifiziert, D89.-

Impaktierte und retinierte Zähne, K01.-
Impetigo, L01.-
Impfung, andere einzelne Infektionskrankheiten, Notwendigkeit, Z26.-
Impfung, andere einzelne Viruskrankheiten, Notwendigkeit, Z25.-
Impfung, best. einzelne Viruskrankheiten, Notwendigkeit, Z24.-
Impfung, einzelne bakterielle Krankheiten, Notwendigkeit, Z23.-
Impfung, Kombinationen von Infektionskrankheiten, Notwendigkeit der, Z27.-
Impfung, Nicht durchgeführte, Z28
Implantate, Komplikationen im Herzen und in den Gefäßen, T82.-
Implantate, Komplikationen im Urogenitaltrakt, T83.-
Implantate, orthopädisch, Komplikationen, T84.-
Implantate, Vorhandensein von anderen funktionellen, Z96.-
Implantate, Vorhandensein von kardialen oder vaskulären, Z95.-
Impulskontrolle, Abnorme Gewohnheiten und Störungen der, F63.-
Induzierte wahnhafte Störung, F24
Infantile Zerebralparese, G80.-
Infektionen, Anogenitalbereich, durch Herpesviren, A60.-
Infektionen, Bakterielle, nicht näher bez. Lokalisation, A49.-
Infektionen, Chlamydia psittaci, A70
Infektionen, Geschlechtsverkehr, A50-A64
Infektionen, Haut und Unterhaut, L00-L08
Infektionen, Haut und Unterhaut, Sonstige lokale, L08.-
Infektionen, Herpesviren, B00.-
Infektionen, Mamma, im Zusammenhang mit der Gestation, O91.-
Infektionen, Mykobakterien, A31.-
Infektionen, obere Atemwege, Akute, J00-J06
Infektionen, Perinatalperiode, P35-P39
Infektionen, Sonstige Wochenbettinfektionen, O86.-
Infektionen, Sonstige, spezifisch für die Perinatalperiode, P39.-
Infektionen, untere Atemwege, Sonstige akute, J20-J22
Infektionen, Urogenitaltrakt, in der Schwangerschaft, O23.-
Infektionserreger, als Ursache von Krankheiten, die in anderen Kapiteln klassifiziert sind, B95-B98
Infektionserreger, mit Resistenzen gegen bestimmte Antibiotika oder Chemotherapeutika, U80-U85
Infektionskrankheiten, Keimträger von, Z22.-
Infektiöse Arthropathien, M00-M25
Infektiöse Darmkrankheiten, A00-A09
Infektiöse Erreger, als Ursache von Krankheiten, die in anderen Kapiteln klassifiziert sind, B98
Infektiöse Krankheiten, direkte Gelenkinfektionen bei anderenorts klassifizierten, M01.-*
infektiöse Krankheiten, Folgezustände sonstiger und nicht näher bez., B94.-
infektiöse Krankheiten, Folgezustände von, B90-B94
Infektiöse Krankheiten, infolge HIV-Krankheit [Humane Immundefizienz-Viruskrankheit], B20
infektiöse Krankheiten, Meningitis bei sonstigen anderenorts klassifizierten, G02.-*
Infektiöse Krankheiten, Mutter, anderenorts klassifiz., Schwangerschaft, Geburt und Wochenbett komplizierenend, O98.-
infektiöse Krankheiten, Sonstige, angeboren, P37.-
infektiöse Krankheiten, Spezielle Verfahren zur Untersuchung, Z11
Infektiöse Mononukleose, B27.-
Influenzaviren, Grippe durch zoonotische oder pandemische nachgewiesene Viren, J09
Influenzaviren, Grippe durch nachgewiesene Viren, J10.-
Infusion, Komplikationen, T80.-
Ingektionen, Atypische Virus-I. des Zentralnervensystems, A81.-
inguinal, Granuloma venereum (i.), A58
inguinal, Lymphogranuloma i. (venereum) durch Chlamydien, A55
Inguinalhernie, K40.-
Injektion, Komplikationen nach Infusion, Transfusion oder Injektion zu therapeutischen Zwecken, T80.-
Innenohr, Krankheiten, H80-H83
Innenohr, Sonstige Krankheiten, H83.-

In-situ-Neubildungen, D00-D09
Insuffizienz, respiratorische, anderenorts nicht klassifiziert, J96.-
Integument, sonstige angeborene Fehlbildungen, Q84.-
Intelligenz, Dissoziierte, F74.-
Intelligenzminderung, Andere, F78.-
Intelligenzminderung, Leichte, F70.-
Intelligenzminderung, Mittelgradige, F71.-
Intelligenzminderung, Nicht näher bez., F79.-
Intelligenzminderung, Schwere, F72.-
Intelligenzminderung, Schwerste, F73.-
Intelligenzstörung, F70-F79
Internal derangement [Binnenschädigung des Kniegelenkes], M23.-
Interstitielle Lungenkrankheiten, Sonstige, J84.-
Interstitielles Emphysem und verwandte Zustände mit Ursprung in der Perinatalperiode, P25.-
Interstitium betreffen, Sonstige Krankheiten der Atmungsorgane, die hauptsächlich das, J80-J84
Intestinale Malabsorption, K90.-
Intestinale Obstruktion, ohne Hernie, K56.-
intestinaler Parasitismus, Nicht näher bez., B82.-
Intoxikationen und Reaktionen durch Arzneimittel oder Drogen, die dem Fetus und Neugeborenen verabreicht wurden, P93
Intraabdominale Organe, Verletzung, S36.-
intrahepatische Gallengänge, Bösartige Neubildung der Leber und der, C22.-
intrakranielle Blutung, Sonstige nichttraumatische, I62.-
Intrakranielle nichttraumatische Blutung beim Fetus und Neugeborenen, P52.-
Intrakranielle und intraspinale Abszesse und Granulome bei anderenorts klassifiz. Krankheiten, G07*
Intrakranielle und intraspinale Abszesse und Granulome, G06.-
Intrakranielle und intraspinale Phlebitis und Thrombophlebitis, G08
Intrakranielle Verletzung, Geburtsverletzung, P10.-
Intrakranielle Verletzung, S06.-
intrapartale Blutung, Komplikation bei Wehen und Entbindung durch, anderenorts nicht klassifiziert, O67.-
intraspinale Abszesse und Granulome bei anderenorts klassifiz. Krankheiten, G07*
intraspinale Abszesse und Granulome, G06.-
intraspinale Phlebitis und Thrombophlebitis, G08
intrathorakale Organe, Bösartige Neubildung sonstiger und ungenau bez. Lokalisationen des Atmungssystems, C39.-
intrathorakale Organe, Bösartige Neubildungen der Atmungsorgane, C30-C39
intrathorakale Organe, Gutartige Neubildung sonstiger und nicht näher bez., D15.-
intrathorakale Organe, Neubildung unsicheren oder unbekannten Verhaltens, D38.-
Intrathorakale Organverletzung, sonstige nicht näher bez., S27.-
Intrauterine Hypoxie, P20.-
Intrauterine Mangelentwicklung und fetale Mangelernährung, P05.-
intravasale Gerinnung, Disseminiert, D65.-
intravasale Gerinnung, Disseminierte, beim Fetus und Neugeborenen, P60
Intrazerebrale Blutung, I61.-
Iridozyklitis, H20.-
Iris Affektionen bei anderenorts klassifiz. Krankheiten, H22.-*
Iris, Affektionen, H15-H22
Iris, Sonstige Affektionen der, H21.-
Ischämie, zerebral transitorisch und verwandte Syndrome, G45.-
ischämische Herzkrankheit, Chronische, I25.-
ischämische Herzkrankheit, Sonstige akute, I24.-
Ischämische Herzkrankheiten, I20-I25
Isolierte Proteinurie mit Angabe morphol. Veränderungen, N06.-
Isolierte Proteinurie, R80
Jodmangelbedingte Schilddrüsenkrankheiten, E01.-
Jodmangel-Hypothyreose, Subklinische, E02
Jodmangelsyndrom, Angeborenes, E00.-

Jugend, Andere Verhaltens- und emotionale Störungen mit Beginn in der, F98.-
Jugend, Störungen sozialer Funktionen mit Beginn in der, F94.-
Jugend, Verhaltens- und emotionale Störungen mit Beginn in der, F90-F98
Juvenile Arthritis bei anderenorts klassifiz. Krankheiten, M09.-
Juvenile Arthritis, M08.-
Juvenile Osteochondrose der Hüfte und des Beckens, M91.-
Juvenile Osteochondrosen, sonstige, M92.-
Kachexie, R64
Kälte, Exposition, W93
Kalzifikation und Ossifikation von Muskeln, M61.-
Kalzium- und Magnesiumstoffwechsel, Transitorische Störungen beim Neugeborenen, P71.-
Kalziummangel, Alimentärer, E58
Kandidose, B37.-
Kantholytische Dermatosen, Sonstige, L11.-
Kapillaren, Krankheiten der, I70-I79
Kapillaren, Krankheiten, bei anderenorts klassifiz. Krankh., I79.-*
Kaposi-Sarkom [Sarcoma idiopathicum multiplex haemorrhagicum], C46.-
Karbunkel, Hautabszess und Furunkel, L02.-
kardiale Arrhythmien, Sonstige, I49.-
kardiale Erregungsleitungsstörungen, Sonstige, I45.-
Kardiomyopathie bei anderenorts klassifiz. Krankheiten, I43.-
Kardiomyopathie, I42.-
Kardiovaskuläre Krankheiten mit Ursprung in der Perinatalperiode, P29.-
Karies, Zähne, K02.-
Katarakt und sonstige Affektionen der Linse bei anderenorts klassifiz. Krankheiten, H28.-*
Kataraktformen, Sonstige, H26.-
Kehlkopf, angeborene Fehlbildungen, Q31.-
Kehlkopfe und Stimmlippen, Krankheiten anderenorts nicht klassifiziert, J38.-
Keimträger von Infektionskrankheiten, Z22.-
Keratitis, H16.-
Keratom bei anderenorts klassifiz. Krankheiten, L86*
Keratose, Seborrhoische, L82
Kernikterus, P57.-
Keuchhusten, A37.-
Kiefer- und Gaumenspalte, Lippen-, Q35-Q37
Kiefer, Krankheiten, K00-K14
Kiefer, sonstige Krankheiten der, K10.-
Kinderlähmung, Akute Poliomyelitis [Spinale K.], A80.-
Kindheit, Andere Verhaltens- und emotionale Störungen mit Beginn in der, F98.-
Kindheit, Störungen sozialer Funktionen mit Beginn in der, F94.-
Kindheit, Verhaltens- und emotionale Störungen mit Beginn in der, F90-F98
Kindheitserlebnisse, Kontaktanlässe mit Bezug auf, Z61
Kindstod, plötzlicher, R95.-
Kleine Niere unbekannter Ursache, N27.-
Klimakterische Störungen, N95.-
Knie, Verletzungen, S80-S89
Kniegelenk, Binnenschädigung [internal derangement], M23.-
Kniegelenk, Luxation, Verstauchung und Zerrung, S83.-
Kniegelenksarthrose [Gonarthrose], M17.-
Knöchel, Verletzung von Blutgefäßen, S95.-
Knöchel, Verletzung von Muskeln und Sehnen, S96.-
Knöchel, Verletzung von Nerven, S94.-
Knöchelregion, Oberflächliche Verletzung, S90.-
Knöchelregion, Offene Wunde, S91.-
Knöchelregion, Sonstige und nicht näher bez. Verletzungen, S99.-
Knöchelregion, Verbrennung oder Verätzung, T25.-
Knöchelregion, Verletzung, S90-S99

Knochen, Bösartige Neubildung, C40.-
Knochen, Bösartige Neubildung, sonstige und nicht näher bez. Lokalisationen, C41.-
Knochen, Bösartige Neubildungen, C40-C41
Knochen, Gutartige Neubildung, D16.-
Knochendichte, Sonstige Veränderungen, M85.-
Knochendichte, Veränderungen, M80-M94
Knochenkontinuität, Veränderungen, M84.-
Knochenkrankheiten, Sonstige, M89.-
Knochennekrose, M87.-
Knochenstruktur, Sonstige Veränderungen, M85.-
Knorpelkrankheiten, sonstige, M94.-
Knoten, Mamma, Nicht näher bez., N63
Knoten, Raumforderung und Lokalisierte Schwellung der Haut und der Unterhaut, R22.-
Koagulopathien, Purpura und sonstige hämorrhagische Diathesen, D65-D69
Koagulopathien, Sonstige, D68.-
Koffein, Psychische und Verhaltensstörungen durch, F15.-
Kognitive Funktionseinschränkung, U51.-!
Kohlenbergarbeiter-Pneumokoniose, J60
Kohlenhydratstoffwechsel, Sonstige Störungen des, E74.-
Kohlenhydratstoffwechsel, Transitorische Störungen des, die für den Fetus und das Neugeborene spezifisch sind, P70.-
Kohlenmonoxid, Toxische Wirkung von Kohlenmonoxid, T58
Kokain, Psychische und Verhaltensstörungen durch, F14.-
Kokzidioidomykose, B38.-
Kolitis, infektiösen und nicht näher bez. Ursprungs, A09
Kolitis, Nichtinfektiös, K50-K52
Kolitis, Sonstige nichtinfektiöse, K52.-
Kollaps, R55
Kolon, Bösartige Neubildung, C18.-
Kolon, Gutartige Neubildung, D12.-
Koma, hypoglykämisch, nichtdiabetisch, E15
Koma, Sopor und Somnolenz, R40.-
Kombinierte Immundefekte, D81.-
Kombinierte Störung Sozialverhalten und Emotionen, F92.-
Kombinierte umschriebene Entwicklungsstörungen, F83
Kombinierte und andere Persönlichkeitsstörungen, F61
Komplikationen, Abort, Extrauteringravidität und Molenschwangerschaft, O08.-
Komplikationen, akuter Myokardinfarkt, I23.-
Komplikationen, Anästhesie, im Wochenbett, O89.-
Komplikationen, Anästhesie, in der Schwangerschaft, O29.-
Komplikationen, Anästhesie, während der Wehentätigkeit und bei der Entbindung, O74.-
Komplikationen, chirurgische Eingriffe und medizinische Behandlung, anderenorts nicht klassifiziert, T88.-
Komplikationen, chirurgische Eingriffen und medizinische Behandlung, anderenorts nicht klassifiz, T80-T88
Komplikationen, Eingriffe, anderenorts nicht klassifiziert, T81.-
Komplikationen, Fetus, Betreuung der Mutter wegen sonstiger festgestellter oder vermuteter, O36.-
Komplikationen, Folgen, während Schwangerschaft, Geburt und Wochenbett, O94
Komplikationen, Herzkrankheit, I51.-
Komplikationen, Infusion, Transfusion oder Injektion zu therapeutischen Zwecken, T80.-
Komplikationen, künstliche Befruchtung, N98.-
Komplikationen, medizinische und chir. Behandlung, Y40-Y84
Komplikationen, Mehrlingsschwangerschaft, O31.-
Komplikationen, orthopädische Endoprothesen, Implantate oder Transplantate, T84.-
Komplikationen, Prothesen, Implantate oder Transplantate im Herzen und in den Gefäßen, T82.-
Komplikationen, Prothesen, Implantate oder Transplantate im Urogenitaltrakt, T83.-
Komplikationen, Replantation und Amputation, T87.-

Komplikationen, Schwangerschaft, Geburt und Wochenbett, Folgen von, O94
Komplikationen, Schwangerschaft, Schädigung des Fetus und Neugeborenen durch mütterliche Faktoren, P00-P04
Komplikationen, sonstige interne Prothesen, Implantate oder Transplantate, T85.-
Komplikationen, Traumas, anderenorts nicht klassifiziert, Sonstige, T89
Komplikationen, Venenkrankheiten, im Wochenbett, O87.-
Komplikationen, Wehen und Entbindung durch fetalen Distreß [fetal distress] [fetaler Gefahrenzustand], O68.-
Komplikationen, Wehen und Entbindung durch intrapartale Blutung, anderenorts nicht klassifiziert, O67.-
Komplikationen, Wehentätigkeit und Entbindung, O60-O75
Komplikationen, Wochenbett, O85-O92
Kompression von Nervenwurzeln und Nervenplexus bei anderenorts klassifiz. Krankheiten, G55.-*
Konjunktiva, Affektionen bei anderenorts klassif. Krankheiten, H13.-*
Konjunktiva, Affektionen der, H10-H13
Konjunktiva, Sonstige Affektionen der, H11.-
Konjunktivitis, H10.-
Konsultation, administrative Gründe, Z02
Konsultation, Personen, die das Gesundheitswesen zum Zwecke anderer Beratung oder ärztlicher K. in Anspruch nehmen, anderenorts nicht klassifiziert, Z71
Konsum anderer psychotroper Substanzen, Psychische und Verhaltensstörungen, F19.-
Kontakt mit übertragbaren Krankheiten, Z20.-
Kontaktanlässe, Bezug auf andere psychosoziale Umstände, Z65
Kontaktanlässe, Bezug auf best. psychosoziale Umstände, Z64.-
Kontaktanlässe, Bezug auf das Berufsleben, Z56
Kontaktanlässe, Bezug auf das Wohnumfeld oder die wirtschaftliche Lage, Z59
Kontaktanlässe, Bezug auf den engeren Familienkreis, Andere, Z63
Kontaktanlässe, Bezug auf die Ausbildung, Z55
Kontaktanlässe, Bezug auf die Erziehung, Andere, Z62
Kontaktanlässe, Bezug auf die physikalische Umwelt, Z58
Kontaktanlässe, Bezug auf die soziale Umgebung, Z60
Kontaktanlässe, Bezug auf Kindheitserlebnisse, Z61
Kontaktdermatitis, Allergische, L23.-
Kontaktdermatitis, Nicht näher bez., L25.-
Kontaktdermatitis, Toxische, L24.-
Kontraktionen, Frustran [Unnütze Wehen], O47.-
Kontrazeptive Maßnahmen, Z30.-
Konversionsstörungen, Dissoziative Störungen, F44.-
Konzeptionsprodukte, Sonstige abnorme, O02.-
Koordinationsstörungen, sonstige, R27.-
Kopf, Folgen von Verletzungen des Kopfes, T90.-
Kopf, Luxation, Verstauchung und Zerrung von Gelenken und Bändern, S03.-
Kopf, Muskel-Skelett-Deformitäten, angeboren, Q67.-
Kopf, oberflächliche Verletzung, S00.-
Kopf, offene Wunde, S01.-
Kopf, sonstige und nicht näher bez. Verletzungen, S09.-
Kopf, traumatische Amputation von Teilen, S08.-
Kopf, Verbrennung oder Verätzung, T20.-
Kopf, Verletzungen, S00-S09
Kopf, Zerquetschung, S07.-
Kopfhaut, Geburtsverletzung der behaarten, P12.-
Kopfschmerz, R51
Kopfschmerzsyndrome, Sonstige, G44.-
Körperflüssigkeiten, Abnorme Befunde ohne Vorliegen einer Diagnose bei der Untersuchung anderer, R83-R89
körperliche Störungen und Faktoren, Nicht näher bez. Verhaltensauffälligkeiten bei, F59
körperliche Störungen und Faktoren, Verhaltensauffälligkeiten mit, F50-F59

Körperöffnung, Folgen des Eindringens eines Fremdkörpers durch eine natürliche, T15-T19
Körperöffnung, Versorgung künstlicher, Z43.-
Körperöffnung, Vorhandensein einer künstlichen, Z93.-
Körperorgane, -systeme und -gewebe, abnorme Befunde in Untersuchungsmaterialien, R89.-
Körperstrukturen, sonstige, abnorme Befunde bei der bildgebenden Diagnostik, R93.-
Koxarthrose [Arthrose des Hüftgelenkes], M16.-
Krämpfe, anderenorts nicht klassifiziert, R56.-
Krämpfe, beim Neugeborenen, P90
Krankheitsursachen, unbekannt und nicht näher bez., R69
Krankheitszustände, Fetus und Neugeborene, Beteiligung der Haut und der Temperaturregulation, P80-P83
Krankheitszustände, Gestationsperiode, Sonstige, anderenorts nicht klassifiziert sind, O94-O99
Krankheitszustände, Nachuntersuchung nach Behandlung wegen anderer, außer bösartigen Neubildungen, Z09.-
Krankheitszustände, Pleura, Sonstige, J94.-
Krankheitszustände, untere Atemwege, Purulente und nekrotisierende, J85-J86
Kreislaufkomplikationen nach medizinischen Maßnahmen, anderenorts nicht klassifiziert, I97.-
Kreislaufsystem, Angeborene Fehlbildungen, Q20-Q28
Kreislaufsystem, Krankheiten des, Kap. IX (I00-I99)
Kreislaufsystem, sonstige angeborene Fehlbildungen, Q28.-
Kreislaufsystem, Sonstige Störungen, bei anderenorts klassifiz. Krankheiten, I98.-*
Kreislaufsystem, sonstige Symptome, R09.-
Kreislaufsystem, Sonstige und nicht näher bez. Krankheiten, I95-I99
Kreislaufsystem, Sonstige und nicht näher bez. Krankheiten, I99
Kreislaufsystem, Symptome, die die K. betreffen, R00-R09
Kriegshandlungen, Y35-Y36
Kristall-Arthropathien, Sonstige, M11.-
Krupp (obstruktive Laryngitis) und Epiglottitis, akut, J05.-
Kryptokokkose, B45.-
künstliche Befruchtung, Komplikationen, N98.-
künstliche Körperöffnung, Versorgung, Z43.-
künstliche Körperöffnung, Vorhandensein, Z93.-
Kwashiorkor, E40
Kwashiorkor-Marasmus, E42
Kyphose und Lordose, M40.-
Laborbefunde, anderenorts nicht klassifiziert, R00-R99
Laborhinweis auf Humanes Immundefizienz-Virus [HIV], R75
Lageanomalie des Fetus, Betreuung der Mutter, O32.-
Lageanomalie des Fetus, Geburtshindernis, O64.-
Lähmung und sonstige Lähmungssyndrome, zerebrale, G80-G83
Lähmungssyndrome, sonstige, G83.-
Lähmungssyndrome, zerebrale Lähmung und sonstige, G80-G83
Laktationsstörungen, sonstige Krankheiten der Mamma, O92.-
Laktoseintoleranz, E73.-
Laryngitis, akute, J04.-
Laryngitis, chronische, J37.-
Laryngotracheitis, chronische, J37.-
Larynx, bösartige Neubildung, C32.-
Läusebefall, B85.-
Läusebefall, B85-B89
Lebendgeborene nach dem Geburtsort, Z38.-
Lebensmittelvergiftungen, Sonstige, bakteriell bedingt, A05.-
Leber, angeborene Fehlbildungen, Q44.-
Leber, bösartige Neubildung, C22.-
Leber, Fibrose und Zirrhose der, K74.-
Leber, Krankheiten, K70-K77
Leberkrankheit, alkoholische, K70.-
Leberkrankheit, bei anderenorts klassifiz. Krankheiten, K77.-*
Leberkrankheit, sonstige entzündliche, K75.-

Leberkrankheit, toxische, K71.-
Leberversagen, anderenorts nicht klassifiziert, K72.-
Leichte Intelligenzminderung, F70.-
Leiomyom des Uterus, D25.-
Leishmaniose, B55.-
Leistenhernie, K40.-
Lendenwirbelsäule, Fraktur, S32.-
Lendenwirbelsäule, Luxation, Verstauchung und Zerrung, S33.-
Lendenwirbelsäule, Verletzungen, S30-S39
Lepra [Aussatz], A30.-
Lepra, Folgezustände, B92
Leptospirose, A27.-
Leukämie, lymphatische, C91.-
Leukämie, myeloische, C92.-
Leukämie, nicht näher bez. Zelltyps, C95.-
Leukämie, sonstige, näher bez. Zelltyps, C94.-
Leukozyten, sonstige Krankheiten, D72.-
Leukozytenveränderung, anderenorts nicht klassifiziert, R72
Lichen ruber planus, L43.-
Lichen simplex chronicus und Prurigo, L28.-
Lig. latum uteri, Ovar und Tuba uterina, nichtentzündliche Krankheiten, N83.-
Ligg. lata uteri, Tubae uterina und Ovarien, angeborene Fehlbildungen, Q50.-
Linksschenkelblock, atrioventrikulärer Block, I44.-
Linse, Affektionen, H25-H28
Linse, angeborene Fehlbildungen, Q12.-
Linse, Katarakt und sonstige Affektionen bei anderenorts klassifiz. Krankheiten, H28.-*
Linse, sonstige Affektionen, H27.-
Lipidämien, Störungen des Lipoproteinstoffwechsels, E78.-
Lipidspeicherung, Störungen des Sphingolipidstoffwechsels und sonstige Störungen, E75.-
Lipoproteinstoffwechsel, Störungen des Lipoproteinstoffwechsels und sonstige Lipidämien, E78.-
Lippe, bösartige Neubildung, C00.-
Lippe, Mundhöhle und Pharynx, bösartige Neubildungen, C00-C14
Lippe, sonstige Krankheiten, K13.-
Lippen-, Kiefer- und Gaumenspalte, Q35-Q37
Lippenspalte mit Gaumenspalte, Q37.-
Lippenspalte, Q36.-
Liquorbefunde, abnorm, R83.-
Listeriose, A32.-
Lokale Infektionen der Haut und der Unterhaut, sonstige, L08.-
Lordose, M40.-
Lösungsmittel, psychische und Verhaltensstörungen durch flüchtige, F18.-
Lösungsmittel, toxische Wirkung v. organ. Lösungsmitteln, T52.-
Luftdruck, Exposition, W94
Lumbales Rückenmark, Verletzung, S34.-
Lumbosakralgegend, oberflächliche Verletzung, S30.-
Lumbosakralgegend, offene Wunde, S31.-
Lumbosakralgegend, sonstige und nicht näher bez. Verletzungen, S39.-
Lumbosakralgegend, Verletzung von Blutgefäßen, S35.-
Lumbosakralgegend, Verletzung von lumbalem Rückenmark und Nerven, S34.-
Lumbosakralgegend, Verletzungen, S30-S39
Lumbosakralgegend, Zerquetschung u. traumat. Amputation, S38.-
Lunge und Mediastinum, Abszess, J85.-
Lunge, abnorme Befunde bei der bildgebenden Diagnostik, R91
Lunge, angeborene Fehlbildungen, Q33.-
Lunge, bösartige Neubildung, C34.-
Lungenblutung mit Ursprung in der Perinatalperiode, P26.-
Lungenembolie, I26.-
Lungengefäße, sonstige Krankheiten, I28.-
Lungeninfiltrat, eosinophiles, anderenorts nicht klassifiziert, J82
Lungenkrankheit, chronische und obstruktive, sonstige, J44.-

Lungenkrankheit, exogene Substanzen, J60-J70
Lungenkrankheit, sonstige interstitielle, J84.-
Lungenkreislauf, Krankheit, I26-I28
Lungenödem, J81
Lupus erythematodes, L93.-
Lupus erythematodes, systemischer, M32.-
Lutz-Krankheit, Parakokzidioidomykose, B41.-
Luxation, Beteiligung mehrerer Körperregionen, T03.-
Luxation, Ellenbogengelenk und Bändern des Ellenbogens, S53.-
Luxation, Halshöhe, S13.-
Luxation, Handgelenk und Hand, S63.-
Luxation, Hüftgelenk und Bändern der Hüfte, S73.-
Luxation, Kniegelenke und Bänder des Kniegelenkes, S83.-
Luxation, Kopf, S03.-
Luxation, Lendenwirbelsäule und Becken, S33.-
Luxation, oberes Sprunggelenk und Fuß, S93.-
Luxation, Schultergürtel, S43.-
Luxation, Thorax, S23.-
LWS und Becken, Luxation, Verstauchung und Zerrung von Gelenken und Bändern im diesem Bereich, S33.-
Lymphadenitis, akute, L04.-
Lymphadenitis, unspezifische, I88.-
Lymphangiom, Hämangiom und, D18.-
Lymphatische Leukämie, C91.-
lymphatisches Gewebe, bösartige Neubildungen, C81-C96
lymphatisches Gewebe, sonstige Neubildungen unsicheren oder unbekannten Verhaltens, D47.-
lymphatisches Gewebe, sonstige und nicht näher bez. bösartige Neubildungen, C96.-
Lymphgefäße, Lymphknoten und Venen, anderenorts nicht klassifiziert, Krankheiten, I80-I89
Lymphgefäße, sonstige nichtinfektiöse Krankheiten, I89.-
Lymphknoten, sekundäre und nicht näher bez. bösartige Neubildung, C77.-
Lymphknoten, sonstige nichtinfektiöse Krankheiten, I89.-
Lymphknoten, Venen und Lymphgefäße, Krankheiten anderenorts nicht klassifiziert, I80-I89
Lymphknotenvergrößerung, R59.-
Lymphogranuloma inguinale (venereum) durch Chlamydien, A55
Lymphogranulomatose, Hodgkin-Lymphom, C81.-
Lymphom, follikulär, C82.-
Lymphom, nicht follikulär, C83.-
Lymphom, reifzellige T/NK-Zell-Lymphome, C84.-
Lymphom, sonstige und nicht näher bez. Typen des Non-Hodgkin-L., C85.-
Lymphom, T/NK-Zell-Lymphome, reifzellige, C84.-
Lymphom, T/NK-Zell-Lymphome, weitere spezifizierte, C86.-
Lymphom, weitere spezifizierte T/NK-Zell-Lymphome, C86.-
Lymphoretikuläres Gewebe, Krankheiten mit Beteiligung des l. und des retikulohistiozytären Systems, D76.-
Magen, bösartige Neubildung, C16.-
Magen, Ösophagus und Duodenum, Krankheiten, K20-K31
Magen, Ösophagus und Mundhöhle, Carcinoma in situ, D00.-
Magen, sonstige Krankheiten, K31.-
Magen-Darmtrakt, Vergiftung durch primär auf den Magen-Darmtrakt wirkende Mittel, T47.-
Makrophthalmus, Mikrophthalmus und Anophthalmus, Q11.-
Malabsorption, intestinale, K90.-
Malaria quartana durch Plasmodium malariae, B52.-
Malaria tertiana durch Plasmodium vivax, B51.-
Malaria tropica durch Plasmodium falciparum, B50.-
Malaria, nicht näher bez., B54
Malaria, sonstige parasitologisch bestätigte, B53.-
Malleus, Rotz, A24.-
Malnutrition, Diabetes mellitus in Verbindung mit Fehl- oder Mangelernährung, E12.-
Mamma, abnorme Befunde bei der bildgebenden Diagnostik, R92
Mamma, angeborene Fehlbildungen, Q83.-

Mamma, bösartige Neubildung der Brustdrüse, C50.-
Mamma, Carcinoma in situ der Brustdrüse, D05.-
Mamma, entzündliche Krankheiten, N61
Mamma, gutartige Neubildung, D24
Mamma, Hypertrophie, N62
Mamma, Infektionen im Zusammenhang mit der Gestation, O91.-
Mamma, Knoten, nicht näher bez., N63
Mamma, Krankheiten, N60-N64
Mamma, sonstige Krankheiten im Zusammenhang mit der Gestation und Laktationsstörungen, O92.-
Mamma, sonstige Krankheiten, N64.-
Mammadysplasie, gutartige [Brustdrüsendysplasie], N60.-
Mangel, Ascorbinsäuremangel, E54
Mangel, Kalziummangel, alimentärer, E58
Mangel, Niazinmangel [Pellagra], E52
Mangel, Selenmangel, alimentärer, E59
Mangel, sonstige alimentäre Mangelzustände, E63.-
Mangel, sonstige Vitaminmangelzustände, E56.-
Mangel, Spurenelemente, E61.-
Mangel, Thiaminmangel [Vitamin-B1-Mangel], E51.-
Mangel, Vitamin-A-, E50.-
Mangel, Vitamin-B-Komplex, E53.-
Mangel, Vitamin-D-, E55.-
Mangel, Volumenmangel, E86
Mangel, Zinkmangel, alimentärer, E60
Mangelanämie, Folsäure-Mangelanämie, D52.-
Mangelanämie, Vitamin-B12-Mangelanämie, D51.-
Mangelentwicklung, intrauterin, P05.-
Mangelernährung, Diabetes mellitus, E12.-
Mangelernährung, E40-E46
Mangelernährung, Energie- und Eiweiß-, E46
Mangelernährung, Energie- und Eiweißmangelernährung mäßigen und leichten Grades, E44.-
Mangelernährung, Entwicklungsverzögerung durch Energie- und Eiweiß-, E45
Mangelernährung, erheblich, Energie- und Eiweiß-, E43
Mangelernährung, fetal, P05.-
Mangelernährung, Folgen von, E64.-
Mangelernährung, in der Schwangerschaft, O25
Mangelzustände, Folgen von sonstigen alimentären, E64.-
Mangelzustände, sonstige alimentäre, E50-E64
Mangelzustände, sonstige alimentäre, E63.-
Manische Episode, F30.-
Mann, Sterilität, N46
männliche Genitalorgane, bösartige Neubildung sonstiger und nicht näher bez., C63.-
männliche Genitalorgane, bösartige Neubildungen, C60-C63
männliche Genitalorgane, entzündliche Krankheiten, anderenorts nicht klassifiziert, N49.-
männliche Genitalorgane, gutartige Neubildung, D29.-
männliche Genitalorgane, Krankheiten, bei anderenorts klassifiz. Krankheiten, N51.-*
männliche Genitalorgane, Krankheiten, N40-N51
männliche Genitalorgane, Neubildung unsicheren oder unbekannten Verhaltens, D40.-
männliche Genitalorgane, sonst. angeborene Fehlbildungen, Q55.-
männliche Genitalorgane, sonst. Krankheiten, N50.-
Marasmus, Alimentärer, E41
Marasmus, Kwashiorkor-, E42
Masern, B05.-
Maßnahmen aus anderen Gründen als der Wiederherstellung des Gesundheitszustandes, Z41.-
Maßnahmen, chirurgische und sonst. med., als Ursache einer abnormen Reaktion eines Patienten oder einer späteren Komplikation, Y84
Maßnahmen, Fertilisationsfördernde, Z31.-
Maßnahmen, Kontrazeptive, Z30.-
Mastoiditis und verwandte Zustände, H70.-

Mediastinum, Abszess, J85.-
Mediastinum, Herzen und Pleura, bösartige Neubildung, C38.-
Medizinische Behandlung, Eigenanamnese, Z92.-
Medizinische Behandlung, Sonstige, Z51.-
Medizinische Behandlung, Zwischenfälle bei, Y69!
Medizinische Betreuungsmöglichkeiten, Probleme, Z75
Medizinische Geräte, Anpassung und Handhabung eines implantierten, Z45.-
Medizinische Geräte, langzeitige Abhängigkeit von, Z99.-
Medizinische Geräte, Versorgen mit und Anpassen von, Z46.-
Medizintechnische Geräte, Zwischenfälle, Y82
Mehrlingsschwangerschaft, O30.-
Mehrlingsschwangerschaft, spezifische Komplikationen, O31.-
Mekoniumileus, P75*
Melanom und sonstige bösartige Neubildungen der Haut, C43-C44
Melanom, bösartiges, der Haut, C43.-
Melanoma in situ, D03.-
Melanozytennävus, D22.-
Melioidose, Rotz [Malleus] und M. [Pseudorotz], A24.-
Meningen, bösartige Neubildung, C70.-
Meningen, gutartige Neubildung, D32.-
Meningen, Neubildung unsicheren oder unbek. Verhaltens, D42.-
Meningitis, anderenorts nicht klassifiziert, Bakterielle, G00.-
Meningitis, bei anderenorts klassifiz. bakteriellen Krankh., G01*
Meningitis, bei sonstigen anderenorts klassifiz. infektiösen und parasitären Krankheiten, G02.-*
Meningitis, sonst. und nicht näher bez. Ursachen, G03.-
Meningokokkeninfektion, A39.-
Menstruation, ausgebliebene, zu schwache oder zu seltene, N91.-
Menstruation, zu starke, zu häufige oder unregelmäßige, N92.-
Menstruationszyklus, Schmerz und andere Zustände im Zusammenhang mit dem, N94.-
mesothelialen Gewebes und des Weichteilgewebes, bösartige Neubildung, C45-C49
mesotheliales Gewebe, gutartige Neubildung, D19.-
Mesotheliom, C45.-
Metalle, toxische Wirkung von Metallen, T56.-
Methämoglobinämie, D74.-
Migräne, G43.-
Mikrophthalmus, Anophthalmus und Makrophthalmus, Q11.-
Mikrozephalie, Q02
Milbenbefall und sonstiger Parasitenbefall der Haut, Pedikulose [Läusebefall], Akarinose, B85-B89
Miliartuberkulose, A19.-
Milz, Krankheiten, D73.-
Milzbrand, Anthrax, A22.-
Mineralstoffwechsel, Störungen, E83.-
Missbrauch von Personen, T74.-
Misslungene Aborteinleitung, O07.-
Misslungene Geburtseinleitung, O61.-
Mitral- und Aortenklappe, angeborene Fehlbildungen, Q23.-
Mitralklappenkrankheiten, nichtrheumatische, I34.-
Mitralklappenkrankheiten, rheumatische, I05.-
Mittelgradige Intelligenzminderung, F71.-
Mittelohr und Atmungssystem, Carcinoma in situ, D02.-
Mittelohr und Nasenhöhle, bösartige Neubildung, C30.-
Mittelohr, Cholesteatom, H71
Mittelohr, gutartige Neubildung, D14.-
Mittelohr, Krankheiten, H65-H75
Mittelohr, Neubildung unsicheren oder unbek. Verhaltens, D38.-
Mittelohr, sonstige Krankheiten bei anderenorts klassifiz. Krankheiten, H75.-*
Mittelohr, sonstige Krankheiten, H74.-
Mobilitäts- und Gangstörungen, R26.-
Molenschwangerschaft, Komplikationen nach, O08.-
molle, Ulcus (venereum), A57
Mononeuropathie bei anderenorts klassifiz. Krankheiten, G59.-*
Mononeuropathien, obere Extremität, G56.-

Mononeuropathien, sonstige, G58.-
Mononeuropathien, untere Extremität, G57.-
Mononukleose, infektiöse, B27.-
Monosomien, der Autosomen, anderenorts nicht klassifiziert, Q93.-
Monozytenleukämie, C93.-
Morbus Crohn [Enteritis regionalis] [Crohn-Krankheit], K50.-
morphologische Veränderungen, isol. Proteinurie m. Angabe, N06.-
Moskitos, sonstige durch M. [Stechmücken] übertragene Viruskrankheiten, A92.-
Moskitos, Virusenzephalitis, durch M. übertragen, A83.-
motorische Funktionen, umschriebene Entwicklungsstörung, F82.-
Motorische Funktionseinschränkung, U50.-!
Multiple Sklerose [Encephalomyelitis disseminata], G35
Mumps, B26.-
Mund, bösartige Neubildung sonst., nicht näher bez. Teile, C06.-
Mund, gutartige Neubildung, D10.-
Mund, sonstige angeborene Fehlbildungen, Q38.-
Mundboden, bösartige Neubildung, C04.-
Mundhöhle, bösartige Neubildung sonstiger und ungenau bez. Lokalisationen, C14.-
Mundhöhle, bösartige Neubildung, C00-C14
Mundhöhle, Carcinoma in situ, D00.-
Mundhöhle, Krankheiten, K00-K14
Mundhöhle, Neubildung unsicheren od. unb. Verhaltens, D37.-
Mundregion, Zysten, anderenorts nicht klassifiziert, K09.-
Mundschleimhaut, sonstige Krankheiten, K13.-
Muskel, Kalzifikation und Ossifikation, M61.-
Muskel, Krankheiten im Bereich der neuromuskulären Synapse, G70-G73
Muskel, Krankheiten, M60-M79
Muskelatrophie und verwandte Syndrome, Spinale, G12.-
Muskelkrankheiten bei anderenorts klassifiz. Krankheiten, M63.-*
Muskelkrankheiten, Sonstige, M62.-
Muskel-Skelett-Deformitäten des Kopfes, des Gesichtes, der Wirbelsäule und des Thorax, angeboren, Q67.-
Muskel-Skelett-Deformitäten, sonstige angeborene, Q68.-
Muskel-Skelett-System, angeborene Fehlbildungen und Deformitäten, Q65-Q79
Muskel-Skelett-System, angeborene Fehlbildungen, anderenorts nicht klassifiziert, Q79.-
Muskel-Skelett-System, Krankheiten nach medizinischen Maßnahmen, anderenorts nicht klassifiziert, M96.-
Muskel-Skelett-System, Krankheiten, Kap. XIII (M00-M99)
Muskel-Skelett-System, sonst. Symptome, R29.-
Muskel-Skelett-System, sonstige erworbene Deformitäten, M95.-
Muskel-Skelett-System, sonstige Krankheiten, M95-M99
Muskel-Skelett-System, Symptome, R25-R29
Muskeltonus beim Neugeborenen, Störungen, P94.-
Muskelverletzung, Halshöhe, S16
Muskelverletzung, Handgelenk und Hand, S66.-
Muskelverletzung, Hüfte und Oberschenkel, S76.-
Muskelverletzung, Knöchel und Fuß, S96.-
Muskelverletzung, Schulter und Oberarm, S46.-
Muskelverletzung, Unterarm, S56.-
Muskelverletzung, Unterschenkel, S86.-
Muskulatur, Vergiftung d. primär auf die glatte Muskulatur, die Skelettmuskulatur u. das Atmungssystem wirkende Mittel, T48.-
Mutter, abnorme Befunde bei der Screeninguntersuchung der Mutter zur pränatalen Diagnostik, O28.-
Mutter, Betreuung bei festgestelltem oder vermutetem Missverhältnis zwischen Fetus und Becken, O33.-
Mutter, Betreuung bei festgestellter oder vermuteter Anomalie der Beckenorgane, O34.-
Mutter, Betreuung bei festgestellter oder vermuteter Anomalie oder Schädigung des Fetus, O35.-
Mutter, Betreuung bei sonstigen Zuständen, die vorwiegend mit der Schwangerschaft verbunden sind, O26.-

Mutter, Betreuung im Hinblick auf den Fetus und die Amnionhöhle sowie mögliche Entbindungskomplikationen, O30-O48
Mutter, Betreuung wegen sonstiger festgestellter oder vermuteter Komplikationen beim Fetus, O36.-
Mutter, infektiöse und parasitäre Krankheiten, anderenorts klassifizierbar, Schwangerschaft, Geburt und Wochenbett komplizierend, O98.-
Mutter, Nicht näher bez. Hypertonie, O16
Mutter, postpartale Betreuung und Untersuchung, Z39.-
Mutter, sonstige Krankheiten, die anderenorts klassifizierbar sind, die jedoch Schwangerschaft, Geburt und Wochenbett komplizieren, O99.-
Muttermilch, Schädigung des Fetus und Neugeborenen durch Noxen, die der Muttermilch übertragen werden, P04.-
Myasthenia gravis, G70.-
Myelitis und Enzephalomyelitis, Enzephalitis, bei anderenorts klassifiz. Krankheiten, G05.-*
Myelitis und Enzephalomyelitis, Enzephalitis, G04.-
Myelodysplastische Syndrome, D46.-
Myeloische Leukämie, C92.-
Myiasis, B87.-
Mykobakterien mit Resistenz gegen Antituberkulotika (Erstrangmedikamente), U82.-!
Mykobakterien, Infektion durch sonstige, A31.-
Mykosen, B35-B49
Mykosen, nicht näher bez., B49
Mykosen, sonstige oberflächliche, B36.-
Mykosen, sonstige, anderenorts nicht klassifiziert, B48.-
Myokardinfarkt, Akuter, I21.-
Myokardinfarkt, bestimmte akute Kompl. nach akutem, I23.-
Myokardinfarkt, rezidivierender, I22.-
Myokarditis bei anderenorts klassifiz. Krankheiten, I41.-*
Myokarditis, akute, I40.-
Myopathien, primäre, G71.-
Myopathien, sonstige, G72.-
Myositis, M60.-
Myzetom, B47.-
N. facialis [VII. Himnerv], Krankheiten, G51.-
N. opticus [II. Himnerv] und der Sehbahn bei anderenorts klassifiz. Krankheiten, Affektionen, H48.-*
N. opticus [II. Himnerv] und der Sehbahn, sonstige Affektionen, H47.-
N. opticus und der Sehbahn, Affektionen, H46-H48
N. trigeminus [V. Himnerv], Krankheiten, G50.-
Nabelblutung beim Neugeborenen, P51.-
Nabelschnur, Schädigung des Fetus und Neugeborenen durch Komplikationen, P02.-
Nabelschnurkomplikationen, Komplikationen bei Wehen und Entbindung durch Nabelschnurkomplikationen, O69.-
Nachbehandlung, andere Nachbehandlung nach chirurgischem Eingriff, Z48.-
Nachbehandlung, andere orthopädische, Z47.-
Nachbehandlung, unter Anwendung plastischer Chirurgie, Z42.-
Nachuntersuchung, nach Behandlung wegen anderer Krankheitszustände außer bösartigen Neubildungen, Z09.-
Nachuntersuchung, nach Behandlung wegen bösartiger Neubildung, Z08.-
Nachweis von Drogen und anderen Substanzen, die normalerweise nicht im Blut vorhanden sind, R78.-
Nägel, Krankheiten, bei anderenorts klassifiz. Krankheiten, L62.-*
Nägel, Krankheiten, L60.-
Näher bez. Arthropathien, sonstige, M12.-
Näher bez. Gelenkschädigungen, sonstige, M24.-
Nahrungs- und Flüssigkeitsaufnahme, betreffende Symptome, R63.-
Narbige Alopezie [Haarausfall mit Narbenbildung], L66.-
Nase und der Nasennebenhöhlen, Sonstige Krankheiten, J34.-

Nase, angeborene Fehlbildungen, Q30.-
Nasenhöhle, bösartige Neubildung der N. und des Mittelohres, C30.-
Nasennebenhöhlen, bösartige Neubildung der, C31.-
Nasennebenhöhlen, sonstige Krankheiten, J34.-
Nasenpolyp, J33.-
Nasopharynx, bösartige Neubildung, C11.-
natürliche Körperöffnung, Folgen des Eindringens eines Fremdkörpers durch eine, T15-T19
Nebenbefund, Schwangerschaftsfeststellung als, Z33!
Nebenniere, bösartige Neubildung, C74.-
Nebenniere, sonstige Krankheiten, E27.-
Nebenschilddrüse, Hyperparathyreoidismus und sonstige Krankheiten, E21.-
Nebenwirkungen, therap. Anwendung v. Arzneim. u. Drogen, Y57
Nebenwirkungen, therap. Anwendung v. Impfstoffe, Y59
Nebenwirkungen, unerwünschte Nebenwirkungen, anderenorts nicht klassifiziert, T78.-
Necroticans, Enterocolitis, beim Fetus und Neugeborenen, P77
Neigung zu habituellem Abort, N96
nekrotisierende Krankheitszustände der unteren Atemwege, purulente, J85-J86
Nekrotisierende Vaskulopathien, Sonstige, M31.-
neonatorum, Tetanus, A33
Nephritis, akute tubulointerstitielle, N10
Nephritis, chronische tubulointerstitielle, N11.-
Nephritis, tubulointerstitielle, nicht als akut oder chron. bez., N12
nephritisches Syndrom, akutes, N00.-
nephritisches Syndrom, chronisches, N03.-
nephritisches Syndrom, nicht näher bez., N05.-
nephritisches Syndrom, rapid-progressives, N01.-
Nephropathie, hereditäre, anderenorts nicht klassifiziert, N07.-
Nephrotisches Syndrom, N04.-
Nerven, bösartige Neubildung der peripheren N. und des autonomen Nervensystems, C47.-
Nerven, Krankheiten, G50-G59
Nervenplexus, Kompression b. and.orts klassifiz. Krankh., G55.-*
Nervenplexus, Krankheiten, G50-G59
Nervenplexus, Krankheiten, G54.-
Nervensystem, angeborene Fehlbildungen, Q00-Q07
Nervensystem, bösartige Neubildung des autonomen Nervensystems, C47.-
Nervensystem, episodische und paroxysmale Krankheiten, G40-G47
Nervensystem, Geburtsverletzung des peripheren N., P14.-
Nervensystem, Krankheiten des autonomen, G90.-
Nervensystem, Krankheiten nach medizinischen Maßnahmen, anderenorts nicht klassifiziert, G97.-
Nervensystem, Krankheiten, Kap. VI (G00-G99)
Nervensystem, Polyneuropathien und sonstige Krankheiten des peripheren, G60-G64
Nervensystem, sonstige angeborene Fehlbildungen, Q07.-
Nervensystem, Sonstige degenerative Krankheiten bei anderenorts klassifiz. Krankheiten, G32.-*
Nervensystem, Sonstige degenerative Krankheiten, anderenorts nicht klassifiziert, G31.-
Nervensystem, sonstige degenerative Krankheiten, G30-G32
Nervensystem, Sonstige Krankheiten bei anderenorts klassifiz. Krankheiten, G99.-*
Nervensystem, sonstige Krankheiten des peripheren, G64
Nervensystem, sonstige Krankheiten, anderenorts nicht klassifiziert, G98
Nervensystem, sonstige Krankheiten, G90-G99
Nervensystem, sonstige Symptome, R29.-
Nervensystem, Symptome, R25-R29
Nervensystem, Tuberkulose, A17.-
Nervenverletzung, Abdomen, S34.-
Nervenverletzung, Becken, S34.-

Nervenverletzung, Halshöhe, S14.-
Nervenverletzung, Handgelenk und Hand, S64.-
Nervenverletzung, Hüfte und Oberschenkel, S74.-
Nervenverletzung, Knöchel und Fuß, S94.-
Nervenverletzung, Lumbosakralgegend, S34.-
Nervenverletzung, Schulter und Oberarm, S44.-
Nervenverletzung, Thoraxhöhe, S24.-
Nervenverletzung, Unterarm, S54.-
Nervenverletzung, Unterschenkel, S84.-
Nervenwurzel, Kompression b. and.orts klassifiz. Krankh., G55.-*
Nervenwurzel, Krankheiten, G50-G59
Nervenwurzel, Krankheiten, G54.-
Nervi optici, Neuritis, H46
Netzhaut, Affektionen b. and.orts klassifiz. Krankheiten, H36.-*
Netzhaut, Affektionen, H30-H36
Netzhaut, sonstige Affektionen, H35.-
Netzhautablösung, H33.-
Netzhautgefäßverschluß, H34.-
Netzhautriss, H33.-
Neubildung, Atmungsorgane und sonstige intrathorakale Organe, bösartig, C30-C39
Neubildung, Auge, bösartig, C69-C72
Neubildung, Bindegewebe, sonstige gutartige, D21.-
Neubildung, blutbildendes Gewebe, bösartig, C81-C96
Neubildung, blutbildendes Gewebe, sonstige und nicht näher bez., bösartig, C96.-
Neubildung, bösartig, Anus und Analkanal, C21.-
Neubildung, bösartig, Auges und Augenanhangsgebilde, C69.-
Neubildung, bösartig, Bronchien und Lunge, C34.-
Neubildung, bösartig, Brustdrüse [Mamma], C50.-
Neubildung, bösartig, C00-C97
Neubildung, bösartig, Cervix uteri, C53.-
Neubildung, bösartig, Corpus uteri, C54.-
Neubildung, bösartig, Dünndarm, C17.-
Neubildung, bösartig, Gallenblase, C23
Neubildung, bösartig, Gaumen, C05.-
Neubildung, bösartig, Gehirn, C71.-
Neubildung, bösartig, Harnblase, C67.-
Neubildung, bösartig, Haut, sonstige, C44.-
Neubildung, bösartig, Haut, sonstige, C44.-
Neubildung, bösartig, Herz, Mediastinum und Pleura, C38.-
Neubildung, bösartig, Hoden, C62.-
Neubildung, bösartig, Hypopharynx, C13.-
Neubildung, bösartig, infolge HIV-Krankheit, B21
Neubildung, bösartig, Knochen und Gelenkknorpel der Extremitäten, C40.-
Neubildung, bösartig, Knochen und Gelenkknorpel sonstiger und nicht näher bez. Lokalisationen, C41.-
Neubildung, bösartig, Kolon, C18.-
Neubildung, bösartig, Larynx, C32.-
Neubildung, bösartig, Leber u. intrahepatische Gallengänge, C22.-
Neubildung, bösartig, Lippe, C00.-
Neubildung, bösartig, Lymphknoten, Sekundäre und nicht näher bez., C77.-
Neubildung, bösartig, Magen, C16.-
Neubildung, bösartig, Meningen, C70.-
Neubildung, bösartig, Mundboden, C04.-
Neubildung, bösartig, Nasenhöhle und Mittelohr, C30.-
Neubildung, bösartig, Nasennebenhöhle, C31.-
Neubildung, bösartig, Nasopharynx, C11.-
Neubildung, bösartig, Nebenniere, C74.-
Neubildung, bösartig, Niere, ausgenommen Nierenbecken, C64
Neubildung, bösartig, Nierenbecken, C65
Neubildung, bösartig, ohne Angabe der Lokalisation, C80
Neubildung, bösartig, Oropharynx, C10.-
Neubildung, bösartig, Ösophagus, C15.-
Neubildung, bösartig, Ovar, C56
Neubildung, bösartig, Pankreas, C25.-

Neubildung, bösartig, Parotis, C07
Neubildung, bösartig, Penis, C60.-
Neubildung, bösartig, periphere Nerven und autonomes Nervensystem, C47.-
Neubildung, bösartig, Plazenta, C58
Neubildung, bösartig, Primärtumore an mehreren Lokalis., C97!
Neubildung, bösartig, Prostata, C61
Neubildung, bösartig, Recessus piriformis, C12
Neubildung, bösartig, Rektosigmoid, Übergang, C19
Neubildung, bösartig, Rektum, C20
Neubildung, bösartig, Retroperitoneum und Peritoneum, C48.-
Neubildung, bösartig, Rückenmark, Hirnnerven und anderer Teile des Zentralnervensystems, C72.-
Neubildung, bösartig, Schilddrüse, C73
Neubildung, bösartig, sonstige endokrine Drüsen und verwandte Strukturen, C75.-
Neubildung, bösartig, sonstige und nicht näher bez. große Speicheldrüsen, C08.-
Neubildung, bösartig, sonstige und nicht näher bez. Harnorgane, C68.-
Neubildung, bösartig, sonstige und nicht näher bez. männliche Genitalorgane, C63.-
Neubildung, bösartig, sonstige und nicht näher bez. Teile der Gallenwege, C24.-
Neubildung, bösartig, sonstige und nicht näher bez. Teile der Zunge, C02.-
Neubildung, bösartig, sonstige und nicht näher bez. Teile des Mundes, C06.-
Neubildung, bösartig, sonstige und nicht näher bez. weibliche Genitalorgane, C57.-
Neubildung, bösartig, sonstige und ungenau bez. Lokalisationen der Lippe, der Mundhöhle und des Pharynx, C14.-
Neubildung, bösartig, sonstige und ungenau bez. Lokalisationen des Atmungssystems und sonstiger intrathorakaler Organe, C39.-
Neubildung, bösartig, sonstige und ungenau bez. Lokalisationen, C76.-
Neubildung, bösartig, sonstige und ungenau bez. Verdauungsorgane, C26.-
Neubildung, bösartig, Sonstiges Bindegewebe und andere Weichteilgewebe, C49.-
Neubildung, bösartig, Thymus, C37
Neubildung, bösartig, Tonsille, C09.-
Neubildung, bösartig, Trachea, C33
Neubildung, bösartig, Ureter, C66
Neubildung, bösartig, Uterus, Teil nicht näher bez. C55
Neubildung, bösartig, Vagina, C52
Neubildung, bösartig, Vulva, C51.-
Neubildung, bösartig, Zahnfleisch, C03.-
Neubildung, bösartig, Zungengrund, C01
Neubildung, Brustdrüse, bösartig, C50
Neubildung, Eigenanamnese, bösartig, Z85.-
Neubildung, endokrine Drüsen, unsicheren oder unbekannten Verhaltens, D44.-
Neubildung, Familienanamnes, bösartige, Z80.-
Neubildung, Gehirn und Zentralnervensystem, unsicheren oder unbekannten Verhaltens, D43.-
Neubildung, Gehirn, bösartig, C69-C72
Neubildung, Gelenkknorpel, bösartig, C40-C41
Neubildung, gutartig, Auge und Augenanhangsgebilde, D31.-
Neubildung, gutartig, Bindegewebe, sonstige, D21.-
Neubildung, gutartig, Bindegewebe, sonstige, D21.-
Neubildung, gutartig, Brustdrüse, D24
Neubildung, gutartig, Fettgewebe, D17.-
Neubildung, gutartig, Gehirn und andere Teile des ZNS, D33.-
Neubildung, gutartig, große Speicheldrüsen, D11.-
Neubildung, gutartig, Harnorgane, D30.-
Neubildung, gutartig, Haut, sonstige, D23.-
Neubildung, gutartig, Haut, sonstige, D23.-

Neubildung, gutartig, Knochen und Gelenkknorpel, D16.-
Neubildung, gutartig, Kolon, Rektum, Analkanal und Anus, D12.-
Neubildung, gutartig, Mamma, D24
Neubildung, gutartig, männliche Genitalorgane, D29.-
Neubildung, gutartig, Meningen, D32.-
Neubildung, gutartig, mesotheliales Gewebe, D19.-
Neubildung, gutartig, Mittelohr und Atmungssystem, D14.-
Neubildung, gutartig, Mund und Pharynx, D10.-
Neubildung, gutartig, Ovar, D27
Neubildung, gutartig, Schilddrüse, D34
Neubildung, gutartig, sonstige und nicht näher bez. endokrine Drüsen, D35.-
Neubildung, gutartig, sonstige und nicht näher bez. intrathorakale Organe, D15.-
Neubildung, gutartig, sonstige und nicht näher bez. Lokalisationen, D36.-
Neubildung, gutartig, sonstige und nicht näher bez. weibliche Genitalorgane, D28.-
Neubildung, gutartig, sonstige und ungenau bez. Teile des Verdauungssystems, D13.-
Neubildung, gutartig, Uterus, sonstig, D26.-
Neubildung, gutartig, Uterus, sonstige, D26.-
Neubildung, gutartig, Weichteilgewebe des Retroperitoneums und des Peritoneums, D20.-
Neubildung, gutartig, Weichteilgewebe, sonstige, D21.-
Neubildung, gutartig, Weichteilgewebe, sonstige, D21.-
Neubildung, Harnorgane, bösartig, C64-C68
Neubildung, Harnorgane, unsicheren oder unbek. Verhaltens, D41.-
Neubildung, Haut, Melanom und sonstige, bösartig, C43-C44
Neubildung, Kap. II (C00-D48)
Neubildung, Knochen, bösartig, C40-C41
Neubildung, Lippe, Mundhöhle und Pharynx, bösartig, C00-C14
Neubildung, lymphatisches Gewebe, bösartig, C81-C96
Neubildung, lymphatisches Gewebe, sonstige und nicht näher bez., bösartig, C96.-
Neubildung, lymphatisches, blutbildendes und verwandtes Gewebe, sonstige, unsicheren oder unbekannten Verhaltens, D47.-
Neubildung, männliche Genitalorgane, bösartig, C60-C63
Neubildung, männliche Genitalorgane, unsicheren oder unbekannten Verhaltens, D40.-
Neubildung, Meningen, unsicheren oder unbekannten Verhaltens, D42.-
Neubildung, mesotheliales Gewebe, bösartig, C45-C49
Neubildung, Mittelohr, Atmungsorgane und intrathorakale Organe, unsicheren oder unbekannten Verhaltens, D38.-
Neubildung, Mundhöhle und Verdauungsorgane, unsicheren oder unbekannten Verhaltens, D37.-
Neubildung, Nachuntersuchung nach Behandlung wegen bösartiger Neubildung, Z08.-
Neubildung, Plasmozytom und bösartige Plasmazellen-, C90.-
Neubildung, Primärtumore an mehreren Lokalisationen, bösartig, C97
Neubildung, Schilddrüse und sonstige endokrine Drüsen, bösartig, C73-C75
Neubildung, sekundäre bösartige N. der Atmungs- und Verdauungsorgane, C78.-
Neubildung, sekundäre bösartige, an sonst. und nicht näher bez. Lokalisationen, C79.-
Neubildung, sonstige und nicht näher bez. Lokalisationen, unsicheren oder unbekannten Verhaltens, D48.-
Neubildung, spezielle Verfahren zur Untersuchung auf, Z12.-
Neubildung, ungenau bez., sekundäre und nicht näher bez. Lokalisationen, bösartig, C76-C80
Neubildung, unsicheren o. unbekannten Verhaltens, D37-D48
Neubildung, unsicheren o. unbekannten Verhaltens, endokrine Drüsen, D44.-
Neubildung, unsicheren o. unbekannten Verhaltens, Gehirn und Zentralnervensystem, D43.-

Neubildung, unsicheren o. unbekannten Verhaltens, Harnorgane, D41.-

Neubildung, unsicheren oder unbekannten Verhaltens, männliche Genitalorgane, D40.-

Neubildung, unsicheren oder unbekannten Verhaltens, Meningen, D42.-

Neubildung, unsicheren oder unbekannten Verhaltens, Mittelohr, Atmungsorgane und intrathorakale Organe, D38.-

Neubildung, unsicheren oder unbekannten Verhaltens, Mundhöhle und Verdauungsorgane, D37.-

Neubildung, unsicheren oder unbekannten Verhaltens, sonstige und nicht näher bez. Lokalisationen, D48.-

Neubildung, unsicheren oder unbekannten Verhaltens, weibliche Genitalorgane, D39.-

Neubildung, Verdauungsorgane, bösartig, C15-C26

Neubildung, verwandtes Gewebe, bösartig, C81-C96

Neubildung, verwandtes Gewebe, sonstige und nicht näher bez., bösartig, C96.-

Neubildung, weibliche Genitalorgane, bösartig, C51-C58

Neubildung, weibliche Genitalorgane, unsicheren oder unbekannten Verhaltens, D39.-

Neubildung, Weichteilgewebe, bösartig, C45-C49

Neubildung, Weichteilgewebe, sonstige, gutartig, D21.-

Neubildung, ZNS, sonstige Teile, bösartig, C69-C72

Neubildungen, vgl. Organ/Region

Neugeborenenikterus, sonstige gesteigerte Hämolyse, P58.-

Neugeborenenikterus, sonstige u. nicht näher bez. Ursachen, P59.-

Neugeborenes, Aspirationssyndrome beim, P24.-

Neugeborenes, Atemnot [Respiratory distress] beim, P22.-

Neugeborenes, bakterielle Sepsis beim, P36.-

Neugeborenes, disseminierte intravasale Gerinnung bei, P60

Neugeborenes, Enterocolitis necroticans beim, P77

Neugeborenes, Ernährungsprobleme beim, P92.-

Neugeborenes, Hämolytische Krankheit beim, P55.-

Neugeborenes, Hämorrhagische Krankheit beim, P53

Neugeborenes, hämorrhagische und hämatol. Krankh., P50-P61

Neugeborenes, Hypothermie beim, P80.-

Neugeborenes, intrakranielle nichttraumatische Blutung beim, P52.-

Neugeborenes, Krämpfe beim, P90

Neugeborenes, Krankheiten des Verdauungssystems, P75-P78

Neugeborenes, Krankheitszustände mit Beteiligung der Haut und der Temperaturregulation, P80-P83

Neugeborenes, Nabelblutung, P51.-

Neugeborenes, Omphalitis, mit od. ohne leichte Blutung, P38

Neugeborenes, Reaktionen und Intoxikationen durch Arzneimittel oder Drogen, die verabreicht wurden, P93

Neugeborenes, Schädigung durch Komplikationen von Plazenta, Nabelschnur und Eihäuten, P02.-

Neugeborenes, Schädigung durch mütterliche Schwangerschaftskomplikationen, P01.-

Neugeborenes, Schädigung durch Noxen, die transplazentar oder mit der Muttermilch übertragen werden, P04.-

Neugeborenes, Schädigung durch sonstige Komplikationen bei Wehen und Entbindung, P03.-

Neugeborenes, Schädigung durch Zustände der Mutter, die zur vorliegenden Schwangerschaft keine Beziehung haben müssen, P00.-

Neugeborenes, sonstige Blutungen, P54.-

Neugeborenes, sonstige Krankheitszustände mit Beteiligung der Haut, die für das N. spezifisch sind, P83.-

Neugeborenes, sonstige Störungen der Temperaturregulation, P81.-

Neugeborenes, sonstige transitorische endokrine Krankheiten, P72.-

Neugeborenes, sonstige transitorische Störungen des Elektrolythaushaltes und des Stoffwechsels, P74.-

Neugeborenes, sonstige zerebrale Störungen P91.-

Neugeborenes, sonstiger Darmverschluß, P76.-

Neugeborenes, spezifische transitorische Störungen des Kohlenhydratstoffwechsels, P70.-

Neugeborenes, Störungen des Muskeltonus, P94.-

Neugeborenes, transitorische endokrine und Stoffwechselstörungen, P70-P74

Neugeborenes, transitorische Störungen des Kalzium- und Magnesiumstoffwechsels, P71.-

Neuritis nervi optici, H46

Neuromuskuläre Dysfunktion der Harnblase, anderenorts nicht klassifiziert, N31.-

Neuromuskuläre Krankheiten, Myasthenia gravis u. sonstige, G70.-

Neuromuskuläre Synapse, bei and.orts klass. Krankheiten, G73.-*

neuromuskuläre Synapse, Krankheiten, G70-G73

Neuropathie, hereditäre und idiopathische, G60.-

Neurotische Störungen, andere, F48.-

Neurotische, Belastungs- und somatoforme Störungen, F40-F48

Neutropenie, D70.-

neutrophile Granulozyten, funktionelle Störungen, D71

Niazinmangel [Pellagra], E52

Nicht durchgeführte Impfung [Immunisierung], Z28

Nichtabhängigkeitserzeugenden Subst. schädl. Gebrauch von, F55.-

Nichteitrige Otitis media, H65.-

Nichtentzündliche Krankheiten, Cervix uteri, sonstige, N88.-

Nichtentzündliche Krankheiten, Lig. latum uteri, N83.-

Nichtentzündliche Krankheiten, Ovar, N83.-

Nichtentzündliche Krankheiten, Perineum, sonstige, N90.-

Nichtentzündliche Krankheiten, Tuba uterina, N83.-

Nichtentzündliche Krankheiten, Vagina, sonstige, N89.-

Nichtentzündliche Krankheiten, Vulva, sonstige, N90.-

Nichtentzündliche Krankheiten, weiblicher Genitaltrakt, N80-N98

Nichtinfektiöse Enteritis und Kolitis, K50-K52

Nichtinfektiöse Gastroenteritis und Kolitis, sonstige, K52.-

Nichtinfektiöse Krankheiten Lymphgefäße und Lymphknoten, sonst., I89.-

Nichtionisierende Strahlung, Hautveränderungen durch chronische Exposition, L57.-

Nichtorganische Psychose, nicht näher bez., F29

Nichtorganische psychotische Störungen, sonstige, F28

Nichtorganische Schlafstörungen, F51.-

Nichtrheumatische Aortenklappenkrankheiten, I35.-

Nichtrheumatische Mitralklappenkrankheiten, I34.-

Nichtrheumatische Trikuspidalklappenkrankheiten, I36.-

Nichttoxische Struma, sonstige, E04.-

Nichttraumatische intrakranielle Blutung, sonstige, I62.-

Nichtvenerische Syphilis, A65

Niere und des Ureters, Sonstige Krankheiten, N25-N29

Niere, bösartige Neubildung der N., ausg. Nierenbecken, C64

Niere, kleine, unbekannter Ursache, N27.-

Niere, sonstige angeborene Fehlbildungen, Q63.-

Niere, sonstige Krankheiten, anderenorts klassifiziert, N29.-*

Niere, sonstige Krankheiten, anderenorts nicht klassifiziert, N28.-

Nierenagenesie, Q60.-

Nierenbecken, bösartige Neubildung der Niere, ausgenommen, C64

Nierenbecken, bösartige Neubildung, C65

Nierenbecken, obstruktive Defekte und Fehlbildungen des Ureters, angeboren, Q62.-

Nierenfunktion tubulär, Krankheiten infolge Schädigung, N25.-

Niereninsuffizienz, chronisch, N18.-

Niereninsuffizienz, N17-N19

Niereninsuffizienz, nicht näher bez., N19

Nierenkolik, nicht näher bez., N23

Nierenkrankheit, hypertensiv, I12.-

Nierenkrankheit, hypertensiv, I13.-

Nierenkrankheit, sonstige tubulointerstitielle, N15.-

Nierenkrankheit, tubulointerstitiell, bei anderenorts klassifiz. Krankheiten, N16.-*

Nierenkrankheit, tubulointerstitiell, N10-N16

Nierenkrankheit, zystisch, Q61.-

Nierenstein, N20.-

Nierenversagen, akut, N17.-

Nokardiose, A43.-
Nondescensus testis, Q53.-
Non-Hodgkin-Lymphom, sonst. und nicht näher bez. Typen, C85.-
Noxen, Schädigung des Fetus und Neugeborenen, die transplazentar oder mit der Muttermilch übertragen werden, P04.-
Nystagmus, H55
Oberarm, Fraktur in diesem Bereich, S42.-
Oberarm, oberflächliche Verletzung, S40.-
Oberarm, offene Wunde, S41.-
Oberarm, sonstige und nicht näher bez. Verletzungen, S49.-
Oberarm, traumatische Amputation, S48.-
Oberarm, Verletzung von Blutgefäßen, S45.-
Oberarm, Verletzung von Muskeln und Sehnen, S46.-
Oberarm, Verletzung von Nerven, S44.-
Oberarm, Verletzungen, S40-S49
Oberarm, Zerquetschung, S47
Obere Atemwege, akute Infektionen an mehreren oder nicht näher bez. Lokalisationen, J06.-
Obere Atemwege, akute Infektionen, J00-J06
Obere Atemwege, sonstige Krankheiten, J30-J39
Obere Atemwege, sonstige Krankheiten, J39.-
Obere Extremität, Mononeuropathien, G56.-
Obere Extremität, Reduktionsdefekte, Q71.-
Oberer Verdauungstrakt, sonstige angeborene Fehlbildungen, Q40.-
Oberschenkel, oberflächliche Verletzung, S70.-
Oberschenkel, offene Wunde, S71.-
Oberschenkel, sonstige und nicht näher bez. Verletzungen, S79.-
Oberschenkel, traumatische Amputation, S78.-
Oberschenkel, Verletzung von Blutgefäßen, S75.-
Oberschenkel, Verletzung von Muskeln und Sehnen, S76.-
Oberschenkel, Verletzung von Nerven, S74.-
Oberschenkel, Verletzungen, S70-S79
Oberschenkel, Zerquetschung, S77.-
Obstruktion, intestinal, ohne Hernie, K56.-
Obstruktive Defekte des Nierenbeckens und Fehlbildungen des Ureters, angeboren, Q62.-
Obstruktive Laryngitis [Krupp] und Epiglottitis, akut, J05.-
Obstruktive Lungenkrankheit, chronische, sonstige, J44.-
Obstruktive Uropathie und Refluxuropathie, N13.-
Ödem, anderenorts nicht klassifiziert, R60.-
Ödeme, Proteinurie und Hypertonie während der Schwangerschaft, der Geburt und des Wochenbettes, O10-O16
Offene Wunde, Abdomen, S31.-
Offene Wunde, Becken, S31.-
Offene Wunde, Fuß, S91.-
Offene Wunde, Hals, S11.-
Offene Wunde, Hand, S61.-
Offene Wunde, Handgelenk, S61.-
Offene Wunde, Hüfte, S71.-
Offene Wunde, Knöchelregion, S91.-
Offene Wunde, Kopf, S01.-
Offene Wunde, Lumbosakralgegend, S31.-
Offene Wunde, Oberarm, S41.-
Offene Wunde, Oberschenkel, S71.-
Offene Wunde, Schulter, S41.-
Offene Wunde, Thorax, S21.-
Offene Wunde, Unterarm, S51.-
Offene Wunde, Unterschenkel, S81.-
Offene Wunden, Beteiligung mehrerer Körperregionen, T01.-
Ohr, angeborene Fehlbildungen, die eine Beeinträchtigung des Hörvermögens verursachen, Q16.-
Ohr, angeborene Fehlbildungen, Q10-Q18
Ohr, äußeres, Krankheiten, H60-H62
Ohr, äußeres, sonstige Krankheiten, H61.-
Ohr, Fremdkörper im Ohr, T16
Ohr, Krankheiten des äußeren O., anderenorts klassifiziert, H62.-*
Ohr, Krankheiten nach medizinischen Maßnahmen, anderenorts nicht klassifiziert, H95.-

Ohr, Krankheiten, Kap. VIII (H60-H95)
Ohr, sonstige angeborene Fehlbildungen, Q17.-
Ohr, sonstige Krankheiten anderenorts nicht klassifiziert, H93.-
Ohr, sonstige Krankheiten, anderenorts klassifiziert, H94.-*
Ohr, Sonstige Krankheiten, H90-H95
Ohrenfluß, Otalgie und, H92.-
Okklusion, fehlerhafte und dentofaziale Anomalien, K07.-
Oligurie und Anurie, R34
Omphalitis beim Neugeborenen mit oder ohne leichte Blutung, P38
Onchozerkose, B73
Oophoritis, Salpingitis und, N70.-
Operation, prophylaktische, Z40.-
Opioide, Psychische und Verhaltensstörungen durch, F11.-
Optici, Neuritis nervi, H46
Opticus, Affektionen des Nervus Opticus bei anderenorts klassifiz. Krankheiten, H48.-*
Opticus, Sonstige Affektionen des Nervus Opticus, H47.-
Orbita, Affektionen bei anderenorts klassifiz. Krankheiten, H06.-*
Orbita, Affektionen, H00-H06
Orbita, Affektionen, H05.-
Orbita, angeborene Fehlbildungen, Q10.-
Orbita, Verletzung, S05.-
Orchitis, N45.-
Organ, Spender, Z52.-
Organ, Verlust, anderenorts nicht klassifiziert, Z90.-
Organische Störung, einschl. symptomatischer psych., F00-F09
Organische Störung, nicht näher bez., F09
Organischer Staub, allergische Alveolitis, J67.-
Organischer Staub, Krankh. der Atemwege, J66.-
Organisches amnestisches Syndrom, nicht durch Alkohol oder andere psychotrope Substanzen bedingt, F04
Organtransplantation, erfolgte Registrierung, U55.-
Organtransplantation, Zustand nach, Z94.-
Orientierung, Psychische und Verhaltensstörungen in Verbindung mit der sexuellen Orientierung, F66.-
Oropharynx, Bösartige Neubildung, C10.-
Ösophagitis, K20
Ösophagus, Bösartige Neubildung, C15.-
Ösophagus, Carcinoma in situ, D00.-
Ösophagus, Fehlbildungen, angeboren, Q39.-
Ösophagus, Krankheiten, bei anderenorts klassifiz. Krankh., K23.-*
Ösophagus, Sonstige Krankheiten, K22.-
Ösophagus, Krankheiten, K20-K31
Ösophagusvarizen, I85.-
Ossifikation, Muskeln, M61.-
Osteochondrodysplasie, Röhrenknochen und Wirbelsäule, Q77.-
Osteochondrodysplasie, sonstige, Q78.-
Osteochondropathien, sonstige, M93.-
Osteochondrose, Hüfte und Becken, Juvenil, M91.-
Osteochondrose, Wirbelsäule, M42.-
Osteodystrophia deformans [Paget-Krankheit], M88.-
Osteomalazie ein Erwachsenenalter, M83.-
Osteomyelitis, M86.-
Osteopathien bei anderenorts klassifiz. Krankheiten, M90.-*
Osteopathien, Sonstige, M86-M90
Osteoporose bei anderenorts klassifiz. Krankheiten, M82.-*
Osteoporose, mit pathologischer Fraktur, M80.-
Osteoporose, ohne pathologische Fraktur, M81.-
Otalgie, H92.-
Otitis externa, H60.-
Otitis media bei anderenorts klassifiz. Krankheiten, H67.-*
Otitis media, Eitrige, n. n. bez., H66.-
Otitis media, Nichteitrige, H65.-
Otosklerose, H80.-
Ovar, Bösartige Neubildung, C56
Ovar, Fehlbildungen, angeboren, Q50.-
Ovar, Gutartige Neubildung, D27
Ovar, Nichtentzündliche Krankheit, N83.-

Ovarielle Dysfunktion, E28.-
Paget-Krankheit [Osteodystrophia deformans], M88.-
Panarteriitis nodosa, verwandte Zustände, M30.-
Pankreas, Bösartige Neubildung, C25.-
Pankreas, Krankheiten, bei anderenorts klassifiz. Krankh., K87.-*
Pankreas, Krankheiten, K80-K87
Pankreas, Sonstige Krankheiten, K86.-
Pankreas, Sonstige Störungen der inneren Sekretion, E16.-
Pankreas, Störungen der inneren Sekretion und Blutglukose-
Regulation, E15-E16
Pankreatitis, Akut, K85.-
Papulosquamös, Hautkrankheiten, anderenorts klassifizierte
Krankheiten, L45*
Papulosquamös, Hautkrankheiten, L40-L45
Papulosquamöse Hautkrankheiten, Sonstige, L44.-
Parakokzidioidomykose, Lutz-Krankheit, B41.-
paralyticus, Strabismus, H49.-
Paralytischer Ileus, ohne Hernie, K56.-
Paraparese,Paraplegie, G82.-
Paraphimose, Phimose, N47
Paraplegie, G82.-
Parapsoriasis, L41.-
parasitäre Krankheiten, A00-B99
parasitäre Krankheiten, direkte Gelenkinfektionen, anderenorts
klassifiziert, M01.-*
parasitäre Krankheiten, Folgezustände, B94.-
parasitäre Krankheiten, Folgezustände, infektiöse Krankh., B90-
B94
parasitäre Krankheiten, infolge HIV-Krankheit, B20
parasitäre Krankheiten, mit Meningitis, G02.-*
parasitäre Krankheiten, Mutter, Schwangerschaft, Geburt,
Wochenbett, O98.-
parasitäre Krankheiten, Nicht näher bez., B89
parasitäre Krankheiten, Verfahren zur Untersuchung, Z11
parasitäre Krankheiten,angeboren, P37.-
Parasitenbefall, Haut, B88.-
Parasitenbefall, Haut, Pedikulose, Akarinose, B85-B89
Parasitismus, intestinal, B82.-
parasitologisch, Malaria, B53.-
Paratyphus, Typhus abdominalis, A01.-
Parkinson-Syndrom, anderenorts klassifizierte Krankheiten, G22*
Parkinson-Syndrom, Primär, G20.-
Parkinson-Syndrom, Sekundär, G21.-
Parodont, Krankheiten, K05.-
Parotis, Bösartige Neubildung, C07
paroxysmal, Krankheiten des Nervensystems, Episodisch,
G40-G47
Paroxysmal, Tachykardie, I47.-
Patau-Syndrom, Q91.-
Patella, Krankheiten, M22.-
Pathologische Fraktur, Osteoporose, M80.-
Pathologische Zustände, Plazenta, O43.-
pectoris, Angina, I20.-
Pedikulose [Läusebefall], B85-B89
Pedikulose [Läusebefall], Phthiriasis [Filzläusebefall], B85.-
Pellagra, Niazinmangel, E52
Pemphigoidkrankheiten, L12.-
Pemphiguskrankheiten, L10.-
Penis, Bösartige Neubildung, C60.-
Penis, Sonstige Krankheiten, N48.-
Perianalvenenthrombose, K64.-
Periapikales Gewebe, Krankheiten, K04.-
Perikard, Krankheiten, I31.-
Perikarditis, Akut, I30.-
Perikarditis, anderenorts klassifizierte Krankheiten, I32.-*
Perinatalperiode, Atemwegskrankheit, Chronisch, P27.-
Perinatalperiode, Emphysem, Interstitiell, P25.-
Perinatalperiode, hämatologische Krankheiten, P61.-

Perinatalperiode, Infektionen, P35-P39
Perinatalperiode, Infektionen,spezifische, P39.-
Perinatalperiode, Kardiovaskuläre Krankheiten, P29.-
Perinatalperiode, Krankheiten des Verdauungssystems, P78.-
Perinatalperiode, Krankheiten, Atmungs- und Herz-
Kreislaufsystem, P20-P29
Perinatalperiode, Lungenblutung, P26.-
Perinatalperiode, Störungen der Atmung, P28.-
Perinatalperiode, Störungen, Sonstige, P90-P96
Perinatalperiode, Zustände, Kap. XVI (P00-P96)
Perinatalperiode, Zustände, P96.-
Perineum, nichtentzündliche Krankheiten, Vulva, N90.-
peripher, Gefäßkrankheiten, Sonstige, I73.-
peripher, Gefäßkrankheiten, angeborene Fehlbildungen, sonst., Q27.-
peripher, Nervensystem, Geburtsverletzung, P14.-
peripher, Nervensystem, Polyneuropathien, G60-G64
peripher, Nervensystem, Sonstige Krankheiten, G64
Peritoneum, Bösartige Neubildung, C48.-
Peritoneum, Gutartige Neubildung, D20.-
Peritoneum, Krankheiten bei Infektionskrankheiten, K67.-*
Peritoneum, Krankheiten, K65-K67
Peritoneum, Krankheiten, Sonstige, K66.-
Peritonitis, K65.-
Peritonsillarabszess, J36
persistierend, Hämaturie, Rezidivierend, N02.-
Persönlichkeitsstörungen, Andere, F68.-
Persönlichkeitsstörungen, aufgrund Krankheit, Schädigung oder
Funktionsstörung des Gehirns, F07.-
Persönlichkeitsstörungen, F60-F69
Persönlichkeitsstörungen, Kombinierte und andere, F61
Persönlichkeitsstörungen, Nicht näher bez., F69
Persönlichkeitsstörungen, Spezifische, F60.-
Pest, A20.-
Pestizide, Toxische Wirkung v. Schädlingsbekämpfungsm., T60.-
Pflegebedürftigkeit, Probleme mit Bezug auf, Z74.-
Pfortaderthrombose, I81
Phakomatosen, anderenorts nicht klassifiziert, Q85.-
Phänotyp, männlich, Anomalien der Gonosomen, anderenorts nicht
klassifiziert, Q98.-
Phänotyp, weiblich, Anomalien der Gonosomen, anderenorts nicht
klassifiziert, Q97.-
Pharyngitis, akut, J02.-
Pharyngitis, chronisch, J31.-
Pharynx, Bösartige Neubildung, sonstiger und ungenau bez.
Lokalisationen , C14.-
Pharynx, Bösartige Neubildungen, C00-C14
Pharynx, Gutartige Neubildung, D10.-
Phimose, Paraphimose, N47
Phlebitis, Thrombophlebitis, Intrakraniell, intraspinal, G08
Phlebitis,Thrombophlebitis, Thrombose, I80.-
Phlegmone, L03.-
Phobische Störungen, F40.-
Phthiriasis [Filzläusebefall], B85.-
physikalische Umwelt, Kontaktanlässe mit Bezug auf, Z58
Pilonidalzyste, L05.-
Pinta [Carate], A67.-
piriformis, Recessus, Bösartige Neubildung, C12
Pityriasis rosea, L42
Placenta praevia, O44.-
Plasmaproteine, sonstige Veränderungen, R77.-
Plasmaviskosität, verändert, R70.-
Plasmazellen-Neubildungen, bösartig, Plasmozytom, C90.-
Plasmodium falciparum, Malaria tropica, B50.-
Plasmodium malariae, Malaria, B52.-
Plasmodium vivax, Malaria tertiana, B51.-
Plasmozytom, Plasmazellen-Neubildungen, bösartig, C90.-
plastische Chirurgie, Nachbehandlung, Z42.-
Plazenta, Bösartige Neubildung, C58

Plazenta, Pathologische Zustände, O43.-
Plazenta, Retention, O73.-
Plazenta, Schädigung des Fetus und Neugeborenen durch
  Komplikationen, P02.-
Plazentalösung, Vorzeitig [Abruptio placentae], O45.-
Pleura, Bösartige Neubildung, C38.-
Pleura, Sonstige Krankheiten, J90-J94
Pleura, Sonstige Krankheitszustände, J94.-
Pleuraerguß bei anderenorts klassifiz. Krankheiten, J91*
Pleuraerguß, anderenorts nicht klassifiziert, J90
Pleuraplaques, J92.-
Plötzlicher Kindstod, R95.-
Pneumokoniose, Asbest und sonstige anorganische Fasern, J61
Pneumokoniose, Kohlenbergarbeiter, J60
Pneumokoniose, Nicht näher bez., J64
Pneumokoniose, Quarzstaub, J62.-
Pneumokoniose, sonstige anorganische Stäube, J63.-
Pneumokoniose, Tuberkulose, J65
Pneumonie, Angeboren, P23.-
Pneumonie, Bakterien, anderenorts nicht klassifiziert, J15.-
Pneumonie, Erreger nicht näher bez., J18.-
Pneumonie, Grippe, J09-J18
Pneumonie, Haemophilus influenzae, J14
Pneumonie, Infektionserreger, sonstige, anderenorts nicht
  klassifiziert, J16.-
Pneumonie, Krankheiten, anderenorts klassifiziert, J17.-*
Pneumonie, Streptococcus pneumoniae, J13
Pneumonie, Substanzen, J69.-
Pneumothorax, J93.-
Pocken, B03
Poliomyelitis, Akut [Spinale Kinderlähmung], A80.-
Poliomyelitis, Folgezustände, B91
Polyarthritis, Seropositiv chronisch, M05.-
Polyarthritis, Sonstige chronische, M06.-
Polyarthropathien, Entzündlich, M05-M14
Polyarthrose, M15.-
Polycythaemia vera, D45
Polydaktylie, Q69.-
Polyglanduläre Dysfunktion, E31.-
Polyhydramnion, O40
Polymyositis-Dermatomyositis, M33.-
Polyneuritis, G61.-
Polyneuropathie bei anderenorts klassifiz. Krankheiten, G63.-*
Polyneuropathien, sonstige Krankheiten des peripheren
  Nervensystems, G60-G64
Polyneuropathien, Sonstige, G62.-
Polyp des weiblichen Genitaltraktes, N84.-
Polyp, Nase, J33.-
Polyurie, R35
Porphyrin- und Bilirubinstoffwechsel, Störungen, E80.-
Postinfektiöse Arthritiden, bei and.orts klassifiz. Krankh., M03.-*
Postpartale Betreuung, der Mutter, Z39.-
Postpartale Blutung, O72.-
Postpolio-Syndrom, G14
Präeklampsie, chronische Hypertonie, O11
Präeklampsie, O14.-
Praevia, Placenta praevia, O44.-
pränatale Diagnostik, Abnorme Befunde bei der
  Screeninguntersuchung der Mutter, O28.-
Pränatales Screening, Z36.-
Präpartale Blutung, anderenorts nicht klassifiziert, O46.-
präzerebrale Arterien, Verschluß u. Stenose ohne Hirninfarkt, I65.-
primäre Hypertonie, Essentielle, I10.-
Primäre Myopathien, G71.-
Primäres Parkinson-Syndrom, G20.-
Primärtumoren, an mehreren Lokalisationen, C97!
Probleme im Zusammenhang mit der Reproduktion, Personen, die
  das Gesundheitswesen in Anspruch nehmen, Z30-Z39

Probleme mit Bezug auf die Lebensführung, Z72.-
Probleme mit Bezug auf medizinische Betreuungsmöglichkeiten
  oder andere Gesundheitsversorgung, Z75
Probleme mit Bezug auf Pflegebedürftigkeit, Z74.-
Probleme mit Bezug auf Schwierigkeiten bei der
  Lebensbewältigung, Z73
Prolaps, Genitalprolaps bei der Frau, N81.-
prophylaktische Maßnahmen, Notwendigkeit anderer
  prohylaktischer Maßnahmen, Z29.-
Prophylaktische Operation, Z40.-
Prostata, Bösartige Neubildung, C61
Prostata, Entzündliche Krankheiten, N41.-
Prostata, Sonstige Krankheiten, N42.-
Prostatahyperplasie, N40
Proteinurie während der Schwangerschaft, Geburt, Wochenbett,
  O10-O16
Proteinurie, Isoliert, mit Angabe morphologischer Veränderungen,
  N06.-
Proteinurie, isoliert, R80
Prothesen im Herzen und Gefäßen, Komplikationen, T82.-
Prothesen im Urogenitaltrakt, Komplikationen, T83.-
Protozoen, Sonstige Darmkrankheiten, A07.-
Protozoenkrankheit, Nicht näher bez., B64
Protozoenkrankheiten, B50-B64
Protrahierte Geburt, O63.-
Prurigo simplex chronicus, L28.-
Pruritus, L29.-
Pseudohermaphroditismus, unbestimmtes Geschlecht, Q56.-
Pseudorotz [Melioidose], A24.-
psittaci, Infektionen durch Chlamydien, A70
Psoriasis, L40.-
Psychische Krankheiten, in der Familienanamnese, Z81
Psychische Störung, ohne nähere Angabe, F99
psychische Störung, organisch oder symptomatisch, Nicht näher
  bez., F09
Psychische Störungen, Alkohol, F10.-
Psychische Störungen, Cannabinoide, F12.-
psychische Störungen, Gehirnschädigung od. –funktionsstör., F06.-
Psychische Störungen, Halluzinogene, F16.-
Psychische Störungen, Hypnotika, F13.-
Psychische Störungen, Kokain, F14.-
psychische Störungen, körperlich, F06.-
Psychische Störungen, Lösungsmittel, F18.-
psychische Störungen, Nicht näher bez., F99
Psychische Störungen, Opioide, F11.-
Psychische Störungen, Organisch einschl. symptomatisch, F00-F09
Psychische Störungen, psychotrope Substanzen, F10-F19
Psychische Störungen, psychotrope Substanzen, Konsum, F19.-
Psychische Störungen, Sedativa, F13.-
Psychische Störungen, sexuelle Entwicklung, Orientierung, F66.-
Psychische Störungen, Stimulanzien, andere, F15.-
Psychische Störungen, Substanzgebrauch, multipel, F19.-
Psychische Störungen, Tabak, F17.-
Psychische Störungen, Verhaltensstörungen, Kap. V (F00-F99)
Psychische Störungen, Wochenbett, anderenorts nicht klassif., F53.-
Psychologische Faktoren, anderenorts klassifizierter Krankh., F54
Psychose, nichtorganisch, Nicht näher bez., F29
psychosoziale Umstände, andere psychosoziale Umstände, Z65
psychosoziale Umstände, bestimmte psychosoz. Umstände, Z64.-
psychotische Störungen, Akute, vorübergehend, F23.-
psychotische Störungen, nichtorganisch, sonstige, F28
psychotrope Substanzen, Delir, nicht durch Alkohol oder andere
  psychotrope Substanzen bedingt, F05.-
psychotrope Substanzen, Organisches amnestisches Syndrom, nicht
  durch Alkohol oder andere psychotrope Substanzen bedingt, F04
psychotrope Substanzen, Psychische und Verhaltensstörungen
  durch multiplen Substanzgebrauch und Konsum anderer
  psychotroper Substanzen, F19.-

psychotrope Substanzen, Psychische und Verhaltensstörungen durch psychotrope Substanzen, F10-F19

psyische Störungen, aufgrund einer Schädigung oder Funktionsstörung des Gehirns oder einer körperlichen Krankheit, F06.-

Pubertätsstörungen, anderenorts nicht klassifiziert, E30.-

Puerperalfieber, O85

Pulmonale Herzkrankheit, Krankheiten des Lungenkreislaufes, I26-I28

pulmonale Herzkrankheiten, Sonstige, I27.-

Pulmonalklappe, angeborene Fehlbildungen, Q22.-

Pulmonalklappenkrankheiten, I37.-

Pulpa, Krankheiten der Pulpa und des periapikalen Gewebes, K04.-

Purin- und Pyrimidinstoffwechsel, Störungen, E79.-

Purpura, Koagulopathien, D65-D69

Purpura, sonstige hämorrhagische Diathesen, D69.-

Purulente Krankheitszustände der unteren Atemwege, J85-J86

Pyoderma gangraenosum, L88

Pyothorax, J86.-

Pyrimidinstoffwechsel, Störungen des Purin- und Pyrimidinstoffwechsels, E79.-

Q-Fieber, A78

Quarzstaub, Pneumokoniosen, J62.-

Rabies, Tollwut, A82.-

Rachen, sonstige angeborene Fehlbildungen, Q38.-

Rachenmandel, Chronische Krankheiten, J35.-

Radiodermatitis, L58.-

Rapid-progressives nephritisches Syndrom, N01.-

Rattenbisskrankheiten, A25.-

Rauch, Krankheiten der Atmungsorgane durch Einatmen, J68.-

Rauch, Toxische Wirkung sonstiger Gase, Dämpfe oder sonstigen Rauches, T59.-

Raumforderung, Lokalisierte Schwellung und Knoten der Haut und der Unterhaut, R22.-

Reaktionen, durch Arzneimittel oder Drogen, die dem Fetus und Neugeborenen verabreicht wurden, P93

Reaktionen, schwere Belastungen u. Anpassungsstörungen, F43.-

Reaktive Arthritiden, anderenorts klassifiz. Krankh., M03.-*

Reaktive Arthritiden, M02.-

Recessus piriformis, Bösartige Neubildung, C12

Reduktionsdefekte der Niere, Q60.-

Reduktionsdefekte der oberen Extremität, Q71.-

Reduktionsdefekte der unteren Extremität, Q72.-

Reduktionsdefekte nicht näher bez. Extremität(en), Q73.-

Refluxkrankheit, Gastroösophageal, K21.-

Refluxuropathie, Obstruktive Uropathie, N13.-

Refraktionsfehler, Affektionen der Augenmuskeln, Störungen der Blickbewegungen, Akkommodationsstörungen, H49-H52

Refraktionsfehler, Akkommodationsstörungen, H52.-

Registrierung, erfolgte Registrierung zur Organtranspl., U55.-

Rehabilitationsmaßnahmen, Z50.-!

Reihenuntersuchung bestimmter Bevölkerungsgruppen, Z10

Reizdarmsyndrom, K58.-

Rekonvaleszenz, Z54.-!

Rektal- Fissur und Fistel, K60.-

Rektalabszess, K61.-

Rektosigmoid Übergang,Bösartige Neubildung, C19

Rektum und Anus, Sonstige Krankheiten, K62.-

Rektum, Bösartige Neubildung, C20

Rektum, Gutartige Neubildung, D12.-

Replantation, Komplikationen, T87.-

Resistenz, Candida mit Resistenz gegen Fluconazol oder Voriconazol, U83!

Resistenz, Herpesviren mit Resistenz gegen Virustatika, U84!

Resistenz, Humanes Immundefizienz-Virus mit Resistenz gegen Virustatika oder Proteinaseinhibitoren, U85!

Resistenz, Mykobakterien mit Resistenz gegen Antituberkulotika (Erstrangmedikamente), U82.-!

Resistenzen gegen bestimmte Antibiotika oder Chemotherapeutika, U80-U85

Respiratorische Insuffizienz, anderenorts nicht klassifiziert, J96.-

respiratorisches Syndrom, SARS, U04.-!

Respiratory distress, beim Neugeborenen, P22.-

Resultat der Entbindung, Z37.-!

Retention, der Plazenta ohne Blutung, O73.-

retikulohistiozytäres System, Krankheiten, D76.-

Retinierte und impaktierte Zähne, K01.-

Retroperitoneum, Bösartige Neubildung, C48.-

Retroperitoneum, Gutartige Neubildung, D20.-

Rezidivierende depressive Störung, F33.-

Rezidivierende und persistierende Hämaturie, N02.-

Rezidivierender Myokardinfarkt, I22.-

Rheumatische Aortenklappenkrankheiten, I06.-

Rheumatische Chorea, I02.-

Rheumatische Herzkrankheiten, Chronische, I05-I09

Rheumatische Herzkrankheiten, Sonstige, I09.-

Rheumatische Mitralklappenkrankheiten, I05.-

Rheumatische Trikuspidalklappenkrankheiten, I07.-

Rheumatisches Fieber mit Herzbeteiligung, I01.-

Rheumatisches Fieber ohne Angabe einer Herzbeteiligung, I00

Rheumatisches Fieber, Akut, I00-I02

Rhinitis, chronisch, J31.-

Rhinopathie, vasomotorische, allergische, J30.-

Rhinopharyngitis, akut [Erkältungsschnupfen], J00

Rhinopharyngitis, chronisch, J31.-

Rhizarthrose [Arthrose des Daumensattelgelenkes], M18.-

Rickettsiosen, A75-A79

Rickettsiosen, Sonstige, A79.-

Rickettsiosen, Zeckenbissfieber, A77.-

Rippe(n), Fraktur, S22.-

Risikofaktoren in der Eigenanamnese, anderenorts nicht klassifiziert, Z91.-

Risikofaktoren, Berufliche Exposition, Z57

Risikoschwangerschaft, Überwachung, Z35.-

Röhrenknochen, Osteochondrodysplasie m. Wachstumsstör., Q77.-

Rosazea, L71.-

Röteln [Rubeola] [Rubella], B06.-

Rotz [Malleus], A24.-

Rubella, Röteln [Rubeola], B06.-

Rubeola, Röteln, [Rubella], B06.-

Rücken, Deformitäten, M40-M54

Rücken, Sonstige Deformitäten, M43.-

Rücken, sonstige Krankheiten, anderenorts nicht klassifiziert, M53.-

Rücken, Sonstige Krankheiten, M50-M54

Rückenmark, Bösartige Neubildung, C72.-

Rückenmark, sonstige angeborene Fehlbildungen, Q06.-

Rückenmark, Sonstige Krankheiten des, G95.-

Rückenmark, Verletzung in Halshöhe, S14.-

Rückenmark, Verletzung in Höhe Abdomen,lumbal und lumbosacral, S34.-

Rückenmark, Verletzungen in Thoraxhöhe, S24.-

Rückenschmerzen, M54.-

Rückfallfieber, A68.-

Ruhr, Shigellose [Bakterielle Ruhr], A03.-

Rumpf, Folgen von Verletzungen, T91.-

Rumpf, Sonstige Verletzungen, Höhe nicht näher bez., T09.-

Rumpf, Verbrennung oder Verätzung des Rumpfes, T21.-

Rumpf, Verletzungen, nicht näher bez. Teile, T08-T14

Salmonelleninfektionen, Sonstige, A02.-

Salpingitis und Oophoritis, N70.-

Sarkoidose, D86.-

Sarkom, Kaposi-S. [Sarcoma idiopathicum multiplex haemorrhagicum], C46.-

SARS, Schweres akutes respiratorisches Syndrom, U04.-!

Säure-Basen-Gleichgewicht, Sonstige Störungen des Wasser- und Elektrolythaushaltes, E87.-

Schädelknochen, Gesichtsschädelknochen, angeborene Fehlbildungen, Q75.-
Schädelknochen-, Gesichtsschädelknochen-, Fraktur, S02.-
Schäden, äußere Ursachen, nicht näher bezeichnet, T76
Schäden, äußere Ursachen, sonstige und nicht näher bez., T66-T78
Schäden, Hitze und Sonnenlicht, T67.-
Schäden, Luft- und Wasserdruck, T70.-
Schäden, sonstige äußere Ursachen, T75.-
Schäden, sonstiger Mangel, T73.-
Schädigung der tubulären Nierenfunktion, Krankheiten, N25.-
Schädigung des Fetus und Neugeborenen, durch Komplikationen von Plazenta, P02.-
Schädigung des Fetus und Neugeborenen, durch mütterliche Faktoren, P00-P04
Schädigung des Fetsu und Neugeborenen, durch mütterliche Schwangerschaftskomplikationen, P01.-
Schädigung des Fetus und Neugeborenen, durch Noxen, transplazentar oder mit der Muttermilch übertragen, P04.-
Schädigung des Fetus und Neugeborenen, durch sonstige Komplikationen bei Wehen und Entbindung, P03.-
Schädigung des Fetus und Neugeborenen, durch Zustände der Mutter, P00.-
Schädigung des Gehirns oder körperliche Krankheit, als Grund für andere psychische Störungen, F06.-
Schädigung des Gehirns, als Grund für Verhaltens- und Persönlichkeitsstörung, F07.-
Schädlicher Gebrauch, von nichtabhängigkeitserzeugenden Substanzen, F55.-
Schallempfindungsstörung, als Grund für Hörverlust, H90.-
Schallleitungsstörung, als Grund für Hörverlust, H90.-
Scharlach, A38
Schenkelhernie, K41.-
Schilddrüse, Bösartige Neubildung, C73-C75, C73
Schilddrüse, Gutartige Neubildung, D34
Schilddrüse, Krankheiten, E00-E07
Schilddrüse, Krankheiten, Jodmangelbedingt und verwandte Zustände, E01.-
Schilddrüse, Sonstige Krankheiten, E07.-
Schistosomiasis [Bilharziose], B65.-
Schizoaffektive Störungen, F25.-
Schizophrenie, F20.-
Schizophrenie, schizotype und wahnhafte Störungen, F20-F29
Schizotype Störung, F21
schizotype Störungen, Schizophrenie, F20-F29
Schlafstörungen, G47.-
Schlafstörungen, Nichtorganisch, F51.-
Schlaganfall, nicht als Blutung oder Infarkt bez., I64
Schleimhäute, Vergiftung durch Mittel zur topischen Anw., T49.-
Schleimhautläsionen [Exanthem], als Kennzeichen für nicht näher bez. Virusinfektion, B09
Schleimhautläsionen, als Kennzeichen für sonstige Virusinfektionen, anderenorts nicht klassifiziert, B08.-
Schleimig-eitrige chronische Bronchitis, J41.-
Schlüsselnummern für besondere Zwecke, Kap. XXII (U00-U99)
Schlüsselnummern für besondere Zwecke, sonstige sekundäre, U69
Schmerz, anderenorts nicht klassifiziert, R52.-
Schmerz, Wasserlassen, R30.-
Schmerz, weibliche Genitalorgane und Menstruationszyklus, N94.-
Schnittentbindung [Sectio caesarea], Geburt eines Einlings, O82
Schock, anderenorts nicht klassifiziert, R57.-
Schrumpfniere, nicht näher bez., N26
schulische Fertigkeiten, Umschriebene Entwicklungsstör., F81.-
Schulter, Fraktur in diesem Bereich, S42.-
Schulter, oberflächliche Verletzung, S40.-
Schulter, offene Wunde, S41.-
Schulter, traumatische Amputation, S48.-
Schulter, Verbrennung oder Verätzung, T22.-
Schulter, Verletzung von Blutgefäßen in dieser Höhe, S45.-

Schulter, Verletzung von in dieser Höhe, S46.-
Schulter, Verletzung von Nerven in dieser Höhe, S44.-
Schulter, Verletzungen, S40-S49
Schulter, Verletzungen, sonstige und nicht näher bez. , S49.-
Schulter, Zerquetschung, S47
Schultergürtel, Verstauchung, Luxation, Zerrung, S43.-
Schulterläsionen, M75.-
Schwangerschaft mit abortivem Ausgang, O00-O08
Schwangerschaft, anderenorts klassifizierbare infektiöse und parasitäre Krankheiten der Mutter, die Schwangerschaft, Geburt und Wochenbett komplizieren, O98.-
Schwangerschaft, anderenorts klassifizierbare sonstige Krankheiten der Mutter, die Schwangerschaft, Geburt und Wochenbett komplizieren, O99.-
Schwangerschaft, Betreuung der Mutter bei festgestellter oder vermuteter Lage- und Einstellungsanomalie des Fetus, O32.-
Schwangerschaft, Betreuung der Mutter bei sonstigen Zuständen, die vorwiegend mit der Schwangerschaft verbunden sind, O26.-
Schwangerschaft, Blutung in der Frühschwangerschaft, O20.-
Schwangerschaft, Diabetes mellitus in der Schwangerschaft, O24.-
Schwangerschaft, Fehl- und Mangelernährung in der Schwangerschaft, O25
Schwangerschaft, Feststellung als Nebenbefund, Z33!
Schwangerschaft, Folgen von Komplikationen während, O94
Schwangerschaft, Geburt und Wochenbett, Kap. XV (O00-O99)
Schwangerschaft, Gestationshypertonie, O13
Schwangerschaft, Gestationsödeme und Gestationsproteinurie ohne Hypertonie, O12.-
Schwangerschaft, Infektionen des Urogenitaltraktes, O23.-
Schwangerschaft, Komplikationen bei Anästhesie, O29.-
Schwangerschaft, Komplikationen, die für eine Mehrlingsschwangerschaft spezifisch sind, O31.-
Schwangerschaft, Mehrlingsschwangerschaft, O30.-
Schwangerschaft, Nicht näher bez. Hypertonie der Mutter, O16
Schwangerschaft, Ödeme, Proteinurie und Hypertonie während der Schwangerschaft, der Geburt und des Wochenbettes, O10-O16
Schwangerschaft, Schädigung des Fetus und Neugeborenen durch Zustände der Mutter, die zur vorliegenden Schwangerschaft keine Beziehung haben müssen, P00.-
Schwangerschaft, Sonstige Krankheiten der Mutter, die vorwiegend mit der Schwangerschaft verbunden sind, O20-O29
Schwangerschaft, Sonstige Veränderungen des Fruchtwassers und der Eihäute, O41.-
Schwangerschaft, Tetanus während der Schwangerschaft, A34
Schwangerschaft, Übermäßiges Erbrechen, O21.-
Schwangerschaft, Übertragen, O48
Schwangerschaft, Überwachung normale Schwangerschaft, Z34
Schwangerschaft, Untersuchung und Test zur Feststellung, Z32
Schwangerschaft, Venenkrankheit, O22.-
Schwangerschaft, vorher bestehende kompl. Hypertonie, O10.-
Schwangerschaft, Chronische Hypertonie mit aufgepfropfter Präeklampsie, O11
Schwangerschaftsdauer, kurze Schwangerschaftsdauer und niedriges Geburtsgewicht, anderenorts nicht klassifiziert, P07.-
Schwangerschaftsdauer, O09
Schwangerschaftsdauer, Störungen im Zusammenhang mit der Schwangerschaftsdauer und dem fetalen Wachstum, , P05-P08
Schwangerschaftsdauer, Störungen im Zusammenhang mit langer Schwangerschaftsdauer und hohem Geburtsgewicht, P08.-
Schwangerschaftskomplikationen, Schädigung des Fetus und Neugeborenen durch mütterliche Komplikationen, P01.-
Schweinegrippe, U69.20
Schweißdrüsen, Krankheiten der apokrinen Schweißdrüsen, L75.-
Schweißdrüsen, Krankheiten der ekkrinen Schweißdrüsen, L74.-
Schwielen und Hühneraugen, L84
Schwierigkeiten bei der Lebensbewältigung, Z73
Schwindel und Taumel, R42
Schwindelsyndrome bei anderenorts klassifiz. Krankheiten, H82*

Screening, Pränatal, Z36.-
Screeninguntersuchung Abnorme Befunde bei der Screening-
untersuchung der Mutter zur pränatalen Diagnostik, O28.-
Seborrhoische Keratose, L82
Seborrhoisches Ekzem, L21.-
Sectio caesarea, Geburt eines Einlings durch Schnittentb., O82
Sedativa, Psychische und Verhaltensstörungen, F13.-
Sehbahn, Affektionen des N. opticus [II. Hirnnerv] und der
Sehbahn bei anderenorts klassifiz. Krankheiten, H48.-*
Sehbahn, Affektionen des N. opticus und der Sehbahn, H46-H48
Sehbahn, Sonstige Affektionen N. opticus und Sehbahn, H47.-
Sehnen, Krankheiten, bei anderenorts klassifiz. Krankh., M68.-*
Sehnen, Krankheiten, M65-M68
Sehnen, Sonstige Krankheiten, M67.-
Sehnen, Spontanruptur, M66.-
Sehnen, Verletzung Hals, S16
Sehnen, Verletzung Hand, S66.-
Sehnen, Verletzung Handgelenk, S66.-
Sehnen, Verletzung Hüfte, S76.-
Sehnen, Verletzung Knöchel und Fuß, S96.-
Sehnen, Verletzung Oberarm, S46.-
Sehnen, Verletzung Oberschenkel, S76.-
Sehnen, Verletzung Schulter, S46.-
Sehnen, Verletzung Unterschenkel, S86.-
Sehschwäche, und Blindheit, H54.-
Sehstörungen und Blindheit, H53-H54
Sehstörungen, H53.-
Seife, Toxische Wirkung von Seifen und Detergenzien, T55
Sekretion des Pankreas, Sonstige Störungen innere Sekretion, E16.-
Sekundäre bösartige Neubildung Atmungs- und Verdauungsorg.,
C78.-
Sekundäre bösartige Neubildung sonst. Lokalisationen, C79.-
Sekundäre Hypertonie, I15.-
Sekundäre Neubildung der Lymphknoten, bösartig, C77.-
Sekundäre Schlüsselnummern, für besondere Zwecke, U69
Sekundäres Parkinson-Syndrom, G21.-
Selbstbeschädigung, absichtlich, X84
Selbstbeschädigung, Vorsätzliche, X60-X84
Selenmangel, Alimentärer, E59
senilis, Cataracta, H25.-
Senilität, R54
Sensibilitätsstörungen der Haut, R20.-
Sepsis, bakteriell, beim Neugeborenen, P36.-
Sepsis, Sonstige, A41.-
Seropositive chronische Polyarthritis, M05.-
Serumbefunde, sonstige immunologisch abnorme, R76.-
Serumenzymwerte, abnorm, R74.-
Sexualorientierung, Beratung in Bezug auf Sexualeinstellung, -
verhalten oder -orientierung, Z70
Sexualpräferenz, Störungen, F65.-
sexuelle Entwicklung, Psychische und Verhaltensstörungen in
Verbindung mit d. sexuellen Entwicklung und Orientierung, F66.-
Sexuelle Funktionsstörungen, nicht verursacht durch eine
organische Störung oder Krankheit, F52.-
sexuelle Orientierung, Psychische und Verhaltensstörungen, F66.-
Shigellose [Bakterielle Ruhr], A03.-
Sichelzellenkrankheiten, D57.-
Sinneswahrnehmung, Sonstige Symptome, R44.-
Sinusitis, akute, J01.-
Sinusitis, Chronische, J32.-
SIRS, Systemisches inflammatorisches Response-Syndrom, R65.-!
Skabies, B86
Skelett, Geburtsverletzung, P13.-
Skelett-Muskel-System und Bindegewebe, erworbene
Deformitäten, sonstige, M95.-
Skelett-Muskel-System, Krankheiten nach medizinischen
Maßnahmen, anderenorts nicht klassifiziert, M96.-
Skelettmuskulatur, Vergiftung, T48.-

Sklera, Affektionen, bei anderenorts klassifiz. Krankheiten, H19.-*
Sklera, Affektionen, H15.-
Sklera, Affektionen, H15-H22
Sklerose [Encephalomyelitis disseminata], Multiple, G35
Sklerose, Systemische, M34.-
Skoliose, M41.-
Sodbrennen, R12
Somatoforme Störungen, F40-F48, F45.-
Somnolenz, Sopor und Koma, R40.-
Sonnenlicht, Schäden durch Hitze und Sonnenlicht, T67.-
Sonstige Affektionen des Auges und der Augenanhangsgebilde,
H55-H59
Sopor, Somnolenz und Koma, R40.-
soziale Funktionen, Störungen sozialer Funktionen mit Beginn in
der Kindheit und Jugend, F94.-
soziale Umgebung, Kontaktanlässe mit Bezug auf die soziale
Umgebung, Z60
Sozialverhalten, Störungen , F91.-
Sozialverhalten,Kombinierte Störung Sozialverhalten und der
Emotionen, F92.-
sozioökonomischeUmstände, Z55-Z65
Sparganose, und Diphyllobothriose, B70.-
Spätsyphilis, A52.-
Speicheldrüsen, Bösartige Neubildung sonstiger und nicht näher
bez. großer Speicheldrüsen, C08.-
Speicheldrüsen, Gutartige Neubildung, D11.-
Speicheldrüsen, Krankheiten der Mundhöhle, der
Speicheldrüsen,und der Kiefer, K00-K14
Speicheldrüsen, Krankheiten, K11.-
Spender von Organen oder Geweben, Z52.-
Spermatozele, und Hydrozele, N43.-
spezielle Untersuchungen und Abklärungen bei Personen ohne
Beschwerden oder angegebene Diagnose, Sonstige, Z01.-
Spezielle Verfahren zur Untersuchung auf infektiöse und parasitäre
Krankheiten, Z11
Spezielle Verfahren zur Untersuchung auf Neubildungen, Z12.-
Spezielle Verfahren zur Untersuchung auf sonstige Krankheiten
oder Störungen, Z13.-
Spezifische Persönlichkeitsstörungen, F60.-
Sphingolipidstoffwechsel,Störungen des Sphingolipidstoffwechsels
und sonstige Störungen der Lipidspeicherung, E75.-
Spina bifida, Q05.-
Spinale Kinderlähmung, Akute Poliomyelitis, A80.-
Spinale Muskelatrophie und verwandte Syndrome, G12.-
Spirochäteninfektionen, Sonstige, A69.-
Spirochätenkrankheiten, Sonstige, A65-A69
Splenomegalie, anderenorts nicht klassifiziert, R16.-
Spondylitis ankylosans, M45.-
Spondylopathien bei anderenorts klassifiz. Krankheiten, M49.-
Spondylopathien, M45-M49
Spondylopathien, Sonstige entzündliche, M46.-
Spondylopathien, Sonstige, M48.-
Spondylose, M47.-
Spontanabort, O03.-
Spontangeburt eines Einlings, O80
Spontanruptur der Synovialis und von Sehnen, M66.-
Sporotrichose, B42.-
Sprache, Symptome, R47-R49
Sprache, Umschriebene Entwicklungsstörungen, F80.-
Sprachstörungen, anderenorts nicht klassifiziert, R47.-
Sprechen, Umschriebene Entwicklungsstörungen, F80.-
Sprechstörungen, anderenorts nicht klassifiziert, R47.-
Sprunggelenk, Fraktur Unterschenkel, einschl. oberes
Sprunggelenk, S82.-
Sprunggelenk, Luxation, Verstauchung und Zerrung Gelenke und
Bänder, S93.-
Sprunggelenk, Traumatische Amputation, S98.-
Sprunggelenk, Zerquetschung, S97.-

Spurenelemente, Mangel an sonstigen Spurenelementen, E61.-
SSS-Syndrom [Staphylococcal scalded skin syndrome], L00.-
Stadieneinteilung der HIV-Infektion, U60-U61
Staphylococcal scalded skin syndrome [SSS-Syndrom], L00.-
Staphylokokken, als Ursache von Krankheiten, die in anderen
    Kapiteln klassifiziert sind, B95.-!
Status asthmaticus, akutes Asthma, J46
Status epilepticus, G41.-
Staub, Allergische Alveolitis durch organischen Staub, J67.-
Staub, Krankheit der Atemwege durch spezifischen organischen
    Staub, J66.-
Stechmücken, Sonstige durch Moskitos übertragene Viruskrank-
    heiten, A92.-
Stechmücken, Virusenzephalitis, durch Moskitos übertragen, A83.-
Stein in den unteren Harnwegen, N21.-
Stenose, Atresie und Fehlen des Dickdarmes, angeboren, Q42.-
Stenose, Atresie und Fehlen des Dünndarmes, angeboren, Q41.-
Stenose, Verschluß und Stenose präzerebraler Arterien ohne
    resultierenden Hirninfarkt, I65.-
Stenose, Verschluß und Stenose zerebraler Arterien ohne
    resultierenden Hirninfarkt, I66.-
Sterbefall, Gestationsperiode nicht näher bez. Ursache, O95
Sterilität der Frau, N97.-
Sterilität, beim Mann, N46
Sternum, Fraktur Sternum, Rippe(n) und Brustwirbelsäule, S22.-
Stimme, Symptome, R47-R49
Stimmlippen, Krankheiten, anderenorts nicht klassifiziert, J38.-
Stimmstörungen, R49.-
Stimmung, betreffende Symptome, R45.-
Stimmung, Symptome, die das Erkennungs- und
    Wahrnehmungsvermögen, die Stimmung und das Verhalten
    betreffen, R40-R46
Stimulanzien, Psychische und Verhaltensstörungen durch andere
    Stimulanzien einschl. Koffein, F15.-
Stoffwechsel, Sonstige transitorische Störungen des Elektrolyt-
    haushaltes und des Stoffwechsels beim Neugeborenen, P74.-
Stoffwechsel, Störungen Glykoproteinstoffwechsel, E77.-
Stoffwechsel, Störungen Glykosaminoglykan-Stoffw., E76.-
Stoffwechsel, Störungen Lipoproteinstoffwechsels und sonstige
    Lipidämien, E78.-
Stoffwechsel, Störungen Mineralstoffwechsel, E83.-
Stoffwechsel, Störungen Porphyrin- und Bilirubinstoffw., E80.-
Stoffwechsel, Störungen Purin- und Pyrimidinstoffwechsel, E79.-
Stoffwechsel, Störungen Sphingolipidstoffwechsel und sonstige
    Störungen der Lipidspeicherung, E75.-
Stoffwechsel, Störungen Stoffwechsel aromat. Aminosäuren, E70.-
Stoffwechsel, Störungen Stoffwechsel verzweigter Aminosäuren
    und Fettsäurestoffwechsel, E71.-
Stoffwechsel, Transitorische Störungen des Kalzium- und
    Magnesiumstoffwechsels beim Neugeborenen, P71.-
Stoffwechsel, Transitorische Störungen des Kohlenhydratstoff-
    wechsel, für den Fetus und das Neugeborene spezifisch, P70.-
Stoffwechselkrankheiten, Kap. IV (E00-E90)
Stoffwechselstörungen, bei anderenorts klassifiz. Krankh., E90*
Stoffwechselstörungen, E70-E90
Stoffwechselstörungen, Endokrine, nach medizinischen
    Maßnahmen, anderenorts nicht klassifiziert, E89.-
Stoffwechselstörungen, Sonstige, E88.-
Stoffwechselstörungen, transitorische endokrine, für den Fetus und
    das Neugeborene spezifisch, P70-P74
Stomatitis, verwandte Krankheiten, K12.-
Störungen des Stoffwechsels aromatischer Aminosäuren, E70.-
Störungen des Stoffwechsels, verzweigter Aminosäuren und des
    Fettsäurestoffwechsels, E71.-
Störungen sozialer Funktionen mit Beg. in Kindh. u. Jugend, F94.-
Störungen, affektive, andere, F38.-
Störungen, affektive, anhaltend, F34.-
Störungen, Affektive, F30-F39

Störungen, Akut vorübergehend psychotisch, F23.-
Störungen, Andere Verhaltens- und emotionale Störungen mit
    Beginn in der Kindheit und Jugend, F98.-
Störungen, Atmung, R06.-
Störungen, bei kurzer Schwangerschaftsdauer und niedrigem
    Geburtsgewicht, P07.-
Störungen, bei langer Schwangerschaftsdauer und hohem
    Geburtsgewicht, P08.-
Störungen, Bipolare affektive, F31.-
Störungen, Blickbewegung, Akkommodationsstörung,
    Refraktionsfehler, Affektionen der Augenmuskeln, H49-H52
Störungen, Blickbewegung, H51.-
Störungen, Dissoziative [Konversionsstörungen], F44.-
Störungen, Elektrolythaushalt und Stoffwechsel, beim
    Neugeborenen, transitorisch, P74.-
Störungen, Elimination, transepidermal, L87.-
Störungen, endokrine Drüsen bei anderenorts klassifiz.
    Krankheiten, E35.-*
Störungen, Gang und Mobilität, R26.-
Störungen, Geruchssinn und Geschmackssinn, R43.-
Störungen, Geschlechtsidentität, F64.-
Störungen, Glykoproteinstoffwechsel, E77.-
Störungen, Glykosaminoglykan-Stoffwechsel, E76.-
Störungen, Hautpigmentierung, L81.-
Störungen, Herzschlag, R00.-
Störungen, Hyperkinetische, F90.-
Störungen, im Zusammenhang mit Schwangerschaftsdauer und
    fetalem Wachstum, P05-P08
Störungen, Immunsystembeteiligung, D80-D90
Störungen, Impulskontrolle, Gewohnheiten, abnorm, F63.-
Störungen, Induzierte wahnhafte, F24
Störungen, Kalzium- und Magnesiumstoffwechsel, Transitorisch,
    beim Neugeborenen, P71.-
Störungen, Kindesalter, Emotional, F93.-
Störungen, Klimakterische, N95.-
Störungen, Kohlenhydratstoffwechsel, Transitorisch, spezifisch für
    Fetus und Neugeborene, P70.-
Störungen, Kreislaufsystem, bei anderenorts klassifiz. Krankh., I98.-*
Störungen, Lipoproteinstoffwechsel, Lipidämien sonstige, E78.-
Störungen, Mineralstoffwechsel, E83.-
Störungen, Muskeltonus beim Neugeborenen, P94.-
Störungen, Neurotische, Belastungs- und somatoform, F40-F48
Störungen, neurotische, F48.-
Störungen, Nicht näher bez. affektive, F39
Störungen, ohne nähere Angabe, Psychische, F99
Störungen, Organische, einschl. symptomatische psychischer
    Störungen, F00-F09
Störungen, Phobisch, F40.-
Störungen, Porphyrin- und Bilirubinstoffwechsel, E80.-
Störungen, psychisch, nicht näher bez. , F99
Störungen, psychische, aufgrund Schädigung od. Funktionsstörung
    des Gehirns oder einer körperlichen Krankheit, F06.-
Störungen, Purin- und Pyrimidinstoffwechsel, E79.-
Störungen, Rezidivierende depressive, F33.-
Störungen, Schizoaffektiv, F25.-
Störungen, Schizophrenie, schizotyp und wahnhaft, F20-F29
Störungen, Schizotype, F21
Störungen, Sexualpräferenz, F65.-
Störungen, Somatoform, F45.-
Störungen, Sonstige nichtorganische psychotische Störungen, F28
Störungen, Sozialverhalten und Emotionen, Kombiniert, F92.-
Störungen, Sozialverhalten, F91.-
Störungen, Sphingolipidstoffwechsel, Lipidspeicherung, E75.-
Störungen, Stimme, R49.-
Störungen, Temperaturregulation beim Neugeborenen, P81.-
Störungen, Verfahren zur Untersuchung, Z13.-
Störungen, Vestibularfunktion, H81.-
Störungen, wahnhaft, anhaltend, F22.-

Störungen, Zahnentwicklung und Zahndurchbruch, K00.-
Störungen, Zerebrovaskulär, bei anderenorts klassif. Krankh., I68.-*
Strabismus, paralyticus, H49.-
Strabismus, Sonstiger, H50.-
Strahleneinwirkung, Krankheiten Haut und Unterhaut, L55-L59
Strahlung, Exposition, W91
Strahlung, Hautveränderungen durch chronische Exposition gegenüber nichtionisierender, L57.-
Strahlung, Nicht näher bez. Schäden durch Strahlung, T66
Streptococcus pneumoniae, Pneumonie durch, J13
Streptokokken, als Ursache von Krankheiten, die in anderen Kapiteln klassifiziert sind, B95.-!
Streptokokkensepsis, A40.-
Strom, Exposition, W87
Strongyloidiasis, B78.-
Struktur-Marker und Chromosomen-Rearrangements, balanciert, anderenorts nicht klassifiziert, Q95.-
Struma, sonstige nichttoxische, E04.-
Stuhlinkontinenz, R15
Subakute Endokarditis, I33.-
Subarachnoidalblutung, I60.-
Subklinische Jodmangel-Hypothyreose, E02
Substanzen, andere und Drogen, die normalerweise nicht im Blut vorhanden sind, Nachweis, R78.-
Substanzen, Schädlicher Gebrauch von nichtabhängigkeitserzeugenden, F55.-
Symptomatische psychische Störung, Nicht näher bez., F09
Symptomatische psychische Störungen, einschl. organ., F00-F09
Symptome, anderenorts nicht klassifiziert, Kap. XVIII (R00-R99)
Symptome, äußeres Erscheinungsbild u. Verhalten betr., R46.-
Symptome, Erkennungs- und Wahrnehmungsvermögen, Stimmung und Verhalten betreffend, R40-R46
Symptome, Harnsystem, R30-R39
Symptome, Haut und Unterhautgewebe, R20-R23
Symptome, Kreislaufsystem und Atmungssystem, R00-R09
Symptome, Nahrungs- und Flüssigkeitsaufnahme, R63.-
Symptome, Nervensystem und Muskel-Skelett-System, R25-R29
Symptome, Sprache und Stimme, R47-R49
Symptome, Stimmung, R45.-
Symptome, Verdauungssystem und Abdomen, R10-R19
Synapse, neuromuskulär, bei anderenorts klassifiz. Krankh., G73.-*
Syndaktylie, Q70.-
Syndrom, Akutes nephritisches, N00.-
Syndrom, Aspirationssyndrome beim Neugeborenen, P24.-
Syndrom, myelodysplastische, D46.-
Syndrom, nephritisches, chronisch, N03.-
Syndrom, nephritisches, Nicht näher bez., N05.-
Syndrom, nephritisches, rapid-progressives, N01.-
Syndrom, Nephrotisches, N04.-
Syndrom, Organisches amnestisches, nicht durch Alkohol oder andere psychotrope Substanzen bedingt, F04
Syndrom, Parkinson-, bei anderenorts klassifiz. Krankheiten, G22*
Syndrom, urethrales, N34.-
Synkope und Kollaps, R55
Synovialis und Sehnen, Krankheiten, bei anderenorts klassifiz. Krankheiten, M68.-*
Synovialis und Sehnen, Krankheiten, M65-M68
Synovialis und Sehnen, sonstige Krankheiten, M67.-
Synovialis und von Sehnen, Spontanruptur, M66.-
Synovitis und Tenosynovitis, M65.-
Syphilis connata, A50.-
Syphilis, nichtvenerische, A65
Syphilis, sonstige und nicht näher bez., A53.-
Systematrophien, Zentralnervensystem, bei anderenorts klassifiz. Krankheiten, G13.-*
Systematrophien, Zentralnervensystem, G10-G14
Systemische Sklerose, M34.-
Systemischer Lupus erythematodes, M32.-

Systemisches inflammatorisches Response-Syndrom [SIRS], R65.-
Systemkrankheiten, Bindegewebe, anderenorts klassifiz. Krankheiten, M36.-*
Systemkrankheiten, Bindegewebe, M30-M36
T/NK-Zell-Lymphome, reifzellig, C84.-
T/NK-Zell-Lymphome, weitere spezifizierte, C86.-
Tabak, Psychische und Verhaltensstörungen, F17.-
Tachykardie, paroxysmale, I47.-
Taeniasis, B68.-
Tätlicher Angriff, X85-Y09
Taumel und Schwindel, R42
TBC, A15-A19
Temperaturregulation, Fetus und Neugeborenes, Krankheitszustände mit Beteiligung der Haut, P80-P83
Temperaturregulation, Neugeborenes, P81.-
Tenosynovitis und Synovitis, M65.-
Testes, Nondescensus testis, Q53.-
Testikuläre Dysfunktion, E29.-
Tetanus neonatorum, A33
Tetanus, Schwangerschaft, Geburt und Wochenbett, A34
Tetanus, Sonstiger, A35
Tetraparese, G82.-
Tetraplegie, G82.-
Thalassämie, D56.-
T-Helferzellen bei HIV-Krankheit, Anzahl, U61.-!
Thiaminmangel [Vitamin-B1-Mangel], E51.-
Thorax, abnorme Befunde in Untersuchungsmaterialien, R84.-
Thorax, knöchern und Wirbelsäule, angeb. Fehlbildungen, Q76.-
Thorax, Luxation, Verstauchung und Zerrung von Gelenken und Bändern im Bereich des Thorax', S23.-
Thorax, Muskel-Skelett-Deformitäten, angeboren, Q67.-
Thorax, oberflächliche Verletzung, S20.-
Thorax, offene Wunde, S21.-
Thorax, sonstige und nicht näher bez. Verletzungen, S29.-
Thorax, Verletzung von Blutgefäßen in Thoraxhöhe, S25.-
Thorax, Verletzungen, S20-S29
Thorax, Zerquetschung und traumat. Amputation von Teilen, S28.-
Thrombophlebitis, I80.-
Thrombophlebitis, intrakraniell und intraspinal, G08
Thrombose, arterielle Embolie, I74.-
Thrombose, I80.-
Thrombose, sonstige venöse Embolie, I82.-
Thymus, bösartige Neubildung, C37
Thymus, Krankheiten, E32.-
Thyreoiditis, E06.-
Thyreotoxikose, E05.-
Ticstörungen, F95.-
Tiere, Kontakt mit giftigen Tieren und Pflanzen, X29
Tinea, Dermatophytose, B35.-
Tod, Fetaltod nicht näher bez. Ursache, P95
Tod, Folgen direkt gestationsbedingte Ursachen, O97
Tod, infolge jeder gestationsbedingten Ursache nach mehr als 42 Tagen bis unter einem Jahr nach der Entbindung, O96
Tod, ohne Anwesenheit anderer Personen, R98
Tod, sonstiger plötzlicher, unbekannte Ursache, R96.-
Todesursachen, sonstige ungenau oder nicht näher bez., R99
Todesursachen, Ungenau bez. und unbekannte, R95-R99
Tollwut [Rabies], A82.-
Tonsille, bösartige Neubildung, C09.-
Tonsillitis, akute, J03.-
Toxische Enzephalopathie, G92
Toxische Kontaktdermatitis, L24.-
Toxische Leberkrankheit, K71.-
Toxische Wirkung, Aflatoxin und sonstiges Mykotoxin in kontaminierten Lebensmitteln, T64
Toxische Wirkung, Alkohol, T51.-
Toxische Wirkung, ätzenden Substanzen, T54.-
Toxische Wirkung, Kohlenmonoxid, T58

Toxische Wirkung, Kohlenwasserstoffen, halogenierte, aliphatische und aromatische, T53.-
Toxische Wirkung, Kontakt mit giftigen Tieren, T63.-
Toxische Wirkung, Metallen, T56.-
Toxische Wirkung, nicht medizinisch verwendete Substanzen, T97
Toxische Wirkung, organischen Lösungsmitteln, T52.-
Toxische Wirkung, schädlicher Substanzen, die mit eßbaren Meerestieren aufgenommen wurden, T61.-
Toxische Wirkung, Schädlingsbekämpfungsmitteln [Pestiziden], T60.-
Toxische Wirkung, Seifen und Detergenzien, T55
Toxische Wirkung, sonstige Gase, Dämpfe oder sonstigen Rauches, T59.-
Toxische Wirkung, sonstige schädlicher Substanzen, die mit der Nahrung aufgenommen wurden, T62.-
Toxische Wirkung, sonstige und nicht näher bez. Substanzen, T65.-
Toxische Wirkung, sonstigen anorganischen Substanzen, T57.-
Toxische Wirkung, vorwiegend nicht medizinisch verwendeten Substanzen, T51-T65
Toxoplasmose, B58.-
Trachea, angeborene Fehlbildungen, Q32.-
Trachea, bösartige Neubildung, C33
Tracheitis und Laryngitis, akute, J04.-
Trachom, A71.-
Tränenapparat, Affektionen bei and.orts klass. Krankheiten, H06.-*
Tränenapparat, Affektionen des Augenlides, H00-H06
Tränenapparat, Affektionen des, H04.-
Tränenapparat, angeborene Fehlbildungen, Q10.-
Transepidermalen Elimination, Störungen der, L87.-
Transfusion, Komplikationen nach Infusion, Transfusion oder Injektion zu therapeutischen Zwecken, T80.-
Transitorische endokrine Krankheiten, Sonstige, beim Neugeborenen, P72.-
Transitorische endokrine und Stoffwechselstörungen, die für den Fetus und das Neugeborene spezifisch sind, P70-P74
Transitorische Ischämie, zerebral, und verwandte Syndrome, G45.-
Transitorische Störungen des Elektrolythaushaltes und des Stoffwechsels, Sonstige, beim Neugeborenen, P74.-
Transitorische Störungen des Kalzium- und Magnesiumstoffwechsels beim Neugeborenen, P71.-
Transitorische Störungen des Kohlenhydratstoffwechsels, die für den Fetus und das Neugeborene spezifisch sind, P70.-
Transplantate, Komplikationen durch Prothesen, Implantate oder Transplantate im Herzen und in den Gefäßen, T82.-
Transplantate, Komplikationen durch Prothesen, Implantate oder Transplantate im Urogenitaltrakt, T83.-
Transplantate, orthopädisch, Komplikationen, T84.-
Transplantate, Vorhandensein von kardialen oder vaskulären, Z95.-
Transportmittelunfall, V99!
Trauma, Bestimmte Frühkomplikationen eines Traumas, anderenorts nicht klassifiziert, T79.-
Trauma, bestimmte Frühkomplikationen, T79
Trauma, sonst. Komplikationen, anderenorts nicht klassifiziert, T89
Trauma, Sonstige näher bez. Komplikationen eines Traumas, T89.-
Traumatische Amputation, Halshöhe, S18
Traumatische Amputation, Handgelenk und Hand, S68.-
Traumatische Amputation, Hüfte und Oberschenkel, S78.-
Traumatische Amputation, oberen Sprunggelenk und Fuß, S98.-
Traumatische Amputation, Schulter und Oberarm, S48.-
Traumatische Amputation, Teile des Kopfes, S08.-
Traumatische Amputation, Unterarm, S58.-
Traumatische Amputation, Unterschenkel, S88.-
Traumatische Amputationen, Beteiligung mehrerer Körperregionen, T05.-
Trematoden [Egel], Befall durch sonstige, B66.-
Trichinellose, B75
Trichomoniasis, A59.-
Trichuriasis, B79

Trikuspidalklappenkrankheiten, Fehlbildungen, angeborene, Q22.-
Trikuspidalklappenkrankheiten, nichtrheumatische, I36.-
Trikuspidalklappenkrankheiten, rheumatische, I07.-
Trisomien und partielle Trisomien der Autosomen, anderenorts nicht klassifiziert, sonstige, Q92.-
Trommelfell, Perforation, H72.-
Trommelfell, sonstige Krankheiten, H73.-
Trypanosomiasis, afrikanische, B56.-
Tuba auditiva, Entzündung und Verschluß, H68.-
Tuba auditiva, Sonstige Krankheiten, H69.-
Tuba uterina, angeborene Fehlbildungen, Q50.-
Tuba uterina, Nichtentzündliche Krankheiten, N83.-
Tuberkulose, A15-A19
Tuberkulose, Atmungsorgane, bakteriologisch, molekularbiologisch oder histologisch gesichert, A15.-
Tuberkulose, Atmungsorgane, weder bakteriologisch, molekularbiologisch noch histologisch gesichert, A16.-
Tuberkulose, Folgezustände, B90.-
Tuberkulose, in Verbindung mit Pneumokoniose, J65
Tuberkulose, Nervensystems, A17.-
Tuberkulose, sonstiger Organe, A18.-
Tubuläre Krankheitszustände, Arzneimittel- und schwermetallinduziert, N14.-
Tubulointerstitielle Krankheitszustände, Arzneimittel- und schwermetallinduziert, N14.-
Tubulointerstitielle Nephritis, akute, N10
Tubulointerstitielle Nephritis, chronische tubulointerstitielle, N11.-
Tubulointerstitielle Nephritis, nicht als akut oder chron. bez., N12
Tubulointerstitielle Nierenkrankheiten bei anderenorts klassifiz. Krankheiten, N16.-*
Tubulointerstitielle Nierenkrankheiten, N10-N16
Tubulointerstitielle Nierenkrankheiten, sonstige, N15.-
Tularämie, A21.-
Turner-Syndrom, Q96.-
Typ 1, Diabetes mellitus, E10.-
Typ 2, Diabetes mellitus, E11.-
Typhus abdominalis und Paratyphus, A01.-
Übelkeit und Erbrechen, R11
Überbeanspruchung, Beanspruchung und Druck, Krankheiten des Weichteilgewebes im Zusammenhang mit, M70.-
Überernährung, Adipositas und sonstige, E65-E68
Überernährung, Folgen, E68
Überernährung, sonstige, E67.-
Überfunktion, Hypophyse, E22.-
Übermäßiges Erbrechen während der Schwangerschaft, O21.-
Übertragbare Krankheiten, Personen mit potentiellen Gesundheitsrisiken, Z20-Z29
Übertragene Schwangerschaft, O48
Überwachung einer normalen Schwangerschaft, Z34
Überwachung einer Risikoschwangerschaft, Z35.-
Ulcus cruris, anderenorts nicht klassifiziert, L97
Ulcus duodeni, K26.-
Ulcus molle (venereum), A57
Ulcus pepticum jejuni, K28.-
Ulcus pepticum, Lokalisation nicht näher bez., K27.-
Ulcus ventriculi, K25.-
Ultraviolettstrahlen, sonstige akute Hautveränderungen durch, L56.-
Ulzeration und Entzündung, Vulvovaginale, bei anderenorts klassifiz. Krankheiten, N77.-*
Unbestimmtes Geschlecht und Pseudohermaphroditismus, Q56.-
Unerwünschte Nebenwirkungen, anderenorts nicht klassif., T78.-
Unfälle, V01-X59
Unspezifische Lymphadenitis, I88.-
Unterarm, Fraktur, S52.-
Unterarm, offene Wunde, S51.-
Unterarm, sonstige und nicht näher bez. Verletzungen, S59.-
Unterarm, traumatische Amputation, S58.-
Unterarm, Verletzung oberflächlich, S50.-

Verletzung, Muskeln und Sehnen, Hüfte und Oberschenkel, S76.-
Verletzung, Muskeln und Sehnen, Knöchel und Fuß, S96.-
Verletzung, Muskeln und Sehnen, Schulter und Oberarm, S46.-
Verletzung, Muskeln und Sehnen, Unterarm, S56.-
Verletzung, Muskeln und Sehnen, Unterschenkel, S86.-
Verletzung, Nerven, Handgelenk und Hand, S64.-
Verletzung, Nerven, Hüfte und Oberschenkel, S74.-
Verletzung, Nerven, Knöchel und Fuß, S94.-
Verletzung, Nerven, Schulter und Oberarm, S44.-
Verletzung, Nerven, Unterarm, S54.-
Verletzung, Nerven, Unterschenkel, S84.-
Verletzung, Nerven und lumbales Rückenmark in Höhe Abdomen, Lumbosakralgegend und Becken, S34.-
Verletzung, Nerven und Rückenmark in Halshöhe, S14.-
Verletzung, Nerven und Rückenmark in Thoraxhöhe, S24.-
Verletzung, nicht näher bez. Körperregion, T14.-
Verletzung, obere Extremität, sonstige Verletzungen , Höhe nicht näher bez., T11.-
Verletzung, Rumpf, Extremitäten oder anderer Körperregionen, nicht näher bez. Teile, T08-T14
Verletzung, Schulter und Oberarm, oberflächlich, S40.-
Verletzung, Schulter und Oberarm, S40-S49
Verletzung, Schulter und Oberarm, sonst. u. nicht näher bez., S49.-
Verletzung, Thorax, S20-S29
Verletzung, Unterarm, oberflächlich, S50.-
Verletzung, Unterarm, sonstige und nicht näher bez., S59.-
Verletzung, untere Extremität, sonstige Verletzungen, Höhe nicht näher bez., T13.-
Verletzung, Unterschenkel, oberflächlich, S80.-
Verletzung, Wirbelsäule und Rumpf, sonstige Verletzungen, Höhe nicht näher bez., T09.-
Verletzungen, gesetzliche Maßnahmen, Y35
Verletzungen, Kriegshandlungen, Y36
Verlust von Organen, anderenorts nicht klassifiziert, Z90.-
Versagen und Abstoßung von transplantierten Organen und Geweben, T86.-
Verschluss und Stenose präzerebraler Arterien ohne resultierenden Hirninfarkt, I65.-
Verschluss und Stenose zerebraler Arterien ohne resultierenden Hirninfarkt, I66.-
Verschluß, Tuba auditiva, H68.-
Versorgen mit und Anpassen einer Ektoprothese, Z44.-
Versorgen mit und Anpassen von anderen medizinischen Geräten oder Hilfsmitteln, Z46.-
Versorgung künstlicher Körperöffnungen, Z43.-
Verstauchung, Becken, S33.-
Verstauchung, Ellenbogengelenk, S53.-
Verstauchung, Fuß, S93.-
Verstauchung, Halshöhe, S13.-
Verstauchung, Hand, S63.-
Verstauchung, Handgelenk, S63.-
Verstauchung, Hüfte, S73.-
Verstauchung, Kniegelenk, S83.-
Verstauchung, Kopf, S03.-
Verstauchung, Lendenwirbelsäule, S33.-
Verstauchung, mehrerer Körperregionen, T03.-
Verstauchung, Schultergürtel, S43.-
Verstauchung, Sprunggelenk, S93.-
Verstauchung, Thorax, S23.-
Verzweigte Aminosäuren, Störungen des Stoffwechsels verzweigter Aminosäuren und des Fettsäurestoffwechsels, E71.-
Viren als Ursache von Krankheiten, die in anderen Kapiteln klassifiziert sind, B95-B98, B97.-!
Virusbedingte Darminfektionen, A08.-
Virusenzephalitis, durch Moskitos übertragen, A83.-
Virusenzephalitis, durch Zecken übertragen, A84.-
Virusenzephalitis, nicht näher bez., A86
Virusenzephalitis, Sonstige, anderenorts nicht klassifiziert, A85.-

Virushepatitis, A, akute, B15.-
Virushepatitis, B, akute, B16.-
Virushepatitis, B15-B19
Virushepatitis, chronische, B18.-
Virushepatitis, nicht näher bez., B19.-
Virushepatitis, sonstige akute, B17.-
Virusinfektion, Haut- u. Schleimhautläsionen, nicht näher bez., B09
Virusinfektion, Zentralnervensystem, nicht näher bez., A89
Virusinfektionen, Haut- und Schleimhautläsionen, B00-B09
Virusinfektionen, Haut- und Schleimhautläsionen, sonstige, anderenorts nicht klassifiziert, B08.-
Virusinfektionen, Zentralnervensystem, atypische, A81.-
Virusinfektionen, Zentralnervensystem, sonstige, anderenorts nicht klassifiziert, A88.-
Virusinfektionen, Zentralnervensystems, A80-A89
Viruskonjunktivitis, B30.-
Viruskrankheit, Angeboren, P35.-
Viruskrankheit, Arthropoden übertragene, A92-A99
Viruskrankheit, Arthropoden übertragene, sonstige, anderenorts nicht klassifiziert, A93.-
Viruskrankheit, durch Moskitos übertragene, sonstige, A92.-
Viruskrankheit, hämorrhagische, nicht näher bez., A99
Viruskrankheit, hämorrhagische, sonstige, anderenorts nicht klassifiziert, A98.-
Viruskrankheit, HIV, nicht näher bez., B24
Viruskrankheit, HIV, sonstige Krankheitszustände, B23.-
Viruskrankheit, Immundefizienz-, Bösartige Neubildungen infolge HIV, B21
Viruskrankheit, Immundefizienz-, Sonstige näher bez. Krankheiten infolge HIV, B22
Viruskrankheit, Impfung gegen andere einzelne, Z25.-
Viruskrankheit, Impfung gegen bestimmte einzelne, Z24.-
Viruskrankheit, nicht näher bez. Lokalisation, B34.-
Viruskrankheit, Sonstige, anderenorts nicht klassifiziert, B33.-
Viruskrankheit, Sonstige, B25-B34
Virusmeningitis, A87.-
Viruspneumonie, anderenorts nicht klassifiziert, J12.-
Viruswarzen, B07
Vitamin-A-Mangel, E50.-
Vitamin-B12-Mangelanämie, D51.-
Vitamin-B1-Mangel, Thiaminmangel, E51.-
Vitamin-B-Komplex, Mangel an sonstigen Vitaminen des, E53.-
Vitamin-D-Mangel, E55.-
Vitaminmangelzustände, sonstige, E56.-
Vitiligo, L80
Vivax, Malaria tertiana durch Plasmodium v., B51.-
Vogelgrippe, U69.21
Volumenmangel, E86
Vorderer Augenabschnitt, angeborene Fehlbildungen, Q13.-
Vorhandensein anderer medizinischer Geräte oder Hilfsmittel, Z97.-
Vorhandensein einer künstlichen Körperöffnung, Z93.-
Vorhandensein von anderen funktionellen Implantaten, Z96.-
Vorhandensein von kardialen oder vaskulären Implantaten oder Transplantaten, Z95.-
Vorhauthypertrophie, Phimose und Paraphimose, N47
Vorhofflattern, I48.-
Vorhofflimmern, I48.-
Vorsätzliche Selbstbeschädigung, X60-X84
Vorübergehende psychotische Störungen, Akute, F23.-
Vorzeitige Plazentalösung [Abruptio placentae], O45.-
Vorzeitige Wehen, O60.-
Vorzeitiger Blasensprung, O42.-
Vulva, Bösartige Neubildung der, C51.-
Vulva, Sonstige entzündliche Krankheit der, N76.-
Vulva, Sonstige nichtentzündliche Krankheiten, N90.-
Vulvovaginale Ulzeration und Entzündung bei anderenorts klassifiz. Krankheiten, N77.-*

Wachstumsstörungen der Röhrenknochen und der Wirbelsäule bei Osteochondrodysplasie, Q77.-
wahnhafte Störung, Induzierte, F24
wahnhafte Störungen, Anhaltende, F22.-
wahnhafte Störungen, Schizophrenie, schizotype und, F20-F29
Wahrnehmungsvermögen, sonstige Symptome, R44.-
Wahrnehmungsvermögen, Symptome, R40-R46
Warzenfortsatz, Krankheiten nach medizinischen Maßnahmen, anderenorts nicht klassifiziert, H95.-
Warzenfortsatz, Krankheiten, H65-H75
Warzenfortsatz, Krankheiten, Kap. VIII (H60-H95)
Warzenfortsatz, Sonst. Krankh., anderenorts klassifiz. Krankh., H75.-*
Warzenfortsatz, sonstige Krankheiten, H74.-
Wasser- und Elektrolythaushalt, Sonstige Störungen, E87.-
Wasserlassen, schmerzhaft, R30.-
Wehen, Abnorm, O62.-
Wehen, Komplikationen bei Anästhesie während der Wehentätigkeit und bei der Entbindung, O74.-
Wehen, Komplikationen bei W. und Entbindung, sonstige, anderenorts nicht klassifiziert, O75.-
Wehen, Komplikationen bei Wehentätigkeit und Entbindung, sonstige, anderenorts nicht klassifiziert, O75.-
Wehen, Komplikationen durch fetalen Distreß, O68.-
Wehen, Komplikationen durch intrapartale Blutung, anderenorts nicht klassifiziert, O67.-
Wehen, Komplikationen durch Nabelschnurkomplikationen, O69.-
Wehen, Komplikationen, O60-O75
Wehen, Schädigung des Fetus und Neugeborenen durch sonstige Komplikationen bei Wehen und Entbindung, P03.-
Wehen, unnütze, Frustrane Kontraktionen, O47.-
Wehen, vorzeitige, O60.-
Weibliche Beckenorgane, entzündliche Krankheiten, N70-N77
Weibliche Genitalorgane, angeb. Fehlbildungen, sonstige , Q52.-
Weibliche Genitalorgane, Bösartige Neub., nicht näher bez., C57.-
Weibliche Genitalorgane, bösartige Neubildungen, C51-C58
Weibliche Genitalorgane, Gutartige Neubildung sonstiger und nicht näher bez., D28.-
Weibliche Genitalorgane, Neubildung unsicheren oder unbekannten Verhaltens, D39.-
Weibliche Genitalorgane, Schmerz und andere Zustände, N94.-
Weiblicher Genitaltrakt, Fisteln, N82.-
Weiblicher Genitaltrakt, nichtentzündliche Krankheiten, N80-N98
Weiblicher Genitaltrakt, Polyp, N84.-
Weibliches Becken, entzündliche Krankheiten, sonstige, N73.-
Weibliches Becken, Entzündung, bei anderenorts klassifiz. Krankheiten, N74.-*
Weichteilgewebe, bösartige Neubildung, C49.-
Weichteilgewebe, bösartige Neubildungen des mesothelialen Gewebes, C45-C49
Weichteilgewebe, gutartige Neubildung, Peritoneum, D20.-
Weichteilgewebe, gutartige Neubildung, Retroperitoneum, D20.-
Weichteilgewebe, gutartige Neubildungen, sonstige, D21.-
Weichteilgewebe, Krankheiten, bei anderenorts klassifiz. Krankheiten, M73.-*
Weichteilgewebe, Krankheiten, sonstige, anderenorts nicht klassifiziert, M79.-
Weichteilgewebe, Krankheiten, sonstige, M70-M79
Werkzeugstörungen, sonstige und [Dyslexie], anderenorts nicht klassifiziert, R48.-
Wiederherstellung des Gesundheitszustandes, Z41.-
Windeldermatitis, L22
Windpocken, B01.-
Wirbelsäule, angeborene Fehlbildungen, Q76.-
Wirbelsäule, Deformitäten, M40-M54
Wirbelsäule, Fraktur, Höhe nicht näher bez., T08.-
Wirbelsäule, Kopf, Gesicht und Thorax, Muskel-Skelett-Deformitäten, angeboren, Q67.-

Wirbelsäule, Osteochondrodysplasie mit Wachstumsstör., Q77.-
Wirbelsäule, Osteochondrose, M42.-
Wirbelsäule, Sonstige Deformitäten der, M43.-
Wirbelsäule, sonstige Krankh., anderenorts nicht klassif., M53.-
Wirbelsäule, sonstige Krankh., M50-M54
Wirbelsäule, Verletzungen Wirbelsäule und Rumpf, sonstige, Höhe nicht näher bez., T09.-
Wochenbett, anderenorts klassifizierbare inf. und parasitäre Krankheiten der Mutter, O98.-
Wochenbett, anderenorts klassifizierbare sonstige Krankheiten der Mutter, O99.-
Wochenbett, anderenorts nicht klassifizierte Komplikationen, O90.-
Wochenbett, Folgen von Komplikationen während, O94
Wochenbett, Infektionen, sonstige, O86.-
Wochenbett, Komplikationen bei Anästhesie im, O89.-
Wochenbett, Komplikationen, anderenorts nicht klassifiziert, O90.-
Wochenbett, Komplikationen, O85-O92
Wochenbett, Ödeme, Proteinurie und Hypertonie während der Schwangerschaft, der Geburt und des W., O10-O16
Wochenbett, Psychische oder Verhaltensstörungen im, anderenorts nicht klassifiziert, F53.-
Wochenbett, Schwangerschaft, Geburt, Kap. XV (O00-O99)
Wochenbett, Tetanus, A34
Wochenbett, Venenkrankheiten als Komplikation im, O87.-
Wochenbett, vorher bestehende komplizierende Hypertonie, O10.-
Wunde, Beteiligung mehrerer Körperregionen, offen, T01.-
Wunde, Handgelenk und Hand, offen, S61.-
Wunde, Hüfte und Oberschenkel, offen, S71.-
Wunde, Knöchelregion und Fuß, offen, S91.-
Wunde, Kopf, offen, S01.-
Wunde, Schulter und Oberarm, offen, S41.-
Wunde, Thorax, offen, S21.-
Wunde, Unterarm, offen, S51.-
Wunde, Unterschenkel, offen, S81.-
Wundrose, [Erysipel], A46
Zahndurchbruch, Störungen, K00.-
Zähne, retinierte und impaktierte, K01.-
Zähne, sonstige Krankheiten, K08.-
Zahnentwicklung, Störungen, K00.-
Zahnfleisch, bösartige Neubildung, C03.-
Zahnhalteapparat, sonstige Krankheiten, K08.-
Zahnhartsubstanzen, sonstige Krankheiten, K03.-
Zahnkaries, K02.-
Zangenextraktion, Geburt eines Einlings durch, O81
Zecken, Virusenzephalitis, durch Z. übertragen, A84.-
Zecken, Zeckenbissfieber [Rickettsiosen], A77.-
Zeckenbissfieber [Rickettsiosen, durch Zecken übertragen], A77.-
Zehen und Finger, Erworbene Deformitäten, M20.-
Zentralnervensystem, abnorme Befunde bildgebende Diagn., R90.-
Zentralnervensystem, atypische Virus-Infektionen, A81.-
Zentralnervensystem, bösartige Neubildung, C72.-
Zentralnervensystem, bösartige Neubildungen, C69-C72
Zentralnervensystem, demyelinisierende Krankheiten, G35-G37
Zentralnervensystem, demyelinisierende Krankh., sonstige , G37.-
Zentralnervensystem, entzündliche Krankheiten, G00-G09
Zentralnervensystem, entzündlicher Krankheiten, Folgen, G09
Zentralnervensystem, Geburtsverletzungen, sonstige , P11.-
Zentralnervensystem, gutartige Neubildung, D33.-
Zentralnervensystem, Krankheiten, sonstige, G96.-
Zentralnervensystem, Neubildung unsicheren oder unbek. Verhaltens, D43.-
Zentralnervensystem, Systematrophien bei anderenorts klassifiz. Krankheiten, G13.-*
Zentralnervensystem, Systematrophien, G10-G14
Zentralnervensystem, Virusinfektion, nicht näher bez., A89
Zentralnervensystem, Virusinfektionen, A80-A89
Zentralnervensystem, Virusinfektionen, sonst., anderenorts nicht klassifiziert, A88.-

Zerebrale Arterie, Verschluss und Stenose ohne resultierenden Hirninfarkt, I66.-
Zerebrale Gefäßsyndrome b. zerebrovaskul. Krankheiten, G46.-*
Zerebrale Lähmung und sonstige Lähmungssyndrome, G80-G83
Zerebrale Störungen, sonstige, beim Neugeborenen, P91.-
Zerebrale transitorische Ischämie und verwandte Syndrome, G45.-
Zerebralparese, Infantile, G80.-
Zerebrovaskuläre Krankheiten, Folgen, I69.-
Zerebrovaskuläre Krankheiten, I60-I69
Zerebrovaskuläre Krankheiten, Sonstige, I67.-
Zerebrovaskuläre Krankheiten, zerebrale Gefäßsyndrome, G46.-*
Zerebrovaskuläre Störungen bei and.orts klass.. Krankheiten, I68.-*
Zerquetschung, Abdomen, S38.-
Zerquetschung, Becken, S38.-
Zerquetschung, Beteiligung mehrerer Körperregionen, T04.-
Zerquetschung, Fuß, S97.-
Zerquetschung, Hals, S17.-
Zerquetschung, Handgelenk und Hand, S67.-
Zerquetschung, Hüfte und Oberschenkel, S77.-
Zerquetschung, Kopf, S07.-
Zerquetschung, Lumbosakralgegend, S38.-
Zerquetschung, Schulter und Oberarm, S47
Zerquetschung, Sprunggelenk, S97.-
Zerquetschung, Thorax S28.-
Zerquetschung, Unterarm, S57.-
Zerquetschung, Unterschenkel, S87.-
Zerrung, Becken, S33.-
Zerrung, Beteiligung mehrerer Körperregionen, T03.-
Zerrung, Ellenbogen, S53.-
Zerrung, Fuß, S93.-
Zerrung, Halshöhe, S13.-
Zerrung, Handgelenk und Hand, S63.-
Zerrung, Hüfte, S73.-
Zerrung, Kniegelenk, S83.-

Zerrung, Kopf, S03.-
Zerrung, Lendenwirbelsäule, S33.-
Zerrung, Schultergürtel, S43.-
Zerrung, Sprunggelenk, S93.-
Zerrung, Thorax, S23.-
Zervikale Bandscheibenschäden, M50.-
Ziliarkörper, Affektionen, H15-H22, H22.-*
Ziliarkörper, Sonstige Affektionen der Iris und des, H21.-
Zinkmangel, Alimentärer, E60
Zirrhose und Fibrose der Leber, K74.-
Zoonosen, Bestimmte bakterielle, A20-A28
Zoonosen, Sonstige bakterielle, anderenorts nicht klassif., A28.-
Zoster [Herpes zoster], B02.-
Zunge, Bösartige Neubildung sonst. u. nicht näher bez. Teile, C02.-
Zunge, Krankheiten der, K14.-
Zunge, sonstige angeborene Fehlbildungen, Q38.-
Zungengrund, Bösartige Neubildung, C01
Zustand nach Organ- oder Gewebetransplantation, Z94.-
Zustände, Eigenanamnese, Z87.-
Zustände, Familienanamnese, Z84.-
Zustände, nach chirurgischem Eingriff, Sonstige, Z98.-
Zwangsstörung, F42.-
Zwischenfälle, Medizintechnische Geräte, Y82
Zygomykose, B46.-
Zysten der Haut und der Unterhaut, Follikuläre, L72.-
Zysten der Mundregion, anderenorts nicht klassifiziert, K09.-
Zystische Fibrose, E84.-
Zystische Fibrose, Mekoniumileus bei, P75
Zystische Nierenkrankheit, Q61.-
Zystitis, N30.-
Zystizerkose, B69.-
Zytomegalie, B25.-